Kopfarbeit in guten Händen

Kopfarbeit in guten Händen

Heike Kubat, Elke Schulze, Ima Feurer

Programmbereich Gesundheitsberufe

Heike Kubat
Elke Schulze
Ima Feurer

Kopfarbeit in guten Händen

Untersuchung und Behandlung craniocervicaler Syndrome

Mit Geleitworten von

Colette Andrée
Jens Christoph Türp

unter Mitarbeit von

Angelika Kramer

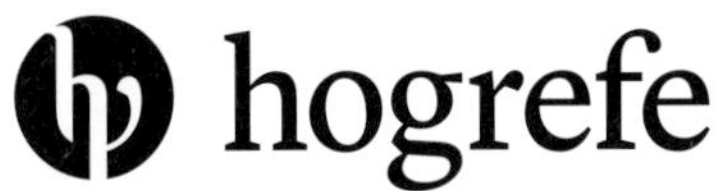

Heike Kubat, M.Sc. Advanced Clinical Practice, Feldbach

Elke Schulze, M.Sc. Advanced Clinical Practice, Sulzbach-Rosenberg

Ima Feurer, Dipl. Physiotherapeutin, Böhringen

Bibliografische Information der Deutschen Nationalbibliothek
Die Deutsche Nationalbibliothek verzeichnet diese Publikation in der Deutschen Nationalbibliografie; detaillierte bibliografische Daten sind im Internet über http://www.dnb.de abrufbar.

Anregungen und Zuschriften bitte an:
Hogrefe AG
Lektorat
z. Hd.: Barbara Müller
Länggass-Strasse 76
3012 Bern
Schweiz
Tel: +41 31 300 45 00
E-Mail: verlag@hogrefe.ch
www.hogrefe.ch

Lektorat: Barbara Müller
Bearbeitung: Barbara Müller, Almut Leopold
Herstellung: Daniel Berger
Umschlagabbildung: Elke Schulze
Umschlag: Claude Borer, Riehen
Satz: punktgenau GmbH, Bühl
Druck und buchbinderische Verarbeitung: Finidr s. r. o., Český Těšín
Printed in Czech Republic

1. Auflage 2021

(E-Book-ISBN_PDF 978-3-456-95978-8)
(E-PUB-ISBN 978-3-456-75978-4)
ISBN 978-3-456-85978-1
https://doi.org/10.1024/85978-000

Inhaltsverzeichnis

Danksagung

An dieser Stelle möchten wir zuallererst allen danken, die fachlich und inhaltlich zu diesem Buch beigetragen haben. Wir denken an Autoren, Forscher, Lehrende und Praktiker, die sich für die Thematik der „Craniocervicalen Syndrome“ über viele Jahre und Jahrzehnte eingesetzt und ihre Erkenntnisse in Fachartikeln und Büchern sowie bei Veranstaltungen und Fortbildungen veröffentlicht und präsentiert haben. Namentlich können kaum alle in diesem Buch genannt werden. Wir zollen ihnen große, respektvolle Anerkennung. Unsere Begeisterung ist auf ihren Arbeiten begründet, die wir als Praktiker anwenden und austesten konnten und können.

Darüber hinaus bedanken wir uns besonders bei Barbara Müller, aus der Verlags-Redaktion, die dieses Werk mit uns in Angriff genommen hat. Ihre Bereitschaft, uns in allen Belangen zu unterstützen und die stets aufbauenden zahlreichen (Online)-Sitzungen und E-Mails, führten uns zuverlässig durch den Prozess von den ersten Entwürfen bis zur Veröffentlichung. Vielen Dank auch an sie in der Funktion als Lektorin.

Außerdem danken wir all denen, die emsig Korrektur gelesen und sich getraut haben, den einen oder anderen Verbesserungsvorschlag anzubringen, Siglinde Kurz, Lothar Jörger, Lily Müller, Ute Steinhoff, Przemyslaw Jedrysik, Beatrix Knopp sowie Bernhard und Caroline Knopp. Zudem möchten wir Dr. Colette Andrée und Prof. Jens Türp für zusätzliche fachliche Inputs unseren besonderen Dank aussprechen.

Keinen geringen Anteil an der Fertigstellung unseres Buches haben die Models Kirsten Schulze und Claudia Wirschun, die sich engagiert und geduldig für hunderte Fotos zur Verfügung gestellt haben. Ein weiteres Dankeschön gilt Heiderose Stiefel für die Beiträge zur graphischen Gestaltung.

Und selbstverständlich geht ein ganz herzlicher Dank an unsere Ehepartner, Kinder und Freunde, die immer ein offenes Ohr für uns hatten, viel Geduld aufbrachten und auf gemeinsame Zeit verzichten mussten. Es kam vor, dass ein bis zwei Computer über mehrere Jahre, selbst bei engsten Treffen unter Freunden und Familienmitgliedern, im Gepäck mit dabei waren. Wir wissen das verständige Entgegenkommen und die liebevolle Unterstützung sehr zu schätzen, die es uns erst möglich gemacht haben, dieses Fachbuch zu realisieren.

Ima Feurer, Heike Kubat und Elke Schulze
Radolfzell, Juni 2021

Geleitwort 1

Im Frühjahr 1996 fand in Bethesda, Maryland, eine von den Nationalen Gesundheitsinstituten der USA *(National Institutes of Health*, NIH*)* organisierte Technologiebewertungskonferenz statt, die sich mit dem Thema „Behandlung von Patienten mit kraniomandibulären Dysfunktionen" (CMD; Myoarthropathien) befasste. Der Autor dieser Zeilen wohnte dieser eindrücklichen dreitägigen Zusammenkunft hochkarätiger Kliniker und Wissenschaftler als Besucher bei. Nach Referaten und Anhörungen von 23 Experten, begleitet von intensivem Meinungsaustausch und angeregten fachlichen Diskussionen, empfahl ein 15-köpfiges unabhängiges Expertenkomitee in einer vielbeachteten Erklärung unter anderem die Berücksichtigung der Physiotherapie im Rahmen eines multimodalen, interdisziplinären Behandlungskonzepts.

Im Laufe der vergangenen 25 Jahre hat sich die zum Zeitpunkt der NIH-Stellungnahme noch schwache wissenschaftliche Datenlage (die sog. externe Evidenz) merkbar verbessert. So ist die Physiotherapie heute wissenschaftlich gut gestützt und zu einem unverzichtbaren Teil bei der Behandlung von Patienten mit myoarthropathischen Schmerzen und/oder eingeschränkter Unterkieferbeweglichkeit geworden.

Genau hier setzt dieses Buch ein. Eingebettet in den erforderlichen breiteren Kontext und angereichert mit vielen anschaulichen Bildern stellen die drei Autorinnen ihr auf langjährige Erfahrung gegründetes Behandlungskonzept vor (die sog. interne Evidenz). Durch die nachvollziehbare Darstellung der angewandten Techniken schließt „Kopfarbeit in guten Händen" eine lang beklagte Wissenslücke. Dem Ziel der Etablierung einer nachweisgestützten, also evidenzbasierten Physiotherapie, erweist dieses Werk damit einen großen Dienst. Ich wünsche ihm daher einen weitgefächerten Leserkreis aus den Fachbereichen Physiotherapie, Medizin und Zahnmedizin.

Prof. Dr. Jens Christoph Türp, MSc, M.A.,
Universitäres Zentrum für Zahnmedizin Basel

Geleitwort 2

Trotz über zwei Jahrzehnten des Fortschritts in der Kopfschmerzbehandlung sind Kopfschmerzerkrankungen sehr verbreitet, unterdiagnostiziert, unterbehandelt und stellen eine erhebliche gesundheitliche Belastung dar.

Migräne allein steht auf Platz 1 der am meisten verbreiteten Krankheiten bei den unter 50-Jährigen, also genau in der produktivsten Lebensphase (Arbeit, Familie) und ist nach Angaben der Weltgesundheitsorganisation (WHO) häufiger als Asthma, Diabetes und Epilepsie zusammen.

Diese behindernde neurologische Erkrankung des Gehirns hat auch entsprechend schwerwiegende sozioökonomische Auswirkungen: Schätzungsweise gehen dadurch in Europa mehr als 180 Millionen Arbeits- oder Schultage pro Jahr verloren. Im gesundheitsökonomischen Bericht des European Brain Council (EBC) wurde Migräne als die teuerste der rein neurologischen Erkrankungen bezeichnet, es gibt jedoch Hinweise darauf, dass andere Kopfschmerzen ebenso hohe Kosten verursachen könnten wie Migräne.

Es ist sehr bedenklich, dass trotz vorhandener wirksamer Kopfschmerzbehandlungen und einer guten Gesundheitsversorgung, Fehldiagnosen und unzureichendes Management der Gesundheitsfachleute, sowie der einfache Zugang zu rezeptfreien Schmerzmedikamenten zu einer hohen Selbstmedikationsrate geführt haben. Diese Situation hat nicht nur eine Zunahme der sekundären Kopfschmerzen (Medikamentenübergebrauchskopfschmerz), Chronifizierung und Abhängigkeit, langfristige Nebenwirkungen, aber auch eine hohe Komorbidität (vor allem Angst, Depression) zur Folge.

Das ernüchternde Resultat der Kopfschmerzversorgung hat gemäß WHO seine Wurzeln im Versagen der (Aus)Bildung auf allen Ebenen und im daraus resultierenden und weit verbreiteten Unverständnis. Es ist wichtig, Synergiekapazitäten zu bündeln, um auf der bestehenden Unterstützung der multidisziplinären Versorgung aufzubauen und auf allen Ebenen Hilfe bei der Schließung der Bildungslücken zu leisten.

Die Qualität der Versorgung hängt stark von der Qualität der Arbeitskräfte und der Kommunikation und Zusammenarbeit mit und von den Patienten ab.

Dieses Buch soll als fokusgruppenorientierte Unterstützung dienen. Für die interdisziplinäre Zusammenarbeit werden evidenzbasierte Möglichkeiten aufgezeigt, die von Physiotherapeuten/Manualtherapeuten übernommen werden können.

Es soll dazu beitragen, das allgemeine Wissen über Kopfschmerzerkrankungen zu stärken, das Kopfschmerz-Screening und die diagnostische Qualität zu optimieren, die Gesundheitsrisikobewertung von sekundären Kopfschmerzen zu verbessern und speziell die Qualität und Effizienz des professionellen Krankheitsmanagements sowie die Kommunikationsqualität zwischen den Therapeuten und den Patienten zu erweitern.

Neben den Kopfschmerzpatienten geht es aber auch um Schwindel- und Kieferpatienten (hier gibt es viele Überlappungen).

Die einzelnen Kapitel bieten praxisnahe Untersuchungsmöglichkeiten, um die verschiedenen Systembereiche zu untersuchen, die daran Beteiligten herauszufiltern und adäquat zu behandeln. Die Vorgehensweisen werden stringent dargestellt. Zusätzlich zu den passiven Maßnahmen werden auch Anleitungen zum Trainieren, belastbar machen und Ausdauertraining praxisnah dargestellt.

Alle Kapitel zeigen Fallbeispiele, die im letzten Kapitel ausführlich in Untersuchung und Behandlung beschrieben sind.

In diesem lehrreichen Werk wird evidenzbasiertes Wissen anschaulich, strukturiert und praxisorientiert dargestellt.

Ich wünsche Ihnen viel Spaß und Erfolg beim Lesen und Umsetzen in der Praxis

Dr. Colette Andrée,
Geschäftsführerin von Migraine Action

1 Craniocervicale Syndrome: eine Einleitung

Weltweit leidet eine Milliarde Menschen unter Migräne.
Unter den Schmerzen im Mund- und Gesichtsbereich kommt die Craniomandibuläre Dysfunktion (CMD) als häufigste nicht zahnbezogene Schmerzsymptomatik vor.
Jeder Dritte wird einmal in seinem Leben unter stärkeren Schwindelbeschwerden leiden.

Was hat ein Kiefergelenk mit einer Kopfschmerzsymptomatik zu tun? Sollte ein unter Migräne leidender Patient ein vestibuläres Training absolvieren? Lässt sich ein Lagerungsschwindel mit einem einzigen Manöver erfolgreich behandeln? Diese und viele andere Fragen stellen sich im Zusammenhang mit Beschwerden in der Halswirbelsäulen-Kopf-Region und deren Behandlung.

1.1 Ziele und Inhalte des Buches

Den Autorinnen ist es ein Anliegen, die Therapie kraniozervikaler Beschwerden voranzubringen. Die vielfältigen Beschwerdebilder benötigen eine strukturierte und spezialisierte Vorgehensweise in der Untersuchung und Behandlung. Praktische Erfahrung und wissenschaftliche Erkenntnisse unterstützen diese Herangehensweise. Eine andere umfassende Darstellung, die den therapeutischen Prozess bei Patienten mit Craniocervicalen Syndromen von der Anamnese bis zur Behandlung in dieser Weise aufzeigt, ist den Autorinnen nicht bekannt. Ziel des Buches ist es, zu einer evidenzbasierten, patientenzentrierten Therapie zu befähigen, und zwar basierend auf Behandlungsmodalitäten wie Training, Edukation oder Manuelle Therapie, nach dem Motto: wissen, verstehen, bewegen und entspannen. Die Schwerpunkte in diesem Fachbuch sind:

- Überblick über Craniocervicale Syndrome
- Clinical-Reasoning-Prozesse in der Untersuchung unter Berücksichtigung ernsthafter Erkrankungen
- Korrekte, ausführlich erklärte Durchführung von relevanten Tests
- Eingehende Beschreibung von Behandlungsmethoden bei Craniomandibulären Dysfunktionen (CMD) und dem Management von Kopfschmerzpatienten
- Detaillierte Erläuterung zu sensomotorischer Anpassung und vestibulärer Rehabilitation
- Vorantreiben der interdisziplinären Zusammenarbeit zum Wohle des Patienten.

1.2 Zum Begriff

Eine Begriffsfindung für die mannigfaltigen Symptome, Erkrankungen und Dysfunktionen in der Region von Kopf und Halswirbelsäule (im Folgenden auch HWS) gestaltet sich mehr als schwierig. Lange haben die Autorinnen Überlegungen angestellt, welche Terminologie diesen verschiedenen Beschwerdebildern gerecht wird. Das hat sie letztendlich zu dem Begriff „Craniocervicale Syndrome" („CCS") geführt, wobei „Craniocervical" für die HWS-Kopf-Region steht. Die Krankheitsbilder und Dysfunktionen, die in diesem Buch vorgestellt werden, sind gekennzeichnet durch das gemeinsame Auftreten vielfältiger charakteristischer Symptome. Dabei fungiert der Begriff „Syndrome" als eine Brücke zwischen den Symptomen und den Störungen und Erkrankungen. Zu den häufigen Diagnosen, die unter dem Begriff Craniocervicale Syndrome vereint werden, zählen die CMD, primäre Kopfschmerzen wie Migräne und Kopfschmerzen vom Spannungstyp, Halswirbelsäulensyndrom (HWS-Syndrom), Schleudertrauma und Kontusionstrauma sowie eine Vielzahl von Schwindelerkrankungen. Die Vielfalt der dabei auftretenden Symptome (**Abbildung 1-1**) ist höchst bemerkenswert. Zusätzlich greifen verschiedenste Einflussfaktoren und Mechanismen ineinander, die ebenso Gegenstand dieses Buches sind.

Berücksichtigen sollte der Leser, dass niemals alle thematischen Teilbereiche ganz oder teilweise in diesem Buch abgedeckt werden können. Das Feld der Craniocervicalen Syndrome ist einfach zu groß und disziplin- und fachübergreifend, als dass eine vollumfängliche Darstellung mit den Kompetenzen aller zuständigen Stakeholders möglich wäre. Im Mittelpunkt dieses Buches steht ein mechanischer körperorientierter Therapieansatz zur Beeinflussung pathophysiologischer Mechanismen.

1.3 Zielgruppe

Das Fachbuch richtet sich an alle, die sich für die praktische Umsetzung der Untersuchung und Behandlung Craniocervicaler Syndrome interessieren. Gern möchten die Autorinnen eine breite Fachöffentlichkeit wie Hausärzte, Physiotherapeuten, Zahnärzte, Pflegekräfte, Psychiater, Psychologen, Neurologen, Osteopathen, Kieferorthopäden, Chiropraktoren, Hals-Nasen-Ohren-Ärzte, Kardiologen, Otoptisten, Manualtherapeuten, Gastroenterologen, Augenärzte, Orthopäden, Sportmediziner, Ergotherapeuten, Logopäden, Wissenschaftler oder Chirurgen erreichen, die sich mit Patienten, die unter Craniocervicalen Syndromen leiden, beschäftigen. Falls in dieser Auflistung Personengruppen vergessen wurden, die sich auch zugehörig fühlen, so mögen sie den Autorinnen verzeihen.

1.4 Aufbau des Buches

Die Kapitel dieses Buches sind eng an das Prozedere einer therapeutischen Untersuchung und Behandlung geknüpft. Der „therapeutische Werkzeugkoffer" (**Abbildung 1-2**) enthält dafür notwendige theoretische Kenntnisse und

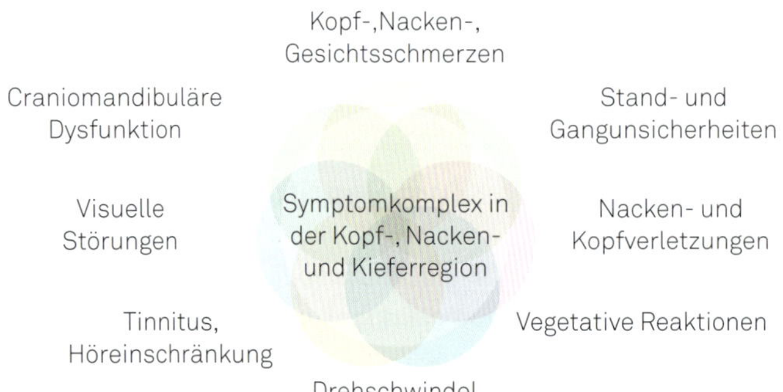

Abbildung 1-1: Im Buch behandelte Symptomatiken und ihre Schnittstellen

Kenntnisse, Fähigkeiten und Fertigkeiten:
- Anatomie, Biomechanik, Physiologie, Sicherheitsaspekte
- Krankheitsbilder, Klassifikationen, Epidemiologie, Ätiologie und Pathophysiologie
- Anamneseerhebung
- Assessmentverfahren und Tests
- Clinical Reasoning
- Manualtherapeutische Verfahren, Trainingsmodalitäten, Edukation

Abbildung 1-2: Der „therapeutische Werkzeugkoffer“

praktische Fähigkeiten und Fertigkeiten. Die Anatomie, Physiologie und Pathologie sind schwerpunktmäßig zu jedem Krankheitsbild abgehandelt.

Aufbauend auf Kenntnis und Verständnis von Krankheitsbildern und kraniozervikalen Dysfunktionen führt der Behandler den therapeutischen Prozess von der Anamneseerhebung über die Inspektion und körperliche Untersuchung bis hin zur Therapie durch (**Abbildung 1-3**). Mit dieser stringenten Vorgehensweise wird das Beschwerdebild der Patienten und Patientinnen in seiner Komplexität erfasst. Zahlreiche Anmerkungen in Text-Boxen und Fallbeispiele helfen bei der Umsetzung. Dabei sind die Namen von Patientinnen und Patienten alle erfunden, um ihre Anomymität zu wahren. Im Folgenden wird für einen besseren Lesefluss nicht durchgehend die weibliche und die männliche Form für eine Personngruppe parallel verwendet. Eingesetzt werden stattdessen die neutrale Form oder das generische Maskulinum, beispielsweise in der Einzahl „Patient“ und in der Mehrzahl „Patienten“. Ungeachtet dessen schließen alle Personenbezeichnungen das jeweils andere Geschlecht mit ein.

1.5 „Wir“ Autorinnen

In den fortlaufenden Kapiteln benutzen die Autorinnen für sich selbst die grammatischen Formen der ersten Person Plural. Das vorliegende Buch beruht auf den Zielsetzungen, Inhalten und Erfahrungen einer langjährigen Unterrichtstätigkeit von uns drei Autorinnen. Wissenschaftliche Erkenntnisse in eine evidenzbasierte Therapie zu implementieren, fordert uns seit Jahren heraus. Unser Unterricht befähigt Therapeuten, vielfältige Erkrankungen mit Symptomen in der kraniozervikalen Region, orientiert an den individuellen Dysfunktionen, zu behandeln und mit angrenzenden Fachdisziplinen zu interagieren. In dieser Weise spezialisierte Therapeuten haben die Möglichkeit ein Zertifikat „Therapeut für Craniocervicale Syndrome“ oder kurz „CCS-Therapeut“ zu erlangen. Auf der Webseite https://www.ccs-konzept.com findet der interessierte Leser weitere Informationen.

Ein Hinweis zur Urheberschaft: Die Grafiken, Abbildungen und Fotos sind von den Autorinnen selbst erstellt und unterliegen daher ihrer Urheberschaft, sofern nicht anders bezeichnet.

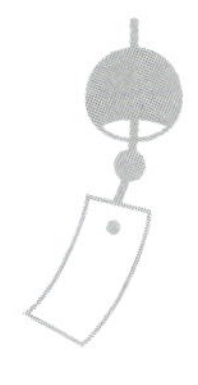

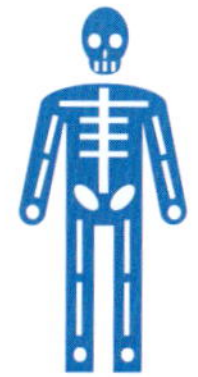
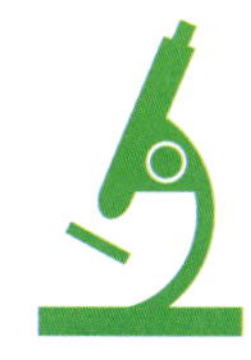
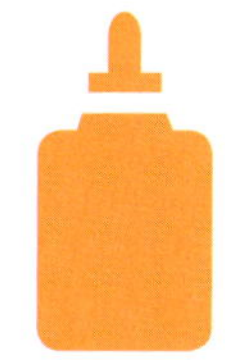

Abbildung 1-3: Elemente des therapeutischen Prozesses bei Craniocervicalen Syndromen

2 Grundlegende Aspekte zu Anatomie und Funktion

Dieses Kapitel dient dem Überblick und der Vertiefung anatomischer Strukturen und deren Funktionen. Grundlegende anatomische Kenntnisse zur Thematik der Craniocervicalen Syndrome bilden eine Voraussetzung für eine effektive Therapie. Denn nur so ist es dem Therapeuten möglich, bestimmte Patienten mit ihren Erkrankungen zu untersuchen und deren Funktionsstörungen zu beurteilen und zu behandeln.

2.1 Zervikale Region

In diesem Abschnitt findet der Behandler anatomische und biomechanische Aspekte zur Halwirbelsäule. Darüber hinaus begegnem ihm relevante Hinweise aus der klinischen Praxis, die für die Untersuchung der zervikalen Region und für die Bewertung der Ergebnisse wichtig sein können.

2.1.1 Subokzipitale Strukturen

Die knöchernen Strukturen und Verbindungen zwischen Okziput, Atlas und Axis stellen zusammen mit den umgebenden Weichteilen eine hochspezialisierte Region dar. Im Vergleich zu den darunterliegenden Regionen sind ihre knöcherne Formgebung, die konvex-konkaven oder bikonvexen Gelenkflächen, ein Dens axis und fehlende Bandscheiben atypisch. Jedoch, nur so ist es möglich, dass bei gesunden Probanden im Mittel 37.5 ± 6.0° der Gesamtrotation zu beiden Seiten der HWS allein aus dem Bewegungssegment zwischen Atlas und Axis stammt (Salem et al., 2013). Darüber hinaus ist das Bewegungsausmaß der hochzervikalen Extension- und Flexionbewegung zwischen Okziput und Axis signifikant größer als das in darunter liegenden Segmenten (Nightingale et al., 2007).

Dreidimensionale Messverfahren der zervikalen endgradigen Rotationsbewegungen zeigen charakteristische gekoppelte Bewegungen auf. In der oberen HWS ist die Rotation mit der gegensinnigen Lateralflexion verbunden, wohingegen in den darunter liegenden Segmenten die Rotation an die gleichsinnige Lateralflexion gekoppelt ist (Salem et al., 2013).

> Die mechanischen Eigenschaften der oberen Halswirbelsäule erklären die häufige Beteiligung der oberen Halswirbelsäule an Bewegungseinschränkungen, die mit Rotation oder Flexion/Extension verbunden sind.

Zwischen Okziput und Atlas bestehen zwei Gelenkverbindungen, **das rechte und das linke atlantookzipitale Gelenk**. Die Okziputkondylen liegen ventrolateral am Foramen Magnum und konvergieren nach ventral. Die Form ist, wie der Name bereits verrät, konvex und sie fügen sich in die konkaven Gelenkflächen des Atlas ein. Bei der Bewegung in Flexion kommt es intraartikulär zu einer gegenläufigen Translation der Okziputkondylen nach dorsal und bei einer Extension nach ventral. Ebenso verhält es sich mit der Lateralflexion. Eine Lateralflexion nach rechts ist zum Beispiel mit einer intraartikulären Translation nach links verbunden (**Abbildung 2-1**).

Im Falle einer Funktionsstörung der Flexion/Extension im atlatookzipitalen Gelenk erfolgt die Testung des Gelenkspiels aufgrund der gegenläufigen intraartikulären Bewegung in die entgegengesetzte Richtung. Es wird das Prinzip der Konvex-Regel angewendet. So testet der Untersucher die eingeschränkte Flexion zum Beispiel mit einer translatorischen Bewegung der Okziputkondylen nach dorsal. Auch für die Prüfung der Lateralflexion erfolgt die Testung des Gelenkspiels über das Okziput in die entgegengesetzte Richtung.

Die **zentrale atlantoaxiale Drehgelenkverbindung** ist ausschlaggebend für die große Bewegungsfreiheit in Rotation. Ventral artikuliert der Dens axis mit dem vorderen Atlasbogen und dorsal bildet das Ligamentum transversum atlantis die artikulierende Gelenkfläche. Des Weiteren bestehen **laterale atlantoaxiale Gelenkverbindungen**, die eine bikonvexe Knorpelauflage aufweisen. Folglich erlauben diese lateralen Verbindungen auf Kosten einer geringeren Stabilität eine relativ hohe Mobilität. Die Inkongruenz wird in den dorsalen und ventralen Abschnitten der lateralen atlantoaxialen Gelenke durch keilförmig hineinragende Synovialfalten ausgeglichen, die reich mit Blutgefäßen und im Besonderen mit Rezeptoren versorgt sind (Inami et al., 2001). Bei segmentalen Bewegungen werden diese Rezeptoren mechanisch stimuliert. Vermutlich tragen so die mechanosensorischen Informationen aus den Synovialfalten entscheidend zur somatosensorischen Kontrolle der oberen HWS bei. Die Arthrokinematik für eine beispielhafte Rechts-Rotation im atlantoaxialen Gelenk stellt sich an den lateralen Gelenkanteilen wie folgt dar: Die

a)

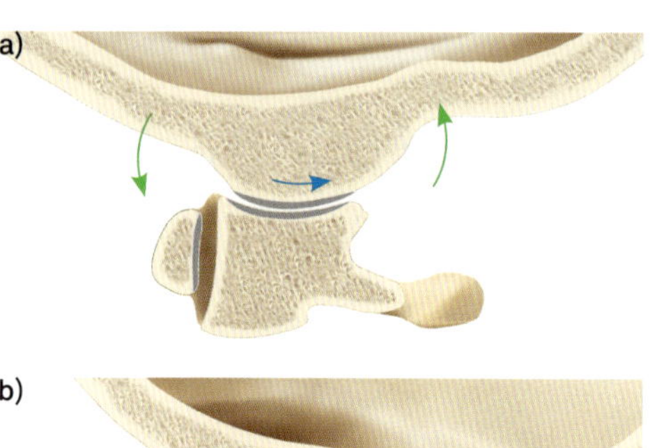

b)

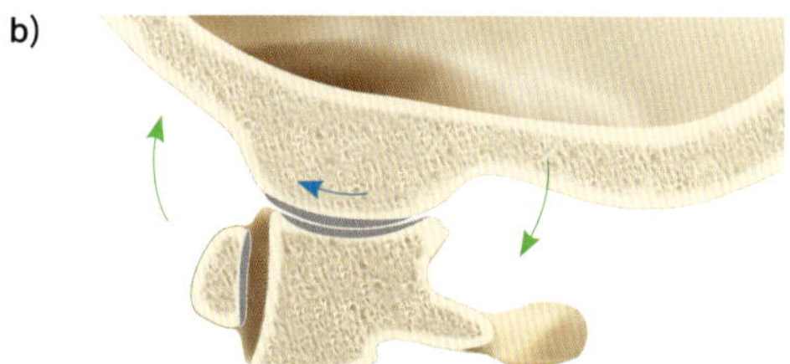

c)

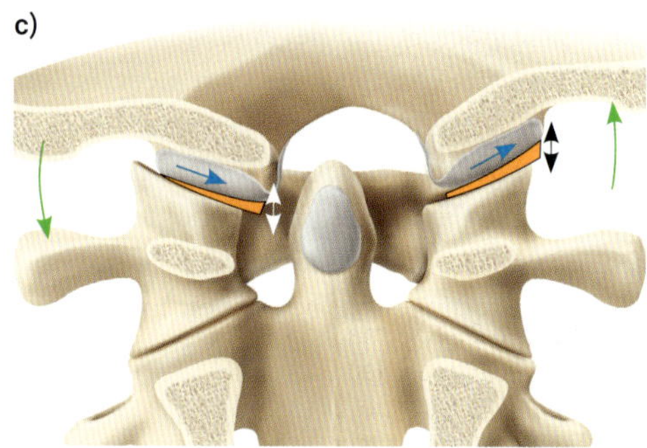

Abbildung 2-1: Flexion, Extension und Lateralflexion im Atlantookzipitalgelenk (Quelle: Hochschild, 2015, S. 51-52, Abb. 2.24, 2.25, 2.2). Mit freundlicher Genehmigung des Thieme Verlags.

linke artikulierende laterale Gelenkfläche des Atlas translatiert gegenüber der Axisgelenkfläche nach ventral und die rechts entsprechend nach dorsal (**Abbildung 2-2**).

Im Falle einer beispielhaften Funktionsstörung der Rechts-Rotation im atlantoaxialen Gelenk erfolgt die Testung des Gelenkspiels durch einen Ventral-Schub am linken dorsalen Atlasbogen.

Im Wesentlichen sind es – neben weiteren Band- und Kapselstrukturen, wie Membrana tectoria, gelenkkapsel-verstärkende Ligamente, Ligamentum flavum, Ligamentum nuchae,

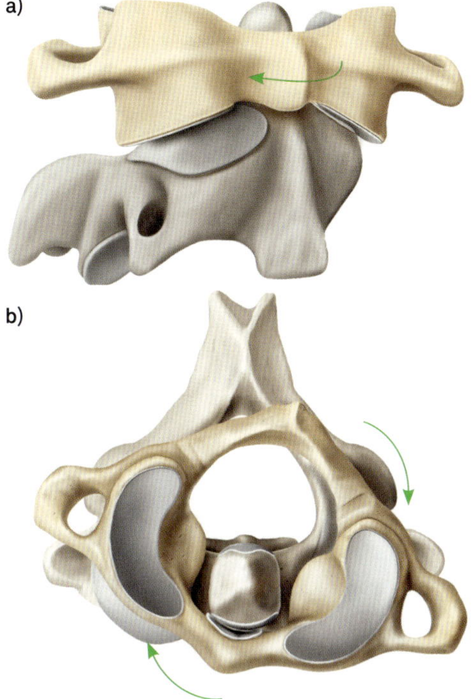

Abbildung 2-2: Kinematik der atlantoaxialen Gelenke am Beispiel der Rotation (Quelle: Hochschild, 2015, S. 54, Abb. 2.35a-b). Mit freundlicher Genehmigung des Thieme Verlags.

Membrana atlantooccipitalis und atlantoaxialis posterior oder Ligametum atlantooccipitale laterale – die **Ligamenta alaria** und das **Ligamentum transversum atlantis**, die für die passive Stabilität der Kopfgelenke sorgen. Die zwei Ligamenta alaria limitieren aufgrund ihrer Verläufe die jeweils gegensinnige Lateralflexion und ebenso die gegensinnige Rotation. Der jeweilige okzipitale Anteil des Ligaments verläuft von der Dorsalseite des Dens axis über zwei Bewegungssegmente schräg nach kranial, lateral und ventral zur Medialseite des Condylus occipitalis (**Abbildung 2-3**). Ein weiterer Anteil geht annähernd horizontal zur Massae lateralis atlantis.

Bei der spezifischen Bewegungspalpation des atlantoaxialen Segments für die Rotation überprüft der Untersucher das Bewegungsausmaß bis zur Mitbewegung des Axis. Normalerweise nimmt er aufgrund der alaren Spannung ab 20–30°-Rotation die Mitbewegung des Dornfortsatzes des Axis wahr. Bei einer Funktionsstörung in diesem Segment jedoch, stellt er die Mitbewegung des Dornfortsatzes deutlich früher fest (Neumann, 1989).

Das Ligamentum transversum atlantis legt sich dorsal wie eine Schlinge um den Dens axis und hält ihn während der Bewegungen am ventralen Atlasbogen. Die Insertionen befinden sich beidseits an den Innenseiten der Massae laterales atlantis (Abbildung 2-3). Während der hochzervikalen Flexion kommt das Ligament in besonderem Maß unter Zug und verhindert die Ventaltranslation des Atlas. Ist das Ligamentum transversum verletzt, resultiert ein Stabilitätsverlust und eine Ventralisation des Atlas (Krakenes et al., 2003) und in der Folge entsteht eine Einengung des Wirbelkanalraums.

Zu den Muskeln, die die obere HWS gesondert kontrollieren, gehören die posterior an der Linea nuchae inferior ansetzenden tiefen Schichten der **subokzipitalen Muskulatur** und die ventral liegenden **kraniozervikalen Flexoren**. Diese tiefen die Kopfgelenke umfassenden Muskelgruppen weisen eine vergleichsweise sehr hohe Anzahl an Rezeptoren auf (Boyd-Clark, Briggs, & Galea, 2002; Kulkarni, Chandy, & Babu, 2001).

Aufgrund der hohen Rezeptorendichte in den tiefliegenden Muskeln der oberen Halswirbelsäule, lässt sich eine wesentliche Bedeutung für Steuerung der Kopfposition und des Gleichgewichts ableiten.

Der M. longus capitis, der M. rectus capitis anterior, der M. rectus capitis lateralis und Anteile des M. longus colli zählen zur ventralen hochzervikalen Flexorengruppe (**Abbildung 2-4**).

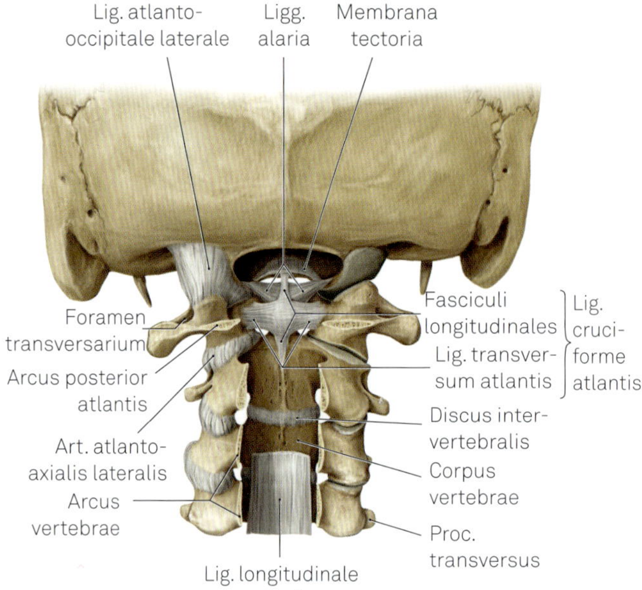

Abbildung 2-3: Bandstrukturen der Kopfgelenke (Quelle: Schünke et al., 2018, S. 74, Abb. Ac). Mit freundlicher Genehmigung des Thieme Verlags

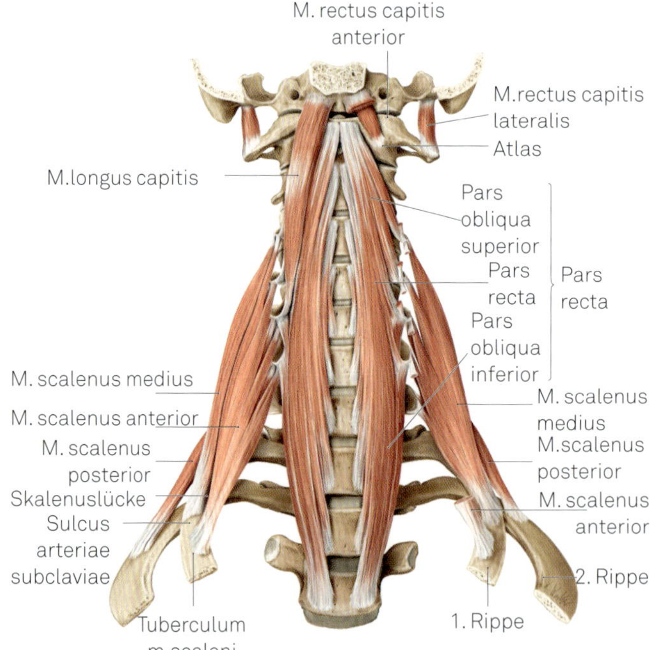

Abbildung 2-4: Prävertebrale und seitliche tiefe Halsmuskeln in der Ansicht von ventral (Quelle: Schünke et al., 2018, S. 93, Abb. C). Mit freundlicher Genehmigung des Thieme Verlags

Ausgenommen der M. longus colli, der Ansatzteile am Atlas und am Axis hat, setzen alle am Okziput an. Sie sind maßgeblich an der Nickbewegung der oberen HWS beteiligt und haben darüber hinaus eine wichtige stabilisierende Funktion.

Die Intensität von Nackenschmerzen steht in einem direkten Zusammenhang zur Dysfunktion der hochcervicalen Flexorengruppe und beeinträchtigt die motorische Kontrolle (Falla et al., 2011).

Die dorsalen subokzipitalen Muskeln liegen tief im Trigonum arteriae vertebralis (**Abbildung 2-5**) und wirken extensorisch. Hinzu kommen weitere Zugrichtungen (**Tabelle 2-1**).

Zur Bewegung und zur Positionskontrolle des Kopfes kommt für zwei der tiefen dorsalen subokzipitalen Muskeln eine weitere Funktion hinzu. Denn sowohl beim M. rectus capitis posterior minor (Hack et al., 1995) als auch beim M. rectus capitis posterior major (Scali, Marsili & Pontell, 2011) sind fibröse bindegewebige Verbindungen zur Dura mater entdeckt worden –

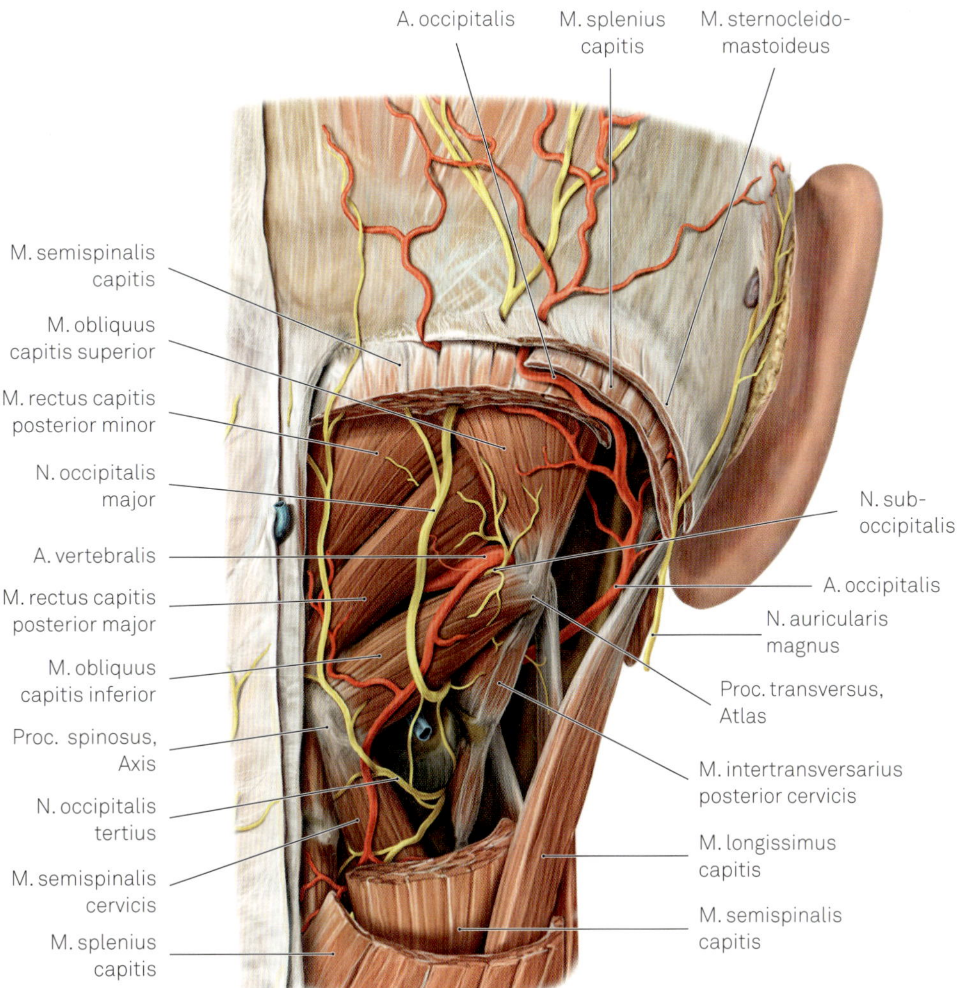

Abbildung 2-5: Rechtes Trigonum arteriae vertebralis (Quelle: Schünke et al., 2018, S. 245, Abb. B). Mit freundlicher Genehmigung des Thieme Verlags

Tabelle 2-1: Subokzipitale Muskeln und Funktionen

Muskel	Funktion
M. rectus capitis posterior major	Extension, ipsilaterale Rotation und Lateralflexion
M. rectus capitis posterior minor	Extension
M. obliquus capitis superior	Kontralaterale Rotation, ipsilaterale Lateralflexion, Extension
M. obliquus capitis inferior	Ipsilaterale Rotation und Lateralflexion, Extension

sogenannte myodurale Brücken. Vermutlich spielen die Mm. recti capitis posteriores in der Spannungsregulation der Dura mater während der Flexion und Extension von Kopf und HWS eine wesentliche Rolle.

Wenn die Spannungsregulation der sensibel versorgten Dura mater aufgrund der Dysfunktion der geraden subokzipitalen Muskeln bei Bewegungen des Kopfes beeinträchtigt ist, kann das Kopfschmerzen wegen einer resultierenden Irritation der Dura mater zur Folge haben (Kahkeshani & Ward, 2012).

Die längeren dorsalen zervikalen Muskeln, die an der Linea nuchae superior, lateral am Proccessus mastoideus oder an den ersten beiden Halswirbeln inserieren, beeinflussen die Bewegungen der oberen HWS wie auch die der darunter liegenden Segmente. Hierzu zählen der M. semispinalis capitis, M. splenius capitis, M. longissimus capitis, M. trapezius und M. sternocleidomastoideus.

2.1.2 Mittlere HWS bis zervikothorakaler Übergang

Der Corpus vertebrae ab dem 3. bis zum 7. Halswirbel hat kraniale Ausziehungen, die Unci corpori. Lateral des Wirbelkörpers sitzt beidseits der Proccessus transversarius mit dem Foramen transversarium für die A. und V. vertebralis. Jeder Proccessus transversarius besitzt zudem ein Tuberculum anterius und posterius. Zwischen den Tuberculi verläuft eine Rinne für den austretenden Spinalnerv.

Der Processus spinosus des 7. Halswirbels ist im Vergleich zu den anderen Halswirbeln sehr viel länger und nach dorsal ausgerichtet, sodass er zur orientierenden Palpation prädestiniert ist.

Die sogenannten **Unkovertebralgelenke** werden gebildet aus den Unci corporis, die miteinander artikulieren (**Abbildung 2-6**). Sie haben vorallem eine Führungs- bzw. Stabilisierungsfunktion für die Extension und Lateralflexion gefolgt von der Torsion (Kotani et al., 1998). Nicht zuletzt hat das auch einen schützenden Effekt für den Discus vertebralis zur Folge. Ge-

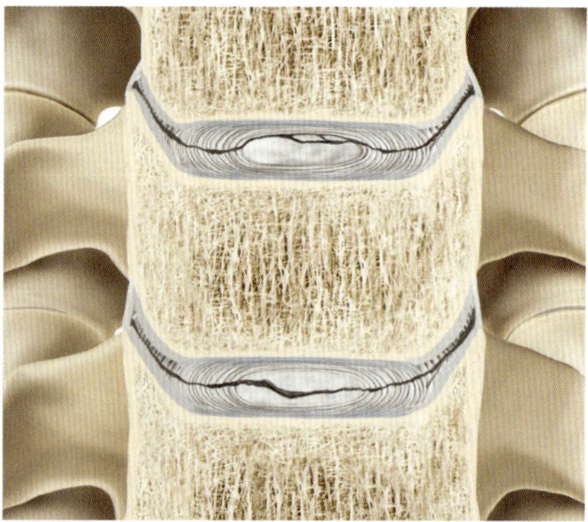

Abbildung 2-6: Uncovertebralgelenk und Discus vertebralis im HWS-Bereich (Quelle: Hochschild, 2015, S. 56–57, Abb. 2.39 und 2.41). Mit freundlicher Genehmigung des Thieme Verlags

genüber dem **Discus vertebralis** in anderen Wirbelsäulenabschnitten weist der zervikale Diskus weitere markante Unterschiede auf. Der Anteil an fibrösem Gewebe im Nucleus pulposus der zervikalen Disken ist ab der zweiten Lebensdekade sehr viel höher (Mercer & Jull, 1996). Es zeigt sich in der Regel eine horizontale Spaltbildung der Disken (Abbildung 2-6). Der Anulus fibrosus ist im vorderen Bereich in der Sagitalebene halbmondförmig und relativ dick. Lateral ist der Anulus fibrosus spitz zulaufend und dorsal besteht er nur aus einer dünnen Kollagenschicht.

Die überknorpelten Flächen der zervikalen **Zygopophysial- oder Wirbelbogengelenke** sind flach, leicht oval förmig und bezüglich ihrer Stellung im Mittel etwa 45° in Relation zur Wirbelkörperdeckplatte geneigt (**Abbildung 2-7**). Aufgrund der flachen Form werden die Wirbelbogengelenke auch Facettengelenke genannt. Die Facies articularis superior des zervikalen Facettengelenks zeigt dabei nach kraniodorsal und die Facies articularis inferior nach kaudoventral. Aufgrund der Stellung der Gelenkflächen zueinander kommt es zur typischen Bewegungskoppelung von Rotation und ipsilateraler Lateralflexion in der mittleren und unteren HWS. Eine Ausnahme hinsichtlich der Gelenkstellung besteht im Segment C2/C3. Die Facies articularis superior zeigt zusätzlich ca. 40° nach medial (Mestdagh, 1976). Demzufolge ist die Biomechanik im Vergleich zu den anderen Segmenten verändert. Die Rotation im Segment C2/C3 ist verringert und das führt zu einer Stabilisation des Axis während der Rotationsbewegungen des Nackens (Hino et al., 1999). Ein Unterschied bei der Rotationsbewegung zu den darunter liegenden Segmenten, so Bogduk und Mercer (2000), scheint eine entgegengesetzte Bewegungskoppelung von Rotation und Lateralflexion zu sein. Rotationsbewegungen der HWS laufen bei gesunden Probanden als ein gutgeregeltes stufenweises Bewegungsmuster ab, das bei C1–C2 initiiert und mit Zeitverzögerungen in die darunterliegenden Segmente nacheinander übertragen wird, wohingegen es bei Dysfunktionen wie bei zervikalen Instabilitäten zu deutlichen Veränderungen des Bewegungsmusters kommen kann (Hino et al., 1999). Im ventralen und dorsalen Bereich der Wirbelbogengelenke befinden sich meniskusähnliche Einstülpungen der Membrana synovialis (**Abbildung 2-7**). Im dorsalen Bereich der Gelenke fehlt es zudem an Knorpelauflage, sodass bei extremer Extension ein Knochen-Knochen-Kontakt resultieren kann.

Eine Einklemmung der meniskusähnlichen Einstülpungen der Membrana synovialis wird seit langem in Zusammenhang mit Blockierungen diskutiert (Kos & Wolf, 1972).

Die Membrana fibrosa, die in der Hauptsache aus dichten longitudinal ausgerichteten Kollagenfasern besteht, enthält zahlreiche Mechanozeptoren und Nozizeptoren. Die Rolle der Wirbelbogengelenke bei Nackenschmerzen wird so erklärt (Kallakuri et al., 2012). Besonders in der unteren HWS inserieren Fasern des M. multifidus und des M. semispinalis an der äußeren

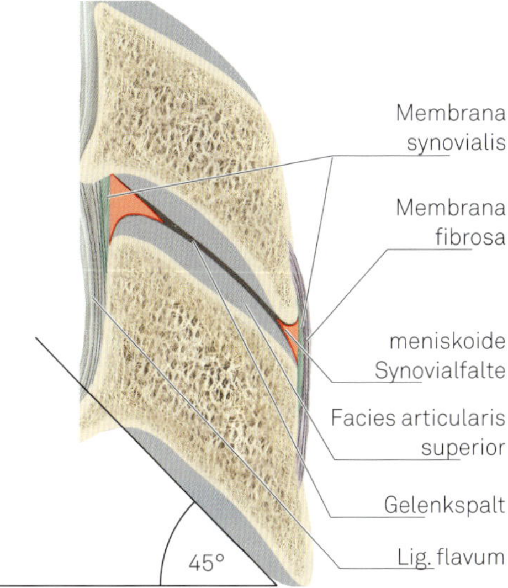

Abbildung 2-7: Wirbelbogengelenk (Quelle: Hochschild, 2015, S. 59, Abb. 2.45). Mit freundlicher Genehmigung des Thieme Verlags

Kapsel, womit es nahe liegt, dass diese gelenknahen Muskeln als Kapselspanner dienen (Winkelstein et al., 2001). Dysfunktionen dieser Muskeln ziehen wahrscheinlich auch Dysfunktionen der Gelenke nach sich.

Die Strukturen der Wirbelbogengelenke werden bei den einzelnen Bewegungsrichtungen unterschiedlich beansprucht. Bei einer Flexion kommen die ventralen Gelenkstrukturen unter Druck und die dorsalen unter Zug. Gleichzeitig kommt es zu einer Divergenz der Gelenkflächen. Das bedeutet ein geringerer Anteil der artikulierenden Gelenkflächen steht am Ende der Bewegung überlappend übereinander. Umgekehrt verhält es sich bei der Extension mit ventraler Spannung, dorsaler Kompression und einem Gleiten in Konvergenz während der Bewegung, sodass sich die Gelenkflächen weitestgehend überlappen. Bei Rotation und Lateralflexion resultieren ab C3/C4 die gleichen biomechanischen Effekte. Die Strukturen, zu denen hinbewegt wird, erfahren Kompression, die auf der abgewandten Seite Spannung. Auf der zugewandten Seite gleiten die Gelenkflächen übereinander, sprich in die Konvergenz und auf der anderen Seite in die Divergenz (**Abbildung 2-8**).

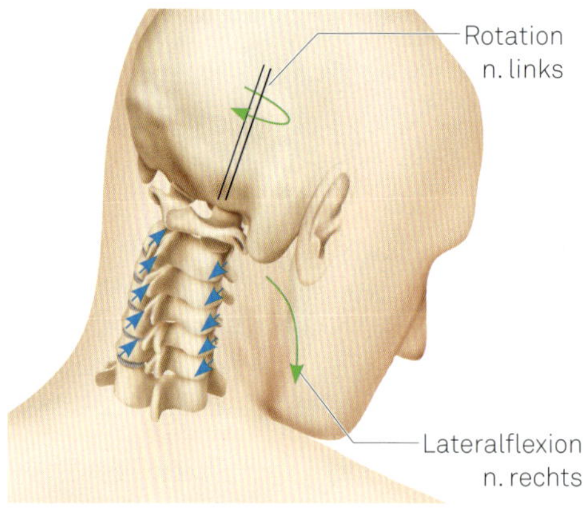

Abbildung 2-8: Verhalten der Wirbelbogengelenke bei gleichsinniger Rotation und Lateralflexion (Quelle: Hochschild, 2015, S. 63, Abb. 2.54). Mit freundlicher Genehmigung des Thieme Verlags

Für die **bandhafte Führung** der mittleren und unteren HWS sind im Besonderen das Ligamentum longitudinale anterius, das Ligamentum longitudinale posterius und das Ligamentum flavum relevant. Das Ligamentum longitudinale anterius erstreckt sich vom Os occipitale bis zum Os sacrum und ist im Bereich der mittleren und unteren HWS an der ventralen Fläche des Corpus vertebrae und des Diskus befestigt. Entsprechend verläuft das Ligamentum longitudinale posterius an der Dorsalseite der Wirbelkörper. Es stellt ab C3 die Verlängerung der Membrana tectoria dar. Der oberflächliche Anteil des Ligamentum longitudinale posterius umgibt als schützende Struktur die Dura mater, die Nervenwurzel und die Vertebralarterie (Hayashi et al., 1977). Das Ligamentum flavum inseriert am Axis, verbindet die Bögen der angrenzenden Wirbel und kleidet damit den dorsolateralen Spinalkanal nach kaudal hin aus. Einige Fasern ziehen in die Facettengelenkkapseln. Es besteht zu einem großen Anteil aus elastischen gelblichen Fasern, die im Ruhezustand bereits unter Zug stehen und bei der Flexion der Wirbelsäule weiter gedehnt werden. Die elastische Eigenschaft des Ligamentum flavum unterstützt somit das Wiederaufrichten.

Zu den Muskeln, die die mittlere und untere HWS beeinflussen, gehören die Mm. scaleni anterior, medius und posterior, der M. sternocleidomastoideus, M. trapezius pars descendens, der M. levator scapulae, der M. longus colli, der M. longus capitis, der M. longissimus capitis, der M. longissimus cervicis, der M. iliocostalis cervicis, der M. splenius capitis, der M. splenius cervicis, der M. semispinalis capitis, der M. semispinalis cervicis, die Mm. multifidi, die Mm. rotatores, der M. spinalis cervicis, die Mm. interspinales cervicis sowie die Mm. intertranversarii cervicis. Im Folgenden werden die **Funktionen ausgewählter zervikaler Muskeln** erläutert, die für die Therapie relevant sein können. Ihre Rollen hinsichtlich der posturalen Kontrolle und Aktivität können ein wesentlicher Aspekt für die individuelle Therapieplanung sein. Die tiefliegenden ventralen und dorsalen

Halsmuskeln sind anatomisch so angeordnet, dass sie die physiologische Lordose der HWS aufrechterhalten können. Auf der Extensorenseite gehören insbesondere der M. semispinalis cervicis und die Mm. multifidi dazu und auf der Flexorenseite sitzen auf der Höhe der mittleren und unteren HWS der M. longus colli und untere Anteile des M. longus capitis als unterstützende Antagonisten. Die Ursprünge des M. semispinalis cervicis erstrecken sich von weit caudal von TH7–TH2 und setzen an C6–C2 an – mit einer besonders starken Verbindung zum Spinosus C2. Der tiefe Ursprung am Thorax erlaubt besonders gut die Aufrechterhaltung der Stellung der HWS über dem Thorax (**Abbildung 2-9**). Die darunter liegenden Mm. multifidi cervicis entspringen an den Gelenkfortsätzen des 4. bis 7. Halswirbels und ziehen zum über-übernächsten kranialen Spinosus. Sie haben eine direkte Verbindung an den Gelenkkapseln.

Eine Haltung mit vorgestrecktem Kopf, (engl. „Forward Head Posture"), führt zu erhöhter Lordose der Halswirbelsäule, begleitet von einer verstärkten Kyphose der Brustwirbelsäule. Die Folge sind Dysbalancen der zervikalen Muskeln sowie ein negativer Einfluss auf die Gleichgewichtssteuerung (Kang et al., 2012). Es kommt zur Verkürzung der zervikalen Extensoren und zur Verlängerung und Schwäche der zervikalen Flexoren sowie der thorakalen Extensoren.

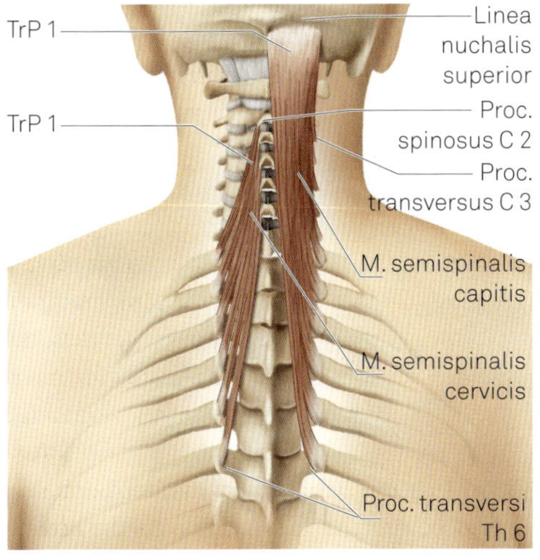

Abbildung 2-9: Mm. semispinales cervicis et capitis (Quelle: Hochschild, 2015, S. 77–78, Abb. 2.72). Mit freundlicher Genehmigung des Thieme Verlags

> Menschen mit Berufen in sitzender Position vor einem Bildschirm oder auch Jugendliche der Handy-Generation, die eine Haltung mit vorgestrecktem Kopf einnehmen, sind von Imbalancen der cervicalen Muskeln bedroht, die in Verbindung mit Nacken- und Kopfschmerzen und Kiefergelenkproblematiken gebracht werden.

Bei der Flexion des Kopfes aus der aufgerichteten Position und dem anschließenden Zurückführen kommen die Extensoren der HWS erst exzentrisch und dann konzentrisch zum Einsatz. Neben den tiefen kürzeren Extensoren sind vor allem die mittleren längeren Muskelschichten wie der M. splenius cervicis und der M. semispinalis capitis im Einsatz, wohingegen der M. levator scapulae vermehrt bei Schultergürtelbewegungen aktiv ist (Mayoux-Benhamou, Revel & Vallee, 1997).

Zur Extension ist initial und am Bewegungsende eine Aktivität der Extensoren nötig, dazwischen jedoch arbeiten die ventralen Muskeln kontrolliert exzentrisch (Mayoux-Benhamou et al., 1997). Wiederum sind neben den tiefen Zervikalflexoren, die längeren Systeme wie der untere Anteil des M. sternocleidomastoideus, der M. scalenus anteroir und die hyoidale Muskulatur aktiv.

> Aus einer Haltung mit vorgestrecktem Kopf, verändern sich die Aktivitäten der zervikalen Muskeln bei Kopfbewegungen signifikant. So steigen die EMG-Aktivitäten der mittleren Fasern des M. trapezius, des M. splenius cervicis, des M. splenius capitis sowie des M. sternocleidomastoideus erheblich an (Lee et al., 2015). Ungünstige Kopfhaltungen und erhöhte Aktivitäten in diesen Muskeln können in der Folge zur Aktivierung von Trigger-Punkten führen (Simons & Travell, 1999).

2.2 Craniomandibuläres System (CMS)

Innerhalb des craniomandibulären Systems (CMS) stellen die Kiefergelenke in mehreren Hinsichten eine Besonderheit im menschlichen Körper dar. Sie gelten als die komplexesten Gelenke des Körpers. Die Gelenke sind die kranialsten des aufrecht stehenden Menschen und die einzigen echten in der Schädelregion. Und sie sind die am meist bewegten Gelenke (Samandari & Mai, 1995). Technisch betrachtet gehören sie zu den ginglymoarthrodialen Gelenken, was bedeutet, dass sie sowohl über Scharnier- und Rotationsbewegungen – entsprechend einem Ginglymoidgelenk – als auch über Translationsbewegungen – gemäß einem Arthrodialgelenk – verfügen (Okeson, 2013).

Im Organismus weisen die Kiefergelenke eine zentrale Rolle auf. Ihre knöchernen und muskulären Strukturen prägen wesentlich jedes Gesicht in seiner Individualität, der Bereich des Körpers, mit dem der Mensch am meisten mit der Umwelt verbal und nonverbal kommuniziert. Hier werden sämtliche Emotionen wie Freude, Angst, Trauer, Mut, Wut und Zufriedenheit etc. offensichtlich und der Ausdruck der Emotionen verläuft über die Kiefergelenke. Der Leser kennt die freudigen Ausdrücke einer siegenden Fußballmanschaft, den wütenden Schrei aus einer großen Kieferöffnung eines knapp verfehlten Ergebnisses oder den Gesichtsausdruck eines trauernden oder auch ängstlichen Menschen. Die ursprüngliche Aufgabe des Kiefergelenks als Kauorgan hat sich, seit wir auf zwei Beinen gehen, vornehmlich in ein Sprechorgan umgewandelt.

Seine Strukturen sind für die einwandfreie koordinative Ausführung komplexer Bewegungen notwendig: die Kiefergelenke, das Muskelsystem, die Zunge, die Zähne über die Okklusion und ihre periodontalen Ligamente, die Lippen, die Wangen, der Gaumen, die Innervation, besonders der N. trigeminus (V. Hinrnerv), N. facialis (VII. Hinrnerv), der N. hypoglossus (XI. Hinrnerv), N. glossopharyngeus (IX. Hinnerv), N. vagus (X. Hinnerv) und den Spinalnerven von C1-C3. Entscheidend für gute, wenn auch individuelle Bewegungsmuster, ist die Anwesenheit jeder dieser Strukturen, ihr guter morphologischer Zustand und ihre einwandfreie Rückkopplungsfähigkeit (Bumann & Groot-Landeweer, 1992; Bumann, Lotzmann & Rateitschak, 2000; Okeson, 2019). CMS umfasst die knöchernen Strukturen der Kiefergelenke, den zusammen haltenden, aber auch zentrierenden ligamentären Apparat, das vaskuläre und lymphatische Gewebe, das Nervensystem sowie vierzehn Muskelpaare, die das System aktiv zentrieren (Rocabado, 1983; Rohen & Yokochi, 1983; Slavicek, 2000).

2.2.1 Kiefergelenkstrukturen

Das **mastikatorische System** wird gebildet von drei Knochensystemen, der Maxilla, der Mandibula und den beiden Ossa temporalia. Maxilla und Ossa temporalia sind feste Bestandteile des Schädels. Die Mandibula hängt in muskelligamentären Schlingen am Schädel und bildet mit seinen Gelenkfortsätzen, den Processus condylares an den Capita mandibulae und den Ossa temporalia die beiden Kiefergelenke (Armijo Olivo et al., 2006). Der Einfachheit halber wird fortlaufend in der Beschreibung von „dem Kiefergelenk" gesprochen, obwohl damit immer beide Kiefergelenke gemeint sind.

Der Schädel „balanciert" auf drei Pfeilern (**Abbildung 2-10**):

- Mit den konvexen Okziputkondylen auf den konkaven Gelenkflächen des Atlas
- Mit der Pars squamosa temporalis auf dem konvexen Caput mandibulae
- Mit der Maxilla auf der Mandibula

Wenn sich der Schädel im atlantookzipitalen Gelenk bewegt, hat dies Einfluss auf die Kiefergelenke und den Abstand zwischen der Maxilla und der Mandibula. Die Kiefergelenkanteile werden aus dem Os mandibulare und Os tem-

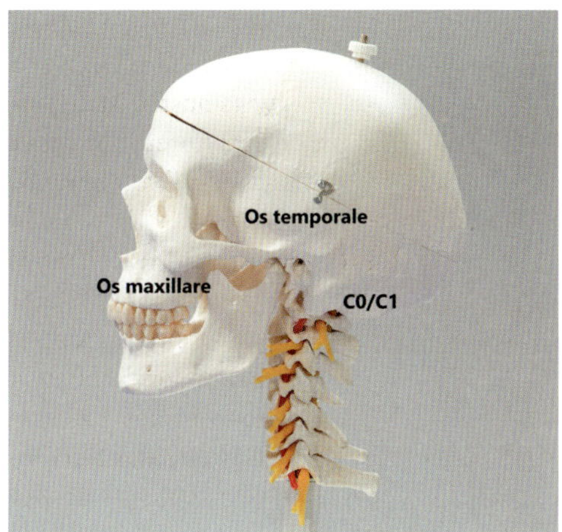

Abbildung 2-10: Drei Auflagepunkte des Schädels

porale gebildet. Der Unterkiefer besteht aus dem u-förmig gebogenen Körper, Corpus mandibulae, den paarigen Unterkieferästen, Rami mandibulae, dem rechten und linken Muskelfortsatz, Processus coronoidei sowie dem rechten und linken Gelenkfortsatz, Processus condylares. Diese sind aus der sagittalen Achse der Rami mandibulae nach mediolateral gedreht und bieten damit eine größere Auflagefläche für die proximale Pfanne. Der obere Teil des Corpus mandibulae nimmt die Pars alveolaris ein. Sie dient zur Aufnahme der Zahnwurzeln. Jeder Kiefer eines Erwachsenen hat 16 Zähne, in jedem Quadranten 8: 2 Schneidezähne (I_1, I_2), 1 Eckzahn (C), 2 Prämolare (PM_1, PM_2) und 3 Molare (M_1, M_2, M_3). In Höhe des 2. Prämolaren tritt aus dem Foramen mentale der N. mentalis (Teil des N. mandibularis/N. trigeminus) aus. Das walzenförmige bis ellipsoide Caput mandibulae artikuliert über den Discus articularis mit der fast doppelt so breiten temporalen Gelenkfläche (**Abbildung 2-11**). Deren Gelenkanteile gliedern sich in die Fossa mandibularis, die Eminentia articularis und das Tuberculum articulare. Der posteriore Anteil der Gelenkpfanne ist sehr dünn, also nicht ausgelegt, große Kräfte auszuhalten. Im Gegensatz dazu ist der Knochen der Eminentia articularis sehr dick und dazu geschaffen, große Kräfte auszuhalten. Die Steilheit der Eminentia articularis ist sehr variabel und sie gibt die Richtung an, die der Processus condylaris nach ventral kaudal bei der Öffnungsbewegung zurücklegt. Die Gelenkachsen der Caput mandibulae sowie der proximalen Gelenkgrube sind nach medial dorsal ausgerichtet (siehe Ausrichtung der roten Linien in Abbildung 2-11).

Die Ausprägung der Gelenkformen sind abhängig von der Entwicklung und dem Funktionszustand des Gebisses sowie der Bissart. Der zahnlose Kiefer des Säuglings ist für die saugende Bewegung in protrusiver-retrusiver Richtung gut vorbereitet. Die Fossa mandibularis ist sehr flach, das Tuberculum articulare fehlt weitestgehend. Der Mandibulaast besteht vorwiegend aus seinem horizontalen Anteil. Die Vertiefung der Fossa mandibularis und die Wölbung des Tuberculum articulare entwickeln sich erst mit dem Durchbruch des Milchgebisses und haben erst ihre endgültige Form nach Durchbruch aller permanenten Zähne erreicht. Die Entwicklung des Kindes, bis es auf zwei Beinen steht, bringt auch für das Kauorgan wichtige Änderungen mit sich. Mit der Entwicklung der Sprache und der Umstellung zur echten Mastikation wird die Form des Kauorgans wesentlich mitgeprägt. Die Rolle der HWS als Haltungsorgan für den Kopf, die Koordination zur Schulter- und Nackenmuskulatur und die Entwicklung und Reifung einer unabhängigen, sinnesorgandominierten Kopfdrehung sowie die Gesamtänderung der Wirbelsäule gehen damit einher (Slavicek, 2000). Die Abflachung der Eminentia articularis (**Abbildung 2-12a** und **Abbildung 2-12b**) und der Fossa mandibularis erfolgt durch Umbauvorgänge des zahnlosen Kiefers (Slavicek, 2000; Leonhardt et al., 1998).

Der **Knorpel** besteht sowohl im temporalen als auch im mandibulären Gelenkanteil aus Faserknorpel (Sicher & Dubrul, 1981). Er setzt sich vorwiegend aus Kollagen-Typ-I zusammen, das sich durch zugbelastete Eigenschaften auszeichnet. Diese werden gebraucht in Sehnen, Bändern, Kapseln, Knochen und Faszien. Nur die miteinander artikulierenden Gelenkflächen

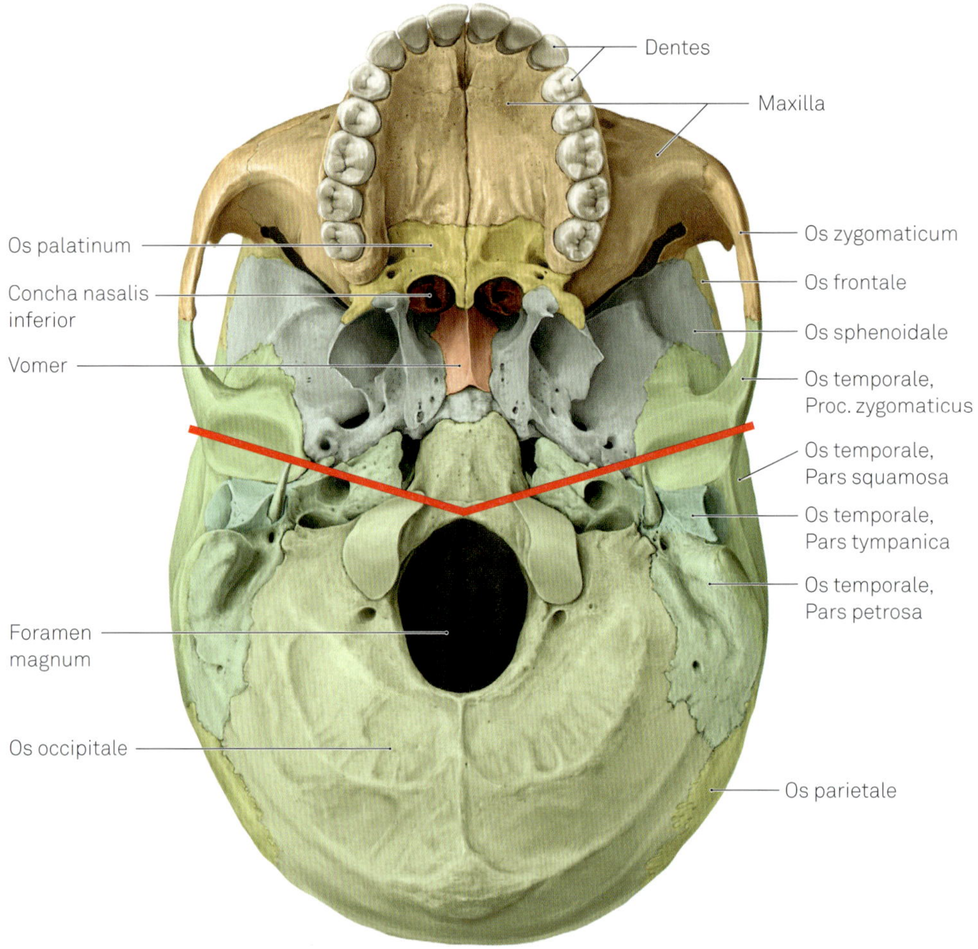

Abbildung 2-11: Ansicht der äußeren Schädelbasis mit rot eingezeichneten Achsen der Kiefergelenkpfannen (Quelle: Schünke et al., 2018, S. 20, Abb. A). Mit freundlicher Genehmigung des Thieme Verlags

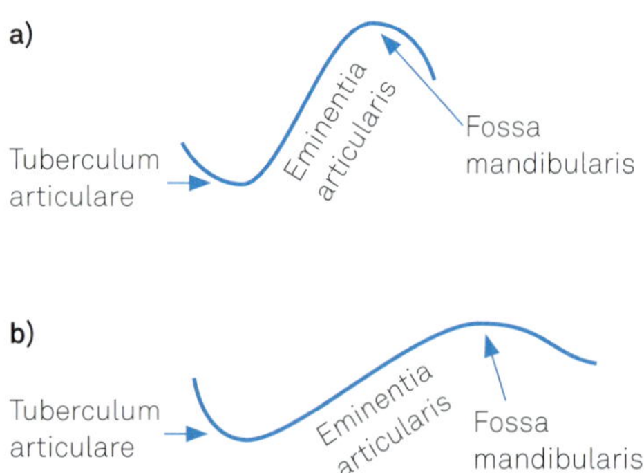

Abbildung 2-12: Eminentia articularis: a) steile Form und b) flache Form

der temporalen Pfanne und des Caput mandibulae sind mit Knorpel ausgekleidet.

Zwischen den beiden inkongruenten Gelenkflächen liegt der quer-ovale **Discus articularis**, der aus straffem kollagenfaserigem Bindegewebe und aus Faserknorpel besteht. Die Besonderheit des Diskus ist, dass er das eigentliche Kiefergelenk in zwei Kammern unterteilt. In eine größere obere diskotemporale und eine kleinere untere diskomandibuläre Gelenkkammer. Die tatsächlich korrespondierende Fläche des Caput mandibulae ist somit die Unterkante des Discus articularis. Der Diskus und die Mandibula haben Kontakt miteinander über das mediale und laterale Kollateralligament sowie über das Lig. discocondylare posterius inferius (Stratum inferius) und Lig. discocondylare anterius inferius (**Abbildung 2-13**). An seinen kranialen Enden ist er ventral über das Lig. discotemporale superius anterius und dorsal über das Lig. discotemporale superius posterius (Stratum superius) mit dem Os temporale verbunden. Der dickere dorsale Bereich ist nozizeptiv versorgt und über das elastische superiore posteriore Band mit der Fissura petrotympanica und tympanosquamosa kranial am Os temporale verbunden. Dieses Band besteht aus lockerem Bindegewebe. Über das superiore posteriore Band werden bindegewebige Verbindungen zwischem dem Ligamentum mallei anterius des Mittelohrs und dem Kiefergelenk vermutet (Samandari et al., 1995). Das inferiore posteriore Band verbindet den kaudalen dorsalen Teil des Diskus mit der Hinterkante des Caput mandibulae und besteht aus festerem Bindegewebe. Die medialen und lateralen Kollateralbänder verbinden den Diskus mit dem Caput mandibulae und ermöglichen dem Gelenkkopf sich im Verhältnis zum Diskus nach ventral und dorsal rotierend zu bewegen.

Der Diskus liegt ventrokranial zum Caput mandibulae praktisch wie eine Sportkappe auf dem Kopf. Seine bikonkave Form ist geprägt durch einen dünnen intermediären Teil und einem dickeren vorderen und hinteren Wulst (siehe Abbildung 2-13). Sein hinterer dicker Wulst liegt auf dem höchsten Punkt des Caput mandibulae, etwa auf der 12-Uhr-Position. Dieses agiert mit der dünneren intermediären Zone des Diskus, der jegliche Innervation und Vaskularisation fehlt (Scapino, 1991). Innerviert und vaskularisiert ist der Diskus über seine dorsalen Befestigungsbänder und ernährt wird er über die Synovia. Seine formverändernde, viskoelastische Eigenschaft erlaubt dem Diskus bei Druck-, Zug- und Scherbelastung während der Kiefergelenkbewegungen, insbesondere beim Kauen, als Stoßdämpfer und Kraftverteiler zu agieren und er schützt somit vor erhöhtem Stress auf den

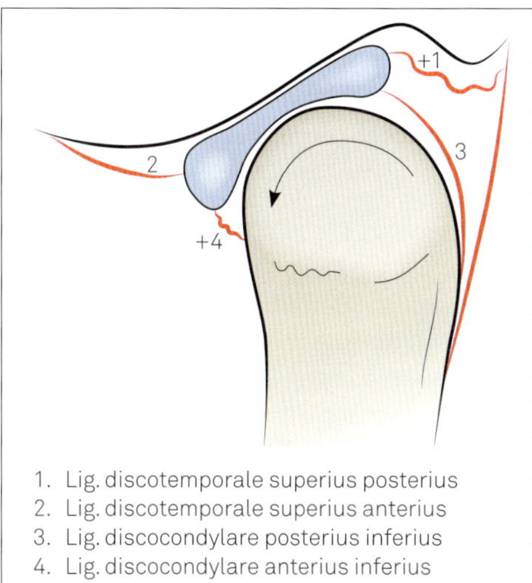

Abbildung 2-13: Diskoligamentäre Verbindungen des Kiefergelenks (grafikramer.de)

Gelenkknorpel und die Gelenke (Tanaka & van Eijden, 2003). Durch seine Lage zwischen den beiden Gelenkanteilen steht er als transportable Pfanne zur Verfügung. Weil ihm aber auch Rezeptoren fehlen, können einwirkende Kräfte auf den Diskus neuromuskulär nicht beeinflusst werden. Strukturelle Veränderungen wie Diskusausdünnungen und Perforationen werden oft beobachtet (Freesmeyer, 2000).

Die Hauptfunktion des Discus articularis besteht aus reibungsreduziertem Gleiten der Gelenkflächen und in der Verteilung und Dämpfung von Belastungsspitzen (McDonald, 1989). Sein dichtes Netzwerk kollagener Fasern ist in einem dreidimensionalen Netz verwoben. Sie bestimmen die biomechanischen Eigenschaften des Diskusgewebes mit, die zu seiner hohen geweblichen Resistenz gegen elastische Deformationen führt (Samandari & Mai, 1995).

Die ventrale Gelenkfläche des Caput mandibulae wird nach ventral-kranial zusammen mit der Form des Diskus gegen die Eminentia articularis stabilisiert. Die Stabilisation erfolgt durch die konstante Aktivität der Muskulatur, vornehmlich der Kieferschließer und vom intraartikulären Druck. Auch ein Ruhetonus bei Nichtaktivität der Gelenke sorgt für Stabilität. Die Lage des Diskus hängt auch vom intraartikulären Gelenkdruck und folglich auch von der Stabilität des Gelenkes ab (Boyd et al., 1990).

Die korrekte Lage des Discus articularis ist notwendig, um dem Caput mandibulae eine reibungsfreie Bewegung zu gewährleisten und sorgt für gute Stabilierungsfunktion des Gelenkkopfes gegen die Eminentia articularis. Sie ist abhängig von seinen korrespondierenden Bänder- und Muskelstrukturen, vom intraartikulären Gelenkdruck und folglich auch von der Stabilität des Gelenkes.

In der **bilaminären Zone**, auch retrodiskaler Raum oder „posterior attachment" genannt, befindet sich das Genu vasculosum. Es handelt sich hierbei um ein lockeres Bindegewebe mit Fettgewebe aufgebautes Polster, das mit einer großen Anzahl von Nervenendigungen und einem Venenplexus durchsetzt ist und diese vor mechanischer Irritation schützt (Zarb & Berger, 1985). Sie ist die dorsale Verbindung des Discus articularis mit dem Kiefergelenk und mit der Schädelbasis. Die kraniale Verbindung erfolgt über das Stratum posterius superius, das mit seinen elastischen Fasern vom kranial dorsalen Rand des Diskus bis zur Fissura petrotympanica verläuft. Die kaudale Verbindung geht über das Stratum posterius inferius zum dorsalen Rand des Collum mandibulare. Das inferiore Band besteht vorwiegend aus kollagenen Fasern und sorgt für die Stabilität des Diskus auf dem Kondylus. Durch An- und Abschwellen reagiert die bilaminäre Zone wie ein plastisches Polster bei allen angulären Bewegungen des Caput mandibulae. Bei der maximalen Kieferöffnung kann sich das Genu vasculosum um das vier- bis fünffache seiner Ausgangslänge ausweiten (Bumann et al., 2000).

Die weite **Gelenkkapsel** zeichnet sich aus durch ihre großzügige Entfaltungsmöglichkeit bei angulären Bewegungen und wird durch den Phänotyp geprägt (Slavicek, 2000). Sie umschließt das Caput mandibulae, die temporale Gelenkpfanne sowie das Tuberculum articulare und fusioniert mit dem Diskus ventral, medial und lateral über die Kollateralbänder. Vorne und hinten enthält das Kapselgewebe locker angeordnete Faserbündel. Das sind dünnwandige flüssigkeitsgefüllte Räume und breite Venen, die das Gewebe weich und flexibel machen. Diese Eigenschaften sind notwendig, um die weite Translation des Kondylus und Diskus nach vorne zu erlauben (siehe detaillierte Beschreibung der Biomechanik der Kiefergelenke in Kapitel 5). Das Stratum synoviale dient zur Bildung der Synovialflüssigkeit und zur Entfernung von Abbauprodukten aus dem Gelenkspalt. Diese hält als Schmiermittel die Gelenkflächen gleitfähig. Sie trägt aktiv zur Ernährung der avaskulären oberflächlichen Knorpelanteile des Kondylus, der Temporalkomponente und des dichten Teils des Diskus bei und sorgt für den Abtransport abgeriebener Knorpelteilchen. Regelmäßige Kieferbewegungen fördern die ausreichende Versorgung der Gelenkanteile mit Synovialflüssigkeit (Samandari et al., 1995; Zarb & Berger, 1985). Eine Abnahme der synovialen Versorgung wird als beitragender Faktor zur Gelenkpathologie diskutiert (Meng & Long, 2008).

Die Synovialflüssigkeit dient dem Gelenk als Schmiermittel, sorgt für die Ernährung der avaskulären Knorpelanteile des Kondylus, der Temporalkomponenten und des Diskus und für den Abtransport abgeriebener Knorpelteilchen. Durch regelmäßige Kieferbewegungen wird die Versorgung der Gelenkanteile mit Synovialflüssigkeit gefördert.

Die Mandibula und das Hyoid sind beim Menschen selbstzentrierend gegen den Schädel über die **Ligamente** befestigt beziehungsweise aufgehängt und können bei minimaler Muskelaktivität, sozusagen „a-muskulär", die Mandibula zentrieren (Slavicek, 2000). Zu den Hauptaufgaben der Ligamente des Kiefergelenkes gehören stabilisierende, kontrollierende, führende, steuernde Funktionen und die „a-muskuläre“ Unterstützung aller Unterkieferbewegungen (**Abbildung 2-14**). Ihr Verlauf geht vom Schädel zum mobilen Unterkiefer. Zusammen mit der Kaspel geben die Lig. sphenomandibulare, Lig. stylomandibulare (**Abbildung 2-15**) und Lig. temporomandibulare dem Gelenk den Raum, den es für die Bewegungen braucht.

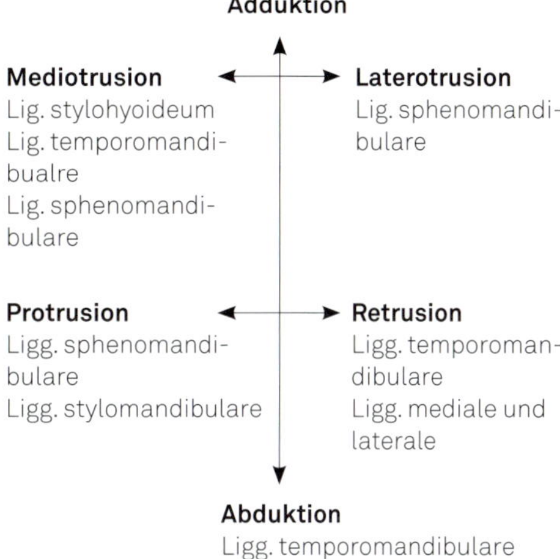

Abbildung 2-14: Kiefergelenkbewegungen, die von den Ligamenten gesteuert werden

2.2.2 Muskulatur des craniomandibulären Systems

Die Kaubewegungen sowie die Bewegungen der Zunge im Mundraum laufen in schnell wechselnden dreidimensionalen Richtungen ab. Die komplexen Aktivierungsmuster der Kiefermuskulatur werden präzise zentral koordiniert, zusammen mit den Informationen aus kontinuierlicher Rückmeldung peripherer Sensoren aus der Muskulatur, dem Zahnfleisch und den Kiefergelenken (Hugger, Türp, & Kerschbaum, 2006). „Der Körper kennt keine isolierte Muskelfunktion“ (Slavicek, 2000). Fünf paarig vorhandene direkte Kaumuskeln, M. temporalis, M. masseter superficialis, M. masseter profundus, M. pterygoideus medialis und M. pterygoideus lateralis pars superior sowie ein direkter Öffner, der M. pterygoideus lateralis pars inferior bewegen die Mandibula in hochdifferenzierten Bewegungskombinationen zum Schädel beziehungsweise umgekehrt. Drei untere Zungenbeinmuskelpaare steuern indirekt den Unterkiefer über das Os hyoid mit den fünf oberen Zungenbeinmuskelpaaren und wirken beim Öffnen, Sprechen, Schlucken und auch

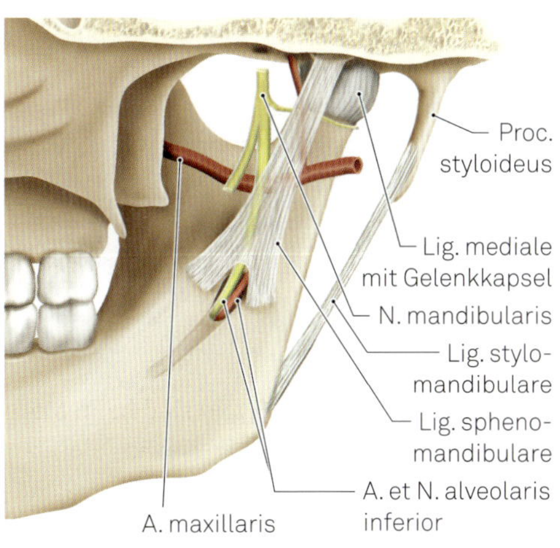

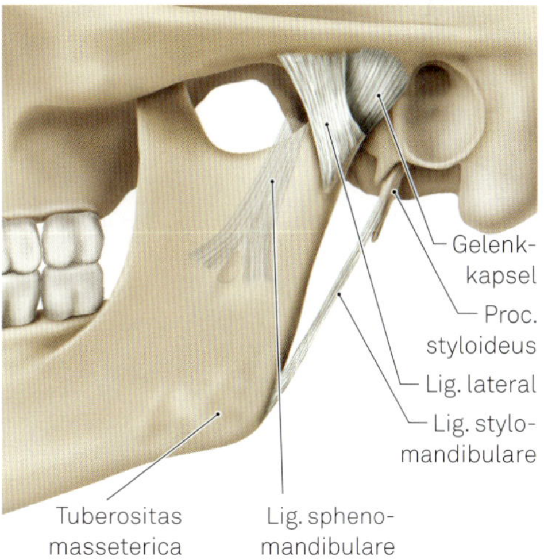

Abbildung 2-15: Bandapparat am Kiefergelenk. 2-15a) rechtes Kiefergelenk von medial, 2-15 b) linkes Kiefergelenk von lateral (Quelle: Schünke et al., 2018, S. 66, Abb. D und C). Mit freundlicher Genehmigung des Thieme Verlags

Kauen unterstützend (Hugger, Türp, & Kerschbaum, 2006) (**Tabelle 2-2**).

Ihre Funktion ist hierbei auch abhängig von der Lage ihrer Anheftungen am Sternum, an der Skapula und am Processus mastoideus und Processus styloideus (Samandari & Mai, 1995). Alles in allem arbeiten hier Strukturen zusammen, die dazu ausgelegt sind, miteinander Funktion einzugehen. Die eigentlichen Kaumuskeln, M. masseter superficialis, M. temporalis und M. pterygoideus medialis, verbinden den Unterkiefer mit dem Schädel und wirken über ihre adduktorische Funktion als Kieferschließer. Diese kann symmetrisch ablaufen, zum Beispiel beim Zähnepressen oder asymmetrisch beim Kauen auf einer Seite. Innerviert werden die Kaumuskeln alle gemeinsam vom N. mandibularis, dem 3. Ast des N. trigeminus (V. Hirnnerv) (**Tabelle 2-3**).

Der M. masseter superficialis wird im hinteren Teil von der Glandula parotis überlagert (**Abbildung 2-16**). Der Ductus parotideus überkreuzt den Muskel im oberen Bereich. Der Muskel zeichnet sich durch seinen großen physiologischen Querschnitt aus. Er verfügt über große Kraftreserven, die ihm ermöglichen, den Kaudruck in isometrischer Kontraktion während der zentrischen Okklusion erheblich zu steigern. Die Kraftentfaltung der Kaumuskeln ist um ein Vielfaches größer, als es für die nutzbare Kauarbeit gebraucht wird (Samandari et al., 1995). Der M. temporalis ist der größte und kräftigste Kaumuskel (**Abbildung 2-17**). Seine gute Hubleistung erfolgt aus einer zuvor weiten Kieferöffnung, in der der Muskel eine nützliche Vordehnung hat (Leonhardt et al., 1998).

Die Adduktoren zeichnen sich im Allgemeinen durch ihre kurze Faserlänge aus. Dadurch können sie anhaltende kinetische Aktivitäten, wie sie beim Zähnepressen oder Kaugummikauen gebraucht werden, länger ausführen (Freesmeyer & Ernst, 2008). Der M. pterygoideus lateralis besteht aus Pars superior und Pars inferior (**Abbildung 2-18**). Zwischen dem M.

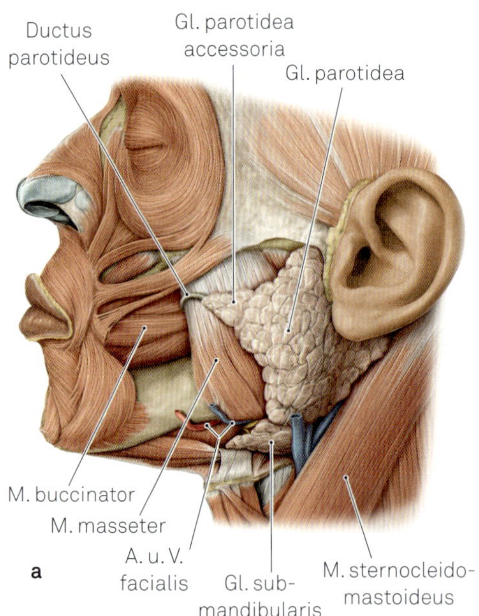

Abbildung 2-16: M.masseter superficialis und Glandula parotis (Quelle: Schünke et al., 2018, S. 210, Abb. A). Mit freundlicher Genehmigung des Thieme Verlags

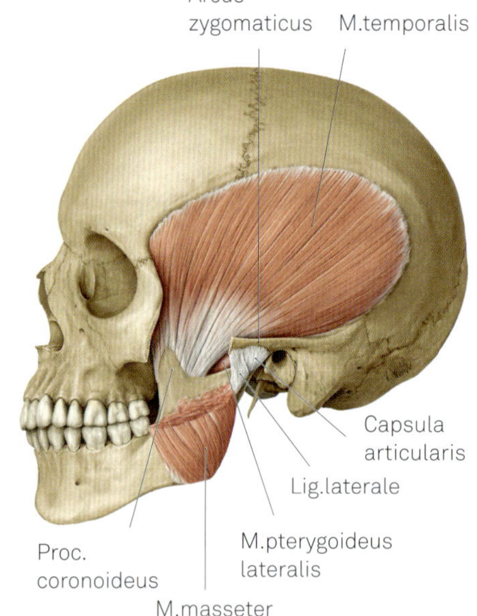

Abbildung 2-17: Darstellung M. temporalis und M. masseter superficialis, oberer Teil entfernt u. Jochbogen durchtrennt (Quelle: Schünke et al., 2018, S. 83, Abb. B). Mit freundlicher Genehmigung des Thieme Verlags

Tabelle 2-2: 14 Paarige Muskel, die die Kiefergelenke mit dem Schädel, dem Sternum und der Skapula verbinden

14 paarig vorhandene Muskeln, die die Kiefergelenke mit dem Schädel, mit dem Sternum und mit der Scapula verbinden	
Mandibula zum Os temporale M. masseter superficialis M. masseter profundus M. temporalis	Mandibula zum Os sphenoidale M. pterygoideus lateralis pars superior M. pterygoideus lateralis pars inferior M. pterygoideus medialis
Mandibula zum Hyoid M. mylohyoideus M. geniohyoideus M. digastricus venter anterior	Hyoid zum Sternum, zur Skapula, zum Os temporale M. sternothyroideus, M. thyreohyoideus (Sternum) M. sternohyoideus (Sternum) M. omohyoideus (Skapula) M. digastricus venter posterior (Os temporale) M. stylohoideus (Os temporale)

Tabelle 2-3: Ursprung, Ansatz, Funktion und Innervation der Kaumuskulatur und des M. pterygoideus lateralis pars inferior

Ursprung, Ansatz, Funktion und Innervation der Kaumuskulatur						
	M. masseter superficialis	**M. masseter profundus**	M. temporalis pars anterior, pars medius und pars posterior	**M. pterygoideus medialis**	M. pterygoideus lateralis pars superior	M. pterygoideus lateralis pars inferior
Ursprung	Vordere zwei Drittel des Os zygomaticum	Hinteres Drittel des Os zygomaticum	Fossa temporalis	Fossa pterygoidea	Innenfläche der Ala major ossis sphenoidalis	Außenfläche der Ala major ossis sphenoidalis
Ansatz	Angulus mandibulae	Angulus mandibulae	Spitze und mediale Fläche des Os coronoideus	Medial am Angulus mandibulae	Ventral am Discus articularis und am Proc. condylaris mandibularis	Ventral am Discus articularis und am Proc. condylaris mandibularis
Funktion	Adduktion und Protrusion (beidseits innerviert), unterstützt bei der Laterotrusion (einseitig innerviert)	Adduktion	Adduktion (alle 3 Anteile), Retrusion (dorsaler Anteil), Protrusion (ventraler Anteil)	Adduktion und Protrusion (beidseits innerviert), Mediotrusion (einseitig innerviert)	Exzentrische Aktivität bei der Adduktion	Abduktion, Protrusion (bds. innerviert), Mediotrusion (einseitig innerviert)
Innervation	N. massetericus aus N. mandibularis	N. massetericus aus N. mandibularis	N. temporalis profundus aus N. mandibularis	N. pterygoideus medialis aus N. mandibularis	N. pterygoideus aus N. mandibularis	N. pterygoideus aus N. mandibularis

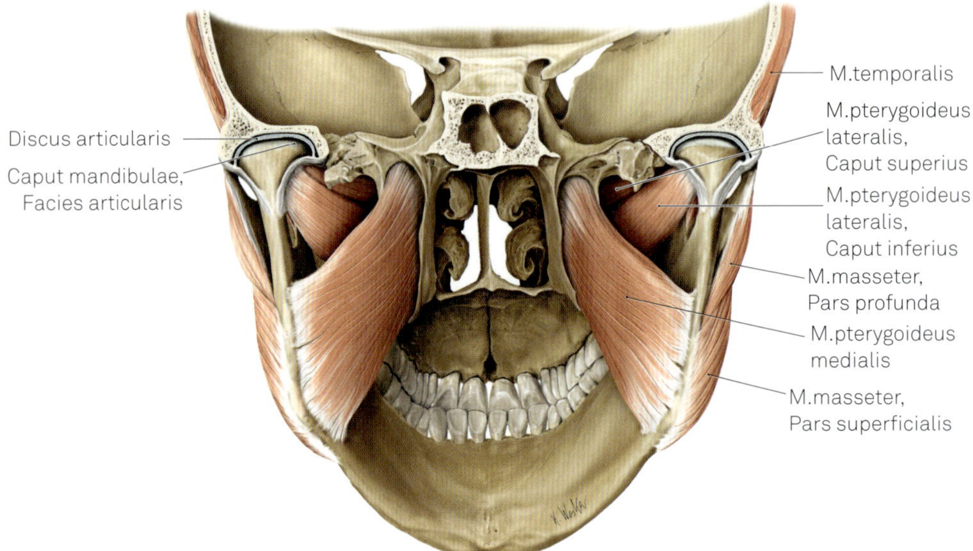

Abbildung 2-18: Ansicht der Muskelpaare von dorsal: M. pterygoideus lateralis pars superior, M. pterygoideus lateralis pars inferior und M. pterygoideus medialis. (Quelle: Schünke et al., 2018, S. 84, Abb. B). Mit freundlicher Genehmigung des Thieme Verlags

pterygoideus lateralis pars superior und inferior sind die Leitungsbahnen des Plexus pterygoideus eingebettet.

Beeindruckend sind sowohl synergistische als auch antagonistische Funktionen von gleichen Muskelgruppen (**Tabelle 2-4**). M. masseter superficialis, M. masseter profundus und M. pterygoideus medialis arbeiten synergistisch als Adduktoren, bei den seitlichen Bewegungen allerdings agieren sie als Antagonisten. Während der M. masseter superficialis die Laterotrusion unterstützt, arbeitet der gleichseitige M. pterygoideus medialis bei dieser Bewegung exzentrisch. In der Mediotrusion ist es umgekehrt: M. pterygoideus medialis arbeitet konzentrisch, während der gleichseitige M. masseter superficialis exzentrisch agiert.

Elektromyographisch nachweisbar, arbeitet der inferiore Anteil des M. pterygoideus lateralis, beidseitig innerviert, bei der Abduktion des Kiefers. Er leitet die Bewegung ein und die suprahyoidalen Muskeln übernehmen die weitere Öffnungsfunktion. Die initiale Rotation des Processus condylaris zur Unterfläche des Discus articularis obliegt dem M. pterygoideus lateralis pars inferior. Bei einseitiger Innervation unterstützt er gemeinsam mit dem M. pterygoideus medialis die Balanceseite des Processus condylaris und die Medialbewegung der Mandibula. Der superiore Anteil des M. pterygoideus lateralis arbeitet bei der Adduktion des Kiefergelenkes. Seine Arbeitsweise hierbei ist exzentrisch. Er zügelt bei der Adduktion den kranial verlagernden Processus condylaris und den Diskus, so dass es zu keinem Überdruck im Genu vasculosum kommen sollte. Der superiore und inferiore Kopf des M. pterygoideus lateralis arbeiten als funktionelle Antagonisten. Die Mm. pterygoideus lateralis und medialis sind bei der Mediotrusion und Protrusion Synergisten, aber bei Kieferöffnung und -schließung Antagonisten (**Tabelle 2-4**). „Diese neuromuskuläre Hochleistung der Kaumuskeln erlauben ein kontrolliertes Bewegungsrepertoire, das im Vergleich zu den Extremitätenmuskeln einzigartig ist.“ (Hugger et al., 2006).

Das Hyoid ist muskulär und ligamentär mit dem Schädel, der Zunge, dem Pharynx,

Tabelle 2-4: Übersicht der muskulären Synergien im Kausystem

Übersicht der muskulären Synergien im Kausystem		
Abduktion M. pterygoideus lateralis pars inferior Suprahyoidale Muskulatur Infrahyoidale Muskulatur	Adduktion/Kaumuskulatur M. pterygoideus lateralis pars superior M. temporalis M. masseter M. pterygoideus medialis	Laterotrusion M. masseter superficialis M. digastricus venter posterior
Protrusion/Balanceseite M.temporalis pars anterior M. pterygoideus medialis M. masseter pars superficialis	Retrusion/Arbeitsseite M. digastricus pars posterior M.temporalis pars posterior M. mylohoideus M geniohyoideus M. masseter profundus	Mediotrusion M. pterygoideus lateralis pars inferior M. pterygoideus medialis

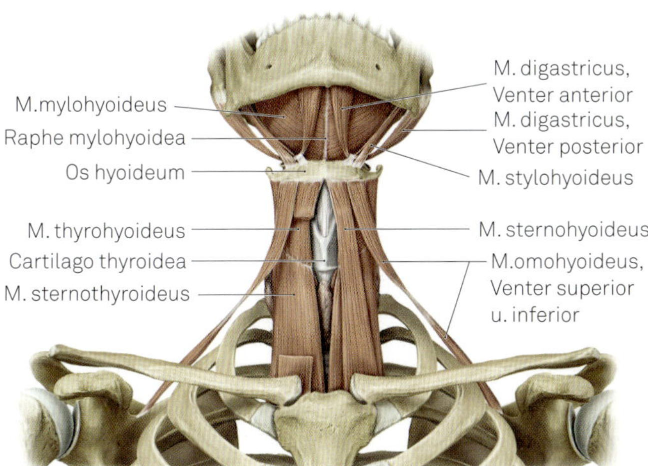

Abbildung 2-19: Supra- und infrahyoidale Muskulatur in der Ansicht von ventral (Quelle: Schünke et al., 2015, S. 91). Mit freundlicher Genehmigung des Thieme Verlags

der Mandibula, der Skapula und dem Sternum verbunden (**Abbildung 2-19**). Die aufrechte Haltung garantiert die regelrechte Lage des Hyoid. Dabei liegt seine Unterkante in Höhe der Halswirbelsäulensegmente C2/C3. Die suprahyoidale Muskulatur verbindet das Hyoid mit der Mandibula und mit dem Schädel. M. mylohyoideus bildet mit dem M. geniohyoideus den Mundboden *Diaphragma oris* und sie setzen an der Unterkante der Mandibula an.

Der M. digastricus venter anterior stützt den Mundboden von unten (siehe **Abbildung 2-19**). Der M. digastricus venter posterior verbindet das

Suprahyoidale Muskulatur		Innervation
M. geniohyoideus	= Mundboden	C1–C3
M. mylohyoideus		
M. digastricus ant.		N. mandibularis
M. digastricus post.		*N. facialis*
M. stylohyoideus		

Abbildung 2-20: Suprahyoidale Muskulatur und ihre Innervation

Hyoid mit dem Os temporale und setzt dort am Processus mastoideus, medial vom M. sternocleidomastoideus, an. Durch Zahnverlust kann der M. mylohoideus mit der Zeit atrophieren, was zu Schwierigkeiten bei prothetischer Versorgung führen kann. Die supra- und infrahyoidalen Muskeln sind aus verschiedenen Kiemenbögen entstanden, was auch zu den verschiedenen Innervationen geführt hat. Während der Mundboden vom N. mandibularis aus dem N. trigeminus innerviert wird, sorgt der N. facialis für die Innervation des M. digastricus pars posterior und M. stylohyoideus (**Abbildung 2-20**). Die Spinalnerven aus C1–C3, die über die Ansa cervicalis dem N. hypoglossus angelagert sind, innervieren die infrahyoidalen Muskeln und den M. geniohyoideus. Beide Muskelgruppen arbeiten gemeinschaftlich bei den Kau-und Schluckfunktionen und der Phonation. Wenn die infrahyoidalen Muskeln das Zungenbein fixieren, können die suprahyoidalen Muskeln die Mandibula öffnen und bei der Mahlbewegung aktiv werden. Bei Fixierung der Mandibula durch die suprahyoidale Muskulatur ziehen die infrahyoidalen Muskeln das Zungenbein und den Kehlkopf nach unten, was bei der Endphase des Schluckaktes gebraucht wird. Hierzu ist das Punctum fixum der infrahyoidalen Muskeln am Brustkorb und an der Skapula notwendig. Der M. omohyoideus besteht aus zwei Muskelbäuchen, die sich in Höhe von C6 dorsal des M. sternocleidomastoideus treffen. Sie werden von der Halsfaszie umschlossen und sind mit der Vagina carotica fest verbunden. Ihre Kontraktion überträgt sich auf die Halsfaszie und die Vagina carotis. Somit wird der venöse Blutabfluss der Vena jugularis interna aus dem Kopf- und Halsbereich durch den M. omohyoideus unterstützt.

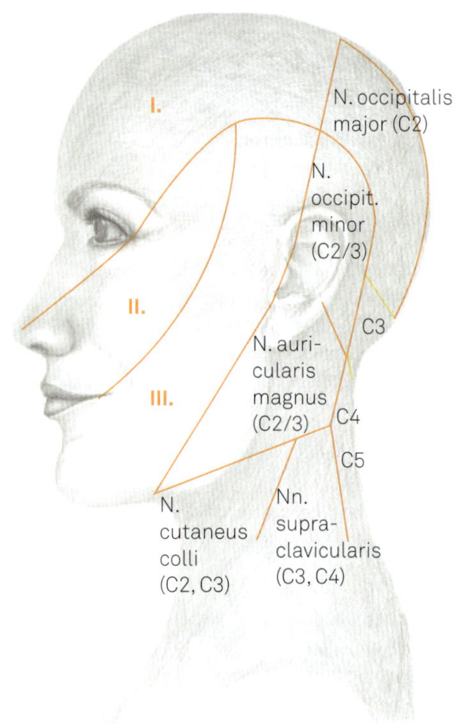

Abbildung 2-21: Periphere Versorgung des Gesichtes und des Kopfes (Modifikation und Darstellung nach: Poeck, 1978, S. 7)

2.2.3 Versorgung

Die **zwölf Hirnnerven oder kranialen Nerven** gehören zum peripheren Nervensystem und haben die gleiche Aufgabe wie das periphere Nervensystem der Extremitäten und des Rumpfes. Nach ihrer Funktion können sie eingeteilt werden in rein sensorische, rein motorische und gemischte Nerven (**Tabelle 2-5**). Die Hirnnerven entspringen paarweise im Schädelinnern und ihre Nervenwurzeln sind nicht palpierbar. Bindegewebig umhüllt sind sie von Epineurium, Perineurium und Endoneurium. Sie können durch Rotationsbewegungen des Kopfes und oder durch leichten Druck auf den Schädel beeinflusst werden. Die hochzervikale Nackenflexion wird als die „Schlüsselbewegung zur Beurteilung einer muskulären Verbindung mit dem Nervensystem" erachtet (Shacklock, 2006). Hierbei erfolgt unter anderem Spannung auf das Rückenmark. In ihren Funktionen an den Erfolgsorganen kann der Behandler Dysfunktionen zu den entsprechenden Nerven provozieren und weiterführend untersuchen. Während die Spinalnerven die Versorgung des Rumpfes, der Extremitäten, des lateralen Halses und des Hinterkopfes übernehmen, ist der fünfte Hirnnerv, der N. trigeminus, für die sensible Innervation des Gesichtes verantwortlich. Die sensible Innervation des Plexus cervicalis ragt in den lateralen Gesichtsbereich hinein (Poeck, 1978). Ge-

Tabelle 2-5: Hirnnerven, Funktion und Klinik

Nerv und Funktion	Beschreibung der Klinik bei einer Dysfunktion
N. trigeminus (V. Hirnnerv) N. opthalmicus (Augenast V1) *Sensibel:* Haut im Bereich des medialen Augenwinkels, Stirnhaut, Bindehaut des oberen Augenlids *Sensibel:* Tränendrüse, Konjunktive, Haut des lateralen Augenwinkels Schleimhaut der Siebbeinzellen und der Keilbeinhöhle, Nasenhöhle und Nasenrückenhaut, Innerer Augenwinkel *Sensibel:* Hornhaut, Iris, Corpus ciliare, sympathisch: M. dilatator pupillae N. maxillaris (Oberkieferast V2) *Parasympathisch:* Tränendrüse, Glandulae palatinae *Sensibel:* Gaumenschleimhaut, Tonsilla palatina, Uvula, oberer Teil des Schlundes, Zahnfleisch der oberen Schneidezähne N. mandibularis (Unterkieferast V3) *Motorisch:* Alle Kaumuskeln (M. masseter, M. temporalis, M. pterygoideus medialis, M. pterygoideus lateralis) sowie die Mundbodenmuskeln (M. mylohyoideus, M. digastricus venter anterior), Gaumensegelspanner: M. tensor veli palatini, Trommelfellspanner: M. tensor tympani *Sensibel:* Wangenschleimhaut, Zahnfleisch, 2. Backenzahn und 1. Prämolar des Unterkiefers *N. auriculotemporalis sensibel:* Haut der Schläfengegend, des äußeren Gehörgangs sowie des Trommelfells, *parasymphathisch:* Glandula parotis *N. lingualis: sensibel:* vordere 2/3 des Zungenrückens, Glandula submandibularis, Glandula sublingualis und Mundschleimhaut, Äste für die Schneide- bis Eckzähne des Unterkiefers, Zahnfleisch im Bereich der Schneide- und Eckzähne des Unterkiefers, Kinn, Unterlippe	Bei einem Ausfall des N. trigeminus kommt es u.a. zum Sensibilitätsverlust im Gesichtsbereich, zur Hörstörung (durch den Ausfall des Trommelfellspanners (M. tensor tympani), Abschwächung des Schluckaktes (M. tensor veli palatini), Abschwächung des Kornealreflexes (Nn. ciliares) sowie zum Ausfall der Kaumuskulatur.
N. facialis (VII. Hirnnerv) Innerhalb des Canalis N. facialis gehen drei Äste ab: *Parasympathisch:* Glandula lacrimalis, Glandulae palatinae, Glandulae nasales *Motorisch:* M. stapedius *Parasympatisch* (sretorisch): Glandula submandibularis, Glandula sublingualis *Sensorisch:* Geschmacksfasern aus den vorderen 2/3 der Zunge *Motorisch:* M. occipitalis, Ohrmuschelmuskeln, M. stylohyoideus, Venter posterior des M. digastricus, Mimische Gesichtsmuskulatur, Platysma	Ein Ausfall des N. intermediofacialis (Fazialisparese) kann durch eine intrakranielle (zentrale) oder eine extrakranielle (periphere Schädigung) verursacht sein. Die zentrale Fazialisparese unterscheidet sich von der peripheren Fazialisparese dadurch, dass die motorische Versorgung der Stirn bei der zentralen Fazialisparese erhalten bleibt, da die Nervenfasern zwischen den Kerngebieten ausgetauscht werden (Doppelversorgung der Stirnmuskulatur). Bei einer zentralen einseitigen Fazialisparese, z. B. der rechten Gesichtshälfte, hängen alle mimischen Muskeln der rechten Seite schlaff herunter. Die Stirn kann auf der rechten Seite jedoch trotzdem noch gerunzelt und die Lidspalte geschlossen werden. Symptome peripherer Lähmungen sind Hyperakusis (krankhafte Feinhörigkeit –

Tabelle 2-5: *Fortsetzung*

Nerv und Funktion	Beschreibung der Klinik bei einer Dysfunktion
	N. stapedius), verminderte Tränen- und Speichelsretion, Störung der Geschmacksempfindung in vorderen 2/3 der Zunge (Chorda tympani), motorische Paresen (wie die Unfähigkeit auf der gelähmten Seite die Stirn zu runzeln oder das Auge oder den Mund auf der betreffenden Seite zu schließen) oder ein hängender Mundwinkel. Zudem kann die Lidspalte nicht mehr geschlossen und die Tränenflüssigkeit auf dem Auge kann nicht mehr verteilt werden, was zur Austrocknung der Binde- und Hornhaut und damit langfristig zur Schädigung des Auges führen kann.
N. glossopharyngeus (IX. Hirnnerv) *Sensibel:* Schleimhaut der Paukenhöhle (Tuba auditiva), Trommelfell *Sensibel* und *sensorisch:* hinteres Zungendrittel mit Geschmacksfasern *Parasympathisch:* Glandula Parotis *Nn. pharyngei* (Sie bilden mit den Ästen aus dem N. vagus und dem Sympathikus den Plexus pharyngeus): *parasympathisch:* Glomus carorticum und Sinus caroticus *Motorisch:* M. stylopharyngeus *Rami tonsillares: sensibel:* Tonsilla palatina, Palatum molle (=weicher Gaumen)	Beim Ausfall des N. glossopharyngeus kommt es u.a. zum Geschmacksverlust im hinteren Zungendrittel (Ramus lingualis) und zur Tachykardie (Ramus sinus carotici). Das Gaumenzäpfchen ist zur gesunden Seite hin verschoben.
N. hypoglossus (XII. Hirnnerv) *Rein motorisch:* innere Zungenmuskeln sowie äußere Zungenmuskeln (M. genioglossus, M. hyoglossus, M. styloglossus) Unterhalb vom Canalis hypoglossi lagern sich dem N. hypoglossus Fasern aus dem Plexus cervicalis an. Gemeinsam verlaufen sie, neben dem N. vagus liegend, zur V. jugularis interna. Im Halsbereich verläuft der N. hypoglossus im Gefäß-Nervenstrang zwischen der A. carotis interna liegend abwärts. Weiter kaudal überkreuzt der N. hypoglossus bogenförmig (Arcus hypoglossi) die Zunge. Der N. hypoglossus gibt Fasern an den N. vagus und an den Sympathikus ab. Die Fasern C1-C2 aus dem Plexus cervicalis bilden die Radix superior, die sich mit Fasern aus C2-C3 des Plexus cervicalis zur Ansa cervicalis vereinigen.	Beim Ausfall des N. hypoglossus kommt es zu Sprech- und Schluckstörungen. Bei einer einseitigen Lähmung weicht die Zunge beim Herausstrecken zur gesunden Seite hin ab (Ausfall des M. genioglossus).

ben Patienten Beschwerden im lateralen Gesicht an, soll durch Provokationstests differenziert werden, ob die Symptome aus der oberen HWS stammen oder aus dem Versorgungsgebiet des N. trigeminus (**Abbildung 2-21**).

In der folgenden Tabelle 2-5 werden die Funktionen und die Klinik des N. trigeminus (V. Hirnerv), N. facialis (VII. Hirnnerv), N. glossopharyngeus (IX. Hirnnerv) und N. hypoglossus (XII. Hirnnerv) beschrieben (Schünke et al., 2015; Thoden, 1987; Trepel, 2003).

Die Innervation des Kiefergelenks obliegt dem N. auriculotemporalis, N. masseter und N. temporalis. Der motorische Anteil der Innerva-

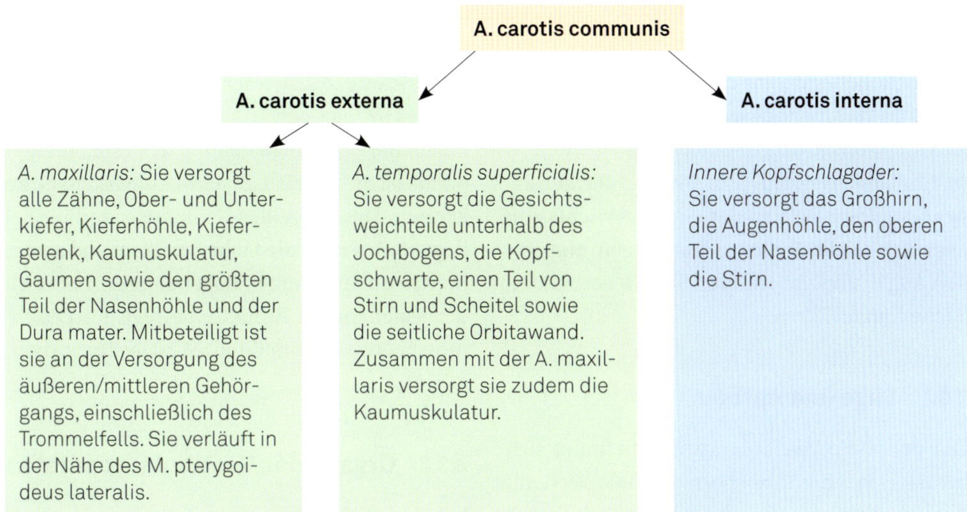

Abbildung 2-22: Arterielle Versorgung der Kiefergelenke.

tion kommt ausschließlich aus dem N. mandibularis für die gesamte Kaumuskulatur, den Venter anterior des M. digastricus und den M. mylohyoideus. Die motorische Innervation der beiden Mittelohrmuskeln teilen sich der N. mandibularis und der N. facialis. Der M. tensor tympani wird von einem Teil des N. mandibularis innerviert und der M. stapedius vom N. facialis. Beide Muskeln sorgen für eine optimale Modulierung der Schallweiterleitung auf die Gehörknöchelchen. Bei starken Außenreizen kann das Ohr durch Kontraktion der beiden Muskeln geschützt werden, indem sie die Schallübertragung vermindern. Nuancen der Anspannungsgrade beider Muskeln helfen dem Ohr auch leise Geräusche, zum Beispiel Sprache bei lauten Hintergrundgeräuschen, zu übertragen (Trepel, 2003). Die Chorda tympani ist eine Anastomose zwischen dem N. facialis und dem N. lingualis (aus N. mandibularis) und versorgt den retrodiskalen Bereich. Die sympathische Innervation der Kiefergelenke erfolgt über das Ganglion cervicale superius. Über diese Innervation wird die vasomotorische Kontrolle des Blutvolumens im Genu vasculosum bei exkursiver und inkursiver Kondylenbewegung angepasst (Bumann et al., 2000). Weitere ausführliche Informationen über die Physiologie, Anatomie und Mobilität des peripheren Nervensystems erhält der Leser in der einschlägigen Literatur (Butler, 1998; Piekartz & Andreotti, 2015).

Die **arterielle Versorgung des Kiefergelenkes** und der Kaumuskeln wird vornehmlich über die A. maxillaris und A. temporalis superficialis gewährleistet, die beide aus der A. carotis externa entspringen (**Abbildung 2-22**). Für den venösen Abfluss im Kiefergelenksbereich ist die V. temporalis superficialis verantwortlich.

Um eine reibungsfreie Bewegung zu gewährleisten, ist es notwendig, dass alle Strukturen anwesend sind und in einer guten Rückkopplungsfähigkeit miteinander in Kontakt treten können. Störende Faktoren für das System sind Immobilisierungen sowie Parafunktionen.

2.3 Gleichgewichtssinn im Innenohr

Der Gleichgewichtssinn dient zur Feststellung der Kopf-Körperhaltung und der Orientierung im Raum. Er hat sein peripheres Zentrum im

Gleichgewichtsorgan des Innenohrs, dem peripheren Vestibularapparat, der in diesem Kapitel funktionell-anatomisch betrachtet wird. Sein zentrales Verarbeitungszentrum im Hirnstamm und Kleinhirn wird über einen Hirnnerv, den N. vestibularis, erreicht. Zur Aufrechterhaltung des Gleichgewichts ist der Gleichgewichtssinn über zahlreiche Reflexverbindungen eng mit den Augen und mit anderen Sinnen verbunden (siehe Kapitel 7).

2.3.1 Lage und Aufbau

Der periphere Vestibularapparat befindet sich beidseits in einem knöchernen Höhlensystem, dem sogenannten knöchernen Labyrinth des Innenohrs, das zum Os temporale gehört (**Abbildung 2-23**). Diesem Vestibularapparat vorgelagert sitzt das Hörorgan mit der sogenannten Kochlea.

Das knöcherne Labyrinth stellt die äußerste Schutzschicht der Organe dar. Ausgekleidet ist es mit einem häutigen Labyrinth, ein in sich abgeschlossenes Hohlraumsystem, das von einer dünnen Epithelmembran umgeben ist. Außen zwischen knöchernem und häutigem Labyrinth fließt die Perilymphe und innen sind die Hohlräume mit Endolymphe gefüllt (**Abbildung 2-24**). Der vestibuläre Anteil des Labyrinths besteht aus zwei Höfen, die Sakkulus und Utrikulus genannt werden und drei annähernd kreisrunden Kanälen, den Bogengängen (**Abbildung 2-25**), auch als Canales semicirculares bezeichnet.

Für die Größenvorstellung des Vestibularapparats ist es hilfreich, diverse Abmessungen zu kennen. Die Länge des Utrikulus zum Beispiel liegt bei 3–6 mm, die Höhe bei 2 mm und an der breitesten Stelle eines Bogengangs im Bereich der sogenannten Ampulle beträgt der Durchmesser etwa 1,5 mm (Stoll, Most, & Tegenthoff, 2004).

2.3.2 Organe des Vestibularapparates

Jede Innenohrseite verfügt über fünf „Messinstrumente“ zur Erhaltung des Gleichgewichts (**Tabelle 2-6**). Vereinfacht handelt es sich um gekrümmte Zellschichten, an der Innenseite des häutigen Labyrinths (**Abbildung 2-26**). Alle Gleichgewichtsorgane, Bogengangsorgane wie auch Otolithenorgane, besitzen spezialisierte mechanosensorische Rezeptorzellen, sogenannte Haarzellen, welche Auslenkungen aufgrund von Gravitation oder Dreh-Beschleunigungen in elektrische Impulse umwandeln.

Entwicklungsgeschichtlich sind die **Otolithenorgane, die im Sakkulus und im Utrikulus lokalisiert sind**, die älteren Anteile des peripheren Vestibularapparats. Sie bestehen

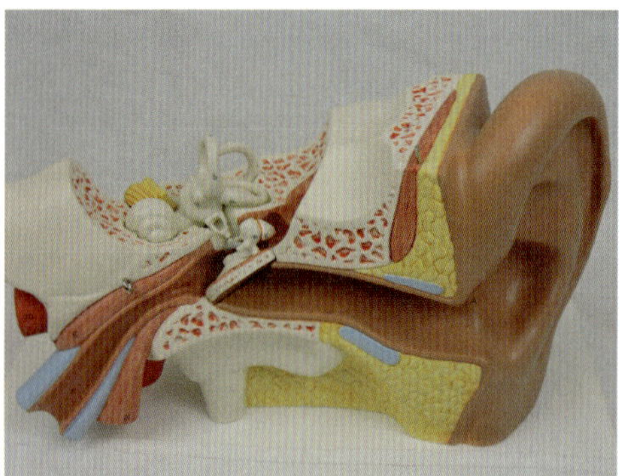

Abbildung 2-23: Kranioventrale Ansicht eines anatomischen Modells vom linken Innenohr mit dem Vestibularapparat, eingebettet in das knöcherne Labyrinth des Os temporale.

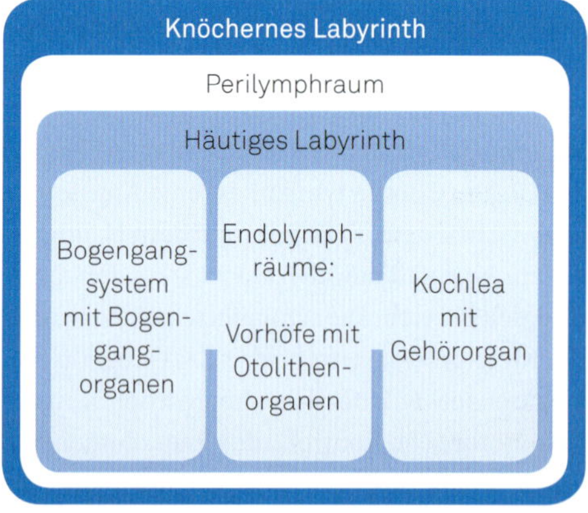

Abbildung 2-24: Schematischer Aufbau des Labyrinths

Tabelle 2-6: Die fünf „Messinstrumente" der Gleichgewichtsorgane einer Innenohrseite und ihre Bezeichnungen

Labyrinth-Anteil	Name der Sinneszellschicht	Organbezeichnung
Utrikulus	Macula utriculi	Otolithenorgan
Sakkulus	Macula sacculi	
Horizontaler Bogengang	Crista ampullaris lateralis	Bogengangsorgan
Anteriorer Bogengang	Crista ampullaris anterior	
Posteriorer Bogengang	Crista ampullaris posterior	

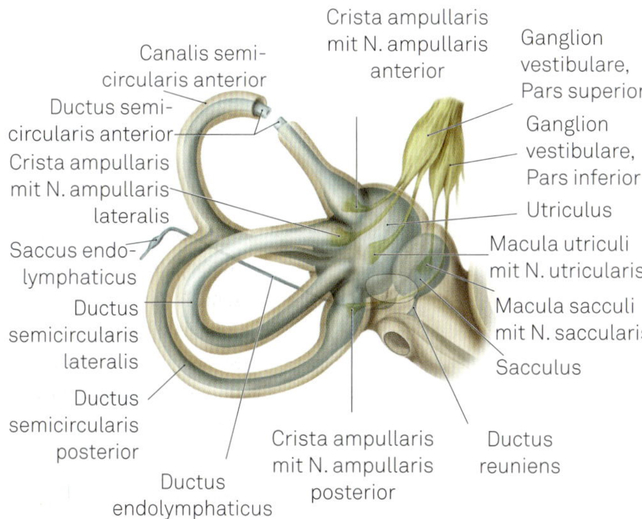

Abbildung 2-25: Aufbau des Vestibularorgans (Quelle: Schünke et al., 2018, S. 154, Abb. A). Mit freundlicher Genehmigung des Thieme Verlags

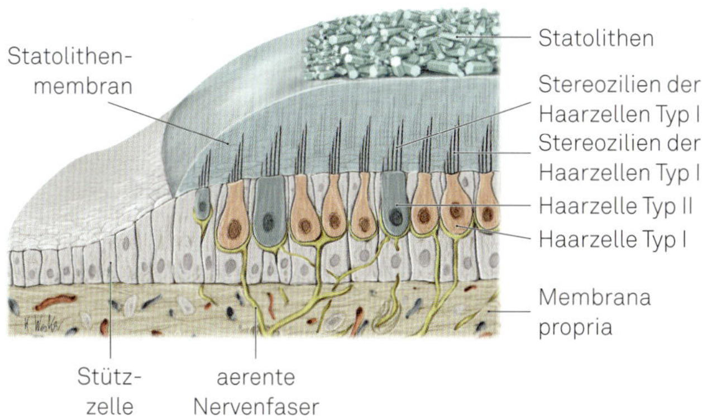

Abbildung 2-26: Aufbau von Macula sacculi und Macula utriculi (Quelle: Schünke et al., 2018, S. 154, Abb. C). Mit freundlicher Genehmigung des Thieme Verlags

aus Sinneszellschichten. Die Fläche einer dieser Sinneszellschichten, der sogenannten Makula, beträgt etwa 1 mm^2 (Clark, 2008). Die Macula sacculi befindet sich in einer eher senkrechten Ausrichtung an der Wand des Sakkulus. Dagegen ist die Macula utriculi nahezu horizontal auf dem Boden des Utrikulus ausgerichtet. Aufgebaut sind die Otolithenorgane aus Stützzellen und beharrten Sinneszellen, deren Zilien in ein mit Wassermolekülen gefülltes Gebilde, umgeben von einer Membran, hineinragen. Die Sinnesschicht des Utrikulusorgans beherbergt etwa 33000 Rezeptorzellen (Stoll et al., 2004). Das Besondere an den Otolithenorganen ist nun, wie der Name bereits verrät, die Otolithenmembran (auch Statolithenmembran genannt) auf der sich kleine Kristalle, die Otolithen, beim Menschen auch als Otokonien bezeichnet, befinden. Diese Kristalle sind in ein dichtes Netz aus stabilisierenden Matrixproteinen eingebettet (Scherer, 2010). Sie sind zylindrisch geformt und bestehen hauptsächlich aus Calcit sowie einem geringen Anteil organischer Stoffe. Ihre durchschnittliche Größe liegt bei 10 µm (Walther et al., 2014). Weil die Otokonien ein sehr viel höheres spezifisches Gewicht als das der umgebenden Endolymphe besitzen, können die Rezeptorzellen der Otolithenorgane je nachdem wohin der Kopf gerade beschleunigt wird, Einflüsse der Gravitation, sprich Linearbeschleunigungen in allen Raumebenen, erfassen. Vergleichbar ist es mit einem auf dem Stiel aufgestellten Fegebesen, an dessen Haaren (Zilien) Mörtel (Otolithenmembran mit Otokonien) hängt. Wenn der Besen gekippt oder hin und her bewegt wird, setzt sich der Mörtel in Bewegung und zieht die Besenhaare mit. In Abhängigkeit von der Ausrichtung der Zilien am Otolithenorgan kommt es in den einzelnen Regionen der Sinneszellen zu De- oder Hyperpolarisationen und zu einer entsprechenden elektrischen Weiterleitung. Die Fahrt in einer Achterbahn zum Beispiel stellt eine hohe Reizung der Otolithenorgane dar – aber auch das Aufzugfahren oder jegliches Bücken.

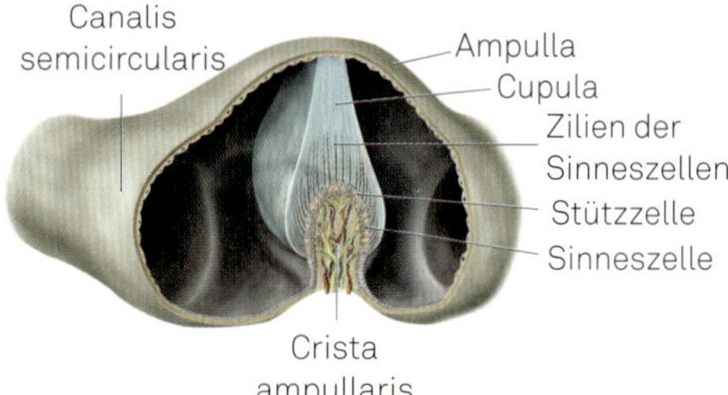

Abbildung 2-27: Aufbau von Ampulla und Crista ampullaris (Quelle: Schünke et al., 2018, S. 154, Abb. B). Mit freundlicher Genehmigung des Thieme Verlags

Horizontaler, anteriorer und posteriorer Bogengang (Abbildung 2-27) stellen einen weiteren Anteil des peripheren Vestibularapparats dar. Jeder der drei Bogengänge mündet in eine Erweiterung, die Ampulle, in der sich jeweils eine der Sinneszellschichten, die sogenannte Crista ampullaris, befindet. Die Crista ampullaris besteht aus Stützzellen und aus etwa 7000 behaarten Rezeptorzellen (Schünke et al., 2018). Die Härchen beziehungsweise Zilien reichen in ein kuppelartiges Gebilde, das sich über der Crista durch den ganzen Querschnitt der Ampulle erhebt und am Dach angeheftet ist. Das Gerüst der Kupula besteht aus Matrixproteinen mit Zuckermolekülen an den Endstellen, an denen sich Wassermoleküle anheften. So entsteht ein mit Wassermolekülen aufgeblähtes Gebilde über den Sinneszellen, vergleichbar mit einer sich selbst aufblasenden Luftmatratze (Scherer, 2010). Bei einer Drehung des Kopfes setzt sich die Endolymphe in Bewegung und strömt aufgrund ihrer Trägheit entgegen der Drehrichtung. Dadurch werden die Kupula und die in ihr liegenden Zilien gebogen. Die Folge ist eine Veränderung des Rezeptorpotentials und eine veränderte Nervenaktivität, die nach zentral weitergeleitet und verarbeitet wird.

Die Otolithenorgane und Bogengänge besitzen eine **dreidimensionale Ausrichtung**, die es in der Zusammenarbeit ermöglicht, Lage- und Bewegungsveränderungen des Kopfes im Raum exakt zu erfassen. So sind die Otolithenorgane, wie bereits vorher erwähnt, im Utrikulus senkrecht und im Sakkulus im rechten Winkel dazu horizontal eingestellt. Die Bogengangsorgane sind ebenso in rechten Winkeln zueinander angeordnet, allerdings liegen sie nicht in genormten Körperebenen, sodass die räumliche Vorstellung der Lageverhältnisse für den Leser erschwert ist. Die beiden horizontalen Bogengänge liegen erst bei leicht geneigtem Kopf um 30° tatsächlich in der Horizontalebene des menschlichen Körpers. Noch mehr weichen die anterioren und posterioren Bogengänge von vordefinierten Körperebenen ab. Sie befinden sich im 45°-Winkel zur Sagittal- und Frontalebene des Körpers. Der anteriore Bogengang links ist exakt parallel zum posterioren Bogengang rechts ausgerichtet. Ist der Kopf um 45° nach rechts gedreht, sind diese beiden Bogengänge genau in der Sagittalebene des Körpers eingestellt. Die anderen beiden Bogengänge, der anteriore rechts und der posteriore links sind dann genau in der Frontalebene.

Für den Behandler von Schwindelerkrankungen ist es von Belang, Aufbau und Lage des Labyrinths sowie die Einflüsse von Linear- und Drehbeschleunigungen auf die Gleichgewichtsorgane zu kennen. So erklärt zum Beispiel die Verbindung der Bogengänge mit dem Utrikulus über einen gemeinsamen Endolymphraum beim benignen paroxysmalen Lagerungsschwindel, wie frei bewegliche Kristallpartikel, die sich von der Oberfläche der Otolithenorgane gelöst haben, überhaupt in die entfernten Bogengänge gelangen. Das Wissen der Lage der Bogengänge zu den Körperebenen wiederum erleichtert das Verständnis für die sogenannten Befreiungsmanöver bei der eben erwähnten Schwindelerkrankung.

Literatur

Armijo Olivo, S., Magee, D.J., Parfitt, M., Major, P. & Thie, N.M.R. (2006). The association between the cervical spine, the stomatognathic system, and craniofacial pain: A critical review. *Journal of Orofacial Pain, 20*(4), 271–287.

Bogduk, N. & Mercer, S. (2000). Biomechanics of the cervical spine. I: Normal kinematics. *Clinical Biomechanics, 15*(9), 633–648.

Boyd, R.L., Gibbs, C.H., Mahan, P.E., Richmond, A.F. & Laskin, J.L. (1990). Temporomandibular joint forces measured at the condyle of Macaca arctoides. *American Journal of Orthodontics and Dentofacial Orthopedics, 97*(6), 472–479. https://doi.org/10.1016/S0889-5406(05)80027-7

Boyd-Clark, L.C., Briggs, C.A. & Galea, M.P. (2002). Muscle spindle distribution, morphology, and density in longus colli and multifidus muscles of the cervical spine. *Spine, 27*(7), 694–701. https://doi.org/10.1097/00007632-200204010-00005

Bumann, A. & Groot-Landeweer, G. (1992). Die „Manuelle Funktionsanalys" – Ein Weg zur gewebespezifischen Diagnose im craniomandibulären System: „Erweiterte Untersuchung". *Phillip Journal*, (5), 207–214.

Bumann, A., Lotzmann, U. & Rateitschak, K.H. (2000). *Funktionsdiagnostik und Therapieprinzipien* (Farbatlanten der Zahnmedizin, Bd. 12). Stuttgart: Thieme.

Butler, D.S. (1998). *Mobilisation des Nervensystems (G. Rolf, Trans.). Rehabilitation und Prävention: Vol. 29*. Berlin, Heidelberg: Springer-Verlag.

Clark, A.H. (2008). Zur Funktionsprüfung der Otholithenorgane. In H. Scherer (Hrsg.), *Der Gleichgewichtssinn* (S. 3–15). Vienna: Springer Vienna.

Falla, D., O'Leary, S., Farina, D. & Jull, G. (2011). Association Between Intensity of Pain and Impairment in Onset and Activation of the Deep Cervical Flexors in Patients With Persistent Neck Pain. *The Clinical Journal of Pain, 27*(4), 309–314.

Freesmeyer, W.B. (2000). Was man vom Kiefergelenk des Menschen wissen sollte. *Manuelle Medizin, 38*(6), 316–321. https://doi.org/10.1007/s003370070002

Freesmeyer, W.B. & Ernst, A. (2008). *Funktionsstörungen im Kopf-Hals-Bereich* (1. Aufl.). Stuttgart: Thieme.

Hack, G.D., Koritzer, R.T., Robinson, W.L., Hallgren, R.C. & Greenman, P.E. (1995). Anatomic relation between the rectus capitis posterior minor muscle and the dura mater. *Spine, 20*(23), 2484–2486. https://doi.org/10.1097/00007632-199512000-00003

Hayashi, K., Yabuki, T., Kurokawa, T., Si, H., Hogaki, M. & Minoura, S. (1977). The anterior and the posterior longitudinal ligaments of the lower cervical spine. *Journal of Anatomy, 124*(Pt 3), 633–636.

Hino, H., Abumi, K., Kanayama, M. & Kaneda, K. (1999). Dynamic motion analysis of normal and unstable cervical spines using cineradiography. An in vivo study. *Spine, 24*(2), 163–168. https://doi.org/10.1097/00007632-199901150-00018

Hochschild, J. (2015). *Strukturen und Funktionen begreifen. Grundlagen zur Wirbelsäule, HWS und Schädel, BWS und Brustkorb, obere Extremität* (4. Auflage). Stuttgart: Thieme Verlag.

Hugger, A., Türp, J.C. & Kerschbaum, T. (2006). *Curriculum orale Physiologie: Okklusion, Unterkieferbewegungen, orale Mechanosensorik, Kauphysiologie, Kieferreflexe, Speichel und Bioadhäsion, Schmecken, Riechen und Sprechen, Knochen und Implantate, Ästhetik, Ernährung und Alterung, Biokompatibilität, Zahnschmerz. Quintessenz-Bibliothek.* Berlin: Quintessenz Verlag.

Inami, S., Shiga, T., Tsujino, A., Yabuki, T., Okado, N. & Ochiai, N. (2001). Immunohistochemical demonstration of nerve fibers in the synovial fold of the human cervical facel joint. *Journal of Orthopaedic Research, 19*(4), 593–596. https://doi.org/10.1016/S0736-0266(00)00048-6

Kahkeshani, K. & Ward, P. (2012). Connection Between the Spinal Dura Mater and Suboccipital Musculature: evidence for the myodural bridge and a route for its dissection – a review. *Clinical Anatomy, 25*(4), S. 415–422.

Kallakuri, S., Li, Y., Chen, C. & Cavanaugh, J.M. (2012). Innervation of cervical ventral facet joint capsule: Histological evidence. *World Journal of Orthopedics, 3*(2), 10–14. https://doi.org/10.5312/wjo.v3.i2.10

Kang, J.H., Park, R.Y., Lee, S.J., Kim, J.Y., Yoon, S.R. & Jung, K.I. (2012). The effect of the forward head posture on postural balance in long time computer based worker. *Annals of Rehabilitation Medicine, 36*(1), 98–104. https://doi.org/10.5535/arm.2012.36.1.98

Kos, J. & Wolf, J. (1972). Die Menisci der Zwischenwirbelgelenke und ihre mögliche Rolle bei Wirbelblockierung. *Manuelle Medizin, 10*, 105–114.

Kotani, Y., McNulty, P.S., Abumi, K., Cunningham, B.W., Kaneda, K. & McAfee, P.C. (1998). The role of anteromedial foraminotomy and the uncovertebral joints in the stability of the cervical spine. A biomechanical study. *Spine, 23*(14), 1559–1565. https://doi.org/10.1097/00007632-199807150-00011

Krakenes, J., Kaale, B.R., Nordli, H., Moen, G., Rorvik, J. & Gilhus, N.E. (2003). MR analysis of the transverse ligament in the late stage of whiplash injury. *Acta Radiologica, 44*(6), 637–644. https://doi.org/10.1046/j.1600-0455.2003.00134.x

Kulkarni, V., Chandy, M.J. & Babu, K.S. (2001). Quantitative study of muscle spindles in suboccipital muscles of human foetuses. *Neurology India, 49*(4), 355–359.

Lee, K., Han, H., Cheon, S., Park, S. & Yong, M. (2015). The effect of forward head posture on muscle activity during neck protraction and retraction. J. Phys. Ther. *Sci., 27*(3), S. 977–979.

Leonhardt, H., Tillmann, B., Töndury, G. & Zilles, K. (1998). *Rauber/Kopsch. Anatomie des Menschen. Lehrbuch und Atlas. Band I Bewegungsapparat.* Stuttgart: Georg Thieme Verlag.

Mayoux-Benhamou, M.A., Revel, M. & Vallee, C. (1997). Selective electromyography of dorsal neck muscles in humans. *Experimental Brain Research, 113*(2), 353–360. https://doi.org/10.1007/BF02450333

McDonald, F. (1989). The condylar disk as a controlling factor in the form of the condylar head. *Journal of Craniomandibular Disorders: Facial & Oral Pain, 3*(2), 83–86.

Meng, Q.G. & Long, X. (2008). A hypothetical biological synovial fluid for treatment of temporomandibular joint disease. *Medical Hypotheses, 70*(4), 835–837. https://doi.org/10.1016/j.mehy.2007.07.033

Mercer, S.R. & Jull, G.A. (1996). Morphology of the cervical intervertebral disc: Implications for McKenzie's model of the disc derangement syndrome. *Manual Therapy, 1*(2), 76–81. https://doi.org/10.1054/math.1996.0253

Mestdagh, H. (1976). Morphological aspects and biomechanical properties of the vertebroaxial joint (C2-C3). *Acta Morphologica Neerlando-Scandinavica, 14*(1), 19–30.

Neumann, H. (1989). *Manuelle Medizin.* Berlin: Springer Verlag.

Nightingale, R.W., Chancey, V.C., Ottaviano, D., Luck, J.F., Tran, L., Prange, M. & Myers, B.S. (2007). Flexion and extension structural properties and strengths for male cervical spine segments. *Journal of Biomechanics, 40*(3), 535–542. https://doi.org/10.1016/j.jbiomech.2006.02.015

Okeson, J.P. (2019). *Management of Temporomandibular Disorders and Occlusion – E-Book.* Amsterdam: Elsevier Health Sciences.

Okeson, J.P. (2013). *Management of temporomandibular disorders and occlusion* (7th ed.). St. Louis, Mo.: Elsevier/Mosby.

Piekartz, H.J.M. von & Andreotti, D. (Hrsg.). (2015). *Physiofachbuch. Kiefer, Gesichts- und Zervikalregion: Neuromuskuloskeletales Assessment und Behandlungsstrategien* (2. Aufl.). Stuttgart, New York: Georg Thieme Verlag.

Poeck, K. (1978). *Neurologie: Ein Lehrbuch für Studierende und Ärzte* (5. Aufl.). Berlin, Heidelberg: Springer. https://doi.org/10.1007/978-3-662-12582-3

Rocabado, M. (1983). Biomechanical relationship of the cranial, cervical, and hyoid regions. *The Journal of Cranio-Mandibular Practice, 1*(3), 61–66. https://doi.org/10.1080/07345410.1983.11677834

Rohen, J.W. & Yokochi, C. (1983). *Color atlas of anatomy, a photographic study of the human body.* Stuttgart: F K Schattauer.

Salem, W., Lenders, C., Mathieu, J., Hermanus, N. & Klein, P. (2013). In vivo three-dimensional kinematics of the cervical spine during maximal axial rotation. *Manual Therapy, 18*(4), 339–344. https://doi.org/10.1016/j.math.2012.12.002

Samandari, F. & Mai, J.K. (1995). *Curriculum funktionelle Anatomie für Zahnmediziner*. Berlin: Quintessenz Verl.

Scali, F., Marsili, E.S. & Pontell, M.E. (2011). Anatomical connection between the rectus capitis posterior major and the dura mater. *Spine, 36*(25), E1612-4. https://doi.org/10.1097/BRS.0b013e31821129df

Scapino, R.P. (1991). The posterior attachment: Its structure, function, and appearance in TMJ imaging studies. Part 1. *Journal of Craniomandibular Disorders: Facial & Oral Pain, 5*(2), 83–95.

Scherer, H. (2010). Ungelöste Probleme bei der Untersuchung und Bewertung vestibulärer Störungen. In P.K. Plinkert & C. Klingmann (Hrsg.), *Hören und Gleichgewicht: Im Blick des gesellschaftlichen Wandels; 7. Hennig-Symposium, Heidelberg* (S. 79–93). Wien: Springer. https://doi.org/10.1007/978-3-211-99270-8_10

Schünke, M., Schulte, E., Schumacher, U., Voll, M. & Wesker, K. (2015). *Prometheus Lernatlas – Kopf, Hals und Neuroanatomie* (4. Aufl.). Stuttgart: Thieme. https://doi.org/10.1055/b-004-129728

Schünke, M., Schulte, E., Schumacher, U., Voll, M. & Wesker, K. (2018). *Prometheus Lernatlas – Kopf, Hals und Neuroanatomie* (5. Aufl.). Stuttgart: Thieme. https://doi.org/10.1055/b-006-149644

Shacklock, M. (2006). Von neuraler Spannung zu klinischer Neurodynamik – Neues System zur Anwendung neuraler Test- und Behandlungstechniken. *Manuelletherapie, 10*(01), 22–30. https://doi.org/10.1055/s-2006-926499

Sicher, H. & Dubrul, E.L. (1981). *Oral anatomy* (7th ed.). St. Louis: Mosby.

Simons, D., Travell, J. & Simons, L. (1999). *Myofascial pain and dysfunction: the trigger point manual.* Baltimore: Williams & Wilkins.

Slavicek, R. (2000). *Das Kauorgan: Funktionen und Dysfunktionen* (1. Aufl.). Klosterneuburg: Gamma Med.-Wiss. Fortbildungs-Ges.

Stoll, W., Most, E. & Tegenthoff, M. (2004). *Schwindel und Gleichgewichtsstörungen* (4. Aufl.). Stuttgart: Thieme.

Tanaka, E. & van Eijden, T. (2003). Biomechanical behavior of the temporomandibular joint disc. *Critical Reviews in Oral Biology and Medicine: An Official Publication of the American Association of Oral Biologists, 14*(2), 138–150. https://doi.org/10.1177/154411130301400207

Thoden, U. (1987). *Neurogene Schmerzsyndrome: Differentialdiagnose und Therapie*. Stuttgart: Hippokrates-Verl.

Trepel, M. (2003). *Neuroanatomie: Struktur und Funktion; mit 27 Tabellen* (3. Aufl.). München: Elsevier Urban & Fischer. Online-Zugang und interaktive Extras www.studentconsult.de

Walther, L.E., Wenzel, A., Buder, J., Bloching, M.B., Kniep, R. & Blödow, A. (2014). Detection of human utricular otoconia degeneration in vital specimen and implications for benign paroxysmal positional vertigo. *European Archives of Oto-Rhino-Laryngology, 271*(12), 3133–3138. https://doi.org/10.1007/s00405-013-2784-6

Winkelstein, B.A., McLendon, R.E., Barbir, A. & Myers, B.S. (2001). An anatomical investigation of the human cervical facet capsule, quantifying muscle insertion area. *Journal of Anatomy, 198*(Pt 4), 455–461. https://doi.org/10.1017/S0021878201007518

Zarb, G.A. & Berger, D. (Hrsg.). (1985). *Quintessenz Bibliothek. Physiologie und Pathologie des Kiefergelenks: Grundlagen und Praxis von Diagnose und Therapie*. Berlin: Quintessenz-Verl.

3 Sicherheit geht vor!

Ein Therapeut sollte sich stets ehrlich, kompetent, verantwortungsvoll und professionell verhalten (Weltverband für Physiotherapie, 2011). Auch die Sicherheit von Patient und Therapeut ist damit in höchstem Maße gewährleistet. Je besser sich der Therapeut mit den typischen klinischen Zeichen von kraniozervikalen Erkrankungen, die in diesem Buch vorgestellt werden, auskennt und je sorgfältiger er die Zeichen überprüft, desto eher werden ihm Abweichungen auffallen. Solche Diskrepanzen sprechen entweder für eine weitere oder eine von den bisherigen Diagnosen abweichende, möglicherweise akute ernsthafte Erkrankung. Letzteres hätte zur Folge, dass der Therapeut einen Patienten mit einer schwerwiegenden bis akut, mitunter lebensbedrohlichen Situation vor sich hat, in der umsichtiges, sehr schnelles Handeln gefordert ist. Glücklicherweise kommen solche ernsthaften Situationen in der therapeutischen Praxis selten vor. Wenn der Patient bereits mit einer ärztlichen Diagnose zum Therapeuten kommt und sich sein klinisches Bild in der Anamnese und Untersuchung mit der Diagnose deckt, ist die Wahrscheinlichkeit gering. Allerdings gibt es Umstände, bei denen Vorsicht geboten ist. Dazu gehören zum Beispiel neue unbekannte Beschwerden, ein großer Abstand zwischen Diagnosestellung und Therapiebeginn, ein Direktkontakt ohne ärztliche Diagnose – sozusagen an vorderster Front – oder ein (Bagatell-) Trauma, das womöglich als solches vom Patienten bisher weder beachtet noch erwähnt wurde. In solchen Situationen ohne stimmige Diagnose, sollten die Betroffenen zur weiteren Abklärung zum betreuenden Arzt oder im schlimmsten Fall direkt in die Notaufnahme einer Akutklinik.

3.1 Zeichen ernsthafter Schädigungen oder Erkrankungen

Zu den wichtigsten ernsthaften Erkrankungen und Situationen mit Symptomen im kraniozervikalen Bereich, die dem Therapeuten begegnen könnten und die in der Folge beschrieben werden, zählen:

- Akuter Bluthochdruck
- Gehirnblutung oder -ischämie
- Hirntumor oder ein anderer raumfordernder Prozess
- Infektionen einschließlich der Enzephalitis oder Meningitis
- Temporalarteriitis (Arteriitis temporalis) und andere kraniozervikale Gefäßerkrankungen
- Schwerwiegende Erkrankung der Augen oder des Hals-Nasen-Ohrenbereichs
- Medikamentenmissbrauch
- Ernsthafte traumatische Schädigungen an Schädel oder HWS

3.1.1 Bluthochdruck – hypertensive Krise

Bluthochdruckwerte ab 180 mmHg systolisch und 110 mmHg diastolisch gehören der Klasse „Hypertension Grad 3“ an (Williams et al., 2018), die auch als hypertensive Krise bezeichnet wird. Ein erhöhtes Risiko einer Schädigung an Organen wie Arterien, Herz, Gehirn, Augen oder Niere liegt dann vor. Der Therapeut sollte die anamnestischen und klinischen Zeichen (**Tabelle 3-1**) kennen, die durch zu hohen Blutdruck eine Organschädigung wahrscheinlich machen. Im Besonderen sind es Erkrankungen der Niere, Schilddrüse und der Blutgefäße, die zu einem sekundären oftmals ernsthaften Blutdruckanstieg führen können (Jordan, Kurschat, & Reuter, 2018). Sind chronische Nierenleiden in der Patienten- oder Familienanamnese vorhanden, dann besteht grundsätzlich eine höhere Gefährdung. Die Organschäden können sich langsam entwickeln, jedoch auch einen hochakuten Notfall darstellen.

Bevor allerdings der Therapeut bei einem gemessen Bluthochdruck vom Grad 3 „Alarm schlägt“, sollte er einschätzen, inwieweit ein Weiterleiten an den betreuenden Arzt ausreicht, der dann die Differentialdiagnose vornimmt und in den meisten Fällen ambulant die Blutdrucksenkung durch die orale Einnahme eines Medikaments einleitet und kontrolliert. Eine direkte Kontaktaufnahme zum behandelnden Hausarzt kann im Zweifelsfall sinnvoll sein.

Hochakute Notfallsymptome in Zusammenhang mit Bluthochdruck hängen von den betroffenen Organen ab (Tabelle 3-1), umfassen jedoch häufig Beschwerden in der kraniozervikalen Region wie Kopfschmerzen, Sehstörungen oder Schwindel. Andere Kardinalzeichen sind Brustschmerzen, Atemnot oder neurologische Defizite. Zeichen einer krankhaften Gehirnveränderung, einer Enzephalopathie, sind Schläfrigkeit, Lethargie, tonische, klonische Anfälle oder kortikale Blindheit sowie Bewusstseinsverlust.

Den Leitlinien zum Management von Bluthochdruckpatienten der European Society of Cardiology zufolge stellen die in **Tabelle 3-2** aufgeführten Fälle einen akuten Notfall dar (Williams et al., 2018). Aus der Aufstellung wird ersichtlich, dass erst der untersuchende Arzt mit Hilfe weiterer apparativer Untersuchungsmaßnahmen endgültig feststellen kann, inwieweit ein Notfall vorliegt, der ein sehr schnelles Handeln veranlasst. Die schwere Hypertonie kann im schlimmsten Fall zu einem Schlaganfall mit intrazerebralen Blutungen führen.

Tabelle 3-1: Klinik der Organschäden bei Bluthochdruck

Anamnestische und klinische Zeichen für Schädigung von Herz, Gefäßen, Gehirn, Augen und Niere durch Bluthochdruck (Jordan et al., 2018)	
Organ	Zeichen
Gehirn und Augen	Kopfschmerzen, Schwindel, Synkope, Sehstörungen, sensorisches oder motorisches Defizit, Anzeichen für eine TIA oder einen Schlaganfall. Z. n. Karotis-Revaskularisation, kognitive Beeinträchtigung, Demenz (bei älteren Menschen)
Herz	Schmerzen in der Brust, Schwindel, Atemnot, Ödeme, Myokardinfarkt, Z. n. Koronar-Revaskularisation, Synkope, Herzklopfen in der Anamnese, Arrhythmien, Herzinsuffizienz
Niere	Durst, stark erhöhte Urinmenge, häufiges Wasserlassen in der Nacht, Harnblutung, Harnwegsinfekte
Periphere Arterien	Kalte Extremitäten, Claudicatio intermittens, kurze schmerzfreie Gehstrecke, Ruheschmerzen, periphere Revaskularisation

Tabelle 3-2: Erkrankungen wegen schwerem Bluthochdruck als Notfall

Zeichen der Notfallpatienten mit schwerem Bluthochdruck (Williams et al., 2018)
• Maligne schwere Hypertonie (gewöhnlich Grad 3), die mit kleinen fibrinoiden Nekrosen der Arterien in Niere, Netzhaut und Gehirn einhergeht und die sich dem untersuchenden Arzt als Enzephalopathie, Veränderungen des Augenhintergrundes, akute Herzinsuffizienz oder akute Verschlechterung der Nierenfunktion zeigt • Schwere Hypertonie in Verbindung mit anderen klinischen Zuständen wie eine akute Aortendissektion, akute Myokardischämie oder akute Herzinsuffizienz • Plötzliche schwere Hypertonie aufgrund eines Phäochromozytoms (seltener Tumor des Nebennierenmarks) • Schwere Hypertonie in der Schwangerschaft oder Präeklampsie (umgangssprachlich: Schwangerschaftsvergiftung)

Fallbeispiel: Kerstin H.

Die 62-jährige Frau Kerstin H. kommt zu einer weiteren Behandlung wegen einer HWS-Schulter-Problematik rechts. Sie hat heute verstärkte und andere Kopfschmerzen als sie es sonst manchmal hat und zudem fühlt sie sich unwohl. Die Beschwerden lassen sich über Halswirbelsäulenbewegungen nicht beeinflussen. Als die Patientin sich auf die Behandlungsliege legt, sind die Beschwerden nicht besser, im Gegenteil sie werden eher noch mehr, ihr wird schwindelig und das Gesicht rötet sich. Die Patientin wird aufgefordert sich wieder aufzusetzen. In der Befragung kommt heraus, dass die Patientin unter Bluthochdruck leidet und dafür ein Medikament einnimmt. Eine Nierenerkrankung hat sie ihres Wissens nach nicht. Aber als Schullehrerin hat sie derzeit sehr viel zu tun und fühlt sich mehr gestresst als sonst. Die obligatorische morgendliche blutdrucksenkende Tablette hat sie eingenommen. Deshalb ist sie zunächst davon überzeugt, dass die Beschwerden nicht mit dem Blutdruck zusammenhängen. Bei dreimaliger Messung des Blutdrucks ergibt sich ein Durchschnittswert von 190/120 mmHg. Sogleich ist die Patientin sehr beunruhigt. Da sie jedoch keine weiteren Zeichen einer möglichen Organschädigung aufweist und ansprechbar, ohne eine kognitive Beeinträchtigung, ist, wirkt der Therapeut beruhigend auf sie ein und lagert sie mit erhöhtem Kopfteil und gesenktem Fußteil auf einer Liege. Er ruft den Ehemann an, der sie abholen kommt und mit ihr zum Hausarzt fährt, um die weitere Vorgehensweise zu veranlassen. In der nächsten Behandlung ist die Patientin unauffällig und berichtet von einer veränderten Dosierung des Blutdruckmittels.

3.1.2 Schlaganfall – hochakute Erkrankung

Die Ursachen für einen Schlaganfall, eine akute zerebrovaskuläre Erkrankung, umfassen sowohl Durchblutungsstörungen als auch Blutungen innerhalb des Kraniums. In der Diagnostik in einer Notfallambulanz ist es wesentlich, unverzüglich mittels spezieller Verfahren zwischen der Art des ischämischen oder hämorrhagischen Schlaganfalls zu differenzieren, um im Anschluss die richtige Notversorgung einzuleiten. Eine Abgrenzung gegenüber anderen Erkrankungen, die nicht auf einem Schlaganfall beruhen, jedoch ähnliche schwerwiegende Krankheitsphänomene verursachen, ist ebenso die Aufgabe der Notfalleinrichtung. Hingegen ist es in der therapeutischen Praxis zunächst wichtig, verdächtige Anzeichen eines Schlaganfalls schnell zu erkennen und mit einem Notruf zu reagieren – auch wenn es sich später als eine gutartige Symptomatik herausstellen sollte. Die typischen neurologischen Zeichen eines Schlaganfalls sind in **Tabelle 3-3** aufgeführt. Es zeigt sich, dass diese Symptome auch ohne die spezi-

Tabelle 3-3: Neurologische Zeichen eines Schlaganfalls

Typische neurologische Defizite bei Schlaganfall (Ortiz & Sacco, 2014)
• Bewusstseinseintrübung • Störungen der Blickfixation bzw. Blickhaltefunktion • Gesichtsfeldeinschränkung • (Teil-)Paresen der mimischen Muskeln • Geminderte motorische Leistung der Extremitäten • Sensorische Defizite • Koordinationsstörung/Ataxie • Störungen der Sprachproduktion und des Sprachverstehens (Aphasie) • Störung der Steuerung und Ausführung von Sprechbewegungen (Dysarthrie) • Schluckstörung • Einseitiger Neglekt

ellen Kenntnisse eines Neurologen oder Hausarztes von medizinischem Personal zuverlässig beurteilt werden können, wie zum Beispiel mit der „National Institutes of Health Stroke Scale" (Ortiz & Sacco, 2014). Der zeitliche Ablauf eines Schlaganfalls ist sehr verschieden. So halten die Symptome über nur wenige Minuten bis hin zu mehreren Stunden, Tagen, Wochen oder Monaten an oder können dauerhaft sein. In den ersten Stunden haben sie oft einen stark zunehmenden Charakter, allerdings können sie auch weniger auffällig sein und dabei an- und abschwellen.

80–85% aller Schlaganfälle sind ischämisch. Kardiale Embolien und Embolien der großen kraniellen Arterien stellen die häufigsten Ursachen dar (Hennerici & Kern, 2017). Darüber hinaus zählen auch Stenosen oder Verschlüsse der hirnversorgenden Arterien zu den Ursachen. Zu den neurologischen Zeichen eines ischämischen Schlaganfalls (Tabelle 3-3) können sich in etwa einem Drittel der Fälle neue, akut beginnende Kopfschmerzen gesellen. Bei akuten Störungen der Arterienwände jedoch treten die Kopfschmerzen, die zu einem ischämischen Infarkt führen, sehr viel häufiger auf (Headache Classification ..., 2018). Neben Kopfschmerzen sind akut einsetzende Schwindelsymtome oder Gleichgewichtsstörungen Anzeichen eines Schlaganfalls, gerade, wenn die ischämische Ursache im posterioren Gehirnbereich liegt (Banerjee, Stone, & Werring, 2018).

Bei der Transitorischen Ischämischen Attacke (TIA), mögliche Vorbotin eines Schlaganfalls, kommt es zum vollständigen Rückgang aller Zeichen. Allerdings zeigt sich, dass bereits eine Unterversorgung des Gehirns von mehr als einer Stunde zu dauerhaften, wenn auch klinisch oft nicht sichtbaren Schädigung des Gehirns führt und diese Patienten hochgefährdet sind, in der Folge einen schwerwiegenderen Schlaganfall zu erleiden (Johnston et al., 2007). Zur Vorbeugung gegen den Schlaganfall gehören auch Patienten mit einer TIA in eine adäquate Versorgungseinrichtung.

In einer Studie zum Schlaganfall aufgrund einer Dissektion hirnzuführender Arterien, die das vertebrobasiläre System, die Arteria carotis interna sowie deren Verbindung über den Circulus Willisi umfassen, traten in 54% der Fälle Übelkeit und Erbrechen, in 58% Schwindel und in 85% Schmerzen in der Kopf- und/oder Nackenregion auf. Die Schmerzen waren bereits ein bis 14 Tage vor dem eigentlichen Schlaganfallereignis vorhanden (Saeed et al. 2000). Kopf- und/oder Nackenschmerzen können also einen vorwarnenden Charakter hinsichtlich einer bevorstehenden Dissektion hirnzuführender Arterien haben.

In 10–15% aller Schlaganfälle liegen **intrazerebrale Blutungen, sprich: ein hämorrhagi-**

scher Schlaganfall, zugrunde. Die Hauptursache solcher krankhaften hämorrhagischen Vorgänge sind Rupturen kleiner Arterien als Folge einer oft langjährigen arteriellen Bluthochdruckerkrankung. Zu den zahlreichen anderen Ursachen zählen Aneurysma-Rupturen, Gefäßmissbildungen, Thrombosen, Hirntumore, Vaskulitiden, Enzephalitiden, Gerinnungsstörungen, die Einnahme von Antikoagulantien, Drogenkonsum oder hämatologische Erkrankungen. Häufig kommt es zu einer zunehmenden Verschlechterung in den ersten Stunden mit einer Erhöhung des intrakraniellen Drucks. Hirndruckzeichen wie Kopfschmerzen, Erbrechen und eine wachsende Bewusstseinstrübung treten je nach Lokalisation der Blutung auf (Hennerici & Kern, 2017). Subarachnoidalblutungen (SAB) kommen nur in etwa 5 % bis maximal 10 % aller Schlaganfälle vor. Hier ist das klassische Zeichen der Donnerschlagkopfschmerz, ein schlagartig einsetzender Kopfschmerz. Dazu gesellen sich Bewusstseinsstörungen, zum Teil mit oder auch ohne neurologische Defizite (Hennerici & Kern, 2017). Die Sterblichkeitsrate einer SAB ist sehr hoch und liegt bei 40–50 %. Ein Teil der Betroffenen verstirbt, bevor eine Notfallklinik erreicht ist (Headache Classification ..., 2018).

3.1.3 Hirntumor

Hirntumore oder -metastasen können relativ lange ohne Symptome sein. Nozizeptoren sind im eigentlichen Organgewebe nicht vorhanden, sondern nur in den umgebenen faszialen Strukturen. Kopfschmerzen sind zwar ein Hauptsymptom des Hirntumors, aber dennoch kein zuverlässiges Zeichen. Im Gegenteil, bei knapp der Hälfte aller Hirntumorpatienten finden sich keine Kopfschmerzen und nicht bei allen, die Kopfschmerzen haben, kann dieser auf die Tumorerkrankung zurückgeführt werden (Pfund et al., 1999). Der Kopfschmerz durch einen Tumor wird sehr unterschiedlich beschrieben, oft als dumpf oder auch als pochend bzw. stechend und er ist häufig von mittlerer und in wenigen Fällen von starker Intensität (Schankin et al., 2007). Er gleicht nicht selten den Kriterien für eine Migräne oder einen Kopfschmerz vom Spannungstyp (Nelson & Taylor, 2014), was die Differenzierung erschwert. Jedoch ist der Kopfschmerz als isoliertes Symptom eines Hirntumors selten (Kirby & Purdy, 2014). Weitere Symptome und neurologische Zeichen wie Krampfanfälle, Übelkeit und Erbrechen, Persönlichkeitsveränderungen, Stauungspapille, Sehstörungen oder andere fokale neurologische Defizite kommen hinzu (Hadidchi et al., 2019).

Im Vergleich zu Erwachsenen haben **Kinder mit Hirntumoren** häufiger Kopfschmerzen, dafür sind andere typische Zeichen möglicherweise weniger offensichtlich oder unvollständig (Punt, 2004). Eine Studie mit kindlichen Gehirntumoren ergab, dass bei 41 % Kopfschmerzen, 12 % Erbrechen, 11 % Unsicherheit, 10 % Sehschwierigkeiten, 10 % Schul- oder Verhaltensprobleme und 9 % epileptische Anfälle als erste Anzeichen der Erkrankung vorhanden waren (Wilne et al., 2006). Kinder laufen Gefahr anfänglich eine Falschdiagnose zu bekommen wie Migräne, Gastroenteritis sowie psychische oder Verhaltensstörungen (Goldman, Cheng, & Cochrane, 2017). Obwohl Hirntumore die häufigsten geschlossenen Tumore im Kindesalter sind (Ostrom et al., 2015), werden Kinder mit Kopfschmerzen in den seltensten Fällen tatsächlich einen Hirntumor haben (Hadidchi et al., 2019). Im Zweifelsfall bringt ein bildgebendes Verfahren Sicherheit.

3.1.4 Meningitis und Enzephalitis

Infektionen und andere Ursachen rufen eine Enzephalitis oder Meningitis hervor, wobei der eigentliche krankmachende Auslöser zumeist unbekannt bleibt (Hasbun et al., 2017). Zu den bekannten Ursachen zählen Erkrankungen ausgelöst durch das Herpes-simplex-Virus und das Varicella-Zoster-Virus, die sowohl eine Meningitis als auch eine Enzephalitis hervorrufen können (Kaewpoowat et al., 2016). Auslöser der bakteriellen Meningitis können zum Beispiel

Pneumokokken oder Meningokokken sein (Klein & Pfister, 2016; Leupold et al., 2016). Erst durch die Liquorpunktion können bakterielle von viralen Infektionen unterschieden werden. In allen Fällen besteht Lebensgefahr. Bei der bakteriellen Meningitis sind die klassischen klinischen Zeichen Kopfschmerz, Fieber, anomaler psychischer Status, Übelkeit und Nackensteife beziehungsweise Meningismus (van de Beek et al., 2004). Die anderen Ursachen für eine Enzephalitis oder eine Meningitis besitzen auch die genannten Kardinalsymptome. Krampfanfälle, akute neurologische fokale Defizite, Lichtempfindlichkeit oder ein Ausschlag sind zudem möglich (Kaewpoowat et al., 2016).

Das Varicella-Zoster-Virus tritt ohne Impfung häufig im Kindesalter als „Windpocken" mit der typischen Bläschenbildung auf. Es bleibt im Körper in den sensorischen Ganglien und später im erwachsenen Alter kann es zur Reaktivierung und zum Herpes Zoster, der „Gürtelrose" führen (Kempf et al., 2007). Weil es zu ernsthaften Schäden kommen kann, müssen Betroffene mit einem Alter über dem 50. Lebensjahr mit starken Schmerzen vor oder bei Beginn des Hautausschlages, mit erstens einer Lokalisation des Ausschlags in der Augen-, Gesicht-, Ohr oder Hals-Region oder mit zweitens einem schlechten Immunstatus möglichst früh medikamentös mit einem Virostatikum behandelt werden. Treten während der therapeutischen Behandlung kraniozervikaler Beschwerden die oben angeführten Zeichen auf, sollte der Patient unmittelbar zum zuständigen Arzt geschickt werden.

3.1.5 Temporalarteriitis

Die Riesenzellarteriitis, die unter anderem die Temporalarterien betreffen kann, zählt zu den entzündlichen Gefäßerkrankungen (Jennette et al., 2013). An den Gefäßwänden der großen Arterien breiten sich sogenannte Riesenzellen und/oder Granulome aus, die zu Nekrosen führen. Sehr häufig sind die Aorta und/oder ihre Hauptäste wie die A. carotis und die A. vertebralis sowie die Armarterien befallen. Hinsichtlich des Geschlechterverhältnisses sind mehr Frauen betroffen, bis zu 79,2% (Pahor, Kavalar & Pahor, 2016). Leitsymptome einer Arteriitis temporalis sind neu auftretende starke Kopfschmerzen im Schläfenbereich, verhärtete, geschwollene, druckempfindliche und pulsreduzierte Temporalarterien oder eine Claudicatio der Kaumuskeln (Hunder et al., 1990). Letzteres ist gekennzeichnet durch Ermüdung oder Beschwerden der Kaumuskeln, der Zunge oder beim Schlucken und Essen. Hinzu kommen allgemeine Symptome einer Vaskulitis wie Abgeschlagenheit, Fieber, Nachtschweiß oder Gewichtsverlust. Das Risiko einer irreversiblen ein- oder beidseitigen Erblindung aufgrund einer Ischämie an den Augennerven ist sehr hoch und liegt bei 14–27% (Neß & Schmidt, 2019). Deshalb ist es wichtig, umgehend eine ärztliche Therapie mit Kortikosteroiden einzuleiten. Ohne Therapie liegt das Risiko der Erblindung sehr viel höher, bei 60%.

3.1.6 Verletzung an Schädel oder HWS

Patienten mit akuten traumatischen Ereignissen an Schädel und/oder Halswirbelsäule und entsprechenden sichtbaren Anzeichen werden in der Regel in eine Notfallklinik eingeliefert, um mögliche ernsthafte Verletzungen vor allem an Gefäßen, dem Nervensystem und den knöchernen Strukturen zu diagnostizieren und zu behandeln. Bei Patienten, die nach einem Trauma notfallmedizinisch versorgt worden sind, sollte man davon ausgehen können, dass ernsthafte Risiken bei einer anschließenden therapeutischen Behandlung nicht vorliegen. Und dennoch gibt es keine volle Garantie. Denn erstens können in der Folge Kontraindikationen für bestimmte Therapieverfahren bestehen. Zweitens können Sekundärerkrankungen, insbesondere nach Operationen wie eine Infektion oder ein Stabilitätsverlust durch fehlerhafte Implantatauslegung oder mangelnde Knochenqualität, auftreten (Rüger & Mutschler, 2010).

Und drittens stellen die Patienten ein Problem dar, die trotz einer Verletzung im kraniozervikalen Bereich keine ärztliche Abklärung beansprucht haben. Entweder haben sie ihre Verletzung als Bagatelle eingestuft oder sie als solches gar nicht wahrgenommen.

So sind Schädel-Hirn-Traumata die häufigste traumatische Ursache für Morbidität und Mortalität bei Kindern und Jugendlichen und das unter anderem weil **Bagatelltraumata** fehleingeschätzt werden (Bohn et al., 2016). Bei älteren Menschen kann sich – meist bedingt durch ein Bagatelltrauma am Schädel – eine chronische Subduralblutung bilden, vielfach verbunden mit einer gerinnungshemmenden Medikation. Die chronische Subduralblutung macht sich erst nach etwa sechs bis acht Wochen mit Symptomen wie Kopfschmerzen, Müdigkeit, Hemiparese, Sprachstörung oder epileptischen Anfällen bemerkbar und wird oft nicht mit der Ursache in Verbindung gebracht (Hackenberg & Unterberg, 2016). Es ist also auch für einen Therapeuten von Bedeutung, Risiken zu erkennen.

Fallbeispiel: Elisabeth L.

Die 64jährige Frau Elisabeth L. kommt mit einer Verordnung wegen beidseitigen Nackenschmerzen zur Therapie. Sie hat in den letzten Jahren immer wieder Beschwerden an der Halswirbelsäule gehabt, aber noch nie so stark wie jetzt. Auch Kopfschmerzen und ein starker Druck in den Ohren sind vorhanden. Zudem klagt sie über Müdigkeit und hohes Schlafbedürfnis. Auf die Frage nach weiteren Beschwerden beschreibt sie, dass sie in den letzten Wochen drei Kilo abgenommen hat, dass das an der Übelkeit liegt, die sie zusätzlich auch noch hat und die sie auf eine Magenverstimmung zurückführt. Die Beschwerden der Patientin dauern bereits drei Wochen an. In den letzten Wochen war sie zweimal bei einem anderen Therapeuten, wobei sich noch kein Effekt gezeigt hat. Zur Überbrückung bis zum heutigen Termin hat sich die Patientin eine Woche Urlaub genommen und sich Entspannung und Besserung erhofft, die jedoch noch nicht eingetreten sind. Die Frage nach Herz- oder Gefäßerkrankungen oder einem zurückliegenden Trauma verneint sie. Sie spielt aktiv Tennis im Verein und fühlte sich bisher recht gesund.

In der Untersuchung zeigt sich bei der aktiven Halswirbelsäulenbewegung im Sitzen insbesondere eine Einschränkung in der Flexion und sowohl der Ohrdruck als auch der Zug im Nacken werden stärker. Zudem erzählt sie, dass sie wegen der Beschwerden mit dem Sitzen besonders morgens beim Frühstück Schwierigkeiten hat. Der Versuch, bei der passiven Flexion das Bewegungsausmaß zu vergrößern, misslingt. Im Gegenteil kommt es zu einer spürbar stark zunehmenden Schutzspannung, verbunden mit der Verstärkung der Beschwerden. Aufgrund der Befundlage entscheidet der Therapeut abzubrechen und informiert die Patientin darüber, dass keine Behandlung durchgeführt werden kann, weil dafür die Spannung des Gewebes zu hoch ist. Er empfiehlt eine wiederholte Abklärung beim Arzt noch am heutigen Tag. Ein Angehöriger der Patientin holt sie ab. Zwei Wochen später ruft die Patientin an und berichtet von der unmittelbaren Einweisung auf die Notfallstation nach dem Arztbesuch. Die Diagnose lautet Subdurales Hämatom. Vermutlich war das kräftige Anstoßen des Kopfes am Dunstabzug in der Küche der Auslöser gewesen. Dieses Ereignis hatte, etwa sechs Wochen bevor die Beschwerden auftauchten, stattgefunden.

Hauptursachen für Schädel-Hirn-Traumata sind Stürze, gefolgt von Verkehrsunfällen, Gewalttaten und Sportunfällen (Rickels, von Wild, & Wenzlaff, 2010). Den Verletzungen an der Halswirbelsäule liegen ähnliche Verletzungsmechanismen zu Grunde. Hier ist die stärkste Gruppe die der Verletzungen im Straßenverkehr, gefolgt von Stürzen und Sportverletzungen sowie einer Gruppe von sogenannten Bagatellverletzungen, letzteres vor allem bei älteren Menschen (Rüger & Mutschler, 2010). Die Diagnosen Schädel-Hirn-Trauma und Schleudertrauma zeigen signifikante Überlappungen hinsichtlich der Krankheitsgeschichte und der klinischen Merkmale (Leslie & Craton, 2013; Cheever et al., 2016; Rebbeck, Evans, & Elliott, 2019).

Hegt der Therapeut den Verdacht eines Schädel-Hirn-Traumas beziehungsweise einer Halswirbelsäulenverletzung, so gibt es zumeist Hinweise in der Krankheitsgeschichte, zum Beispiel ein zurückliegendes Trauma. Hinzu kommen typische Auffälligkeiten auf somatischer, kognitiver und/oder emotionaler Ebene (McCrory et al., 2017). Körperliche Zeichen sind in Abhängigkeit von der Verletzung beispielsweise Kopf- oder Nackenschmerzen, Sehstörungen, ein neurologisches Defizit oder Gleichgewichtsstörungen (siehe auch Unterkapitel 3.2). Auf emotionaler und kognitiver Ebene zeigen sich Symptome wie Reizbarkeit, Stimmungsschwankungen, verlangsamte Reaktionen oder Angstzustände. Hinzukommen können vegetative Symptome, zum Beispiel Schlaf-Wachstörungen. Bei Verdacht auf ein **Schädel-Hirn-Trauma im Sport** gibt es ein sehr valides Assessment-Tool für medizinisches Fachpersonal, bereits in der 5. Auflage (Concussion in Sport Group, 2017), das frei im Netz zugänglich ist und in umfassender Form die typischen Kennzeichen auflistet. Darüber hinaus sollten Therapeuten bei folgenden Zeichen die Eventualität einer mangelnden bandhaften Stabilität der Halswirbelsäule in Betracht ziehen (Niere & Torney, 2004):

- Krankheitsgeschichte mit einem schwereren HWS-Trauma
- Eindruck des Nachgebens oder des Blockierens der HWS
- Ungenügende Muskelkontrolle
- Zeichen einer Hypermobilität im Röntgen
- Übermäßig freies Endgefühl bei passiven Bewegungstests
- Unerwartet ausgelöste Symptome – wie Kopfschmerz oder Hirnstammzeichen

3.1.7 Effekte therapeutischer Intervention

Die vielfältigen positiven Effekte von therapeutischen Maßnahmen in der kraniozervikalen Region, stehen sehr seltenen, schwerwiegenden negativen Nebeneffekten hinsichtlich einer möglichen Schädigung gegenüber. Hauptsächlich ist die Manuelle Therapie und hier wiederum die Manipulation in der Diskussion, ernsthafte Schädigungen der hirnzuführenden Arterien (**Abbildung 3-1**) und in der Folge eine ernsthafte Mangelversorgung des Gehirns zu verursachen. Therapeuten müssen deshalb vor einer Manipulation absolute Kontraindikationen beachten (**Tabelle 3-4**), um Zwischenfälle zu vermeiden (Puentedura et al., 2012).

Eine Debatte zwischen den Fronten ist lange schon im Gang. Auf der einen Seite stehen Manualmediziner, -therapeuten, Chiropraktoren oder Osteopathen, die die Wirksamkeit von Manipulationen herausstellen und sie deshalb durchführen. Auf der anderen Seite stehen Betroffene, Angehörige, Gutachter und Anwälte, die schwerwiegende Schädigungen und Schlaganfälle aufgrund einer Manipulation beklagen. Bis zum heutigen Zeitpunkt können keine objektiven Aussagen zur Sicherheit von Manipulationen an der oberen HWS getroffen werden (Nielsen et al., 2017). Viele Veröffentlichungen zur Thematik werden unter einer voreingenommenen Perspektive und nicht auf der Grundlage von verlässlichen Studien geschrieben (Choi et al., 2011; Tuchin, 2013). Es fehlt schlicht und einfach an qualitativ hochwertigen Arbeiten und Statistiken.

Der Nutzen der Manipulationen, sprich der Techniken mit hoher Geschwindigkeit – wie auch der Mobilisationen, sprich der langsamen Techniken – ist wenig umstritten und deshalb findet eine manualtherapeutische Behandlung an der Halswirbelsäule in den Gesundheitssystemen vieler Nationen seit langem Unterstützung (Haldeman et al., 2001). So bestehen wissenschaftlich untermauerte Empfehlungen für die Manipulation beziehungsweise Manuelle

Tabelle 3-4: Absolute Kontraindikationen einer Manipulation an der HWS

Absolute Kontraindikationen der Durchführung einer Manipulation an der Halswirbelsäule (Puentedura et al., 2012)	
• Akute Fraktur • Luxation • Bandruptur • Instabilität • Tumor • Infektion • Akute Myelopathie • Kürzlich zurückliegende Operation	• Akute Weichteilverletzung • Osteoporose • Spondylitis ankylosans • Rheumatoide Arthritis • Erkrankungen oder Anomalien der hirnzuführenden Arterien • Andere Gefäßerkrankungen • Bindegewebserkrankung • Antikoagulanzien-Therapie

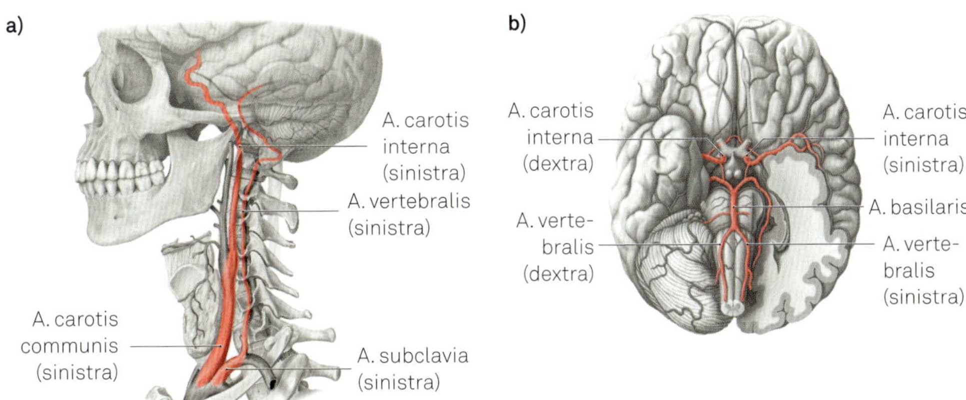

Abbildung 3-1: Hirnzuführende Arterienx (Quelle: Schünke et al., 2018, S. 282, Abb. A). Mit freundlicher Genehmigung des Thieme Verlags

Die A. vertebralis läuft jeweils durch das Foramen transversarium C6 – C1 sowie durch das Foramen magnum in den Schädel. Sie übernimmt vorwiegend die segmentale Versorung der HWS, einschließlich der Nervenwurzeln, der hinteren Schädelgrube mit Hirnstamm und Cerbellum sowie des Vestibularapparats. Die A. carotis interna nimmt ihren Verlauf durch die ventralen Halsmuskeln, vorbei am vorderen Atlasbogen, durch den Canalis caroticus und vorbei an der mittleren und vorderen Schädelgrube. Sie versorgt ungefähr 80 % des Gehirns. Die restlichen 20 % übernimmt die A. vertebralis.

Therapie zur Behandlung von Nacken- oder Kopfschmerzen sowie zervikogenem Schwindel (siehe Kapitel 4 und 6). Von schwerwiegenden Zwischenfällen, gerade durch Manipulationen, wird in einigen Studien berichtet. In Kalifornien wurde 1992 eine retrospektive Umfrage unter 486 Mitgliedern der American Academy of Neurology gestartet, die primär als Gutachter bei Schlaganfällen in den zurückliegenden zwei Jahren fungierten. Sie wurden gebeten alle Fälle zu melden, in denen das Einsetzen neurologischer Symptome aufgrund von Schlaganfall, Myelopathie oder Radikulopathie, innerhalb von 24 Stunden nach einer Manipulation erfolgte. Arterielle Dissektionen, die zu einer Störung des posterioren Kreislaufs im Gehirn führen, sollten nur dann vermerkt werden, wenn es einen angiographischen Nachweis dafür gab. 177 Neurologen antworteten und gaben insgesamt 55 Schlaganfälle, 30 Radikulopathien und 16 Myelopathien an. Bei der Hälfte der Schlaganfallpatienten war eine Schädigung des posterioren Kreislaufs nachweislich die Ursache (Lee et al., 1995). In einer anderen Studie berichten Haldemann und Mitarbeiter von 43 registrierten Zwischenfällen mit neurologischen Symptomen nach einer Manipulation an der HWS über den Zeitraum von zehn Jahren in Kanada, wobei 23 Fälle einen Schlaganfall oder eine Dissektion der hirnzuführenden Arterien erlitten hatten (Haldeman et al., 2001).

Puentedura und Kollegen führten 2012 eine retrospektive Analyse von 93 Studien und Fallberichten durch, die nach einer Manipulation von schwerwiegenden Folgen berichteten. In den 143 Einzelfällen, die analysiert werden konnten, wurden 44,8 % als vermeidbar und 10,4 % der Fälle als nicht vermeidbar eingestuft. Bei allen anderen Fällen blieb es unklar, ob sie vermieden werden hätten können. 52 Patienten kamen zu Tode, zumeist aufgrund einer Dissektion hirnzuführender Arterien. Die Rotationsmanipulation wird dabei als die wahrscheinlichste Technik genannt, die eine Dissektion der A. vertebralis auslösen kann. Die Forscher räumen ein, dass die ihnen zur Verfügung stehenden Fallberichte durchaus verfälscht sein könnten, weil sie zumeist nicht von den Ärzten, die die Manipulation durchgeführt hätten, sondern von Gutachtern, die sich im Nachhinein mit den Fällen beschäftigt hätten, geschrieben worden seien (Puentedura et al., 2012).

Patienten, Ärzte und Therapeuten sollten sich des Risikos schwerwiegender Effekte an den Zervikalarterien und neurologischer Komplikationen im Zusammenhang mit Manipulationen bewusst sein – auch wenn es sehr gering zu sein scheint. So haben Experten unter den Physiotherapeuten aus 22 Mitgliedsländern der International Federation of Orthopaedic Manipulative Physical Therapists (IOMPT) ein Konsensuspapier veröffentlicht, um den Therapeuten Empfehlungen vor einer manualtherapeutischen Maßnahme an der HWS, sprich Manipulation, Mobilisation oder ein anderer körperlicher Eingriff, an die Hand zu geben. Sie sollen dazu dienen, das potenzielle Risiko hinsichtlich Dysfunktionen der hirnzuführenden arteriellen Gefäße besser einschätzen zu können (Rushton et al., 2014). Das Papier weist ausdrücklich darauf hin, dass es nicht möglich ist, aufgrund therapeutischer Voruntersuchungen verlässliche Rückschlüsse zu ziehen, ob eine Dysfunktion der hirnzuführenden Arterien tatsächlich oder ein Risiko dahingehend besteht. Für die Sicherheit der Patienten bedarf es deshalb an Sachverstand beim Therapeuten, um eine Risiko-Nutzen-Analyse für den individuellen Patienten durchzuführen. Rechtliche Regelungen – vor allem auch im Zusammenhang mit der Information und Einwilligung der Patienten – vor einer manipulativen Intervention sollte der Therapeut zudem kennen.

Gemäß diesen Empfehlungen der IOMPT prüft der Untersucher zuerst umfänglich Krankheitsgeschichte und Symptomanamnese sowie Hinweise auf mögliche Kontraindikationen für eine manualtherapeutische Intervention. Er berücksichtigt Zeichen einer Dysfunktion der hirnzuführenden Arterien (**Tabelle 3-5**). In der

Tabelle 3-5: Erste Zeichen einer Erkrankung oder Schädigung der hirnzuführenden Arterien

Frühe Präsentation von Erkrankungen oder Schädigungen der hirnzuführenden Arterien (modifiziert nach Thanvi et al., 2005 und Kerry & Taylor, 2006)	
A. carotis interna	A. vertebralis
• Schmerzen mittig in der oberen HWS • Schmerzen um Ohr und Kiefer • Frontale, temporale oder parietale Kopfschmerzen • Ptosis (Herabhängen eines oberen Augenlides) • Funktionsstörungen der Hirnnerven VIII bis XII • Akuter Schmerz, der als „anders als jeder andere" beschrieben wird	• Schmerzen in mittlerer oder oberer HWS • Okzipitale Kopfschmerzen • Zervikale Nervenwurzelreizungen • Akuter Schmerz, der als „anders als jeder andere" beschrieben wird

Krankheitsgeschichte forscht der Untersucher nach Risikofaktoren für neurovaskuläre Erkrankungen, nach einem vorausgegangenen Trauma als auch nach knöchernen oder ligamentösen Beeinträchtigungen der oberen HWS, wie bei angeborenen Kollagenerkrankungen oder bei Osteoporose. Die Symptomanamnese stützt sich in besonderem Maß auf Zeichen der Erkrankungen oder Schädigungen der hirnzuführenden Gefäße als auch auf Hinweise einer Instabilität der HWS.

Zur Überprüfung von Zeichen einer Dysfunktion der hirnzuführenden Arterien/eines Versorgungsdefizites des Gehirns empfehlen wir Autorinnen eine Orientierung an:

- Frühzeichen für Erkrankungen der hirnzuführenden Arterien (Kerry et al. 2008; Rushton et al. 2014) (Tabelle 3-5)
- Neurologische Defizite bei einem Schlaganfall (Ortiz & Sacco, 2014) (Tabelle 3-3)
- Liste zu Red Flags bei Kopfschmerz (Tabelle 3-6)
- Testergebnisse zu den HINTS-Zeichen bei zentralem Schwindel (Tabelle 3-7)

Nur das Heranziehen der bereits im Jahr 1986 veröffentlichten „5 D's" (Dizziness, Schwindel; Diplopia, Doppeltsehen; Dysarthria, Sprechstörung; Dysphagia, Schluckstörung; Drop-Attacks, plötzlicher Sturz ohne Bewusstseinsverlust) (Coman, 1986) und der damit in Zusammenhang gebrachten „3 N" (Nausea, Übelkeit; Nystagmus, schnelle rhythmische Augenbewegungen; Numbness, Benommenheit) hinsichtlich einer Symptomatik der vertebrobasilären Insuffizienz halten wir für nicht „up to date", um gefäßbedingte Dysfunktionen und damit verbundene Versorgungsdefizite des Gehirns zu ergründen. Denn die klinischen Zeichen sind vielschichtiger, als sie über wenige Begrifflichkeiten erfasst werden können. So ist zum Beispiel der Kopf- und Nackenschmerz als vorwarnendes Kardinalzeichen nicht gelistet. Zudem sind okulomotorische Defizite und andere Sehstörungen über das „Doppeltsehen" und den „Nystagmus" nicht vollständig erfasst. Ferner fehlen mögliche motorische und sensorische Defizite im Gesicht oder in den Extremitäten. Darüber hinaus sind die Symptome einer Dysfunktion der Arteria carotis nicht vollends berücksichtigt. Hinweisen möchten wir an dieser Stelle auf die sogenannten „**D**earth of **D**eadly **D**'s" (Newman-Toker, 2012), die jedoch nur bei einer vordergründigen akuten Schwindelsymptomatik, mögliche ernsthaft betroffene Systembereiche identifizieren helfen (siehe Kap. 3.2.2).

Während sich Erkrankungen der A. carotis in einer späteren Phase relativ offensichtlich mit vorübergehender Netzhautdysfunktion oder ischämischen Attacken bis hin zum Schlaganfall präsentieren, treten andere Zeichen bereits vorzeitig auf. Dazu zählen insbesondere Kopf- und Nackenschmerzen (siehe Tabelle 3-5). Schwerere Erkrankungen der A. vertebralis äußern sich sehr unterschiedlich und vielfältig – gemäß der von ihr versorgten Gehirnareale in Hirnstamm, Cerebellum und Innenohr. So gelten Schwindel, Hörstörungen, Ataxie, Sturzattacken, Gliederschwäche, Unwohlsein, Übelkeit, Erbrechen, Nystagmus, Doppelsehen, Lichtempfindlichkeit, Taubheitsgefühl oder Anhidrose im Gesicht, Dysarthrie, Schluckstörungen, Heiserkeit, periorale Missempfindungen, Verlust des Kurzzeitgedächtnisses, Zerstreutheit, Unbeholfenheit und Unruhe als mögliche Zeichen.

Zuerst, in der Frühphase einer sogenannten vertebrobasilären Insuffizienz, treten wie bei der A. carotis Dysfunktion, frühzeitig Schmerzen auf. Diese befinden sich in der mittleren bis oberen HWS und im Hinterkopf. Bei knöchernen oder ligamentären Instabilitäten der oberen Halswirbelsäule treten auch Nacken- und Kopfschmerzen auf. Der Therapeut berücksichtigt zudem Zeichen, wie das Gefühl von zu wenig Halt oder des Abbrechens der HWS, die Suche nach Abstützmöglichkeiten für den Kopf, eine merklich erhöhte Muskelaktivität, sowie mögliche Schwächen, Koordinationsstörungen und Missempfindungen in Armen und Beinen.

Im Anschluss an eine Anamnese mit gegebenenfalls positiven Befunden, wägt der Therapeut ab, welche Tests in der körperlichen Untersuchung notwendig sind. Hierzu gehören hauptsächlich Stabilitätstests der hochzervikalen Bandstrukturen, eine neurologische Untersuchung der Hirnnerven und gehaltene endgradige Einstellungen der HWS (siehe Kapitel 8, Testcode 01–02). Bedenken sollte der Untersucher, dass selbst die Tests ein Risiko für Patienten mit einer Vorgeschichte bzw. -erkrankung der HWS darstellen und ihre Verwendung stets einer individuellen Abwägung bedarf.

3.2 Kopfschmerz oder Schwindel als Warnsignale

3.2.1 Akute Kopfschmerzsymptome

Sekundäre Kopfschmerzen, sprich Kopfschmerzen mit bekannter Ursache, kommen wesentlich weniger vor als die klassischen primären Kopfschmerzen wie Migräne und Kopfschmerzen vom Spannungstyp (siehe Kapitel 6). Wiederum ein geringer Anteil der sekundären Kopfschmerzen zählt zu denen, die als akuter Notfall einzustufen sind. Dennoch machen Kopfschmerzen eines der häufigsten Beschwerdebilder in der Notfallaufnahme aus, so auch die Migräne. Sie ist eine der Diagnosen bei akuten Kopfschmerzen, die in der Regel keinen Notfall darstellt. Jedoch besteht im Zusammenhang mit Migräne nach aktueller Studienlage, dennoch ein erhöhtes Risiko von Gefäßerkrankungen bis hin zu Herzinfarkt und Schlaganfall.

In einer zehnjährigen Langzeitstudie in einer Notaufnahme in den USA wurde bei 14 % der **Notfallpatienten mit Kopfschmerzen** eine Bildgebung erforderlich. Von ihnen wiederum hatten 5,5 % eine ernsthafte pathologische Diagnose (Goldstein et al., 2006). Um vorab festzustellen, ob eine Bildgebung und andere Untersuchungsverfahren zur Diagnosefindung einer ernsthaften Erkrankung notwendig sind, werden neben der Krankheitsgeschichte die sogenannten Red Flags bei Kopfschmerz herangezogen. Bis dato fehlen allerdings hochwertige prospektive epidemiologische Studien zu den Red Flags, die ihre Verlässlichkeit bestätigen (Do et al., 2019). Die geringe Häufigkeit von ernsthaften sekundären Kopfschmerzen erschwert zusätzlich die wissenschaftliche Arbeit dahingehend. Red Flags bei Kopfschmerz sind demnach zu einem größeren Teil aus der Empirie entstanden. Therapeuten, vor allem denen, die wenig Erfahrung mit Kopfschmerzpatienten haben, ist deshalb zu raten – wie den anderen erfahrenden Therapeuten selbstverständlich auch – sich an solche Listen zu halten. Nur so steigt die Wahrscheinlichkeit, eine ernsthafte Erkrankung bei Kopfschmerz zu erkennen. Zahlreiche Veröffentlichungen zu den Red Flags – darunter sehr aktuelle (Do et al., 2019; Hadidchi et al., 2019) –, variieren immer wieder etwas. Nach gewissenhafter Recherche und Abwägung sowie aus der Erfahrung von uns Autorinnen ist eine Liste zu den Red Flags entstanden (**Tabelle 3-6**). Eine länger als sechs Monate anhaltende oder wiederkehrende stabile Kopfschmerzgeschichte spricht für eine benigne Kopfschmerzform. Im Zweifelsfall gibt eine Untersuchung beim Neurologen einschließlich bildgebender Verfahren Aufschluss.

Bei der **Migräneerkrankung** liegt eine gutartige zentrale Ursache vor (siehe Kapitel 6). Allerdings ist sie gemäß der heutigen Studienlage mit einem erhöhten Risikofaktor für Gefäßerkrankungen, einschließlich einem Herzinfarkt (Kurth et al., 2016) oder einem Schlaganfall (Spector et al., 2010) verbunden. Die Untergruppe der Frauen, die unter Migräne mit Aura leiden, besitzt ein besonders erhöhtes Risiko. Studien unterschiedlicher Qualität zeigen bei der Einnahme von Kontrazeptiva einen besonderen Zusammenhang zwischen Migräne mit Aura und Schlaganfall, vor allem bei der Einnahme von Kombinationspräparaten (Sacco et al., 2017; Sheikh et al., 2018). Patientinnen mit einer begleitenden Migräne stellen sich in den Notfallklinik relativ selten als ernsthaft krank heraus, jedoch kommt es vor (Navi et al., 2012).

Tabelle 3-6: Red Flags bei Kopfschmerz

Liste der Red Flags bei Kopfschmerz, modifziert nach Do et al., 2019 und Hadidchi et al., 2019
• Kopfschmerzen, die unmittelbar nach dem Aufwachen auftreten oder den Patienten wiederholt aus dem Schlaf wecken • Kopfschmerz mit neuen neurologischen Zeichen • Kopfschmerz, der progressiv verläuft • Akuter oder anhaltender Kopfschmerz ohne Migräne-Geschichte in der Familienanamnese • Akuter neuer, in der Regel schwerer Kopfschmerz beziehungsweise Kopfschmerz, der sich zum früheren Kopfschmerz geändert hat • Akuter Kopfschmerz nach anstrengender Belastung • Kopfschmerz im Zusammenhang mit Fieber oder anderen systemischen Symptomen • Kopfschmerzen mit Meningismus • Kopfschmerzen bei Schwangerschaft und im Wochenbett (Hypertonie, Präeklampsie) • Kopfschmerz bei Valsalva-Manöver (durch Bücken, Husten, Niesen, Bewegung oder Anspannung) • Neuer Kopfschmerz bei Erwachsenen, insbesondere über 50 Jahre • Neue Kopfschmerzen bei älteren Menschen oder Kindern • Kopfschmerzen, die nicht für primäre Kopfschmerzen charakteristisch sind • Kopfschmerzen im Zusammenhang mit Erbrechen/Übelkeit ohne Migräne • Sehstörungen wie verschwommenes Sehen, Diplopie oder Stauungspapille • Augenschmerzen mit autonomen Merkmalen (z. B. zentralneurologische oder ophthalmische ernsthafte Ursachen imitieren einen Clusterkopfschmerz) • Neue oder veränderte Kopfschmerzen bei Tumorpatienten • Chronische Kopfschmerzen, die mit erheblicher Orientierungslosigkeit, Verwirrung oder Erbrechen einhergehen • Posttraumatische Kopfschmerzen • Pathologien des Immunsystems wie HIV im fortgeschrittenen Stadium • Schmerzmittelüberdosierung oder neues Medikament bei Einsetzen von Kopfschmerzen

Wenn demnach Patientinnen die Krankheitsgeschichte einer Migräne mit Aura aufweisen, Kontrazeptiva einnehmen und zudem einen akuten anhaltenden Kopfschmerz verspühren, den sie in der Form noch nicht hatten und/oder zeigen sich Schwindel und neurologische Zeichen (Tabelle 3-3), dann sollte der Behandler einen möglichen Notfall erkennen. Desgleichen gilt es für den Therapeuten, die Zeichen eines Herzinfarktes, gerade bei Frauen, auch wenn sie atypisch sein sollten (McSweeney, Lefler & Crowder, 2005), zu kennen. Denn häufig können Wochen bis Monate vor einem Herzinfarkt, schon bestimmte sich verstärkende Symptome auftreten. Und nicht immer gehört der typische Brustschmerz dazu. Zu den Anzeichen für einen bevorstehenden Herzinfarkt gehören auch ungewöhnliche Müdigkeit, Schlafstörungen, Atemnot, Verdauungsstörungen und Angstzustände (McSweeney et al., 2004). Erfüllen Patienten die geschilderten Kriterien – und im Besonderen junge Frauen – wird eine entsprechende fachärztliche Überprüfung notwendig.

3.2.2 Akute Schwindelsymptome

In einer Statistik einer Notfallklinik in New York mit mehr als 900 Patienten, die unter akuten Schwindelsymptomen leiden, haben 5% eine ernshafte neurologische Erkrankung und 4% eine ernsthafte Herzerkrankung (Navi et al., 2012). Gut 90% aller Patientenfälle mit akutem Schwindel sind gutartig. Ischämien beziehungsweise Schlaganfälle in Hirnstamm oder Kleinhirn als Ursache für den Schwindel spielen bei den tatsächlich ernsthaften Erkrankungen eine Hauptrolle. Je älter die Patienten und je mehr Gleichgewichtsprobleme und fokale Defizite vorhanden sind, desto wahrscheinlicher ist eine ernsthafte Ursache. Die meisten Patienten mit einem akuten vestibulären Syndrom, verbunden mit Schwindel, Übelkeit oder Erbrechen und

Gangunsicherheiten allerdings, haben als Ursache eine gutartige akute unilaterale periphere Vestibulopathie (AUPV) (Tarnutzer et al., 2016). Folglich ist es wichtig zu differenzieren, ob die Schwindelsymptome von einem zentralen oder peripheren Ursprung ausgehen. Hinweise auf einen zentralen Ursprung sind neben dem Schwindel weitere Hirnstamm- und Kleinhirnsymptome, das akute Einsetzen von Kopfschmerzen, ein Sensibilitätsverlust oder andere neurologische Zeichen (Turner & Eynon-Lewis, 2010). Für ein akutes zentrales vestibuläres Syndrom spricht zudem, wenn es plötzlich aufgetreten ist, es vorher keine Schwindelbeschwerden oder keinen Auslöser gab, wenn die Schwindelbeschwerden länger als 60 min andauern oder wenn kardiovaskuläre Risikofaktoren oder ein höheres Alter vorhanden sind (Strupp, Feil & Zwergal, 2019). In Zusammenhang mit Schwindelbeschwerden, englisch „**D**izziness", die lebensgefährlich sind, schlägt Newman-Toker unter anderem vor, die mutmaßlich betroffenen Systembereiche Hirnstamm und Innenohr sowie kariovaskuläre Elemente mit den sogenannten „**D**earth of **D**eadly **D**'s" abzuprüfen. Damit eine Lebensgefahr möglichst ausgeschlossen werden kann, sollten die mit jeweils dem Buchstaben „**D**" beginnenden Funktionsstörungen nicht vorhanden sein (Newman-Toker, 2012):

- **D**ysphagie (Schluckbeschwerden)
- **D**ysphonie (Heiserkeit/Schluckauf)
- **D**ysmetrie (Ungeschicklichkeit)
- **D**ysästhesie (Taubheitsgefühl im Gesicht)
- **D**rop-Attacks (plötzliche Stürze ohne Bewusstseinsverlust)
- **D**own-is-up Verzerrungen (Raumneigung und raumumgekehrte Illusionen)
- **D**eafness (Taubheit)
- **D**yspnoe (im Sinne einer kardiorespiratorischen Symptomatik)

Speziell der Kleinhirnschlag kann eine Herausforderung in der Differenzierung zu anderen Schwindelerkrankungen darstellen. Denn er kann eine akute unilaterale periphere Vestibulopathie hinsichtlich der anamnestischen Kriterien eins zu eins immitieren (Choi et al., 2014) und deshalb sind weitere gezielte neurootologische Untersuchungen anzuschließen (Kattah et al., 2009). So lassen sich zentrale vestibuläre Syndrome von peripheren, zumeist gutartigen, Schwindelerkrankungen, relativ zuverlässig mit der Überprüfung von drei Zeichen beziehungsweise Tests unterscheiden. Sie werden mit dem Akronym HINTS bezeichnet (Kattah et al., 2009) und stehen für die englischen Begriffe: „head impulse test", „nystagmus" und „skew". Die HINTS-Zeichen besitzen eine hohe diagnostische Sensitivität von 90–95 % für die Differenzierung von zentralen und peripheren Schwindelerkrankungen (Strupp et al., 2019). Der Untersucher geht dabei den Anzeichen (Plontke & Walther, 2014) in **Tabelle 3-7** nach

Tabelle 3-7: HINTS (Head Impulse Test – Nystagmus – Skew) zur Differenzierung akuter zentraler von peripheren vestibulären Syndromen

HINTS-Zeichen für ein akutes zentrales vestibuläres Syndrom	Test
Beidseits regelrechter Kopfimpulstest für den horizontalen Vestibulookulären Reflex	Test vestibulooculärer Reflex – Kopfimpulstest (KIT) (Testcode 24)
Vorliegen von Augenbewegungsstörungen und Nystagmus	Langsame Blickfolgebewegungen/Smooth-Pursuit-Test (Testcode 21) Sakkadische Bewegungen der Augen (Testcode 22)
Vertikale Fehlstellung der Augenachsen (vertikale Schielstellung oder „skew deviation"), Refixation der Augen im alternierenden Abdecktest	Okuläre Fixation/Blickhaltefunktion/alternierender Abdecktest (Testcode19)

und führt die zugehörigen Tests durch (siehe Kapitel 8, Testcode 19–24). Jegliche Kombination der HINTS-Zeichen spricht für eine zentrale Ursache (Newman-Toker et al., 2013). Außerdem ist an dieser Stelle anzumerken, dass im Falle eines Spontan-Nystagmus, der sich durch visuelle Fixation nicht unterdrücken lässt, eine zentrale und keine periphere vestibuläre Ursache zugrunde liegen kann (Strupp et al., 2019).

Literatur

Banerjee, G., Stone, S.P. & Werring, D.J. (2018). Posterior circulation ischaemic stroke. *BMJ (Clinical Research Ed.), 361*, k1185. https://doi.org/10.1136/bmj.k1185

Bohn, B., Gonschorek, A.S., Kammler, G. & Jürgens, C. (2016). Im Zweifel immer eine Klinikeinweisung veranlassen. *Pädiatrie: Kinder- Und Jugendmedizin Hautnah, 28*(4), 36–42. https://doi.org/10.1007/s15014-016-0733-8

Cheever, K., Kawata, K., Tierney, R. & Galgon, A. (2016). Cervical Injury Assessments for Concussion Evaluation: A Review. *Journal of Athletic Training, 51*(12), 1037–1044.

Choi, J.-H., Kim, H.-W., Choi, K.-D., Kim, M.-J., Choi, Y.R., Cho, H.-J., ... Jung, D.-S. (2014). Isolated vestibular syndrome in posterior circulation stroke: Frequency and involved structures. *Neurology - Clinical Practice, 4*(5), 410–418. https://doi.org/10.1212/CPJ.0000000000000028

Choi, S., Boyle, E., Côté, P. & Cassidy, J.D. (2011). A population-based case-series of Ontario patients who develop a vertebrobasilar artery stroke after seeing a chiropractor. *Journal of Manipulative and Physiological Therapeutics, 34*(1), 15–22. https://doi.org/10.1016/j.jmpt.2010.11.001

Coman, W. (1986). Dizziness related to ENT conditions. In G.P. Grieve (Ed.), *Modern manual therapy of the vertebral coloumn*. Edinburgh: Livingstone.

Concussion in Sport Group. (2017). *Sport Concussion Assessment Tool.* Verfügbar unter https://swissconcussion.com

Do, T.P., Remmers, A., Schytz, H.W., Schankin, C., Nelson, S.E., Obermann, M., ... Schoonman, G.G. (2019). Red and orange flags for secondary headaches in clinical practice: Snnoop10 list. *Neurology, 92*(3), 134–144. https://doi.org/10.1212/WNL.0000000000006697

Goldman, R.D., Cheng, S. & Cochrane, D.D. (2017). Improving diagnosis of pediatric central nervous system tumours: Aiming for early detection. *CMAJ: Canadian Medical Association Journal - Journal De L'association Medicale Canadienne, 189*(12), 459–463. https://doi.org/10.1503/cmaj.160074

Goldstein, J.N., Camargo, C.A., Pelletier, A.J. & Edlow, J.A. (2006). Headache in United States Emergency Departments. *Cephalalgia, 26*(6), 684–690. https://doi.org/10.1111/j.1468-2982.2006.01093.x

Hackenberg, K. & Unterberg, A. (2016). Schädel-Hirn-Trauma (Traumatic brain injury). *Der Nervenarzt, 87*(2), 203–14; quiz 215–6.

Hadidchi, S., Surento, W., Lerner, A., Liu, C.-S.J., Gibbs, W.N., Kim, P.E. & Shiroishi, M.S. (2019). Headache and Brain Tumor. *Neuroimaging Clinics of North America, 29*(2), 291–300. https://doi.org/10.1016/j.nic.2019.01.008

Haldeman, S., Carey, P., Townsend, M. & Papadopoulos, C. (2001). Arterial dissections following cervical manipulation: the chiropractic experience. *Canadian Medical Association Journal, 165*(7), 905–906.

Hasbun, R., Rosenthal, N., Balada-Llasat, J.M., Chung, J., Duff, S., Bozzette, S., ... Ginocchio, C.C. (2017). Epidemiology of Meningitis and Encephalitis in the United States, 2011–2014. *Clinical Infectious Diseases : An Official Publication of the Infectious Diseases Society of America, 65*(3), 359–363. https://doi.org/10.1093/cid/cix319

Headache Classification Committee of the International Headache Society (IHS) (2018). The International Classification of Headache Disorders, 3rd edition. *Cephalalgia 38*(1), 1–211.

Hennerici, M.G. & Kern, R. (2017). *S1-Leitlinie Diagnostik akuter zerebrovaskulärer Erkrankungen. Kommission Leitlinien Der Deutschen Gesellschaft Für Neurologie*. Verfügbar unter www.dgn.org/leitlinien

Hunder, G.G., Bloch, D.A., Michel, B.A., Stevens, M.B., Arend, W.P., Calabrese, L.H., ... Lie, J.T. (1990). The American College of Rheumatology 1990 criteria for the classification of giant cell arteritis. *Arthritis and Rheumatism, 33*(8), 1122–1128. https://doi.org/10.1002/art.1780330810

Jennette, J.C., Falk, R.J., Bacon, P.A., Basu, N., Cid, M.C., Ferrario, F., ... Watts, R.A. (2013). 2012 revised International Chapel Hill Consensus Conference Nomenclature of Vasculitides. *Arthritis and Rheumatism, 65*(1), 1–11. https://doi.org/10.1002/art.37715

Johnston, S.C., Rothwell, P.M., Nguyen-Huynh, M.N., Giles, M.F., Elkins, J.S., Bernstein, A.L. & Sidney, S. (2007). Validation and refinement of scores to predict very early stroke risk after transient ischaemic attack. *The Lancet, 369*(9558), 283–292. https://doi.org/10.1016/S0140-6736(07)60150-0

Jordan, J., Kurschat, C. & Reuter, H. (2018). Arterial Hypertension. *Deutsches Ärzteblatt International, 115*(33–34), 557–568. https://doi.org/10.3238/arztebl.2018.0557

Kaewpoowat, Q., Salazar, L., Aguilera, E., Wootton, S.H. & Hasbun, R. (2016). Herpes simplex and varicella zoster CNS infections: Clinical presentations, treatments and outcomes. *Infection, 44*(3), 337–345. https://doi.org/10.1007/s15010-015-0867-6

Kattah, J.C., Talkad, A.V., Wang, D.Z., Hsieh, Y.-H. & Newman-Toker, D.E. (2009). Hints to diagnose stroke in the acute vestibular syndrome: Three-step bedside oculomotor examination more sensitive than early MRI diffusion-weighted imaging. *Stroke, 40*(11), 3504–3510. https://doi.org/10.1161/STROKEAHA.109.551234

Kempf, W., Meylan, P., Gerber, S., Aebi, C., Agosti, R., Büchner, S., Coradig, B., Garwegh, J., Hirschi, H.H., Kindj, C., Lauperk, U., Lautenschlagerl, S. , Reusserm, P. , Ruefn, C., Wunderlio, W. & Nadal, D. (2007). Schweizer Empfehlungen für das Management der Varicella-Zoster-Virus-Infektion. *Schweiz Med Forum, 7,* 895–905. Verfügbar unter http://www.allgemeinpraxis.ch/phocadownload/Leitlinien/herpes%20zoster%20u%20varizellen%20therapie.pdf

Kerry, R. & Taylor, A.J. (2006). Cervical arterial dysfunction assessment and manual therapy. *Manual Therapy, 11*(4), 243–253.

Kerry, R., Taylor, A.J., Mitchell, J., McCarthy, C. & Brew, J. (2008). Manual therapy and cervical arterial dysfunction, directions for the future: A clinical perspective. *The Journal of Manual & Manipulative Therapy, 16*(1), 39–48.

Kirby, S. & Purdy, R.A. (2014). Headaches and brain tumors. *Neurologic Clinics, 32*(2), 423–432. https://doi.org/10.1016/j.ncl.2013.11.006

Klein, M. & Pfister, H.-W. (2016). Bakterielle Meningitis bei Erwachsenen im Notfall- und Rettungswesen (Bacterial meningitis in adults in emergency and rescue services). *Medizinische Klinik, Intensivmedizin und Notfallmedizin, 111*(7), 647–659. https://doi.org/10.1007/s00063-016-0209-1

Kurth, T., Winter, A.C., Eliassen, A.H., Dushkes, R., Mukamal, K.J., Rimm, E.B., ... Rexrode, K.M. (2016). Migraine and risk of cardiovascular disease in women: Prospective cohort study. *BMJ (Clinical Research), 353,* i2610. https://doi.org/10.1136/bmj.i2610

Lee, K.P., Cslini, W.G., McCormick, G.F. & Albers, G.W. (1995). Neurologic complications following chiropractic manipulation: A survey of California neurologists. *Neurology, 45*(6), 1213–1215. https://doi.org/10.1212/WNL.45.6.1213

Leupold, D., Boggian, K., Weber, J., Tettenborn, B. & Hundsberger, T. (2016). Management der akuten Meningitis und Enzephalitis: ein klinischer Leitfaden. *Praxis, 105*(25), 1471–1478. https://doi.org/10.1024/1661-8157/a002546

McCrory, P., Meeuwisse, W., Dvořák, J., Aubry, M., Bailes, J., Broglio, S., ... Vos, P.E. (2017). Consensus statement on concussion in sport-the 5th international conference on concussion in sport held in Berlin. *British Journal of Sports Medicine, 51*(11), 838–847.

McSweeney, J.C., Cody, M., O'Sullivan, P., Elberson, K., Moser, D.K. & Barvin, B.J. (2004). Women's early warning symptoms of acute myocardial infarction. *ACC Current Journal Review, 13*(3), 9. https://doi.org/10.1016/j.accreview.2004.02.001

McSweeney, J.C., Lefler, L.L. & Crowder, B.F. (2005). What's Wrong With Me? Women's Coronary Heart Disease Diagnostic Experiences. *Progress in Cardiovascular Nursing, 20*(2), 48–57. https://doi.org/10.1111/j.0889-7204.2005.04447.x

Navi, B.B., Kamel, H., Shah, M.P., Grossman, A.W., Wong, C., Sharon, N., ... Kim, A.S. (2012). Rate and predictors of serious neurologic causes of dizziness in the emergency department. *Mayo Clinic Proceedings, 87,* 1080–1088. https://doi.org/10.1016/j.mayocp.2012.05.023

Nelson, S. & Taylor, L.P. (2014). Headaches in brain tumor patients: Primary or secondary? *Headache, 54*(4), 776–785. https://doi.org/10.1111/head.12326

Neß, T. & Schmidt, W. (2019). Augenbeteiligung bei Großgefäßvaskulitis (Riesenzellarteriitis und Takayasu-Arteriitis) (Eye involvement in large vesssel vasculitis (giant cell arteritis and Takayasu's arteritis). *Der Ophthalmologe: Zeitschrift der Deutschen Ophthalmologischen Gesellschaft, 116*(9), 899–914. https://doi.org/10.1007/s00347-019-00959-9

Newman-Toker, D.E. (2012). Symptoms and signs of neuro-otologic disorders. *Continuum, 18*(5), 1016–1040.

Newman-Toker, D.E., Kerber, K.A., Hsieh, Y.-H., Pula, J.H., Omron, R., Saber Tehrani, A.S., ... Kattah, J.C. (2013). Hints outperforms ABCD2 to screen for stroke in acute continuous vertigo and dizziness. *Academic Emergency Medicine: Official Journal of the Society for Academic Emergency Medicine, 20*(10), 986–996. https://doi.org/10.1111/acem.12223

Nielsen, S.M., Tarp, S., Christensen, R., Bliddal, H., Klokker, L., & Henriksen, M. (2017). The risk associated with spinal manipulation: An overview of reviews. *Systematic Reviews, 6*(1), 64. https://doi.org/10.1186/s13643-017-0458-y

Niere, K.R. & Torney, S.K. (2004). Clinicians' perceptions of minor cervical instability. *Manual Therapy, 9*(3), 144–150. https://doi.org/10.1016/S1356-689X(03)00100-0

Ortiz, G.A. & Sacco, R.L. (2014). National Institutes of Health Stroke Scale (NIHSS). In N. Balakrishnan, T. Colton, B. Everitt, W.W. Piegorsch, F. Ruggeri & J.L. Teugels (Eds.), *Wiley StatsRef. Statistics reference online*. Hoboken: John Wiley & Sons, Inc.

Ostrom, Q.T., Blank, P.M. de, Kruchko, C., Petersen, C.M., Liao, P., Finlay, J.L., ... Barnholtz-Sloan, J.S. (2015). Alex's Lemonade Stand Foundation Infant and Childhood Primary Brain and Central Nervous System Tumors Diagnosed in the United States in 2007–2011. *Neuro-Oncology, 16* (10), x1–x36.

Pahor, D., Kavalar, R. & Pahor, A. (2016). Histologisch nachgewiesene Riesenzellarteriitis und Sehverlust. *Spektrum Der Augenheilkunde, 30*(4–5), 169–174. https://doi.org/10.1007/s00717-016-0304-y

Pfund, Z., Szapáry, L., Jászberényi, O., Nagy, F. & Czopf, J. (1999). Headache in intracranial tumors. *Cephalalgia, 19*(9), 787–90. (discussion 765) https://doi.org/10.1046/j.1468-2982.1999.1909787.x

Plontke, S.K. & Walther, L.E. (2014). Differenzialdiagnose „Schwindel" (Differential diagnosis „vertigo and dizziness"). *Laryngo-Rhino-Otologie, 93*(8), 543–69, 570–1.

Puentedura, E.J., March, J., Anders, J., Perez, A., Landers, M.R., Wallmann, H.W. & Cleland, J.A. (2012). Safety of cervical spine manipulation: Are adverse events preventable and are manipulations being performed appropriately? A review of 134 case reports. *The Journal of Manual & Manipulative Therapy, 20*(2), 66–74. https://doi.org/10.1179/2042618611Y.0000000022

Punt, J. (2004). Clinical syndroms. In D. Walker, G. Perilongo & J. Punt (Eds.), *Brain and spinal tumours of childhood* (pp. 99–106). London: Arnold.

Rebbeck, T., Evans, K. & Elliott, J.M. (2019). Concussion in Combination With Whiplash-Associated Disorder May Be Missed in Primary Care: Key Recommendations for Assessment and Management. *The Journal of Orthopaedic and Sports Physical Therapy, 49*(11), 819–828. https://doi.org/10.2519/jospt.2019.8946

Rickels, E., von Wild, K. & Wenzlaff, P. (2010). Head injury in Germany: A population-based prospective study on epidemiology, causes, treatment and outcome of all degrees of head-injury severity in two distinct areas. *Brain Injury, 24*(12), 1491–1504. https://doi.org/10.3109/02699052.2010.498006

Rüger, M. & Mutschler, W. (2010). Komplikationen bei der Behandlung von Wirbelsäulenverletzungen. In C. Joachim Wirth, H.-P. Bischoff, W. Mutschler & H. Püschmann (Hrsg.), *Komplikationen in Orthopädie und Unfallchirurgie* (1 Aufl.), S. 440–457. New York: Thieme.

Rushton, A., Rivett, D., Carlesso, L., Flynn, T., Hing, W. & Kerry, R. (2014). International framework for examination of the cervical region for potential of Cervical Arterial Dysfunction prior to Orthopaedic Manual Therapy intervention. *Manual Therapy, 19*(3), 222–228. https://doi.org/10.1016/j.math.2013.11.005

Sacco, S., Merki-Feld, G.S., Ægidius, K.L., Bitzer, J., Canonico, M., Kurth, T., ... Martelletti, P. (2017). Hormonal contraceptives and risk of ischemic stroke in women with migraine: A consensus statement from the European Headache Federation (EHF) and the European Society of Contraception and Reproductive Health (ESC). *The Journal of Headache and Pain, 18*(1), 108. https://doi.org/10.1186/s10194-017-0815-1

Schankin, C.J., Ferrari, U., Reinisch, V.M., Birnbaum, T., Goldbrunner, R. & Straube, A. (2007). Characteristics of brain tumour-associated headache. *Cephalalgia, 27*(8), 904–911. https://doi.org/10.1111/j.1468-2982.2007.01368.x

Saeed, A.B., Shuaib, A., Al-Sulaiti, G. & Emery, D. (2000). Vertebral artery dissection: Warning symptoms, clinical features and prognosis in 26 patients. *The Canadian Journal of Neurological Sciences, 27*(4), 292–296.

Schünke, M., Schulte, E., Schumacher, U., Voll, M. & Wesker, K. (2018). *Prometheus Lernatlas – Kopf,*

Hals und Neuroanatomie. Stuttgart: Georg Thieme Verlag.

Sheikh, H.U., Pavlovic, J., Loder, E. & Burch, R. (2018). Risk of Stroke Associated With Use of Estrogen Containing Contraceptives in Women With Migraine: A Systematic Review. *Headache, 58*(1), 5–21. https://doi.org/10.1111/head.13229

Spector, J.T., Kahn, S.R., Jones, M.R., Jayakumar, M., Dalal, D. & Nazarian, S. (2010). Migraine headache and ischemic stroke risk: An updated meta-analysis. *The American Journal of Medicine, 123*(7), 612–624. https://doi.org/10.1016/j.amjmed.2009.12.021

Strupp, M., Feil, K. & Zwergal, A. (2019). Diagnose und Differenzialdiagnose von peripheren und zentralen Schwindelsyndromen (Diagnosis and Differential Diagnosis of Peripheral and Central Vestibular Disorders). *Deutsche medizinische Wochenschrift, 144*(12), 821–829. https://doi.org/10.1055/a-0746-4425

Tarnutzer, A.A., Holy, J., Straumann, D. & Büki, B. (2016). Die aktuellsten Entwicklungen in der Schwindeldiagnostik. *Schweizerisches Medizin Forum, 16*(16), 369–374. https://doi.org/10.4414/smf.2016.02646

Thanvi, B., Munshi, S.K., Dawson, S.L. & Robinson, T.G. (2005). Carotid and vertebral artery dissection syndromes. *Postgraduate Medical Journal, 81*(956), 383–388.

Tuchin, P. (2013). Chiropractic and stroke: Association or causation? *International Journal of Clinical Practice, 67*(9), 825–833. https://doi.org/10.1111/ijcp.12171

Turner, B. & Eynon-Lewis, N. (2010). Systematic approach needed to establish cause of vertigo. *The Practitioner, 254*(1732), 19–23, 2–3.

Van de Beek, D., Gans, J. de, Spanjaard, L., Weisfelt, M., Reitsma, J.B. & Vermeulen, M. (2004). Clinical features and prognostic factors in adults with bacterial meningitis. *The New England Journal of Medicine, 351*(18), 1849–1859. https://doi.org/10.1056/NEJMoa040845

Weltverband für Physiotherapie. (2011). *WCPT Politik Struktur.* Verfügbar unter https://www.world.physio/resources/policies-guidelines

Williams, B., Mancia, G., Spiering, W., Agabiti Rosei, E., Azizi, M., Burnier, M., ... Desormais, I. (2018). 2018 ESC/ESH Guidelines for the management of arterial hypertension. *European Heart Journal, 39*(33), 3021–3104. https://doi.org/10.1093/eurheartj/ehy339

Wilne, S.H., Ferris, R.C., Nathwani, A. & Kennedy, C.R. (2006). The presenting features of brain tumours: A review of 200 cases. *Archives of Disease in Childhood, 91*(6), 502–506. https://doi.org/10.1136/adc.2005.090266

4 Nackenassoziierte Beschwerden

Nackenbeschwerden bleiben häufig nicht nur Nackenbeschwerden. Viele verschiedene Symptome werden mit Dysfunktionen der Halswirbelsäule in Zusammenhang gebracht (de Zoete et al., 2018; Kristjansson & Treleaven, 2009; Oostendorp et al., 2016). Nackenschmerzen und Kopfschmerzen werden häufig als Komorbiditäten beschrieben. In einer kanadischen Studie klagte eine Population, die unter Nackenbeschwerden litten zehnmal häufiger über Kopfschmerzen als eine symptomfreie Kontrollgruppe (Côté et al., 2019). Aufgrund eines Schleudertraumas leiden Patienten nicht nur unter Kopf- und Nackenschmerzen, sondern auch unter sensomotorischen und okulomotorischen Störungen (Della Casa et al., 2014; Treleaven et al., 2011).

Dementsprechend soll in diesem Kapitel die Symptomvielfalt in ihrem pathophysiologischen Kontext dargestellt werden, um Untersuchungs- und Behandlungsmöglichkeiten der verschiedenen involvierten Systembereiche verständlich zu machen (**Tabelle 4-1**). Wie kann es passieren, dass ein Patient über Schwindel oder Ohrensausen klagt bei einer HWS-Problematik? Wieso stehen bei einem Patienten nach einem Schleudertrauma visuelle Dysfunktionen und Gleichgewichtsstörungen im Vordergrund? Und was hat eine Dysfunktion im Glenohumeralgelenk damit zu tun?

Tabelle 4-1: Übersicht der nackenassoziierten Beschwerden

Übersicht der nackenassoziierten Beschwerden
• Kopf-/Gesichts-/Nacken-/Kieferschmerzen, Migräne • Kiefergelenkproblem • Dysfunktionen/Symptome der Schulter-Arm-Region • Gleichgewichtsstörungen, Schwankschwindel, Drehschwindel, Benommenheit • Otalgien, Tinnitus, Hörstörungen mit Schmerzen in der Ohrregion • Augensensationen, z. B. unscharfes Sehen, Grauschleiersehen, Photophobie, beim Fixieren schwindet das Bild, das Bild verändert seine Tiefenschärfe, graue Flecken erscheinen im Bild, Farbintensität schwindet, Doppelbilder • Dysphagien, Kloß- oder Globusgefühl, Fremdkörpergefühl im Hals, rezidivierende Heiserkeit bis zu Stimmstörungen (Dysphonie), Schluckstörungen, Schmerzen im ventralen Halsbereich, Hyoidtendopathie • Vegetative Dysregulationen/Thermoregulationen, ständig kalte Hände und kalte Füße, Kreislaufschwäche, Schweißausbrüche, Störung des Tag-Nacht-Rhythmus, rasche Ermüdbarkeit, Konzentrationsstörungen mit Merkschwäche • Störung der Affektivität (Persönlichkeitsveränderungen, depressive Färbung), allg. Einbuße an Vitalität, Vernachlässigung der Außenwelt

Zu den mannigfaltigen Beschwerdebildern kommt hinzu, dass Nackenprobleme ein weit verbreitetes Phänomen sind. 22–71 % der generellen Bevölkerung leiden während ihres Lebens an einer HWS-Problematik (Blanpied et al., 2017; Fejer et al., 2006). Patienten, die unter Nackenbeschwerden leiden, präsentieren die zweitgrößte Gruppe, die physiotherapeutische, manualtherapeutische oder chiropraktische Hilfe aufsuchen (nach der Patientengruppe mit Rückenbeschwerden); ein Drittel der Patienten nach einem Schleudertrauma erfährt leider durch diese Therapiemodalitäten nur kurzfristig eine Schmerzlinderung (Kristjansson & Treleaven, 2009). Auch ist zu beachten, dass häufig kein röntgenologisches Substrat Beweise für die geklagten Beschwerden bringt oder bei minimalen oder keinen pathomorphologischen Befunden erhebliche funktionelle Beeinträchtigungen vorliegen (Hülse & Seifert, 2005). Röntgenologisch lassen sich in der 5. Lebensdekade zu 45 % und in der 6. Lebensdekade zu 72% degenerative Veränderungen der HWS nachweisen (Hülse & Seifert, 2005). Demnach muss und darf die klinische Untersuchung in der Beurteilung eine große Rolle spielen. Für diese „große Rolle“ müssen die anatomischen und neurophysiologischen Verbindungen dargestellt werden, um vielfältige Zusammenhänge verständlich zu machen.

4.1 Von der Neuroanatomie bis zur Pathophysiologie

Patienten, die über Kopfschmerzen klagen, geben häufig die Stirnregion an, andere den orbitalen Bereich und ein nächster Patient in erster Linie die Temporalregion. Stimulationen von verschiedenen Regionen und Strukturen nahmen sich diesen vielfältigen Schmerzausbreitungen an, um den Ursachen auf die Spur zu kommen. So können Schmerzen im Stirnbereich sowohl von HWS-Nervenwurzeln, der infratentoriellen Dura mater, subkutanem Gewebe (durch den N. occipitalis magnus innerviert), durch eine Dissektion der A. vertebralis sowie durch einen Tumor in der Fossa posterior ausgelöst werden (Bartsch & Goadsby, 2003). Mechanismen, die diese und viele weitere klinische und wissenschaftliche Beobachtungen in der kraniozervikalen Region erklären, sind Thema dieses Kapitels. Hierzu wird im Wesentlichen auf folgende Aspekte eingegangen:

- Trigeminozervikaler Nukleus mit seinen Verbindungen
- Aufgaben des vestibulären Kernkomplex und die Rolle der HWS-Muskulatur
- Bedeutung der Kopfgelenke
- Zusammenhänge der unteren HWS, der Brustwirbelsäule und der Schulter mit der kraniozervikalen Region
- Vegetative Einflüsse
- Sensomotorische-okulomotorische Verbindungen

Wie in einem Busbahnhof scheinen in der HWS als Umschaltstelle verschiedene Linien zusammenzulaufen und sich dann in unterschiedliche Richtungen wieder zu verteilen. Vielfältige Mechanismen zeigen wie die kraniozervikale Region einem „Busbahnhof“ gleich vernetzt ist.

4.1.1 Wesentliche Zusammenhänge

Wahrscheinlich ist die kraniozervikale Region unter anderem so spannend, weil hier Innervationsgebiete von verschiedenen Hirn- und Spinalnerven aufeinandertreffen. Die Kinn-Ohr-Scheitellinie trennt die sensibel versorgten Areale des Kopfes: Der N. trigeminus übernimmt den ventralen Kopfbereich und der N. occipitalis major/minor und die Hautäste des Plexus cervicalis (C2–C4) den dorsalen Bereich. Die Haut des äußeren Ohrbereiches wird zusätzlich vom N. vagus und N. facialis versorgt. Der N. hypoglossus konvergiert in der Ansa cervicalis profunda mit den Hinterwurzeln aus C2 und C3.

Die muskuläre Versorgung der Kau-, Mimik-, Pharynx-, Larynx- sowie Zungenmuskulatur erfolgt über Motoneurone, die in motorischen Kernen des N. trigeminus (N. V), des N. facialis (N.VII), des N. glossopharyngeus (N. IX), des N. vagus (N. X) und des N. hypoglossus (N. XII) zu finden sind. Die afferente Versorgung der Muskulatur, der Gelenke und der Haut des kraniozervikalen Überganges wird von primären Muskelspindelafferenzen höchster Leistungsgeschwindigkeit bis zu marklosen, langsam leitenden Chemonozizeptoren durchgeführt. Diese Primärafferenzen erstrecken sich mit ihren zentralen Endigungsgebieten vom zervikalen Rückenmark zum Hirnstamm bis hin ins mittlere Thorakalmark. Darüber hinaus ist eine Besonderheit der zervikalen Muskelafferenzen ihre Verbindung zu Teilen des ipsilateralen Vestibulariskernkomplex. In die Konvergenz vestibulärer und zervikaler Afferenzen im Vestibulariskernkomplex werden auch visuelle Meldungen und propriozeptive Informationen aus den Augenmuskeln einbezogen. Damit kann die Körper-Kopf-Positionierung ermittelt werden. Auch die Endigungsgebiete der primären Hirnnervenafferenzen, besonders die des N. trigeminus und N. vagus gelangen weit ins zervikale Rückenmark.

Eine Fülle an Interaktionen der Primärafferenzen ist damit vorstellbar, die an sekundären Neuronen wiederum Startpunkt für lokale Verschaltungen für auf- und absteigende Bahnen sind. Viele der sekundären Konvergenzneurone sammeln zum einen Informationen aus oberflächlichen und tiefen Strukturen, zum anderen schicken sie Axone zur Formatio reticularis, zu den Parabrachialkernen in der rostralen Brücke, zum Mittelhirn und zum Thalamus. Es scheint sich um einen strategisch wichtigen und großen „Busbahnhof“ zu handeln, dessen Linien vom Ausgangsort bis zur Endstation verfolgt werden müssen.

In letzter Instanz untersteht dieses Netz an afferenter Informationsverarbeitung im Rückenmark jedoch den hemmenden Kontrollsystemen. Diese entscheiden darüber, ob eine Meldung aus den afferenten Kanälen weitergeschaltet wird oder gestoppt wird. Ein Funktionsverlust der hemmenden, deszendierenden Mechanismen verändert die zentrale Weiterverarbeitung von Schmerzvorgängen. Das heißt, dass Inputs aus den Afferenzen im ZNS zu einer erhöhten Empfindlichkeit durch die herabgesetzte Inhibition führen. In der Folge wird der Patient empfindlicher auf alle möglichen Arten von Reizen.

Betrachtet man nun die hauptverantwortlichen Nerven und deren Versorgungsgebiete der kraniozervikalen Region (**Tabelle 4-2**), erkennt man, wie vielen Nervenästen und den davon versorgten Strukturen in dieser Region Beachtung geschenkt werden muss. Vielfältige Informationen werden weitergeleitet und sind maß-

Tabelle 4-2: Nerven und Versorgungsgebiete

Nerv	Verteilung/Versorgung
Trigeminus V1	Augenhöhle/Auge, Sinus cavernosus, Sinus frontales, Dura mater, Tentorium cerebelli, Sinus venosus, Cerebralarterien, Temporalarterien
Trigeminus V2	Nase/Oberkiefer
Trigeminus V3	Unterkiefer, Ohr, Kiefergelenk
VII (N. facialis), IX (N. glossopharyngeus), X (N. vagus)	Ohr, Rachen
C1/2/3	Dura mater, Aa. vertebralis, Arteria carotis, Atlantookzipitalgelenk, Atlantoaxialgelenk, Lig.transversum/Ligg.alare, C2 Facettengelenk/C2-Bandscheibe, Pre-/Postvertebrale Muskulatur, M. trapezius/M. sternocleidomastoideus

geblich für eine Funktionstüchtigkeit, aber ebenso bei fehlerhaften Informationen für Symptomentwicklungen verantwortlich. Die **Bedeutung des trigeminozervikalen Nukleus** an einem gelungenen oder misslungenem Informationsaustausch ist seit 1991 von physiologischem und klinischem Interesse insbesondere in der Erforschung von einseitigen Kopfschmerzsyndromen (Kerr, 1961).

Um eine Informationsweiterleitung dingfest machen zu können und um damit eine Schmerzprojektion in den Kopf zu erklären, müssen drei Bedingungen erfüllt sein:

- Strukturen und Regionen, die als Ausgangspunkt der Störung in Frage kommen, müssen in die Rezeptorentätigkeit eingebunden sein z. B. über Nozizeptoren.
- Eine neuronale Verschaltung, die eine Symptomprojektion in den Kopf erklärt, muss vorhanden sein.
- Die Störung, Dysfunktion, Erkrankung muss verifizierbar sein.

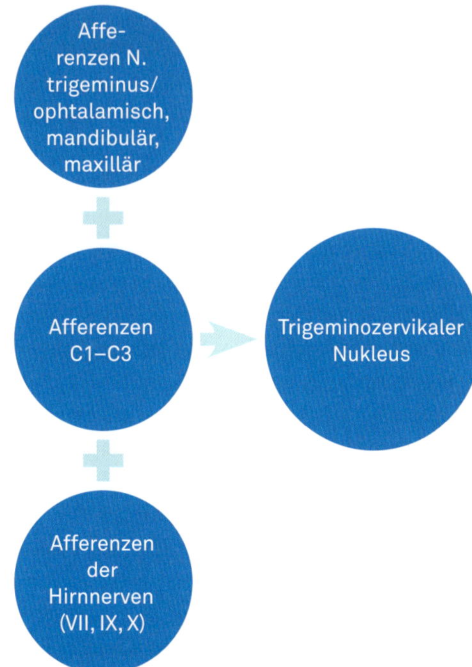

Abbildung 4-1: Afferenzen des trigeminozervikalen Nukleus

Strukturen im Bereich der HWS, die nozizeptive Impulse liefern, d. h. schmerzsensibel innerviert sind, sind die Wirbelgelenke, das Atlantookzipitalgelenk, der Anulus fibrosus, der Bandapparat, das Periost der Wirbelkörper, die Halsmuskeln, die zervikalen Nervenwurzeln und Nerven sowie die Aa. vertebrales. Deren Informationen gelangen über zervikale Afferenzen in den trigeminozervikalen Nukleus (**Abbildung 4-1**). In diesem wird die Symptomprojektion in den Kopf verschaltet (Bartsch & Goadsby, 2003; Bogduk, 2001; Luedtke & May, 2017; Watson & Drummond, 2012a).

Im Zusammenhang mit Symptomen, die die Kopfregion betreffen, muss es sich also um Konvergenzen zwischen Nerven handeln, die die Kopfregion und solche, die die Halsregion innervieren (Konvergenztheorie). Diese sind in dem Netzwerk von trigeminalen und zervikalen Afferenzen im trigeminozervikalen Nukleus zu finden (Barmherzig & Kingston, 2019). Im trigeminozervikalen Nukleus prallen Trigeminusanteile, die ersten drei zervikalen Spinalnerven und auch Fasern vom N. facialis, N. vagus und N. hypoglossus aufeinander.

Die Afferenzen aus den verschiedenen versorgten Strukturen schicken ihre Informationen in den trigeminozervikalen Nukleus zur Verarbeitung. Meldet also z. B. die Afferenz C1 ein Problem im atlantookzipitalen Gelenk, so gelangt diese Information in den trigeminozervikalen Nukleus und wird dort mit eintreffenden Meldungen aus anderen Regionen verarbeitet und gemeinsam weitergeleitet. Aufgrund der Afferenzen aus unterschiedlichen Regionen kann es zu Fehlinterpretationen kommen (Bogduk & Govind, 2009). Von verschiedenen Strukturen und Regionen treffen sich Primärafferenzen in Neuronen im zentralen Nervensystem. Das zentrale Nervensystem kann nun nicht mehr die genaue Herkunft dieser Meldungen zuordnen. Dieses Durcheinander basiert auf dem sogenannten Referred-Pain-Phänomen: eine Vermischung von Informationen aus verschiedenen topographischen Regionen und von verschiedensten beteiligten Strukturen produziert eine Symptomatik vom Ursprungsort entfernt.

Ist der trigeminozervikale Nukleus einmal sensitiviert, kann von allen Seiten das Geschehen noch angefeuert werden, also über die HWS, genauso wie über den N. trigeminus oder weitere zentrale Verarbeitungen.

Dem trigeminozervikalen Nukleus wird neben zervikogenen Kopfschmerzentitäten auch eine Rolle bei der Migräneentstehung, Clusterkopfschmerzen und Kopfschmerzen vom Spannungstyp zugeteilt. Migräne und Clusterkopfschmerzen wurden eher einer trigeminovaskuläre Dysfunktion zugeordnet, deren Ursprungsquelle nozizeptive Inputs aus dem N. trigeminus waren. Mittlerweile vertreten mehr und mehr Forscher die Ansicht, dass auch die oberen spinalen Nerven eine signifikante Rolle spielen und in therapeutische Überlegungen einbezogen werden müssen (Bartsch & Goadsby, 2003; Bernstein & Burstein, 2012). Inputs aus den oberen Zervikalnerven modulieren die trigeminale nozizeptive Informationsübertragung bedingt durch den Treffpunkt im trigeminalen Nucleus caudalis, dem sogenannten Trigeminozervikalen Komplex (Johnston et al., 2013; Moskowitz, 2008; Watson & Drummond, 2012b). Der C2- und C3-Nerv vermischt sich mit dem N. occipitalis major und minor, dem N. auricularis magnus und dem dritten Okzipitalnerv (Piekartz, 2015, S. 92) (**Abbildung 4-2**). Das sensorisch versorgte Gebiet erstreckt sich okzipital, parietal bis hin zum Scheitel, um das Ohr herum, die laterale Wange über dem mandibulären Winkel, submental, orbital und im anterioren und lateralen Nackenbereich. (Bentsianov & Blitzer, 2004). Der erste Zervikalnerv zeigte bislang keine signifikanten sensorischen Funktionen. Jedoch wurde in einer Studie an Kadavern eine dorsale Wurzel C1 in 47 % der Fälle gefunden. Sensorische Funktionen könnten hier demnach doch mit aktiv sein (Tubbs et al., 2011).

Die neuroanatomischen Arbeiten und Grafiken einer Forschergruppe um Neuhuber veranschaulichen die **multiplexen Verbindungen zum Vestibulariskernkomplex** (Hülse, Neuhuber, & Wolff, 1998; Neuhuber, 2005). Die Projektionen zum Vestibulariskernkomplex stammen zu einem Großteil vom Labyrinth, also vom peripheren Vestibularapparat, aber auch von propriozeptiven Augenmuskelafferenzen und Halsafferenzen. In besonders großem Maß sind es die Halsafferenzen von C2 und C3, also die der subokzipitalen Region. Weitere konvergierende Verbindungen zum Vestibulariskernkomplex sind Afferenzen aus der Zungenmuskulatur – über die oberen zervikalen Spinalnerven – und Afferenzen aus dem mesenzephalen Trigeminuskern, der die Propriozeptoren aus dem Kauapparat beherbergt. Die Forschergruppe konnte darüber hinaus Verbindungen von der HWS zu anderen Subsystemen der Gleichgewichtssteuerung wie dem Kleinhirn oder den Augenmuskelkernen darlegen.

> Der Vestibulariskernkomplex hat direkte afferente Verbindungen aus dem peripheren Vestibularapparat und den Augenmuskeln, aber auch von der Halswirbelsäule und der Zunge. Die craniomandibuläre Region ist indirekt über die Trigeminuskerne verbunden. Diese multiplexen Projektionen zeigen auf, dass mehrere Bereiche in unterschiedlicher Gewichtung an der Gleichgewichtssteuerung beteiligt sind und bei Störungen eine Rolle spielen können.

Mittels quantitativer Autopsie-Studien wurde die dominierende Muskelspindeldichte und die damit verbundene propriozeptive Bedeutung im Bereich der oberen HWS im Vergleich zu anderen Körperregionen am Menschen aufgezeigt. So wurden beispielsweise bei menschlichen Föten im M. obliquus inferior im Mittel 242 und im M. obliquus superior 190 Muskelspindeln pro Gramm Muskelmasse gefunden (Kulkarni, Chandy, & Babu, 2001).

Im M. rectus capitis posterior major und minor waren es je 98 Spindeln. In einer anderen

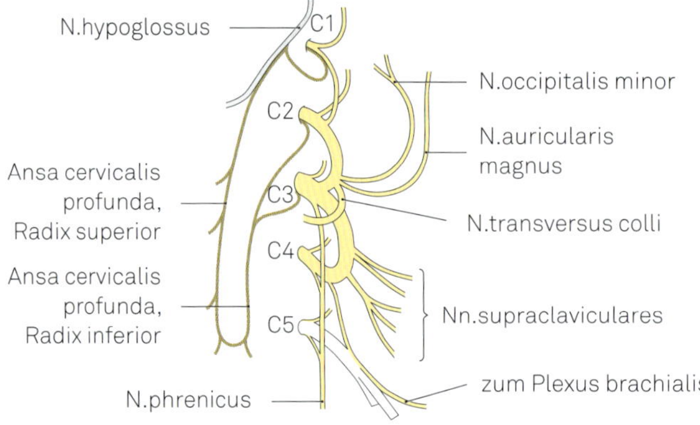

Abbildung 4-2: Plexus cervicalis, C2 und C3 Nerv mit dem N. occipitalis minor, dem N. auricularis magnus und dem N. hypoglossus (Quelle: Piekartz, 2015, S. 29, Abb. 2.36). Mit freundlicher Genehmigung des Thieme Verlags

Studie wurden im Bereich der mittleren und unteren HWS im Mittel unabhängig vom Alter im M. longus colli 48,6 und im M. multifidus 24,3 Spindeln pro Gramm gefunden (Boyd-Clark, Briggs, & Galea, 2002). Zum Vergleich wurden in der Studie nur 1,4 Spindeln im M. latissimus dorsi entdeckt.

Propriozeptive Halsafferenzen kommen aus der gesamten Halswirbelsäule zum Vestibulariskernkomplex, der dominierende Anteil jedoch aus den Zervikalnerven C2 und C3. Messungen bezüglich der Muskelspindeldichte belegen die propriozeptive Bedeutung der Halswirbelsäule für die Gleichgewichtssteuerung.

Die **Kopfgelenke** stellen ein anatomisches und biomechanisches Phänomen dar, dessen Aufgaben erkannt sein müssen (**Kasten 4-1**). Verschiedenste Strukturen, dicht angelegte Propriozeptorenfelder und viele verschiedene Nervenafferenzen und -efferenzen in einem sensationellen Perfektionismus, bewältigen die ihnen gestellten **Aufgaben**: Sie sind in der Gravitationsrealisierung, in der Erkennung von Kopf-Körper-Beziehungen und Körper-Kopf-Beziehungen sowie in der Einbindung in vegetative Regelkreise der peripheren Vasomotorik, der Thermoregulation, des Hör- und Sehvermögens und der Gleichgewichtserhaltung aktiv. Sprechen wir über die Kopfgelenke, so beinhaltet dies die Atlantookzipitalgelenke, die Atlantoaxialgelenke und das Bewegungssegment C2/C3. Die Kopfgelenke unterscheiden sich in ihrer Anatomie (Gelenkmechanik, Muskeldynamik) und ihrer Neurophysiologie grundlegend von der restlichen HWS. Die Anforderung an diese funktionelle Gelenkeinheit sind immens: Der „schwere" Kopf muss stets sicher und koordiniert getragen und bewegt werden, auf rotierende und seitneigende (schnelle) Impulse muss eine adäquate Reaktion erfolgen, die vaskulären und neuralen Versorgungen müssen gesichert sein. Bei Dysfunktionen, für die diese Region anfällig ist, kann eine komplexe Symptomvielfalt ausgelöst werden, bestehend aus lokalen und ausstrahlenden Schmerzmustern, Gleichgewichtsstörungen, Hör- und Sehstörungen sowie vegetativen Reaktionen wie Übelkeit und Schlafstörungen.

Wie löst nun eine funktionelle Störung in den Kopfgelenken eine craniocervicale Symptomatik aus? Bereits wurden die verschiedenen nervalen Überlappungen im oberen zervikalen Bereich beschrieben (Konvergenztheorie: Verzahnung von Afferenzen aus Halsmuskeln, -gelenke und der Haut mit trigeminalen, faszialen und vagalen Afferenzen). Cyriax (1938) als auch Campbell und Parsons (1944) eruierten das Referred-Pain-Phänomen bereits 1938 und 1944, indem sie Muskulatur, Periost um die Okziputkondylen und die interspinalen Räume mit

Kasten 4-1: Embryologische und phylogenetische Besonderheiten der Kopfgelenksregion

Embryologisch betrachtet ist der kraniozervikale Übergang die älteste Region des Körpers. Hier entstehen die ersten Somiten, die die Entwicklung der Wirbelsäule, der Rippen, der Muskulatur, des Rückenmarks, der Haut des Rückens und den Spinalnerven ausmacht. Die Medulla oblongata mit ihren lebensnotwendigen Zentren für die Atmung und den Kreislauf siedeln sich hier an. Zungen-, Nacken- und teilweise auch Larynx- und Pharynxmuskulatur finden hier ihren Ursprung. Vorläufer für den Magen-Darm-Trakt, den Urogenitalapparat sowie für das Herz werden im kraniozervikalen Übergang angelegt (Moskowitz, 2008).

Auch aus phylogenetischen Gesichtspunkten gesehen, werden dem Kopf-Hals-Übergang ebenso Spezialaufgaben zugeordnet: Bei Fischen, dem Urmodell des Vertebraten ist die Wirbelsäule mit dem Kopf eine verwachsene Einheit. Beim Leben auf dem Land wurde eine Eigenbeweglichkeit der oberen HWS nötig: die Atlantookzipitalgelenke entstanden und in einem weiteren Schritt die Atlantoaxialgelenke, die mit einer größeren Rotationsmöglichkeit ausgestattet wurden. Für ein Leben im Wasser genügte für die Ansprüche bezüglich der Gleichgewichtsfunktionen der vestibuläre Apparat. Hingegen musste für ein Leben auf dem Land der Kopf-HWS-Bereich weitere Aufgaben übernehmen: Träger der Sinnesorgane, Nahrungs- und Sauerstoffaufnahme, Messung von Kopf-Körper-Positionen und damit als weiteres Gleichgewichtsorgan neben dem Vestibularapparat dienen. Die Muskelspindeldichte im subokzipitalen Bereich wurde massiv aufgestockt. Deren Afferenzen waren nun maßgeblich verantwortlich für das Messen von Haltung und Bewegung des Körpers im Raum, bezogen auf die Schwerkraft und auch in seiner eigenen Körperwahrnehmung. Die tiefen autochthonen Nackenmuskeln sind sozusagen zum „Rezeptorenfeld im Dienste der Gleichgewichtssteuerung" geworden (Hülse, Neuhuber, & Wolff, 1998). Funktionell verbunden ist mit den Kopfgelenken nicht nur die restliche HWS, sondern auch die Kiefergelenke. Kopf- und Kiefergelenke weisen eine außerordentlich hohe Störanfälligkeit gegenseitig auf (Ferreira, Waisberg, Conti, & Bevilaqua-Grossi, 2019; Florencio et al., 2017; Hölzl et al., 2019; Hülse & Seifert, 2005).

Kochsalzlösung stimulierten und ausstrahlende Schmerzangaben erhielten (Hülse & Seifert, 2005; Vidal & Huijbregts, 2005; Wrisley et al., 2000). Bogduk und Govind bestätigten 2009 ihre Funde. Anhand einer Schmerzstimulation am okzipitalen Periost C0 sowie der intersegmentalen Muskulatur zwischen C0 und C6 produzierten sie dementsprechende Ausstrahlungsgebiete in den Kopf, am Hals und in die obere thorakale Region (Bogduk & Govind, 2009) (**Abbildung 4-3**).

Mittlerweile wird die Kopfgelenkdysfunktion nicht nur mehr als reine Bewegungseinbuße im Seitenvergleich als biomechanisches Phänomen gesehen, sondern vielmehr neurophysiologisch als eine vertebragene Störung der Afferenzen. Dies führt zu einer veränderten Rezeptorenleistung oder zu einer blockierungsbedingten Seitendifferenz des Rezeptoreninformationsstroms (Hölzl et al., 2019; Johnston et al., 2013; Lascurain-Aguirrebeña, Newham, & Critchley, 2016; Mb, Aprill, & Bogduk, 1990). Anscheinend ist diese Seitendifferenz, die verschiedene Informationen mit sich bringt, schwieriger zu kompensieren als eine beidseitig ähnliche Veränderung, wie z. B. bei degenerativen Veränderungen im Alter. Die funktionelle, seitendifferente Problematik bringt eine Veränderung im Muskeltonus mit sich. Durch die zentrale Verkopplung mit den Mechanismen der tonischen Nackenreflexe, spielen die Kopfgelenke eine bedeutungsvolle Rolle im gesamten Bewegungssystem (Hülse & Seifert, 2005). Nichtsdestotrotz muss betont werden, dass bei fast jedem Menschen eine Dysfunkti-

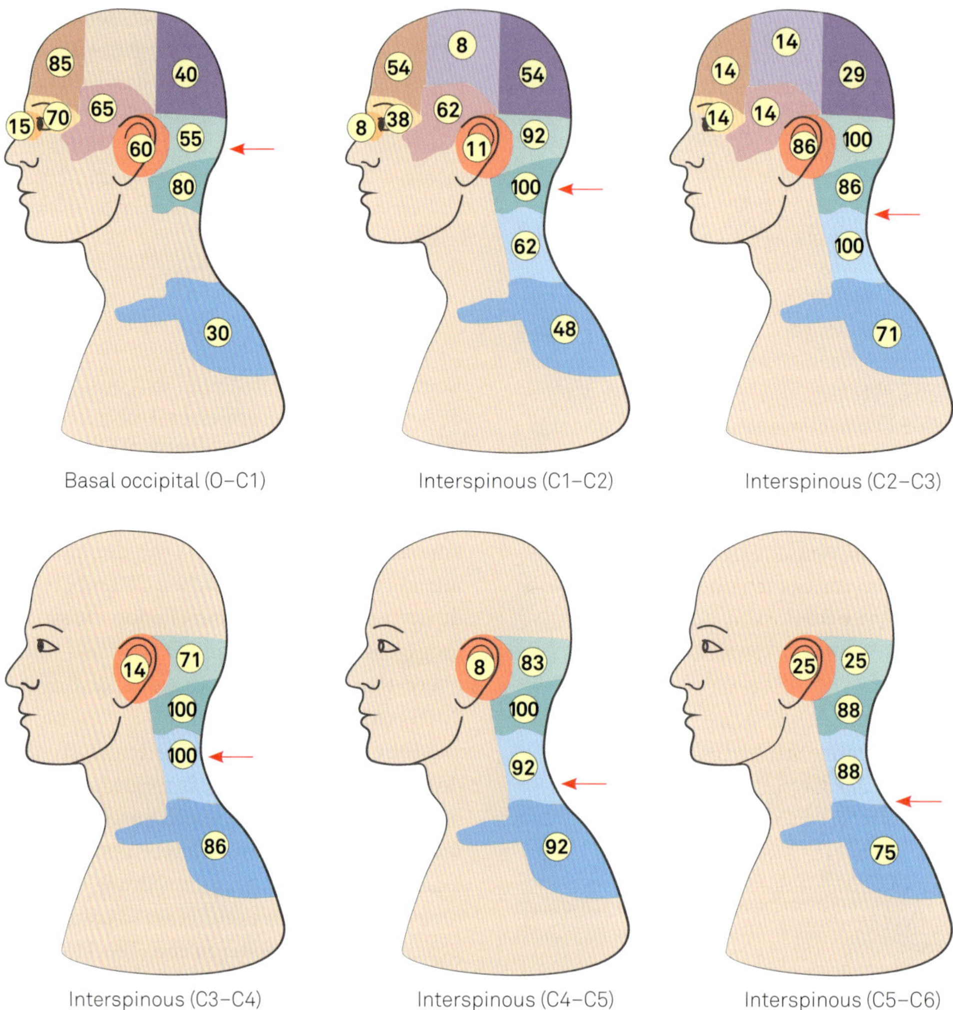

Abbildung 4-3: Schmerzhafte Bereiche nach einer schmerzprovozierenden Injektion in die interspinale Muskulatur auf Höhe C1-2, C2-3, C3-4,C4-5,C5-6 (Quelle: Luedtke, 2019, S. 42, Abb. 23). Mit freundlicher Genehmigung des Thieme Verlags

on in den Kopfgelenken zu finden ist. Das heißt, dass den vielfach beobachtenden Kopfgelenkasymmetrien kein Krankheitswert zugeschrieben werden kann. Erst ein zusätzlicher Faktor, ein zu großer Reiz, eine spezielle Situation lösen eine Symptomatik aus. Häufig wird in der Anamnese eine außergewöhnliche Bewegung, eine ungünstige Positionierung oder auch ein (Mikro-)Trauma angegeben. Ein Drittel der Patienten gibt an, dass die Beschwerden am Morgen beim Aufwachen erstmalig auftreten. Im Schlaf entspannt die Muskulatur und kann damit der HWS keine schützende Stabilität mehr geben. Ungünstige Gelenkpositionen, besonders über längere Zeit (z.B. auch nach einer Narkose) provozieren zu hohe Reize im Arthron, wodurch eine Schmerzmeldung aktiviert wird. Dies ist auffällig bei Patienten, die eher sehr bewegliche (hypermobil), aber auch instabile Segmente zeigen. Die Suche nach dem richtigen Kissen, der richtigen Matratze, dem richtigen Bett lanciert für die Patienten geradezu zu einer Doktorarbeit. Manchen Patienten verschafft ein beim Schlaf getragener Nackenkragen Linderung. Dies kann auch ein diagnostisches Zeichen für eine ungünstige Gelenkkontrolle sein. Häufig geht diese „unruhige HWS" mit Verspannungen im Kieferbereich und Aufeinanderbeißen der Zähne einher, dadurch kann die HWS reaktiv besser stabilisiert werden (Zafar et al., 2019). Werden Hypomobilitäten mit Manipulationen oder Mobilisationen beweglich gemacht, bzw. die Bewegungs- und Stellungskontrolle der Segmente verbessert, so scheint dies nicht nur biomechanisch, sondern auch neurophysiologisch Einfluss auf das System zu nehmen. Viele störanfällige Strukturen erklären einerseits die verschiedenen Symptombilder, andererseits sind diese Strukturen auch durch manualtherapeutische Techniken positiv beeinflussbar: Gefäße (A. vertebralis, A. spinalis anterior), nervale Strukturen (Rückenmark, obere und mittlere Zervikalnerven, Hirnnerven, Dura mater) und auch vegetative Strukturen (Ganglion cervicale superius des Grenzstranges) (Johnson, 2004; Kingston et al., 2014). Darüber hinaus konnten auch zervikale, sensomotorische Funktionen durch Manipulationen verbessert werden (García-Pérez-Juana et al., 2018; Palmgren et al., 2009).

4.1.2 Zusammenhänge der HWS zur BWS und Schulterregion

Die Halswirbelsäule ist funktionell eng mit der BWS und der Schulterregion verbunden. Zum einen überlappt die **sensible Versorgung** der Dura mater der HWS und BWS durch Sinuvertebraläste bis über acht Segmente (Johnson, 2004). Darüber hinaus zeigen Forschungsarbeiten, dass der oben beschriebene Trigeminale Nukleus bis auf Höhe C3 und C4 zu liegen kommen kann und mit Verbindungen zur grauen Substanz der Hinterhörner und der segmentalen Ausbreitung der Duraversorgung ein weites Netz darstellt. Außerdem lassen sich afferente spinale sensorische Neurone nach oben und unten über drei Segmente im dorsolateralen Trakt und der Substantia gelatinosa verfolgen, bevor sie ins Hinterhorn eintreten (Ashkenazi et al., 2010; Hülse & Seifert, 2005).

Neben diesen weiten sensorischen Verzweigungen bestehen **enge Verbindungen zum vegetativen Nervensystem** (**Abb. 4-4**). Das sympathische Nervensystem mit den Ganglien cervicale superius (C1–C4), medius (C5–C6) und inferius (C7–TH2), das parasympathische Nervensystem mit der maßgeblichen Beteiligung des N. vagus (C0–C2), des N. phrenicus (C3–C5) und Überlappungen mit dem Plexus cervicalis (C1–C4) versorgen die kraniozervikale Region vegetativ (Jänig & Baron, 2019). Sympathische Fasern aus der kranialen Dura wiederum breiten sich auf die spinale Dura und das Ligamentum longitudinale posterius aus. Ein Spinalnerv besteht zu 8 % aus sympathischen Fasern (Hick & Hartmann, 2007). Sterling und andere (Garcia et al., 2016; Lascurain-Aguirrebeña et al., 2016) zeigten sowohl hypoalgetische Effekte auf Mechanorezeptoren wie auch regulierende Einflüsse auf das sympathische Nervensystem durch manualtherapeutische Techniken. Segmentale Mobilisationen, z. B. des Tractus sympathicus durch den Grenzstrang in der BWS (kostotransversale Gelenke) (**Abbildung 4-5**) zeigten bei einer gesunden Probandengruppe einen einheitlichen Anstieg bei den Outcome-Messungen bezogen auf die Hautleitfähigkeit, Hauttemperatur, Atemfrequenz, Blutdruck und Herzfrequenz und bei einer Probandengruppe mit vegetativen Symptomen einen Anstieg der Hautleitfähigkeit und eine Absenkung der Hauttemperatur (Kingston et al., 2014).

Eine Erregung des sympathischen Nervensystems geht wiederum mit einer Hypalgesie einher. Prinzipiell stellt das vegetative Regulationssystem Anpassungen innerkörperlicher Vorgänge sicher und kontrolliert alle lebenswichtigen Funktionen (Herzschlag, Atmung, Blutdruck, Verdauung, Stoffwechsel). Bei einer länger anhaltenden gestörten Homöostase kommt es zu einer irritierten Organregulation,

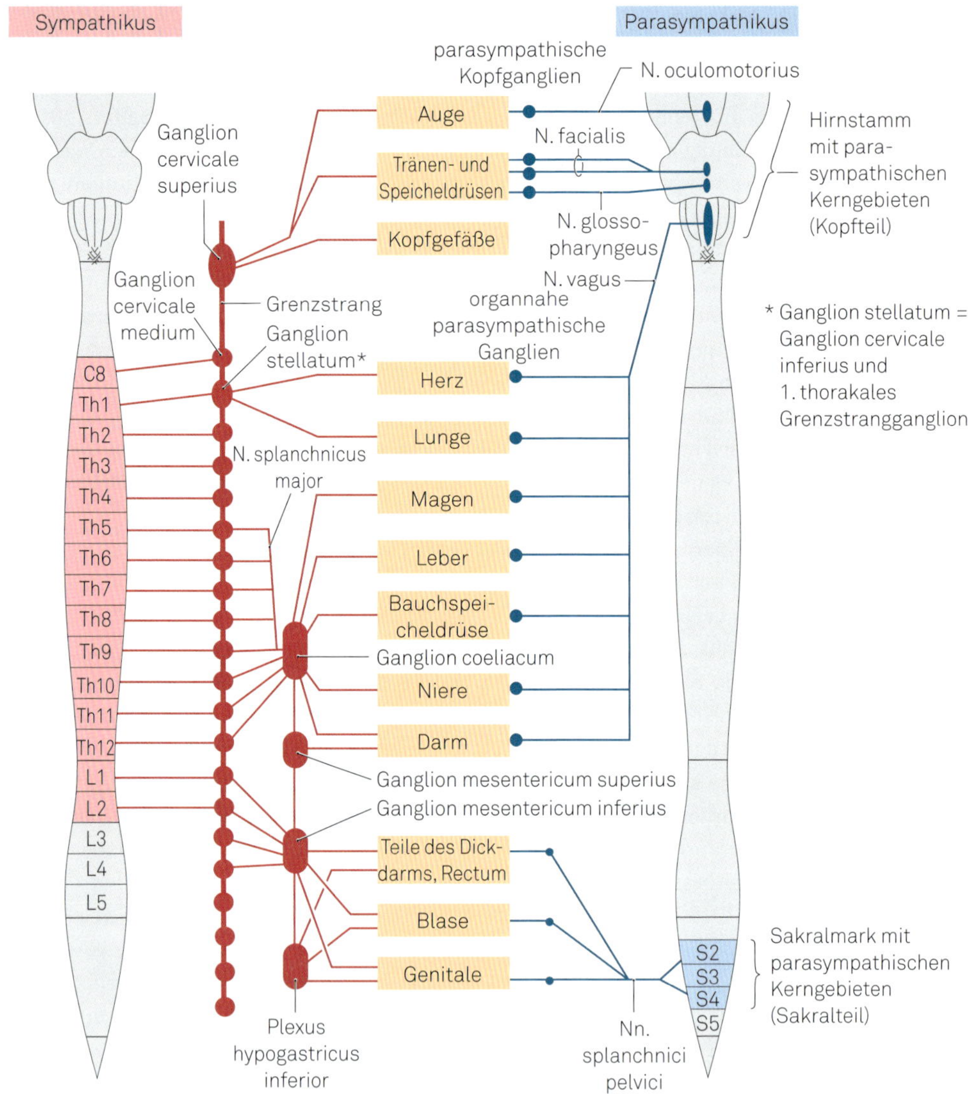

Abbildung 4-4: Aufbau des vegetativen Nervensystems (Quelle: Schünke et al., 2018, S. 296, Abb. C). Mit freundlicher Genehmigung des Thieme Verlags

körperlichen Erkrankungen (Nierenerkrankungen, Bluthochdruck, Herzerkrankungen, Verdauungsstörungen) und Schmerzerkrankungen wie Kopf- oder Rückenschmerzen. Es bestehen **komplexe Wechselwirkungen** zwischen dem vegetativem, peripherem, limbischem, endokrinem und immunologischem System. Bei immunvermittelten Systemerkrankungen sind das Nerven- und Immunsystem eng mit Gelenkstrukturen vernetzt. Das somatische Tiefengewebe, z.B. die Gelenke, sind ein bevorzugter Ort, an dem sich unter anderem eine rheumatoide Arthritis manifestiert. Zahlreiche Immunfaktoren, z.B. Zytokine, wirken auf nozizeptive Nervenfasern. Umgekehrt beeinflusst das Nervensystem auch das Immunsystem: durch afferente Nervenfasern, die mittels Freisetzung von Neuropeptiden eine neurogene

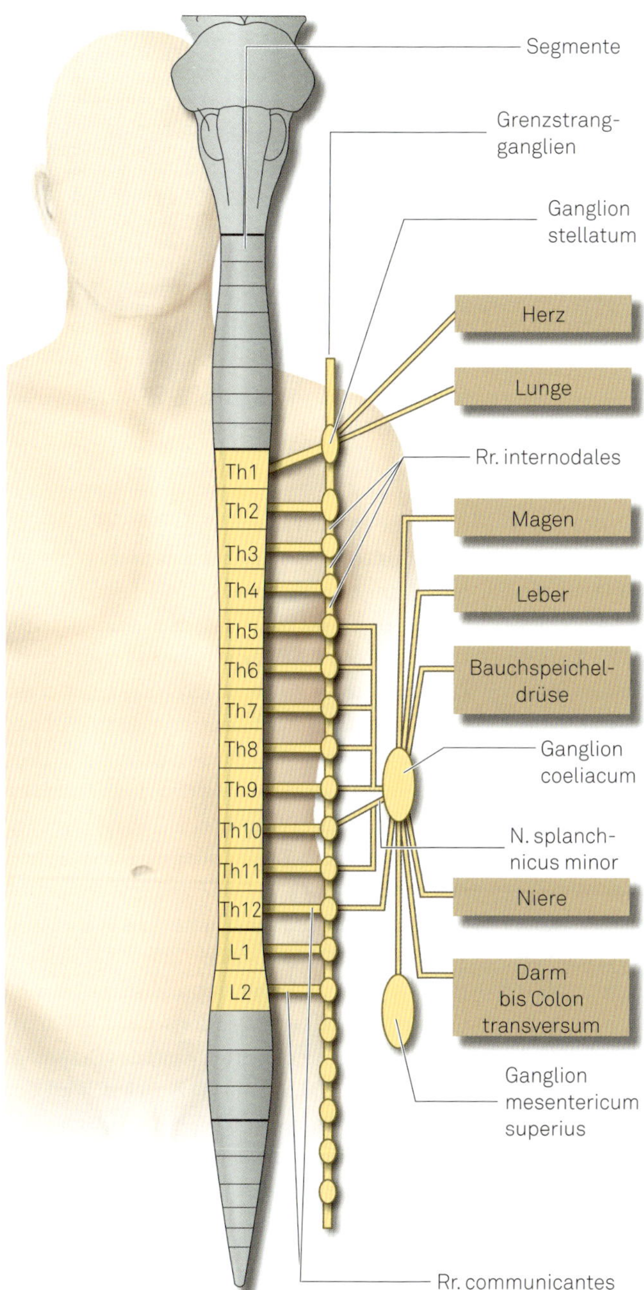

Abbildung 4-5: Zuordnung des Truncus sympathicus im Thorakalbereich (Quelle: Hochschild, 2015, S. 224, Abb. 3.84). Mit freundlicher Genehmigung des Thieme Verlags

Entzündung erzeugen können, durch sympathische Efferenzen, durch den Parasympathikus (zumindest im Viszeralbereich) sowie durch neuroendokrine Systeme (Casser & Schaible, 2015). Bei Patienten sowohl mit episodischer wie auch mit chronischer Migräne wurden autonome Dysregulationen beobachtet: Abweichende vasokonstriktorische Reaktionen nach Kältestress, veränderte Blutflussreaktionen im Unterarm, erhöhter diastolischer

Blutdruck im Handgreiftest und ein veränderter Blutdruck beim Valsalvamanöver (Mamontov et al., 2016). Sowohl sympathische Hyperfunktionen wie auch parasympathische Unterfunktionen werden beschrieben (Cuciureanu et al., 2017).

Darüber hinaus müssen **funktionelle Zusammenhänge** der HWS, BWS und der Schulter-Armregion in die Untersuchung und Behandlung einbezogen werden. Manipulationen in der BWS verbesserten in verschiedenen Studien die HWS-Beweglichkeit und reduzierten die Nackenbeschwerden (Blanpied et al., 2017; Cho et al., 2019; Huisman et al., 2013). Durch Manipulationen thorakal wurde die Kopfschmerzsymptomatik gelindert (Dunning et al., 2016; Viti & Paris, 2000). Häufig manifestiert sich eine Hypomobilität der BWS und des zervikothorakalen Überganges im Kontrast zu einer dynamischen, (über-)beweglichen mittleren HWS. Auch in Korrelationsstudien bezüglich des kraniovertebralen Winkels im Sinne einer ventral-translatierten Kopfposition wurde diesem funktionellem Missverhältnis Beachtung geschenkt, in verschiedenen Probandengruppen mit einem episodischen und chronischen Kopfschmerz vom Spannungstyp, mit einem unilateralen Migränekopfschmerz und einer zervikogenen Kopfschmerzgruppe (Farmer et al., 2015; Fernández-de-las-Peñas, Alonso-Blanco, et al., 2006; Fernández-de-las-Peñas, Cuadrado, et al., 2006; Kalmanson et al., 2019; Mingels et al., 2019). Durch die erhöhte Kyphose der mittleren BWS und durch eine verstärkte Skapulaprotraktion steht der Humeruskopf in einer anterioren/inferioren Rotationsstellung, womit auch der Bizepskanal vermehrt nach anterior/medial ausgerichtet wird. Dadurch entstehen eventuell Fehlbelastungen im M. biceps brachii, bzw. in der Funktionsmechanik des Schultergelenkes.

Bei einem vergrößerten kraniovertebralen Winkel besteht eine Extensionseinstellung atlanto-okzipital, eine ventrale HWS-Translation mit Flexionsstellung C4–C7 (oder eine Abflachung der mittleren HWS), abnormale afferente Informationen werden weitergeleitet (tonischer Nackenreflex), der N. occipitalis major und minor werden komprimiert, kleine repetitive Mikrotraumen entstehen durch die abnormalen Bewegungs- und Haltungsmuster, mit der muskuloskelettalen Dysbalance verkürzen die Nackenextensoren und die Mm. skaleni, Spannungen bzw. Schwächen treten in der anterioren Brustmuskulatur, den HWS-Flexoren und dem M. sternocleidomastoideus auf, vermehrte Spannung entsteht im N. dorsalis scapulae.

Klinische Studien zeigen, dass HWS-Beschwerden vermehrt bei Menschen auftreten, die intensiv am Computer arbeiten (Helgadottir et al., 2010; Lewis, 2016; Madsen et al., 2018). Langes Sitzen scheint die posturalen und muskulären Muster zu verändern und könnte ein mitverantwortlicher Faktor sein. Aktive Übungen zur Korrektur der Skapulastellung und zur Optimierung der Muskelaktivitäten erweisen sich als wirksam (Wegner et al., 2010). Neuere Studien zeigen Zusammenhänge zwischen chronischen Nackenschmerzen und respiratorischen Dysfunktionen (Dimitriadis et al., 2016; Wirth et al., 2014), sowie führen veränderte HWS-Kopfstellungen (vergrößerter kraniovertebraler Winkel) zu respiratorischen Dysfunktionen und einer reduzierten Kraft des Diaphragmas (Zafar et al., 2018). Das Beleuchten der Zusammenhänge von HWS-/BWS-, Schulter-Armregion und der Kopf-/Gesichtsregion und das Überprüfen der Funktionen ist ein wichtiger, grundlegender Bestandteil im therapeutischen Prozess (Kapitel 10).

4.1.3 Sensomotorische und okulomotorische Verbindungen

Die Grundfunktion des sensomotorischen Systems besteht in einer funktionellen Stabilität und in den Fähigkeiten zur aktiven akkuraten Kopf-HWS-Positionierung. Dadurch, dass die HWS den mobilsten Part der Wirbelsäule darstellt und höchsten propriozeptiven Ansprüchen genügen muss, sind hier besondere Aufgaben zu erfüllen. Sensomotorische, muskuloskelettale Funktionen in der HWS und ihrem posturalen Kontrollsystem müssen eine posturale Orientierung der Körperbereiche zueinander und zu ihrem Umfeld sowie ein dynamisches und statisches Gleichgewicht (bezüglich der Einwirkung der Schwerkraft und der äußeren Kräfte) gewährleisten.

Das somatosensorische System ist für die Wahrnehmung von Schmerzen, Berührungen und Temperatur zuständig. Außerdem liefert eine hohe Propriozeptorenleistung, die insbesondere in den γ-Muskelspindeln und den Gelenkrezeptoren liegt, ständig Informationen an das ZNS. Mit einem Direktzugang zu der visuellen Wahrnehmung (okulomotorisches System) und dem Gleichgewicht (vestibuläres System) ist das Zusammenspiel optimal angelegt (**Abbildung 4-6**). Die HWS stellt ein Element innerhalb des sensomotorischen Systems dar. Verschiedene Störquellen können die Funktionen der zervikalen Mechanorezeptoren beeinträchtigen und nehmen damit Einfluss auf das gesamte sensomotorische System.

(Mikro-)Traumen, Entzündungen, Ischämien führen zu Atrophien, Muskelinhibitionen und Fasertransformationen. Eine hohe Muskelspindeldichte der HWS von bis zu 240 Muskelspindeln/g im M. obliquus capitis inferior präsentiert sich verglichen mit einer niedrigen Muskelspindeldichte von 1,4/g im M. latissimus dorsi (Liu et al., 2003). Zervikale Afferenzen sind vernetzt mit dem ZNS, visuellen und vestibulären Systemen, sowie dem sympathischen Nervensystem, den Eingeweiden und den Sensoren der Haut (Laube, 2004). Über den Zervikokollic-Reflex, den tonischen Nackenreflex und den zervikookulären Reflex werden Kopf- und Augenpositionen sowie die gesamte posturale Stabilität gewährleistet (Treleaven, 2008).

Um eine „gute Sensomotorik der Halswirbelsäule" bewerten zu können, bedarf es valider und praktikabler Tests, die dem Therapeuten sowohl Hinweise auf eine funktionstüchtige Zielsensomotorik wie auch auf eine intakte Stützsensomotorik geben. Laube et al. (2009, S. 42) definiert die Zielsensomotorik als „alle sensomotorischen Komponenten, die der Aufgabe bzw. der Zielstellung der Bewegungshandlung dienen." Die Stützsensomotorik hingegen reguliert die statische und dynamische Sicherung und wirkt bei der Stabilisierung von Haltung, Stellung und Gleichgewicht maßgeblich mit (Laube, 2004). Eine gute funktionelle Stabilität, eine akkurate Kopfpositionierung und eine Kontrolle in allen Bewegungsbahnen basiert auf ei-

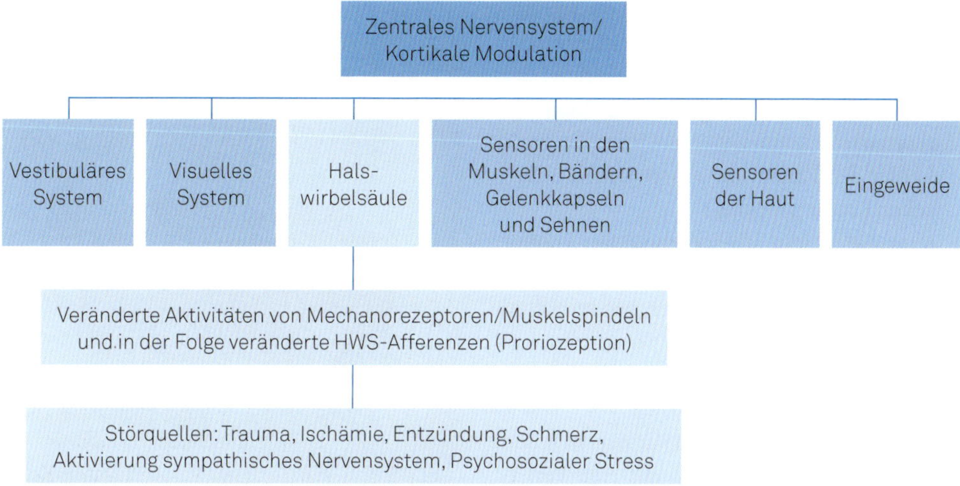

Abbildung 4-6: Propriozeptive Systeme der HWS

ner posturalen Orientierungsfähigkeit, auch im Hinblick auf die Umgebung sowie auf somatosensorischen Fähigkeiten in der Wahrnehmung von Schmerz, Berührung, Temperatur und Propriozeption. Letzteres geschieht hauptsächlich in γ-Muskelspindeln und Gelenkrezeptoren (Golgiapparat der Sehnen). Ausführliche Beschreibungen zu Testverfahren und Behandlungsmöglichkeiten finden Sie im Kapitel 8 (Testbatterie) und im Kapitel 11 (vestibuläre Rehabilitation).

4.1.4 Schmerz: ein biopsychosoziales Ereignis

Ungefähr 100 Millionen Amerikaner leiden an persisitierenden Schmerzen. Die entstehenden Kosten inklusive Arbeitsausfall übersteigen die Kosten, die durch kardiovaskuläre Erkrankungen, Tumore und Diabetes zusammen ausgelöst werden (Chimenti et al., 2018; Gaskin & Richard, 2012). Die Prävalenzberechnungen (Zeitraum: drei Monate) erfassten in der Studie folgende Häufigkeiten: 16 % der Erwachsenen berichteten von Migräneattacken oder starken Kopfschmerzen, 15 % litten unter Nackenschmerzen, 28 % unter Rückenschmerzen und 5 % unter Schmerzen im Gesicht oder Kieferbereich (Gaskin & Richard, 2012; Steiner et al., 2018).

- Wie interpretiert der Therapeut das kraniozervikale Schmerzerleben des Patienten?
- Welche Komponenten interagieren bei der Schmerzwahrnehmung des einzelnen Patienten?
- Leidet der Patient an akuten oder chronischen Schmerzformen?
- Sind die immer wiederkehrenden kraniomandibulären Schmerzen Ausdruck einer Chronifizierung oder einer wiederholten Akutisierung empfindlicher Strukturen?
- Wann wird der Zustand einer akuten oder chronischen Form zugeordnet?
- Bildet sich eine chronische Form nicht schon durch eine erste Reaktion auf eine Verletzung oder Erkrankung aus?
- Wie kann der Therapeut systematisch das Symptom Schmerz einordnen und adäquat behandeln?

> Die „Sinnesempfindung Schmerz" „scheint noch mehr zu sein, als die IASP 1994 definiert: ... ein unangenehmes sensorisches und emotionales Erlebnis, das in Verbindung mit tatsächlichen oder drohenden Gewebeschädigungen auftritt oder unter Bezugnahme auf solche Gewebsschädigungen beschrieben wird" (Merskey, 1994).

Pathobiologische Faktoren der Schmerzprozesse und schmerzphysiologische Mechanismen bilden die Wissensgrundlage, um die Entstehung, das Unterhalten, das Verstärken und das Abklingen von Schmerzen einordnen zu können. Nozizeptive, zentrale bzw. noziplastische und neuropathische Schmerzmechanismen werden im Zusammenspiel mit relevanten psychosozialen und motorischen Aspekten gebracht (**Abbildung 4-7**) (Chimenti et al., 2018). Erfasst der Therapeut die dem Schmerz zugrundeliegenden Mechanismen, so kann die Therapiemodalität dementsprechend adäquat gewählt werden.

Um die Physiologie des Schmerzes vollumfänglich zu verstehen, sei auf die umfassenden

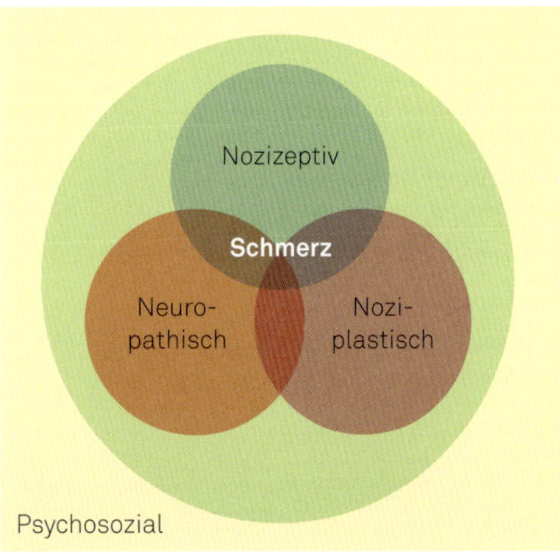

Abbildung 4-7: Schmerzmechanismen

Werke von Schmerzphysiologen verwiesen (Brandes et al., 2019; Jänig & Baron, 2019; Schaible & Schmidt, 2000; Schmidt & Thews, 1993), wie auch auf das von Florian Hockenholz herausgegebene Buch „Physiotherapie bei Schmerzen“ (Roos et al., 2016) und auf das Werk von David Butler und Lorimer Moseley „Schmerzen verstehen“ (Butler & Moseley, 2015)/„Explain Pain Supercharged“ (Moseley & Butler, 2017) hingewiesen.

Schmerzformen

Anhand des Prozesses der Schmerzweiterleitung erfolgt auf den Stimulus (mechanisch, thermisch, chemisch) eine Aktivierung des Nozizeptors. Nozizeptive Signale werden über die Primärafferenzen und das Hinterhorn weiter über den Tractus spinothalamicus bis zu den involvierten Hirnstrukturen geleitet (Formatio reticularis, limbisches System, Thalamus und Hypothalamus sowie kortikale Bereiche).

Zu dieser simplen **nozizeptiven Schmerzwahrnehmung** gesellen sich vielfältige, komplexe Phänomene, die über den Mechanismus der Nozizeption hinausgehen (Borsook et al., 2018). Schmerz ist im Prinzip ein Schutzmechanismus und kein Messparameter für verletztes Gewebe. Der physiologische Schmerz, das Wegziehen der Hand von einer heißen Herdplatte, zeigt diese Schutzeinrichtung. Darüber hinaus jedoch kann ein **Schmerzerleben auch ohne Nozizeptor** ausgelöst werden. Verschiedenste Studien haben dieses Phänomen untersucht, dass Erfahrungen und Einschätzungen sowie Warnsignale und visuelle Beeinflussungen einen Schmerzstimulus triggern können (Bayer et al., 1998; Borsook, 2014). So zum Beispiel verspürten Probanden beim Aufleuchten einer roten Lampe mehr Schmerzen und eine erhöhte Erwärmung als bei einer blauen Lampe (Moseley & Arntz, 2007).

Nozizeption ist eine sensorische Aufnahme und Verarbeitung potenziell oder aktuell gewebeschädigender (noxischer) Reize durch das nozizeptive System. Dieses besteht aus den Nozizeptoren des peripheren Nervensystems, den nozizeptiven Neuronen im Rückenmark und im Trigeminuskern sowie den aszendierenden Bahnen (z.B. Tractus spinothalamicus) und den nozizeptiven Neuronen im Thalamus und Cortex. Deszendierende hemmende und erregende Bahnen beeinflussen nozizeptive Vorgänge auf spinaler Ebene (Schaible & Schmidt, 2000).

Eine nozizeptive Aktivierung durchläuft auf den verschiedenen Ebenen und mithilfe zahlreicher Verschaltungen das Zentrale Nervensystem (ZNS). Ständige Modulationen fazilitieren oder inhibieren die Schmerzwahrnehmung durch dementsprechende emotionale und sensorische Komponenten. Dadurch werden noziplastische Veränderungen angefeuert oder unterdrückt. Involvierte Hirnregionen bezüglich der verschiedenen Schmerzreaktionen sind eine Vielzahl: der primäre und sekundäre somatosensorische Kortex (S1 und S2), das Rückenmark, der Thalamus, die Insula, der Cortex cingulate anterior, der prefrontale Kortex (Apkarian et al., 2005; Peyron et al., 2000; Tracey, 2008); Gebiete des Mittelhirns (periaquäduktales Grau), das Kleinhirn und subkortikale Strukturen (Hippokampus, Basalganglien, Amygdala) (Simons et al., 2014).

Als Behandler kann man häufig folgende verwirrende Beobachtung machen:

- Ohne einen Nozizeptor entsteht trotzdem eine Schmerzwahrnehmung.
- Auf einen gleichen Stimulus haben Menschen unterschiedliche Schmerzantworten.
- Auf den gleichen Stimulus kann ein Mensch zu verschiedenen Zeitpunkten, in verschiedenen Situationen unterschiedliche Schmerzwahrnehmungen haben.

Der Schmerz als Reaktor auf nozizeptive Stimuli kann sich in einem anhaltenden Zustand zu einem physischen und emotionalen Rezeptorengemisch ausweiten: ein Kontinuum mit ähnlichen involvierten Hirnaktivitäten gerät in Bewegung (Elman & Borsook, 2016a). Wird z. B. ein schmerzauslösender Hitzestimulus gegeben und dazu werden unschöne Bilder gezeigt, überlappen die aktivierten Bereiche im posterioren Kleinhirn zusammen mit limbischen Prozessen, die affektive und sensomotorische Informationen nicht getrennt bearbeiten (Moulton et al., 2011). So beeinflussen physiologische und psychologische Komponenten die Nozizeption und schmerzrelevante Prozesse gegenseitig. Eine Schmerzerfahrung löst eine Kaskade von sensorischen Ereignissen aus, die zu einem veränderten psychologischen Zustand führt, sowie triggert ein psychosoziales Erlebnis aus früheren Zeiten eine erhöhte Schmerzantwort bzw. löst eine Tendenz zur Chronifizierung aus (Elman & Borsook, 2016b; Simons et al., 2014). Periphere und zentrale Sensibilisierungen vermischen sich bei z. B. Fibromyalgien, temporomandibulären Dysfunktionen oder unspezifische Rückenschmerzen zu einem **noziplastischem Zustand** bzw. zu einer gesteigerten zentralen Sensibilisierung

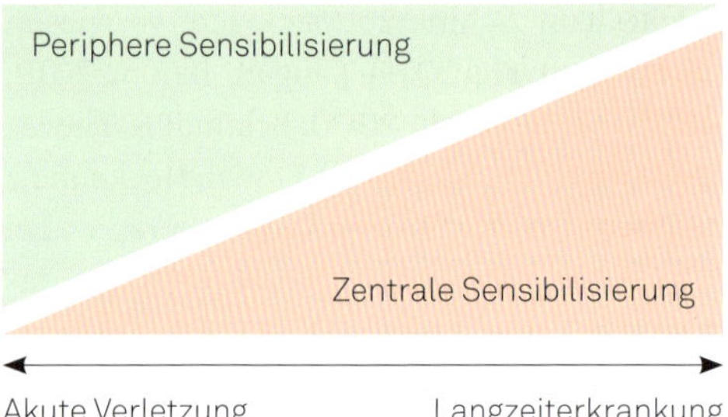

Abbildung 4-8: Periphere und zentrale Sensibilisierung

(dysfunktionaler Schmerz). Dieser ist gekennzeichnet durch anhaltende Schmerzen über größere Schmerzareale unabhängig von der Aktivität des peripheren Nozizeptors (**Abbildung 4-8**).

Neben der sensorisch-diskriminativen Schmerzwahrnehmung dürfen affektive und kognitive Komponenten nicht unterschätzt werden, aber auch nicht überbewertet werden (**Abbildung 4-9**). Patienten nach einem Schleudertrauma erholen sich zum Beispiel weniger gut, wenn sie von Beginn an nicht überzeugt sind, dass sich ihre Symptome verbessern werden (Campbell et al., 2018; Sterling, 2014).

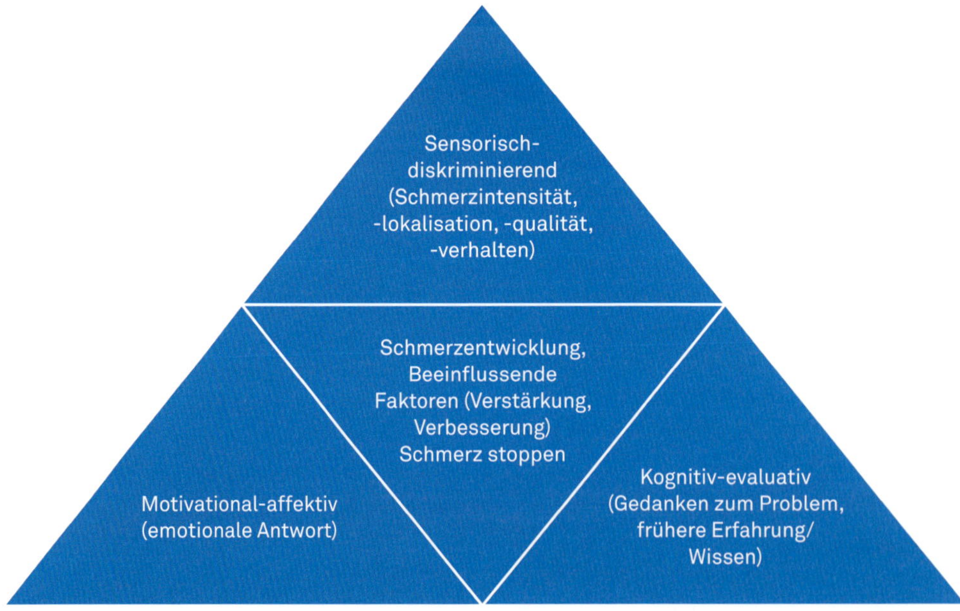

Abbildung 4-9: Schmerzbeeinflussende Faktoren

Verschiedene Systeme sind verantwortlich zu machen für die unterschiedlichen Schmerzantworten. Es gilt, diese Schmerzkomponenten zu strukturieren anhand valider Untersuchungsergebnisse (**Tabelle 4-3**).

Periphere neuropathische Schmerzen

Neben den nozizeptiven und den noziplastischen Schmerzmechanismen kann das Nervensystem selbst zur potenziellen Schmerzquelle werden. Ein mechanischer oder chemischer Reiz an der Nervenwurzel oder am peripheren Nerv sowie an den nervenumgebenden Hüllen kann Auslöser für **periphere neuropathische Schmerzen** sein (Nee & Butler, 2006; Schäfer et al., 2009; Treede et al., 2008). Der periphere neuropathische Schmerz geht in der Klinik einerseits mit Schmerz, Parästhesien und Dysästhesien, andererseits mit sensiblen und motorischen Defiziten aufgrund einer axonalen Unterbrechung (Hypästhesie, herabgesetzte Reflexe, Kraftverlust) einher. Typische Zeichen sind ein tiefer Schmerz, häufig mit einer brennenden, ziehenden oder kribbeligen Missempfindung verbunden. Der Schmerz ist ausstrahlend und abhängig von Bewegungen und Belastungen. Grund dafür sind ein mechanischer oder chemischer Reiz der nozizeptiv versorgten bindegewebigen Nervenhüllen.

Um ausstrahlende Schmerzen in der Praxis besser einschätzen und damit zielgerichteter behandeln zu können, hat sich eine weitere differentialdiagnostische Vorgehensweise als hilf-

Tabelle 4-3: Schmerzkomponenten und klinische Beobachtungen

Schmerzkomponenten	Klinische Beobachtungen
Peripher/nozizeptiv	Nozizeptoren, Reaktion auf noxische Reize (mechanische, thermische oder chemische Reize, die das Gewebe potenziell oder aktuell schädigen) Mechanische Nozizeption: Bewegungs- und belastungsabhängig, Struktur-/Regionszuordnung möglich, häufig definierte Funktionsstörung
Peripher-neurogen	Nervenschmerzen, veränderte Neurodynamik, axonale Unterbrechung
Emotional	Empfindungen/Gefühle (z. B. Angst, Stress, Hoffnungslosigkeit)
Kognitiv	Bewertung des Schmerzes (nach früheren Erfahrungen, aktuelle Bedeutung), zentralnervöse Reorganisations- und Lernprozesse
Vegetativ	Autonome Regulationen (z. B. Schweißausbrüche, erhöhte Herzfrequenz)
Immunologisch	Störungen von Abwehrmechanismen
Motorisch	Vermeiden von Bewegungen, Schonhaltung
Hemmende Systeme	Beeinflussung der Schmerzschwelle, Abnahme der „diffuse noxious inhibitory control" (DNIC)
Ischämisch	Symptome nach längeren, statischen Positionen, Linderung durch Bewegung oder Positionswechsel, Schmerzverstärkung abhängig von Bewegungsverhalten, kaum Reaktion auf entzündungshemmende Medikamente
Entzündlich	Ruhe- (Dauer-)schmerzen, eventuell pulsierende Schmerzqualität, Wärmegefühl, im Akutzustand: typische Entzündungszeichen (Rötung, Schwellung, Erwärmung), zeitliche Abfolge von Gewebeschädigung und akuter Schmerz, positive Wirkung auf entzündungshemmende Medikamente

reich erwiesen. Dieser Algorithmus wurde für Patienten mit Rückenschmerzen kombiniert mit ausstrahlenden Symptomen in die untere Extremität entwickelt (**Tabelle 4-4**) (Schäfer et al., 2009, 2011). Aus unseren klinischen Beobachtungen ist die Anwendung dieser Einteilung auch für die kraniozervikale Region und die obere Extremität möglich.

Für den differentialdiagnostischen Prozess wurden verschiedene Fragebögen entwickelt wie die „Leeds Assessment of neuropathic symptoms and signs" (LANSS) „Pain Scale" (Bennett, 2001) oder auch der „Pain DETECT questionnaire-2" (PD-Q) (Freynhagen et al., 2006). Untersuchungen bezüglich der Validität der Fragebögen werden in neueren Studien unterschiedlich bewertet: einerseits als wenig valide und aussagekräftig (Mathieson et al., 2015; Tampin et al., 2013), andererseits als nützliches Werkzeug bei Patienten mit neuropathischen Symptomen (Chimenti et al., 2018) oder nach einem Schleudertrauma (Sterling & Pedler, 2009). Da der therapeutische Prozess vielschichtig ist und die Diagnose sicher nicht auf einzelnen Fragebögen beruht, sehen wir sie als hilfreiche Ergänzung für klinisch Tätige im anamnestischen Prozess. Jedoch ersetzen sie auf keinen Fall eine profunde, klinische Untersuchung. Tabelle 4-4 präsentiert klinische Zeichen und klinisch auffällige Test für die vier möglichen Erklärungsmodelle eines ausstrahlenden Schmerzes (Schäfer et al., 2009).

Schmerzverarbeitung

Die Schmerzverarbeitung löst verschiedene efferente Reaktionen aus, die sogenannten **Outputmechanismen**. Der Therapeut evaluiert neben den Schmerzformen (nozizeptiv, noziplastisch, neuropathisch) Symptome, die durch Vorgänge in verschiedenen übergeordneten Systemen ausgelöst werden:

Tabelle 4-4: Differenzierung neuropathischer Schmerzen

	Neuropathisch		**Neuropathisch oder nozizeptiv**	**Nozizeptiv**
	Zentrale Sensibilisierung	Denervation (axonale Unterbrechung)	Periphere nervale Sensibilisierung	Muskuloskelettal
Betroffene Struktur	neural	neural	neural	muskuloskelettal
Symptome	Schmerzen in der Peripherie, Hyperästhesie, Hyperalgesie, Parästhesie, Allodynie	Segmentzugehöriger Schmerz nach distal, Hypoästhesie, Schwäche, Lähmung	Undifferenzierter Schmerz nach distal, bewegungsabhängiger Schmerz bei Kompression oder Zug des Nerves	Referred Schmerz in Kopf, Gesicht, obere Extremität, normale neurologische Funktion
Klinische Tests	LANSS Rate ≥ 12	Abgeschwächte Reflexe, herabgesetzte Kraft (Kennmuskel) LANSS Rate < 12 Herabgesetzte Sensibilität (Dermatom)	Reduzierte Beweglichkeit, abhängig von Mechanosensitivtät	Normale neurologische Funktion, bewegungs- und belastungsabhängig strukturrelevant, on-off Phänomen LANSS Rate < 12

- Sympathisches/parasympathisches Nervensystem
- Neuroimmunologisches System
- Motorisches System
- Deszendierendes Kontrollsystem

Auch motorische Einflüsse werden dabei einbezogen, insbesondere von Medizinern und Therapeuten, die sich mit dem neuromuskuloskelettalen System befassen. Nicht nur ist der Bewegungsapparat Ausgangspunkt für die Schmerzauslösung an sich, sondern ebenso ein Reaktor als Antwort auf die Schmerzen: Schmerzen können eine erhöhte Muskelspannung auslösen, Verkrampfungen, Schonhaltungen, ein Vermeiden von Bewegungen und ein Nichtgebrauch von Muskeln und Gelenken, was zu einer Überbeanspruchung anderer Strukturen führt (Sueki et al., 2013). Prinzipiell werden, wie Louis Gifford in seinem Mature-Organism-Modell (MOM) (Gifford, 1998) konzipierte, Input-Mechanismen durch z. B. nozizeptive oder periphere neurogene Mechanismen auf spinaler und zentraler Ebene verarbeitet, wodurch verschiedene Output-Mechanismen im sympathischen, parasympathischen, neuroimmunologischen und motorischen System sowie in deszendierenden Kontrollsystemen ausgelöst werden. Einen wichtigen Knotenpunkt stellt der Thalamus dar, der die Impulse verarbeitet und unter anderem zum Hypothalamus und zur Hypophyse weiterleitet.

Der **Hypothalamus** als Steuerzentrale des inneren Milieus steht in enger Verbindung zum vegetativen Nervensystem, zu Steuerungsregionen wie der Formatio reticularis, zum limbischen System und zur Amygdala. Der Hypothalamus reguliert die Schilddrüsenaktivitäten, die Körpertemperatur, das Wachstum, den Schlaf-Wach-Rhythmus (unsere sogenannte „innere Uhr“), Appetit und Sättigung, das Körpergewicht, den Energiehaushalt und den Salz- und Wasserhaushalt sowie den Sexualtrieb. Reaktionen können innerhalb von Minuten wachgerufen werden, z. B. bei einem heftigen Schmerz bekommen wir eventuell Schweißausbrüche, werden blass, uns vergeht der Appetit usw. Auch wird bei einem hohen Stresspegel – und **Schmerz ist Stress** – vermehrt Cortisol aus der Nebennierenrinde ausgeschüttet. Prinzipiell werden hier Stoffwechselvorgänge, das Immunsystem und Reaktionen auf Stress reguliert. Auch werden Vorgänge aktiviert, die zum Überleben nach dem Motto „Fight or Flight“ notwendig sind wie ein Protein- und Fettabbau, die Aufrechterhaltung des Blutzuckerspiegels und eine hohe Konzentration. Der Körper ist sozusagen im Alarmzustand, als würde er von einem Löwen gejagt. Automatisch werden dann auch Vorgänge gehemmt, die zu diesem Zeitpunkt keine Wichtigkeit haben: Entzündungs- und Immunprozesse. Heilungsvorgänge, Verdauungs- und Regenerierungsprozesse stagnieren. Der erhöhte Cortisolspiegel ist kurzfristig kein Problem, der Mensch kann dadurch Höchstleistungen erbringen. Ist der Organismus jedoch einem länger anhaltenden hohen nicht kompensierbaren Stresspegel ausgesetzt, kommt es zu Schlafstörungen, Depressionen, Neuronenverlusten und Gewebeschwächungen. Neben Cortisol stimulieren Katecholamine wie Adrenalin oder Noradrenalin aus dem Nebennierenmark kardiovaskuläre Reaktionen, Hirnaktivitäten bzw. das neuromuskuläre System, metabolische Vorgänge und auch die Konzentrationsfähigkeit. Vegetative Funktionen, wie die Verdauung oder Nierenaktivitäten werden gehemmt.

Klinische Zeichen der Outputmechanismen

Schweißausbrüche, Schwellungen, Gefühl von Schwellung, veränderte Thermoregulation (kalte Hände und Füße), Muskelkrämpfe, Zittern, Verspannungen, Schweregefühl, Schwächegefühl, Immunschwäche (häufig erkältet, veränderte Trophik, Ekzeme), Schwindel, Bauchschmerzen, Unwohlsein im Magen-Darmbereich, Schlafstörungen, Herzklopfen, Beklemmungsgefühl in der Brust, Atemnot, Nervosität, Reizbarkeit, Unruhe, Verlust der sexuellen Lust

Ist der Mensch in einem ständigen Alarmzustand, als würde er von einem Löwen gejagt, kann dies sowohl zu Verdauungs- und Schlafstörungen als auch zu psychischen und mentalen Veränderungen führen. Ein länger anhaltender erhöhter Glukokortikoidspiegel verringert eventuell die Glukoseaufnahme und Proteinsynthese dermaßen, dass mentale Fähigkeiten abnehmen und degenerative Veränderungen (Neuronenverlust) auftreten. Kommt es zu anhaltenden Schmerzprozessen, besteht zudem die Gefahr einer zentralen Sensibilisierung.

Die Heterogenität der Schmerzmechanismen nach Verletzungen und durch Erkrankungen ist von Patient zu Patient verschieden. Auch auf einzelne Krankheitsbilder bezogen, sollten keine voreiligen Schlüsse bezüglich der involvierten Schmerzmechanismen und beitragenden Schmerzkomponenten gefällt werden.

Akuter versus chronischer Schmerz
Schmerz kann aus unterschiedlichen Sichtweisen in verschiedene Klassifikationen eingeordnet werden (**Tabelle 4-5**). Die temporale Einteilung in akute und chronische Schmerzformen war und ist teilweise eine unbestrittene und häufig verwendete Klassifikation.

Akute und chronische, langanhaltende Schmerzen werden dabei nach der bestehenden Schmerzdauer definiert. Akute Schmerzen dauern von Stunden bis zu mehreren Wochen und gehen meist mit einem benennbaren Ereignis oder einer ausgelösten Entzündung einher. Der Begriff „chronische Schmerzen" sagt aus, dass die Schmerzen länger andauern, – in der Regel ab drei bis sechs Monate und länger – und häufig keine genaue Aussage getroffen werden kann, wie lange die Beschwerden noch anhalten werden. Bei chronischen Schmerzen im Vergleich zu akuten Schmerzen ist häufig ein auslösendes Ereignis nicht auffindbar, oder es gibt eine Vielzahl von möglichen Auslösern. Kommt ein Patient mit einer akuten Verletzung, so setzt der Therapeut eine prognostische Dauer voraus, bis wann der Patient sich von seiner Kreuzbandruptur, seinem Supinationstrauma o. Ä. erholt haben wird. Hierbei werden die verschiedenen Heilungsphasen beachtet. In welchem Zustand sich das Gewebe befindet, ist ein wichtiger Gesichtspunkt für die Beurteilung der Belastbarkeit des Patienten (Seebauer et al., 2018). In der Entzündungsphase (1.–5. Tag) wird dem Patienten Ruhe und Entlastung verordnet, wogegen er sich in der Proliferationsphase (1.–3. Woche) so viel wie möglich schmerzfrei belasten und bewegen sollte. Zunehmende Belastungsfähigkeit des heilenden Gewebes ist in der weiteren Konsolidierungsphase zu beobachten (Luomajoki & Schesser, 2018).

Kopfschmerzen werden als chronische Kopfschmerzen bezeichnet, wenn ein Patient an 15 Tagen im Monat und länger als drei Mo-

Tabelle 4-5: Klassifikationen von Schmerzformen

Klassifikationen	Beispiele
Physiologisch	Somatisch, viszeral, neuropathisch etc.
Temporal	Akut- versus Langzeitschmerz (chronisch)
Systemisch	Muskuloskelettal, gastrointestinal, neurologisch, respiratorisch, kardiovaskulär etc.
Ätiologisch	Genetisch, traumatisch, operativ, infektionsbedingt, tumorbedingt, toxisch, degenerativ etc.
Schmerzmechanismen	Adaptiv (nozizeptiv, entzündlich) versus maladaptiv (neuropathisch, dysfunktional)

nate Kopfschmerzen hat. Wichtig ist auch, hierbei Tendenzen zu erkennen: Entwickelt sich ein episodischer Kopfschmerz in Richtung eines chronischen Kopfschmerzes, so müssen wir in der Untersuchung und Behandlung andere Gesichtspunkte in Betracht ziehen. Ist eine prophylaktische medikamentöse Behandlung anzuwenden anstatt der Akuttherapie? Verändert sich die psychische, soziale, emotionale und kognitive Wahrnehmung des Patienten? Entwickelt er Komorbiditäten wie Depressionen, Ängste, muskuloskelettale Spannungszustände oder Schlafstörungen?

Wie bewertet der Therapeut, in welchem Zustand sein Patient nach drei Monaten bei einem andersartigen Verlauf ist? Bewertet der Therapeut den Zustand als chronifiziert oder ist durch eine Überbelastung oder eine aufflammende Entzündung der Zustand wieder aktiviert worden?

Chronische/Langzeit-Schmerzen

Patienten und Betreuende assoziieren das Symptom Schmerz häufig mit einer Gewebeschädigung, mit einer drohenden Gewebeschädigung oder mit einer Pathologie bzw. einer Erkrankung. Länger als drei Monate anhaltende Schmerzen des Bewegungsapparates werden als chronische Schmerzen definiert. Chronische Schmerzen von mittlerem bis hohem Schmerzlevel betreffen 19 % der Europäer und gefährden massiv die Lebensqualität (Breivik et al., 2006). Patienten sind verständlicherweise stets auf der Suche nach Diagnosen und nach Gründen für ihre Schmerzen. In der kraniozervikalen Region lassen sich neben bekannten Pathologien wie eine kraniomandibuläre Arthrose, einen Morbus Menière, Diskushernien viele unbekannte Pathologien finden: primäre Kopfschmerzarten, Tinnitus, Schwindelerscheinungen etc. Sind solche Pathologien identifiziert, so ist dem chronischen Schmerz-Patienten noch nicht geholfen. Auch wird es schwierig, bei länger andauernden Zuständen prognostische Angaben für den weiteren Verlauf zu geben. Welche Tendenz zeigt der Schmerzzustand des Patienten? Wie machen wir diese Tendenzen messbar? Für den therapeutischen Prozess ist es notwendig, Behandlungserfolge und -misserfolge aufzeichnen zu können. Wann wird eine Therapie beendet? Ist es sinnvoll, den Patienten in größeren Abständen regelmäßig zu betreuen?

Zentrale Sensibilisierung: Periphere Schmerzinputs in das ZNS führen zu einer erhöhten Reizbarkeit durch herabgesetzte Inhibition und heraufgesetzte Reaktion.

Die erste Entscheidung ist: Liegen die Gründe für einen länger anhaltenden Schmerz nach einem Schleudertrauma in einer bestehenden Minderbelastbarkeit des Gewebes, das durch zu hohe Reize wieder reagiert und in einen akuten Zustand versetzt wird? Oder sind bereits Pathomechanismen im Sinne einer Chronifizierung in Gang gekommen, wie z. B.:

- Unterdrückung von schmerzhemmenden Systemen
- Aktivierung passiver Rezeptoren, die zu einer anhaltenden Sensibilisierung beitragen
- Prozesse der zentralen Sensibilisierung

Definitionen besagen, dass ein Schmerz nach drei Monaten als chronisch zu bezeichnen ist. Eine Prognose über einen „normalen-akuten" Verlauf oder einen „chronischen" Verlauf kann nicht erst nach drei Monaten gestellt werden. Nun hat mein Patient aber schon ganz schön lange Schmerzen... Was machen wir jetzt in dieser „neuen Phase" mit ihm? Der Therapeut muss bei akuten Stadien die Gefahr der Chronifizierung bereits zu Beginn ermitteln (Chimenti et al., 2018). Welche **prognostischen Marker** gibt es für eine Gefahr der Chronifizierung? Wie hoch ist das Risiko zu chronifizieren und wie kann der Therapeut dies einschätzen (**Tabelle 4-6**)?

Für den klinisch tätigen Behandler ist eine differentialdiagnostische Möglichkeit einzigartig, periphere und zentralisierte Schmerzphänomene einordnen zu können: das strukturbezogene patienten-spezifische Untersuchungsprozedere des Bewegungsapparates und der dazugehörigen Systeme mit validen Tests, mit dem Sammeln von logischen Zusammenhängen und klinischen Algorithmen: der Therapeut fügt die Puzzlesteine zu einem Bild zusammen, um am Ende möglichst klar und deutlich eine Beurteilung vornehmen zu können.

Werden Rezeptoren alarmiert und aktivieren sie wiederum bioplastische Vorgänge, so bauen wir diese eventuell bereits als Sensibilisierung in unser Hirn ein. Forschungsergebnisse zeigen bei Migräneerkrankungen veränderte Hirnfunktionen und Hirnstrukturen im Sinne von zentralisierten Sensibilisierungen, den Untergang von schmerzhemmenden Bahnen und Veränderungen, die bei frühzeitiger Beeinflussung eventuell reversibel sein könnten (Borsook & Dodick, 2015). Ein frühes therapeuti-

Tabelle 4-6: Parameter zur Einschätzung der Chronifizierungsgefahr

Screening	Symptome
Psychische Faktoren: Depression, Angstverhalten	Depressive Stimmung, Gewichtsveränderung oder veränderter Appetit Schlaflosigkeit/Schlafstörungen Interessensverlust, Freudlosigkeit Müdigkeit, Energieverlust Gefühle von Schuld und Wertlosigkeit Konzentrationsstörungen Erhöhte Muskelspannung, motorische Verlangsamung oder motorische Unruhe
Zentrale Schmerzsensibilisierung	Thermische Hyperalgesie Herabgesetzte Schmerzschwelle bei Druckprovokation
Wadell Zeichen: unstimmige Symptomkorrelationen	Hinweise auf eine nicht-organische Ursache: „Magnified illness behaviour“ Oberflächliche Spannung: mit wenig Druck/Kneifen über eine größere Fläche entsteht bei dem Patienten eine starke Schmerzreaktion Simulations-Test: Provokation über eine Bewegung oder axialen Druck auf die HWS simulieren, worauf eine starke Schmerzantwort erfolgt, obwohl kein großer Provokationsreiz indiziert worden ist Verschiedene Ausgangsstellungen (große Differenz): Bewegungen in verschiedenen Ausgangsstellungen testen und unterschiedliche Schmerzantworten erhalten Unpassende regionale Ausbreitung (1/4 oder ½ Körper) Überreaktion bezüglich der Untersuchung (Gesichtsausdruck, Tremor, Kollaps, heftiges Schwitzen, Stöhnen)
Risikofaktoren	Spezifische Risikofaktoren für Verletzungen/Trauma/Erkrankung Allgemein: Soziale Vereinsamung, mangelnde Unterstützung, Katastrophisierungstendenzen, Komorbiditäten
Copingstrategien	Psychobiologische Allostase, positive versus negative Verhaltensstrategien,
Allgemeiner Gesundheitszustand	Begleiterkrankungen, systemische Erkrankungen, „Patienten-Fitness“
Berufliche-/private Situation	Soziale Interaktion mit Angehörigen und Freunden, Emotionen bezüglich des Arbeitsplatzes und der privaten Situation

sches Eingreifen nimmt auf die Entwicklung eines Schmerzgedächtnisses Einfluss.

Unter einem **Schmerzgedächtnis** versteht man die Fähigkeit des Nervensystems, sich negative Erlebnisse wie z. B. starke Schmerzen zu merken und zu einem späteren Zeitpunkt wieder abzurufen. Das Lernen und das Erinnern von Schmerzerfahrungen sind notwendig zum Überleben. Darüber hinaus jedoch modulieren sich Schmerzerinnerungen mit assoziierten Bildern und Wörtern, negativen wie auch positiven Erfahrungen, Ängsten und Wahrnehmungen (Swannell et al., 2016). Die Studie von Swanell et al. (2016) zeigt erhöhte Schmerzintensitäten auf Hitzestimuli, nachdem den Probanden Wörter, die mit dem Thema Schmerz zusammenhängen, präsentiert worden waren. Das bedeutet auch, dass Therapeuten vorsichtig in ihrer Wortwahl sein müssen (Richter et al., 2010).

Ein nicht-adäquater Reiz kann bereits zum Abrufen einer früheren Schmerzempfindung führen und ohne einen für den Patienten realisierbaren Auslöser eine Schmerzwahrnehmung entfachen (Wiech & van Diest, 2015). Patienten pflegen häufig zu sagen: „Ich habe heute starke Schmerzen, die ich nicht einordnen kann.“ Ein Gefühl, das wiederum Ängste und Frustration auslöst. Sowohl physiologische (Chimenti et al., 2018; Moseley & Butler, 2017) wie auch psychologische Ansätze (Simons et al., 2014) zeigen die Notwendigkeit einer engen Zusammenarbeit im interdisziplinären Betreuungsumfeld des Patienten (**Tabelle 4-7**).

Somatoforme Schmerzsyndrome überlappen in ihren Hirnaktivitäten und Reaktionen mit funktionellen, muskuloskelettalen Schmerzformen (Egloff et al., 2014). Stress und Traumatisierungen zählen zu den pro-nozizeptiven Risikofaktoren. Vernachlässigung in der Kindheit, Gewalterfahrung und überaktiver Lebenswandel werden in verschiedenen Studien mit chronischen Schmerzsyndromen (z. B. Fibromyalgie) in Verbindung gebracht (Egle et al., 2011; Phillips & Clauw, 2011; Yunus, 2008). Patienten mit langanhaltenden kraniozervikalen Beschwerden werden häufig während ihrer Leidensgeschichte physiotherapeutisch betreut. Screeningprozesse müssen die Notwendigkeit einer begleitenden Psychotherapie eruieren und Synergien mit Fachpersonen knüpfen und pflegen, so dass auch die Patienten vereinfacht Zugang zu diesen bekommen. Zwei Entscheidungen müssen getroffen werden:

1. Kann mit einer physiotherapeutischen Vorgehensweise nach dem biopsychosozialen Konzept der psychosoziale Aspekt ausreichend abgedeckt werden oder ist eine Überweisung an einen Psychiater/Psychologen notwendig?
2. Welches physiotherapeutische Prozedere ist nötig, um den psychosozialen Aspekt unterstützend in die Behandlung einzuschließen?

Tabelle 4-7: Physiologische und psychologische Systeme, die in Schmerzprozesse involviert sind

Physiologische Systeme	Psychologische Systeme
Motorisch	Emotion
Vegetativ	Motivation
Schlaf-Wach-Rhythmus	Wahrnehmung
Endokrin	Lernfähigkeit, Erinnerungsfähigkeit
Sensorisch	Aufmerksamkeit
Immun	Kognition

Studien zeigen, dass sich kognitives Verhalten durch physische Fähigkeiten ändert (Moseley, 2004). Viele Studien belegen die Effektivität von physischer Aktivität in der Behandlung von chronischen Schmerzpatienten (Booth et al., 2017; Kroll, 2015). Darüber hinaus zeigen therapeutische Ansätze, die den physischen, psychischen und sozialen Faktoren Aufmerksamkeit schenken, bessere Resultate als isolierte physiotherapeutische aktive oder passive Maßnahmen bei chronischen Rückenschmerzen (Kamper et al., 2014; Moseley, 2004) (siehe Kapitel 12).

Kann der Patient auf psychischer Ebene eine Schmerzregulation durch Üben von Verhaltensstrategien lernen? Ist der Patient handlungsfähig, positiven Einfluss auf seine Schmerzwahrnehmung zu nehmen im Sinne eines „Lesen können“ seiner Körpersignale? Oder zeigt sich eher eine negative Beeinflussung durch eine passive, hilflose Haltung und durch kognitive Fehlinterpretationen? Soziale Interaktionen im Sinne von Unterstützung durch das Umfeld und Ablenkungsprozesse stehen im Gegensatz zu schmerzverstärkenden Verhaltensweisen (vermehrte Aufmerksamkeit durch Familienangehörige) (**Tabelle 4-8**). Praktische und wissenschaftliche Erkenntnisse zeigen einen multimodalen Behandlungsansatz für die verschiedenen Schmerzformen auf (Lee et al., 2016; Traeger et al., 2016).

4.2 Zervikogene Kopfschmerzen

Neben den häufig gestellten Diagnosen Migräne und Kopfschmerz vom Spannungstyp gesellt sich seit einiger Zeit auch die Diagnose zervikogener Kopfschmerz dazu (Sjaastad et al., 1983). Die International Headache Organisation assoziierte in ihrer Klassifikation (Headache Classification Committee of the International Headache Society, 2013) HWS-Beschwerden mit drei verschiedenen Entitäten: zervikogene Kopfschmerzen, Kopfschmerzen vom Spannungstyp sowie Kopfschmerzen aufgrund eines Schleudertraumas (Varatharajan et al., 2016). Lange spekulierten viele Forscher und Praktiker über eine zervikogene Kopfschmerzform. Die in 1964 veröffentlichte AD-Hoc-Klassifikation (Ad Hoc Committee, 1964) beinhaltete noch keinerlei Hinweise auf eine zervikogene Entität. Mit der Erforschung zervikaler Nerven, die posteriores Schädelgewebe versorgen, wurden verschiedene Überlegungen angestellt: das Barré-Liéou „syndrome sympathique cervical posterieur“ verband eine Schwindelsymptomatik mit einem okzipitalen Kopfschmerz. Die von Baertschi-Rochaix (1968) beschriebene Migränevariante „migraine cervicale“ brachte mit ihrem Hinweis auf eine zervikale Verbindung auch noch keinen richtigen Durchbruch bezüglich einem zervikogenen Kopfschmerz.

4.2.1 Zum Begriff

Nach 30 Jahren Kopfschmerzforschung postulierten 1983 Ottar Sjaastad und seine Institution diagnostische Kriterien für ein „zervikogenes

Tabelle 4-8: Schmerzmechanismen und Behandlungsansätze

Schmerzmechanismen	Behandlungsansätze
Nozizeptiv	Manualtherapeutische Techniken (entzündungshemmend, schmerzreduzierend, Normalisieren von Bewegungsabläufen), Aktive Therapie (reduziert Nozizeptorenaktivität, erhöht entzündungshemmende Zytokine)
Noziplastisch (zentrale Sensibilisierung)	Schmerzedukation, regelmäßige Bewegung, manualtherapeutische Techniken (Modulation von Schmerzmechanismen, Reduktion von primärer und sekundärer Hyperalgesie)
Neuropathisch	Neurale Mobilisation, aktives Training, regelmäßige Bewegung
Psychosoziale Mechanismen	Edukation/kognitive Verhaltenstherapie
Motorisches System	Manualtherapeutische Techniken (Normalisieren der motorischen Funktionen/der Spannungsverhältnisse), aktive Therapie, Edukation

Syndrom" (Sjaastad, Saunte, Hovdahl, Breivik, & Grønbâk, 1983). In der überarbeiteten International Classification of Headache Disorder (Headache Classification, 2004) werden unter der Klassifizierung „cervicogenic headache" jedoch andere diagnostische Kriterien verwendet als von der „International Association for the Study of Pain" (IASP) oder der „Cervicogenic Headache International Study Group" (CHISG) definiert. Eine eindeutige Definition wurde und wird von den Fachgruppen weiterhin diskutiert. Die IHS fordert einen Beweis einer Läsion/Dysfunktion innerhalb der HWS, aber sieht eine zervikale Spondylosis oder Osteochondrosen nicht als eine valide Ursache. Sjaastad et al. (1998) verwiesen auf Bewegungseinschränkungen der HWS, mechanische Symptomreproduktionen, ipsilaterale Schulter-/Armbeschwerden und Schmerzverbesserungen durch einen gezielten anästhetischen Block.

Prinzipiell wurde ein zervikogener Kopfschmerz von Sjastaad und anderen folgendermaßen definiert: Zervikogener Kopfschmerz entsteht aus einer Dysfunktion oder einem Entzündungsvorgang der muskuloskelettalen Strukturen der oberen HWS (Fredriksen, Hovdal, & Sjaastad, 1987).

Einerseits wurde die Prävalenz eines zervikogenen Kopfschmerzes 2007 von Sjaastad und Bakketeig von 0,4 % bis 4,1 % einer normalen Bevölkerungsgruppe sowie auf 15–20 % in einer Kohorte mit chronischen Kopfschmerzen gemessen (Sjaastad & Bakketeig, 2008). Andererseits wird die Gewichtung wesentlich höher angesetzt. So wurde bereits 1990 und 1995 behauptet, dass im Praxisalltag 15–20 % der chronischen und wiederkehrenden Kopfschmerzen zervikogener Art sind (Pfaffenrath & Kaube, 1990; Nilsson, 1995).

Die Klassifikation erfolgt anhand der diagnostischen Kriterien der ICHD-III Beta Version der International Headache Society (Headache Classification Committee of the International Headache Society, 2013). Unter den sekundären Formen in der Gruppe 11 erscheint die zervikogene Kopfschmerzform unter 11.2.1.

Angelehnt an die Diagnosekriterien der International Study Group sind in **Abbildung 4-10** die Kardinalzeichen des zervikogenen Kopfschmerzes zusammengefasst (Sjaastad et al., 1998). Der zervikogene Kopfschmerz laut der IHS wird folgendermaßen beschrieben: Kopfschmerz, der durch eine Störung in der HWS und der zu ihr gehörigen Knochen-, Wirbel- und/oder Weichteilgewebe-Komponenten verursacht wird, gewöhnlich, jedoch nicht unweigerlich, begleitet von Nackenschmerzen und auf kein traumatisches Ereignis zurückzuführen ist (Headache Classification Subcommitee of the International Headache Society, 2018).

In der Differentialdiagnose zeigt sich die Problematik deutlich: Sind die Nackenbeschwerden Teil des primären Kopfschmerzes oder sind sie die Ursache der Kopfschmerzen oder leidet der Patient unter zwei verschiedenen Entitäten? Für den Therapeuten braucht es demnach adäquate Untersuchungsmöglichkeiten, adäquate Behandlungsstrategien und Assessmentverfahren, um in diesem Prozess auch interdisziplinär voran zu kommen. Problematisch ist ebenso, dass es im Durchschnitt drei Jahre bis zu einer Diagnose zervikogener Kopfschmerz mit einem Engagement von in der Regel mindestens drei Ärzten braucht (Viana et al., 2013). Zervikogene Kopfschmerzen werden meistens mit Migräne, Sinusitis, Zahn-/Kieferproblemen oder Trigeminusneuralgien verwechselt.

Um eine zervikogene Kopfschmerzform valide zu machen, bedarf es grundsätzlich folgender Beweise: Strukturen in der HWS oder verwandten Regionen und Strukturen, die eventuell als Ursache angedacht werden, müssen neuronal so verschaltet sein, dass eine Schmerzprojektion in den Kopfbereich erklärt werden kann. Diese Erklärung ist mit der Konvergenztheorie im trigeminozervikalen Nukleus gegeben. Letztlich muss die Erkrankung/Dysfunktion, die diese Struktur betrifft, als solche identifizierbar sein. Im besten Falle sollte weiterhin eine Einflussnahme dieser betroffe-

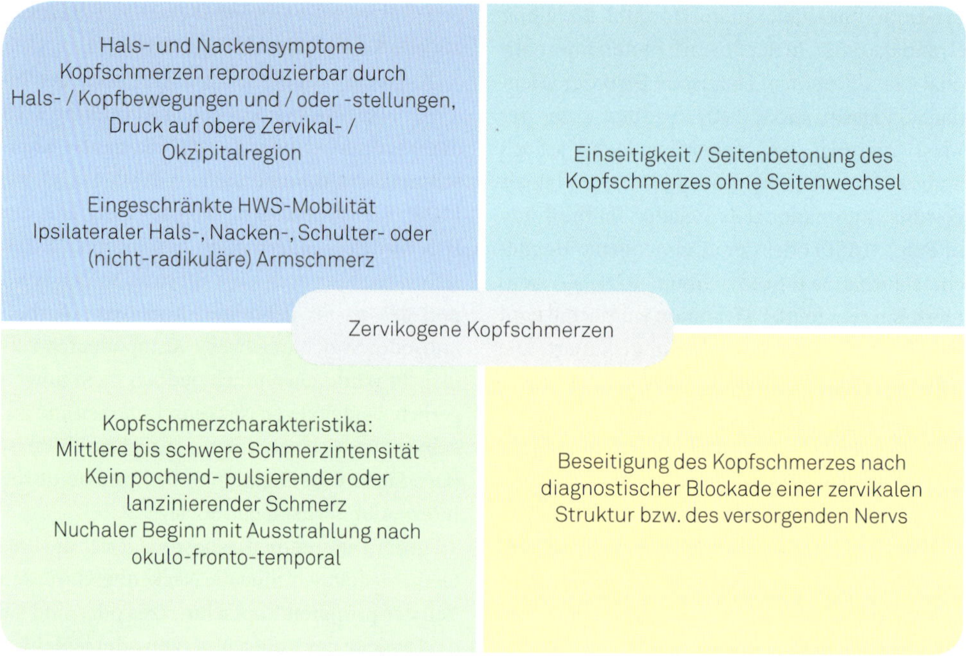

Hals- und Nackensymptome
Kopfschmerzen reproduzierbar durch Hals- / Kopfbewegungen und / oder -stellungen, Druck auf obere Zervikal- / Okzipitalregion

Eingeschränkte HWS-Mobilität
Ipsilateraler Hals-, Nacken-, Schulter- oder (nicht-radikuläre) Armschmerz

Einseitigkeit / Seitenbetonung des Kopfschmerzes ohne Seitenwechsel

Zervikogene Kopfschmerzen

Kopfschmerzcharakteristika:
Mittlere bis schwere Schmerzintensität
Kein pochend- pulsierender oder lanzinierender Schmerz
Nuchaler Beginn mit Ausstrahlung nach okulo-fronto-temporal

Beseitigung des Kopfschmerzes nach diagnostischer Blockade einer zervikalen Struktur bzw. des versorgenden Nervs

Abbildung 4-10: Kardinalzeichen des zervikogenen Kopfschmerzes

nen Strukturen (z. B. durch eine manualtherapeutische Behandlung) zu einer Schmerzveränderung führen.

Verschiedene Forscher entdeckten vermehrt Bewegungsdefizite und ein nach klinischen Kriterien identifizierbares Kopfschmerzmuster bei Patienten, die unter einem zervikogenen Kopfschmerz litten, verglichen mit Patienten mit einer Migräne und einem Kopfschmerz des Spannungstyps (Zito et al., 2006; Zwart, 1997). Zervikogene Kopfschmerzattacken würden zumeist eher posterior starten, nicht aber ein Kopfschmerz des Spannungstyps und ebenso nicht eine Migräne ohne Aura. Werden diese anamnestischen Hinweise mit einer mechanischen Auslösbarkeit der Schmerzen durch Manöver in der HWS kombiniert, so könnten dies differenzierende Faktoren sein, die die alleinige Entität eines zervikogenen Kopfschmerzes ausmacht. Sjaastad und Bakketeig vertreten 2008 die Meinung, dass zervikogene Kopfschmerzen keine Variante von einer Migräne ohne Aura und auch nicht von einem Kopfschmerz des Spannungstyps sind (Fredriksen et al., 2015; Sjaastad & Bakketeig, 2008). Andererseits zeigen sich bei anderen Kopfschmerzformen (Migräne, Kopfschmerzen vom Spannungstyp, Kraniale Neuralgien) offensichtlich neuromuskuloskelettale Zeichen (Barmherzig & Kingston, 2019; Watson & Drummond, 2012). Außerdem werden ähnliche pathophysiologische Mechanismen wie Fehlinterpretationen im trigeminozervikalen Nukleus nicht nur bei den zervikogenen Kopfschmerzen, sondern auch bei verschiedenen anderen Kopfschmerzarten angedacht (Ashina et al., 2005; Ashkenazi et al., 2010; Johnston et al., 2013). Überlappungen bei der Diagnosestellung sind ein alltägliches Phänomen. In unserem praktischen Alltag ist es für den Arzt oder Therapeuten, den der Patient in seiner Not als ersten aufsucht, sehr schwierig, hier exakte Diagnosen zu stellen. Vielmehr ist es demnach wichtig, schmerzverantwortliche Systeme zu eruieren und über deren Beeinflussung eine Symptomveränderung zu erzielen.

Es würde die Diagnostik sehr vereinfachen, wenn neuromuskuloskelettale Zeichen allein einem zervikogenem Kopfschmerz zuzuordnen wären. Dann müssten Behandler, die zuständig für den Bewegungsapparat und seine Subsysteme sind, sich nur mehr auf diese Kopfschmerzform konzentrieren. Da dem nicht so ist, ist es umso notwendiger, Zuständigkeitsbereiche herauszufiltern: In welchem Umfang ist einem Patienten, der unter einer anderen Kopfschmerzform leidet, mit Einflussnahme auf das neuromuskuloskelettale System zu helfen?

4.2.2 Diagnostische Vorgehensweise

Um einen zervikogenen Kopfschmerz zu diagnostizieren oder aus unserer Sicht, um dessen Mitbeteiligung bei anderen Kopfschmerzarten zu verifizieren, bedarf es dementsprechender anamnestischer Kriterien (**Kasten 4-1**), eindeutigen Testergebnissen und darauf aufbauenden adäquaten Behandlungserfolgen. Ein verkleinerter kraniovertebraler Winkel, d.h. eine vergrößerte zervikale Lordose zeigen eine positive Korrelation zu zervikogenen Kopfschmerzen (Farmer et al., 2015). Eine Inspektion erweist sich hier demnach als sinnvoller Teil des Untersuchungsganges. Zervikale Bewegungseinschränkungen, Abschwächungen der zervikalen Muskulatur, Muskelverkürzungen, sensomotorische Einbußen und schmerzprovozierende Druckpalpationen in den muskulären Strukturen zeigen sich auffällig verändert bei Patienten mit zervikogenen Kopfschmerzen (Gadotti et al., 2008; Howard et al., 2015). Den detaillierten Untersuchungsgang finden Sie in den Kapiteln 8 bis 10.

Kasten 4-1: Anamnestische Kriterien bei zervikogenen Kopfschmerzen

- Eingeschränkte zervikale Beweglichkeit, ipsilateraler HWS-, Schulter-, Armschmerz
- Meistens unilaterale Kopfschmerzen, bzw. bilateral mit dominierender Schmerzseite, kann aber auch auf die Gegenseite überlaufen, vom Nacken/Hinterkopf ausstrahlend bis in Stirn/Schläfe/Oberkiefer/selten Unterkiefer, moderate bis schwere Schmerzintensität, kann sehr schwankend sein, ist jedoch selten als unerträglich oder entsetzlich beschrieben,
- Schmerzqualität: dumpf, ziehend, bohrend, stechend, teilweise sogar Angaben wie pulsierend oder pochend, einschießende Schmerzen
- Patienten haben Mühe, Besserungsmöglichkeiten anzugeben, eventuell Hinlegen oder allgemeine Schmerzmittel.
- Auslöser: schwierige Zuordnung, eventuell Trauma, Arbeitshaltung, keine Familienhäufigkeit

4.2.3 Erfolgreiche Therapie

Studien bezüglich therapeutischer Interventionen für zervikogene Kopfschmerzen beinhalten zervikale Mobilisationen bzw. Manipulationen oder aktive Therapie oder Kombinationen von beiden (Garcia et al., 2016; Haas et al., 2010; Hall et al., 2007; Jull et al., 2002; Malo-Urriés et al., 2017; Mohamed et al., 2019; Racicki et al., 2013). Der Konsens dieser Ergebnisse zeigt eine moderate Evidenz der Effektivität dieser Behandlungsoptionen, obwohl die Heterogenität bezüglich der eingeschlossenen Populationen, Ein- und Ausschlusskriterien, der Messparameter und der ausgewählten Interventionen hoch ist.

Studienergebnisse bezüglich der Evidenz von therapeutischen Interventionen beziehen sich häufig methodologisch bedingt auf **eine** Behandlungsmodalität und nicht wie praxisrelevant wäre **auf eine untersuchungsrelevante Komposition**, die individuell auf den jeweiligen Patienten abgestimmt ist. Inwieweit spielen vestibuläre, okulomotorische und/oder sensomotorische Dysfunktionen eine beitragende Rolle? Sind andere Regionen involviert wie die Schulter, die BWS oder die Kiefergelenke? Welche Strukturen weisen welche Dysfunktion auf? Ist die neurale Struktur beteiligt? Welche Dosierung ist sinnvoll? So bleibt es für den Behandler ein kontinuierliches, prozessorientiertes Testen, Bewerten, Behandeln, wiederholt Testen und Entscheiden, um vielschichtige Behandlungsmöglichkeiten in ihrer Anwendung, Zusammensetzung und Entwicklung anzupassen.

4.3 Zervikogener Schwindel

In der Praxis begegnen uns immer wieder Patienten, bei denen die HWS im Verdacht steht, eine Schwindelsymptomatik zu verursachen. Neurophysiologisch gesehen, spielt die HWS unter den Systemen, die Informationen zur Gleichgewichtssteuerung zum Gehirn liefern, eine untergeordnete Rolle. Augen und die Gleichgewichtsorgane im Innenohr stehen in der Hierarchie darüber. Ursachen für Schwindel finden sich deshalb vermehrt bei Erkrankungen der Augen, Innenohren oder des zentralen Nervensystems. Bis heute ist es nicht hinreichend geklärt, ob ein untergeordnetes System wie die HWS als eigenständige Ursache für Schwindel in Frage kommen kann (Hölzl et al., 2018).

Der propriozeptive zervikogene Vertigo (Dysfunktionen von zervikalen artikulären, muskulären und neuralen Strukturen) zeichnet sich durch folgende Symptome aus: Schmerzen und Bewegungseinschränkungen der HWS, Schwindel, Imbalance, durch Bewegung ausgelöste Übelkeit/Unwohlsein, vollständige Hörfähigkeit, Phono- und Photophobie, eventuell eine generelle schwindelabhängige Übelkeit. Symptome werden meistens durch Kopfbewegungen verstärkt, sie treten episodisch auf und halten von Minuten bis Stunden an (**Abbildung 4-11**). Ein Drehschwindel kann manchmal begleitend angegeben werden (Yacovino & Hain, 2013). Zervikogener Vertigo nach einem Schleudertrauma an 146 Patienten wurde zumeist von Nackenbeschwerden (98 %), Steifigkeitsgefühl der HWS (95 %), Kopfschmerzen (72 %) und Schmerzen in der Skapularegion (20 %), Tinnitus in 14 % und Hörminderung bei 5 % begleitet. Überlappungen in der Diagnosestellung bestehen mit anderen kraniozervikalen Entitäten, so z. B. der Migräne, insbesondere in der Kombination mit Nackenbeschwerden wie auch mit Vestibulopathien (Thompson-Harvey & Hain, 2019).

4.3.1 Erkenntnisse der neurophysiologischen Forschung

Eine Theorie zum zervikogenen Schwindel, die bereits über mehrere Jahrzehnte vertreten wird, steht im Zusammenhang mit einer besonders dichten Rezeptoren-Ansiedelung in der subokzipitalen Region (Bogduk, 2004; Hülse, 1983). Sie wird auch als **Rezeptorentheorie** bezeichnet. Hülse sieht als Ursache für den zervikogenen Schwindel eine Störung im Propriozeptorenbereich der Kopfgelenke, die durch ein funktionelles Defizit in der oberen HWS hervorgerufen wird (Hülse & Seifert, 2005).

Erste Überlegungen zur Theorie von einem **Rezeptorenfeld im Nacken** und der Bedeutung für die reflektorische Steuerung von Kopf und Körper entstanden schon in den 1920er Jahren und gehen auf Magnus bzw. auf De Kleijn und Nieuwenhuuse zurück (Kleijn & Nieuwenhuyse, 1927; Magnus, 1924). In den 1960er und 1970er Jahren wurde die Theorie wieder aufgegriffen. Elektrophysiologische Tierstudien zum Beispiel an Katzen belegten die Verbindungen zwischen den Propriozeptoren der oberen HWS und den Vestibularis-Kerngebieten (Fredrickson et al., 1966).

Die Projektionen zum **Vestibulariskernkomplex** stammen zu einem Großteil vom **Labyrinth**, also vom peripheren Vestibularapparat, aber auch von propriozeptiven Augenmuskelafferenzen und Halsafferenzen. In besonders großem Maß sind es die Halsafferenzen von C2 und C3, also die der subokzipitalen Region. Weitere konvergierende Verbindungen

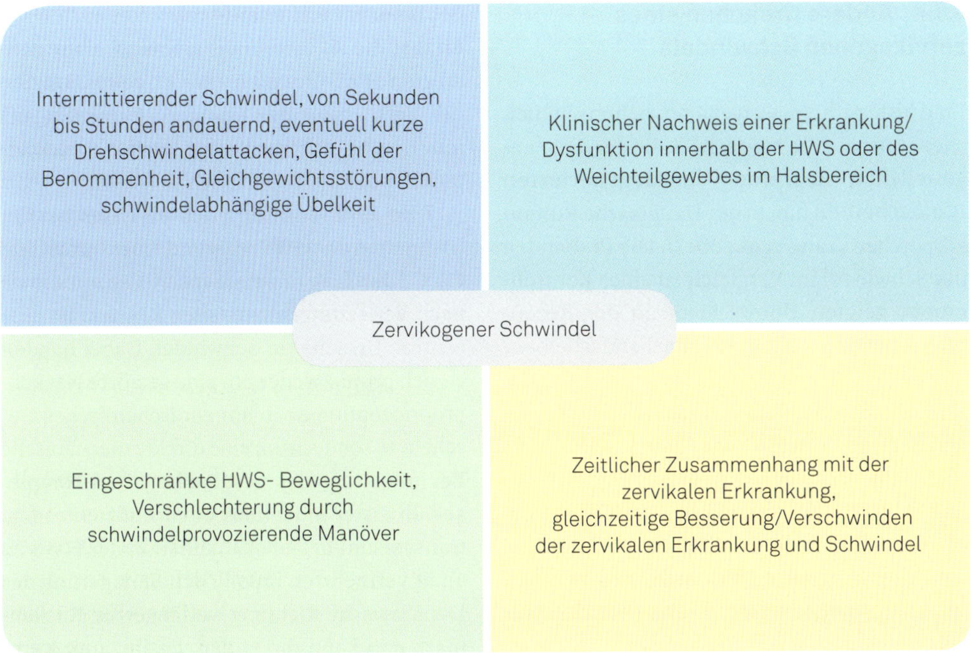

Abbildung 4-11: Kardinalzeichen des zervikogenen Schwindels

zum Vestibulariskernkomplex sind Afferenzen aus der Zungenmuskulatur – über die oberen zervikalen Spinalnerven – und Afferenzen aus dem mesenzephalen Trigeminuskern, der die Propriozeptoren aus dem Kauapparat beherbergt. Darüber hinaus wurden Verbindungen von der HWS zu anderen Subsystemen der Gleichgewichtssteuerung wie dem Kleinhirn oder den Augenmuskelkernen entdeckt (Neuhuber, 2005). Eine experimentelle Studie an Patienten mit zervikogenen Kopfschmerz konnte aufzeigen, dass durch die Beeinflussung der subokzipitalen Rezeptoren mittels einer unilateralen anästhetischen C2-Blockade leichte Gangabweichungen ausgelöst wurden, Schwindelgefühl oder Nystagmus konnten nicht reproduziert werden (Dieterich et al., 1993). Tierexperimentelle Studien einer amerikanisch-kanadischen Forschergruppe bringen aktuell einen neuen Aspekt in die Bedeutung der HWS für das **Gleichgewichtssystem.** Zu Beginn einer akut ausgelösten Funktionsstörung im Vestibularapparat setzten Primaten die HWS-Afferenzen nachweislich verstärkt kompensatorisch zur Gleichgewichtssteuerung ein (Sadeghi et al., 2010). Weiterhin stellten die Forscher fest, dass es bei völligem Funktionsverlust der Vestibularorgane zur Verbesserung der Blickstabilisation durch die Substitution von zervikalen propriozeptivem Input kommt (Sadeghi et al., 2010).

Die Propriozeption der HWS übernimmt bei peripheren Erkrankungen des Vestibularapparats vermutlich einen gewichtigeren Part in der Hierarchie der Gleichgewichtssteuerung als bei Gesunden.

Eine aktuelle Begriffserklärung des zervikogenen Schwindels beruht auf der neurophysiologischen Annahme, dass Dysfunktionen, strukturelle Veränderungen sowie Schmerzen an den neuromuskuloskelettalen Strukturen der HWS zur gestörten somatosensorischen Kontrolle führen und Schwindel auslösen können (Magnusson & Malmström, 2016).

4.3.2 Andere Ursachen eines zervikogenen Schwindels

Eine histopathologische Untersuchung an Leichen weist auf die mögliche Rolle der dicht angesiedelten Rezeptoren in **degenerierten Bandscheiben** hin, in der Hauptsache Ruffinikörperchen (Yang et al., 2017). Die Probanden mit Schwindel im Vergleich zu einer Kontrollgruppe zeigten Unterschiede in der Rezeptoren-Ansiedelung. Denn die bandscheibenerkrankten Halswirbelsäulensegmente der Schwindelprobanden besaßen besonders in den tieferen, inneren Schichten des Anulus fibrosus und des Nucleus pulposus eine größere Anzahl an Ruffinikörperchen. Das erlaubt die Vermutung, dass ein erhöhter, rezeptiver Input aus den erkrankten Bandscheibensegmenten – auch unterhalb von C2/C3 – mit einer Schwindelsymptomatik zusammenhängt.

Im Gegensatz zu den vorher geschilderten Begriffsauslegungen eines rezeptiven Ursprungs gibt es Schwindelsymptome, die einer anderen Ursache in der Halswirbelsäulenregion unterliegen. Dazu gehören **Durchblutungsstörungen der hirnzuführenden Arterien**, die in ihrem Verlauf durch die Halsregion ziehen (Kapitel 3). Mittels fortschrittlicher Duplex-Sonographie sind Befunde wie Stenosen, Verschlüsse, Arteriosklerose, Fehlbildungen, Anomalien oder Dissektionen der Hirnarterien verlässlich diagnostisch nachweisbar (Widder & Hamann, 2018). Im Unterschied zu den peripher rezeptiv ausgelösten Schwindelsymptomen führen Insuffizienzen der hirnzuführenden Arterien zu ischämischen Schwindelattacken aufgrund von mangelnder Blutversorgung im Bereich des Hirnstamms und/oder des Innenohrs. Das ist eine Bedingung für die Schwindelentstehung, die einen Ausschluss in Abhängigkeit von der obenstehenden Begriffserklärung rechtfertigt. Und dennoch legen manche den Begriff zervikogener Schwindel anders aus und benutzen ihn eben auch in diesem Zusammenhang (Hain, 2015). Dementsprechende Begriffskonfusionen sind die Folge. Beim Bow-Hunter-Syndrom zum Beispiel erfährt die A. vertebralis während einer definierten HWS-Rotation eine Kompression, die die Versorgung des basilären Hirnkreislaufs unterbricht und kurzzeitige Drehschwindelattacken oder Synkopen nach sich zieht.

Eine **Einklemmung des Myelons** bei der Inklination der HWS aufgrund einer Instabilität C1/C2 durch ligamentäre Insuffizienzen wie sie nach Verletzungen entstehen können, ist eine weitere Ursache für Schwindel. Dabei handelt es sich primär weder um eine gestörte Nackenpropriozeption noch um ein ischämisches Geschehen, sondern um eine direkte mechanische Beeinflussung des vestibulären Kernkomplexes. In erster Linie führt ein insuffizientes Lig. transversum bei einer Inklination der HWS zu einer vermehrten räumlichen Verlagerung des Dens axis in Richtung verlängertes Rückenmark und kann direkt den vestibulären Kernkomplex tangieren.

Schwindel mit einer gesicherten Diagnose nicht rezeptiven Ursprungs wie eine zentrale Ischämie aufgrund einer Durchblutungsstörung der hirnzuführenden Halsarterien oder ein direkter mechanischer Einfluss auf das Myelon aufgrund einer ligamentären Instabilität C1/C2 haben eigene Entitäten und fallen im engeren Sinn nicht unter den Begriff des zervikogenen Schwindels.

4.3.3 Klinische Zeichen

Konnten andere Ursachen für den Schwindel des Patienten ausgeschlossen werden, so liegt es am Therapeuten, den zervikogenen Schwindel mit Hinweisen aus der Anamnese und Untersuchung zu belegen. Die klinischen Zeichen für den zervikogenen Schwindel – mit rezeptivem Ursprung – erschließen sich aus der Empirie (Hain, 2015; Hülse & Seifert, 2005; Vidal & Huijbregts, 2005; Wrisley et al., 2000). Er ist geprägt von einem ungerichteten diffusen Schwindel, der zumeist als Schwanken, Taumeln,

Unsicherheits- oder Trunkenheitsgefühl angegeben wird und zudem oft verbunden ist mit einem Benommenheitsgefühl und Gleichgewichtsstörungen. Der Schwindel taucht intermittierend auf und dauert in der Regel Minuten bis Stunden oder auch mal nur Sekunden. In der Literatur werden auch kurze Drehschwindelattacken beschrieben, die aus unserer klinischen Erfahrung weniger zutreffend für den zervikogenen Schwindel sind (Brandt & Huppert, 2016).

Die Betroffenen berichten von ersten Schwindelsymptomen, die sie im Zusammenhang mit oder kurz nach dem Eintreten einer HWS-Problematik sehen. Diese wiederum kann mit einer Verletzung oder Erkrankung verbunden sein. Typischerweise geben die Patienten an, dass der Schwindel bei bestimmten HWS-Stellungen oder Bewegungen zunimmt oder durch Druck auf die HWS-Muskeln beeinflussbar ist. Außerdem leiden die Betroffenen unter Schmerzen und Bewegungseinschränkungen der HWS oder auch an Kopfschmerzen (**Tabelle 4-9**).

Je weniger Vordiagnostik stattgefunden hat, desto mehr sind wir in der Phase des Clinical Reasoning gezwungen, schwindelverursachende Faktoren, Mechanismen und Systeme äußerst sorgfältig und umfassend mit den uns zur Verfügung stehenden Mitteln zu evaluieren, bevor der Schwindel als zervikogen bedingt gedeutet wird. Erhärtet sich nach dem Ausschluss anderer Ursachen der Verdacht eines zervikogenen Schwindels, sollten wir die klinischen Zeichen kennen und überprüfen, um dann eine Untersuchung der HWS anzuschließen, einschließlich manualtherapeutischer Techniken.

4.3.4 Testverfahren

Spezifische Tests sollten optimaler Weise in der Lage sein, das sensorische System der HWS, so zu stimulieren, dass die Schwindelsymptome reproduziert werden. Oder zumindest aber sollten die Tests Aufschluss geben, ob eine sensorische Funktionsstörung der HWS vorliegt. Darüber hinaus lohnen sich weitere Tests zur Feststellung einer vorliegenden Dysfunktion in der HWS. Jeder zweite in einer Expertengruppe hat in einer Delphi Studie (Reneker et al., 2015) folgende klinische Tests zur Diagnose des zervikogenen Schwindels für nützlich erachtet:

Tabelle 4-9: Klinische Zeichen des zervikogenen Schwindels

Klinische Zeichen des zervikogenen Schwindels	
Schwindelqualität	Häufig ungerichteter diffuser Schwindel, als Schwanken, Taumeln, Unsicherheits-/Trunkenheitsgefühl Benommenheitsgefühl Gleichgewichtsstörung
Schwindeldauer/ zeitlicher Verlauf	Intermittierend für Minuten bis Stunden Teilweise auch relativ kurz für Sekunden
Schwindelauslöser	Auftreten des Schwindels mit/nach Eintritt der HWS-Dysfunktion Häufig verbunden mit Verletzung/Erkrankung HWS (Schleudertrauma oder Degeneration) Schwindelzunahme bei bestimmten HWS-Stellungen oder -Bewegungen oder bei Palpation
Weitere Symptome	Schmerzen und Bewegungseinschränkung (obere) HWS Kopfschmerzen

- Schwindel-Provokation durch passive manuelle Gelenkbewegungen
- Schwindel-Provokation durch Druckpalpation der Muskeln an der HWS
- Schmerz-Provokation an der HWS mit einem damit gleichzeitig verbundenen Auftreten des Schwindels
- Cervical-Joint-Position-Error-Test

Zwei Drittel der Experten in dieser Studie fanden andere spezifische Tests an der HWS nicht geeignet, um einen zervikogenen Schwindel zu untersuchen. Hierzu gehören der Zervikale-Flexions-Rotations-Test, der Blickfolgetest in neutraler und in zu beiden Seiten 45° rotierter HWS-Stellung (engl. Smooth Pursuit Neck Torsion Test), der Head-Neck-Differentiation-Test, der kraniozervikale Flexionstest oder ein Vibrationstest an der HWS. Diese Tests jedoch – mit Ausnahme des Vibrationstests – liefern Hinweise einer vorliegenden Dysfunktion in der HWS wie einer muskulär oder gelenkbedingten Bewegungseinschränkung oder einem motorischen Defizit oder eine Dysfunktion in der reflektorischen Zusammenarbeit zu den Augen (siehe Kapitel 8 und 10). Ein ausreichender Nachweis hinsichtlich der Gütekriterien spezifischer Tests, die Schwindelsymptome reproduzieren, fehlt bisher. Es bleibt die **„Diagnosis ex juvantibus"** – die Diagnose vom Heilerfolg her – also nach einer wirksamen manualtherapeutischen Maßnahme an der HWS und unter Ausschluss anderer Ursachen (Magnusson & Malmström, 2016).

4.3.5 Erfolgreiche Therapie

Hinsichtlich der Therapie des zervikogenen Schwindels finden wir in der Forschung eine sehr gute Beweislage. Hier zeigen hochqualitative, randomisierte, kontrollierte Studien, dass Manuelle Therapie bei Schwindel-Patienten, die bestimmte Primärkriterien erfüllen, wirksam ist (Reid et al., 2014; Reid et al., 2008, 2015). Eingeschlossene Teilnehmer in der Studie nach Reid et al. 2015 wiesen einen nicht-rotatorischen Schwindel auf, der durch HWS-Bewegungen hervorgerufen wurde, sowie eine Vorgeschichte von Nackenschmerzen und/oder -steifheit. Zu den Primärkriterien gehörte des Weiteren der Ausschluss anderer nachweisbarer Ursachen für Schwindel. Mulligan-Techniken oder auch passive translatorische Mobilisation nach Maitland reduzierten bei Patienten mit zervikogenem Schwindel im Vergleich zu Plazebo die Intensität und Häufigkeit. Das Ergebnis bestätigte sich auch nach einem 12-Wochen-Follow-Up bzw. 12-Monate-Follow-Up. Eine Verbesserung von Gleichgewichtsfunktionen oder eine Verbesserung der Steuerung der Kopfhaltung durch Manuelle Therapie konnte nicht bestätigt werden.

Neuere Effektivitätsstudien und systematische Übersichtsarbeiten mit hoher Qualität liefern klinische Signifikanz eines Evidenzlevels 2 für die Wirksamkeit der Manuellen Therapie zur Schwindelreduktion.

Viele Indizien sprechen für einen zervikogenen Schwindel, der aufgrund einer Funktionsstörung oder Erkrankung der HWS ausgelöst wird. Zu einer medizinisch-therapeutisch guten Versorgung von Menschen mit Schwindelsymptomen gehört deshalb die Untersuchung und Therapie der HWS unverzichtbar mit dazu.

Die Voraussetzung zur Feststellung einer Funktionsstörung beziehungsweise zur spezifischen Provokation von Schwindel und Schmerz an der HWS liegt in den allgemein als „Königsdisziplinen" geachteten Untersuchungsverfahren aus der Manuellen Therapie, Manuellen Medizin, Osteopathie oder Chiropraktik. Sowohl bei Therapeuten als auch bei Ärzten sind die dazu notwendigen Fähigkeiten und Fertigkeiten nicht selbstverständlich vorhanden, sondern nur über eine entsprechende umfassende Weiterbildung und eine langjährige Übung und Erfahrung zu erlangen. Schwindel-Experten aus unterschiedlichen Disziplinen sollten sich nicht um Entitäten streiten müssen, sondern gegenseitig ihre Erfahrungen aus der Praxis respektieren, fundierte Forschungsergebnisse anerkennen und zum Wohle des Patienten zusammenarbeiten.

4.4 Schleuder- und Kontusionstraumata

Patienten, die eine Kontusion (engl. „posttraumatic concussion syndrome“, „mild brain injury“) und Patienten, die ein Schleudertrauma (auch Beschleunigungstrauma der HWS oder HWS-Distorsion (engl. „whiplash injury, traumatic neck pain“) erfahren haben, zeigen ähnliche anamnestische Zeichen und Symptome (Elkin et al., 2016): Kopfschmerzen, Schwindel bzw. Benommenheit, schnelle Ermüdbarkeit, Müdigkeit und kognitive Defizite wie Konzentrationsstörungen und Gedächtnisstörungen. Ein großer Teil der Betroffenen leidet an persistierenden Beschwerden. 47,9 % einer Population gibt schwerwiegende Symptome an, die länger als ein Jahr nach dem Kontusionstrauma vorhanden sind (Kennedy et al., 2017; Theadom et al., 2016). Ebenso geben 50 % der von einem Schleudertrauma Betroffenen nach einem Jahr noch anhaltende Symptome an (Sterling, 2014). Auch sind auffällige klinische Dysfunktionen der HWS für ein Fortbestehen von Beschwerden nach einem Kontusionstrauma verantwortlich zu machen (Kennedy et al., 2017; Leddy et al., 2016; Leslie & Craton, 2013). Ebenso ist eine Unterscheidung der biomechanischen Ursachen eines Kontusions- bzw. Schleudertraumas schwer möglich. Beide Entitäten können auf Auffahrunfälle, wie auch auf Stürze, Schläge oder Zusammenstöße zurückzuführen sein (Elkin et al., 2016) (**Kasten 4-2**).

Kasten 4-2: Definitionen

> „Der Begriff des HWS-Beschleunigungstraumas bezieht sich auf eine plötzliche und nicht ausreichend gebremste Akzeleration/Dezeleration des Kopfes in Verbindung mit einer Flexion/Extension der HWS. Ein HWS-Beschleunigungstrauma kann nach Einwirkung starker wie auch geringer Kräfte auftreten.“ (Headache Classification Subcommittee of the International Headache Society, 2013) „Eine **Kontussion oder** ein **Schädel-Hirn-Trauma** ist die Folge einer Gewalteinwirkung auf Kopf und Gehirn mit oder ohne Verletzung des Gehirns, aber mit zumindest kurzfristiger neurologischer Störung. Alle anderen Verletzungen des Kopfes sollten Schädelprellung genannt werden. Subjektive Störungen nach einem Schädel- Hirn-Trauma können Kopfschmerzen, Übelkeit, Schwindel, Doppelbilder oder Schwerhörigkeit sein“ (Rickels, 2009, S. 154).

4.4.1 Klassifikation und prognostische Faktoren

1995 wurde die Quebec Task Force Klassifikation (QTF) für die Einteilung eines Schleudertraumas entwickelt, die heute noch Gültigkeit hat (**Tabelle 4-10**). Sie erscheint uns in Anbetracht der vielfältig involvierten Mechanismen und Strukturen etwas rudimentär, nichtsdestotrotz erfüllt sie im interdisziplinären Kontext ihre Ansprüche.

Evident ist, dass sowohl ein Kontusionstrauma wie auch ein Schleudertrauma ein Komplex aus diversen physischen und psychischen Manifestationen sein kann, woraus eine Chronifizierung entstehen kann, der man im Frühstadium entgegenwirken sollte. Sterling (2014) beschreibt drei verschiedene Verläufe nach einem Schleudertrauma mit den dazugehörigen prozentualen Häufigkeiten der Betroffenen (**Tabelle 4-11**).

Prinzipiell findet die Heilung und Erholung in den ersten zwei bis drei Monaten nach dem Schleudertrauma statt. Selbst Patienten, die später einen schlechteren Verlauf zeigen, erfahren eine Symptomreduktion in diesem Zeitraum. Diese Entwicklung kann demnach nicht ein maßgeblich prognostisches Kriterium sein, um eine weitere Chronifizierungstendenz zu erkennen.

Wie beim Kontusionstrauma lassen sich mit bildgebenden Verfahren die entstandenen Verletzungen eventuell nicht nachweisen. Sind Dysfunktionen durch Makro- oder Mikroläsio-

Tabelle 4-10: Quebec Task Force Klassifikationsgrad Schleudertrauma und die klinische Präsentation

QTF Klassifikationsgrad Schleudertrauma	Klinische Präsentation
0	Keine HWS-Beschwerden, keine physischen Auffälligkeiten
I	Nackenbeschwerden: Schmerzen, Steifigkeit, Spannung, keine weiteren physischen Auffälligkeiten
II	Nackenbeschwerden, muskuloskelettale Zeichen (reduziertes Bewegungsausmaß, Triggerpunkte)
III	Nackenbeschwerden, neurologische Zeichen (herabgesetzte oder keine Sehnen-Reflexaktivität), Muskelschwäche, sensorische Defizite
IV	Nackenbeschwerden und Frakturen/Dislokationen

Tabelle 4-11: Verschiedene Verläufe nach einem Schleudertrauma

Betroffene Patienten nach einem Schleudertrauma	Initial schmerzbedingte Einschränkungen	Erholungszeitraum und verbleibende Symptome
45 %	Mild–moderat	Gute Erholung
39 %	Moderat–schwer	moderate Symptome 12 Monate posttraumatisch
16 %	Schwer	moderate–schwere Symptome 12 Monate posttraumatisch

nen entstanden, obliegt demnach der klinischen Bewertung. Wann eine bildgebende Untersuchung überhaupt indiziert ist, wurde bereits in mehreren größeren Studien untersucht. In der so genannten „NEXUS"-Studie, einer groß angelegten prospektiven Multizenterstudie mit über 30 000 Patienten, konnten fünf klinische Kriterien identifiziert werden, die eine signifikante HWS-Verletzung unwahrscheinlich machen und bei deren Vorliegen keine weitere Bildgebung empfohlen wird (Hoffman et al., 1998; Schleicher et al., 2008):

- Kein Druckschmerz entlang der HWS-Mittellinie
- Kein fokal neurologisches Defizit
- Normale Vigilanz
- Keine Intoxikation
- Kein Distraktionsmechanismus

Aufgrund der ausführlichen Untersuchung entwickelt der Therapeut einen Behandlungsplan sowie erfasst Risikofaktoren bezüglich einer Chronifizierungstendenz (Carroll et al., 2009; Sterling, 2014; Stone et al., 2013). Tendenziell zeigt sich, dass ein höheres Schmerzlevel und eine höhere Beeinträchtigung sowie psychosoziale Faktoren (passive Copingstrategien, depressive Stimmungslage) valide prognostische Kriterien für einen ungünstigen Verlauf sind. Ferner fanden Forscher an Probanden mit Chronifizierungen eine erhöhte hyperalgetische Reaktion auf Kälte bzw. auf mechanische Drücke, die als prognostische Marker nützlich sind (**Tabelle 4-12**). Untersuchungen zeigen, dass Menschen, die ein Schleudertrauma erlitten haben, veränderte nozizeptive Prozesse erfahren, die mit einer erhöhten Schmerzintensität einhergehen im Vergleich zu anderen Verletzungen (Davis, 2013). Neuropathische Schmerzmechanismen werden bei ca. 30 % der Fälle beobachtet (Sterling & Pedler, 2009). Dabei spielen veränderte nozizeptive Prozesse im

Tabelle 4-12: Gefahrenfaktoren einer Chronifizierung nach einem Schleudertrauma

Konsistente prognostische Gefahrenfaktoren *einer* Chronifizierung	Konsistente Faktoren, die *keinen* prognostischen Wert haben	Inkonsistente Faktoren
Ein höheres Schmerzlevel sowie eine höhere Beeinträchtigung posttraumatisch Psychosoziale Faktoren, Katastrophisierungstendenzen, posttraumatische Stresssymptome, depressive Stimmungslagen, pessimistische Erwartungshaltung an die Regenerierungsprozesse Hyperalgetische Reaktionen auf Kälte Herabgesetzte Schmerzschwelle bei Druckprovokationen (mechanische Hyperalgesie)	Unfallbezogene Kriterien (Art der Kollision, Sitzposition im Auto, Geschwindigkeit beim Unfall, Wahrnehmen des Unfalls) Bildgebende Befunde Motorische Dysfunktionen	Alter Geschlecht (Frauen) Bewegungsausmaß der HWS Bildungslevel Bereits bestehende Erkrankungen

zentralen Nervensystem im Sinne einer zentralisierten Hyperalgesierung eine Rolle.

4.4.2 Klinische Zeichen

Die mannigfaltigen Symptome eines Schleudertraumas wie auch die Symptome einer Kontusion sind nicht spezifisch zu unterscheiden (**Kasten 4-3**).

Sogar neuropsychologische Tests zur Erfassung kognitiver Fähigkeiten, die gern einem Kontusionstrauma des Kopfes zugeschrieben worden sind, deckten an einer Population nach Schleudertauma verglichen mit einer Population nach einer moderaten bis schweren Kopfkontusion keine Unterschiede auf (Kennedy et al., 2017; Leddy et al., 2015).

Insbesondere wird bei persistierenden Beschwerden deutlich, wie vielen Systemen Beachtung geschenkt werden muss: Forscher und Praktiker legen mehr und mehr Wert auf ein differenziertes Vorgehen im Management dieser Patientengruppen und schlagen eine systemspezifischere Unterteilung in physiologische/vestibulo-okuläre und zervikogene Klassifikationen vor (Ellis et al., 2015). 80 % der Patienten, die unter Kopfschmerzen nach einem Schleudertrauma leiden, leiden ebenfalls unter Nackenbeschwerden(Cassidy et al., 2000; Côté et al., 2019). Schwindelsymptome treten bei 67–77 % der Patienten nach einem Kontusionstrauma auf (Valovich McLeod & Hale, 2015), das zweithäufigste Symptom (nach Kopfschmerzen). Auch zeigen Forschungsergebnisse, dass Patienten nach einem Kontusionstrauma, die unter einer Schwindelsymptomatik leiden, ängstlicher waren, eher zu Depressionen neigten und weniger gut in den Arbeitsprozess zurückkehren konnten (Chamelian & Feinstein, 2004).

Patienten mit chronischen Beschwerden nach Schleudertrauma, die multiple Verletzungen an diversen kraniozervikalen Strukturen und Regionen erlitten haben, zeigten Schwin-

Kasten 4-3: Symptomkomplex: akutes Schleudertrauma und Kontussionstrauma

Kopfschmerzen, Schwindel, Nackenbeschwerden, Übelkeit, Erbrechen, Gleichgewichtsstörungen, Benommenheit, Tinnitus, Photophobia, Phonophobia, Probleme bei der Blickstabilisierung, langsames Sprechen, extreme Müdigkeit, „benebeltes Gefühl“, kognitive Probleme (Gedächtnisstörungen, Konzentrationsstörungen). Initial erscheinen dem Patienten wenig fordernde kognitive und physische Tätigkeiten sehr anstrengend: Treppensteigen, Fernsehschauen, lesen, telefonieren (Ellis, Leddy, & Willer, 2015).

delsymptome oder Gleichgewichtsstörungen (Stokell, Yu, Williams, & Treleaven, 2011). Untersuchungen dieser Patientengruppe ergaben eine Dysfunktion der HWS-Mechanorezeptoren, eine verminderte sensomotorische Kontrolle der HWS und der Augenbewegungen sowie eine reduzierte posturale Kontrolle (Ischebeck et al., 2016; Treleaven, 2008). Bei den Patienten nach Schleudertrauma sind demnach afferente als auch efferente oder zentrale Mechanismen beeinflusst. Die Ursachenpalette für Schwindel nach einem Schleudertrauma ist multimodal. Demnach ist es bei einer Definition des zervikogenen Schwindels, festgelegt auf den gestörten afferenten Input, im individuellen Patientenfall nach Schleudertrauma nicht eindeutig, ob der Schwindel als zervikogener Schwindel bezeichnet werden kann.

4.4.3 Physische Untersuchung

Prinzipiell wird bei einem Schleuder- oder einem Kontusionstrauma der therapeutische Prozess, wie in den Untersuchungskapiteln für kraniozervikale Symptome (Kapitel 8–10) beschrieben, durchgeführt. Nichtsdestotrotz wollen wir hier einige Besonderheiten hervorheben. Wie im Flussdiagramm dargestellt, bestimmt der Therapeut mit Hilfe der Untersuchung den WAD-Grad des erlittenen Schleudertraumas. Ein WAD-Grad-II wird Bewegungseinschränkungen und palpierbare Gewebespannungen aufweisen, wogegen ein Grad-I-Patient lediglich Nackenschmerzen ohne physische Einschränkungen zeigt und dagegen ein Grad-III-Patient neurologische Zeichen (Muskelschwäche, Sensibilitätsstörungen, reduzierte Reflexaktivität) präsentiert.

Forschungsarbeiten fokussieren auf die nozizeptiven Prozesse mit einer erhöhten Aktivierung des zentralen Nervensystems bei Schleudertraumapatienten, insbesondere bei jenen, die zu einer Chronifizierung neigen. Anamnestische Angaben des Patienten wie Allodynia, schnelle Irritierbarkeit des Gewebes mit einer starken Schmerzreaktion, erhöhte Empfindlichkeit auf Kälte und schmerzbedingte Schlaflosigkeit lassen den Therapeuten hellhörig werden. Erstens müssen prognostisch ungünstige Faktoren für den Verlauf erkannt werden, zweitens ist die Reaktion auf die Therapie weniger erfolgreich.

Aufbauend auf die ausführliche Anamnese beinhaltet die physische Untersuchung eines Schleudertrauma- oder Kontusionspatienten alle Aspekte einer umfassenden neuromuskuloskelettalen Untersuchung (**Abbildung 4-12**). Die anamnestisch dominanten Symptome stehen im Fokus der Untersuchung. Leidet der Patient unter vestibulo-okulären Symptomen, werden die für das Gleichgewicht verantwortlichen Bereiche geprüft sowie die okulomotorischen Fähigkeiten. Durch ein Kontusionstrauma können verschiedene vestibuläre Komplikationen entstehen: Labyrinthkontusion, benigner paroxysmaler Lagerungsschwindel, Menièresche Erkrankung, Perilymphfistel, obere Bogengangsdehiszenz, posttraumatische Migräne, Hirnstammkontusion oder andere zentrale Irritationen (Valovich McLeod & Hale, 2015).

Neben dem direkten Einfluss des Traumas auf die vestibulären Organe dürfen diese eventuell ausgelösten Pathologien nicht übersehen werden. Stehen zervikogene Komponenten im Vordergrund mit Störungen im Hinblick auf die Sensomotorik, so werden Tests zur Bewegungs- und Haltungskontrolle, Kopf-HWS-, HWS-Augen-Koordinationstests durchgeführt. Der mechanische Stress durch das Trauma bedingt kann nicht nur neuromuskuloskelettale Gewebestrukturen verletzen (HWS-Gelenke und Bandscheiben, Ligamente, Muskeln, das kraniomandibuläre System, nervale Strukturen), sondern löst auch bei Fortbestehen der Schmerzen veränderte Hirnaktivitäten und psychische Komponenten aus. Partielle Risse von Weichteilgewebe, einhergehend mit einer reduzierten Blutversorgung heilen nicht komplett aus. Veränderung der HWS-Kinematik führen zu zervikalen Instabilitäten und Störungen der sensomotorischen Funktionen. Darüber hinaus sind verschiedenste Schmerzreaktionen nach einem Trauma invol-

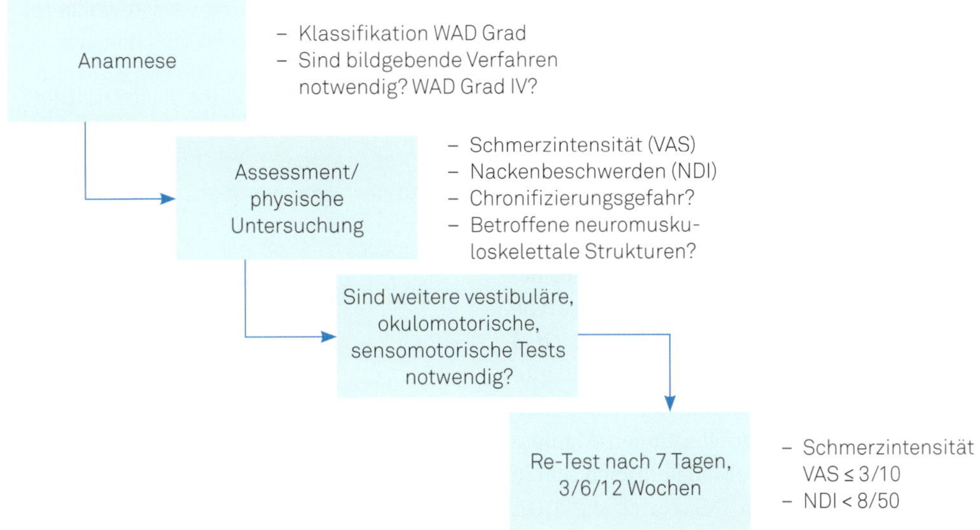

Abbildung 4-12: Vorgehensweise bei Patienten nach Schleudertrauma oder Kontusionstrauma

viert: nozizeptive-, entzündliche-, dysfunktionale oder neuropathische Schmerzmechanismen (Davis, 2013; Treleaven et al., 2011).

Um Chronifizierungstendenzen entgegen zu arbeiten, muss eine genaue Schmerzanamnese (siehe Kapitel 6.5), sowie die Höhe der funktionellen Beeinträchtigung (Neck disability index, NDI) (Swanenburg et al., 2014) erfasst und messbar gemacht werden. Auch sind Assessments zum Erheben der psychischen Gesundheit hilfreich (z.B. Fear Avoidance Belief Questionnaire, Impact of Event Scale, Patient Health Questionnaire-9) (Maercker & Schützwohl, 1998). Posttraumatische Stresssymptome wie Schlafstörungen, bezogen auf das Unfallereignis, Vermeidungsverhalten (nicht Autofahren, nicht das Haus verlassen), Ängste, Tendenzen zu Depressionen müssen erfasst und erkannt werden, damit optimale Behandlungskonzepte gewählt werden können (Campbell et al., 2015). Auch, wenn der Patient in eine Erwartungshaltung gerät (z.B. der, der den Unfall verschuldet hat, hat sich noch nicht entschuldigt; die Reaktionen des Umfeldes waren enttäuschend: „Ich erwarte dort noch mehr Aufmerksamkeit.") oder Versicherungsleistungen ausstehend sind bzw. juristische Abklärungen laufen, stagnieren die Erfolgschancen auf Heilung. Hilfreich ist es hierbei auch, psychologische Hilfe zu Rate zu ziehen.

4.4.4 Erfolgreiche Therapie

Die Therapie wird unterschieden zwischen einem Schleudertrauma in einem akuten Stadium (0–12 Wochen) und in einem chronischen Stadium (> 12 Wochen). Interessanterweise gibt es zu beiden Stadien relativ wenig Studien, die die Effektivität von Interventionen untersuchen im Vergleich zu anderen muskuloskelettalen Entitäten wie Rückenschmerzen (Campbell et al., 2018; Michaleff et al., 2014; Peterson et al., 2015). Eine kürzlich publizierte systematische Übersichtsarbeit inkludierte 22 randomisierte, kontrollierte Studien, von denen 12 eine einigermaßen gute methodologische Qualität zeigten (PEDro-Skala 6/10, Streuung 2–8/10). Fazit war, dass aktive Therapie ab dem vierten Tag posttraumatisch begonnen werden sollte und schmerzlindernd wirkt – egal welche Art aktiver Therapie (Teasell et al., 2010). Die praktische Ausführung beinhaltet eine Aufklärung des Patienten, dass moderates Bewegen hilfreich ist, sowie Überlegungen, was moderates Bewegen für den einzelnen Patienten bedeutet. Der eine Patient fühlt sich wohl, wenn er allein spazieren gehen kann, der andere fühlt sich besser aufgehoben, wenn er ein kleines Übungsprogramm unter Aufsicht absolviert. Multimodale Behandlungskonzepte mit posturalem Training, aktiver Therapie, manueller Therapie, Edukation und psychologischer Betreuung zeigen in der subakuten Phase von 2–12 Wochen einen starken Evidenzlevel (Grad A) (Mercer et al., 2007). Spinale Manipulationen wirken eventuell kurzfristig schmerzlindernd, sowie können Mobilisationen/Manipulationen der Brustwirbelsäule hilfreich sein in einem akuten Stadium (Mercer et al., 2007; Rushton et al., 2011; Teasell et al., 2010).

Häufig wird in der Forschung und Praxis das Tragen eines Halskragens diskutiert. Wir empfehlen, den Umgang mit einem Halskragen bewusst in der Therapie zu thematisieren. Die Patienten sind sehr unsicher bezüglich der Anwendung. Ein Halskragen ist auf keinen Fall ständig zu tragen, er kann zur Stabilisierung bei Ermüdung kurzfristig angelegt werden sowie auch bei einer erhöhten Belastung dergleichen, wie man einem Kniepatienten empfiehlt, eine Kniebandage bei einer erhöhten Beanspruchung wie beim Skilaufen anzulegen. Auch könnte der Halskragen bewusst in einen Trainingsaufbau integriert werden. Ein Patient, der mit einem Halskragen spazieren geht und sich wohl fühlt, verhält sich therapiefördernder, als wenn er eine ängstliche, passive, abwartende Haltung einnimmt.

Neben der kurzen Zusammenfassung der Leitlinien (State Insurance Regulatory Authority: Guidelines for the management of acute whiplash-associated disorders – for health professionals, 2014) (Kasten 4-4) schlagen wir eine detaillierte Anamnese der Symptomatik entsprechend (Kapitel 5.3, 6.5 und 7.6), einen darauf aufbauenden Untersuchungsgang, adaptierte Interventionen und ein ständiges Evaluieren und Anpassen des therapeutischen Prozesses vor (Kapitel 8–12).

Kasten 4-4: Patienten nach einem Schleudertrauma: Empfehlungen für die Behandlung

Empfehlungen für die Praxis (adaptiert : State Insurance Regulatory Authority: Guidelines for the management of acute whiplash-associated disorders – for health professionals., 2014)

- Versichere dem Patienten, dass Röntgen-/MRT- oder CT-Befunde (degenerative Veränderungen oder kleinere pathologische Veränderungen) **nicht** assoziiert sind mit den Schmerzen und den Beeinträchtigungen aufgrund des Schleudertraumas.
- Evaluiere in der initialen Untersuchung die Erwartungen des Patienten: Denkst du, dass es dir schnell besser gehen wird? Bei einer negativen Antwort fokussiere auf eventuell bestehende posttraumatische Stresssymptome drei und sechs Wochen nach dem Trauma.
- Sei dir bewusst, dass Alter, Geschlecht, Bildungslevel, Faktoren, die den Unfall betreffen (Benützung des Anschnallgurtes während des Unfalls, Sitzposition etc.) den Verlauf **nicht** beeinflussen, ebenso besteht keine Beeinflussung durch vorherige Schmerzen/Erkrankungen/Beeinträchtigungen. Ebenso ist eine hohe Inanspruchnahme von verschiedenen Behandlungsmodalitäten **nicht** assoziiert mit einer Chronifizierung.
- Sei dir bewusst, dass initial reduzierte Bewegungsausmaße und initiale Hyperalgesie auf Kältereize Hinweise auf eine Chronifizierung sein können.
- Für akute Schleudertraumapatienten sind folgende Vorgehensweisen effektiv: Versichere dem Patienten, dass es gut ist, aktiv zu sein und seine üblichen Tätigkeiten auszuführen. Behandlungen zielen auf eine Verbesserung der Beweglichkeit, der Kraft/Ausdauer und der posturalen Bewegungskontrolle ab.
- Medikamentös sind einfache Analgetika anzuwenden.

Literatur

Ad Hoc Committee on Classification of Headache. (1964). Classification of headache. *Headache: The Journal of Head and Face Pain, 4*(1), 172–174.

Apkarian, A.V., Bushnell, M.C., Treede, R.D. & Zubieta, J.K. (2005). Human brain mechanisms of pain perception and regulation in health and disease. *European Journal of Pain, 9*(4), 463–484.

Ashina, S., Bendtsen, L. & Ashina, M. (2005). Pathophysiology of tension-type headache. *Current Pain and Headache Reports, 9*(6), 415–422. https://doi.org/10.1007/s11916-005-0021-8

Ashkenazi, A., Blumenfeld, A., Napchan, U., Narouze, S., Grosberg, B., Nett, R., ... Lipton, R.B. (2010). Peripheral Nerve Blocks and Trigger Point Injections in Headache Management – A Systematic Review and Suggestions for Future Research. *Headache: The Journal of Head and Face Pain, 50*(6), 943–952. https://doi.org/10.1111/j.1526-4610.2010.01675.x

Baertschi-Rochaix, W. (1968). Migraine cervicale. In: M.R. Dürsteler (1975). Migräne und Vestibulärapparat. *J. Neurol. 210*, 253–269.

Barmherzig, R. & Kingston, W. (2019). Occipital Neuralgia and Cervicogenic Headache: Diagnosis and Management. *Current Neurology and Neuroscience Reports, 19*(5), 20. https://doi.org/10.1007/s11910-019-0937-8

Bartsch, T. & Goadsby, P.J. (2003). The trigeminocervical complex and migraine: Current concepts and synthesis. *Current Pain and Headache Reports, 7*(5), 371–376.https://doi.org/10.1007/s11916-003-0036-y

Bayer, T.L., Coverdale, J.H., Chiang, E. & Bangs, M. (1998). The role of prior pain experience and expectancy in psychologically and physically induced pain. *Pain, 74*(2–3), 327–331. https://doi.org/10.1016/S0304-3959(97)00196-6

Bennett, M. (2001). The LANSS Pain Scale: The Leeds assessment of neuropathic symptoms and signs. *Pain, 92*(1), 147–157. https://doi.org/10.1016/S0304-3959(00)00482-6

Bentsianov, B. & Blitzer, A. (2004). Facial anatomy. *Clinics in Dermatology, 22*(1), 3–13. https://doi.org/10.1016/j.clindermatol.2003.11.011

Bernstein, C. & Burstein, R. (2012). Sensitization of the Trigeminovascular Pathway: Perspective and Implications to Migraine Pathophysiology. *Journal of Clinical Neurology, 8*(2), 89. https://doi.org/10.3988/jcn.2012.8.2.89

Blanpied, P.R., Gross, A.R., Elliott, J.M., Devaney, L.L., Clewley, D., Walton, D.M., ... & Robertson, e.K. (2017). Neck Pain: (Revision 2017) Clinical Practice Guidelines Linked to the International Classification of Functioning, Disability and Health From the Orthopaedic Section of the American Physical Therapy Association. *Journal of Orthopaedic & Sports Physical Therapy, 47*(7), A1–A83. https://doi.org/10.2519/jospt.2017.0302

Bogduk, N. (2001). Cervicogenic headache: Anatomic basis and pathophysiologic mechanisms. *Current Pain and Headache Reports, 5*(4), 382–386. https://doi.org/10.1007/s11916-001-0029-7

Bogduk, N. (2004). The neck and headaches. *Neurologic Clinics, 22*(1), 151–171. https://doi.org/10.1016/S0733-8619(03)00100-2

Bogduk, N. & Govind, J. (2009). Cervicogenic Headache: An Assessment of the Evidence on Clinical Diagnosis, Invasive Tests, and Treatment. *The Lancet Neurology, 8*(10), 959–968. https://doi.org/10.1016/S1474-4422(09)70209-1

Booth, J., Moseley, G.L., Schiltenwolf, M., Cashin, A., Davies, M. & Hübscher, M. (2017). Exercise for chronic musculoskeletal pain: A biopsychosocial approach. *Musculoskeletal Care, 15*(4), 413–421. https://doi.org/10.1002/msc.1191

Borsook, D. (2014). The role of imaging. *Journal of the Peripheral Nervous System, 19*(2), 26–S27. https://doi.org/10.1111/jns.12081_7

Borsook, D. & Dodick, D.W. (2015). Taking the headache out of migraine. Neurology. *Clinical Practice, 5*(4), 317–325. https://doi.org/10.1212/CPJ.0000000000000171

Borsook, D., Youssef, A.M., Simons, L., Elman, I. & Eccleston, C. (2018). When pain gets stuck: The evolution of pain chronification and treatment resistance. *Pain, 159*(12), 2421–2436. https://doi.org/10.1097/j.pain.0000000000001401

Boyd-Clark, L.C., Briggs, C.A. & Galea, M.P. (2002). Muscle spindle distribution, morphology, and density in longus colli and multifidus muscles of the cervical spine. *Spine, 27*(7), 694–701.

Brandes, R., Lang, F. & Schmidt, R.F. (2019). *Physiologie des Menschen: Mit Pathophysiologie.* Berlin: Springer. https://doi.org/10.1007/978-3-662-56468-4

Brandt, T. & Huppert, D. (2016). A new type of cervical vertigo: Head motion-induced spells in acute neck pain. *Neurology, 86*(10), 974–975. https://doi.org/10.1212/WNL.0000000000002451

Breivik, H., Collett, B., Ventafridda, V., Cohen, R. & Gallacher, D. (2006). Survey of chronic pain in Europe: prevalence, impact on daily life, and treatment. *European Journal of Pain, 10*(4): 287–333.

Butler, D. & Moseley, L. (2015). *Explain Pain*. Adelaide: Noigroup Publications.

Campbell, D. & Parsons, C. (1944). Referred head pain and its concomitants: Report of preliminary experimental investigation with implications for the post-traumatic "head" syndrome. *Nervous and Mental Disease, 99*(5), 544–551. https://doi.org/10.1097/00005053-194405000-00009

Campbell, L., Kenardy, J., Andersen, T., McGregor, L., Maujean, A. & Sterling, M. (2015). Trauma-focused cognitive behaviour therapy and exercise for chronic whiplash: Protocol of a randomised, controlled trial. *Journal of Physiotherapy, 61*(4), 218. https://doi.org/10.1016/j.jphys.2015.07.003

Campbell, L., Smith, A., McGregor, L. & Sterling, M. (2018). Psychological Factors and the Development of Chronic Whiplash Associated Disorder(s): A Systematic Review. *The Clinical Journal of Pain, 34*(8), 755–768. https://doi.org/10.1097/AJP.0000000000000597

Carroll, L.J., Holm, L.W., Hogg-Johnson, S., Côtè, P., Cassidy, J.D., Haldeman, S., ... Guzman, J. (2009). Course and Prognostic Factors for Neck Pain in Whiplash-Associated Disorders (WAD). *Journal of Manipulative and Physiological Therapeutics, 32*(2), S97–S107. https://doi.org/10.1016/j.jmpt.2008.11.014

Casser, H.-R. & Schaible, H.-G. (2015). Muskuloskeletaler Schmerz. *Der Schmerz, 29*(5), 486–495. https://doi.org/10.1007/s00482-015-0046-9

Cassidy, J.D., Carroll, L.J., Côté, P., Lemstra, M., Berglund, A. & Nygren, Å. (2000). Effect of Eliminating Compensation for Pain and Suffering on the Outcome of Insurance Claims for Whiplash Injury. *New England Journal of Medicine, 342*(16), 1179–1186. https://doi.org/10.1056/NEJM200004203421606

Chamelian, L. & Feinstein, A. (2004). Outcome after mild to moderate traumatic brain injury: The role of dizziness. *Archives of Physical Medicine and Rehabilitation, 85*(10), 1662–1666. https://doi.org/10.1016/j.apmr.2004.02.012

Chimenti, R.L., Frey-Law, L.A. & Sluka, K.A. (2018). A Mechanism-Based Approach to Physical Therapist Management of Pain. *Physical Therapy, 98*(5), 302–314. https://doi.org/10.1093/ptj/pzy030

Cho, J., Lee, E. & Lee, S. (2019). Upper cervical and upper thoracic spine mobilization versus deep cervical flexors exercise in individuals with forward head posture: A randomized clinical trial investigating their effectiveness. *Journal of Back and Musculoskeletal Rehabilitation, 32*(4), 595–602. https://doi.org/10.3233/BMR-181228

Côté, P., Yu, H., Shearer, H.M., Randhawa, K., Wong, J.J., Mior, S., ... Lacerte, M. (2019). Non-pharmacological management of persistent headaches associated with neck pain: A clinical practice guideline from the Ontario protocol for traffic injury management (OPTIMa) collaboration. *European Journal of Pain, 23*(6), 1051–1070. https://doi.org/10.1002/ejp.1374

Cuciureanu, D.i., Constantinescu, I., Constantinescu, V., Corciova, C. & Matei, D. (2017). Primary Headaches and their Relationship with the Autonomic Nervous System. In H. Turker (Ed.), *Current Perspectives on Less-known Aspects of Headache*. Maude Turker, IntechOpen. https://doi.org/10.5772/65737

Cyriax, J. (1938). Rheumatic headache. *British medical journal, 2*(4069), 1367. https://doi.org/10.1136/bmj.2.4069.1367

Davis, C.G. (2013). Mechanisms of chronic pain from whiplash injury. *Journal of Forensic and Legal Medicine, 20*(2), 74–85. https://doi.org/10.1016/j.jflm.2012.05.004

de Zoete, R.M.J., Osmotherly, P.G., Rivett, D.A. & Snodgrass, S.J. (2018). Seven cervical sensorimotor control tests measure different skills in individuals with chronic idiopathic neck pain. *Brazilian Journal of Physical Therapy, 22*(1), 20–32.

Della Casa, E., Affolter Helbling, J., Meichtry, A., Luomajoki, H. & Kool, J. (2014). Head-Eye movement control tests in patients with chronic neck pain; Inter-observer reliability and discriminative validity. *BMC Musculoskeletal Disorders, 15*(1).

Dieterich, M., Pöllmann, W. & Pfaffenrath, V. (1993). Cervicogenic Headache: Electronystagmography, Perception of Verticality and Posturography In Patients Before and After C2-Blockade. *Cephalalgia, 13*(4), 285–288. https://doi.org/10.1046/j.1468-2982.1993.1304285.x

Dimitriadis, Z., Kapreli, E., Strimpakos, N. & Oldham, J. (2016). Respiratory dysfunction in patients with chronic neck pain: What is the current evidence? *Journal of Bodywork and Movement Therapies, 20*(4), 704–714. https://doi.org/10.1016/j.jbmt.2016.02.001

Dunning, J.R., Butts, R., Mourad, F., Young, I., Fernandez-de-las Peñas, C., Hagins, M., ... Cleland, J.A. (2016). Upper cervical and upper thoracic manipulation versus mobilization and exercise in patients with cervicogenic headache: A multi-center randomized clinical trial. *BMC Musculos-*

keletal Disorders, 17(1), 1–12. https://doi.org/10.1186/s12891-016-0912-3

Egle, U.T., Ecker-Egle, M.-L. & Nickel, R. (2011). Fibromyalgie-Syndrom – Eine Stressverarbeitungsstörung. *Schweizer Archiv für Neurologie und Psychiatrie, 12, 162*(8), 326–337.

Egloff, N., Cámara, R.J.A., von Känel, R., Klingler, N., Marti, E. & Ferrari, M.-L.G. (2014). Hypersensitivity and hyperalgesia in somatoform pain disorders. *General Hospital Psychiatry, 36*(3), 284–290. https://doi.org/10.1016/j.genhosppsych.2014.01.011

Elkin, B.S., Elliott, J.M. & Siegmund, G.P. (2016). Whiplash Injury or Concussion? A Possible Biomechanical Explanation for Concussion Symptoms in Some Individuals Following a Rear-End Collision. *Journal of Orthopaedic & Sports Physical Therapy, 46*(10), 874–885. https://doi.org/10.2519/jospt.2016.7049

Ellis, M.J., Leddy, J.J. & Willer, B. (2015). Physiological, vestibulo-ocular and cervicogenic post-concussion disorders: An evidence-based classification system with directions for treatment. *Brain Injury, 29*(2), 238–248. https://doi.org/10.3109/02699052.2014.965207

Elman, I. & Borsook, D. (2016a). Common Brain Mechanisms of Chronic Pain and Addiction. *Neuron, 89*(1), 11–36. https://doi.org/10.1016/j.neuron.2015.11.027

Elman, I. & Borsook, D. (2016b). Common Brain Mechanisms of Chronic Pain and Addiction. *Neuron, 89*(1), 11–36. https://doi.org/10.1016/j.neuron.2015.11.027

Farmer, P.K., Snodgrass, S.J., Buxton, A.J. & Rivett, D.A. (2015). An Investigation of Cervical Spinal Posture in Cervicogenic Headache. *Physical Therapy, 95*(2), 212–222. https://doi.org/10.2522/ptj.20140073

Fejer, R., Kyvik, K.O. & Hartvigsen, J. (2006). The prevalence of neck pain in the world population: A systematic critical review of the literature. *European Spine Journal, 15*(6), 834–848. https://doi.org/10.1007/s00586-004-0864-4

Fernández-de-las-Peñas, C., Alonso-Blanco, C., Cuadrado, M. & Pareja, J. (2006). Forward Head Posture and Neck Mobility in Chronic Tension-Type Headache: A Blinded, Controlled Study. *Cephalalgia, 26*(3), 314–319. https://doi.org/10.1111/j.1468-2982.2005.01042.x

Fernández-de-las-Peñas, C., Cuadrado, M. & Pareja, J. (2006). Myofascial Trigger Points, Neck Mobility and Forward Head Posture in Unilateral Migraine. *Cephalalgia, 26*(9), 1061–1070. https://doi.org/10.1111/j.1468-2982.2006.01162.x

Ferreira, M. P., Waisberg, C. B., Conti, P. C. R. & Bevilaqua-Grossi, D. (2019). Mobility of the upper cervical spine and muscle performance of the deep flexors in women with temporomandibular disorders. *Journal of oral rehabilitation, 46*(12), 1177–1184.

Florencio, L.L., de Oliveira, A.S., Carvalho, G.F., Dach, F., Bigal, M.E., Fernández-de-las-Peñas, C. & Bevilaqua-Grossi, D. (2017). Association Between Severity of Temporomandibular Disorders and the Frequency of Headache Attacks in Women With Migraine: A Cross-Sectional Study. *Journal of Manipulative and Physiological Therapeutics, 40*(4), 250–254.

Fredrickson, J.M., Schwarz, D. & Kornhuber, H.H. (1966). Convergence and Interaction of Vestibular and Deep Somatic Afferents Upon Neurons in the Vestibular Nuclei of the Cat. *Acta Oto-Laryngologica, 61*(1–6), 168–188. https://doi.org/10.3109/00016486609127054

Fredriksen, T. A., Hovdal, H. & Sjaastad, O. (1987). Cervicogenic Headache: Clinical Manifestation. *Cephalalgia, 7*(2), 147–160.

Fredriksen, T.A., Antonaci, F. & Sjaastad, O. (2015). Cervicogenic headache: Too important to be left un-diagnosed. *The Journal of Headache and Pain, 16*(1), 6. https://doi.org/10.1186/1129-2377-16-6

Freynhagen, R., Baron, R., Gockel, U. & Tölle, T.R. (2006). pain Detect: A new screening questionnaire to identify neuropathic components in patients with back pain. *Current Medical Research and Opinion, 22*(10), 1911–1920. https://doi.org/10.1185/030079906X132488

Gadotti, I.C., Olivo, S.A. & Magee, D.J. (2008). Cervical musculoskeletal impairments in cervicogenic headache: A systematic review and a meta-analysis. *Physical Therapy Reviews, 13*(3), 149–166. https://doi.org/10.1179/174328808X252082

Garcia, J.D., Arnold, S., Tetley, K., Voight, K. & Frank, R.A. (2016). Mobilization and Manipulation of the Cervical Spine in Patients with Cervicogenic Headache: Any Scientific Evidence? *Frontiers in Neurology, 7,* 40. https://doi.org/10.3389/fneur.2016.00040

García-Pérez-Juana, D., Fernández-de-las-Peñas, C., Arias-Buría, J.L., Cleland, J.A., Plaza-Manzano, G. & Ortega-Santiago, R. (2018). Changes in Cervicocephalic Kinesthetic Sensibility, Widespread Pressure Pain Sensitivity, and Neck Pain After Cervical Thrust Manipulation in Patients With Chronic Mechanical Neck Pain: A Randomized

Clinical Trial. *Journal of Manipulative and Physiological Therapeutics, 41*(7), 551–560.

Gaskin, D.J. & Richard, P. (2012). The Economic Costs of Pain in the United States. *The Journal of Pain, 13*(8), 715–724. https://doi.org/10.1016/j.jpain.2012.03.009

Gifford, L. (1998). Pain, the Tissues and the Nervous System: A conceptual model. *Physiotherapy, 84*(1), 27–36. https://doi.org/10.1016/S0031-9406(05)65900-7

Haas, M., Spegman, A., Peterson, D., Aickin, M. & Vavrek, D. (2010). Dose response and efficacy of spinal manipulation for chronic cervicogenic headache: A pilot randomized controlled trial. *The Spine Journal, 10*(2), 117–128. https://doi.org/10.1016/j.spinee.2009.09.002

Hain, T.C. (2015). Cervicogenic causes of vertigo. *Current Opinion in Neurology, 28*(1), 69–73. https://doi.org/10.1097/WCO.0000000000000161

Hall, T., Chan, H.T., Christensen, L., Odenthal, B., Wells, C. & Robinson, K. (2007). Efficacy of a C1-C2 Self-sustained Natural Apophyseal Glide (SNAG) in the Management of Cervicogenic Headache. *Journal of Orthopaedic & Sports Physical Therapy, 37*(3), 100–107. https://doi.org/10.2519/jospt.2007.2379

Headache Classification Committee of the International Headache Society (2004). *The Classification of Headache Disorders*, 2nd edition. *Cephalalgia, 24*(1), 1–160.

Headache Classification Subcommittee of the International Headache Society (2013). *The International Classification of Headache Disorders*, 3rd edition. *Cephalalgia, 33*(9), 629–808.

Headache Classification Subcommittee of the International Headache Society (2018). *The International Classification of Headache Disorders*, 3rd edition. *Cephalalgia, 38*(1), 1–211.

Helgadottir, H., Kristjansson, E., Mottram, S., Karduna, A. & Jonsson, H. (2010). Altered Scapular Orientation During Arm Elevation in Patients With Insidious Onset Neck Pain and Whiplash-Associated Disorder. *Journal of Orthopaedic & Sports Physical Therapy, 40*(12), 784–791. https://doi.org/10.2519/jospt.2010.3405

Hick, C., & Hartmann, J. (Hrsg.). (2007). *Intensivkurs Physiologie* (5. Aufl.). München: Urban & Fischer.

Hochschild, J. (2015). *Grundlagen zur Wirbelsäule, HWS und Schädel, BWS und Brustkorb, obere Extremität.* Stuttgart: Thieme.

Hoffman, J.R., Wolfson, A.B., Todd, K. & Mower, W.R. (1998). Selective Cervical Spine Radiography in Blunt Trauma: Methodology of the National Emergency X-Radiography Utilization Study (NEXUS). *Annals of Emergency Medicine, 32*(4), 461–469. https://doi.org/10.1016/S0196-0644(98)70176-3

Hölzl, M., Behrmann, R., Biesinger, E., von Heymann, W., Hülse, R. & Arens, C. (2018). Ausgewählte HNO-Symptome bei funktionellen Störungen der oberen Halswirbelsäule und der Kiefergelenke. *HNO, 66*(3), 237–250. https://doi.org/10.1007/s00106-018-0479-4

Hölzl, M., Behrmann, R., Biesinger, E. et al. (2019). Selected ENT symptoms in functional disorders of the upper cervical spine and temporomandibular joints. *HNO, 67*, 1–9.

Howard, P.D., Behrns, W., Martino, M.D., DiMambro, A., McIntyre, K. & Shurer, C. (2015). Manual examination in the diagnosis of cervicogenic headache: A systematic literature review. *Journal of Manual & Manipulative Therapy, 23*(4), 210–218. https://doi.org/10.1179/2042618614Y.0000000097

Huisman, P.A., Speksnijder, C.M. & de Wijer, A. (2013). The effect of thoracic spine manipulation on pain and disability in patients with non-specific neck pain: A systematic review. *Disability and Rehabilitation, 35*(20), 1677–1685. https://doi.org/10.3109/09638288.2012.750689

Hülse, M. (1983). *Hör- und Gleichgewichtsstörungen im Rahmen der vertebrobasilären Insuffizienz und im Rahmen der funktionellen Kopfgelenksstörung.* (Halswirbelsäulenerkrankungen mit Beteiligung des Nervensystems, Bd. 1). Berlin Heidelberg: Springer.

Hülse, M., Neuhuber, W.L. & Wolff, H.D. (1998). *Der kranio-zervikale Übergang. Aktuelle Gesichtspunkte aus Grundlagenforschung und Klinik zur Pathophysiologie von HWS-Weichteiltraumen.* Berlin Heidelberg: Springer. https://doi.org/10.1007/978-3-642-58853-2

Hülse, M. & Seifert, K. (2005). Zervikogene Kopf- und Halsschmerzen. *HNO, 53*(9), 804–809. https://doi.org/10.1007/s00106-005-1247-9

Ischebeck, B.K., de Vries, J., Van der Geest, J.N., Janssen, M., Van Wingerden, J.P., Kleinrensink, G.J. & Frens, M.A. (2016). Eye movements in patients with Whiplash Associated Disorders: A systematic review. *BMC Musculoskeletal Disorders, 17*(1), 441. https://doi.org/10.1186/s12891-016-1284-4

Jänig, W. & Baron, R. (2019). *Peripheres vegetatives Nervensystem. (Physiologie des Menschen).* Berlin Heidelberg: Springer.

Johnson, G.M. (2004). The sensory and sympathetic nerve supply within the cervical spine: Review of recent observations. *Manual Therapy, 9*(2), 71–76. https://doi.org/10.1016/S1356-689X(03)00093-6

Johnston, M.M., Jordan, S.E. & Charles, A.C. (2013). Pain referral patterns of the C1 to C3 nerves: Implications for headache disorders: Pain Referral Patterns. *Annals of Neurology, 74*(1), 145–148. https://doi.org/10.1002/ana.23869

Jull, G., Trott, P., Potter, H., Zito, G., Niere, K., Shirley, D., Emberson, J., Marschner, I. & Richardson, C. (2002). A Randomized Controlled Trial of Exercise and Manipulative Therapy for Cervicogenic Headache. *Spine, 27*(17), 1835–1843. https://doi.org/10.1097/00007632-200209010-00004

Kalmanson, O.A., Khayatzadeh, S., Germanwala, A., Scott-Young, M., Havey, R.M., Voronov, L.I. & Patwardhan, A.G. (2019). Anatomic considerations in headaches associated with cervical sagittal imbalance: A cadaveric biomechanical study. *Journal of Clinical Neuroscience, 65*, 140–144. https://doi.org/10.1016/j.jocn.2019.02.003

Kamper, S.J., Apeldoorn, A.T., Chiarotto, A., Smeets, R.J.E.M., Ostelo, R.W., Guzman, J. & van Tulder, M.W. (2014). Multidisciplinary biopsychosocial rehabilitation for chronic low back pain. *Cochrane Database of Systematic Reviews, 9*, Art No: CD000963. https://doi.org/10.1002/14651858.CD000963.pub3

Kennedy, E., Quinn, D., Tumilty, S. & Chapple, C.M. (2017). Clinical characteristics and outcomes of treatment of the cervical spine in patients with persistent post-concussion symptoms: A retrospective analysis. *Musculoskeletal Science and Practice, 29*(29), 91–98. https://doi.org/10.1016/j.msksp.2017.03.002

Kerr, F.W.L. (1961). Structural relation of the trigeminal spinal tract to upper cervical roots and the solitary nucleus in the cat. *Experimental Neurology, 4*(2), 134–148. https://doi.org/10.1016/0014-4886(61)90036-X

Kingston, L., Claydon, L. & Tumilty, S. (2014). The effects of spinal mobilizations on the sympathetic nervous system: A systematic review. *Manual Therapy, 19*(4), 281–287. https://doi.org/10.1016/j.math.2014.04.004

Kristjansson, E. & Treleaven, J. (2009). Sensorimotor Function and Dizziness in Neck Pain: Implications for Assessment and Management. *Journal of Orthopaedic & Sports Physical Therapy, 39*(5), 364–377. https://doi.org/10.2519/jospt.2009.2834

Kroll, H.R. (2015). Exercise Therapy for Chronic Pain. *Physical Medicine and Rehabilitation Clinics of North America, 26*(2), 263–281. https://doi.org/10.1016/j.pmr.2014.12.007

Kulkarni, V., Chandy, M.J. & Babu, K.S. (2001). Quantitative study of muscle spindles in suboccipital muscles of human foetuses. *Neurol India*, 49(4): 355–359. PMID: 11799407.

Lascurain-Aguirrebeña, I., Newham, D. & Critchley, D.J. (2016). Mechanism of Action of Spinal Mobilizations: A Systematic Review. *Spine, 41*(2), 159–172. https://doi.org/10.1097/BRS.0000000000001151

Laube, W. (2004). Das sensomotorische System, die Bewegungsprogrammierung und die sensomotorische Koordination beim Gesunden und Verletzten. *Österr Z Phys Med Rehabil, 14(1)*, 35–49.

Laube, W. (2009). *Sensomotorisches System: Physiologisches Detailwissen für Physiotherapeuten.* Stuttgart: Thieme.

Leddy, J.J., Baker, J.G., Merchant, A., Picano, J., Gaile, D., Matuszak, J. & Willer, B. (2015). Brain or Strain? Symptoms Alone Do Not Distinguish Physiologic Concussion From Cervical/Vestibular Injury. *Clinical Journal of Sport Medicine, 25*(3), 237–242. https://doi.org/10.1097/JSM.0000000000000128

Leddy, J.J., Baker, J.G. & Willer, B. (2016). Active Rehabilitation of Concussion and Post-concussion Syndrome. *Physical Medicine and Rehabilitation Clinics of North America, 27*(2), 437–454. https://doi.org/10.1016/j.pmr.2015.12.003

Lee, H., McAuley, J.H., Hübscher, M., Kamper, S.J., Traeger, A.C. & Moseley, G.L. (2016). Does changing pain-related knowledge reduce pain and improve function through changes in catastrophizing? *Pain, 157*(4), 922–930. https://doi.org/10.1097/j.pain.0000000000000472

Leslie, O. & Craton, N. (2013). Concussion: Purely a Brain Injury? *Clinical Journal of Sport Medicine, 23*(5), 331–332. https://doi.org/10.1097/JSM.0b013e318295bbb1

Lewis, J. (2016). Rotator cuff related shoulder pain: Assessment, management and uncertainties. *Manual Therapy, 23*(23), 57–68. https://doi.org/10.1016/j.math.2016.03.009

Liu, J.-X., Thornell, L.-E. & Pedrosa-Domellöf, F. (2003). Muscle Spindles in the Deep Muscles of the Human Neck: A Morphological and Immunocytochemical Study. *Journal of Histochemistry & Cytochemistry, 51*(2), 175–186. https://doi.org/10.1177/002215540305100206

Luedtke, K. & May, A. (2017). Stratifying migraine patients based on dynamic pain provocation over the upper cervical spine. *The Journal of Headache and Pain, 18*(1) 97. https://doi.org/10.1186/s10194-017-0808-0

Luedtke, K. & Schäfer, B. (Hrsg.). (2019). *Physiofachbuch. Physiotherapie bei Kopfschmerzen und Migräne.* Stuttgart: Georg Thieme Georg.

Luomajoki, H. & Schesser, R. (2018). Schmerzmechanismen und Clinical Reasoning. *Der Schmerzpatient, 1*(1), 7–18. https://doi.org/10.1055/s-0043-122097

Madsen, B.K., Søgaard, K., Andersen, L.L., Skotte, J., Tornøe, B. & Jensen, R.H. (2018). Neck/shoulder function in tension-type headache patients and the effect of strength training. *Journal of Pain Research, 11*(11), 445–454. https://doi.org/10.2147/JPR.S146050

Maercker, A. & Schützwohl, M. (1998). Erfassung von psychischen Belastungsfolgen: Die Impact of Event Skala-revidierte Version (IES-R) [Assessment of post-traumatic stress reactions: The Impact of Event Scale-Revised (IES-R)]. *Diagnostica, 44*(3), 130–141.

Magnus, R.K. (1924). *Experimentell-Physiologische Untersuchungen über die Einzelnen bei der Körperstellung in Tätigkeit Tretenden Reflexe, über ihr Zusammenwirken und ihre Störungen.* Berlin: Springer.

Magnusson, M. & Malmström, E.-M. (2016). *The conundrum of cervicogenic dizziness.* (Handbook of Clinical Neurology, Bd. 137, S. 365–369). Amsterdam: Elsevier.

Malo-Urriés, M., Tricás-Moreno, J.M., Estébanez-de-Miguel, E., Hidalgo-García, C., Carrasco-Uribarren, A. & Cabanillas-Barea, S. (2017). Immediate Effects of Upper Cervical Translatoric Mobilization on Cervical Mobility and Pressure Pain Threshold in Patients With Cervicogenic Headache: A Randomized Controlled Trial. *Journal of Manipulative and Physiological Therapeutics, 40*(9), 649–658.

Mamontov, O.V., Babayan, L., Amelin, A.V., Giniatullin, R. & Kamshilin, A.A. (2016). Autonomous control of cardiovascular reactivity in patients with episodic and chronic forms of migraine. *The Journal of Headache and Pain, 17*(1), 52. https://doi.org/10.1186/s10194-016-0645-6

Mathieson, S., Maher, C.G., Terwee, C.B., Folly de Campos, T. & Lin, C.-W.C. (2015). Neuropathic pain screening questionnaires have limited measurement properties. A systematic review. *Journal of Clinical Epidemiology, 68*(8), 957–966. https://doi.org/10.1016/j.jclinepi.2015.03.010

MB, A.D., Aprill, C. & Bogduk, N. (1990). Cervical Zygapophyseal Joint Pain Patterns I. *Spine, 15*(6), 453–457.

Mercer, C., Jackson, A. & Moore, A. (2007). Developing clinical guidelines for the physiotherapy management of whiplash associated disorder (WAD). *International Journal of Osteopathic Medicine, 10*(2–3), 50–54. https://doi.org/10.1016/j.ijosm.2007.02.003

Merskey, H. (1994). Psychopathology and Chronic Pain. *Cephalalgia, 14*(2), 78–79.

Michaleff, Z.A., Maher, C.G., Lin, C.-W.C., Rebbeck, T., Jull, G., Latimer, J., ... & Sterling, M. (2014). Comprehensive physiotherapy exercise programme or advice for chronic whiplash (PROMISE): A pragmatic randomised controlled trial. *The Lancet, 384*(9938), 133–141. https://doi.org/10.1016/S0140-6736(14)60457-8

Mingels, S., Dankaerts, W. & Granitzer, M. (2019). Is There Support for the Paradigm 'Spinal Posture as a Trigger for Episodic Headache'? A Comprehensive Review. *Current Pain and Headache Reports, 23*(3), 17. https://doi.org/10.1007/s11916-019-0756-2

Mohamed, A.A., Shendy, W.S., Semary, M., Mourad, H.S., Battecha, K.H., Soliman, E.S., Sayed, S.H.E. & Mohamed, G.I. (2019). Combined use of cervical headache snag and cervical snag half rotation techniques in the treatment of cervicogenic headache. *Journal of Physical Therapy Science, 31*(4), 376–381. https://doi.org/10.1589/jpts.31.376

Moseley, G.L. (2004). Evidence for a direct relationship between cognitive and physical change during an education intervention in people with chronic low back pain. *European Journal of Pain, 8*(1), 39–45. https://doi.org/10.1016/S1090-3801(03)00063-6

Moseley, G.L. & Arntz, A. (2007). The context of a noxious stimulus affects the pain it evokes. *Pain, 133*(1–3), 64–71. https://doi.org/10.1016/j.pain.2007.03.002

Moseley, G.L. & Butler, D.S. (2017). *Explain pain supercharged: The clinician's manual.* Adelaide: Noigroup Publications.

Moskowitz, M.A. (2008). Defining a Pathway to Discovery from Bench to Bedside: The Trigeminovascular System and Sensitization. *Headache: The Journal of Head and Face Pain, 48*(5), 688–

690. https://doi.org/10.1111/j.1526-4610.2008.01110.x

Moulton, E.A., Elman, I., Pendse, G., Schmahmann, J., Becerra, L. & Borsook, D. (2011). Aversion-Related Circuitry in the Cerebellum: Responses to Noxious Heat and Unpleasant Images. *Journal of Neuroscience, 31*(10), 3795–3804. https://doi.org/10.1523/JNEUROSCI.6709-10.2011

Nee, R.J. & Butler, D. (2006). Management of peripheral neuropathic pain: Integrating neurobiology, neurodynamics, and clinical evidence. *Physical Therapy in Sport, 7*(1), 36–49. https://doi.org/10.1016/j.ptsp.2005.10.002

Neuhuber, W.L. (2005). Funktionelle Neuroanatomie des kraniozervikalen Übergangs. In M. Hülse, W. Neuhuber & H.-D. Wolff (Hrsg.), *Die obere Halswirbelsäule* (S. 55–71). Berlin Heidelberg: Springer.

Nieuwenhuyse, D. (1927). Schwindelanfälle und Nystagmus bei einer bestimmten Stellung des Kopfes. *Acta oto-laryng, 11*(11), 155–157.

Nilsson, N. (1995). The prevalence of cervicogenic headache in a random population sample of 20–59 year olds. *Spine, 20*(17):1884–1888.

Oostendorp, R.A.B., Bakker, I., Elvers, H., Mikolajewska, E., Michiels, S., De Hertogh, W. & Samwel, H. (2016). Cervicogenic somatosensory tinnitus: An indication for manual therapy? Part 1: Theoretical concept. *Manual Therapy, 23*, 120–123. https://doi.org/10.1016/j.math.2015.11.008

Palmgren, P.J., Andreasson, D., Eriksson, M. & Hägglund, A. (2009). Cervicocephalic kinesthetic sensibility and postural balance in patients with nontraumatic chronic neck pain – a pilot study. *Chiropractic & Osteopathy, 17*(1), 6. https://doi.org/10.1186/1746-1340-17-6

Peterson, G.E., Landén Ludvigsson, M.H., O'Leary, S.P., Dedering, Å.M., Wallman, T., Jönsson, M.I.N. & Peolsson, A.L.C. (2015). The Effect of 3 Different Exercise Approaches on Neck Muscle Endurance, Kinesiophobia, Exercise Compliance, and Patient Satisfaction in Chronic Whiplash. *Journal of Manipulative and Physiological Therapeutics, 38*(7), 465–476.e4. https://doi.org/10.1016/j.jmpt.2015.06.011

Peyron, R., Laurent, B. & García-Larrea, L. (2000). Functional imaging of brain responses to pain. A review and meta-analysis. *Neurophysiologie Clinique/Clinical Neurophysiology, 30*(5), 263–288.

Pfaffenrath, V., & Kaube, H. (1990). Diagnostics of cervicogenic headache. *Functional Neurology,* 5(2), 159–164.

Phillips, K. & Clauw, D.J. (2011). Central pain mechanisms in chronic pain states – Maybe it is all in their head. *Best Practice & Research Clinical Rheumatology, 25*(2), 141–154. https://doi.org/10.1016/j.berh.2011.02.005

Piekartz, V.H. (2015). *Kiefer, Gesichts- und Zervikalregion: Neuromuskuloskeletale Untersuchung, Therapie und Management*. Stuttgart: Thieme.

Racicki, S., Gerwin, S., DiClaudio, S., Reinmann, S. & Donaldson, M. (2013). Conservative physical therapy management for the treatment of cervicogenic headache: A systematic review. *Journal of Manual & Manipulative Therapy, 21*(2), 113–124. https://doi.org/10.1179/2042618612Y.0000000025

Reid, S.A., Rivett, D.A., Katekar, M.G. & Callister, R. (2014). Comparison of Mulligan Sustained Natural Apophyseal Glides and Maitland Mobilizations for Treatment of Cervicogenic Dizziness: A Randomized Controlled Trial. *Physical Therapy, 94*(4), 466–476. https://doi.org/10.2522/ptj.20120483

Reid, A., Callister, R., Snodgrass, S.J., Katekar, M.G. & Rivett, D.A. (2015). Manual therapy for cervicogenic dizziness: Long-term outcomes of a randomised trial. *Manual Therapy, 20*(1), 148–156. https://doi.org/10.1016/j.math.2014.08.003

Reid, Susan A., Rivett, D.A., Katekar, M.G. & Callister, R. (2008). Sustained natural apophyseal glides (SNAGs) are an effective treatment for cervicogenic dizziness. *Manual Therapy, 13*(4), 357–366. https://doi.org/10.1016/j.math.2007.03.006

Reneker, J.C., Clay Moughiman, M. & Cook, C.E. (2015). The diagnostic utility of clinical tests for differentiating between cervicogenic and other causes of dizziness after a sports-related concussion: An international Delphi study. *Journal of Science and Medicine in Sport, 18*(4), 366–372. https://doi.org/10.1016/j.jsams.2014.05.002

Richter, M., Eck, J., Straube, T., Miltner, W.H.R. & Weiss, T. (2010). Do words hurt? Brain activation during the processing of pain-related words. *Pain, 148*(2), 198–205. https://doi.org/10.1016/j.pain.2009.08.009

Rickels, E. (2009). Diagnostik und Therapie von Schädel-Hirn-Traumen. *Chirurg, 80*(2), 153–64. https://doi.org/10.1007/s00104-008-1655-y

Roos, K., Emmert, A., Dschaak, M., Schmidt, H., Kornecki, J. & Lingen, M. (2016). *Physiotherapie bei Schmerzen*. New York: Georg Thieme Verlag.

Rushton, A., Wright, C., Heneghan, N., Eveleigh, G., Calvert, M. & Freemantle, N. (2011). Physiotherapy rehabilitation for whiplash associated disorder II: A systematic review and meta-analysis of randomised controlled trials. *BMJ Open, 1*(2), e000265–e000265. https://doi.org/10.1136/bmjopen-2011-000265

Sadeghi, S.G., Minor, L.B. & Cullen, K.E. (2010). Neural Correlates of Motor Learning in the Vestibulo-Ocular Reflex: Dynamic Regulation of Multimodal Integration in the Macaque Vestibular System. *Journal of Neuroscience, 30*(30), 10158–10168. https://doi.org/10.1523/JNEUROSCI.1368-10.2010

Schäfer, A., Hall, T. & Briffa, K. (2009). Classification of low back-related leg pain – A proposed patho-mechanism-based approach. *Manual Therapy, 14*(2), 222–230. https://doi.org/10.1016/j.math.2007.10.003

Schäfer, A., Hall, T., Müller, G. & Briffa, K. (2011). Outcomes differ between subgroups of patients with low back and leg pain following neural manual therapy: A prospective cohort study. *European Spine Journal, 20*(3), 482–490. https://doi.org/10.1007/s00586-010-1632-2

Schaible, H.-G. & Schmidt, R.F. (2000). Nozizeption und Schmerz. In R.F. Schmidt, G. Thews & F. Lang (Hrsg.), *Physiologie des Menschen* (S. 236–250). Berlin Heidelberg: Springer.

Schleicher, P., Scholz, M., Schnake, K. & Kandziora, F. (2008). Standarddiagnostik und Management von subaxialen HWS-Verletzungen. *Trauma und Berufskrankheit, 10*(2), 175–181. https://doi.org/10.1007/s10039-007-1318-0

Schmidt, R.F. & Thews, G. (1993). *Physiologie des Menschen*. Berlin: Springer.

Schünke, M., Schulte, E. & Schumacher, U. (2018). *PROMETHEUS Allgemeine Anatomie und Bewegungssystem: LernAtlas der Anatomie*. Stuttgart: Thieme.

Seebauer, C., Lucas, C., Kindler, S. & Metelmann, H.-R. (2018). Wundmanagement – Biologie und Störung der Wundheilung. *Der MKG-Chirurg, 11*(4), 277–287. https://doi.org/10.1007/s12285-018-0172-3

Simons, L.E., Elman, I. & Borsook, D. (2014). Psychological processing in chronic pain: A neural systems approach. *Neuroscience & Biobehavioral Reviews, 39*, 61–78. https://doi.org/10.1016/j.neubiorev.2013.12.006

Sjaastad, O. & Bakketeig, L.S. (2008). Prevalence of cervicogenic headache: Vågå study of headache epidemiology. *Acta Neurologica Scandinavica, 117*(3), 173–180. https://doi.org/10.1111/j.1600-0404.2007.00962.x

Sjaastad, O., Fredriksen, T.A. & Pfaffenrath, V. (1998). Cervicogenic Headache: Diagnostic Criteria. *Headache: The Journal of Head and Face Pain, 38*(6), 442–445. https://doi.org/10.1046/j.1526-4610.1998.3806442.x

Sjaastad, O., Saunte, C., Hovdahl, H., Breivik, H. & Grønbâk, E. (1983). "Cervicogenic" Headache. An Hypothesis. *Cephalalgia, 3*(4), 249–256. https://doi.org/10.1046/j.1468-2982.1983.0304249.x

Special Communication. (1962). *JAMA, 179*(9), 717. https://doi.org/10.1001/jama.1962.03050090045008

State Insurance Regulatory Authority (2014). *Guidelines for the management of acute whiplash-associated disorders – for health professionals*. Sydney. Retrieved from https://www.sira.nsw.gov.au/resources-library/motor-accident-resources/publications/for-professionals/whiplash-resources/SIRA08104-Whiplash-Guidelines-1117-396479.pdf.

Steiner, T.J., Stovner, L.J., Vos, T., Jensen, R. & Katsarava, Z. (2018). Migraine is first cause of disability in under 50s: Will health politicians now take notice? *The Journal of Headache and Pain, 19*(1), *17*, s10194-018-0846-2. https://doi.org/10.1186/s10194-018-0846-2

Sterling, M. (2014). Physiotherapy management of whiplash-associated disorders (WAD). *Journal of Physiotherapy, 60*(1), 5–12. https://doi.org/10.1016/j.jphys.2013.12.004

Sterling, M. & Pedler, A. (2009). A neuropathic pain component is common in acute whiplash and associated with a more complex clinical presentation. *Manual Therapy, 14*(2), 173–179. https://doi.org/10.1016/j.math.2008.01.009

Stokell, R., Yu, A., Williams, K. & Treleaven, J. (2011). Dynamic and functional balance tasks in subjects with persistent whiplash: A pilot trial. *Manual Therapy, 16*(4), 394–398.

Stone, A.M., Vicenzino, B., Lim, E.C.W. & Sterling, M. (2013). Measures of central hyperexcitability in chronic whiplash associated disorder – A systematic review and meta-analysis. *Manual Therapy, 18*(2), 111–117. https://doi.org/10.1016/j.math.2012.07.009

Sueki, D.G., Cleland, J.A. & Wainner, R.S. (2013). A regional interdependence model of musculoskeletal dysfunction: Research, mechanisms, and clinical implications. *Journal of Manual & Manipulative Therapy, 21*(2), 90–102. https://doi.org/10.1179/2042618612Y.0000000027

Swanenburg, J., Humphreys, K., Langenfeld, A., Brunner, F. & Wirth, B. (2014). Validity and reliability of a German version of the Neck Disability Index (NDI-G). *Manual Therapy, 19*(1), 52–58. https://doi.org/10.1016/j.math.2013.07.004

Swannell, E. R., Brown, C. A., Jones, A. K. P. & Brown, R. J. (2016). Some Words Hurt More Than Others: Semantic Activation of Pain Concepts in Memory and Subsequent Experiences of Pain. *The Journal of Pain, 17*(3), 336–349. https://doi.org/10.1016/j.jpain.2015.11.004

Tampin, B., Briffa, N. K., Goucke, R. & Slater, H. (2013). Identification of neuropathic pain in patients with neck/upper limb pain: Application of a grading system and screening tools. *Pain, 154*(12), 2813–2822. https://doi.org/10.1016/j.pain.2013.08.018

Teasell, R. W., McClure, J. A., Walton, D., Pretty, J., Salter, K., Meyer, M., Sequeira, K. & Death, B. (2010). A Research Synthesis of Therapeutic Interventions for Whiplash-Associated Disorder (WAD): Part 4 – Noninvasive Interventions for Chronic WAD. *Pain Research and Management, 15*(5), 313–322. https://doi.org/10.1155/2010/487279

Theadom, A., Parag, V., Dowell, T., McPherson, K., Starkey, N., Barker-Collo, S., ... Feigin, V. L. (2016). Persistent problems 1 year after mild traumatic brain injury: A longitudinal population study in New Zealand. *British Journal of General Practice, 66*(642), e16–e23. https://doi.org/10.3399/bjgp16X683161

Thompson-Harvey, A. & Hain, T. C. (2019). Symptoms in cervical vertigo. *Laryngoscope Investigative Otolaryngology, 4*(1), 109–115. https://doi.org/10.1002/lio2.227

Tracey, I. (2008). Imaging pain. *British Journal of Anaesthesia, 101*(1), 32–39.

Traeger, A. C., Henschke, N., Hübscher, M., Williams, C. M., Kamper, S. J., Maher, C. G., ... McAuley, J. H. (2016). Estimating the Risk of Chronic Pain: Development and Validation of a Prognostic Model (PICKUP) for Patients with Acute Low Back Pain. *PLoS Medicine, 13*(5), e1002019. https://doi.org/10.1371/journal.pmed.1002019

Treede, R.-D., Jensen, T. S., Campbell, J. N., Cruccu, G., Dostrovsky, J. O., Griffin, J. W., ... Serra, J. (2008). Neuropathic pain: Redefinition and a grading system for clinical and research purposes. *Neurology, 70*(18), 1630–1635. https://doi.org/10.1212/01.wnl.0000282763.29778.59

Treleaven, J. (2008). Sensorimotor disturbances in neck disorders affecting postural stability, head and eye movement control. *Manual Therapy, 13*(1), 2–11. https://doi.org/10.1016/j.math.2007.06.003

Treleaven, J., Jull, G. & Grip, H. (2011). Head eye coordination and gaze stability in subjects with persistent whiplash associated disorders. *Manual Therapy, 16*(3), 252–257. https://doi.org/10.1016/j.math.2010.11.002

Tubbs, R. S., Mortazavi, M. M., Loukas, M., D'Antoni, A. V., Shoja, M. M. & Cohen-Gadol, A. A. (2011). Cruveilhier plexus: An anatomical study and a potential cause of failed treatments for occipital neuralgia and muscular and facet denervation procedures. *Journal of Neurosurgery, 115*(5), 929–933. https://doi.org/10.3171/2011.5.JNS102058

Valovich McLeod, T. C. & Hale, T. D. (2015). Vestibular and balance issues following sport-related concussion. *Brain Injury, 29*(2), 175–184. https://doi.org/10.3109/02699052.2014.965206

Varatharajan, S., Ferguson, B., Chrobak, K., Shergill, Y., Côté, P., Wong, J. J., ... Taylor-Vaisey, A. (2016). Are non-invasive interventions effective for the management of headaches associated with neck pain? An update of the Bone and Joint Decade Task Force on Neck Pain and Its Associated Disorders by the Ontario Protocol for Traffic Injury Management (OPTIMa) Collaboration. *European Spine Journal, 25*(7), 1971–1999.

Viana, M., Tassorelli, C., Allena, M., Nappi, G., Sjaastad, O. & Antonaci, F. (2013). Diagnostic and therapeutic errors in trigeminal autonomic cephalalgias and hemicrania continua: A systematic review. *The Journal of Headache and Pain, 14*(1). https://doi.org/10.1186/1129-2377-14-14

Vidal, P. & Huijbregts, P. (2005). Dizziness in Orthopaedic Physical Therapy Practice: History and Physical Examination. *Journal of Manual & Manipulative Therapy, 13*(4), 221–250. https://doi.org/10.1179/106698105790824798

Viti, J. A. & Paris, S. V. (2000). The Use of Upper Thoracic Manipulation in a Patient With Headache. *Journal of Manual & Manipulative Therapy, 8*(1), 25–28. https://doi.org/10.1179/106698100790811409

Watson, D. h. & Drummond, P. D. (2012a). Head Pain Referral During Examination of the Neck in Migraine and Tension-Type Headache. *Headache: The Journal of Head and Face Pain, 52*(8), 1226–1235. https://doi.org/10.1111/j.1526-4610.2012.02169.x

Watson, D. h. & Drummond, P. D. (2012b). Head Pain Referral During Examination of the Neck in

Migraine and Tension-Type Headache. *Headache: The Journal of Head and Face Pain, 52*(8), 1226–1235. https://doi.org/10.1111/j.1526-4610.2012.02169.x

Wegner, S., Jull, G., O'Leary, S. & Johnston, V. (2010). The effect of a scapular postural correction strategy on trapezius activity in patients with neck pain. *Manual Therapy, 15*(6), 562–566. https://doi.org/10.1016/j.math.2010.06.006

Widder, B. & Hamann, G.F. (2018). Beurteilung intrakranieller Kollateralwege. In B. Widder & G.F. Hamann (Hrsg.), *Duplexsonographie der hirnversorgenden Arterien* (S. 133–137). Berlin Heidelberg: Springer.

Wiech, K. & Van Diest, I. (2015). Associative fear learning and perceptual discrimination: a perceptual pathway in the development of chronic pain. *Neurosci Biobehav, 51*, 118–125.

Wirth, B., Amstalden, M., Perk, M., Boutellier, U. & Humphreys, B.K. (2014). Respiratory dysfunction in patients with chronic neck pain – Influence of thoracic spine and chest mobility. *Manual Therapy, 19*(5), 440–444. https://doi.org/10.1016/j.math.2014.04.011

Wrisley, D.M., Sparto, P.J., Whitney, S.L. & Furman, J.M. (2000). Cervicogenic Dizziness: A Review of Diagnosis and Treatment. *Journal of Orthopaedic & Sports Physical Therapy, 30*(12), 755–766. https://doi.org/10.2519/jospt.2000.30.12.755

Yacovino, D. & Hain, T. (2013). Clinical Characteristics of Cervicogenic-Related Dizziness and Vertigo. *Seminars in Neurology, 33*(3), 244–255. https://doi.org/10.1055/s-0033-1354592

Yang, L., Yang, C., Pang, X., Li, D., Yang, H., Zhang, X., ... & Peng, B. (2017). Mechanoreceptors in Diseased Cervical Intervertebral Disc and Vertigo. *Spine, 42*(8), 540–546. https://doi.org/10.1097/BRS.0000000000001801

Yunus, M.B. (2008). Central Sensitivity Syndromes: A New Paradigm and Group Nosology for Fibromyalgia and Overlapping Conditions, and the Related Issue of Disease versus Illness. *Seminars in Arthritis and Rheumatism, 37*(6), 339–352. https://doi.org/10.1016/j.semarthrit.2007.09.003

Zafar, H., Albarrati, A., Alghadir, A.H. & Iqbal, Z.A. (2018). Effect of Different Head-Neck Postures on the Respiratory Function in Healthy Males. *Biomed Res Int, 12*, 4518269.

Zafar, H., Alghadir, A.H. & Iqbal, Z.A. (2019). Effect of jaw functional status on neck muscle endurance. *Archives of Oral Biology, 101*(101), 30–33. https://doi.org/10.1016/j.archoralbio.2019.03.001

Zito, G., Jull, G. & Story, I. (2006). Clinical tests of musculoskeletal dysfunction in the diagnosis of cervicogenic headache. *Manual Therapy, 11*(2), 118–129. https://doi.org/10.1016/j.math.2005.04.007

Zwart, J.-A. (1997). Neck Mobility in Different Headache Disorders. *Headache: The Journal of Head and Face Pain, 37*(1), 6–11. https://doi.org/10.1046/j.1526-4610.1997.3701006.x

5
Funktion und Dysfunktion des Craniomandibulären Systems

Versteht der Therapeut die Komplexität des Craniomandibulären Systems (CMS) und seine Abhängigkeit von inneren und äußeren Einflussfaktoren, dann begreift er erst dessen ganzheitliche Funktion. Neben der Aufgabe des Kauens – die eigentliche Kauzeit für alle Mahlzeiten liegt etwa bei 20–30 Minuten am Tag – und des Schluckens und Sprechens, gestattet das stomatognathe System viele weitere Bewegungsnuancen. Fein abgestimmte Bewegungsfolgen mit höchster Präzision und Koordination erlauben das Betasten der Zähne oder das Benetzen der Lippen mit der Zunge. Die Kieferöffnung ermöglicht zudem die Mundatmung oder herzhaftes Gähnen und Singen in hohen Registerlagen. Darüber hinaus dienen Kieferpressen und Zähneknirschen unter anderem der Stressbewältigung. So trägt die Funktionstüchtigkeit der Kiefergelenke und der sie bewegenden beidseitig sieben Kiefermuskeln erheblich zu Wohlbefinden und Lebensqualität bei.

Um diesen vielfältigen Anforderungen gerecht zu werden, bedarf es einem exakten biomechanischen Zusammenspiel der involvierten Strukturen. Im folgenden Kapitel werden grundlegende Aspekte zum CMS beleuchtet, die für eine uneingeschränkte Funktion bzw. für Dysfunktionen verantwortlich sind. Im Einzelnen wird auf biomechanische und physiologische Voraussetzungen sowie der Erkrankungen, Faktoren und pathophysiologischen Vorgänge, die mit einer Dysfunktion in Zusammenhang stehen können, eingegangen. Das Ende des Kapitels widmet sich der anamnestischen Befunderhebung, die eine wesentliche Voraussetzung für eine erfolgreiche Therapie einer Craniomandibulären Dysfunktion (CMD) darstellt.

Neben dem Kauakt (Mastikation) sind Strukturen des CMS für viele weitere physiologische Funktionen zuständig, wie Schlucken, Sprechen, Stressbewältigung und Atmung. Mit seinen Strukturen und Funktionen ist das CMS zudem mitverantwortlich für das Erscheinungsbild des menschlichen Gesichtes.

5.1 Biomechanische und neurophysiologische Aspekte

5.1.1 Funktionelle Abläufe im CMS

An jeder Bewegung im CMS sind immer beide Kiefergelenke beteiligt und da jedes Kiefergelenk über zwei Gelenkkammern verfügt, spielen sich die Bewegungen in vier Gelenkkammern ab. Sie verlaufen um drei Bewegungsachsen in Relation zur Schädelbasis: um sagittale, transversale und frontale Achsen (McMillan et al., 1989) in unzähligen Bewegungskombinationen. Die Bewegungen der Kiefergelenke lassen sich in **exkursive** und **inkursive Unterkieferbewegungen** unterteilen (**Tabelle 5-1**). Zu den exkursiven Bewegungen, sprich Bewegungen von der Ruheposition des Unterkiefers nach außen, ge-

Tabelle 5-1: Bewegungen der Kiefergelenke: exkursive Unterkieferbewegungen in blau und inkursive Unterkieferbewegungen in gelb

Öffnen/Schließen	Abduktion 40–50 mm	Mandibula senkt bzw. Mund öffnet sich	Adduktion	Mandibula hebt bzw. Mund schließt sich				
Vor-/Rückbewegungen	Protrusion 10–12 mm	Mandibula nach ventral	Retraktion	Rückführung der Mandibula aus der Protrusion in die Ruheschwebe	Retrusion	Verlagerung der Mandibula nach dorsal	Protraktion	Rückführung der Mandibula aus der Retrusion in die Ruhelage
Seitliche Bewegungen	Laterotrusion 12–15 mm	Mandibula nach lateral	Mediotraktion	Rückführung der Mandibula aus Laterotrusion in die Mittelstellung	Mediotrusion	Mandibula nach medial	Laterotraktion	Laterotraktion

hören Abduktion bzw. Kieferöffnung, Protrusion bzw. ventrale Unterkieferbewegung, Retrusion bzw. dorsale Unterkieferbewegung und Laterotrusion bzw. laterale Unterkieferbewegung nach rechts und links. Bewegungen, bei denen der Unterkiefer aus der exkursiven Bewegung wieder zurück zur Ruheposition bewegt, heißen inkursive Unterkieferbewegungen.

Kiefergelenkmobilität

Beim **zu erwartenden Ausmaß der Kieferbewegungen** gibt es individuelle Variationsbreiten, die vom Phänotyp abhängig sind. Das Geschlecht, das Alter und die Konstitution des Gesichtes beeinflussen die Bewegungsquantität. Männer haben i.d.R. eine größere Mobilität als Frauen und mit zunehmendem Alter ist weniger Kieferöffnung zu erwarten (Kordass et al., 2014; Rieder, 1978). Die Unterschiede im Bewegungsausmaß des Kiefergelenkes sind zu 25 bis 40 % durch interindividuelle Variationen der Gesichtsmorphologie erklärbar (Ingervall, 1971). Darüber hinaus wirken sich auf die maximale Kiefermobilität die Anatomie der Kiefergelenke, die Eigenschaften des aktiven und passiven Bewegungsapparates (Hansson, T., Honée, W., & Hesse, J., 1990) sowie krankheitsbedingte Ereignisse (Pawlaczyk-Kamieńska et al., 2020) aus.

Wesentlich in einer Untersuchung ist, dass das **Ausmaß der maximalen Öffnungskapazität** des Unterkiefers keinen bedingungslosen Rückschluss auf die Gelenkmobilität zulässt (Westling & Helkimo, 1992). Für die Beurteilung, ob eine Norm-, Hyper- oder Hypomobilität der Kiefergelenke vorliegt, ist der Patientenbericht im Anamnesegespräch ein wichtiges Kriterium. Beispielsweise schildert der Patient, dass seit einer bestimmten Zeit oder eines bestimmten Ereignisses seine Kieferöffnung in

Funktion und/oder durch Schmerzen beeinträchtigt ist. Neben der vertikalen Kieferbeweglichkeit zieht der Untersucher die horizontale Beweglichkeit heran. Das Verhältnis des Bewegungsausmaßes der vertikalen zu den horizontalen Unterkieferbewegungen beträgt nach Studienergebnissen von Dijkstra et al. ein mittleres Verhältnis von ungefähr 6:1 während andere von einem Verhältnis von 4:1 berichten (Dijkstra et al., 1998).

Die Zahlenwerte in der Literatur zur Mobilität des Unterkiefers beim Erwachsenen unterliegen einer größeren Bandbreite, sowohl für die maximale Kieferöffnung als auch für die Seit- und Vorschubbewegungen. Der Wert der gemessenen Kieferöffnung wird als Schneidekantendistanz (SKD) bezeichnet, wobei diese Messstrecke nicht genau dem Betrag der Kieferöffnung entspricht, denn hierzu bezieht der Untersucher den Betrag des vertikalen Schneidezahnüberbisses mit ein. Mittelwerte für die maximale Kieferöffnung liegen in acht verschiedenen Studien bei einer SKD zwischen 43,4 und 60,0 mm (Rieder, 1978). Für die Laterotrusion links werden beispielsweise Mittelwerte von 9,3 bis 10,3 mm und für die Protrusion Werte von 8,4 bis 10,0 mm angegeben (Agerberg, 1987; Dijkstra et al., 1998). Eine weitere Studie von 2005 kommt bei gesunden Probanden, getrennt nach Geschlechtern, auf folgende Mittelwerte. Bei Frauen beträgt die Kieferöffnung 54,6 mm, die Laterotrusion links 11,5 mm sowie rechts 10,9 mm und bei Männern liegt der Mittelwert der Kieferöffnung bei 58,6 mm und der der Laterotrusion links bei 12,1 mm sowie rechts bei 11,0 mm (Türp et al., 2005). Eine aktive Kieferöffnungsfähigkeit von unter 40 mm SKD (inklusive Überbiss) gilt unter Experten als bewegungseingeschränkt, so auch in den diagnostischen Kriterien für temporomandibuläre Erkrankungen, im Englishen „Diagnostic Criteria for Temporomandibular Disorders (RDC/TMD)“ (Schiffman et al., 2014)(Kapitel 5.2). Anzumerken ist an dieser Stelle, dass eine aktuelle Studie allerdings deutlich niedrigere Schwellenwerte für das Vorliegen einer eingeschränkten Kieferfunktion vorschlägt: maximale SKD kleiner als 30 mm und maximaler Seit- oder Vorschub kleiner als 5 mm (Türp et al., 2020).

Bewegungsphasen der Kieferöffnung und -schließung

Die im folgenden beschriebenen **Bewegungsphasen der Kieferöffnung und -schließung** bzw. Abduktion und Adduktion erfolgen jeweils in drei Phasen (**Tabelle 5-2** und **Tabelle 5-3**). In den initialen und terminalen Phasen der Kieferöffnung und -schließung rotiert der Condylus articularis in Bewegungsrichtung gegen die Unterkante des Discus articularis. Hierbei tragen mediales und laterales Kollateralligament dazu bei, dass der Gelenkkopf unterhalb der Diskusfläche rotieren kann. Zudem bestimmen sie während der Translation deren Lage zueinander (Okeson, 2020) (**Abbildung 5-1**, **5-2**). In den mittleren Bewegungsphasen gleitet der Diskus zusammen mit dem Kondylus in Bewegungsrichtung entlang der Eminentia articularis. Dabei wird die Kieferöffnung aktiv von den Mm. suprahyoidales und dem M. pterygoideus lateralis pars inferior unterstützt.

Die Bewegungsrichtung des Diskus auf dem Kondylus wird außerdem von seinen Befestigungsbändern bestimmt. Das Lig. discotemporale posterius superius, auch Stratum posterius superius genannt, ist in der Kieferschließung gefaltet (Abbildung 5-1). Mit zunehmender Kieferöffnung entfaltet es sich und bestimmt mit seinen elastischen Eigenschaften die Lage des Diskus zum Caput mandibulae während der Translation nach ventral. Dabei wird der Diskus bei der Vorwärtsbewegung zunehmend gezügelt, so dass dieser in keiner Bewegungsphase vor den Kondylus treten sollte. Intraartikulärer Druck und strukturelle Beschaffenheit des Diskus sorgen für seinen adäquaten Bewegungsraum zwischen Pfanne und Gelenkkopf und sind somit mitverantwortlich, dass der Diskus auch keiner übermäßigen dorsalen Retraktion im Verhältnis zum Kondylus ausgesetzt ist (Okeson, 2013).

Tabelle 5-2: Bewegungsphasen der Kieferöffnung

Bewegungsphasen der Kieferöffnung	Funktioneller Bewegungsablauf
Initiale Kieferöffnung/Rotationsphase	Bei der beginnenden Kieferöffnung (initiale Phase/Rotationsphase) rotiert das Caput mandibulae zwischen dem Lig. collaterale laterale und dem Lig. collaterale mediale nach ventrokaudal im Bezug zu der Unterkante des Discus articularis. Das Ausmaß der Rotation wird mit 25 mm beschrieben. Die Kieferöffnung wird über den unteren Anteil der Mm. pterygoideus laterales und die Mm. suprahyoidales eingeleitet, während die Mm. suboccipitales die Kopfgelenke stabilisieren. Der obere Anteil des M. pterygoideus lateralis ist bei der Kieferöffnung normalerweise inaktiv.
Intermediäre Kieferöffnung/ Translationsphase	Nach der initialen Phase gleitet das Caput mandibulae gegen die Unterkante des Discus articularis gemeinsam an der Eminentia articularis nach ventrokaudal.
Terminale Kieferöffnung/Rotationsphase	Am Ende der angulären Kieferöffnung rotiert das Caput mandibulae nochmals nach ventrokaudal im Bezug zur Unterkante des Discus articularis. Am Ende dieser Phase steht der Diskus relativ dorsal zum Caput mandibulae.

Tabelle 5-3: Bewegungsphasen der Kieferschließung

Bewegungsphasen der Kieferschließung	Funktioneller Bewegungsablauf
Initiale Kieferschließung/Rotationsphase	Die Kieferschließung startet aus maximaler Kieferöffnung mit einer Dorsalrotation des Caput mandibulae zur Unterkante des Diskus. Die Schließbewegung der Kiefergelenke erfolgt zum einen ohne Muskelaktivität durch die passiven Strukturen. Zum anderen kontrolliert die Pars superior des M. pterygoideus lateralis in seiner exzentrischen Arbeitsweise die dorsokraniale Verlagerung des Kondylus und des Diskus bei der Kieferschließung.
Intermediäre Kieferschließung/Translationsphase	Das Caput mandibulae und der Discus articularis gleiten an der Gelenkfläche der Eminentia articulare nach dorsokranial.
Terminale Kieferschließung/ Rotationsphase	Das Caput mandibulae rotiert nach dorsal gegen die Unterkante des Discus articularis. In dieser Phase steht der dorsale Rand des Discus articularis ventral im Verhältnis zum Caput mandibulae, i.d.R. auf etwa 12 Uhr.

Aus der maximalen Kieferöffnung beginnt die initiale Kieferschließung mit einer Dorsalrotation des Kondylus im Verhältnis zur Unterkante des Diskus (Abbildung 5-2). Die Rotationsbewegungen des Kondylus in der unteren Gelenkkammer erfolgen hier analog zur Kieferöffnung in der initialen und auch in der terminalen Schließbewegung. Intermediär translatiert der Kondylus mit dem Diskus in der oberen Gelenkkammer nach dorsokranial. Während der gesamten Schließbewegung lenkt der M. pterygoideus pars superior den Diskus und den Kondylus durch seine exzentrische Arbeitsweise nach dorsokranial in Richtung des Genu vasculosum. Durch die bremsende Wirkung dieses Muskels wird die bilaminäre Zone vor zu schnellem Zurückschnellen des Kondylus geschützt. Darüber hinaus regulieren die Längen-Span-

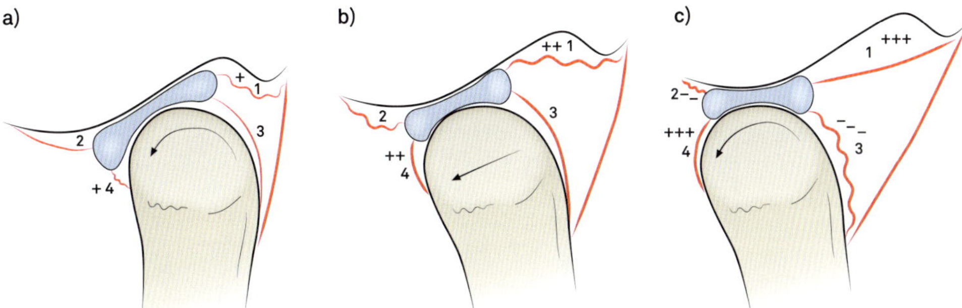

Abbildung 5-1: Phasen der Kieferöffnung, a) initiale Kieferöffnung, b) intermediäre Kieferöffnung, c) terminale Kieferöffnung (grafikramer.de)

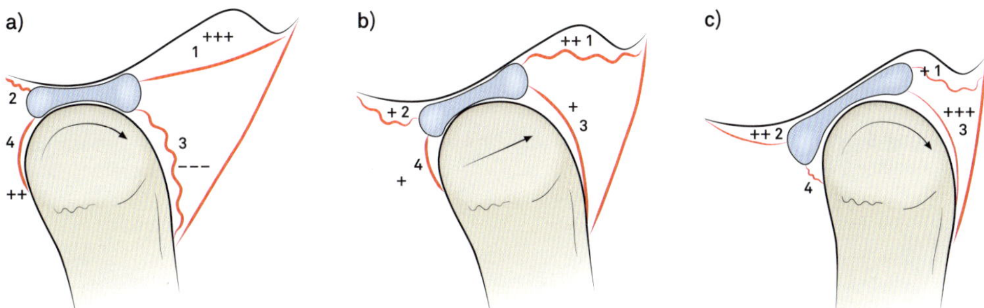

Abbildung 5-2: Phasen der Kieferschließung, a) initiale Kieferschließung, b) intermediäre Kieferschließung, c) terminale Kieferschließung (grafikramer.de)

nungseigenschaften der dorsalen Befestigungsbänder des Diskus seine korrekte Lage zum Kondylus in jeder Phase der Bewegung. So steuert zum Beispiel das Lig. discocondylare posterius inferius die Dorsalverlagerung des Caput mandibulae, positioniert den Diskus auf dem Kondylus und schützt bei intakter Viskoelastizität den Diskus vor einer anterioren Verlagerung.

Bewegungsablauf der Protrusion und Laterotrusion

Hinsichtlich des Bewegungsablaufs der Protrusion ist festzustellen, dass sich die Mandibula absenkt, damit sich die Schneidekanten der Unterkieferschneidezähne an den Oberkieferschneidezähnen nach kaudal vorbei bewegen können. Anschließend translatiert der Kondylus und der Diskus nach ventral. Die Bewegungsachse liegt mittig zwischen den beiden Gelenkköpfen (**Abbildung 5-3**) (Schünke et al., 2018). Muskulär sind der M. pterygoideus lateralis und M. pterygoideus medialis auf beiden Seiten aktiv. Unterstützung erhalten sie durch die ventralen Anteile des M. masseter superficialis und M. temporalis pars anterior. Während der anschließenden Rückführung der Mandibula zurück in die Ruheschwebe (Retraktion) beschreiben die Kondylen den umgekehrten Weg nach dorsokranial.

Abduktion, Adduktion, Protrusion und Retrusion sind symmetrische Unterkieferbewegungen, d.h. es laufen beide Capita mandibulae in die gleiche Richtung. Bei einer spurgerechten Bewegung starten beide Kiefergelenke gleichzeitig, verlaufen gleichzeitig in die gleiche Richtung und kommen gleichzeitig an.

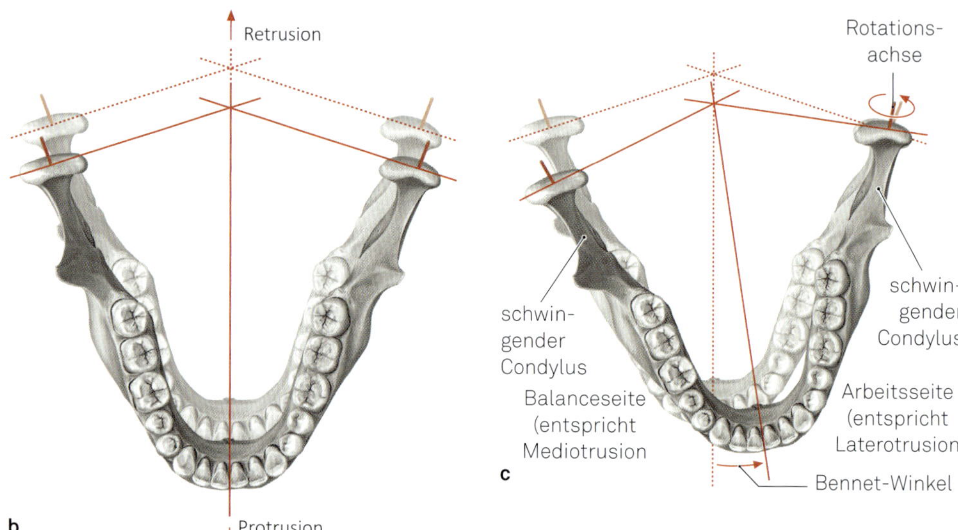

Abbildung 5-3: Biomechanik bei Protrusion und Retrusion des Unterkiefers (Quelle: Schünke et al., 2018, S. 68, Abb. b). Mit freundlicher Genehmigung des Thieme Verlags

Abbildung 5-4: Biomechanik bei Laterotrusion und Mediotrusion des Unterkiefers (Quelle: Schünke et al., 2018, S. 68, Abb. c). Mit freundlicher Genehmigung des Thieme Verlags

Betrachtet man den Bewegungsablauf der seitlichen Unterkieferbewegungen, dann ist zu beachten, dass bei der **Laterotrusion** die Mandibula zur Bewegungsseite rotiert. Diese Bewegung verläuft für die beiden Kiefergelenke asymmetrisch. Der Kondylus der Laterotrusionsseite verlagert sich auf kleinstem Raum nach dorsal, kranial und lateral (**Abbildung 5-4**), wobei die Bewegungsachse auf seiner Seite liegt. Auf der Mediotrusionsseite verlagert sich der Kondylus nach ventral, kaudal und medial mit einer deutlich größeren Bewegungsstrecke. Es entsteht eine Unterkieferschwenkung, deren Verhältnis zur Ruhelage sich im sogenannten Bennettwinkel ausdrückt (Schünke et al., 2018).

Zusammenhänge zwischen HWS und CMS

Über die atlantookzipitalen Gelenke ist das Cranium mit der HWS und über die Kiefergelenke mit der Mandibula verbunden. Zudem besteht im Mundraum ein Kontakt über die Zähne. Die genannten Strukturen sind wiederum mit dem Bindegewebe, einschließlich Muskel- als auch Gefäß- und Nervensysteme, eng verknüpft. So stellt sich die Frage in welchen biomechanischen und physiologischen Zusammenhängen sie stehen.

Wie beeinflussen zum Beispiel Kiefergelenksstellung und Okklusion die Kopfhaltung und umgekehrt? Die Übersichtsarbeit von Manfredini et al. geht unter anderem dieser Fragestellung nach (Manfredini et al., 2012). Eine Regelvorhersage, so ihr Ergebnis, wie sich die Zusammenhänge beim Individuum darstellen, lässt sich nicht treffen. Die Fachliteratur jedoch geht tendenziell davon aus, dass ein Zusammenhang zwischen Kopfhaltung und dem CMS besteht und eine veränderte Kopfhaltung ein potenzieller Faktor in der Entstehung einer CMD bzw. orofazialer Schmerzen sein kann (Armijo-Olivo et al., 2006). Sie und weitere Autoren empfehlen deshalb die HWS in die Untersuchung mit einzubeziehen (Fernández-de-las-Penas & Piekartz, 2015; Wijer et al., 1996).

Studien, die sich mit den Auswirkungen von Kiefergelenk und/oder Okklusion auf die Haltung auseinandersetzen gibt es mehr als umgekehrt. So weisen einige Untersuchungen einen funktionellen Zusammenhang zwischen Kieferbewegungen und HWS-Bewegungen nach. Denn rhythmisches aktives wiederholtes Abduzieren bzw. Adduzieren der Mandibula geht mit HWS-Extension bzw. Flexion nachweislich einher (Eriksson et al., 1998; Zafar et al., 2000). Zu einem größeren Teil allerdings beziehen sich die Studien auf Zusammenhänge zwischen CMS und HWS auf Pathologien der Kieferregion und ihren Einfluss auf die Haltung. Die Ergebnisse sind hierbei unterschiedlich. Beispielsweise fanden sich bei Probanden mit oder ohne einseitige Diskusverlagerung keine signifikanten Unterschiede in der Körperhaltung (Rocha et al., 2017). In einer Übersichtsarbeit von Mielcarek et al. zeigen sich jedoch Zusammenhänge der Malokklusion der Klasse II und III zur Körperhaltung bei Kindern (Mielcarek et al., 2019).

Unsere therapeutische Erfahrung aus der praktischen Tätigkeit heraus lässt den Schluss zu, dass ein Zusammenhang zwischen HWS und Kieferbeschwerden besteht, denn Stellungsänderungen oder Bewegungen der HWS beeinflussen die Symptome von den Patienten. Es ist anzunehmen, dass jegliche Bewegungen der HWS mit einer Positionsveränderung des Os temporale und der Mandibula sowie mit Veränderung der Längen-Spannungsverhältnisse der gesamten daran beteiligten Muskeln einhergehen. Untersuchungen zeigen, dass die Position der Mandibula mit der Viskoelastizität der ansetzenden Muskeln und Weichteile korrespondiert. Das offenbart sich bei Tierversuchen, bei denen der Kiefer im anästhesierten Zustand der Tiere weit offensteht. Diese Position ist nicht nur auf das Gewicht des Unterkiefers zurückzuführen, weil sie unabhängig von der Lage des Schädels zur Schwerkraft auftritt (Yemm & Nordstrom, 1974).

Biomechanische Überlegungen zur einwirkenden Schwerkraft bzw. zu Längen- und Spanungsänderungen im Gewebe (siehe auch **Kasten 5-1**), erlauben Schlüsse, die in der the-

Kasten 5-1: Weitere biomechanische Überlegungen in Bezug auf Einwirkung der HWS auf das CMS lassen folgende Schlussfolgerungen zu (Rocabado, 1983; Hansson, 1986)

- In der *Extension* der Kopfgelenke sind die Kiefergelenkflächen dorsal angenähert und die Molaren der Ober- und Unterkiefer haben es leichter, in Kontakt zu kommen.
- Im Umkehrschluss sind in der *Flexion der oberen HWS* die Gelenkflächen ventral im Kiefergelenk angenähert.
- Darüber hinaus könnte man folgern, dass in der *Lateralflexion* der oberen HWS die Gelenkanteile auf der Neigungsseite in eine Annäherung kommen und Zahnkontakte auf dieser Seite leichter möglich sind.
- bei der *Rotation der oberen HWS zu einer Seite* eine Verlagerung der Mandibula zur Gegenseite erfolgt, sprich bei der Rotation der HWS nach links die Mandibula in eine Laterotrusion nach rechts beeinflusst wird und die dorsalen Gelenkflächen des rechten Kiefergelenkes angenähert sind.
- während der Kombination von *Extension, Rechtslateralflexion und Linksrotation*, eine Annäherung der Gelenkanteile des rechten Kiefergelenkes im lateralen dorsokranialen Bereich folgt, so dass auf der Neigungsseite die Backenzähne eher Kontakt als auf der Gegenseite erlangen.
- bei der Kombination in *Flexion, Linksseitneigung und Linksrotation*, hingegen, eine Annäherung der Gelenkanteile des linken Kiefergelenkes im ventrolateralen Bereich erfolgt und zudem auf der linken Seite die Molaren mehr in Okklusion als auf der rechten Seite kommen.
- Daraus resultierende Scherkräfte oder Kompressions- bzw. Separationseffekte, die auf die Symptomatik des Patienten in unterschiedlichen HWS Positionen möglicherweise Einfluss nehmen, wären somit erklärbar.

rapeutischen Untersuchung und Behandlung von Nutzen sein können. Die Bewegungen der Kiefergelenke erfolgen sowohl über den mobilen Unterkiefer als auch, wenn der Unterkiefer das Punktum fixum ist, über den Schädel. Hierbei ist die Maxilla durch die Kopfbewegungen direkt in ihrer Stellung im Raum beeinflusst. Eine Haltung des Schädels in einer verstärkten Dorsalrotation bzw. Extension führt beispielsweise zu einer Anhebung der Maxilla, die sich in der Folge von der Mandibula entfernt und den Mund öffnet (Plaster, 2019) (**Abbildung 5-5**). Reflektorisch setzt die Aktivität der Kaumuskeln ein, um die Mandibula für einen Mundschluss wieder anzuheben. Eine Inspektion der HWS-Haltung und die Untersuchung der extensorisch einwirkenden HWS-Muskeln kann deshalb bei Beschwerden in der Kieferregion sinnvoll sein.

Des Weiteren lohnt es sich das Gewicht des Kopfes - bei einem Erwachsenen sind es rund 4 kg (Clemens, 1972) - in funktionelle Überlegungen mit einzubeziehen. Der Balanceakt des Kopfes auf der Halswirbelsäule in einer aufrechten Körperposition gleicht einer ruhig dahingleitenden schwimmenden Kugel in einem Wasserbecken. Gewährleistet wird diese scheinbar schwerelose Lage des Kopfes dadurch, dass der Mensch seine Körperstatik und das CMS mit der Schwerkraft in einem komplexen Steuerungssystem arrangiert und so im Gleichgewicht hält. Allein vierzehn Muskelpaare verbinden Schädel und HWS (Kapitel 2) und sind an der sensomotorischen Steuerung aktiv mit beteiligt. Dorsal stabilisieren beispielsweise der M. trapezius, M. sternocleidomastoideus, M. splenius capitis und der M. longus capitis. Dazu stehen ventral sowohl die kurzen als auch die längeren Halsflexoren und das supra- und infrahyoidale Muskelsystem in einem ausgewogenen aktiven Längen-Spannungsverhältnis. Außerdem wirkt ein fortlaufend angepasster über Reflexe zentral gesteuerter Haltemuskeltonus der Kieferschließer auf die Mandibula ein, damit sie in einer Ruheposition gehalten werden kann (Woda et al., 2001).

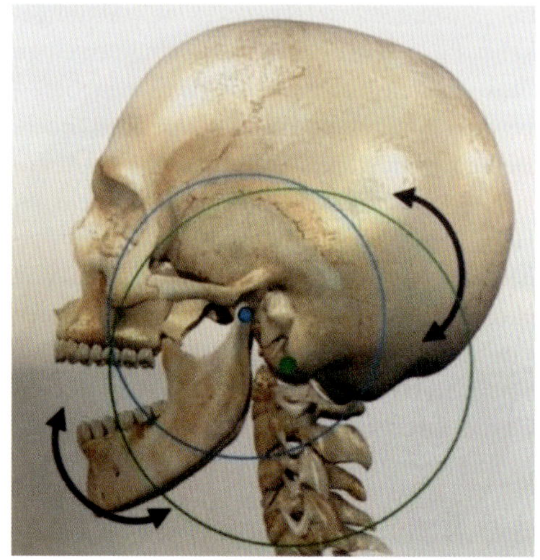

Abbildung 5-5: Kieferöffnung und -schließung über den Schädel bzw. den Unterkiefer (Quelle: Plaster, 2019, Abb. 30a). Mit freundlicher Genehmigung des Quintessenz Verlags.

Neurophysiologisch betrachtet, laufen erste zentrale Modulationen von Signalen aus der Kieferregion über die Hauptkerne des N. trigeminus, die sich vom verlängerten Rückenmark bis zum Mittelhirn erstrecken. In diesem Bereich jedoch kommen auch Afferenzen aus anderen Regionen an. Es konvergieren Afferenzen des N. trigeminus (V. HN), N. facialis (VII. HN), N. glossopharyngeus (IX. HN), N. vagus (X. HN), N. accessorius (XI. HN), N. hypoglossus (XII. HN) und der Zervikalnerven, vorwiegend von C1-C3 (Marfurt & Rajchert, 1991). Außerdem bestehen enge Verbindungen zum vestibulären Kernkomplex und zum Kleinhirn. Funktionen wie trigeminospinale Reflexe, die Kontrolle des oralen motorischen Verhaltens, orofaziale Reflexe oder die Stabilisierung der Kopfhaltung und des Blicks sind dadurch gewährleistet (Pinganaud et al., 1999).

Die Vermischung von Symptomen und Informationen aus den verschiedenen Bereichen lässt sich über die sogenannte Konvergenztheorie, erklären (KERR & OLAFSON, 1961) (siehe auch Kapitel 4). Wiesinger et al. belegen in ihrer Arbeit, dass Schmerzen im Nacken-Schulter-Rückenbereich und Kaumuskel und/oder Kiefergelenkschmerzen sich gegenseitig beeinflussen. Je häufiger der eine Bereich Schmerzen aufweist, desto mehr erhöht sich das Risiko, auch im angrenzenden Bereich Beschwerden zu entwickeln (Wiesinger et al., 2009). Die Schmerzentstehung im Kiefergelenk unterliegt vielfältigen Einflüssen wie mechanische Bedingungen, biochemische Veränderungen im Gelenk oder Schmerzverarbeitungsprozesse (Sperry et al., 2017). Viele Faktoren, so auch der Einfluss der HWS, müssen in der Diagnostik als auch in der Therapie bedacht werden.

5.2 Craniomandibuläre Dysfunktion (CMD)

Ist bei Patienten eine CMD diagnostiziert worden, so präsentieren sich während der Erfassung der Anamnese unterschiedliche Beschwerdebilder und Schweregrade. Darüber hinaus werden mannigfaltige unterschiedliche Ursachen diskutiert, die zu diesen Beeinträchtigungen geführt haben können. Die American Association of Dental Research (AADR) beschreibt, dass die CMD aufgrund von Veränderungen muskuloskelettaler und neuromuskulärer Strukturen entsteht. Dabei sind die Kiefergelenke, die Kaumuskeln und das umliegende Gewebe betroffen (Greene et al., 2010).

Schon im letzten Jahrhundert entstanden – aus der Sicht des „Betrachters" – multiple Theorien bezüglich der Entität einer CMD. Costen, ein amerikanischer HNO-Arzt, berichtete 1934 von unterschiedlichen Symptomen, die er bei seinen Patienten beobachtete: Taubheit, Tinnitus, Schwindel, Gleichgewichtsstörungen, Gelenkknacken, Gelenkblockierungen, Gelenkschmerzen und Zungenbrennen. Er vermutete, dass es durch den Verlust der Molaren auf einer Kieferseite zu einer Dorsalverlagerung des Kieferköpfchen käme, was wiederum, so seine Hypothese, eine Kompression der Chorda tympani und der Tuba auditiva nach sich zieht. Durch diese Dorsalverlagerung, so seine Überlegungen, käme es zu einer Kompression des N. auriculotemporalis, was sowohl zu den Schmerzen im Kiefergelenk als auch zu den Ohrsymptomen führt (Costen, 1934). Die Hypothese, dass die Symptome durch mechanische Verlagerung entstehen, ist längst widerlegt. Dennoch beschrieb Costen damals schon die Symptome der CMD so wie sie auch heute beschrieben werden.

Erstmals schlägt 1980 die „American Academy of Orofacial Pain" (AAOP) Kriterien zur Diagnosestellung und Behandlung von „Craniomandibular Disorders" (CMD) vor (McNeill et al., 1980). Mit dieser Namensgebung wurde der Ort der Funktionsstörung, nicht die möglichen Ursachen, in der Bezeichnung der Diagnose erfasst. In Übersetzungen tauchte zudem der verwandte Begriff „Cranio-mandibuläre Dysfunktion" auch als CMD abgekürzt, auf, der heute noch, national wie international, verwendet wird. Auch die Diagnosebegriffe „Temporomandibular Disorders" (TMD) und „Orofacial Pain" (OFP) finden sich in den aktuellen internationalen Publikationen (Ahlers & Jakstat, 2011).

5.2.1 Epidemiologie und Klassifikation

Die Prävalenz schmerzhafter Myoarthropathien des Kausystems (MAP) liegt in Deutschland bei ca. 5 % (Türp, Schmutzer et al., 2016). Weltweit wird die CMD als ein bedeutender Faktor erachtet, der die Gesundheit einschränkt. Etwa 5–12 % der Weltbevölkerung sind davon betroffen (National Institutes of Health, 2020). Unter den Betroffenen schätzen Frauen im Alter von 35 und 50 Jahren den Behandlungsbedarf am größten ein (Yekkalam & Wänman, 2016).

Auf der einen Seite kann die CMD als eigenständige Dysfunktion auftreten, auf der anderen Seite können Kiefergelenksymptome auch mit verschiedenen anderen Erkrankungen einhergehen, wie z. B. rheumatischer Arthritis, Parkinson, (Manfredini et al., 2003; Molina et al., 2011), Kopfschmerzen (Ciancaglini & Radaelli, 2001) und Nackenbeschwerden (Ciancaglini et al., 1999).

Die beschriebenen Prävalenzzahlen für CMD von 2003–2007 von 24 % bis 79 % in der Bevölkerung fallen sehr unterschiedlich aus, was auch an der mangelnden Übereinstimmung der diagnostischen Kriterien in den verschiedenen Untersuchungsgruppen liegen mag (Cooper & Kleinberg, 2007; Nassif et al., 2003)

Klarheit besteht allerdings darüber, dass vielfältige Symptome, die für eine CMD sprechen, auch bei Nichtpatienten vorkommen (Dworkin et al., 1990). Nach einer Metaanalyse von 2008 liegt die Behandlungsbedürftigkeit von CMD nur bei 16 % (Al-Jundi et al., 2008) und bei nicht-schmerzhaften CMD-Patienten lediglich bei 3–7 % (Ash & Bernhardt, 2006). Diese niedrige Prozentzahl der Behandlungsbedürftigkeit im Verhältnis zu den Prävalenzzahlen zeigt, dass es sehr viel mehr Menschen mit CMD-Symptomen gibt als Menschen, die davon beeinträchtigt sind und deswegen eine Therapie beanspruchen. So kommen viele Menschen mit Kieferöffnungseinschränkungen gut zurecht, wenn ihre Funktionen wie Abbeißen, Singen oder Gähnen nicht oder nur unwesentlich beeinträchtigt sind. Behandlungsbedarf hat der Patient erst dann, wenn er in seinen Funktionen oder von Gelenkgeräuschen gestört ist. Das Hauptsymptom bei Kieferbeschwerden jedoch ist der Schmerz, an dem sich Diagnose und Behandlung orientieren sollten (Manfredini & Guarda-Nardini, 2010).

Orofaziale Schmerzen gehen nach der American Academy of Orofacial Pain (AAOP) einher mit Reizung von Hart- und Weichteilgeweben von Kopf, Gesicht und Nacken (Leeuw & Klasser, 2018). Hierzu zählen sowohl die Haut, die Blutgefäße, Zähne, Speicheldrüsen, Gelenkanteile, Nervengewebe und Muskelstrukturen. Impulse dieser Strukturen münden über ihre nervalen Innervationen in den Nucleus spinalis n. trigemini. So können sie als Schmerz im gesamten Ausbreitungsgebiet des N. trigeminus und darüber hinaus, aufgrund der konvergierenden Afferenzen des N. facialis, N. glossopharyngeus, N. vagus, N. accessorius und N. hypoglossus sowie der oberen Zervikalnerven, wahrgenommen werden (Groenewegen & Uylings, 2000). Die Untersuchung ist dadurch erschwert, dass es nicht immer gleich offensichtlich ist, aus welcher Struktur oder Region die Schmerzen entstanden sind.

Die CMD, als eine Untergruppe der orofazialen Schmerzsyndrome, ist die häufigste Form der nicht zahnbezogenen Schmerzsymptomatiken (Greene, 2010; Howard, 2006; Kreiner et al., 2007). Aufgabe des Untersuchers ist es auch, eine CMD von anderen eigenständigen Gesichtsschmerzen abzugrenzen (Demmel & Daubländer, 2003). Die **Tabelle 5-4** fasst mögliche andere Ursachen neben der CMD für einen Gesichtsschmerz zusammen (Demmel & Daubländer, 2003; Leeuw & Klasser, 2018).

CMD kann als eigenständige Dysfunktion auftreten, sie kann in Zusammenhang mit anderen Erkrankungen beteiligt sein und muss von eigenständigen orofazialen Schmerzen abgegrenzt werden.

Um eine Krankheit lindern zu können, bedarf es eines klinischen Prozesses. Dieser Prozess beinhaltet eine klare Definition der Krankheit, die Kenntnis ihrer Ätiologie und ihrer Pathophysiologie und der sich daraus ergebenden konsequenten Diagnostik und Therapie (Peretta & Manfredini, 2010) Eine exakte Diagnose wird auch dadurch erschwert, da die verschiedenen ätiologischen Faktoren nicht bei jedem Menschen zu einer CMD führen.

In der Literatur sind in den vergangenen Jahrzehnten eine Vielzahl von **Klassifikationsschemata für die CMD** zusammengestellt worden. Eine der älteren und in Europa verbreiteten Taxonomien für CMD stellt der **Helkimo-Index** (**Tabelle 5-5**) als Klassifizierungsindex für CMD dar (Helkimo, 1974). Nach diesem Index werden anamnestische Dysfunktionen in keine, leichte und schwere anamnestische Dysfunktionen gegeneinander klassifiziert. Auch wenn der Dysfunktions-Index bezüglich seiner Validität kritisiert wird (McNamara & Türp,

Tabelle 5-4: Schmerzursachen im orofazialen Bereich

Schmerz	Mögliche Ursachen und Komplikationen	Mögliche Kennzeichen
Neuro-pathische Schmerzen	Verletzung, auch postchirurgisch, Kompression, Distorsion, Irritation, Erkrankung oder Dysfunktion des Nervensystems: Nn. trigeminus, glosso-pharyngeus, vagus, obere Zervikalnerven	Kombination von Spontanschmerz oder Schmerz bei normalerweise nicht schmerzhafter Berührung oder Bewegungen im Versorgungsgebiet der Nerven Einschießend, elektrisierend, scharf, stechend (Dworkin et al., 2003)
	Primäres, idiopathisches Burning-Mouth-Syndrome (pBMS) und sekundäres (sBMS) durch lokale und systemische Faktoren. Assoziiert mit Angst und Depression (Scala et al., 2003)	Unaufhörliches Zungenbrennen, ohne dass eine Veränderung der Mundschleimhaut festgestellt werden kann Gestörte Geschmacksempfindung Mundtrockenheit
Vaskuläre und nichtvaskuläre intrakraniale Schmerzen	Z.B. Aneurysma, Neoplasien, Hämorrhagische Ursache oder Hämatome; teils lebensbedrohliche Situationen, mit notwendiger sofortiger Intervention	Plötzlich auftretender Schmerz, auch während des Schlafes möglich Schmerzverstärkung durch Anstrengung wie Husten oder Niesen Kann spontan oder verzögert vergesellschaftet sein mit neurologischen Defiziten
Entzündlich	Z.B. Giant cell arteritis oder Arteriitis temporalis verursacht durch entzündliche Vaskulitis der Art. temporalis mit dem Risiko, schnell zu erblinden oder Verschluss des Gefäßsystems der Art. carotis (Salvarani et al., 2002)	Klopfender einseitiger temporaler Schmerz Fieber oft schnell und stark steigend
	Sialolithiasis (Steinbildung in Drüse od. Drüsengang → aufsteigende Entzündung)	
	Chronische Sinusitis Infektion der Glandula parotis	
Entzündlich; traumatisch	Neck-Tongue-Syndrom: durch Entzündung oder durch schnelle Rotationsverletzung der Halswirbelsäule (Sidlow et al., 2018)	Trauma
Autoimmun-erkrankungen	Psoriasis Systemische Lupus erythematodes Rheumatische Arthritis Rheumatische Polymyalgie	

1997; van der Weele & Dibbets, 1987), setzt Helkimo mit seiner Arbeit ein klares Zeichen, dass es notwendig ist, die Schwere der Dysfunktion zu erfassen. Er ermittelt pragmatisch die Summe der Symptombeschwerden und teilt sie mathematisch in fünf Diagnosegruppen ein. Der Behandler erhält damit ein Werkzeug, die Art und Schwere der Dysfunktion einzuschätzen. Dies ist eine wichtige Voraussetzung für eine zielgerichtete Therapieplanung. Darüber hinaus erleichtert es dem Behandler, eine adäquate Prognose zu stellen.

Knapp 20 Jahre später wurde 1992 von LeResche und Dvorkin die **Research Diagnostic Criteria for Temporomandibular Disorder (RDC/TMD)** erstellt (Dworkin & LeResche,

Tabelle 5-5: Klinischer Dysfunktions-Index (Helkimo-Index 1974)

A) Beweglichkeit des Unterkiefers	Punkte
nicht eingeschränkt (SKD >40 mm, Latero-und Protrusion >7 mm)	= 0
leicht eingeschränkt (SKD 30–39 mm, Latero-und Protrusion 4–6 mm)	= 1
stark eingeschränkt (SKD 30 mm, Latero-und Protrusion 0–3 mm)	= 5
B) Funktion des Kiefergelenkes	
Gerade Öffnungs-und Schließbewegung (terminale Deviation 2 mm) ohne palpierbare Gelenkgeräusche	= 0
Palpierbare Gelenkgeräusche und/oder terminale Deviation bei Öffnung 2 mm	= 1
Federnd fixierte Luxation des Unterkieferköpfchens oder kurzzeitige Blockierung der Bewegung	= 5
C) Muskelschmerzen	
Kaumuskeln bei Palpation nicht empfindlich	= 0
Ein bis drei Kaumuskeln bei Palpation empfindlich	= 1
Vier und mehrKaumuskeln bei Palpation empfindlich	= 5
D) Kiefergelenkschmerzen	
Kiefergelenk nicht empfindlich bei Palpation	= 0
Kiefergelenk empfindlich bei Palpation lateral oder retral	= 1
Kiefergelenk empfindlich bei Palpation lateral und retral	= 5
E) Bewegungsschmerz	
Kein Schmerz bei Bewegung	= 0
Eine Bewegung (Öffnung, seitlich oder Protrusion) schmerzhaft	= 1
Zwei oder mehr Bewegungen schmerzhaft	= 5

Helkimo – Index	Summe der Punkte	Dysfunktionsgrad
Klinisch symptomfrei	0	D0
Geringe Dysfunktion	1–4	D1
Mäßige Dysfunktion	5–9	D2
Schwere Dysfunktion	10–25	D3

1992). Damit etablierte sich erstmals ein internationales Klassifikations- und Diagnostiksystem für die am häufigsten auftretenden Formen der CMD. Es unterteilte die Beurteilung in acht somatische Diagnosen der Achse I und in psychosoziale/psychosomatische Diagnosen der Achse II. Die aktuellste Klassifikation stellt die Diagnostik Criteria for TMD (DC/TMD) dar, in der die Arbeiten der RDC/TMD weiterentwickelt sind. Es ist ein Untersuchungsinstrument, um verschiedene Diagnosen der CMD zu ermitteln (List & Jensen, 2017; Schiffman et al., 2014). Diese 2014 erstellten standardisierten diagnostischen Kriterien sind erweitert auf zwölf somatische Diagnosen der Achse I: 6 Schmerzdiagnosen und 12 nicht schmerzbezogene Diagnosen (**Abbildung 5-6**).

Für den Physiotherapeuten ist die Einschätzung bestehender chronischer Schmerzmechanismen mit der Gefahr einer zentralisierten Hyperalgesie relevant für die Therapieplanung. Eine rein somatisch ausgerichtete Therapie wäre hierbei wenig erfolgsversprechend. Die deutsche Gesellschaft zum Studium des Schmerzes (DGSS) empfiehlt, bei jedem Verdacht einer schmerzhaften Myoarthropathie, obligatorisch den „Graded Chronic Pain Status“ nach von Korff et al. ausfüllen zu lassen und zu bewerten (Korff et al., 1992; Türp et al., 2006) (erhältlich http://www.rdc-tmdinternational.org/). Um das

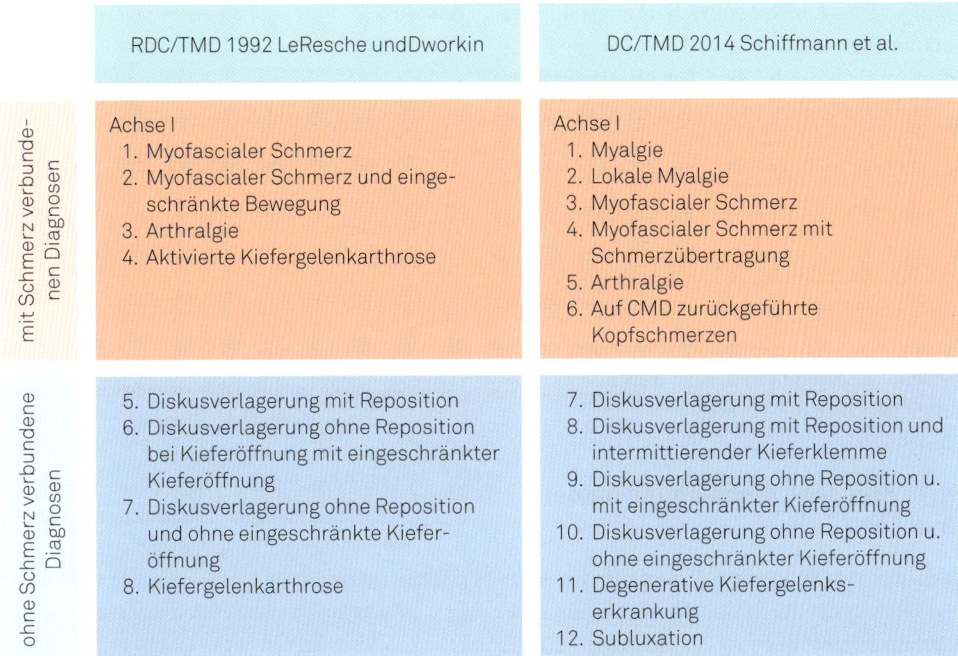

	RDC/TMD 1992 LeResche undDworkin	DC/TMD 2014 Schiffmann et al.
mit Schmerz verbundenen Diagnosen	Achse I 1. Myofascialer Schmerz 2. Myofascialer Schmerz und eingeschränkte Bewegung 3. Arthralgie 4. Aktivierte Kiefergelenkarthrose	Achse I 1. Myalgie 2. Lokale Myalgie 3. Myofascialer Schmerz 4. Myofascialer Schmerz mit Schmerzübertragung 5. Arthralgie 6. Auf CMD zurückgeführte Kopfschmerzen
ohne Schmerz verbundene Diagnosen	5. Diskusverlagerung mit Reposition 6. Diskusverlagerung ohne Reposition bei Kieferöffnung mit eingeschränkter Kieferöffnung 7. Diskusverlagerung ohne Reposition und ohne eingeschränkte Kieferöffnung 8. Kiefergelenkarthrose	7. Diskusverlagerung mit Reposition 8. Diskusverlagerung mit Reposition und intermittierender Kieferklemme 9. Diskusverlagerung ohne Reposition u. mit eingeschränkter Kieferöffnung 10. Diskusverlagerung ohne Reposition u. ohne eingeschränkter Kieferöffnung 11. Degenerative Kiefergelenkserkrankung 12. Subluxation

Abbildung 5-6: Gegenüberstellung der Achse I Diagnosen der RDC/TMD von Dworkin und LeResche 1992 und der DC/TMD von Schiffmann et al. 2014 (eigene Darstellung).

Ausmaß einer eventuell vorliegenden Schmerzchronifizierung einschätzen zu können, hat sich international der „Graded Chronic Pain Status" (GCPS) bzw. die deutsche Version (GCPS-D) als ein valides und reliables Filterinstrument durchgesetzt. Aufgrund der Antworten des Patienten auf sieben Fragen, vier bezüglich der schmerzbedingten Beeinträchtigung und drei bezüglich der Schmerzintensität, kann eine Stadieneinteilung hinsichtlicher einer geringen (funktionaler chronischer Schmerz) und starken (dysfunktionaler chronischer Schmerz) Beeinträchtigung graduiert werden (Korff et al., 1992).

CMD geht häufig einher mit einer Kopfschmerzsymptomatik. Die International Headache Society (IHS) teilte die 230 Kopfschmerzarten in den ersten Versionen 1996 und 2008 der **International Classification of Headache Disorders** in 13 Hauptgruppen ein (Olesen, 2008). Die American Academy of Orofacial Pain (AAOP) wirkte mit ihren Guidelines Commitee Edited by Okeson 1996 bei der Formulierung der Klassifikation mit (Okeson, 1996). Sie erwirkte die Einbeziehung der „CMD" in die diagnostische Klassifikation der IHS als eine eigenständige Hauptgruppe. So sind in der aktuellen Version der ICHD von 2018 die Erkrankungen, die zu Kopf- oder Gesichtsschmerzen führen in der Gruppe 11 aufgelistet. Sie beziehen sich auf Erkrankungen des Craniums, des Halses, der Augen, der Ohren, der Nase, der Nebenhöhlen, der Zähnen, des Mund oder anderer Kopf- und Gesichtsstrukturen (International Headache Society, 2018).

Grundsätzlich muss eine Unterscheidung zwischen funktionellen **Störungen** des Kiefergelenks und der Kaumuskulatur zu den **Erkrankungen des Kiefergelenkes** wie beispielsweise Traumata, Ankylosen, Tumorerkrankungen, angeborene und erworbene Deformitäten oder Entzündungen, getroffen werden, auch wenn in der Praxis Kombinationen aus beiden Krankheitskategorien vorkommen. In diesem Buch liegt der Schwerpunkt auf den funktionellen Störungen. Das klinische Erscheinungsbild der funktionellen Störungen wird im nächsten Kapitel ausführlich beschrieben. Die **American Academy of Orofacial Pain** trägt diesen Überlegungen Rechnung und unterteilte die CMD hierzu in muskuläre und artikuläre Dysfunktionen ein bedingt durch genetische und entwicklungsbedingte Funktionsstörungen, Diskusverlagerungen mit und ohne Reposition, Kiefergelenkdislokationen, entzündliche und nicht entzündliche Funktionsstörungen, traumatische und morphologische Gegebenheiten und muskuläre Dysfunktionen (Leeuw, 2008).

5.2.2 Klinische Erscheinungsbilder einer CMD

Nach der AAOP werden Funktionsstörungen des Kausystems durch drei Kardinalsymptome gekennzeichnet (Leeuw & Klasser, 2018): **Schmerzen** in der orofazialen Region, Reibe- und Knack**geräusche** des Kiefergelenks und **Einschränkungen** der Unterkiefermobilität. Die Arbeitsgruppe der Deutschen Gesellschaft für Funktionsdiagnostik und Therapie (DGFDT) erstellte 2016 eine Liste von Begriffsbestimmungen u.a. zu Dysfunktion, craniomandibuläre Dysfunktion (CMD), Myoarthropathie des Kausystems (MAP) und „temporomandibular disorder" (TMD) (Hugger et al., 2016). Hierbei erläutern sie die zugehörigen Symptome (**Kasten 5-2**).

Neben den beschriebenen Kardinalsymptomen präsentieren CMD-Patienten weitere Begleitsymptome und damit unterschiedlichste Beschwerdebilder. Die Symptome treten auch nicht unbedingt alle gleichzeitig auf. Außerdem variieren sie im Schweregrad und in ihrer Ausprägung. Neben den drei Hauptsymptomen, Schmerzen, Bewegungsstörung und Geräusche, kommen als Begleitsymptome Subluxationen oder Dislokationen im Temporomandibulargelenk vor. Zudem treten Tinnitus und Schwindelanfälle auf. Außerdem sind mögliche psychosoziale Faktoren patientenbezogen sehr unterschiedlich vorhanden. In ihren Äußerungen beschreiben die Patienten nicht nur ihre

Kasten 5-2: Definitionen der Arbeitsgruppe der Deutschen Gesellschaft für Funktionsdiagnostik und Therapie (DGFDT) (http://www.dgfdt.de)

- **Dysfunktion:**
  Subjektiv und objektiv feststellbare Beeinträchtigung der Funktion.
- **Dysfunktion im Kontext des Kausystems:** Ist im Rahmen der vorgeschlagenen Definitionen als *spezifische Funktionsstörung* zu werten, welche die Kaumuskulatur, die Kiefergelenke und/oder die Okklusion betrifft. Sie wird in der zahnärztlichen deutschen Terminologie allgemein als craniomandibuläre Dysfunktion (CMD) bezeichnet.
- **Craniomandibuläre Dysfunktion (CMD)** umfasst Schmerz und/oder Dysfunktion:
  Schmerz tritt in Erscheinung als Kaumuskelschmerz und/oder Kiefergelenkschmerz sowie als (para)funktionell bedingter Zahnschmerz.
  Dysfunktion kann in Erscheinung treten in Form von
  - schmerzhafter oder nicht schmerzhafter Bewegungseinschränkung (Limitation), Hypermobilität oder Koordinationsstörung [auf Unterkieferbewegungen zielender Aspekt],
  - schmerzhafter oder nicht schmerzhafter intraartikulärer Störung [auf das Kiefergelenk zielender Aspekt],
  - die Funktion störenden Vorkontakten und Gleithindernissen [auf die Okklusion zielender Aspekt].
- **Myoarthropathie des Kausystems (MAP)** stellt eine *Untergruppe der craniomandibulären Dysfunktion* dar: Beschwerden und Befunde, die die Kaumuskulatur, die Kiefergelenke bzw. damit in Verbindung stehende Gewebestrukturen betreffen; die Betrachtung der Okklusion ist hier nicht eingeschlossen.
- **Temporomandibular Disorder (TMD, englisches Synonym für MAP)** stellt eine *Untergruppe der craniomandibulären Dysfunktion* dar: Beschwerden und Befunde, die die Kaumuskulatur, die Kiefergelenke

bzw. damit in Verbindung stehende Gewebestrukturen betreffen; die Betrachtung der Okklusion ist hier nicht eingeschlossen.

Symptome, sondern sie drücken ihre **Sorge** und teilweise auch ihre **Ängste** darüber aus.

Eine Beeinträchtigung der Kieferöffnungsfähigkeit fällt vielen Menschen erst auf, wenn durch die mangelnde Kieferöffnung Funktionen beeinträchtigt sind, wie Abbeißen, Kauen, Gähnen oder Singen. Plötzliche Bewegungseinschränkungen können sich durch eine plötzliche Diskusverlagerung mit und ohne Reposition ereignen. (siehe Kapitelabschnitt zur Diskusverlagerung). Geräusche während der Kiefergelenkbewegungen wie knacken oder reiben, treten häufig auf, aber nicht jeder Betroffene leidet darunter. Erst wenn die Lautstärke der Geräusche lästig wird, so dass sich die Betroffenen deswegen fast schämen, suchen sie therapeutische Hilfe auf. Hinter fast allen diesen beschriebenen Symptomen kann sowohl eine gravierende Erkrankung als auch eine harmlose CMD stecken.

Beispielhafte Patientenaussagen zur Symptomatik

„Ich kann den Mund plötzlich nicht mehr richtig öffnen."
Mir tut mein Zahn im linken Unterkiefer so weh, so dass ich nicht auf der Seite kauen kann. Der Zahnarzt findet aber nichts Schlimmes am Zahn."
„Mein Gesicht tut mir weh. Es zieht bis in das linke Ohr, das plötzlich wie taub wirkt. Jedoch der Ohrenarzt findet nichts"
„Seit Wochen habe ich Kopfschmerzen. Die Ärzte finden aber keine Ursache. Ich glaube, das ist Migräne."
„Es zieht überall hin, übers Auge, in die Stirn und die Kopfschmerzen werden häufiger. Bisher war ich schon beim Augenarzt, beim Neurologen und beim Zahnarzt. Die finden alle nichts. Jetzt hat mir der Zahnarzt wenigstens ein Rezept ausgestellt. Glauben Sie, dass Sie etwas finden?"

Da der Schmerz nicht immer an Ort und Stelle der schmerzverursachenden Struktur liegt, haben Patienten oft eine Odyssee an Untersuchungen hinter sich. Schmerzen im Ohr führen den Patienten zum Ohrenarzt, Schmerzen am Kopf oder im Gesicht unter Umständen zum Neurologen, Schmerzen an den Zähnen zum Zahnarzt. Wenn die Fachärzte keine Fehlfunktion der untersuchten Organe finden, wird der Patient als „nicht erkrankt" entlassen. Eigentlich ein gutes Ergebnis, aber im Bezug zur Symptomatik ist es für den Patienten unzureichend. Der Faktor Angst, an einer schlimmen Krankheit zu leiden, kommt als beitragender oder unterhaltender Faktor zu der bereits bestehenden Symptomatik hinzu. Viele Patienten durchlaufen eine zeitlich aufwendige Diagnostik bei den verschiedensten medizinischen Disziplinen. Die Ausschlussdiagnostik ist notwendig. Aber bis alle Termine vereinbart und wahrgenommen werden können, ist eine rasche Therapieeinleitung leider nicht immer möglich. Hieraus ergibt sich auch eine erhöhte Gefahr einer Schmerzchronifizierung (Türp, 2013).

Eine therapeutische Nicht-Entscheidung führt genauso wie eine Fehlentscheidung oft zu chronischen Schmerzen, weil es zu lange dauert, bis eine mögliche Ursache gefunden wird.

Kardinalsymptom Schmerz

Der häufigste Grund, warum ein Patient einen Arzt aufsucht, ist zweifellos der **Schmerz.** Eine Schmerzreduktion zu erreichen, steht demnach auch an oberster Stelle. Schmerzen entstehen einerseits durch mechanische Überbelastungen, z. B. bei langanhaltender Pressaktivität mit Überlastungszeichen in der Kaumuskulatur, andereseits durch innere und äußere Traumen, die im Kiefergelenk entzündliche Reaktionen nach sich ziehen können oder sie tauchen als Folge primärer entzündlicher Gelenkerkrankungen auf (Ash & Bernhardt, 2006). Schmerzentstehung und Schmerzwahrnehmung differieren dabei häufig (**Tabelle 5-6**). Aufgrund der

Tabelle 5-6: Schmerzwahrnehmung und Schmerzentstehung

Schmerzwahrnehmung	Schmerzentstehung
Schmerzen lokal in der Struktur entstanden, lokal wahrnehmbar und auch dort provozierbar	Kaumuskeln, supra- und infrahyoidale Muskeln, Kiefergelenkflächen, Kapsel-Band-Apparat, bilaminäre Zone
Schmerzen lokal in der Struktur entstanden, aber außerhalb der Struktur wahrnehmbar	Ausstrahlungen bis in die Regionen Gesicht, Kopf, Halswirbelsäule, zu den Zähnen, den Ohren bis hin zum Schultergürtel (Travell & Simons, 2002)
Kiefergelenkschmerzen durch Ausstrahlungen anderer Strukturen des Körpers	Ohrerkrankungen, Veränderungen der Schultergürtel-, der Halswirbelsäulenmuskulatur und der Nervenwurzel
Schmerzen im Bereich des kraniomandibulären Systems provoziert durch andere Erkrankungen	Juvenile idiopathische Arthritis, Arthritis psoriatica, Spondylitis ankylosans, Reaktive Arthritis, Lyme-Borreliose, Sjögren-Syndrom, Systemischer Lupus erythematodes, Arthritis urica, Chondrokalzinose, Infektiöse Arthritis, Sklerodermie selten, aber vorkommend Neoplasmen (z. B. synoviale Chondromatose, Chondrosarkom), Tumormetastasen (z. B. eines Adenokarzinoms der Mamma) (Allias-Montmayeur et al., 1997), kardiale Ischämie (Kreiner et al., 2007)

afferenten Konvergenzen trigeminaler und anderer Hirnnerven sowie der Zervikalnerven können Schmerzen direkt und lokal in den Strukturen entstehen, dort als Schmerz wahrgenommen oder in entfernte Gebiete projiziert werden. Die Reizung der Nervenwurzel aus dem Segment C3 kann z. B. bis zum Unterkiefer ausstrahlen. Ähnliche Ausstrahlungssymyptome können Patienten mit kardialer Ischämie verspüren (Kreiner et al., 2007).

Patienten können in diversen Bereichen des Kopfes Schmerzen angeben, die aber nicht dort provoziert werden, sondern als Ausstrahlungsschmerz durch eine Dysfunktion in entfernteren Strukturen entstanden sind. Allein die Ausstrahlungssymptomatik beider Anteile des M. sternocleidomastoideus erstreckt sich in weite Teile des Gesichtes. Triggerpunkte aus dem M. trapezius descendens und M. sternocleidomastoideus können gleichermaßen in Nacken-, Gesicht- und Kieferregion ausstrahlen (Fernández-de-Las-Peñas et al., 2006).

Generell können Triggerpunkte aus verschiedenen Muskelgruppen in das gleiche Gebiet ausstrahlen und ähnliche Symptome auslösen. So entstehen beipielsweise Nackenschmerzen durch Triggerpunktausstrahlungen sowohl aus dem M. trapezius descendens als auch aus dem M. infraspinatus. Wangen-Kieferschmerzen entstehen sowohl durch Ausstrahlungen des M. pterygoideus medialis als auch des M. pterygoideus lateralis, des M. sternocleidomastoideus oder des M. masseter superficialis (**Abbildung 5-7**) (Travell & Simons, 2002). Studienergebnisse zeigen eine enge Beziehung zwischen Kopfschmerzen und CMD. Schokker et al. stellten bei 66 % der Kopfschmerzpatienten einen myogenen oder arthrogenen Ursprung von CMD-Schmerzen fest (Schokker et al., 1990). Okeson geht von rund 50 % einer Kopfschmerzpopulation aus, die zusätzlich unter myofaszialen Schmerzen der Kiefergelenke leiden (Okeson, 1996).

Kiefermuskelschmerzen werden in drei verschiedene Schmerzlokalisationen eingeteilt: Bei einer *lokalen Myalgie* entsteht der provozierte Schmerz auf der Stelle der Palpation, bei einem *Myofaszialen Schmerz* wird der provozierte Schmerz neben der lokalen Palpationsstelle im Bereich des Muskels angegeben und bei einem

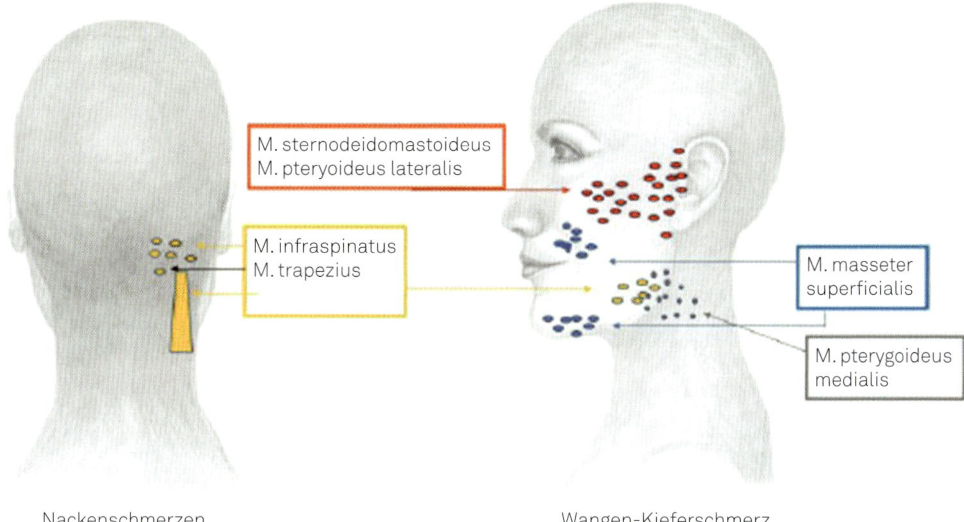

Abbildung 5-7: Triggerpunktausstrahlung aus mehreren Muskelgruppen in das gleiche Gebiet des Schädels und des Gesichtes (Quelle: Travell und Simons, 2002, S. 296, 328, 387, 401, 587). Eigene Darstellung

Myofaszialem Schmerz mit Schmerzübertragung wird der provozierte Schmerz in entfernten Gebieten über den Muskel hinaus wahrgenommen, wie z.B. im Gesicht, in der Zahnregion oder den Ohren, so dass die Schmerzursache und die Schmerzwahrnehmung nicht identisch sind (Schiffman et al., 2014; Travell & Simons, 2002) (**Tabelle 5-7**).

Neben Schmerzen sind Muskelhypertrophie, Muskelatrophie sowie ein hoher Widerstand im Muskelgewebe zu finden. Diese Phänomene können jede für sich isoliert oder in Kombination bei den Patienten vorkommen. So ist die Kaumuskelhypertrophie als Ausdruck der Zunahme der Muskelmasse eigentlich nicht besorgniserregend. Aber im Hinblick darauf, dass die Kaumuskeln täglich für ihre Arbeit beim Kauen eine eher geringe Zeit in Anspruch nehmen (23–25 min täglich), reicht diese Zeit nicht aus, um zu Muskelhypertrophie zu führen. Eine höhere und längerandauernde Kontraktion ist für die Hyertrophie notwendig. Beim Pressen und/oder Knirschen können die Adduktionsmuskeln massive Kräfte aufbringen, was über längere Zeit einwirkend, zu einem Muskelwachstum führen kann. Wenn der Press- oder Knirschvorgang rechtzeitig oder ausreichend unterbrochen wird, sodass es zur Erholung der Muskeln kommt, bleibt es lediglich bei Hypertrophie der Muskulatur und es kommt zu keiner Ischämie und somit nicht zum Muskelschmerz (Arne, 2008). Diese Muskelhypertrophie zusammen mit der veränderten muskulären Konsistenz wird von den Patienten als Muskelverspannung beschrieben.

Kardinalsymptom Bewegungsstörungen

Ein weiteres Kardinalsymptom sind **Bewegungsstörungen.** Diese können sich in Bewegungseinschränkungen aber auch bei Überbeweglichkeit im Verlust der Bewegungskontrolle manifestieren. Ursachen der Bewegungsbeeinträchtigung der Unterkieferbewegungen umfassen muskuläre, kapsuläre, arthrogene, neurogene Dysfunktionen und/oder diskusrelevante Verlagerungen mit und ohne Reposition, die sich im veränderten Bewegungsausmaß sowie in funktionellen Störungen zeigen. Diese strukturellen Veränderungen entstehen auf Grund von funktionellen/parafunktionellen Belastungen, organischen

Tabelle 5-7: Ausbreitungsschmerz aus Kiefer- und Halswirbelsäulenmuskulatur, modifiziert nach Travell und Simons 2002

Scheitelschmerz	M. sternocleidomastoideus (sternal) M. splenius capitis	**Zahnschmerzen**	M. temporalis M. masseter superficialis M. digastricus (anterior)
Schläfenschmerz	M. trapezius M. sternocleidomastoideus (sternal) M. temporalis M. semispinalis capitis	**Ohr und Kiefergelenkschmerz**	M. pterygoideus lateralis M. masseter (profundus) M. sternocleidomastoideus (klavikulär) M. pterygoideus medialis
Wangen- Kieferschmerz	M. sternocleidomastoideus (sternal) M. masster (superficialis) M. pterygoideus lateralis M. trapezius	**Augen- und Augenbraunschmerz**	M. sternocleidomastoideus (sternal) M. temporalis M. splenius cervicis M. masseter superficialis

und/oder traumatischen Dispositionen. Auch die Einflüsse, die sich aus prothetischen, kieferorthopädischen oder chirurgischen Maßnahmen ergeben können, werden als Faktor erachtet (Neff et al., 2016).

> Der Behandler ermittelt in seinem Befund die strukturelle Ursache für die Bewegungsbeeinträchtigung. Es können mehrere Strukturen betroffen sein.

In **Abbildung 5-8** sind nach Freesmeyer zwei unterschiedlich mobile Kiefergelenke mit einer Distraktion auf der einen und einer Kompression auf der anderen Seite dargestellt, wie sie in der Praxis häufig vorkommen. Während das eine Kiefergelenk (Distraktionsgelenk) eine vermehrte Beweglichkeit aufweist, ist das andere Kiefergelenk hypomobil (Freesmeyer, 2001a). Im hypomobilen Gelenk imponieren teils Krepitationen mit Reibegeräuschen und Limitation in den Bewegungen. Im hypermobilen Gelenk zeigen sich große Bewegungsausschläge u.U. mit Subluxationen des Kondylus vor das Tuberculum articulare und Verlagerungen des Discus articularis mit Knackgeräuschen. Beide Gelenktypen können schmerzfrei oder schmerzhaft sein. Deswegen muss die strukturelle Beurteilung immer für beide Gelenke vorgenommen werden, sprich, nicht nur auf der Seite der Schmerzen.

Eine **Kondylushypermobilität** liegt vor, wenn in terminaler Kieferabduktion ein oder beide Caput mandibulae um das Tuberculum articulare nach anterior springen. Hierbei ist auch eine sprunghafte Bewegung am Ende der Kieferöffnung zu beobachten. Bei einseitiger Subluxation steht der Unterkiefer in der terminalen Kieferöffnung in einer Deflexion zur Gegenseite. Solche Subluxationen ereignen sich bei langandauernder Kieferöffnung, z.B. bei ei-

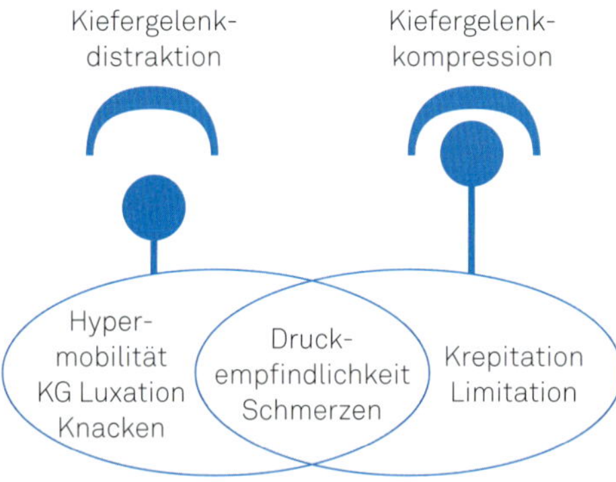

Abbildung 5-8: Kiefergelenkdistraktion und Kiefergelenkkompression: Belastungsänderungen im Gelenk mit entsprechenden Symptomen.

ner Zahnarztbehandlung, beim Abbeißen von großen Speisen wie ein Apfel oder ein Döner sowie beim Gähnen. Die Patienten mit Subluxationen berichten von teils starker Beeinträchtigung, den Kiefer wieder schließen zu können. Durch die hohe Druckbelastung des Caput mandibulae zum Tuberculum articulare können sich im Laufe der Zeit Schmerzen einstellen. Die Patienten versuchen diese terminale Kieferöffnung zu vermeiden, was sich in der Untersuchungssituation teilweise als Hypomobilität zeigt und lediglich in der Anamnese berichten die Patienten von „Ausrenkungen der Kiefergelenke" (siehe auch Pathophysiologie im Kapitel 5.2.4).

Kardinalsymptom Geräusche

Laut der AAOP (Leeuw & Klasser, 2018) werden als drittes Kardinalsymptom Geräusche angegeben. Direkte im Kiefergelenk entstehende **Geräusche** werden in Knackgeräusche und Reibegeräusche eingeteilt. Die Knackgeräuschen können durch folgende Strukturen verursacht werden: Ligamentum laterale, Diskusverlagerung, mechanische Hindernisse (Knorpelhypertrophie, abgelöste Knorpelteilchen, Kondylushypermobilität) oder durch eine unzureichende Koordination der Muskelaktivität.

„Knacken und Reiben im Kiefergelenk sind weit verbreitet. Sie scheinen bei fast der Hälfte der Bevölkerung vorzukommen" (Zarb & Berger, 1985), aber nicht jeder Betroffene leidet darunter. Die Geräusche können auch wieder von selbst aufhören (Magnusson et al., 2000) und ohne weitere Symptome haben sie keinen Krankheitswert, bedürfen also auch keiner Behandlung (Reissmann & John, 2007). Diskusverlagerungen mit Reposition treten als häufigste Ursache für Knackgeräusche im Kiefergelenk auf (Okeson, 1996). Jedoch nicht jedes Knackgeräusch geht mit einer Diskusverlagerung einher, wie im Kernspintomogramm (MRT) nachgewiesen werden konnte (Orsini et al., 1999).

Nicht bei jedem Kiefergelenkknacken liegt eine Diskusverlagerung vor und fehlende Knackgeräusche können nicht eine normale Diskusposition voraussetzen.

Eine **Diskusverlagerung** (Abbildung 5-14) liegt dann vor, wenn in habitueller Interkuspidation (Zahnkontaktbeziehung) der Diskus keine funktionelle Einheit mit dem Kondylus bildet. Der Diskus kann verlagert sein nach anterior, anterior-medial, anterior-lateral, lateral (selten) und posterior zum Kondylus. Knackgeräusche treten bei unterschiedlich ausgeprägten Diskusverlagerungen in alle Richtungen zum Caput mandibulae auf. Die häufigste Diskusverlagerung ist die anteriore Diskusverlagerung zum Caput mandibulae (Yang et al., 2017). Sie ist dadurch charakterisiert, dass der dorsale Rand des Diskus von seiner 11–12-Uhr-Position auf dem Caput mandibulae nach ventral verlagert ist (Vahlensieck et al., 2002). Die dadurch bedingte Retralverlagerung des Kondylus wurde bereits 1935 von Steinhardt als eine der häufigsten Ursachen für degenerative Gelenkveränderungen beobachtet (Steinhardt G., 1935). Jedoch gibt es auch Untersuchungen, die darauf hinweisen, dass Knorpeldegenerationen des Kondylus schon vor Diskusverlagerungen bestehen können (Haskin et al., 1995). Je nach Ausmaß der Ventralisation des Discus articularis zum Caput mandibulae spricht man von partieller bis hin zu totaler Diskusverlagerung. Durch die Dorsalverlagerung des Kondylus im Verhältnis zum Diskus schiebt er sich bereits in der habituellen Interkuspidation verstärkt gegen das Stratum posterius inferius und die Ventralposition des Diskus zum Kondylus bewirkt einen vermehrten Zug auf das Stratum posterius superius.

Das Öffnungsknackgeräusch oder auch Repositionsknacken entsteht, wenn bei Kieferöffnung das Caput mandibulae auf dem Weg nach ventral-kaudal den Diskus wieder „einholt" und der Diskus nach dorsal auf dem Caput mandibulae reponiert werden kann. Je nach

Ausprägung der Ventralverlagerung des Discus articularis und der Reponierbarkeit des Diskus auf dem Weg der Kieferöffnung, kann das Knackphänomen initial, intermediär oder auch erst terminal auftreten (Farrar, 1978).

Bei der Kieferschließung tritt das Knackgeräusch auf, wenn der Kondylus auf seinem Weg nach dorsal-kranial den dorsalen Rand des Diskus überholt. Daraus ergibt sich wieder eine anteriore Position des Diskus zum Kondylus. Diese sogenannte „Dislokationsknacken" ist meistens sehr viel leiser als das Repositionsknacken und u. U. nur mit einem Stethoskop zu hören. Freesmeyer stellt drei Stadien der Diskusverlagerung vor (Freesmeyer, 2001b) (**Kasten 5-3**).

Als Grund für ein **Ligamentknacken** in initialer Kieferöffnung zwischen dem lateralen Kondylenpol des Condylus articularis und dem Lig. collaterale laterale werden erhöhte Spannungen der suprahyoidalen Muskeln oder auch Vergrößerungen des lateralen Kondylenpols angegeben (Bumann et al., 2000). Reibegeräusche (**Krepitationen**) hingegen gehen mit Bewegungen sklerosierender Gelenkflächen einher. Sie finden in allen Bewegungsabschnitten statt, in denen sich durch die Destruktion Unebenheiten der Gelenk- und Knorpeloberflächen ergeben und sie sind nicht zwangsläufig verbunden mit Schmerzen (Holmlund & Axelsson, 1996).

Kasten 5-3: Stadien der Diskusverlagerung (Freesmeyer 2001b)

Stadium I
Gelegentliches, meist morgendliches Knacken, in einem/beiden Kiefergelenken: Nach mehrmaliger Bewegung des Unterkiefers verschwindet das Knacken und tritt während des Tages nicht mehr auf. Eine schnelle und ausreichende „Reponierungsmöglichkeit" von Diskus zu Kondylus ist gegeben.

Stadium II
Knackphänomene auch am Tag z.B. beim Kauen: Nach einiger Zeit kann der Unterkiefer nicht mehr ohne Knacken bewegt werden. Eine partielle oder totale, nicht mehr reversible, anterior-mediale Diskusverlagerung ist auf eine weitere Überdehnung des posterioren Bandapparates zurückzuführen. Der Übergang von der partiellen zur totalen Diskusverlagerung ist durch das Repositionsverhalten gekennzeichnet. Sprunghafte Bewegungen im Gelenk mit Deviation des Unterkiefers zur Knackseite oder S-förmige Bewegungen können auftreten.

Stadium III
Fehlen der Reposition der anterior-medialen Diskusverlagerung: Somit kommt es in der Regel zur Translationsblockierung im Gelenk mit, teilweise extremer, plötzlicher Bewegungseinschränkung.

Weitere Symptome der CMD

Bei einer CMD finden sich oft ein oder mehrere **otologische Symptome** wie Tinnitus, Ohrenschmerzen, Hörminderung, Hyperakusis und Schwindel (Bösel et al., 2008; Peroz, 2001; Wright et al., 2000). Sie kommen auch bei Nicht-CMD-Patienten vor. Teilweise sind dies eigenständige Ohrerkrankungen, *primäre Otalgien genannt*, teilweise entstehen diese Symptome als *sekundäre Otalgien* bei Erkrankungen der Kiefernebenhöhlen, des Rachens oder der Nase (Kuttila et al., 1999). Sie können auch mit Ausstrahlungsschmerzen aus dem kraniofazialen und kraniomandibulären Bereich assoziiert sein (Bousema et al., 2018; Kuttila et al., 1999; Travell & Simons, 2002; Wright et al., 2000). Die Ursache für Ohrenbeschwerden, Ohrenschmerzen, verstopfte Ohren oder verminderte Hörfähigkeit kann unter anderem durch Ausstrahlungen aus dem M. masseter profundus, M. pterygoideus lateralis, M. medialis und M. sternocleidomastoideus entstehen (**Abbildung 5-9**). Zur Differentialdiagnose, ob dem Ohr eine organische Störung zugrunde liegt, ist vor der physiotherapeutischen Behandlung eine Abklärung beim Hals-Nasen-Ohren-Arzt zwingend notwendig.

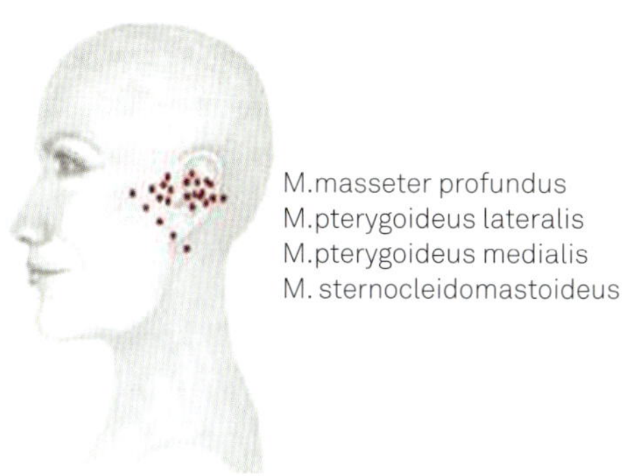

Abbildung 5-9: TP Ausstrahlungen ins Ohr. Eigene Darstellung

Wissenschaftliche Untersuchung evaluieren die Zusammenhänge zwischen einer CMD und otologischen Symptomen. Seedorf und Kollegen stellen fest, dass bei einem Teil der Otalgie-Patienten Verspannungen des M. masseter bzw. weitere Befunde des Kiefergelenks die Ursache der Beschwerden sind (Seedorf & Jüde, 2006). In der Studie von Peroz findet sich ein signifikatner Zusammenhang zwischen der Otalgie und einer anterioren Diskusverlagerung ohne Reposition und Arthrose. Funktionstherapeutische Maßnahmen führen zu 90 % zu einer Beseitigung der Ohrenschmerzen und lassen daher den Schluss zu, dass sie auch als ein Symptom der CMD vorhanden sein können (Peroz, 2001).

Tinnitussymptome treten bei CMD-Patienten häufiger auf als bei Nicht-CMD-Patienten und insbesondere bei jungen Frauen (Edvall et al., 2019). Es wird immer wieder festgestellt, dass Bewegungen der Halswirbelsäule und der Kiefergelenke die Tonhöhe und Lautstärke eines bestehenden Tinnitus beeinflussen können (Ralli et al., 2017). Der sogenannte **somatosensorische Tinnitus** entsteht durch Verbindungen zwischen somatosensorischen, visuell-motorischen und auditiven Interaktionen zusammen mit Mechanismen, die aus der Kiefergelenkregion, der HWS und der Nacken- und Schultermuskulatur ausgelöst werden (Buergers et al., 2014; Hesse, 2016; Vielsmeier et al., 2012). In einer Studie von Manfredini und Kollegen korrelieren das Symptom Tinnitus und Kiefergelenkstörungen mit einer Tinnitusprävalenz unter den CMD-Patienten von 30,4 % (Manfredini et al., 2015). Buergers und Kollegen fanden ein 8.37-fach erhöhtes Risiko für die Entstehung eines Tinnitus bei Patienten mit CMD als bei einer Population ohne CMD (Buergers et al., 2014). Eine neurophysiologische Erklärung für das Auftreten eines somatosensorischen Tinnitus wird in der Afferenz des somatosensorischen Systems über den N. cochlearis zum Hörsystem gesehen (Ralli et al., 2017; Shore, 2005). Der N. cochlearis dorsalis erhält Afferenzen aus der oberen Halswirbelsäule. Dort treffen im Nucleus spinalis n. trigemini die Afferenzen aus dem N. trigeminus, also auch aus dem Kauapparat, und der oberen Halswirbelsäule zusammen. Deswegen sollen in der Untersuchung der Bereich der oberen Halswirbelsäule und alle damit verknüpften Strukturen mit einbezogen werden, um möglicherweise einen Einfluss auf die Lautstärke des Tinnitus zu erhalten.

Schwindel kommt auch bei einer CMD vor (Keersmaekers et al., 1996; Ohlendorf et al., 2019; Song et al., 2018). Travel und Simons berichten von diversen Schwindelphänomenen bedingt durch Triggerpunkte aus der Muskulatur. Triggerpunkte aus dem Caput claviculare des M. sternocleidomastoideus und des M. trapezius descendens beeinflussen die räumliche Orientierung des Patienten, die mit Lageschwindel einhergehen kann. Der Patient beschreibt teilweise nach plötzlichen Kopfdrehungen sekundenartige oder auch bis zu Stunden andauernde Schwindelattacken. Äußerungen, dass sie beim Hochschauen das Gefühl haben nach hinten zu fallen oder beim nach unten schauen, dass sie beinahe nach vorne fallen, sind typisch bei räumlichen Orientierungsstörungen verursacht durch Triggerpunkte im Caput claviculare (Travell & Simons, 2002). Diesen Schwindelsymptomen können viele Ursachen zu Grunde liegen (siehe Kapitel 7), jedoch auch eine CMD kommt sowohl als Ursache, als auch als beitragender Faktor oder Folgefaktor in Frage (Kusdra et al., 2018). Neurophysiologisch ist ein Zusammenhang zwischen

Schindelsymptomen und der CMD über den vestibulären Kernkomplex erklärbar, in den sowohl Afferenzen aus dem Vestibularapparat und der oberen cervicalen Nerven als auch aus dem N. trigeminus konvergieren (Hölzl et al., 2018).

5.2.3 Prädisponierende, perpetuierende und initiierende Einflussfaktoren

Multikausale Faktoren führen in unterschiedlichen Kombinationen und Prozessen zu verschiedensten Symptombildern, die einer CMD unterliegen. Eine wahre Herausforderung für den Behandler! **Abbildung 5-10** präsentiert eine Übersicht der Einflussfaktoren, die zur Entstehung einer CMD beitragen (prädisponierend), sie unterhalten (perpetuierend) oder sie auslösen (initiierend) können. Aus der Abbildung ist entnehmbar, dass Funktionen des CMS sowohl von dem Zustand seiner Strukturen abhängen als auch davon wie sie gebraucht werden. Interne individuelle Faktoren, wie genetische, metabolische, hormonelle, infektiöse Faktoren beeinflussen den Gesundheitszustand des Systems ebenso psychosoziale und psychoemotionale Einflüsse auf den Patienten wie Situationen aus dem familiären oder beruflichen Umfeld als auch durch kulturelle Gegebenheiten (Fillingim et al., 2013; Helkimo, 1985; Leeuw & Klasser, 2018; Magnusson et al., 1994; Slavicek, 2000; Westling & Helkimo, 1992; Zarb & Berger, 1985).

Verschiedene Konzepte teilen die Einflussfaktoren in prädisponierende, perpetuierende und initiierende Faktoren ein, wie im **Kasten 5-4** dargestellt ist (Oral et al., 2009; Palla, 1998). Die Übergänge der einzelnen einwirkenden Faktoren sind nicht immer klar abgegrenzt

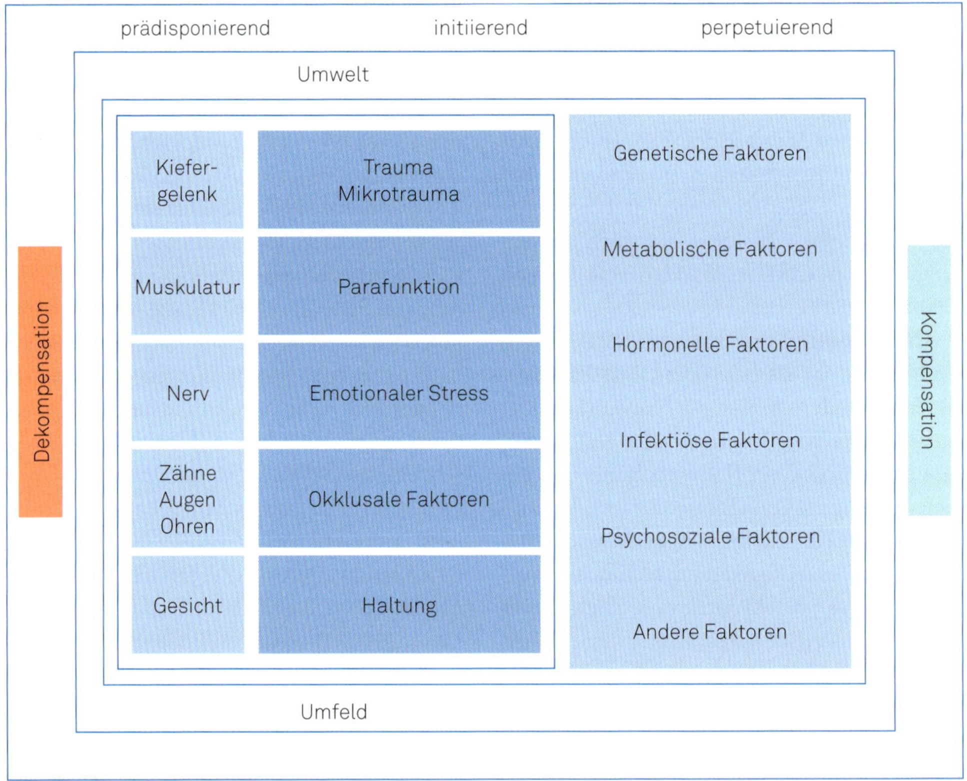

Abbildung 5-10: Ätiologische Faktoren einer CMD

Kasten 5-4: Prädisponierende, perpetuierende, initiierende Einflussfaktoren

Prädisponierende (vorangehende) Faktoren entwickeln sich im Laufe des Lebens und können das Risiko zur Entstehung einer CMD erhöhen. Hierzu zählen u. a. Malokklusion wie Angle-Klasse-II; Asymmetrien, Skoliosen oder Beinlängenverkürzung, die eine Ausrichtung des gesamten Körpers auf diese Asymmetrie zur Folge haben; allgemeine Hypermobilitäten, strukturelle, metabolische und/oder psychische Faktoren.
Perpetuierende (unterhaltende) Faktoren tragen zum Fortbestehen der CMD Symptome bei oder beeinflussen den Heilungsprozess. Hierzu gehören auch psychosoziale, emotionale und kognitive Faktoren, parafunktionelle Überaktivitäten, Bruxismus und Stoffwechselstörungen.
Initiierende (auslösende) Faktoren tragen dazu bei, dass die Symptome der CMD aktuell entstehen. Hierzu zählen beispielsweise Mikro- oder Makrotraumata, eine Veränderung der Okklusion oder eine plötzliche Veränderung der privaten beziehungsweise der beruflichen Situation, die die psychosozialen Bedingungen beeinflussen.

und nicht immer eindeutig zuzuordnen. Während bei dem einen Patienten eine okklusale Veränderung eine initiierende und eine Überlastung ein perpetuierender Faktor ist, so verhält es sich bei einem anderen Patienten vielleicht genau umgekehrt (Schindler et al., 2007).

Aspekte zu den Einflussfaktoren bei einer CMD

Interne Einflussfaktoren werden auch in **monotonen Bewegungsmustern** gesehen. Eine einseitige Kaugewohnheiten, z. B. Schmerzen beim Kauen, fehlende Bezahnung und/oder Gewohnheiten, die über längere Zeit bestehen, führen entweder zu Über- und/oder Minderbelastung von Strukturen (Hugger et al., 2006).

Darüber hinaus wird eine sogenannte **benigne generalisierte konstitutionelle Hypermobilität** als beitragenden Faktor zur Entwicklung einer CMD diskutiert. Diese Form der Gelenkhypermobilität stellt eher eine Varianz der Norm dar, als dass sie als pathologisch gewertet werden kann. Darüber hinaus gibt es auch Formen einer durch eine „echte" Pathologie hervorgerufenen Hypermobilität. Zu diesen Pathologien zählen zum Beispiel Erkrankungen, die mit einer Bindegewebeschwäche einhergehen wie das Ehlers-Danlos-Syndrom oder das Marfan-Syndrom (Coster et al., 2005). Bei Heranwachsenden unabhängig vom Alter und Geschlecht wird im Zusammenhang mit erhöhten hormonellen Dispositionen (engl. „sex-hormone-binding globulin", SHBG) eine generelle Laxität der Bandstrukturen vorgefunden. Dies wird als ein Risikofaktor für die Entstehung einer CMD erachtet. Bei heranwachsenden Mädchen korrelierte eine Hypermobilität der Kiefergelenke mit klinischen Zeichen von Diskusverlagerungen (Graf et al., 2019). Die allgemeine Hypermobilität ist signifikant vermehrt bei CMD-Patienten mit Diskusverlagerungen zu beobachten als bei anderen Formen der CMD (Coster et al., 2005; Magnusson et al., 1994; Westling L., 1992). Grundsätzlich muss an dieser Stelle jedoch festgestellt werden, dass Zeichen einer Gelenküberbeweglichkeit keinen Vorhersagewert für das Auftreten einer CMD haben.

Für die Bewertung einer generalisierten Hypermobilität ist der Beighton-Score ein etabliertes Messinstrument (Beighton et al., 1973), der bis heute im Bereich der Kiefer- und Zahnmedizin genutzt wird (Hirsch et al., 2007; Pasinato et al., 2011). Der Beighton-Score nutzt fünf verschiedene Bewegungsmanöver an neun Körpergelenken, die in der Zusammenschau eine Beurteilung der Beweglichkeit erlauben. Für jedes positive Testmanöver wird ein Punkt vergeben. Bei vier oder mehr erreichten Punkten gilt die betroffene Person als erheblich überbeweglich (**Kasten 5-5**). Liegen beim Patienten alle neun Punkte des Scoring vor, spricht das für

Kasten 5-5: Beighton-Score zur Bewertung einer generalisierten Hypermobilität

Punkte	Testmanöver
2 Punkte	Ellbogenüberstreckung rechts und links jeweils um 10°
2 Punkte	Kleinfingerüberstreckung rechts und links jeweils um 90°
2 Punkte	Kniegelenküberstreckung rechts und links jeweils um 10°
2 Punkte	Daumenopposition gegen den Unterarm bis sie sich berühren
1 Punkt	Finger-Boden-Abstand =< 0 cm (ohne exzessives Training)

eine systemische Hypermobilität (Rocabado, 1983) (s. Kapitel 9 praktischer Untersuchungsgang).

Ob eine veränderte **Okklusion** einen entscheidenden Beitrag zur Entstehung der CMD leistet, war in der Vergangenheit und ist auch aktuell Gegenstand kontroverser Diskussionen (Sharma et al., 2011). So erbrachten 2049 veröffentlichte Artikel über die Zusammenhänge von CMD und der Okklusion keine eindeutigen Zusammhänge (Kanter et al., 2018). Auch wurde davon berichtet, dass okklusale Veränderungen eher eine Auswirkung von CMD sind, denn deren Ursache (Türp & Schindler, 2012). Die Wissenschaft resümiert nach einem Jahrhundert Forschungsarbeit folgendes: die ätiologische Rolle der Okklusion bei CMD ist bis zum jetzigen Zeitpunkt nicht abschließend zu definieren, okklusale Interferenzen können eine CMD beeinflussen und sollten demnach in der Untersuchung beachtet werden, eine CMD ist multifaktoriell und muss daher durch verschiedene therapeutische Modalitäten im biopsychosozialen Kontext gesehen werden, und darüber hinaus kann eine CMD sich während des Krankheitsverlaufes verändern (Kanter et al., 2018; Türp, 2012). Damit ist eine CMD nicht auf den alleinigen Faktor einer okklusalen Beeinflussung zurückzuführen.

Verschiedene **Komorbiditäten (Tabelle 5-8)** werden im Zusammenhang mit CMD diskutiert: Zweidrittel einer Patientenpopulation geben drei oder mehr komorbide Faktoren an ; so scheint eine CMD häufig nicht isoliert aufzutreten, wobei bestimmte Komorbiditäten häufig und andere weninger häufig auftreten (Hoffmann et al., 2011). Die meistgenannten Komorbiditäten sind Fibromyalgien, chronisches Ermüdungssyndrom, Reizdarmsyndrom, Rheumatoide Arthritis, chronische Kopfschmerzen, Depressionen und Schlafstörungen. Ähnliche zugrundeliegende pathophysiologische Mechanismen könnten hier auch einen entscheidenden Beitrag für diese Synergien leisten. So könnte die hohe Prävalenz von Allergien bei einer CMD- Diagnose einhergehen mit eine Autoimmunschwäche als beitragender Faktor einer CMD (Costa et al., 2017). Die komorbiden Faktoren scheinen bei betrof-

Tabelle 5-8: Komorbititäten einer CMD

Häufige Komorbiditäten einer CMD (Hoffmann et al., 2011)			
Kiefergelenkknacken	80 %	Degenerative Arthritis	38 %
Chronische Schmerzen	74 %	Schwindel	36 %
Spannungskopfschmerzen	73 %	Reizdarmsyndrom	33 %
Allergien	68 %	Fibromyalgie	19 %
Migräne	43 %	Autoimmunerkrankungen	18 %
Depression	42 %	Schluckbeschwerden	13 %
Chronisches Ermüdungssyndrom	40 %	Schlafapnoe	10 %

fenen Patienten gehäuft aufzutreten. So entdeckten Hoffmann und Kollegen unter den am häufigsten neun vorkommenden Faktoren Migräne, Spannungskopfschmerzen, Depression, Arthrose, chronisches Erschöpfungssyndrom, Schwindel, Tinnitus, gastrointestinale Probleme und Allergien – bei der CMD-Gruppe im Durchschnitt 4.5 dieser Faktoren (SD = 0.2) gegenüber 1.5 Faktoren (SD = 0.3) bei der Kontrollgruppe (Hoffmann et al., 2011). Der Frauenanteil liegt in dieser Studie bei 90 Prozent. 20 % der Population musste aufgrund des hohen Schmerzlevels die Arbeitsstelle aufgeben oder die Stelle wechseln.

Bei einer CMD, die im Zusammenhang mit **Arthropathien** bzw. rheumatoiden Erkrankungen steht, zeigen sich häufig Schmerzen und Steifigkeiten im Kiefergelenk, Probleme bei der Kieferöffnung sowie ein offener Biss. Nach Angaben von Genth (2007) sind bei 4 % der Patienten mit rheumatoider Arthritis die Kiefergelenke zuerst betroffen und zu einer späteren Beteiligung der Kiefergelenke kommt es bei rund 20 %. Türp (2012) listet weitere Erkrankungen des rheumatischen Formenkreises auf, die zu Beschwerden in den Kiefergelenken führen: „juvenile idiopathische Arthritis, Arthritis psoriatica, Spondylitis ankylosans, reaktive Arthritis, Lyme-Borreliose, Sjögren-Syndrom, systemischer Lupus erythematodes, Arthritis urica, Chondrokalzinose, infektiöse Arthritis und Sklerodermie". Für diese Erkrankungen ist der betreffende Facharzt der Hauptbehandler und der Zahnmediziner begleitet die Therapie. Zu den primären Arthropathien, wie sie bei der rheumatischen Arthritis, der juvenilen chronischen Arthritis oder der akuten septischen Arthritis vorkommen, gesellen sich sekundäre Arthropathien dazu. Im kraniomandibulären Bereich sind diese zurückzuführen auf mechanische Überlastungen wie z. B. auf Diskusverlagerungen.

Die Rolle der HWS bei einer CMD

Untersuchungen belegen eine signifikante Korrelation von Dysfunktionen in der Halswirbelsäule mit Schmerzen, erhöhter Spannung der zervikalen Muskeln und Bewegungsstörungen bei gleichzeitigen Dysfunktionen des kraniomandibulären Systems (Armijo-Olivo et al., 2010; Ciancaglini et al., 1999; Manfredini et al., 2012; Silveira et al., 2015). Insbesondere werden hier Bewegungseinschränkungen der HWS (häufig diagnostiziert über einen auffälligen Flexions-Rotations-Test) bzw. eine Kraftreduktion der tiefen HWS-Flexoren diskutiert (Armijo-Olivo et al., 2010; Ferreira et al., 2019; Greenbaum et al., 2020). Auch wird der Einfluss der **Haltung bzw. Haltungsveränderungen des Kopfes und der HWS** (**Abbildung 5-11**) im Zusammenhang mit dem Auftreten einer CMD diskutiert (Matheus et al., 2009; Rakesh et al., 2014).

Eine Veränderung der Haltung in einer oder allen drei Ebenen (sagittal, frontal und transversal) hat zur Folge, dass sich Körperregionen und Strukturen auf die Veränderung einstellen. Die ventrale Schädelposition zum Rumpf und ebenso ein veränderter kraniovertebraler Winkel finden sich sowohl bei Menschen mit als auch ohne kraniomandibuläre Symptome und ebenso in allen Altersgruppen (Câmara-Souza et al., 2018; Faulin et al., 2015; Raya et al., 2017). Nichtsdestrotz wird eine ventrale Kopftranslation mit einer CMD in Zusammenhang gebracht (Fernández-de-las-Penas & Piekartz, 2015; Hertling & Kessler, 2006).

Die dorsalen Nacken- und Halswirbelsäulenmuskeln leisten in angenäherter Position Haltearbeit für das ventral verlagerte Kopfgewicht im Verhältnis zum Brustkorb (**Abbildung 5-12**). Wenn diese Veränderungen über eine längere Zeit andauern, ohne dass sich die Strukturen rechtzeitig wieder erholen, resultieren daraus Überlastungszeichen wie Ermüdung, Druckgefühl oder auch Schmerzen. Bei längerer Haltearbeit entwickeln sich im Muskel Triggerpunkte, die mit lokalen Schmerzen im Muskel selbst oder auch mit Ausstrahlungen ins Gesicht, in den Kieferbereich bis hin zu Kopfschmerzen einhergehen können. Die Patienten bringen diese Symptome selten mit der veränderten Haltung in einen Zusammenhang. Doch durch die resultierende Dorsalrotation des

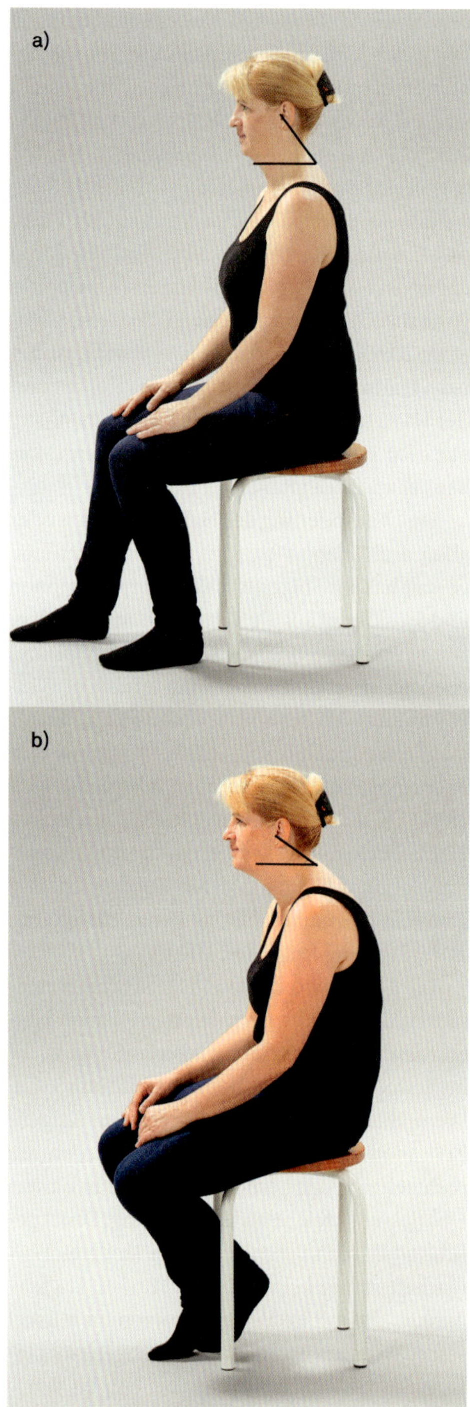

Abbildung 5-11: a) Aufgerichtete Körperhaltung mit „nomalem" kraniovertebralem Winkel und b) Insuffiziente Körperhaltung mit verkleinertem craniovertebralem Winkel

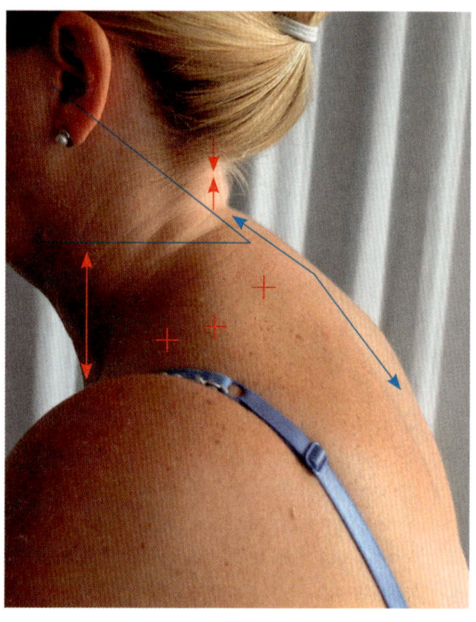

Abbildung 5-12: Annäherung der zervikalen Extensoren, der ventralen Schultergürtelmuskeln und Verlängerung der zervikalen Flexoren, der supra- und infrahyoidalen und der dorsalen Schultergürtelmuskeln.

Schädels werden die supra- und infrahyoidale Muskeln verlängert und ziehen durch ihren Zug am Hyoid die Mandibula nach kaudal dorsal in die Kieferöffnung. Um den Kiefer wieder zu schließen, setzt eine erhöhte Aktivität der Kaumuskulatur ein. Damit der Kiefer geschlossen bleiben kann, braucht es eine Daueraktivität. Tavanger und Kollegen weisen verdickte Strukturen des M. masseters in Korrelation zu einer ventralen Kopfposition nach. Sie führen dieses Phänomen auf mechanische, neurologische und systemische Faktoren zurück (Tavangar et al., 2020).

Die ventrale Kopfposition kann eine Reaktion auf folgende Aspekte sein, denen in der Untersuchung und Behandlung Aufmerksamkeit geschenkt werden sollte:

- Übermäßige Kyphose der Brustwirbelsäule z. B. durch eine Morbus Bechterew- oder Morbus Scheuermann-Erkrankung
- Kurzsichtigkeit oder Arbeiten am Computer mit einer Gleitsichtbrille (**Abbildung 5-13a**)

- Überkopfarbeiten im Alltag oder individuelles Bückverhalten zum Heben von Lasten (**Abbildung 5-13b**)
- Mundatmung auf Grund von Einengungen der oberen Atemwege
- Zurücksinken des Brustkorbes bedingt durch Haltungsinsuffizienzen oder als Gewohnheitshaltung
- Neurologische Erkrankungen mit unzureichender Aufrichtungsfähigkeit der Brustwirbelsäule wie zum Beispiel Morbus Parkinson
- Körperhaltungen auf Grund psychoemotionaler Faktoren, wie zum Beispiel Trauer, Leid, Depressionen

Bruxismus und Parafunktion

Ist die Tatsache schon interessant, dass die eigentliche Kaufunktion des CMS beim Menschen zugunsten der Sprechfunktion und der Atemfunktion in den Hintergrund tritt, so ist es nochmal umso erstaunlicher, dass Kieferpressen und Zähneknirschen nützliche Funktionen des CMS darstellen können, die unter anderem der Stressbewältigung dienen. Täglich sind wir Umwelteinflüssen ausgesetzt und reagieren physisch, kognitiv oder emotional auf einwirkende Faktoren, sowohl im privaten als auch im beruflichen Umfeld. Jeder von uns kennt Situationen, die wir als sehr stressig empfinden. Ein erhöhtes Aktivierungsniveau in der Muskulatur des Kauapparats ist dabei ein typischer resultierender Mechanismus. Es scheint unter anderem zum Ertragen von solchen stressigen Situationen hilfreich zu sein (Greven, M., Slavicek, R., & Sato, S., 2013; Slavicek & Sato, 2004). Bemerkbar macht es sich beispielsweise, wenn wir Zähne pressen, Zähne knirschen, Fingernägel, Bleistift oder übermäßig Kaugummi kauen. Im übertragenen Sinn kommt es in der zu bewältigenden Situation zu einem „Durchbeißen", „Festbeißen" oder vielleicht auch zum „Zähne daran ausbeißen". Die sogenannten parafunktionellen Aktivitäten im stomatognathen System, zu denen Aktivitäten wie die vorher geschilderten gehören (**Kasten 5-6**), werden von Funktionen die zum Kauen oder Abbeißen der Nahrung, Schlucken oder Sprechen dienen, unterschieden.

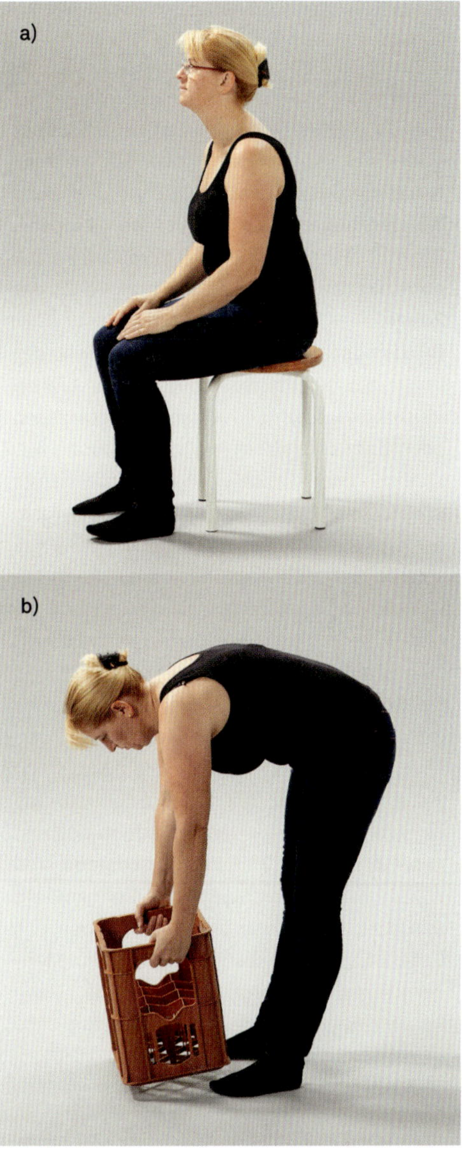

Abbildung 5-13: a) Ventrale Kopfhaltung beim Lesen mit einer Gleitsichtbrille b) Ventrale Kopfhaltung beim Bücken und Heben von Lasten abhängig von der Körperhaltung.

Parafunktionen sind „wichtig und sinnvoll" (Greven, M., Slavicek, R., & Sato, S., 2013). Die Deutsche Gesellschaft für Funktionsdiagnostik und -therapie in der Zahn-, Mund- und Kiefer-

Kasten 5-6: Was sind parafunktionelle Aktivitäten?

Oft werden parafunktionelle Aktivitäten auf den Bruxismus reduziert. Zu den Parafunktionen gehören sowohl Aktivitäten wie **Kieferpressen** und Zähneknirschen als auch **Wangensaugen, Daumen lutschen, Lippen-, Bleistift- Fingernägel-** oder **exzessives Kaugummikauen** sowie eine **Hyperaktivität der Zunge.**

Bruxismus ist in einem Konsensuspapier definiert als eine sich wiederholende Kiefermuskelaktivität, die durch Kieferpressen oder Zähneknirschen und/oder durch Anspannen oder Vorschieben des Unterkiefers ohne Zahnkontakt gekennzeichnet ist, wobei es zwei zu unterscheidende zirkadiane Erscheinungsformen gibt. Bruxismus kann sowohl beim Schlafen als Schlafbruxismus als auch während des Wachseins als Wachbruxismus auftreten (Lobbezoo et al., 2013).

Der **Schlafbruxismus** kann eine rhythmische (phasische) oder nicht-rhythmische (tonische) Eigenschaft aufweisen. Er wird nicht als Bewegungsstörung oder Schlafstörung bei ansonsten gesunden Individuen angesehen. Kennzeichen des **Wachbruxismus** sind wiederholter oder dauerhafter Zahnkontakt und/oder Anspannen oder Verschieben des Unterkiefers ohne Zahnkontakt. Sind Menschen mit Wachbruxismus gesund, dann handelt es sich auch hierbei nicht um eine Bewegungsstörung (Lobbezoo et al., 2018).

heilkunde (DGFDT) kommt in der S3-Leitlinie zur Diagnostik und **Behandlung von Bruxismus** zu dem Ergebnis, dass sich Bruxismus in allen Alters- und Geschlechtergruppen, auch bei Kindern findet. Zudem beschreibt sie Bruxismus unter anderem „als ein stressabbauendes Mittel", das in diesem Zusammenhang eine **physiologische Funktion** erklärt (Peroz et al., 2019). In einem Tierversuch mit Ratten beispielsweise wurden die Auswirkungen von aggressiven Beißreaktionen aufgrund der stressbedingten Freisetzung von Noradrenalin in der Amygdala der Ratte und die Bildung von Magengeschwüren untersucht. Es zeigte sich, dass der stressinduzierte Anstieg der Noradrenalin-Freisetzung in der nicht-beißenden Gruppe signifikant höher als in der beißenden Gruppe war. Zudem wurden in der nicht-beißenden Gruppe erhebliche Magengeschwüre mit Blutungen gefunden, wohingegen in der beißenden Gruppe weniger und nichtblutende Geschwüre vorhanden waren. In der Konklusion gibt es Anhaltspunkte, dass Beißen sowohl die stressbedingte Noradrenalin-Freisetzung als auch die Bildung von Magengeschwüren infolge von Stress abschwächt (Tanaka et al., 1998). In einer weiteren Studie mit Menschen wurden mit Hilfe der Messung des Cortisolspiegels im Speichel die Auswirkungen des Kauens oder des Kieferpressens auf einen Stresszustand untersucht. Ergebnis war bei beiden Konditionen, egal ob Kauen oder Pressen, dass die Probanden im Vergleich zu einer Kontrollgruppe einen signifikant reduzierten Cortisolspiegel aufwiesen (Tahara et al., 2007).

Knirschbewegungen bedeuten für die Kieferstrukturen eine hohe bis extreme Belastung (Slavicek, 2000). Charakterisiert sind Knirschbewegungen durch eine hohe Aktivität der Kaumuskeln in Adduktion sowie kraftvollen Pro- und Retrusionsbewegungen. Der M. pterygoideus medialis und M. pterygoideus lateralis sind hierbei in der Protrusion mit hohem Kraftaufwand beteiligt. Die Retrusionsaktivität ermöglichen der dorsale Anteil des M. temporalis und der M. digastrucus venter posterior. Dabei laufen die Knirschbewegungen in unterschiedlichsten Bewegungsexkursionen und individuellen Mustern ab.

Demnach wirken durch parafunktionelle Aktivitäten wie dem Knirschen Kräfte auf das Kauorgan ein, die abhängig von Art und Häufigkeit, zu Überlastungsbeschwerden in den Muskeln bis hin zu einer langfristigen Schädigung der Strukturen führen können. Vor allem dann, wenn Bruxismus zu einem dauerhaften Verhalten geworden ist, birgt er das Risiko in sich, dass es in der Folge zu Dysfunktionen und Schädigungen kommt. Beim Bruxismus zeigen sich Folgen in den Weichteilgeweben und im Zahnhalteapparat.

„Schließlich ist es die Adaptationsfähigkeit des Individuums, die bestimmt, ob eine pathologische Veränderung stattfindet oder nicht. Dieses Anpassungsvermögen tritt auf unterschiedlichen Ebenen in Erscheinung – von der molekularen bis zur psychologischen Ebene. Demzufolge kann Bruxismus allein nie zu Schmerzen der Kaumuskulatur führen, das heißt, er kann diese nur im Zusammenspiel von unterschiedlichen Faktoren und einer verminderten Anpassungsreaktion des Organismus hervorrufen" (Palla, 2014).

Weil die Muskulatur die ausführende Struktur bei parafunktionellen Hyperaktivitäten ist, zeigen sich zuerst besagte muskuläre Überlastungszeichen. Die Symptome reichen von Ermüdungszeichen bis zu Schmerzen, die sich lokal im Muskel abspielen oder über ihn hinaus ausstrahlen. Zudem können Bewegungsbeeinträchtigungen wie Kieferöffnungseinschränkungen mit und ohne Deviationen oder Deflexionen und Dyskoordinationen entstehen. Die meisten aller Patienten mit schmerzhafter CMD leiden unter isolierten Beschwerden der Kiefermuskeln, also ohne, dass die Kiefergelenke beteiligt sind. In einer Population von CMD-Patienten einer Fachklinik litten 76 % primär unter myofaszialen Schmerzen (List & Dworkin, 1996). Außerdem könnte eine insuffiziente Sitzhaltung einen wesentlichen Einflussfaktor auf die Überlastung der Kaumuskulatur darstellen. Denn durch die Extension der HWS und die ansteigende Aktivität der Kaumuskeln für den Mundschluss ist sowohl die Kontaktaufnahme der Molaren des Ober- und Unterkiefers als auch eine Hyperaktivität der Kaumuskeln vermutlich begünstigt. Es ist demnach anzunehmen, dass eine verstärkte Pressaktivität auf den Molaren in einer insuffizienten Haltung vor allem im wachen Zustand besonders gut möglich ist.

Dann, in Folge längerer oder höherer einwirkender Kräfte auf die Kieferregion, zeigen sich Zungenimpressionen, Abrasionen und Absprengungen an den Zähnen, Zahnfleischbluten, Zahnlockerungen, schmerzhafte Mikrotraumata in Muskeln und Gelenken sowie Einbissspuren im Wangenbereich, die mit Verhornungen (Hyperkeratosen) und Muskelhypertrophie einhergehen.

Bruxismus untersteht **multifaktoriellen ätiologischen Einflüssen**, wobei bis heute kein universelles, evidenzbasiertes Ätiologiemodell existiert (Murali et al., 2015; Yap & Chua, 2016). Beim Wachbruxismus wird ein stärkerer Zusammenhang zu psychosozialen Einflüssen wie Stressempfindlichkeit, Depressionen oder Angstzuständen gesehen (Manfredini & Lobbezoo, 2009). Beim Schlafbruxismus finden sich zentralnervöse Vorgänge. Ursprünglich ging man von peripheren Faktoren wie fehlerhaften Zahnkontakt als Ursachen für den Schlafbruxismus aus. Allerdings zeigten Studien auf, dass es sowohl bei Menschen mit als auch bei denen ohne okklusale Störungen ähnliche Prävalenzzahlen gibt und zudem konnte Schlafbruxismus nicht durch okklusale Therapie reduziert werden (Clark & Adler, 1985; Kato et al., 2003). Mittels Polysomnographie und Schlafstudien werden zunehmend Zusammenhänge zu zentralen Vorgängen wie Schlafstadien, Erregungsreaktionen und autonomen Funktionen gesammelt (Castrillon et al., 2016).

Weitere ätiologische Faktoren wie Nikotin-, Kaffee- und Alkoholgenuss oder Drogenkonsum werden in der Wissenschaft erörtert (Bertazzo-Silveira et al., 2016). Darüber hinaus ist der Reflux eine Ursache für Bruxismus, denn die Säureeinwirkung im Ösophagus löst Weckreaktionen und rhythmische Kaumuskelaktivitäten aus (Macaluso et al., 1998; Ohmure et al., 2011). Des weiteren werden Müdigkeit, Schmerzen beim Kauen, Kopfschmerzen, Zahnabrasionen, -lockerungen bis hin zu Destruktionen von Zähnen, Implantaten und Restaurationen mit Bruxismus in Verbindung gebracht (Demjaha et al., 2019). Bezüglich Kopfschmerzen wurden bei gleichzeitigem Auftreten von Schlafbruxismus und schmerzhafter CMD, gehäuft eine episodische Migräne oder ein Kopfschmerz vom Spannungstyp festgestellt (Fernandes et al., 2013; Fernandes et al., 2019).

Nach den aktuellen S3-Leitlinien zur Diagnostik und Behandlung von Bruxismus kann bei einer CMD, die möglicherweise durch Bruxismus getriggert wird, die Kombination aus manueller Therapie und ergänzenden Heilmittel wie Kälte- oder Wärmeanwendung erwogen werden (Peroz et al., 2019). Gestützt ist diese Aussage auf die bisherige Evidenz, die zur Effektivität der physiotherapeutischen Behandlung von Bruxismus existiert. In einer systematischen Übersichtsarbeit zeigen sich positive Effekte der verschiedenen Methoden der Physiotherapie bei Muskelschmerzen und -aktivität, Kieferöffnung, Mundgesundheit, Angstzustände, Stress, Depressionen, Kiefergelenkstörungen und Kopfhaltung bei Personen mit Bruxismus. Allerdings ist die methodische Qualität der meisten Studien mangelhaft (Amorim et al., 2018). In diesem Zusammenhang ist es uns Autorinnen ein besonderes Anliegen herauszustellen, dass nicht jeder mit parafunktionellen Aktivitäten, selbst bei Bruxismus, unter Schmerzen oder Veränderung in der Beweglichkeit leidet. Bruxismus ist möglicherweise zuallererst eine physiologische Aktivität, an der die Kaumuskeln vornehmlich beteiligt sind und höchstwahrscheinlich ist Bruxismus so alt wie die Menschheit selbst.

Weil aber gerade bei Knirsch- und auch bei Pressaktivitäten hohe Kräfte entstehen können, liegt die Vermutung nahe, dass die Strukturen im Kausystem überlastet werden und sie sich zwangsläufig in der Folge in Muskel- bzw. Gelenkbeschwerden äußern. Deswegen werden Kieferpressen und Zähneknirschen nach wie vor oft therapiert, noch bevor evaluiert wurde, ob sie tatsächlich mit den Beschwerden des Patienten korrelieren. Entscheidend ist es, zusammen mit dem Patienten herauszufinden, ob die parafunktionellen Aktivitäten mit den bestehenden Symptomen in Zusammenhang stehen und einen beitragenden Faktor leisten (**siehe Kapitelabschnitt zur Anamnese**). Auch ist es nicht zwangsläufig der Fall, dass der Patient aktuell mit den Zähnen knirscht, presst oder mit der Zunge an die Zähne drückt, nur weil er Zahnabrasionen und -attritionen oder Zungenrandimpressionen aufweist.

Für den Therapeuten ist es eine Herausforderung zu überprüfen, ob parafunktionelle Aktivitäten, darunter auch Wach- oder Schlafbruxismus, an aktuellen Kiefermuskel- und Kiefergelenkbeschwerden beteiligt sind. Denn, wenn diese oralen Hyperaktivitäten einen unterhaltenden Beitrag zu CMD-Symptomen leisten, sollen sie verändert werden. Lassen sich allerdings keine Hinweise finden, dann sind keine Maßnahmen angezeigt.
Besteht die Gefahr der fortschreitenden Abnutzung der Zähne (Attrition bzw. Abrasion) aufgrund einer dauerhaften Angewohnheit, so ist eine zahnärztliche Behandlung indiziert, die in erster Linie auf die Erhaltung von Zahnhartsubstanz oder Zahnersatz mittels der Anpassung einer Okklusionsschiene zielt. Zudem kommen Entspannungsübungen und manualtherapeutische Massnahmen zur Reduktion von Verspannungen, Schmerzen und Bewegungseinschränkungen zum Einsatz (Vavrina & Vavrina,2020).

5.2.4 Pathophysiologische Konzepte der CMD

Grundbedingungen für das Auftreten von Symptomen bei einer CMD können periphere pathologische Vorgänge an den Kiefergelenkstrukturen wie Diskusverlagerung, Arthrosen und Arthritiden und die damit verbundenen Entzündungszustände als auch zunehmende Destruktion und Funktionseinschränkung sein (Costa et al., 2017; Tanaka et al., 2008). Im Unterschied zu HWS- Problemen, die häufig traumatisch verursacht werden, sind Kieferbeschwerden weniger häufig durch ein Trauma ausgelöst als durch sich wiederholende Belastungsmomente, die pathophysiologische Prozesse in Gang setzen (Sperry et al., 2017). Parafunktionelle Hyperaktivitäten führen zudem zu einer exzessiven Überbelastung der Gelenkstrukturen (siehe Kapitel zu Bruxismus und Parafunktionen). In der Folge kommt es zur Ansammlung von schmerzauslösenden Substanzen im peripheren Gewebe und zu einem erhöhten afferenten Einstrom nozizeptiver Impulse ins zentrale Nervensystem (Cairns, 2010). Ein langanhaltender Input wiederum führt zur zentralen Sensibilisierung. Die Schmerztoleranzgrenze sinkt. Muskelschwächen oder -überlastung sowie die Entwicklung myofaszialer Triggerpunkte sind vermutlich die wesentlichen Grundbedingungen für Schmerzen, die von der Kiefergelenkmuskulatur ausgehen. In diesem Zusammenhang spricht die Fachliteratur von einer sogenannten Energiekrise (Travell & Simons, 2002). Sie beschreibt einen Teufelskreis zwischen den primär betroffenen Muskeln und einer von ihnen ausgelösten Kaskade von Ereignissen, der schließlich zu einer langanhaltenden Kontraktion und zu pathophysiologischen Veränderungen führt.

Damit unterliegt eine CMD verschiedenen Mechanismen und Ursachen, die das craniomandibuläre Gelenk, Kiefermuskeln und umliegende Strukturen betreffen. Insbesondere langanhaltende Schmerzmuster erschweren eine Zuordnung zu einem pathologischen Vorgang und können darüber hinaus in orale, kraniale und zervikale Regionen ausstrahlen. Aufbauend auf die Research Diagnostic Criteria for Temporomandibular Disorder (DC/TMD) werden pathogenetische Komponenten diskutiert. Die Prävalenz einer strukturellen Veränderung des kraniomandibulären Systems liegt bei 35–94 %, wobei die Patienten wenigstens ein Symptom aufweisen. Klinisch bewiesen ist eine craniomandibuläre Erkrankung in 2–16 % der Population (Pantoja et al., 2019).

Auf der Basis der verschiedenen klinischen Bilder werden in der Pathologie einer CMD eine myofasziale CMD neben einer CMD aufgrund einer Diskusverlagerung wie auch andere Gelenkprobleme (z. B. Arthrose, Arthritis) diskutiert (Pantoja et al., 2019). Darüber hinaus spielen- wie bei anderen funktionellen Schmerzsyndromen- weitere Mechanismen eine Rolle, wie z. B. zentralisierte Schmerzmechanismen oder eventuell auch genetische Veranlagerungen (Cairns, 2010). Zu bedenken ist, dass eine Gewebeschädigung nicht notgedrungen mit erhöhten Schmerzangaben einhergeht und ebenso ist eine nicht auffindbar pathophysiologische Veränderung kein Garant für eine Symptomfreiheit.

CMD aufgrund arthrogener Ursachen

Pathologische Prozesse in den Kiefergelenken umfassen zum einen entzündlich, systemische sowie degenerative Vorgänge. Die hohe Prävalenzraten insbesondere die der rheumatoiden Erkrankungen alarmiert involvierte Ärzte und Therapeuten: Die Angaben der juvenilen idiopathische Arthritis variieren zwischen 40.42 % bis 93.33 % und die der rheumatoiden Arthritis von 45.00 % bis 92.85 %. Die Prävalenz der degenerativen Gelenkserkrankungen reichen in den Studien von 18.01 % bis 84.74 % (Pantoja et al., 2019). Auffällig ist, dass die klinischen Bewertungen im Vergleich zu Bewertungen aufgrund einer bildgebenden Diagnostik große Unterschiede aufweisen. Durch radiologische Verfahren werden wesentlich mehr pathologische Veränderungen zutage gefördert, die klinisch eher als irrelevant zu bewerten sind. Insbesondere aber könnte bei Kindern zum Aufdecken einer juvenilen idiopathischen Arthritis ein bildgebendes Verfahren wertvoll sein (Michelotti et al., 2016).

Sind entzündliche Prozesse involviert, die einer systemischen Erkrankung zugrunde liegen so werden durch immunologische Aktivitäten die Gelenkflächen der Kondylen mit einem entzündlichen Granulationsgewebe, dem sogenannten Pannus, überdeckt, wodurch die knöchernen Gewebestrukturen zerstört werden. Bei lokalen Prozessen dagegen entsteht ein Knorpelabrieb und -abbau, wahrscheinlich aufgrund von einem erhöhten Belastungsstress der funktionelle Adaptationsmöglichkeiten überschreitet. Es erfolgt ein Untergang von Proteoglykanen und proteolytischen Enzymen der Synovialflüssigkeit. Dadurch könnten sekundäre Entzündungen mit fortschreitender Gelenksdegeneration ausgelöst werden. Trotz dieser pathogenetischen Unterschiede wird häufig die Diagnose einer degenerativen Kiefergelenkerkrankung aufgrund klinischer Zeichen gestellt. Da die Behandlungsmodalitäten für eine systemische Erkrankung und eine lokale degenerative Erkrankung variieren (medikamentöse Massnahmen, Behandlung anderer Körperregionen etc.), sollte dies differentialdiagnostisch beachtet werden.

Prinzipiell entstehen im Kiefergelenk durch funktionelle Überbelastungen dysfunktionale Remodellierungen und Reizzustände, die nozizeptive Neurone aktivieren. Die Funktionalität des CMS ist abhängig von der Mechanik, der Belastungs- und Adaptationsfähigkeit seiner Strukturen (Manfredini, 2010). Die Belastungsfähigkeit wird dann überschritten, wenn die einwirkende Belastung größer ist als die Belastungsfähigkeit des Gewebes (Manfredini et al., 2016). Können die gelenkigen Strukturen, der Diskus eingeschlossen den Belastungen (z. B. Parafunktionalen Aktivitäten wie bruxieren, pressen) nicht standhalten, werden pathophysiologische Prozesse in Gang gesetzt. So werden Hypertrophien des subchondralen Knochens und des Diskus beobachtet, die den Gelenkspalt verschmälern und Reibungen zwischen den gelenkigen Partnern erhöhen. Dies kann auch Lageveränderungen des Diskus auslösen, degenerative Prozesse stimulieren und Schmerzen verursachen. Nichtsdestotrotz werden daneben schmerzfreie Individuen beobachtet, die Diskusverlagerungen aufweisen (Wiese et al., 2008). Die meisten Dysfunktionen erholen sich ohne therapeutische Interventionen. Lediglich 15 % der Betroffenen entwickeln anhaltende Beschwerden, die teilweise auch schlecht auf therapeutische Maßnahmen ansprechen (Sperry et al., 2017). In diesen Fällen werden zusätzliche zentrale Schmerzmechanismen angenommen. An Versuchsratten wurde bei wiederholten Bewegungen (Kieferöffnung für eine Stunde pro Tag) eine mechanisch ausgelöste Schmerzzunahme festgestellt. Wurde die Krafteinwirkung auf das Kiefergelenk von 2 N auf 3.5 N erhöht, so fiel die Schmerzantwort nicht auf die Messungen zu Beginn zurück, sondern blieb auf einem erhöhten Schmerzlevel. Inwieweit abnormale mechanische Impulse die Schmerzweiterleitung beeinflussen und chronische Schmerzen anbahnen, ist noch weitestgehend unklar.

Türp und Kollegen stellen in ihrer Arbeit fest, dass die Interpretationen, die aufgrund von bildgebenden Ergebnissen auf Pathologien schließen lassen könnten, tendenziell eher als Normvarianten anzusehen sind (Türp, Schlenker et al., 2016). Eine anteriore oder posteriore Position des Kondylus, als auch eine anteriore Position des Diskus sowie ein Abflachen der Gelenkflächen, so die Autoren, sollte dementsprechend als eine Normvariante betrachtet werden bzw. als ein normaler Adaptationsprozess und nicht zwangsläufig als eine pathologische Veränderung. Demanch können Diskusverlagerungen ganz ohne Beschwerden ablaufen. Schmerzen entstehen erst, wenn z. B. das Stratum posterius inferius und superius oder das Genu vasculosum mechanisch zu stark gedehnt werden oder wenn es zu Mikrotraumata der Befestigungsbänder und/oder des Discus articularis kommt. Durch die Dorsalverlagerung des Kondylus im Verhältnis zum Diskus schiebt er sich bereits in der habituellen Interkuspidation verstärkt gegen das Stratum posterius inferius und der ventral liegende M. pterygoideus lateralis superior überwiegt gegenüber der Rückführungskraft der elastischen Fasern der bilaminären Zone.

Eine Kondylusverlagerung kann ein Reihe von Effekten nach sich ziehen (Leeuw & Klasser, 2018; Nitzan, 2001). Die Ventralposition des Diskus zum Kondylus bewirkt, dass sowohl das Stratum posterius superius als auch das Stratum posterius inferius mehr in die Länge gezogen wird. Je stärker diese Bandstrukturen überdehnt sind, desto später tritt das Repositionsknacken bei der Kieferöffnung auf und desto mehr verlagert es sich in Richtung *terminales* Öffnungsknacken. Bei jeder Öffnungsbewegung fehlt die Rotationsbewegung in der unteren Kammer zwischen Kondylus und Diskus. Stattdessen fängt der Kondylus an zu translatieren. Er schiebt zunächst den ventral liegenden Diskus kontinuierlich weiter nach ventral gegen die Eminentia articularis. Dadurch kommt es zu vermehrter Druckbelastung auf den Diskus. Das wiederum bewirkt eine vermehrte Zugbelastung auf das Stratum posterius superius und inferius sowie auf die bilaminäre Zone bei der Kieferöffnung. Die Zugbelastung kann zur Beeinträchtigung der Durchblutung führen oder auch zur mechanischen Überlastung der passiven Strukturen. Kann sich der Discus articularis während der Kieferöffnung wieder in seine Ursprungslage auf dem Condylus articularis reponieren (Repositionsknacken), werden die passiven Strukturen dabei spontan entlastet. Je früher der Diskus in der Öffnungsphase reponiert, desto kürzer ist die Stressdauer auf die passiven Strukturen. Kommt es auf dem Weg der Schließbewegung wieder zur Dislokation des Diskus (Dislokationsknacken), steht der Kondylus wieder weiter dorsal zum Diskus und trägt mit wiederholender Druckbelastung zu Irritation oder auch Schädigung der bilaminären Zone, bis hin zu Beeinträchtigungen der Durchblutung, bei.

Anteriore Diskusverlagerungen ohne Reposition ziehen, wenn sie akut auftreten, eine plötzliche erhebliche Kieferöffnungseinschränkung nach sich. Der Kondylus auf der betroffenen Seite ist bei der Abduktion nicht mehr in der Lage, den vollen Weg nach kaudal-ventral zu translatieren, weil er durch den vorverlagerten Diskus ausgebremst wird. Rutscht der Diskus zusätzlich in die mediale Richtung des Caput mandibulae, legt dieser auch in der Mediotrusion wenig Weg zurück. Die Laterotrusion zur betroffenen Seite hingegen, kann völlig normal ablaufen. Im Vorfeld bestehende Knackgeräusche fehlen mit Einsetzen der erheblichen Kieferöffnungseinschränkung plötzlich. Erst bei weiterer Kieferöffnung geben diese Patienten meist Schmerzen an, wenn die verlagerten Strukturen auf Druck und/oder Zug stark belastet werden. Als Ursachen, die zu Diskusverlagerungen führen, werden Verletzungen und/oder Überdehnungen der Kapsel, der diskusführenden Ligamente aber auch Umbauvorgänge der Gelenkflächen wie Abflachungen des Gelenkkopfes oder Veränderungen des Diskus selbst diskutiert (Okeson, 2020). Verbunden mit direkter Traumatisierung, wie zum Beispiel nach einem Schleudertrauma oder nach einem Schlag auf das Kiefergelenk, treten Diskusverlagerungen spontan auf. Variationen in der Diskusmorphologie treten sowohl bei symptomatischen als auch bei asymptomatischen Menschen auf.

Eine **Kondylushypermobilität** ereignet sich bei einer großen Kieferöffnung, entweder ein- oder beidseitig z. B. beim Gähnen als auch bei Zahnarzt- oder HNO Behandlungen, bei denen eine große Kieferöffnung erforderlich ist. Die überschießende Bewegung des Kondylus über das Tuberculum articulare hinweg kann vergesellschaftet sein mit einem Trauma, mit allgemeiner Hypermobilität, schlaffem Kapselgewebe und wird auch beobachtet bei neurologischen Erkrankungen (Leeuw & Klasser, 2018; Ugboko et al., 2005). Pathofunktionell ereignen sie sich geschlechtsunabhängig v. a. im Alter von 20–40 Jahren wohingegen sich Kondylusverlagerungen auch bei älteren Menschen ereignen können im Hinblick auf den Zahnverlust im Seitenzahnbereich als ätiologischer Faktor (Forshaw, 2015). Hier sei explizit auf die S3-Leitlinie Kiefergelenkluxation hingewiesen (Neff et al., 2016). Hier liefern die Taxonomien der Kondylusluxationen eines nicht frakturierten Unterkiefers einen umfassenden Überblick über die a) fixierte versus nicht fixierte (nicht spontan reponibel versus spontan reponibel), b) persistierende Kondylusluxation (langanhaltend mit dann irreversiblen Veränderungen) und c) Häufigkeit des Auftretens (von einmal/akzidentell bis rezidivierend und habituell) (**Kasten 5-7**).

Kasten 5-7: Definition der Kondylusluxation

„Die Kondylusluxation des nicht frakturierten Unterkiefers ist eine primär muskulär bzw. neuromuskulär bedingte Dislokation des Kondylus vor das Tuberculum articulare. Bei der fixierten Luxation wird die Rückkehr des Kondylus durch Muskelanspannung (sog. Trismus) verhindert. Folge ist eine Kiefergelenksperre mit Blockade des Kieferschlusses, welche eine ärztliche Hilfe notwendig macht. Bei der nicht fixierten Luxation, die im Rahmen einer kondylären Hypermobilität auftritt, lässt sich der Kondylus dagegen spontan selbst reponieren (sogenannte „Kondylussubluxation")
Unter einer **peristierenden** Unterkieferluxation versteht man die anhaltende Blockade des Kondylus durch das Tuberculum und damit die langanhaltende Dislokation außerhalb der Gelenkpfanne. Hierdurch kommt es zu irreversiblen, intrand perikapsulären pathologischen Veränderungen.
Aus einer **akzidentiellen** (akuten, einmaligen) Kiefergelenkluxation kann sich eine rezidivierende Unterkieferluxation entwickeln. Diese beschreibt wiederholte, gegebenenfalls fixierte Luxationen innerhalb eines kürzeren Zeitraums. Ist dieser Mechnismus erst einmal gebahnt, sind habituelle Luxationen des betroffenen Kiefergelenks die Folge, bei der Luxationen bereits im Rahmen physiologischer Bewegungen auftreten können" (Neff, A. et al., 2016)

Bei einem nicht reponierbarem Kondylus ergibt sich eine erhebliche Beeinträchtigung des Betroffenen beim Kauen und Schlucken durch das Unvermögen den Kiefer zu schließen (Prechel et al., 2018). Entscheidend ist, rezidivierende Verlagerungen des Kondylus außerhalb der Gelenkpfanne frühzeitig zu erkennen und zu verhindern, damit drohende, irreversible, intra- und perikapsuläre pathologische Veränderungen abgemildert werden können.

Pathophysiologische Veränderungen in der Muskulatur

Die Funktionstüchtigkeit der Kiefergelenke steht in engem Zusammenhang mit der koordinierten Aktivierung der zuständigen Muskulatur. Dies wird auch in experimentellen Studien bezüglich ihrer elektromyographischen Aktivität aufgezeigt (Butts et al., 2017). Das Wissen über die Beziehung von Muskelaktivität und Schmerzen hilft gestörte Funktionen in der craniomandibulären Region nachvollziehen zu können (Peck et al., 2008). Liegt eine CMD vor, so werden neben den arthrogenen pathophysiologische Mechanismen auch verschiedene Modelle der Pathophysiologie der Kiefermuskelschmerzen diskutiert:

Eine verbreitet und dennoch umstrittene Theorie über den myofaszialen Schmerz ist die Hypothese der **Energiekrise in der Muskulatur** (Palla, 2014; Travell & Simons, 2002). Anbahnung insbesondere von posturalen Muskelanteilen führt, angefeuert durch erhöhte Muskelbeanspruchung bzw. durch eine verminderte Belastbarkeit zu verkürzten Aktivierungs- und Entspannungszeiten und damit zu einer sogenannten Energiekrise. Eine Energiekrise entsteht, wenn der Muskel seine Energiereserven aufbraucht: durch die verlängerten Aktin-Myosin- Verbindungen während der Muskelkontraktion steigt der Gefässwiderstand an und die Blutzirkulation wird gehemmt, eventuell noch zusätzlich durch einen vasokonstruktiven Reflex unterstützt. Dies führt zu Sauerstoff und Glukosemangel und damit zu einer reduzierten ATP Regeneration. Dies wiederum interferiert mit dem Austausch von Kalzium, verlängert die Aktin-Myosin- Brückenbildung und damit die weitere Befeuerung der Energiekrise (Minerbi & Vulfsons, 2018). Demnach spielen Rekrutierungsprozesse und das Verhältnis von Kontraktions- versus Entspannungszeiten im Zusammenhang mit abgeschwächter Muskulatur bzw. überlasteten Strukturen eine wichtige Rolle in der Energiekrise.

Die **Circulus-Vitiosus-Theorie** postuliert, dass ein initiierender Faktor im Sinne einer Haltungsveränderung, einer Bewegung oder von psychischen Einflüssen bzw. Stress Schmerzen auslöst, die zu einer Hyperaktivität der Muskulatur führen. Dies mündet weiterhin in Muskelspasmen bzw. Ermüdungserscheinungen (Murray & Peck, 2007). Schmerz und Dysfunktionen werden verstärkt und damit der Teufelskreis in Gang gehalten. So zeigen Untersuchungen, dass durch Stress oder Ängste das Dopaminlevel in der Formatio reticularis ansteigt, dadurch wird das Zusammenspiel der Kaufunktion gestört und dies führt zu einer Verkürzung der Erholungsphase nach der Muskelkontraktion, damit ist das Verhältnis zwischen Aktivitäts- und Erholungsphase unausgeglichen (Desmons et al., 2007). So werden psychosoziale Faktoren als Initiator bzw. Verstärker des Teufelskreises weiterhin in der Literatur diskutiert (Butts et al., 2017; Dıraçoğlu et al., 2016; La Touche et al., 2015). Untersuchungen, die diese Theorie anhand von EMG- Messungen belegen sollen, bleiben jedoch widersprüchlich (Peck et al., 2008; Svensson et al., 1996).

Die **Theorie der Schmerzadaptation** besagt, dass die Schmerzen nicht durch eine muskuläre Hyperaktivität entstehen, sondern über Regelkreise des Hirnstammes und des Rückenmarks, die die Muskelaktivität verändern (Lund et al., 1991). Diese muskulären Veränderungen können sich sowohl in der reduzierten Aktivität der agonistischen Muskulatur als auch in der gesteigerten Aktivität des Antagonisten zeigen. Durch beide Mechanismen wird das volle Bewegungsausmaß limitiert. Dies dient dazu, weitere Schmerzen bzw. weitere Verletzungen zu verhindern. Bei schmerzhafter Kieferöffnung, z. B. verursacht durch entzündliche Prozesse, können sowohl die Aktivität der M. pteryoideus lateralis reflektorisch gehemmt als auch die exzentrische Arbeit der Kieferadduktoren reflektorisch erhöht werden. Somit zeigt der Patient u. U. langsamere und im Ausmaß eingeschränkte Gelenkbewegungen. Die Aussagekraft zu dieser Theorie der Schmerzadaptation ist in der Literatur widersprüchlich. Es fanden sich sowohl Bewegungseinschränkungen als auch Normwerte bei der Unterkieferbewegung in Verbindung mit Kiefergelenkschmerzen (Sae-Lee, Whittle, Peck et al., 2008). Ebenso wurden bei schmerzhaften und auch bei nichtschmerzhaften Gelenkfunktionen signifikante Veränderungen in der EMG Aktivität der Agonisten und der Antagonisten gemessen (Peck et al., 2008; Sae-Lee, Whittle, Forte et al., 2008; Svensson et al., 1996).

Das **Integrated Pain Adaptation Model (IPAM)** geht davon aus, dass bei Schmerzzuständen die multidimensionale Schmerzerfahrung eines jeden Einzelnen im Bezug zum individuellen sensomotorischen System steht (Murray & Peck, 2007; Peck et al., 2008; Sessle, 2000). So wird zum Beispiel durch einen Schmerz im M. masseter die Aktivierung im betroffenen wie auch in anderen Muskeln modifiziert. Diese individuelle Reaktion ist bestimmt durch anatomische und funktionelle Begebenheiten des kraniomandibulären sensomotorischen Systems wie auch durch multidimensionale, psychosoziale Einflüsse (Schmerzerfahrung, -verarbeitung in der Vergangenheit, Katastrophierungsprozesse etc.). Schmerzprozesse über periphere, zentrale sowie autonome Nerven unter Mitbeteiligung des limbischen Systems werden aktiviert. Muskuläre Muster werden abgerufen, die homöostatisch und schmerzreduzierend wirken sollen. Dadurch werden andere Bewegungsmuster entwickelt, die schmerzarme Funktionen erlauben. Diese Fähigkeit stellt damit einen wichtigen Beitrag zur Aufrechterhaltung des physischen Gleichgewichts her. Darüber hinaus kann aber durch die muskuläre Aktivität vermehrt Schmerzen, Funktionseinbußen oder Verletzungen ausgelöst werden. Dieser letztgenannte Mechanismus überlappt mit den Aussagen der Circulus-Vitiosus-Theorie und der Theorie der Schmerzadaptation.

5.3 Anamnese bei CMD

Das persönliche Gespräch des Behandlers mit dem Patienten stellt die Grundlage für die weiterführende Funktions- und Strukturuntersuchung bei der CMD dar. Die Patienten kommen mit einem für sie primären Problem zur Behandlung. Es kann sich dabei um eine offensichtliche Kieferdysfunktion handeln oder es sind andere primäre Probleme wie Beschwerden an Wirbelsäule, Schultergürtel- oder Schultergelenk, Kopfschmerzen oder eine Schwindelsymptomatik für den Patienten im Vordergrund. Außerdem können Grunderkrankungen, beispielsweise eine Fibromyalgie, rheumatische Arthritis, Parkinson-Krankheit oder ein Sjögren-Syndrom vorliegen. Oder es gibt Mischformen verschiedener Erkrankungen und Störungen, bei denen sich diverse Bereiche überlappen.

Liegt die Diagnose CMD vor, so ist sie in der Regel vom Zahnmediziner gestellt, der die Behandlung veranlasst hat. Bestehen Komorbiditäten, so sind sie entweder bereits von Fachärzten diagnostiziert worden oder die Patienten werden gegebenenfalls zur weiteren Abklärung dahin weitergeleitet. Die Diagnosestellungen allein reichen aber nicht aus, eine adäquate therapeutische Behandlung davon abzuleiten. Ob nur ein Systembereich, das CMS, oder mehrere Systembereiche und Körperregionen zu behandeln sind, muss der Therapeut in der Befunderhebung – zuerst durch die Anamnese – weiter eruieren.

Die Dauer des Anamnesegespräches hängt unter anderem von der Informationsmenge ab, die der Therapeut von der Krankheitsgeschichte des Patienten benötigt. Wenige Symptome oder leichte Funktionsstörungen erfasst der Therapeut in kurzer Zeit. Für mehrere und komplexe Symptombeschwerden reicht die Zeit in der ersten Therapiesitzung meist nicht aus, um alle Informationen zu erfragen. Hinsichtlich der Reihenfolge der anamnestischen Befragung wird sie sich bei jedem Patienten individuell gestalten, je nachdem, was er als Hauptproblem angibt. Auf die Frage: „Was führt Sie zu mir?“, können Patienten einfache oder komplexe Beschwerdebilder schildern. Sie werden die Symptome angeben, die sie beeinträchtigen. Hingegen, von Symptomen, die sie nicht beeinträchtigen, sprechen sie unter Umständen nicht. Es ist die Aufgabe des Behandlers im anamnestischen Interview, alle relevanten Symptome und Symptombereiche abzufragen.

Allgemeine Aspekte und Beispiele im anamnestischen Gespräch

In einem **allgemeineren Teil der Anamnese,** der in der Regel am Anfang stattfindet, werden Fragen zum Beruf des Patienten, seiner derzeitigen Tätigkeit, seiner beruflichen Stellung, der familiären Situation, seinen Hobbys oder auch sportlichen Aktivitäten gestellt. Dabei ergeben sich in den Antworten „zwischen den Zeilen“ Hinweise, die einen Zusammenhang zu einer CMD möglich machen. Wirkt der Patient gestresst oder ängstlich? Ist er beruflich und/oder privat stark gefordert oder ist er überfordert? Welche Körperhaltung ergibt sich durch sein Tätigkeitsfeld? Nutzt er einen Ausgleich zu seiner Tätigkeit? Wie ist er eingebunden in oder belastet durch sein soziales Umfeld? Gibt es kulturelle Besonderheiten? Ergeben sich aus der persönlichen Situation des Patienten Faktoren, die seine CMD beeinflussen, wie z. B. parafunktionelle Hyperaktivitäten in Stresssituationen?

Weiter wird der Patient auch nach Hinweisen ernsthafter Erkrankungen (Kapitel 3), nach Medikamenten, Operationen, Unfällen und allgemeinen oder speziellen Erkrankungen gefragt. Sie können wiederum Indizien für eine CMD liefern. Liegt eine Erkrankung vor, die mit einer CMD assoziiert sein kann wie Fibromyalgie, neurologische Erkrankungen oder Autoimmunerkrankungen? Gab es Unfälle, die auf Instabilitäten der oberen Halswirbelsäule hinweisen oder Operationen (auch plastische) im Kopf-, Gesichts- oder Kieferbereich, die mit Narben- und oder Funktionsbeeinträchtigungen einhergehen? Besteht eine Medikation mit Antikoagulantien oder nimmt der Patient längerfristig Cortison ein, das die Festigkeit des Gewebes beeinflusst? Lehnt der Patient die Einnahme von Medikamenten ab oder besteht ein Abusus?

Über die allgemeinen Fragen hinaus, stellt der Therapeut sehr **spezifische Fragen** zu den Hauptbeschwerden, hinsichtlich Schmerzsituation, der Funktionsbeeinträchtigung und Gelenkgeräuschen sowie zu weiteren Symptombereichen des Körpers. Auch sammelt er weitere Hinweise zu psychosozialen Einflüssen, wie Angstzustände oder Unsicherheiten, die eine Einschätzung erlauben, ob weiterführende Fragen zu psychosomatischen oder psychosozialen Einflüssen notwendig sind. Des Weiteren erfasst der Therapeut Hinweise parafunktioneller Aktivitäten. Kieferpressen über die Kontraktionen der Massetermuskeln an den Wangen und der Temporalismuskeln an den Schläfen sowie aktuelle Beißaktivitäten an den Lippen und Fingernägeln sind für den Therapeuten während des Gesprächs gut erkennbar.

Nachfolgend sind beispielhaft typische Angaben von CMD-Patienten geschildert und mögliche Interpretationen bzw. Schlussfolgerungen zur weiteren Vorgehensweise des Therapeuten angemerkt.

Beispielhafte Angaben der Patienten und Interpretation des Therapeuten

Beispiel 1:
„Ich kann den Mund nicht richtig öffnen. Vor zwei Tagen hat das plötzlich angefangen. Morgens bin ich damit aufgewacht. Ich kann mir das nicht erklären, ich habe gar nichts gemacht."
Interpretation: Der Patient wirkt ängstlich, fast verzweifelt, weil er sich die plötzliche Kieferöffnungseinschränkung nicht erklären kann. Ist es möglich, dass eine Vorverlagerung des Discus articularis besteht, die die Kieferöffnung limitiert? Keine andere Struktur des Kiefers kann so eine plötzliche Bewegungseinschränkung bewirken! Welche Seite ist betroffen? Der Patient wird nach Knackgeräuschen im Vorfeld und parafunktionellen Hyperaktivitäten gefragt.

Beispiel 2:
„Der Zahn im linken Unterkiefer tut mir so weh, aber der Zahnarzt findet nichts. Jetzt hat er mich zu ihnen geschickt. Er glaubt, das liegt am Kiefergelenk."
Interpretation: Der Zahnarzt hat den Zahn untersucht und nichts Krankhaftes festgestellt, er ist gesund! Gegebenenfalls bestehen Ausstrahlungsschmerzen durch Muskeltriggerpunkte. In der Untersuchung soll versucht werden, den Schmerz zu reproduzieren und die Faktoren zu ermitteln, die zu einer möglichen Überlastung der Muskulatur führen. Welcher Zahn ist betroffen und welche Muskeltriggerpunkte strahlen möglicherweise in diesen Bereich aus?

Beispiel 3:
„Mein rechtes Ohr tut weh, seit vielen Wochen schon! Und täglich habe ich diese Kopfschmerzen. Die letzten Wochen bin ich nur noch zu Ärzten unterwegs. So war ich schon beim Hals-Nasen-Ohren-Arzt und beim Neurologen. Der Hausarzt hat mich zum Zahnarzt geschickt, aber alle finden nichts und sagen, dass ich gesund bin. Nun hat mich der Zahnarzt zu Ihnen geschickt. Glauben Sie denn, dass Sie etwas finden? Da kann doch was nicht in Ordnung sein."
Interpretation: Es ist bereits Differenzialdiagnostik beim Hals-Nasen-Ohren-Arzt, Neurologen und beim Zahnarzt erfolgt, eine organische Ursache konnte nicht bestätigt werden. Der Untersuchungszeitraum dauert schon Wochen (Achtung: Gefahr der Chronifizierung). Der Patient ist skeptisch, eventuell ängstlich. In der Therapie sollte man ihm Sicherheit vermitteln. Ausreichende Informationen und Aufklärung sind wichtig! Des Weiteren sollen Faktoren gecheckt werden, die auf die Ohrsymptomatik hinweisen: Kiefergelenkkompression, Ausstrahlungsschmerz/Übertragungs-schmerz aus der Muskulatur, Reproduktion der Symptome, Kopfschmerzanamnese, Verdacht auf CMD-assoziierte Kopfschmerzen.

Beispiel 4:
„Jeden Morgen wache ich mit Kopfschmerzen auf. Den Mund bekomme ich morgens auch nicht richtig auf und das Frühstück ist recht anstrengend. Danach geht es aber immer besser."
Interpretation: Es bestehen wahrscheinlich Überanstrengungen der Kaumuskeln, die die morgendliche Kieferöffnung erschweren, und Ermüdungserscheinungen beim Frühstück, die sich im Laufe des Tages rasch verbessern. Es ist zu überprüfen, ob CMD-induzierte Kopfschmerzen provoziert werden können. Es empfiehlt sich zudem, eine Parafunktionsanamnese anzuschließen.

Beispiel 5:
Das Knacken im rechten Kiefergelenk wird immer lauter, ich traue mich schon gar nicht mehr in ein Restaurant."
Interpretation: Können die Knackgeräusche strukturell eingegrenzt werden? Faktoren müssen evaluiert werden, die das Knackgeräusch verstärken wie Gelenkkompression, erhöhte Kaumuskelaktivität, Bruxismus, Kopfhaltung oder Arbeitshaltung. Zudem ist zu überprüfen, welche Faktoren die Beschwerden mindern: Gelenkentlastung, Detonisierung der Kaumuskeln oder Einstellung der Kopfhaltung.

Das Beschwerdebild in Beispiel 3 ist komplexer. Wichtig sind hier die Informationen, dass eine Differentialdiagnostik bei den verschiedenen Fachärzten erfolgt ist und dass sich keine organischen Ursachen für die Beschwerden des Patienten ergaben. Des Weiteren erfragt der Therapeut nun alle Angaben über die drei Leitsymptome bei CMD (Schmerz, Geräusche, Funktionsbeeinträchtigung), damit in der anschließenden Funktions- und Strukturuntersuchung die Symptome des Patienten bestmöglich reproduziert werden können. Der Untersucher wählt die relevanten Teste aus der Testbatterie (Kapitel 8) für den Symptomkomplex Kopfschmerz und CMD aus. Zudem wird er im CMD Kurzbefund (Ahlers & Jakstat, 2015) weitere Informationen erhalten, in wie weit eine CMD wahrscheinlich ist.

Zu Beispiel 4 ist folgendes noch anzumerken. Wenn der Patient seine Schmerzen v.a. morgens angibt, ist es hin und wieder ratsam, den Patienten morgens zur Behandlung einzubestellen, damit eine Schmerzreproduktion möglich ist und strukturell zugeordnet werden kann. Zu dieser Tageszeit ist die Belastung der Kaumuskulatur eher zu provozieren, die unter Umständen zu den Kopfschmerzen führt.

Gesonderte Anamnese parafunktioneller Aktivitäten

Wenn der Therapeut erste Hinweise zu Parafunktionen findet, so eruiert er diese weiter. Zu bedenken ist dabei, dass die Patienten meistens nichts von ihren oralen Hyperaktivitäten ahnen. Die Frage, ob sie tagsüber mit den Zähnen pressen oder Hyperaktivitäten der Zunge oder der Lippen kennen, beantworten die meisten Patienten mit: „Das wäre mir aufgefallen" oder „das mache ich nicht". Damit der Patient Zeichen von Parafunktion in seinem Alltag erkennen kann, gibt der Therapeut ihm Fragestellungen mit, die er bis zum nächsten Behandlungstermin durchgeht (**Kasten 5-8**). Daraufhin bittet der Behandler den Patienten von seinen Beobachtungen zu berichten. Falls sich Hinweise finden sollten, dass er aktuell mit den Zähnen presst oder mit der Zunge hyperaktiv ist, ergeben sich daraus Behandlungsmaßnahmen (Kapitel 9.6), die ihm helfen, weniger oft zu parafunktionieren. Hilfreich für den Therapeuten in der Anamnese von Parafunktionen können weitere fachspezifische Fragebögen sein: *Bruxismus-Status* (Lange, 2018) oder *Oral Behaviour Checklist* (Markiewicz et al., 2006; van der Meulen et al., 2014).

Ebenen der anamnestischen Befragung

Damit alle wichtigen Informationen in der Anamnesebefragung bei CMD erfasst werden können, hat sich eine Einteilung in vier Ebenen in der Praxis sehr bewährt (**Abbildung 5-14**). Die

Kasten 5-8: Erkennen von Parafunktionen

Zeichen von Parafunktionen, wie zum Beispiel Zahnabrasionen und Zungenrandimpressionen sprechen nicht obligatorisch dafür, dass der Patient aktuell mit den Zähnen knirscht oder mit der Zunge an den Zähnen drückt. Deshalb wird der Patient gebeten, sich zu beobachten und erhält folgende Aufträge und Fragestellungen:

- Überprüfen Sie, ob Sie tagsüber Kontakt mit den Zähnen haben.
- Überprüfen Sie dies, wenn Sie nicht essen, nicht kauen, nicht trinken und nicht schlucken.
- Überprüfen Sie dies, wenn Sie zum Beispiel nachher mit dem Auto zu Ihrer Arbeit fahren, während Sie im Büro am Schreibtisch sitzen, wenn Sie zu Hause in der Küche arbeiten oder sich auf der Couch ausruhen.
- Falls Ihre Zähne Kontakt haben, prüfen Sie, wie stark die Zähne aufeinanderdrücken.
- Gibt es Situationen in Ihrem Alltag, bei denen Ihnen das Zähnepressen besonders auffällt?
- Was macht Ihre Zunge? Drückt sie gegen den Gaumen oder gegen die seitlichen oder die vorderen Zähne, saugt sie sich am Gaumen fest?
- Beobachten Sie, ob Sie die Wangen zwischen den Zähnen einsaugen.

In der nächsten Behandlungssitzung bittet der Behandler den Patienten von seinen Beobachtungen zu berichten.

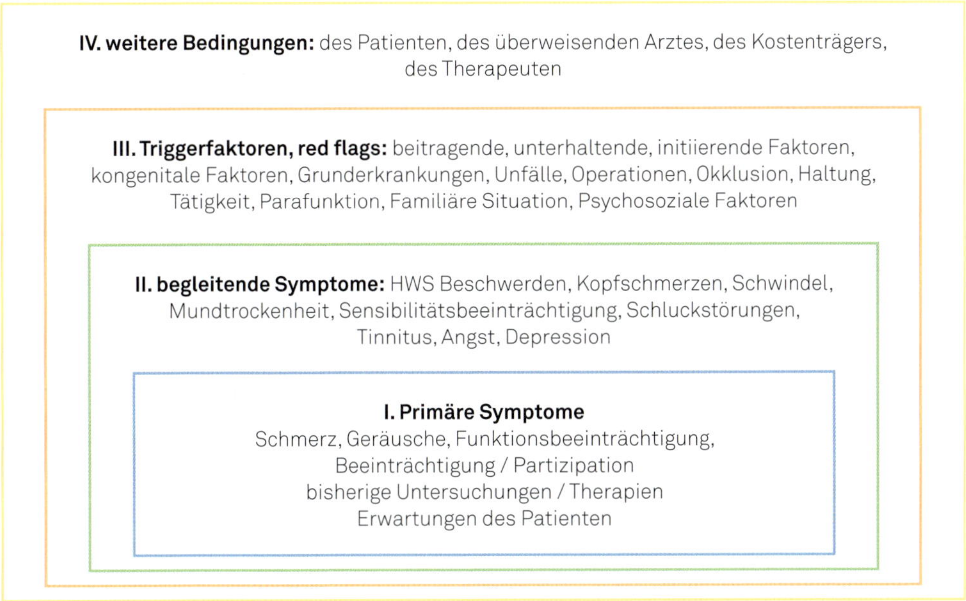

IV. weitere Bedingungen: des Patienten, des überweisenden Arztes, des Kostenträgers, des Therapeuten

III. Triggerfaktoren, red flags: beitragende, unterhaltende, initiierende Faktoren, kongenitale Faktoren, Grunderkrankungen, Unfälle, Operationen, Okklusion, Haltung, Tätigkeit, Parafunktion, Familiäre Situation, Psychosoziale Faktoren

II. begleitende Symptome: HWS Beschwerden, Kopfschmerzen, Schwindel, Mundtrockenheit, Sensibilitätsbeeinträchtigung, Schluckstörungen, Tinnitus, Angst, Depression

I. Primäre Symptome
Schmerz, Geräusche, Funktionsbeeinträchtigung,
Beeinträchtigung / Partizipation
bisherige Untersuchungen / Therapien
Erwartungen des Patienten

Abbildung 5-14: Vier Ebenen der anamnestischen Befragung bei Zeichen einer CMD.

Fragen können sich im Erstgespräch auf alle Ebenen beziehen. Hierzu gehört die Ebene der primären Symptome der CMD mit den drei Leitsymptomen: Schmerz, Geräusche und Funktionsbeeinträchtigungen. Zudem muss erfragt werden, welche Untersuchungen und Therapien bereits erfolgt sind, wie der Patient beeinträchtigt ist und was seine Erwartungen an die Therapie sind. Dann erkundigt sich der Therapeut in einer zweiten Ebene nach begleitenden Symptomen, wie beispielsweise HWS-Beschwerden, Mundtrockenheit oder Schluckstörungen. Die dritte Ebene umfasst Triggerfaktoren und Zeichen einer ernsthaften Erkrankung (Red Flags). Beitragende, unterhaltende oder initiierende Faktoren werden hier erfragt. Dazu zählen zum Beispiel Grunderkrankungen, Unfälle oder auch Parafunktionen. Eine vierte Ebene beinhaltet weitere Bedingungen des Patienten, des Überweisers, des Kostenträgers und des Therapeuten.

In der Zusammenschau sind in **Tabelle 5-9** mögliche Symptome und Faktoren von Patienten mit einer CMD im Detail angegeben. Die angegbnen Testcodes sind der Testbatterie aus Kapitel 8 entnommen. Dem gegenüber sind die entsprechenden Überlegungen des Behandlers für die weiterführende Untersuchung gestellt. Die vier Ebenen der anamnestischen Befragung sind mit der entsprechenden Farbgebung aus Abbildung 5-14 gekennzeichnet.

Tabelle 5-9: Exemplarische Darstellung einer Anamnese bei CMD in den vier Ebenen

Ebenen I–IV	Fragen,Tests und Interpretationen für die weitere Befunderhebung und Untersuchung
I. Primäre Symptome	
Bewegungs-/Funktionsbeeinträchtigung: Mundöffnen, – schließen; Funktionen der Kiefergelenke: Kauen rechts, links, Abbeißen, Schlucken, Sprechen HWS Bewegungen	Gibt es Zeichen für Hypo- oder Hypermobilität, Spurabweichungen und Dyskoordination? Ist die Funktionseinsbeeinträchtigung auch schmerzhaft? Bewegung biomechanisch analysieren u. Bewegungsausmaß in Millimeter quantifizieren (Testcode 07) Aktives und passives Bewegungsausmaß und Endgefühl miteinander vergleichen, um Hinweise auf die Struktur zu finden Seit wann besteht die Funktionsstörung und hat sie plötzlich oder langsam begonnen? Korreliert die Funktionsstörung mit Hyperaktivität der Kaumuskeln durch Parafunktion, mit Diskusverlagerungen, Extraktion der Weisheitszähne, langandauernden Zahnbehandlungen, mit autoimmun- oder neurologischen Erkrankungen, mit Unfällen? Weitere Fragen nach Bewegungsstörungen an anderen Regionen des Körpers Durchführen der Region- und Strukturdifferenzierung HWS/Kiefergelenke/Schulterbereich mit (Testcode 08)
Schmerzen a) Was tut weh und wo?	Sprechen die Angaben eher für einen nozizeptiven oder neuropathischen Schmerz? Schmerzzeichnung: Welche Bereiche des Kopfes/des Gesichtes schmerzen? Ist der Schmerz lokal oder hat er ein großes Ausbreitungsgebiet? Ist er ausstrahlend, ist er funktions- und bewegungsabhängig? (Zum Beispiel: Es schmerzt auf der linken Kieferseite beim Kauen rechts). • *Schmerz lokal* in Kiefermuskeln, an den Kiefergelenken • *Schmerz ausstrahlend* in die Umgebung (Zähne, Ohren, Augen, Stirn, Kopf) oder in andere Teile des Gesichts oder des Kopfes Liegen Befunde der Fachärzte vor? Sind die Symptome womöglich ein „referred pain“? Gibt es noch andere Bereiche des Körpers, die ähnliche Schmerzen aufweisen oder zur gleichen Zeit etwa angefangen haben? Gibt es Wanderschmerzen, die auf andere Erkrankungen hinweisen?

Tabelle 5-9: *Fortsetzung*

Ebenen I–IV	Fragen,Tests und Interpretationen für die weitere Befunderhebung und Untersuchung
b) Wie ist der Schmerz/die Schmerzqualität?	Die Schmerzqualität kann Hinweise auf vaskuläre, neuropathische, nozizeptive und/oder entzündliche Ursachen geben. • Neuropathische Ursachen haben typische Schmerzangaben wie elektrisierend, einschießend, kribbelnd • Manche Schmerzqualitäten sprechen für mehrere Ursachen: *brennend*, kann neuropathische oder vaskuläre Ursachen haben. D*umpf, ziehend oder stechend* sprichen eher für einen nozizeptiven Schmerz
c) Wie stark ist der Schmerz?	Der Patient gibt die Intensität des Schmerzes nach der Nummerischen Rating Scale (NRS) oder der Visuellen Analogskala (VAS) mit einer Stärke von 0 (kein Schmerz) bis 10 (stärkster vorstellbarer Schmerz) an. Bei unterschiedlicher Schmerzintensität kann die Angabe auch lauten: In Ruhe schmerzt es mit einer Intensität von 2 (NRS) und beim Kauen mit 5 (NRS). Kann der Schmerz in einem Gewebe reproduziert werden? Korreliert der Schmerz mit der Schwere der Dysfunktion? Schmerzen mit einer Intensität zwischen 8 und 10 (NRS) sind eher ungewöhnlich bei CMD, oder es liegt eine neuropathische Erkrankung wie zum Beispiel eine Trigeminusneuralgie vor oder der Patient hat eine extrem niedrige Schmerzschwelle.
d) Wann und seit wann besteht der Schmerz und was sind mögliche Ursachen?	Wann tritt der Schmerz auf? Ist der Schmerz bewegungs -und funktionsabhängig? Tritt der Schmerz bei Bewegungen anderer Körperregionen auf oder bei bestimmten Tätigkeiten wie Bücken, Heben oder Liegen auf einer Seite? (Bewegung und Tätigkeit analysieren bei denen Schmerzen auftreten) Ist er abhängig von einer Tageszeit? (zum Beispiel: morgens schlimmer als tagsüber) Besteht ein Ruheschmerz? Kennt der Patienten Ursachen, die zu diesem Schmerz führten? (zum Beispiel: nach einer Operation, einem Unfall, nach länger dauernder Zahnbehandlung, seit Veränderung der Okklusion, beim Kauen auf einer harten Speise, seit der plötzlichen Kieferöffnungseinschränkung, seit der stressigen Prüfungszeit, seit der angespannten Situation zu Hause) Ob der Schmerz akut oder chronisch eingestuft wird, ist zum einen von der Dauer, wie lange der Schmerz schon besteht, abhängig, aber auch von Chronifizierungsparametern wie Angst, Depressionen, Therapieresistenz und das Ausmaß psychosozialer Beeinträchtiung des Patienten (Kröner-Herwig, 1996). Sind die Schmerzen rezidivierend? Analysieren ob und was bislang an Therapien stattgefunden hat und ob und wie sie gewirkt haben. Muss die Therapie geändert werden? War der Patient bisher nicht mit Eigenmaßnahmen an der Verbesserung der Symptome beteiligt? Wurde das Hauptproblem noch nicht erkannt? Wurde etwas übersehen? Sind die einwirkenden Faktoren bisher nicht verändert worden? Bestehen unterhaltende Faktoren wie Angst und Vermeidungsverhalten? Korreliert der Schmerz mit parafunktioneller Hyperaktivitäten? Parafunktionsanamnese anschließen.

Tabelle 5-9: *Fortsetzung*

Ebenen I–IV	Fragen,Tests und Interpretationen für die weitere Befunderhebung und Untersuchung
Geräusche	Bestehen Geräusche, wenn ja welche? (Knacken und/oder Reiben) Wie ist die Lautstärke des Geräusches? Auf welcher Kiefergelenkseite sind die Geräusche, bei welcher Kieferbewegung und bei welcher Bewegungsphase (initial, intermediär, terminal)? Treten die Geräusche nur beim Kauen von harten Speisen auf? Differenziere bestmöglich zwischen Diskus-, Ligamentknacken oder Knacken auf Grund einer Subluxation, einer Muskeldyskoordination oder Reiben auf Grund von Gelenkdegeneration.
Beeinträchtigung des Patienten und seine eigene Einschätzung der Dysfunktion (0 bis 100 %) Partizipation/Teilhabe	Einschätzen, was den Patienten beeinträchtigt: Ist es die Funktion, z. B. den Mund nicht ausreichend öffnen zu können beim Essen? Ist es die Art, die Intensität und die Dauer des Schmerzes? Ist es die Angst, an einer schlimmen Krankheit zu leiden oder die Sorge, nicht wieder bei Aktivitäten teilnehmen zu können wie z. B. beim Chor mitzusingen? Passt die Beeinträchtigung zur Stärke der Dysfunktion? Ist die Beeinträchtigung beeinflussbar? Was braucht der Patient an Informationen und Aufklärung? Wie erlebt er seine Symptome und wie stark ist sein Leidensdruck?
Bisherige Untersuchungen	Sind Krankheiten anderer Organe ausgeschlossen oder bestätigt worden? Welche Untersuchungen sind bereits erfolgt? Beim Zahnmediziner, Hals-Nasen-Ohren-Arzt, Augenarzt, Neurologen, Internisten, Kardiologen, Orthopäden, Schmerztherapeuten oder anderen Fachärzten und mit welchem Ergebnis? Gegebenenfalls die Befunde abrufen und den Patienten dazu um Erlaubnis fragen.
Erwartungen des Patienten an das Therapieziel	Ist seine Erwartung realistisch? Dies bespricht der Behandler mit dem Patienten nach der Funktions- und Strukturuntersuchung. Nach der Erwartungshaltung des Patienten richten sich auch seine Eigenübungen, die er selbst durchführen kann. Hier ist eine seriöse Aufklärung notwendig.
II. Begleitende Symptome	Gibt es begleitende Symptome und haben diese mit dem Hauptanliegen des Patienten zu tun? Sind das Hinweise, die auf andere Erkrankungen oder auf andere Systembereiche schließen lassen wie zum Beispiel HWS-Beschwerden, Schwindel, Kopfschmerzen, Nackenverspannungen, Skoliosen oder andere körperliche Beschwerden?
Sensibilitätsstörungen, Taubheitsgefühl im Gesicht	Liegen Durchblutungsstörungen oder Innervationsstörungen vor? Lässt sich das Nervenareal identifizieren?
„Die Zähne passen immer anders zusammen."	Bestehen muskuläre Dyskoordinationen?

Tabelle 5-9: *Fortsetzung*

Ebenen I–IV	Fragen,Tests und Interpretationen für die weitere Befunderhebung und Untersuchung
Schluckstörungen	Sind organische Störungen durch den Hals-Nasen-Ohren-Arzt abgeklärt worden? Kommen Ursachen in Frage, wie zum Beispiel Narbenbildung nach einer Struma-Operation? Liegen Dysfunktionen der Halswirbelsäule bzw. der Zunge, der Zungenbein- oder Rachenmuskeln vor? Die Nerven sind auf Symptome zu überprüfen, die an der Innervation dieser Bereiche beteiligt sind: Hirnnerven V, VII, IX, X und XII sowie C1-4.
Mundtrockenheit, Burning-Mouth-Syndrom	Mögliche Ursache: Medikamente? Autoimmunerkrankung? Angst? Organische und/oder psychosoziale Belastung? Liegen hierzu Befunde vor?
Tinnitus	Gibt es Hinweise auf einen somatosensorischen Tinnitus? Ist der Tinnitus durch Kiefer- und/oder HWS Manöver beeinflussbar?
Einschlafende Hände und/oder Finger, vegetative Störungen	Differenzialdiagnostik zu Thoracic-Outlet-Syndrom oder Nervenwurzelproblematik ist notwendig. Halswirbelsäulen-, Brustwirbelsäulen- und Schultergürteluntersuchung sind durchzuführen. Ist eine weitere ärztliche Diagnostik notwendig?
Depression/Angst	Hat der Patient auf Grund der Symptomatik Angst? Liegt eine andere Grunderkrankung vor (ggf. weitere Fachtherapeuten konsultieren)?
III. Beeinflussende Faktoren: prädisponierend, perpetuierend, initiierend	Bestehen Grunderkrankungen? Bestehen konstitutionelle Bedingungen wie Hypermobilität oder hormonelle Konstitutionen? Liegen Beeinträchtigungen am Bewegungsapparat, wie zum Beispiel Achsabweichungen, die direkt oder indirekt Einfluss auf die aktuelle Dysfunktion nehmen, vor? Resultieren von Operationen oder Unfällen Narben und/oder Achsabweichungen, die zu Belastungsveränderugen im Skelettsystem führen? Liegen subjektive oder objektive Okklusionsstörungen vor? Haben veränderte Körperhaltung, bedingt durch die Tätigkeit oder durch Gewohnheit, einen Einfluss auf die Dysfunktion? In der speziellen Krankheitsgeschichte erzählt der Patient, wie die Symptome angefangen haben oder dass sie eventuell auch immer wieder rezidiviert sind. Der Therapeut sammelt Informationen über initiierende, beitragende oder unterhaltende Ereignisse.
Psychosoziale Faktoren	Gibt es Faktoren aus dem privaten bzw. familiären Umfeld, am Arbeitsplatz oder in der Schule? Haben kulturelle Faktoren einen Einfluss? Hat der Patient ein plötzliches, unvorhergesehenes tragisches Ereignis erlebt? Haben diese Faktoren einen Einfluss auf die Dysfunktion? Wie geht der Patient damit um?

Tabelle 5-9: *Fortsetzung*

Ebenen I–IV	Fragen,Tests und Interpretationen für die weitere Befunderhebung und Untersuchung
Parafunktion-Bruxismus	Bei Hinweisen auf Parafunktionen, den Patienten bitten, er solle sich beobachten, ob seine Zähne im Tagesverlauf Kontakt haben. Wenn ja, weiter eruieren, wie stark und ob seine Zunge gegen die Zähne oder gegen den Gaumen drückt. Für Hinweise auf Wachbruxismus und Schlafbruxismus helfen die Fragen aus dem Fragebogen *Oral Behaviour Checklist*. Weitere Parafunktionszeichen sind in der Inspektion während der Anamnese bereits ersichtlich: Fingernägelkauen, Lippenkauen, Wangensaugen oder Überaktivität der Lippenbewegungen.
Red flags	Berichtet der Patient von plötzlichem Gewichtsverlust? Besteht eine Tumor- oder Krebsanamnese? Gibt es Hinweise auf Frakturen oder auf strukturelle Instabilitäten des Ligamentum transversum und/oder der Ligamenta alaria? Liegen Hinweise auf Durchblutungsstörungen der A. vertebralis oder A. carotis interna vor? (siehe auch Kapitel 3)
IV. Weitere Bedingungen:	
Des Überweisers	Welche ärztlichen Maßnahmen sind geplant oder wurden bereits durchgeführt und mit welchem Ergebnis? Sind die Ziele realistisch? Ist das Budget des überweisenden Arztes ein limitierender Faktor für die Therapieart und die Therapiemenge? Ist mit der verordneten Therapie das Behandlungsziel zu erreichen? Wie ist die Zusammenarbeit zwischen dem Physiotherapeuten und dem behandelnden Arzt? Ist die weiterführende Diagnostik zeitlich und fachlich möglich?
Des Kostenträgers	Wird die Therapie vom Kostenträger übernommen, gibt es eingrenzende Bedingungen durch den Heilmittelkatalog?
Des Patienten	Wieviel Information hat er über seine Beschwerden erhalten? Wurde er bereits bei anderen Therapien in Eigenbehandlungen instruiert und kann er diese Übungen sorgfältig ausüben? Wie ist seine Motivation und Einstellung am Therapieziel mitzuarbeiten? Kann der Patient die Instruktionen des Behandlers umsetzen? Hat er ausreichende und adäquate Möglichkeiten für die Eigentherapie im Tagesverlauf? Gibt es einschränkende finanzielle Bedingungen? Ergeben sich erschwerte Bedingungen für die ausreichende Therapieplanung? Zum Beispiel: Der Patient kann sich nicht genug Zeit nehmen, um zur Therapie zu kommen.
Des Therapeuten	Hat er ausreichendes Wissen und Einschätzungsvermögen über diese Dysfunktion. Kann er die Angaben des Patienten ausreichend einschätzen? Braucht er mehr Informationen des behandelnden Arztes? Wie sind die räumlichen Bedingungen für den Patienten? Wieviel Zeit kann sich der Therapeut für die Behandlung des Patienten einplanen? Bedingungen für die ausreichende Therapieplanung

Literatur

Agerberg, G. (1987). Longitudinal variation of maximal mandibular mobility: An intraindividual study. *The Journal of Prosthetic Dentistry, 58*(3), 370–373. https://doi.org/10.1016/0022-3913(87)90060-6

Ahlers, M. & Jakstat, H. (2015). CMD-Screening mit dem „CMD-Kurzbefund". *ZWR – Das Deutsche Zahnärzteblatt, 124*(03), 102–106. https://doi.org/10.1055/s-0035-1545264

Ahlers, M.O. & Jakstat, H.A. (2011). *Klinische Funktionsanalyse: Manuelle Strukturanalyse; interdisziplinäre Diagnostik* (4. Aufl.). Hamburg: Denta-Concept-Verl.

Al-Jundi, M.A., John, M.T., Setz, J.M., Szentpétery, A. & Kuss, O. (2008). Meta-analysis of treatment need for temporomandibular disorders in adult nonpatients. *Journal of orofacial pain, 22*(2), 97–107.

Allias-Montmayeur, F., Durroux, R., Dodart, L. & Combelles, R. (1997). Tumours and pseudotumorous lesions of the temporomandibular joint: a diagnostic challenge. *The Journal of laryngology and otology, 111*(8), 776–781. https://doi.org/10.1017/S0022215100138617

Amorim, C.S.M., Espirito Santo, A.S., Sommer, M. & Marques, A.P. (2018). Effect of Physical Therapy in Bruxism Treatment: A Systematic Review. *Journal of manipulative and physiological therapeutics, 41*(5), 389–404. https://doi.org/10.1016/j.jmpt.2017.10.014

Armijo-Olivo, S.L., Fuentes, J.P., Major, P.W., Warren, S., Thie, N.M. & Magee, D.J. (2010). Is Maximal Strength of the Cervical Flexor Muscles Reduced in Patients With Temporomandibular Disorders? *Archives of Physical Medicine and Rehabilitation, 91*(8), 1236–1242. https://doi.org/10.1016/j.apmr.2010.05.003

Armijo-Olivo, S.L., Magee, D.J., Parfitt, M., Major, P. & Thie, N.M. (2006). The Association Between the Cervical Spine, the Stomatognathic System, and Craniofacial Pain: A Critical Review. *Journal of orofacial pain 20*(4), 271–287.

Arne, E. (2008). Kapitel 3 Leitsymptome. In E. Arne & W.B. Freesmeyer (Hrsg.), *Funktionsstörungen im Kopf-Hals-Bereich* (1. Aufl., S. 31–50). Stuttgart: Thieme.

Ash, M.M. & Bernhardt, O. (2006). *Schienentherapie: Evidenzbasierte Diagnostik und Behandlung bei TMD und CMD* (3. Aufl.). München, Jena: Urban & Fischer.

Beighton, P., Solomon, L. & Soskolne, C.L. (1973). Articular mobility in an African population. *Annals of the rheumatic diseases, 32*(5), 413–418. https://doi.org/10.1136/ard.32.5.413

Bertazzo-Silveira, E., Kruger, C.M., Porto De Toledo, I., Porporatti, A.L., Dick, B., Flores-Mir, C. & Luca Canto, G. de (2016). Association between sleep bruxism and alcohol, caffeine, tobacco, and drug abuse: A systematic review. *The Journal of the American Dental Association, 147*(11), 859-866. https://doi.org/10.1016/j.adaj.2016.06.014

Bösel, C., Mazurek, B., Haupt, H. & Peroz, I. (2008). Chronischer Tinnitus und kraniomandibuläre Dysfunktionen. Einfluss funktionstherapeutischer Massnahmen auf die Tinnitusbelastung. *HNO, 56*(7), 707–713. https://doi.org/10.1007/s00106-007-1602-0

Bousema, E.J., Koops, E.A., van Dijk, P. & Dijkstra, P.U. (2018). Association Between Subjective Tinnitus and Cervical Spine or Temporomandibular Disorders: A Systematic Review. *Trends in hearing, 22*, 2331216518800640. https://doi.org/10.1177/2331216518800640

Buergers, R., Kleinjung, T., Behr, M. & Vielsmeier, V. (2014). Is there a link between tinnitus and temporomandibular disorders? *The Journal of Prosthetic Dentistry, 111*(3), 222–227. https://doi.org/10.1016/j.prosdent.2013.10.001

Bumann, A., Lotzmann, U. & Rateitschak, K.-H. (2000). *Funktionsdiagnostik und Therapieprinzipien* (Farbatlanten der Zahnmedizin; Bd. 12). Stuttgart: Thieme.

Butts, R., Dunning, J., Perreault, T., Mettille, J. & Escaloni, J. (2017). Pathoanatomical characteristics of temporomandibular dysfunction: Where do we stand? (Narrative review part 1). *Journal of bodywork and movement therapies, 21*(3), 534–540. https://doi.org/10.1016/j.jbmt.2017.05.017

Cairns, B.E. (2010). Pathophysiology of TMD pain – basic mechanisms and their implications for pharmacotherapy. *Journal of oral rehabilitation, 37*(6), 391–410. https://doi.org/10.1111/j.1365-2842.2010.02074.x

Câmara-Souza, M.B., Figueredo, O.M.C., Maia, P.R.L., Dantas, I.d.S. & Barbosa, G.A.S. (2018). Cervical posture analysis in dental students and its correlation with temporomandibular disorder. *CRANIO®, 36*(2), 85–90. https://doi.org/10.1080/08869634.2017.1298226

Castrillon, E.E., Ou, K.L., Wang, K., Zhang, J., Zhou, X. & Svensson, P. (2016). Sleep bruxism: an updated review of an old problem. *Acta Odontologica Scandinavica, 74*(5), 328–334. https://doi.org/10.3109/00016357.2015.1125943

Ciancaglini, R. & Radaelli, G. (2001). The relationship between headache and symptoms of temporomandibular disorder in the general population. *Journal of Dentistry, 29*(2), 93–98. https://doi.org/10.1016/S0300-5712(00)00042-7

Ciancaglini, R., Testa, M. & Radaelli, G. (1999). Association of neck pain with symptoms of temporomandibular dysfunction in the general adult population. *Scandinavian journal of rehabilitation medicine, 31*(1). https://doi.org/10.1080/003655099444687

Clark, G.T. & Adler, R.C. (1985). A critical evaluation of occlusal therapy: occlusal adjustment procedures. *Journal of the American Dental Association (1939), 110*(5), 743–750.

Clemens, H.J. (1972). Das Kopfgewicht des Menschen – ein biomechanisches Problem. *Archiv für orthopädische und Unfall-Chirurgie, 73*(3), 220–228. https://doi.org/10.1007/BF01880731

Cooper, B.C. & Kleinberg, I. (2007). Examination of a large patient population for the presence of symptoms and signs of temporomandibular disorders. *Cranio: the journal of craniomandibular practice, 25*(2), 114–126. https://doi.org/10.1179/crn.2007.018

Costa, Y.M., Conti, P.C.R., Faria, F.A.C. de & Bonjardim, L.R. (2017). Temporomandibular disorders and painful comorbidities: clinical association and underlying mechanisms. *Oral surgery, oral medicine, oral pathology and oral radiology, 123*(3), 288–297. https://doi.org/10.1016/j.oooo.2016.12.005

Costen, J.B. (1934). A syndrome of ear and sinus symptoms dependent upon disturbed function of the temporomandibular Temporomandibular Joint. *The Annals of otology, rhinology, and laryngology, 43*(1), 1–15. https://doi.org/10.1177/000348943404300101

Coster, P.J. de, van den Berghe, L.I. & Martens, L.C. (2005). Generalized joint hypermobility and temporomandibular disorders: inherited connective tissue disease as a model with maximum expression. *Journal of orofacial pain, 19*(1), 47–57.

Demjaha, G., Kapusevska, B. & Pejkovska-Shahpaska, B. (2019). Bruxism Unconscious Oral Habit in Everyday Life. *Open access Macedonian journal of medical sciences, 7*(5), 876–881. https://doi.org/10.3889/oamjms.2019.196

Demmel, H.J. & Daubländer, M. (2003). *6.6 Orofaziales Schmerz-Dysfunktionssyndrom und atypischer Gesichtsschmerz.* https://www.researchgate.net/profile/Monika_Daublaender/publication/265536695_66_Orofaziales_Schmerz-_Dysfunktionssyndrom_und_atypischer_Gesichtsschmerz/links/5718a80108ae30c3f9f18660/66-Orofaziales-Schmerz-Dysfunktionssyndrom-und-atypischer-Gesichtsschmerz.pdf

Desmons, S., Graux, F., Atassi, M., Libersa, P. & Dupas, P.-H. (2007). The lateral pterygoid muscle, a heterogeneous unit implicated in temporomandibular disorder: a literature review. *Cranio: the journal of craniomandibular practice, 25*(4), 283–291. https://doi.org/10.1179/crn.2007.042

Dijkstra, P.U., Kropmans, T.J., Stegenga, B. & Bont, L.G. de (1998). Ratio between vertical and horizontal mandibular range of motion. *Journal of oral rehabilitation, 25*(5), 353–357. https://doi.org/10.1046/j.1365-2842.1998.00256.x

Dıraçoğlu, D., Yıldırım, N.K., Saral, İ., Özkan, M., Karan, A., Özkan, S. & Aksoy, C. (2016). Temporomandibular dysfunction and risk factors for anxiety and depression. *Journal of back and musculoskeletal rehabilitation, 29*(3), 487–491. https://doi.org/10.3233/BMR-150644

Dworkin, R.H., Backonja, M., Rowbotham, M.C., Allen, R.R., Argoff, C.R., Bennett, G.J.,.... Weinstein, S.M. (2003). Advances in neuropathic pain: diagnosis, mechanisms, and treatment recommendations. *Archives of neurology, 60*(11), 1524–1534. https://doi.org/10.1001/archneur.60.11.1524

Dworkin, S.F., Huggins, K.H., LeResche, L., Von, K.M., Howard, J., Truelove, E. & Sommers, E. (1990). Epidemiology of signs and symptoms in temporomandibular disorders: clinical signs in cases and controls. *Journal of the American Dental Association (1939), 120*(3). https://doi.org/10.14219/jada.archive.1990.0043

Dworkin, S.F. & LeResche, L. (1992). Research diagnostic criteria for temporomandibular disorders: review, criteria, examinations and specifications, critique. *Journal of Craniomandibular Disorders: Facial & Oral Pain, 6*(4), 301–355.

Edvall, N.K., Gunan, E., Genitsaridi, E., Lazar, A., Mehraei, G., Billing, M., ... Cederroth, C.R. (2019). Impact of Temporomandibular Joint Complaints on Tinnitus-Related Distress. *Frontiers in neuroscience, 13*, 879. https://doi.org/10.3389/fnins.2019.00879

Eriksson, P.O., Zafar, H. & Nordh, E. (1998). Concomitant mandibular and head-neck movements during jaw opening-closing in man. *Journal of oral re-*

habilitation, 25(11), 859–870. https://doi.org/10.1046/j.1365-2842.1998.00333.x

Farrar, W.B. (1978). Characteristics of the condylar path in internal derangements of the TMJ. *The Journal of Prosthetic Dentistry, 39*(3), 319–323. https://doi.org/10.1016/S0022-3913(78)80103-6

Faulin, E.F., Guedes, C.G., Feltrin, P.P. & Joffiley, C.M.M.S.C. (2015). Association between temporomandibular disorders and abnormal head postures. *Brazilian oral research*, 29. https://doi.org/10.1590/1807-3107BOR-2015.vol29.0064

Fernandes, G., Arruda, M.A., Bigal, M.E., Camparis, C.M. & Gonçalves, D.A.G. (2019). Painful Temporomandibular Disorder Is Associated with Migraine in Adolescents: A Case-Control Study. *The journal of pain: official journal of the American Pain Society, 20*(10), 1155–1163. https://doi.org/10.1016/j.jpain.2019.03.010

Fernandes, G., Franco, A.L., Gonçalves, D.A., Speciali, J.G., Bigal, M.E. & Camparis, C.M. (2013). Temporomandibular disorders, sleep bruxism, and primary headaches are mutually associated. Journal of Orofacial Pain. *Journal of orofacial pain, 27*(1), 14–20.

Fernández-de-las-Penas, C. & Piekartz, H.J.M. von (2015). Kopfhaltung bei Patienten mit orofazialen Schmerzen. In H.J.M. von Piekartz & D. Andreotti (Hrsg.), *Physiofachbuch. Kiefer, Gesichts- und Zervikalregion: Neuromuskuloskeletales Assessment und Behandlungsstrategien* (2. Aufl., S. 124–134). Stuttgart: Georg Thieme Verlag.

Fernández-de-Las-Peñas, C., Alonso-Blanco, C., Cuadrado, M.L., Gerwin, R.D. & Pareja, J.A. (2006). Myofascial trigger points and their relationship to headache clinical parameters in chronic tension-type headache. *Headache, 46*(8), 1264–1272. https://doi.org/10.1111/j.1526-4610.2006.00440.x

Ferreira, M.P., Waisberg, C.B., Conti, P.C.R. & Bevilaqua-Grossi, D. (2019). Mobility of the upper cervical spine and muscle performance of the deep flexors in women with temporomandibular disorders. *Journal of oral rehabilitation, 46*(12), 1177–1184. https://doi.org/10.1111/joor.12858

Fillingim, R.B., Ohrbach, R., Greenspan, J.D., Knott, C., Diatchenko, L., Dubner, R., ... Maixner, W. (2013). Psychological factors associated with development of TMD: the OPPERA prospective cohort study. *The journal of pain: official journal of the American Pain Society, 14*(12 Suppl), T75–90. https://doi.org/10.1016/j.jpain.2013.06.009

Forshaw, R.J. (2015). Reduction of temporomandibular joint dislocation: an ancient technique that has stood the test of time. *British dental journal, 218*(12), 691–693. https://doi.org/10.1038/sj.bdj.2015.438

Freesmeyer, W.B. (2001a). Was man vom Kiefergelenk des Menschen wissen sollte: Teil III: Erkrankungen der Kiefergelenke (Sekundäre Arthropathien). *Manuelle Medizin, 39*(3), 126–132. https://doi.org/10.1007/s003370170041

Freesmeyer, W.B. (2001b). Was man vom Kiefergelenk des Menschen wissen sollte: Teil IV: Erkrankungen der Kiefergelenke (intrakapsuläre Verlagerungen). *Manuelle Medizin, 39*(4), 188–194. https://doi.org/10.1007/s003370170031

Genth, E. (Hrsg.). (2007). *Springer E-book Collection. Qualitätssicherung in der Rheumatologie* (2. Aufl.). Heidelberg: Steinkopff.

Graf, C., Schierz, O., Steinke, H., Körner, A., Kiess, W., Kratzsch, J. & Hirsch, C. (2019). Sex hormones in association with general joint laxity and hypermobility in the temporomandibular joint in adolescents-results of the epidemiologic LIFE child study. *Journal of oral rehabilitation, 46*(11), 1023–1030. https://doi.org/10.1111/joor.12834

Greenbaum, T., Dvir, Z., Emodi-Perelmam, A., Reiter, S., Rubin, P. & Winocur, E. (2020). Relationship between specific temporomandibular disorders and impaired upper neck performance. *European journal of oral sciences.* Vorab-Onlinepublikation. https://doi.org/10.1111/eos.12718

Greene, C.S. (2010). Managing the care of patients with temporomandibular disorders: a new guideline for care. *Journal of the American Dental Association (1939), 141*(9), 1086–1088.

Greene, C.S., Klasser, G.D. & Epstein, J.B. (2010). Revision of the American Association of Dental Research's Science Information Statement about Temporomandibular Disorders. *J Can Dent Assoc, 76*, a115.

Greven, M., Slavicek, R., & Sato, S. (2013). Das Kiefergelenk in Abhängigkeit von der Okklusion – eine Übersicht. *J. Compr. Dentof. Orthod. + Orthop. (COO) Umf. Dentof. Orthod. u. Kieferorthop. (UOO)*, (3–4), 8–16.

Groenewegen, H.J. & Uylings, H.B.M. (2000). The prefrontal cortex and the integration of sensory, limbic and autonomic information. In H.B.M. Uylings (Ed.), *Cognition, emotion, and autonomic responses: The integrative role of the prefrontal cortex and limbic structures* (Bd. 126, S. 3–28). Amsterdam: Elsevier Science. https://doi.org/10.1016/S0079-6123(00)26003-2

Hansson, T.L. (1986). Current concepts about the temporomandibular joint. *The Journal of Prosthetic Dentistry, 55*(3), 370–371.

Hansson, T., Honée, W. & Hesse, J. (1990). *Funktionsstörungen im Kausystem.* Heidelberg: Hüthig.

Haskin, C.L., Milam, S.B. & Cameron, I.L. (1995). Pathogenesis of degenerative joint disease in the human temporomandibular joint. *Critical reviews in oral biology and medicine: an official publication of the American Association of Oral Biologists, 6*(3), 248–277. https://doi.org/10.1177/10454411950060030601

Helkimo, M. (1974). Studies on function and dysfunction of the masticatory system. *Acta Odontologica Scandinavica, 32*(4), 255–267. https://doi.org/10.3109/00016357409026342

Helkimo, M. (1985). Epidemiologische Untersuchungen der Funktionsstörungen des Kausystems. In G.A. Zarb & D. Berger (Hrsg.), *Quintessenz Bibliothek. Physiologie und Pathologie des Kiefergelenks: Grundlagen und Praxis von Diagnose und Therapie.* Berlin: Quintessenz-Verlag.

Hertling, D. & Kessler, R.M. (2006). *Management of common musculoskeletal disorders: Physical therapy principles and methods* (4. ed.). Philadelphia: Lippincott Williams & Wilkins.

Hesse, G. (2016). *Tinnitus* (2. Aufl.). Stuttgart: Georg Thieme Verlag.

Hirsch, C., Hirsch, M., John, M.T. & Bock, J.J. (2007). Reliability of the Beighton Hypermobility Index to determinate the general joint laxity performed by dentists. *Journal of orofacial orthopedics - Fortschritte der Kieferorthopadie, 68*(5), 342–352. https://doi.org/10.1007/s00056-007-0708-z

Hoffmann, R.G., Kotchen, J.M., Kotchen, T.A., Cowley, T., Dasgupta, M. & Cowley, A.W. (2011). Temporomandibular disorders and associated clinical comorbidities. *The Clinical journal of pain, 27*(3), 268–274. https://doi.org/10.1097/AJP.0b013e31820215f5

Holmlund, A.B. & Axelsson, S. (1996). Temporomandibular arthropathy: correlation between clinical signs and symptoms and arthroscopic findings. *International Journal of Oral and Maxillofacial Surgery, 25*(3), 178–181. https://doi.org/10.1016/S0901-5027(96)80024-5

Hölzl, M., Behrmann, R., Biesinger, E., Heymann, W. von, Hülse, R. & Arens, C. (2018). Ausgewählte HNO-Symptome bei funktionellen Störungen der oberen Halswirbelsäule und der Kiefergelenke. *HNO, 66*(3), 237–250. https://doi.org/10.1007/s00106-018-0479-4

Howard, P. (2006). Book Review: Bell's Orofacial Pains: The Clinical Management of Orofacial Pain. *Primary Dental Care, 13*(3), 84. https://doi.org/10.1308/135576106777795509

Hugger, A., Lange, M., Schindler, H.J. & Türp, J.C. (2016). *Begriffsbestimmungen: Funktionsstörung, Dysfunktion, craniomandibuläre Dysfunktion (CMD), Myoarthropathie des Kausystems (MAP).* Düsseldorf: Deutsche Gesellschaft für Funktionsdiagnostik und Therapie (DGFDT). https://www.dgzmk.de/begriffsbestimmung-funktionsstoerung-craniomandibulaere-dysfunktion-myoarthropathie

Hugger, A., Türp, J.C. & Kerschbaum, T. (2006). *Curriculum orale Physiologie: Okklusion, Unterkieferbewegungen, orale Mechanosensorik, Kauphysiologie, Kieferreflexe, Speichel und Bioadhäsion, Schmecken, Riechen und Sprechen, Knochen und Implantate, Ästhetik, Ernährung und Alterung, Biokompatibilität, Zahnschmerz. Quintessenz-Bibliothek.* Berlin: Quintessenz Verlag.

Ingervall, B. (1971). Variation of the range of movement of the mandible in relation to facial morphology in young adults. *Scandinavian journal of dental research, 79*(2), 133–140. https://doi.org/10.1111/j.1600-0722.1971.tb02003.x

International Headache Society. (2018). The International Classification of Headache Disorders (ICDH-3) (3. ed.). *Cephalalgia: an international journal of headache, 38*(1), 1–211.

Kanter, R.J.A.M. de, Battistuzzi, P.G.F.C.M. & Truin, G.-J. (2018). Temporomandibular Disorders: "Occlusion" Matters! *Pain research & management, 2018*, 1–13. https://doi.org/10.1155/2018/8746858

Kato, T., Thie, N.M., Huynh, N., Miyawaki, S. & Lavigne, G.J. (2003). Topical review: sleep bruxism and the role of peripheral sensory influences. *Journal of orofacial pain, 17*(3), 191–213.

Keersmaekers, K., Boever, J.A. de & van den Berghe, L. (1996). Otalgia in patients with temporomandibular joint disorders. *The Journal of Prosthetic Dentistry, 75*(1), 72–76. https://doi.org/10.1016/S0022-3913(96)90421-7

Kerr, F.W. & Olaffson, R.A. (1961). Trigeminal and cervical volleys. Convergence on single units in the spinal gray at C-1 and C-2. *Archives of neurology, 5*, 171–178. https://doi.org/10.1001/archneur.1961.00450140053005

Kordass, B., Bernhardt, O., Ratzmann, A., Hugger, S. & Hugger, A. (2014). Standard and limit values of mandibular condylar and incisal movement capacity. *International journal of computerized dentistry, 17*(1), 9–20.

Korff, M. von, Ormel, J., Keefe, F.J. & Dworkin, S.F. (1992). Grading the severity of chronic pain. *Pain, 50*(2), 133–149. https://doi.org/10.1016/0304-3959(92)90154-4

Kreiner, M., Okeson, J.P., Michelis, V., Lujambio, M. & Isberg, A. (2007). Craniofacial pain as the sole symptom of cardiac ischemia: a prospective multicenter study. *Journal of the American Dental Association (1939), 138*(1), 74–79.

Kröner-Herwig, B. (1996). Chronischer Schmerz – Eine Gegenstandsbestimmung. In H.-D. Basler, C. Franz, B. Kröner-Herwig, H.P. Rehfisch & H. Seemann (Hrsg.): *Psychologische Schmerztherapie. Grundlagen – Diagnostik – Krankheitsbilder – Behandlung.* Band 6 (S. 3–21). Heidelberg: Springer

Kusdra, P.M., Stechman-Neto, J., Leão, B.L.C.d., Martins, P.F.A., Lacerda, A.B.M.d. & Zeigelboim, B.S. (2018). Relationship between Otological Symptoms and TMD. *The international tinnitus journal, 22*(1), 30–34. https://doi.org/10.5935/0946-5448.20180005

Kuttila, S., Kuttila, M., Le Bell, Y., Alanen, P. & Jouko, S. (1999). Aural symptoms and signs of temporomandibular disorder in association with treatment need and visits to a physician. *The Laryngoscope, 109*(10), 1669–1673. https://doi.org/10.1097/00005537-199910000-00022

La Touche, R., Paris-Alemany, A., Gil-Martínez, A., Pardo-Montero, J., Angulo-Díaz-Parreño, S. & Fernández-Carnero, J. (2015). Masticatory sensory-motor changes after an experimental chewing test influenced by pain catastrophizing and neck-pain-related disability in patients with headache attributed to temporomandibular disorders. *The journal of headache and pain, 16*, 20.

Lange, M. (2018). Therapieoptionen bei Wach- und Schlafbruxismus. *wissen kompakt, 12*(1), 39–52. https://doi.org/10.1007/s11838-017-0058-7

Leeuw, R. de (Hrsg.). (2008). *Orofacial pain: Guidelines for assessment, diagnosis, and management* (4th ed.). Berlin: Quintessence.

Leeuw, R. de & Klasser, G.D. (Hrsg.). (2018). *Orofacial pain: Guidelines for assessment, diagnosis, and management* (6th edition). Berlin: Quintessence Publishing.

List, T. & Dworkin, S.F. (1996). Comparing TMD diagnoses and clinical findings at Swedish and US TMD centers using research diagnostic criteria for temporomandibular disorders. *Journal of orofacial pain, 10*(3), 240–253.

List, T. & Jensen, R.H. (2017). Temporomandibular disorders: Old ideas and new concepts. *Cephalalgia: an international journal of headache, 37*(7), 692–704. https://doi.org/10.1177/0333102416686302

Lobbezoo, F., Ahlberg, J., Glaros, A.G., Kato, T., Koyano, K., Lavigne, G.J., Leeuw, R. de, Manfredini, D., Svensson, P. & Winocur, E. (2013). Bruxism defined and graded: an international consensus. *Journal of Oral Rehabilitation, 40*(1), 2–4. https://doi.org/10.1111/joor.12011

Lobbezoo, F., Ahlberg, J., Raphael, K.G., Wetselaar, P., Glaros, A.G., Kato, T., Santiago, V., Winocur, E., Laat, A. de, Leeuw, R. de, Koyano, K., Lavigne, G.J., Svensson, P. & Manfredini, D. (2018). International consensus on the assessment of bruxism: Report of a work in progress. *Journal of Oral Rehabilitation, 45*(11), 837–844.

Lund, J.P., Donga, R., Widmer, C.G. & Stohler, C.S. (1991). The pain-adaptation model: a discussion of the relationship between chronic musculoskeletal pain and motor activity. *Canadian journal of physiology and pharmacology, 69*(5), 683–694. https://doi.org/10.1139/y91-102

Macaluso, G.M., Guerra, P., Di Giovanni, G., Boselli, M., Parrino, L. & Terzano, M.G. (1998). Sleep bruxism is a disorder related to periodic arousals during sleep. *Journal of dental research, 77*(4), 565–573. https://doi.org/10.1177/00220345980770040901

Magnusson, T., Carlsson, G.E. & Egermark, I. (1994). Changes in clinical signs of craniomandibular disorders from the age of 15 to 25 years. *Journal of orofacial pain, 8*(2), 207–215.

Magnusson, T., Egermark, I. & Carlsson, G.E. (2000). A longitudinal epidemiologic study of signs and symptoms of temporomandibular disorders from 15 to 35 years of age. *Journal of orofacial pain, 14*(4), 310–319.

Manfredini, D., Castroflorio, T., Perinetti, G. & Guarda-Nardini, L. (2012). Dental occlusion, body posture and temporomandibular disorders: where we are now and where we are heading for. *Journal of oral rehabilitation, 39*(6), 463–471. https://doi.org/10.1111/j.1365-2842.2012.02291.x

Manfredini, D. & Guarda-Nardini, L. (2010). TMD Classification and Epidemiology. In D. Manfredini

(Hrsg.), *Current concepts on temporomandibular disorders* (S. 25–38). Berlin: Quintessence Publishing.

Manfredini, D. (Hrsg.). (2010). *Current concepts on temporomandibular disorders.* Berlin: Quintessence Publishing.

Manfredini, D., Cantini, E., Romagnoli, M. & Bosco, M. (2003). Prevalence of bruxism in patients with different research diagnostic criteria for temporomandibular disorders (RDC/TMD) diagnoses. *Cranio: the journal of craniomandibular practice, 21*(4), 279–285. https://doi.org/10.1080/08869634.2003.11746263

Manfredini, D. & Lobbezoo, F. (2009). Role of psychosocial factors in the etiology of bruxism. *Journal of orofacial pain, 23*(2), 153–166.

Manfredini, D., Olivo, M., Ferronato, G., Marchese, R., Martini, A. & Guarda-Nardini, L. (2015). Prevalence of tinnitus in patients with different temporomandibular disorders symptoms. *The international tinnitus journal, 19*(2), 47–51. https://doi.org/10.5935/0946-5448.20150008

Manfredini, D., Segù, M., Arveda, N., Lombardo, L., Siciliani, G., Rossi, A. & Guarda-Nardini, L. (2016). Temporomandibular Joint Disorders in Patients With Different Facial Morphology. A Systematic Review of the Literature. *Journal of Oral and Maxillofacial Surgery, 74*(1), 29–46.

Marfurt, C.F. & Rajchert, D.M. (1991). Trigeminal primary afferent projections to "non-trigeminal" areas of the rat central nervous system. *The Journal of comparative neurology, 303*(3), 489–511. https://doi.org/10.1002/cne.903030313

Markiewicz, M.R., Ohrbach, R. & McCall, W.D. (2006). Oral behaviors checklist: reliability of performance in targeted waking-state behaviors. *Journal of Orofacial Pain, 20*(4), 306–316.

Matheus, R.A., Ramos-Perez, F.M.d.M., Menezes, A.V., Ambrosano, G.M.B., Haiter-Neto, F., Bóscolo, F.N. & Almeida, S.M. de (2009). The relationship between temporomandibular dysfunction and head and cervical posture. *Journal of applied oral science: revista FOB, 17*(3), 204–208. https://doi.org/10.1590/S1678-77572009000300014

McMillan, A.S., McMillan, D.R. & Darvell, B.W. (1989). Centers of rotation during jaw movements. *Acta Odontologica Scandinavica, 47*(5), 323–328. https://doi.org/10.3109/00016358909007719

McNamara, J.A. & Türp, J.C. (1997). Besteht ein Zusammenhang zwischen kieferorthopädischer Behandlung und Myoarthropathien des Kausystems? Teil 1: Klinische Studien. *Journal of Orofacial Orthopedics, 58*(2), 74–89.

McNeill, C., Danzig, W.M., Farrar, W.B., Gelb, H., Lerman, M.D., Moffett, B.C., Pertes, R., Solberg, W.K. & Weinberg, L.A. (1980). Craniomandibular (TMJ) disorders – The state of the art. *The Journal of Prosthetic Dentistry, 44*(4), 434–437. https://doi.org/10.1016/0022-3913(80)90104-3

Michelotti, A., Alstergren, P., Goulet, J.P., Lobbezoo, F., Ohrbach, R., Peck, C., Schiffman, E. & List, T. (2016). Next steps in development of the diagnostic criteria for temporomandibular disorders (DC/TMD): Recommendations from the International RDC/TMD Consortium Network workshop. *Journal of Oral Rehabilitation, 43*(6), 453–467. https://doi.org/10.1111/joor.12378

Mielcarek, M., Złotnicka, K., Jaranowska, K., Borek, J., Malak, R. & Samborski, W. (2019). Impact of temporomandibular joint disorders on body posture. *Journal of Education, Health and Sport, 9*(10), 160–165.

Minerbi, A. & Vulfsons, S. (2018). Challenging the Cinderella Hypothesis: A New Model for the Role of the Motor Unit Recruitment Pattern in the Pathogenesis of Myofascial Pain Syndrome in Postural Muscles. *Rambam Maimonides medical journal, 9*(3), 1–8. https://doi.org/10.5041/RMMJ.10336

Molina, O.F., Peixoto, M.G., Eid, N.L.M., Aquilino, R.N. & Rank, R.C.I.C. (2011). Headache and Bruxing Behavior Types in Craniomandibular Disorders (Cmds) Patients. *Revista Neurociências, 19*(3), 449–457. https://doi.org/10.34024/rnc.2011.v19.8345

Murali, R.V., Rangarajan, P. & Mounissamy, A. (2015). Bruxism: Conceptual discussion and review. *Journal of Pharmacy & Bioallied Sciences, 7*(1), 265–270. https://doi.org/10.4103/0975-7406.155948

Murray, G.M. & Peck, C.C. (2007). Orofacial pain and jaw muscle activity: a new model. *Journal of orofacial pain, 21*(4), 263–78; discussion 279–88.

Nassif, N.J., Al-Salleeh, F. & Al-Admawi, M. (2003). The prevalence and treatment needs of symptoms and signs of temporomandibular disorders among young adult males. *Journal of Oral Rehabilitation, 30*(9), 944–950. https://doi.org/10.1046/j.1365-2842.2003.01143.x

National Institutes of Health. (2020). *Facial Pain.* Bethesda: National Institute of Dental und Craniofacial Research. https://www.nidcr.nih.gov/research/data-statistics/facial-pain

Neff, A., Hell, B., Kolk, A., Pautke, C., Schneider, M. & Prechel, U. (2016). *S3-Leitlinie Kiefergelenkluxation: AWMF-Leitlinie-Registernummer 007/063.* Hofheim am Taunus: Deutsche Gesellschaft für Mund-, Kiefer- und Gesichtschirurgie (DGMKG). https://www.awmf.org/leitlinien/detail/ll/007-063.html

Nitzan, D.W. (2001). The process of lubrication impairment and its involvement in temporomandibular joint disc displacement: a theoretical concept. *Journal of Oral and Maxillofacial Surgery, 59*(1), 36–45. https://doi.org/10.1053/joms.2001.19278

Ohlendorf, D., Doerry, C., Fisch, V., Schamberger, S., Erbe, C., Wanke, E.M. & Groneberg, D.A. (2019). Standard reference values of the postural control in healthy young female adults in Germany: an observational study. *BMJ open, 9*(6), e026833. https://doi.org/10.1136/bmjopen-2018-026833

Ohmure, H., Oikawa, K., Kanematsu, K., Saito, Y., Yamamoto, T., Nagahama, H., ... & Miyawaki, S. (2011). Influence of experimental esophageal acidification on sleep bruxism: a randomized trial. *Journal of dental research, 90*(5), 665–671. https://doi.org/10.1177/0022034510393516

Okeson, J.P. (Hrsg.). (1996). *Orofacial pain: Guidelines for assessment, diagnosis, and management.* Berlin: Quintessence Publishing.

Okeson, J.P. (2013). *Management of temporomandibular disorders and occlusion* (7th ed.). St. Louis: Mosby.

Okeson, J.P. (2020). *Management of temporomandibular disorders and occlusion* (8th ed.). St. Louis: Mosby.

Olesen, J. (2008). The International Classification of Headache Disorders. *Headache, 48*(5), 691–693. https://doi.org/10.1111/j.1526-4610.2008.01121.x

Oral, K., Bal Kucuk, B., Ebeoglu, B. & Dincer, S. (2009). Etiology of temporomandibular disorder pain. *Ağrı, 21*(3), 89–94.

Orsini, M.G., Kuboki, T., Terada, S., Matsuka, Y., Yatani, H. & Yamashita, A. (1999). Clinical predictability of temporomandibular joint disc displacement. *Journal of dental research, 78*(2), 650–660. https://doi.org/10.1177/00220345990780020401

Palla, S. (2014). Bruxism and masticatory muscle pain. Causal relationship? Bruxismus und Schmerzen der Kaumuskulatur : Besteht ein kausaler Zusammenhang? *J Craniomand Func, 6*(2), 105–116.

Palla, S. (1998). *Myoarthropathien des Kausystems und orofaziale Schmerzen* (2. Aufl.). (Eigenverlag)

Pantoja, L.L.Q., Toledo, I.P. de, Pupo, Y.M., Porporatti, A.L., Luca Canto, G. de, Zwir, L.F. & Guerra, E.N.S. (2019). Prevalence of degenerative joint disease of the temporomandibular joint: a systematic review. *Clinical oral investigations, 23*(5), 2475–2488. https://doi.org/10.1007/s00784-018-2664-y

Pasinato, F., Souza, J.A., Corrêa, E.C.R. & Silva, A.M.T.d. (2011). Temporomandibular disorder and generalized joint hypermobility: application of diagnostic criteria. *Brazilian Journal of Otorhinolaryngology, 77*(4), 418–425. https://doi.org/10.1590/S1808-86942011000400003

Pawlaczyk-Kamieńska, T., Kulczyk, T., Pawlaczyk-Wróblewska, E., Borysewicz-Lewicka, M. & Niedziela, M. (2020). Limited Mandibular Movements as a Consequence of Unilateral or Asymmetrical Temporomandibular Joint Involvement in Juvenile Idiopathic Arthritis Patients. *Journal of clinical medicine, 9*(8). https://doi.org/10.3390/jcm9082576

Peck, C.C., Murray, G.M. & Gerzina, T.M. (2008). How does pain affect jaw muscle activity? The Integrated Pain Adaptation Model. *Australian dental journal, 53*(3), 201–207. https://doi.org/10.1111/j.1834-7819.2008.00050.x

Peretta, R. & Manfredini, D. (2010). Future perspectives in TMD physiopathology. In D. Manfredini (Hrsg.), *Current concepts on temporomandibular disorders* (S. 153–168). Berlin: Quintessence Publishing.

Peroz, I. (2001). Otalgie und Tinnitus bei Patienten mit kraniomandibulären Dysfunktionen. *HNO, 49*(9), 713–718. https://doi.org/10.1007/s001060170042

Peroz, I., Bernhardt, O., Kares, H., Korn, H.J., Kropp, P., Lange, M., ... & Wolowski, A. (2019). *S3-Leitlinie Diagnostik und Behandlung von Bruxismus: AWMF-Registernummer: 083/027.* https://www.awmf.org/uploads/tx_szleitlinien/083-027l_S3_Bruxismus-Diagnostik-Behandlung_2019-06.pdf

Pinganaud, G., Bourcier, F., Buisseret-Delmas, C. & Buisseret, P. (1999). Primary trigeminal afferents to the vestibular nuclei in the rat: existence of a collateral projection to the vestibulo-cerebellum. *Neuroscience Letters, 264*(1–3), 133–136. https://doi.org/10.1016/S0304-3940(99)00179-2

Plaster, U. (2019). Transfer of the patient's oral situation to the articulator and synchronizing the articulated models. *Zeitschrift für Kraniomandibuläre Funktion, 11*(2), 163–184.

Prechel, U., Ottl, P., Ahlers, O.M. & Neff, A. (2018). The Treatment of Temporomandibular Joint Dislocation. *Deutsches Arzteblatt international, 115*(5), 59–64. https://doi.org/10.3238/arztebl.2018.0059

Rakesh, N., Yashoda Devi, B.K., Patil, D.J. & Nagi, R. (2014). Assessment of cervical spine postural disorders in patients with temporomandibular dysfunction: a radiographic evaluation. *Oral Radiology, 30*(1), 38–44. https://doi.org/10.1007/s11282-013-0142-4

Ralli, M., Greco, A., Turchetta, R., Altissimi, G., Vincentiis, M.d. & Cianfrone, G. (2017). Somatosensory tinnitus: Current evidence and future perspectives. *The Journal of international medical research, 45*(3), 933–947. https://doi.org/10.1177/0300060517707673

Raya, C.R., Plaza-Manzano, G., Pecos-Martín, D., Ferragut-Garcías, A., Martín-Casas, P., Gallego-Izquierdo, T. & Romero-Franco, N. (2017). Role of upper cervical spine in temporomandibular disorders. *Journal of back and musculoskeletal rehabilitation, 30*(6), 1245–1250. https://doi.org/10.3233/BMR-169620

Reissmann, D.R. & John, M.T. (2007). Ist Kiefergelenkknacken ein Risikofaktor für Schmerzen im Kiefergelenk? *Schmerz, 21*(2), 131–138. https://doi.org/10.1007/s00482-006-0518-z

Rieder, C.E. (1978). Maximum mandibular opening in patients with and without a history of TMJ dysfunction. *The Journal of Prosthetic Dentistry, 39*(4), 441–446. https://doi.org/10.1016/S0022-3913(78)80163-2

Rocabado, M. (1983). Biomechanical relationship of the cranial, cervical, and hyoid regions. *The Journal of cranio-mandibular practice, 1*(3), 61–66. https://doi.org/10.1080/07345410.1983.11677834

Rocha, T., Castro, M.A., Guarda-Nardini, L. & Manfredini, D. (2017). Subjects with temporomandibular joint disc displacement do not feature any peculiar changes in body posture. *Journal of oral rehabilitation, 44*(2), 81–88. https://doi.org/10.1111/joor.12470

Sae-Lee, D., Whittle, T., Forte, A.R.C., Peck, C.C., Byth, K., Sessle, B.J. & Murray, G.M. (2008). Effects of experimental pain on jaw muscle activity during goal-directed jaw movements in humans. *Experimental brain research, 189*(4), 451–462. https://doi.org/10.1007/s00221-008-1439-0

Salvarani, C., Cantini, F., Boiardi, L. & Hunder, G.G. (2002). Polymyalgia rheumatica and giant-cell arteritis. *The New England journal of medicine, 347*(4), 261–271. https://doi.org/10.1056/NEJMra011913

Scala, A., Checchi, L., Montevecchi, M., Marini, I. & Giamberardino, M.A. (2003). Update on burning mouth syndrome: overview and patient management. *Critical reviews in oral biology and medicine: an official publication of the American Association of Oral Biologists, 14*(4), 275–291. https://doi.org/10.1177/154411130301400405

Schiffman, E., Ohrbach, R., Truelove, E., Look, J., Anderson, G., Goulet, J.-P., ... Dworkin, S.F. (2014). Diagnostic Criteria for Temporomandibular Disorders (DC/TMD) for Clinical and Research Applications: recommendations of the International RDC/TMD Consortium Network* and Orofacial Pain Special Interest Group. *Journal of oral & facial pain and headache, 28*(1), 6–27.

Schindler, H.J., Türp, J.C., Sommer, C., Kares, H., Nilges, P. & Hugger, A. (2007). Therapie bei Schmerzen der Kaumuskulatur: Empfehlungen zum klinischen Management [Therapy of masticatory muscle pain: recommendations for clinical management]. *Schmerz, 21*(2), 102–115. https://doi.org/10.1007/s00482-006-0514-3

Schokker, R.P., HANSSON, T.L. & Ansink, B.J. (1990). Craniomandibular disorders in patients with different types of headache. *Journal of Craniomandibular Disorders: Facial & Oral Pain, 4*(1), 47–51.

Schünke, M., Schulte, E., Schumacher, U., Voll, M. & Wesker, K. (2018). *Prometheus Lernatlas – Kopf, Hals und Neuroanatomie* (5. Aufl.). Thieme eRef. Thieme. https://eref.thieme.de/ebooks/2343785

Seedorf, H. & Jüde, H.D. (2006). Otalgien als Folge bestimmter kraniomandibulärer Dysfunktionen. *Laryngo- rhino- otologie, 85*(5), 327–332. https://doi.org/10.1055/s-2005-921052

Sessle, B.J. (2000). Acute and chronic craniofacial pain: brainstem mechanisms of nociceptive transmission and neuroplasticity, and their clinical correlates. *Critical reviews in oral biology and medicine: an official publication of the American Association of Oral Biologists, 11*(1), 57–91. https://doi.org/10.1177/10454411000110010401

Sharma, S., Gupta, D.S., Pal, U.S. & Jurel, S.K. (2011). Etiological factors of temporomandibular joint disorders. *National journal of maxillofacial surgery, 2*(2), 116–119. https://doi.org/10.4103/0975-5950.94463

Shore, S.E. (2005). Multisensory integration in the dorsal cochlear nucleus: unit responses to acoustic and trigeminal ganglion stimulation. *European Journal of Neuroscience, 21*(12), 3334–3348. https://doi.org/10.1111/j.1460-9568.2005.04142.x

Sidlow, J.S., Raden, M.J., & Sidlow, R. (2018). Neck-Tongue Syndrome: Viewpoints on Etiology in a Patient with Bilateral Symptoms. *Case Reports in Neurological Medicine (2018),* 1–3. https://doi.org/10.1155/2018/9131068

Silveira, A., Gadotti, I.C., Armijo-Olivo, S., Biasotto-Gonzalez, D.A. & Magee, D. (2015). Jaw dysfunction is associated with neck disability and muscle tenderness in subjects with and without chronic temporomandibular disorders. *BioMed research international, (2015),* 1–7. https://doi.org/10.1155/2015/512792

Slavicek, R. (2000). *Das Kauorgan: Funktionen und Dysfunktionen* (1. Aufl.). Gamma Med.-Wiss. Fortbildungs-Ges: Klosterneuburg.

Slavicek, R. & Sato, S. (2004). Bruxismus als Stressbewältigungsfunktion des Kauorgans. *Wiener medizinische Wochenschrift, 154*(23–24), 584–589. https://doi.org/10.1007/s10354-004-0129-1

Song, H.-S., Shin, J.-S., Lee, J., Lee, Y.J., Kim, M.-R., Cho, J.-H., ... & Ha, I.-H. (2018). Association between temporomandibular disorders, chronic diseases, and ophthalmologic and otolaryngologic disorders in Korean adults: A cross-sectional study. *PloS one, 13*(1), 0191336. https://doi.org/10.1371/journal.pone.0191336

Sperry, M.M., Ita, M.E., Kartha, S., Zhang, S., Yu, Y.-H. & Winkelstein, B. (2017). The Interface of Mechanics and Nociception in Joint Pathophysiology: Insights From the Facet and Temporomandibular Joints. *Journal of biomechanical engineering, 139*(2), 1–13. https://doi.org/10.1115/1.4035647

Steinhardt, G. (1935). Die Bedeutung funktioneller Einflüsse für die Entwicklung und Formung der Kiefergelenke. *Deutsche Zahn-, Mund- und Kieferheilkunde, 11*(2), 711–722.

Svensson, P., Arendt-Nielsen, L. & Houe, L. (1996). Sensory-motor interactions of human experimental unilateral jaw muscle pain: a quantitative analysis. *Pain, 64*(2), 241–249. https://doi.org/10.1016/0304-3959(95)00133-6

Tahara, Y., Sakurai, K. & Ando, T. (2007). Influence of chewing and clenching on salivary cortisol levels as an indicator of stress. *Journal of prosthodontics: official journal of the American College of Prosthodontists, 16*(2), 129–135. https://doi.org/10.1111/j.1532-849X.2007.00178.x

Tanaka, E., Detamore, M.S. & Mercuri, L.G. (2008). Degenerative disorders of the temporomandibular joint: etiology, diagnosis, and treatment. *Journal of dental research, 87*(4), 296–307. https://doi.org/10.1177/154405910808700406

Tanaka, T., Yoshida, M., Yokoo, H., Tomita, M. & Tanaka, M. (1998). Expression of Aggression Attenuates Both Stress-Induced Gastric Ulcer Formation and Increases in Noradrenaline Release in the Rat Amygdala Assessed by Intracerebral Microdialysis. *Pharmacology Biochemistry and Behavior, 59*(1), 27–31. https://doi.org/10.1016/S0091-3057(97)00312-2

Tavangar, S., Delkhoush, C.T., Mirmohammadkhani, M. & Bagheri, R. (2020). Comparison of Ultrasonic Thickness of Masseter Muscle Between Individuals With and Without Severe Forward Head Posture: A Cross-Sectional Study. *Journal of manipulative and physiological therapeutics, 43*(6), 627–634. https://doi.org/10.1016/j.jmpt.2019.12.004

Travell, J.G. & Simons, D.G. (2002). *Handbuch der Muskel-Triggerpunkte: Obere Extremität, Kopf und Thorax* (2. Aufl.). München: Urban & Fischer.

Türp, J.C. (2012). Das schmerzhafte Kiefergelenk. *Schweizerisches Medizin Forum, 12*(44), 846–850. https://doi.org/10.4414/smf.2012.01308

Türp, J.C. (2013). Orofazialer Schmerz im Jahre 2020: Eine Vorhersage. *Deutsche Zahnärztliche Zeitschrift, 68*(10), 600–615. https://www.online-dzz.de/fileadmin/user_upload/Heftarchiv/DZZ/article/2013/10/27EB7367-B27F-468E-9BF9-CE5693D903AE/27EB7367B27F468E9BF9CE5693D903AE_uebersicht_orofacial_pain_tuerp_englisch_1_original.pdf

Türp, J.C., Alpaslan, C. & Gerds, T. (2005). Is there a greater mandibular movement capacity towards the left? Verification of an observation from 1921. *Journal of oral rehabilitation, 32*(4), 242–247. https://doi.org/10.1111/j.1365-2842.2004.01425.x

Türp, J.C., Hugger, A., Nilges, P., Hugger, S., Siegert, J., Busche, E., ... & Schindler, H.J. (2006). Aktualisierung der Empfehlungen zur standardisierten Diagnostik und Klassifikation von Kaumuskel- und Kiefergelenkschmerzen. *Schmerz, 20*(6), 481–489. https://doi.org/10.1007/s00482-006-0472-9

Türp, J.C. & Schindler, H. (2012). The dental occlusion as a suspected cause for TMDs: epidemiological and etiological considerations. *Journal of Oral Rehabilitation, 39*(7), 502–512. https://doi.org/10.1111/j.1365-2842.2012.02304.x

Türp, J.C., Schlenker, A., Schröder, J., Essig, M. & Schmitter, M. (2016). Disk displacement, eccentric condylar position, osteoarthrosis – misnomers for variations of normality? Results and interpretations from an MRI study in two age cohorts. *BMC oral health, 16*(1), 124. https://doi.org/10.1186/s12903-016-0319-4

Türp, J.C., Schmutzer, G., Brähler, E. & Häuser, W. (2016). Prevalence of self-reported jaw pain in Germany: two cross-sectional surveys of the general German population. *Clinical oral investigations, 20*(8), 1895–1901. https://doi.org/10.1007/s00784-015-1661-7

Türp, J.C., Lothaller, H. & Scioscia, A. (2020). Maximum mandibular mobility in patients with temporomandibular disorders. *Swiss dental journal, 130*(9), 668–675.

Ugboko, V.I., Oginni, F.O., Ajike, s.o., Olasoji, H.O. & Adebayo, E.T. (2005). A survey of temporomandibular joint dislocation: aetiology, demographics, risk factors and management in 96 Nigerian cases. *International Journal of Oral and Maxillofacial Surgery, 34*(5), 499–502. https://doi.org/10.1016/j.ijom.2004.10.025

Vahlensieck, M., Okweschokwu, S. & Greven, M. (2002). Magnetresonanztomographie (MRT) des Kiefergelenkes: Einfluss auf Therapieentscheidung und Ubereinstimmung zweier Auswerter. *RoFo: Fortschritte auf dem Gebiete der Rontgenstrahlen und der Nuklearmedizin, 174*(11), 1415–1421. https://doi.org/10.1055/s-2002-35344

van der Meulen, M.J., Lobbezoo, F., Aartman, I.H.A. & Naeije, M. (2014). Validity of the Oral Behaviours Checklist: correlations between OBC scores and intensity of facial pain. *Journal of oral rehabilitation, 41*(2), 115–121. https://doi.org/10.1111/joor.12114

van der Weele, L.T. & Dibbets, J.M. (1987). Helkimo's index: a scale or just a set of symptoms? *Journal of Oral Rehabilitation, 14*(3), 229–237. https://doi.org/10.1111/j.1365-2842.1987.tb00714.x

Vavrina, J. & Vavrina, J. (2020). Bruxismus: Einteilung, Diagnostik und Behandlung. *Praxis 109*(12), 973–978.

Vielsmeier, V., Strutz, J., Kleinjung, T., Schecklmann, M., Kreuzer, P.M., Landgrebe, M. & Langguth, B. (2012). Temporomandibular joint disorder complaints in tinnitus: further hints for a putative tinnitus subtype. *PloS one, 7*(6), 38887. https://doi.org/10.1371/journal.pone.0038887

Westling, L. & Helkimo, E. (1992). Maximum jaw opening capacity in adolescents in relation to general joint mobility. *Journal of oral rehabilitation, 19*(5), 485–494. https://doi.org/10.1111/j.1365-2842.1992.tb01112.x

Westling, L. (1992). Temporomandibular joint dysfunction and systemic joint laxity. *Swedish Dental Journal Supplement, 81*, 1–79.

Wiese, M., Svensson, P., Bakke, M., List, T., Hintze, H., Petersson, A., ... & Wenzel, A. (2008). Association between temporomandibular joint symptoms, signs, and clinical diagnosis using the RDC/TMD and radiographic findings in temporomandibular joint tomograms. *Journal of orofacial pain, 22*(3), 239–251.

Wiesinger, B., Malker, H., Englund, E. & Wänman, A. (2009). Does a dose-response relation exist between spinal pain and temporomandibular disorders? *BMC musculoskeletal disorders, 10*, 28. https://doi.org/10.1186/1471-2474-10-28

Wijer, A. de, Steenks, M.H., Leeuw, J.R. de, Bosman, F. & Helders, P.J. (1996). Symptoms of the cervical spine in temporomandibular and cervical spine disorders. *Journal of oral rehabilitation, 23*(11), 742–750. https://doi.org/10.1046/j.1365-2842.1996.d01-187.x

Woda, A., Pionchon, P., Palla, S. & Piochon, P. (2001). Regulation of mandibular postures: mechanisms and clinical implications. *Critical reviews in oral biology and medicine: an official publication of the American Association of Oral Biologists, 12*(2), 166–178. https://doi.org/10.1177/10454411010120020601

Wright, E.F., Syms, C.A. & Bifano, S.L. (2000). Tinnitus, Dizziness, and Nonotologic Otalgia Improvement Through Temporomandibular Disorder Therapy. *Military Medicine, 165*(10), 733–736. https://doi.org/10.1093/milmed/165.10.733

Yang, Z., Wang, M., Ma, Y., Lai, Q., Tong, D., Zhang, F. & Dong, L. (2017). Magnetic Resonance Imaging (MRI) Evaluation for Anterior Disc Displacement of the Temporomandibular Joint. *Medical science monitor: international medical journal of experimental and clinical research, 23*, 712–718. https://doi.org/10.12659/MSM.899230

Yap, A.U. & Chua, A.P. (2016). Sleep bruxism: Current knowledge and contemporary management. *Journal of conservative dentistry, 19*(5), 383–389. https://doi.org/10.4103/0972-0707.190007

Yekkalam, N. & Wänman, A. (2016). Factors associated with clinical decision-making in relation to treatment need for temporomandibular disorders. *Acta Odontologica Scandinavica, 74*(2), 134–141. https://doi.org/10.3109/00016357.2015.1063159

Yemm, R. & Nordstrom, S.H. (1974). Forces developed by tissue elasticity as a determinant of mandibular resting posture in the rat. *Archives of Oral*

Biology, 19(5), 347–351. https://doi.org/10.1016/0003-9969(74)90175-7

Zafar, H., Nordh, E. & Eriksson, P.-O. (2000). Temporal coordination between mandibular and head-neck movements during jaw opening-closing tasks in man. *Archives of Oral Biology, 45*(8), 675–682. https://doi.org/10.1016/S0003-9969(00)00032-7

Zarb, G.A. & Berger, D. (Hrsg.). (1985). *Quintessenz Bibliothek. Physiologie und Pathologie des Kiefergelenks: Grundlagen und Praxis von Diagnose und Therapie*. Berlin: Quintessenz-Verl.

6 Kopfschmerz und Migräne – mehr als ein Symptom

Kopfschmerzen reichen von einem kurzfristigen Kater nach einem Fest bis hin zu einer neurologischen Erkrankung, die eine massive Einschränkung der Körperfunktionen und der Lebensqualität bedeutet. Um eine erste Einordnung dieses Symptoms oder der Erkrankung (**Abbildung 6-1**) vornehmen zu können, muss sich der Behandler Fähigkeiten in der Diagnostik und der daraus resultierenden Klassifizierung aneignen. Es gibt ca. 300 verschiedene Kopfschmerzarten, die es einzuordnen gilt. Damit der Behandler die Klassifikation in den therapeutischen Prozess einordnen kann, werden in diesem Kapitel folgende Fragen beantwortet:

- Wie ist es zu diesen Klassifikationen gekommen?
- Welchen Nutzen und welche Barrieren sind bei der Klassifikation zu beachten?
- Welche pathophysiologischen Mechanismen sind bei der Entstehung von Kopfschmerzen involviert?
- Wie werden die Klassifikationen in der Praxis angewendet?

6.1 Diagnosestellung Kopfschmerzen

1962 machten sich die ersten Spezialisten auf den Weg, Kopfschmerzen nach bestimmten Kriterien in Kategorien einzuordnen. In der Forschung setzte sich allmählich die Erkenntnis durch, dass Kopfschmerzen nicht gleich Kopfschmerzen sind. So erschien 1962 eine sogenannte „ad-hoc"-Kopfschmerzklassifikation, die in erster Linie in der Forschung Gebrauch finden sollte (Ad Hoc and Committee, 1962; Ad Hoc and Committee on Classification of Headache, 1964) (Ad Hoc and Commitee, 1964). Mittels einer besseren Diagnostik sollte den Patienten auch eine bessere Behandlung zugutekommen, außerdem stieß die Forschung an ihre Grenzen: So viele verschiedene Kopfschmerzarten präsentierten sich, dass die in Studien eingeschlossenen Patientencharakteristika sehr heterogen waren. Daraus konnten kaum aufschlussreiche Erkenntnisse gezogen werden. Dieser Schritt war nicht nur ein Meilenstein hin zur genaueren Differenzierung von Kopfschmerzen, sondern gab auch den Anstoß zu zahlreichen Diskussionen. 1988 entwickelte sich infolgedessen aus der „ad-hoc"-Klassifizierung die erste internationale Kopfschmerzklassifikation. Daraus resultierte im Jahr 2004 eine überarbeitete Version ICHD-II (Headache Classification ..., 2004) so wie die dritte Klassifikation ICHD-3 im Jahr 2018 (Headache Classification Commitee of the International Headache Society, 2018) (**Tabelle 6-1**).

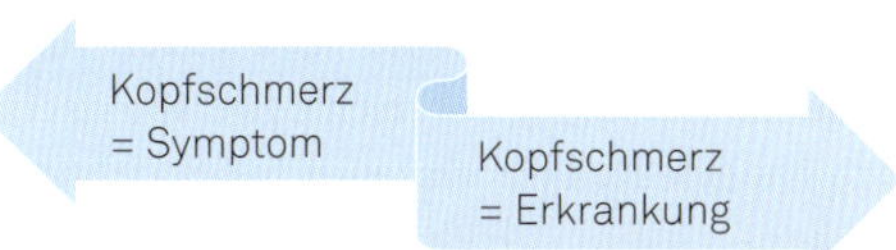

Abbildung 6-1: Kopfschmerzen: Symptom oder Erkrankung?

Daran zeigt sich die Anstrengung, die IHS-Klassifikation kontinuierlich zu überprüfen und nach neuesten wissenschaftlichen Erkenntnissen zu ergänzen. Prinzipiell basiert die Klassifikation auf der Anamnese, also auf dem Erfragen und Analysieren der Symptomatik des Patienten. Hierbei werden unter anderem die Häufigkeit, Dauer, Intensität und der Ablauf der Kopfschmerzattacken sowie mögliche Begleitphänomene und Vorboten erhoben. Die meisten primären Kopfschmerzarten werden darüber diagnostiziert. Bildgebende Verfahren, Labortests oder andere Untersuchungen mit Messinstrumenten zeigen sich demnach als weniger relevant in der Diagnosestellung. Erst wenn sich ein Verdacht auf eine sekundäre Kopfschmerzsymptomatik erhärtet, also eine andere Erkrankung im Vordergrund steht, werden diese Verfahren wieder in Erwägung gezogen. Für die Diagnose von primären und sekundären Kopfschmerzen sind somit jeweils unterschiedliche Untersuchungsmethoden ausschlaggebend. Die Diagnose der primären Kopfschmerzarten basiert auf den anamnestischen Kriterien. Besteht der Verdacht einer sekundären Kopfschmerzerkrankung, bedarf es weiterer bildgebender Verfahren, Labormessungen bzw. kardiovaskulärer Abklärungen.

Entscheidend bleibt für eine treffsichere Klassifikation, wie klar und präzise die diagnostischen Zeichen in der Anamnese zu erkennen sind. Hier wird deutlich, wie notwendig eine gute Kommunikation zwischen dem Behandler und dem Patienten ist. Dementsprechende Fähigkeiten muss sich der Behandler unbedingt aneignen (siehe Kapitel 6.5).

Das Gerüst der Klassifikation blieb über die Jahre durchgängig bestehen: nach einem hierarchischen Prinzip aufgebaut, wird zuerst zwischen einer primären und sekundären Kopfschmerzerkrankung unterschieden. Dies ist für den Therapeuten von wesentlicher Bedeutung, da dies auch die erste Phase ist, in der entschieden wird, ob die Symptome des Patienten einer weiteren medizinischen Abklärung bedürfen.

Auch bezüglich eines interdisziplinären Austausches sowie für den Umgang mit wissenschaftlichem Material ist die IHS-Klassifizierung unabdingbar.

Die von der ICHD definierten circa 300 Kopfschmerztypen werden in zwei große Kategorien eingeteilt: Primäre und sekundäre Kopfschmerzen. Für die primären Kopfschmerzen gibt es keine einheitliche eindeutige Ursache. Die sekundären Kopfschmerzen basieren auf einer Erkrankung oder einem Trauma.

Bei primären Kopfschmerzen ist also der Schmerz an sich die Erkrankung. Die Kopfschmerzen mit ihren Begleiterscheinungen in den Griff zu bekommen ist **das oberste Behandlungsziel.**

Primäre Kopfschmerzen: Migräne mit und ohne Aura (und Untergruppen), Episodischer/chronischer Kopfschmerz vom Spannungstyp, Trigemino-autonome Kopfschmerzerkrankungen (z.B. episodischer/chronischer Clusterkopfschmerz, chronische paroxysmale Hemikranie) und andere primäre Kopfschmerzarten (Headache Classification ..., 2018).

6.1.1 Prävalenz-Inzidenz-Prognose von primären Kopfschmerzen

Mehr als **90 % aller Kopfschmerzen sind primäre Kopfschmerzen.** Die Ein-Jahres-Prävalenz in einer Erwachsenenpopulation für Migräne liegt bei 10–18 % und für Spannungskopfschmerz bei 31–90 % (Stovner & Andree, 2010; Zebenholzer et al., 2015). In einer europäischen Umfrage lag die Ein-Jahres-Prävalenz für episodische Migräne sogar bei 36 % – hier war jedoch neben der Diagnose „episodische Migräne“ auch die Diagnose „wahrscheinliche Migräne“ eingeschlossen, für medikamenteninduzierten Kopfschmerz (MOH-Medication

Overuse Headache) bei 3 % und für alle chronischen Kopfschmerzen bei 7,6 % (Steiner et al., 2014).

Für eine Lebenszeitprävalenz erfassten die Studien folgende Häufigkeiten: Kopfschmerzen 66 %, Migräne 14 %, Spannungskopfschmerzen 46 % (Feigin et al., 2017; Stovner et al., 2007).

Erstaunlich ist, dass neben den häufig untersuchten Prävalenzraten (Häufigkeit einer Krankheit) die Inzidenzraten (Anzahl neu auftretender Fälle) von primären Kopfschmerzen nur selten untersucht worden sind. Dabei kann ein großes sozioökonomisches Interesse daran unterstellt werden, ob Kopfschmerzen und Migräne eher als ein zunehmendes Phänomen zu beobachten oder sie medizinisch und therapeutisch unter Kontrolle zu bekommen sind. Lynberg et al. (2005) berechneten in einer Längsschnittstudie über einen Zeitraum von 12 Jahren eine Inzidenzrate pro Jahr von 8,1/1000 für Migräne und 14,2/1000 für Kopfschmerzen vom Spannungstyp. Auffällig ist, dass insbesondere in der Gruppe der 25- bis 34-jährigen Migränikern eine erhöhte Inzidenzrate von 13,8/1000 gemessen wurde, die mit zunehmendem Alter sank. Der Gruppe der 55- bis 64-Jährigen wurde lediglich eine Inzidenzrate von 2,6/1000 zugeschrieben. Ebenso sank die Inzidenzrate der Gruppe mit Kopfschmerzen vom Spannungstyp von 23,1/1000 bei den jungen Erwachsenen auf 3,5/1000 bei den 55- bis 64-Jährigen.

Folglich haben wir in Zukunft mehr und mehr Patienten, die betreut werden müssen und in erster Linie junge Patienten! Die Suche nach Lösungsansätzen, die zu einer Linderung oder Heilung beitragen, ist unerlässlich. Gleiches gilt auch für die Suche nach präventiven Maßnahmen, um das Auftreten neuer Fälle zu verhindern. Dafür sind das Forschen, Lehren, Implementieren und Praktizieren der mitverantwortlichen Stakeholder und ein steter interdisziplinärer fachlicher Austausch notwendig.

Gern möchte der Therapeut auch immer Angaben zur weiteren Entwicklung bezüglich der Beschwerden des Patienten machen: Welche Chancen existieren auf eine Heilung? Wie kann dieses Ziel unterstützt werden? Und ist es überhaupt erreichbar?

Ziemlich präzise kann der Behandler einem Patienten, der beispielsweise an einer Frozen Shoulder leidet, darüber informieren, dass die Heilung eher langwierig ist (6–18 Monate), aber glücklicherweise zu einem guten Ende führt. Wie sehen Prognosen bei Patienten aus, die unter Kopfschmerzen leiden? In einer Langzeitstudie in Dänemark mit einer Laufzeit von zwölf Jahren und 64 Migränikern zeigten insgesamt 42 % der Patienten eine Symptomremission, 38 % von ihnen gaben eine geringere Häufigkeit der Attacken an, und bei 20 % der Patienten verschlechterte sich der gesundheitliche Zustand mit häufigeren und heftigeren Attacken. Häufige Attacken zu Beginn der Messung und ein Migränestart in jungen Jahren (< 20 Jahre) wurden mit einer schlechteren Prognose assoziiert (Jensen & Stovner, 2008). Auch bei der Gruppe mit Spannungskopfschmerzen zeigten 45 % eine Symptomremission, 39 % blieben unverändert in ihren episodischen Kopfschmerzattacken, während 16 % der Patienten in einem unveränderten chronischen Typ blieb bzw. neu einen chronischen Typ entwickelt hatten. Ungünstige Prognosen waren in dieser Gruppe mit bereits chronischen Attacken zu Beginn, co-existierende Migräne, lediger Familienstatus und Schlafstörungen assoziiert. In einer weiteren Studie zeigte sich über einen zehnjährigen Beobachtungszeitraum an 62 Patienten mit episodischen Spannungskopfschmerzen, dass 75 % unverändert waren und 25 % eine chronische Form entwickelt hatten. Eine schlechte Prognose konnte mit Depressionen, Ängsten und Medikamentenmissbrauch assoziiert werden. Dies wurde auch anderweitig bestätigt (Jensen & Stovner, 2008; Lampl et al., 2016; Zebenholzer et al., 2015). Neu auftretende Kopfschmerzen wurden in einer Studie mit bestehenden Schlafstörungen, Kaffeekonsum und bereits bestehenden Schmerzen in anderen Körperregionen in Zusammenhang gebracht (Boardman et al., 2006). Anhand dieser Angaben zeigt sich die Notwendigkeit zur Erforschung der Komorbiditäten, Triggerfaktoren, prädisponierenden Faktoren und dem daraus resultierendem multifaktoriellem, interdisziplinärem Umgang mit dem Thema Kopfschmerz. Wir kommen im weiteren Verlauf dieses Kapitels auf diese Faktoren zurück.

6.1.2 Kategorien der IHS

Der Behandler erfasst in der Anamnese die Symptome, und ordnet diese anhand der diagnostischen Kriterien der dementsprechenden Kopfschmerzkategorie zu. Auf dieser Basis erfolgt die Erstellung der Kopfschmerzdiagnose.

Tabelle 6-1 zeigt die Einteilung der Klassifikation ICHD-3 (Headache Classification Committee of the International Headache Society, 2018) mit den Überkategorien der primären und sekundären Kopfschmerzerkrankungen gruppiert in Teil eins und zwei, sowie in Teil drei „Schmerzhafte Läsionen der Hirnnerven und andere Gesichtsschmerzen". Diese drei

Tabelle 6-1: Einteilung der Klassifikation ICHD-3 mit den Überkategorien der primären und sekundären Kopfschmerzerkrankungen

Teil eins: Primäre Kopfschmerzerkrankungen
1. Migräne
2. Kopfschmerz vom Spannungstyp
3. Trigemino-autonome Kopfschmerzerkrankungen
4. Andere primäre Kopfschmerzen
Teil zwei: Sekundäre Kopfschmerzerkrankungen
5. Kopfschmerz zurückzuführen auf eine Verletzung oder ein Trauma des Kopfes und/oder der HWS
6. Kopfschmerz zurückzuführen auf Gefäßstörungen im Bereich des Kopfes und/oder des Halses
7. Kopfschmerz zurückzuführen auf nichtvaskuläre intrakranielle Störungen
8. Kopfschmerz zurückzuführen auf eine Substanz oder deren Entzug
9. Kopfschmerz zurückzuführen auf eine Infektion
10. Kopfschmerz zurückzuführen auf eine Störung der Homöostase
11. Kopf- oder Gesichtsschmerz zurückzuführen auf Erkrankungen des Schädels sowie von Hals, Augen, Ohren, Nase, Nebenhöhlen, Zähnen, Mund oder anderen Gesichts- oder Schädelstrukturen
12. Kopfschmerz zurückzuführen auf psychiatrische Störungen
Teil drei: Schmerzhafte Läsionen der Hirnnerven und andere Gesichtsschmerzen
13. Schmerzhafte Läsionen der Hirnnerven und andere Gesichtsschmerzen
14. Andere Kopfschmerzerkrankungen
Anhang

großen Teile werden weiter in Untergruppen verfeinert (siehe Kapitel 6.2, 6.3, 6.4).

Diese Einteilung erscheint einfach. Wie sich jedoch in der Praxis zeigt, ist die Zuordnung zu einer Kategorie nicht immer eindeutig. Häufig ist die Zuordnung zu unterschiedlichen Kategorien möglich. Ein Kopfschmerz kann in engem zeitlichen Zusammenhang mit einer anderen Erkrankung auftreten. Der Patient leidet z. B. an einer Lungenwegserkrankung, fühlt sich abgeschlagen und hat Kopfschmerzen. Ist der Kopfschmerz nun primärer Natur oder ein Zeichen für einen sekundären Kopfschmerz, der auf eine andere Erkrankung zurückzuführen ist? War der Kopfschmerz bereits vor dem Eintreten der Erkrankung vorhanden und hat er sich durch neue Faktoren verstärkt? Reagiert der Patient ähnlich auf die eingenommenen Medikamente? Gibt es neue, weitere Symptome? Um ernsthafte Pathologien auszuschließen, ist eine genaue Anamnese notwendig. Für den Therapeuten ist Vorsicht geboten, damit keine mögliche andere Ursache übersehen wird. Auch ist es hilfreich, eine Liste mit Red-Flags-Kriterien zu benutzen, die im Kapitel 3 (Sicherheit) detailliert erklärt werden. Mit der genauen Anamnese kommt der Behandler neben der Diagnosestellung auch der Antwort auf die Frage näher: Ist es notwendig, weitere Abklärungen zu machen, um eine sekundäre Komponente auszuschließen?

6.1.3 Nutzen und Barrieren bei Klassifizierung und Diagnosestellung

Kommt der Patient bereits mit einer Diagnoseangabe in die Praxis, so stellt sich für den Behandler die Frage, wie es zu dieser Diagnose gekommen ist? Von wem wurde sie gestellt? Welche Kriterien wurden bewertet? Manchmal haben Patienten zum Beispiel die Vorstellung, dass sie die Migräne ihrer Mutter geerbt haben und stellen sich die Diagnose selbst. Sind die klinischen Zeichen des Patienten eindeutig einer Diagnose zuzuordnen?

Prinzipiell macht die Einteilung nach Kopfschmerzarten Sinn, um die mannigfaltigen Bilder von Kopfschmerzen benennen und erforschen zu können, und um das Durcheinander an Symptomen übersichtlich darstellen zu können. Darüber hinaus wird eine einheitlichere Sprache in der Kommunikation unter Behandlern sowie mit Patienten und Angehörigen ermöglicht. Auch um eine medikamentöse Behandlung zielgerichteter einsetzen zu können, ist diese Vorgehensweise sinnvoll. Wird ein Migränemittel oder ein Schmerzmittel am ehesten hilfreich sein? Nützt eine Sauerstoffgabe? Welche Empfehlungen müssen dem Patienten mitgegeben werden? Zu bedenken ist immer der zeitlimitierende Faktor bei der Befragung des Patienten und der weiteren Untersuchung. Eine fundierte Kopfschmerzdiagnose vornehmen zu können, ist zeitaufwendig. War die Zeit bei der Diagnosestellung vorhanden? Oder wurden „Abkürzungen" benutzt, die neben den Chancen, eine differenzierte Diagnose zu stellen auch Nachteile für die Forschung und Praxis bergen. So wird der Kopfschmerz vom Spannungstyp auch schon mal als „waste-basket type of diagnosis" bezeichnet, sozusagen als Abfallkorb für verschiedene Kopfschmerztypen (Sjaastad, 2011). Mit dem Schnellschuss einer Diagnosestellung geraten manchmal notwendige andere physische und psychische Untersuchungen in Vergessenheit. Wurde eine neuromuskuloskelettale Untersuchung durchgeführt, um Überlappungen zwischen „zervikogenen Kopfschmerzen", „Kopfschmerzen folgend auf ein Beschleunigungstrauma" oder einem „HWS-assoziiertem posterioren Kopfschmerz" mit einem Spannungskopfschmerz zu erkennen? Gibt es Hinweise auf psychische/mentale Symptome im Sinne der „psychogenen Kopfschmerzen"? Gase oder Luftveränderungen können einen Kopfschmerz vom Spannungstyp maskieren: so zum Beispiel ein Sauerstoffdefizit (Schlafapnoe, Höhenwechsel) oder eine CO-Akkumulation („Warehouse workers' headache", „Rush hour traffic") (Bigal & Gladstone, 2008).

Neben den diagnostischen Kriterien kommen demnach auch pathophysiologische Mechanismen und kopfschmerzauslösende/-verstärkende Faktoren ins Spiel, die eine Diagnosestellung beeinflussen (**Abbildung 6-2**).

Probleme in der Diagnostik zeigen sich in der Praxis in einer großen Überlappung der Kopfschmerzarten. So passen Patienten mit ihren klinischen Zeichen schnell zu mehreren Diagnosen (Turner et al., 2015). Weiterhin stellt sich auch die Frage, inwieweit es Überlappungen durch pathophysiologische ähnliche Mechanismen gibt, so z.B. bei neuromuskuloskelettalen Ursachen, die eine Rolle spielen können. Von 154 Patienten (Fishbain et al., 2003), die unter chronischen ernsthaften Kopfschmerzen litten, gaben 55,8 % einen Verletzungsmechanismus des neuromuskuloskelettalen Systems an, den sie ganz oder zum Teil für die Symptomatik verantwortlich machten, 83,7 % der Patienten dieser Untergruppe litten zusätzlich zu den Kopfschmerzen unter HWS-Beschwerden. Sind die Nackenschmerzen ein Teil der Kopfschmerzattacken oder sind sie als Auslöser zu betrachten (Özer & Benlier, 2018)? Fishbain et al. (2003) proklamierten in ihrer Studie, dass die diagnostischen Kriterien nicht genügend aussagekräftig seien, um einen zervikogenen Kopfschmerz von einer Migräne zu unterscheiden. Hält man sich an die diagnostischen Kriterien, überlappen Patienten mit einer zervikogenen Kopfschmerzdiagnose zu 94,2 % mit anderen Diagnosen und zu 68,3 % mit Migräne-Patienten (Sjaastad, 2011; Viana et al., 2013). Auch die Zuordnung der verschiedenen Begleitsymptome zu einer differenzierten Diagnose fällt schwer: 50 % einer zervikogenen Kopfschmerzgruppe litt unter Übelkeit, Erbrechen und Photophobie, 27 % gaben eine pulsierende Schmerzqualität an – Merkmale, die eher der Migränediagnose zugeschrieben würden (Vincent & Luna, 1999). Die Problematik der Überlappung und Abgrenzung von Symptomen ist immer wieder Gegenstand wissenschaftlicher Debatten. **Abbildung 6-3** zeigt die Problematik am Beispiel einer möglichen Symptomüberlappung zwischen einer Migräne und einem Kopfschmerz vom episodischen Spannungstyps auf (Cady et al., 2004).

Es bleibt festzuhalten, dass eine nach den IHS-Kriterien gestellte Diagnose keine eindeutigen Rückschlüsse auf die zugrundeliegenden

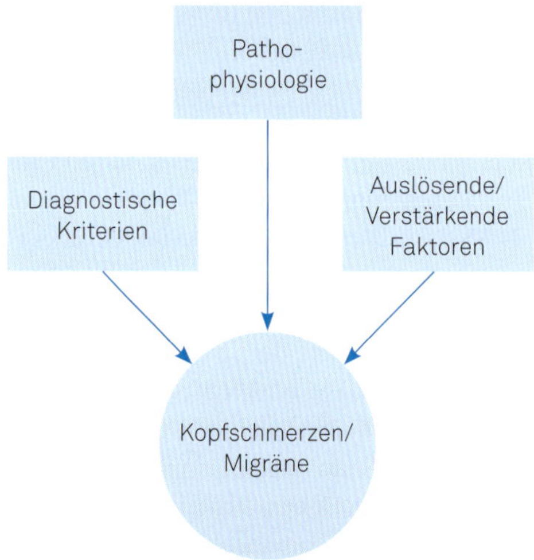

Abbildung 6-2: Beeinflussende Faktoren in der Diagnosestellung

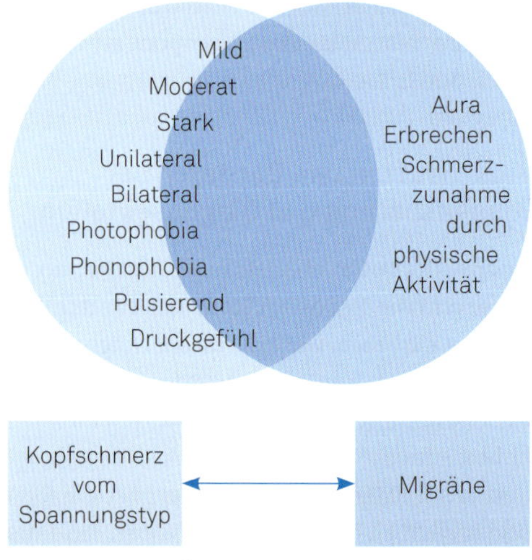

Abbildung 6-3: Überlappung von diagnostischen Kriterien: Migräne und Spannungskopfschmerzen

Ursachen der Symptome erlaubt. Die **Ursachenforschung** bleibt **trotz einer gestellten Diagnose schwierig**. Auch die auslösenden oder verstärkenden Faktoren von Kopfschmerzen sind keine hilfreichen Hinweise in der Diagnosestellung. Die am häufigsten genannten Triggerfaktoren von Kopfschmerzen sind mentaler Stress und negative Emotionen, sensorische Reize (visuelle, auditive, olfaktorische), Schlafstörungen, alimentäre und hormonelle Faktoren, Alkohol, Wetter, HWS-Positionen und Aktivität bzw. Training (Andress-Rothrock, King & Rothrock, 2010; Kubik & Martin, 2017). Der aktuelle Forschungsstand legt nahe, dass visuelle, alimentäre und olfaktorische Faktoren, Hunger, Wetter, Sonnenlicht, Schlafentzug und Raucheinflüsse als eher migräneauslösend zu sehen sind und Kopf- bzw. Nackenbewegungen eher als spannungskopfschmerzauslösend (Haque et al., 2012). Trotz dieser rudimentären Hinweise scheint es bei den kopfschmerzauslösenden Triggerfaktoren viele Überlappungen zu geben (Haque et al., 2012; Marmura, 2018; Martin et al., 2014). Nicht nur Migräniker, sondern auch Patienten mit Kopfschmerzen vom Spannungstyp wie auch Patienten mit zervikogenen Kopfschmerzen zeigten sich hypersensitiv auf visuelle und auditive Reize, auch wenn sie nicht gerade an einer Kopfschmerzattacke litten (Vingen & Stovner, 1998). 2017 zeigte eine Forschergruppe Differenzierungsmöglichkeiten mit geruchsauslösenden Triggerfaktoren zwischen einer Migränegruppe und anderen primären Kopfschmerzpatienten auf. Sie schlossen aus ihren Resultaten, dass Migräniker wesentlich empfindlicher auf olfaktorische Reize sind und dies eventuell auch eine diagnostische Differenzierungmöglichkeit für die Zukunft sein könnte (Silva-Néto et al., 2017). Ein weiteres Problem ist, dass es mit dem Fortbestehen der Kopfschmerzen und Migräne sehr häufig zu Veränderungen der Kopfschmerzsymptome und damit zu einer weiteren oder neuen Kopfschmerzart kommt (Kelman, 2006). Das bedeutet, dass der Behandler die Diagnose immer wieder überprüfen und anpassen sollte.

Trotz all dieser Barrieren, die eine Diagnosestellung erschweren, bleibt es aus den diversen genannten Gründen sinnvoll, eine Klassifizierung vorzunehmen, um den Patienten in seiner Gesamtheit erfassen zu können. Studien zeigen hohe diagnostische Trefferquoten nach den IHS-Klassifizierungen sogar mittels interaktiver computergesteuerter Systeme (Dong et al., 2014). Obwohl es keine biologischen Marker für primäre Kopfschmerzen gibt, scheint die Diagnose nach IHS-Kriterien in ihrer Grundtendenz relativ präzise möglich zu sein (Jensen & Stovner, 2008). Unser in **Kasten 6-1** beschriebenes Patientenbeispiel Sven R. zeigt einen Ausschnitt aus der amnestischen Befragung in der Diagnosefindung. Im Kapitel 12 werden wir das Beispiel von Sven R. weiterverfolgen und den drauf aufbauenden therapeutischen Prozess darstellen.

Kasten 6-1: Fallbeispiel: Sven R.

Sven R. (34 Jahre) leidet seit 14 Jahren unter Kopfschmerzen. Er war 20 Jahre alt, als es begann. Er kann keinen Auslöser, kein vorhergegangenes Trauma angeben. Das frustriert ihn, sonst gäbe es wenigstens einen Grund, meint er. Sven bezeichnet seine Kopfschmerzen als Migräne. Bei seiner Mutter wurde eine Migräne diagnostiziert. Seine Schwester leidet unter kardiovaskulären Problemen. Sven hatte schon als Kind über Schwindel und manchmal über Kopfschmerzen geklagt. Er ist Brillenträger. Die Brille scheint jedoch seit einigen Monaten nicht mehr so gut zu helfen. Auch von einer hohen Lichtempfindlichkeit berichtet Sven. Er hat das Gefühl, dass seine Kopfhaut sehr empfindlich geworden ist. Manchmal hat er den Eindruck, dass er insgesamt empfindlicher auf taktile und thermische Reize geworden ist.

Meist in den Morgenstunden beginnt ein rechtsseitiger Kopfschmerz und geht bis zum rechten Auge. Die rechte Seite wird insgesamt als empfindlicher beschrieben, auch „als falle ein Hammer auf den Kopf", aber ebenso entsteht ein Schmerz, der von innen herauskommt, VAS 8–9. Manchmal hat er das Gefühl er schwitzt und friert gleichzeitig, meistens hat er kalte Hände und Füße. Er ist sehr blass im Gesicht und wirkt fast abgemagert. Viel Appetit hat er nicht. Es besteht eine Bewegungseinschränkung in einer HWS-Rotation nach rechts. Eine Schmerzreduktion wird mit einer rechtzeitigen Ibuprofeneinnahme und einer Atlasmanipulation verbunden. Die Attackenhäufigkeit liegt bei ein bis zwei Attacken pro Monat, Attackendauer bei ca. sechs Stunden. Begleitsymptome sind Nausea, Erbrechen, manchmal besteht zu Beginn der Attacke eine Gangunsicherheit. Schmerzverstärker sieht Sven in Alkohol und bei physischer Aktivität. Auch Motorradfahren verstärkt die Schmerzen. Er meint, dass dies durch das Gewicht des Helmes ausgelöst werden würde. Andere Erkrankungen: Varizen, Schlafstörungen.

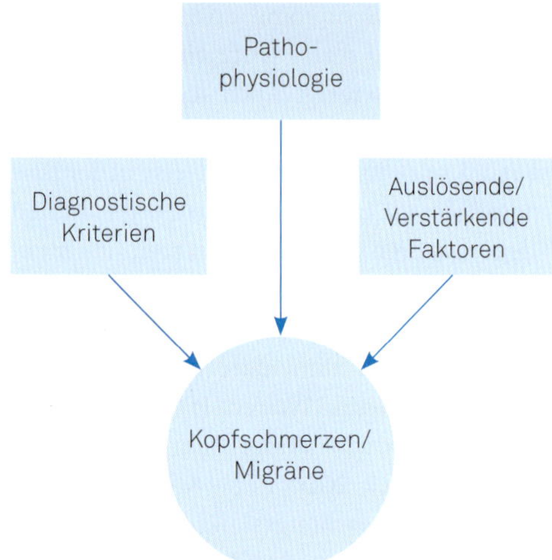

Abbildung 6-4: Beeinflussende Faktoren in der Diagnosestellung

6.1.4 Pathophysiologische Mechanismen

Den diagnostischen Kriterien folgend, wird in diesem Kapitel auf allgemeine pathophysiologische Mechanismen eingegangen, die bei der Entstehung von Kopfschmerzen eine Rolle spielen können (**Abbildung 6-4**), in den Unterkapiteln gehen wir differenzierter auf pathophysiologische Mechanismen bei den einzelnen Kopfschmerzarten ein (Kapitel 6.2, 6.3, 6.4).

Mannigfaltige pathophysiologische Einflüsse spielen bei der Entstehung von Kopfschmerzen eine Rolle, dazu müssen die dazu gehörenden verschiedensten anatomischen Strukturen überdacht werden (Cady et al., 2002; Edvinsson, 2001). Kopfschmerzen sind prinzipiell eine multifaktorielle Erkrankung, die durch eine Kombination von pathophysiologischen Mechanismen und äußeren Einflüssen entsteht. Historisch betrachtet, entstand mit den IHS-Klassifizierungen eine vermehrte klinische Differenzierung der Kopfschmerzarten, obwohl auch immer wieder Ähnlichkeiten diskutiert worden sind, wie anhand der Diskussion über Symptomüberlappungen bzw. Symptomabgrenzungen deutlich wird. Ähnliches gilt für die pathophysiologischen Ursachen. In der Vergangenheit wurde häufig ein Spannungskopfschmerz auf nozizeptiv aktivierte Fasern in der perikraniellen Muskulatur zurückgeführt, vaskuläre Erklärungsmodelle galten den Migräneformen.

Dagegen beschäftigt sich die Forschung in der heutigen Zeit aufgrund der beobachteten mannigfaltigen Kopfschmerzformen mit verschiedensten Symptomschwerpunkten sowie den damit verbundenen pathophysiologischen Mechanismen (**Abbildung 6-5**). Ist z. B. Übelkeit ein Hauptsymptom oder steht eine visuelle Symptomatik im Vordergrund? Kämpft der Patient eher noch mit Schwindelgefühlen oder mit HWS-Schmerzen? Falls ja, sollten für diese Symptomkonstellationen ebenso die pathophysiologischen Begründungen eruiert werden. Damit könnten für die Zukunft auch individuellere Behandlungsansätze weiter erforscht werden (Burstein et al., 2015). Durch die umfangreiche Forschung lassen sich serotonerge und sensorische Faktoren, genetische Faktoren und psychische Mechanismen, Dysfunktionen der neuromuskuloskelettalen Strukturen und Prozesse der Sinnesverarbeitung auf kortikaler

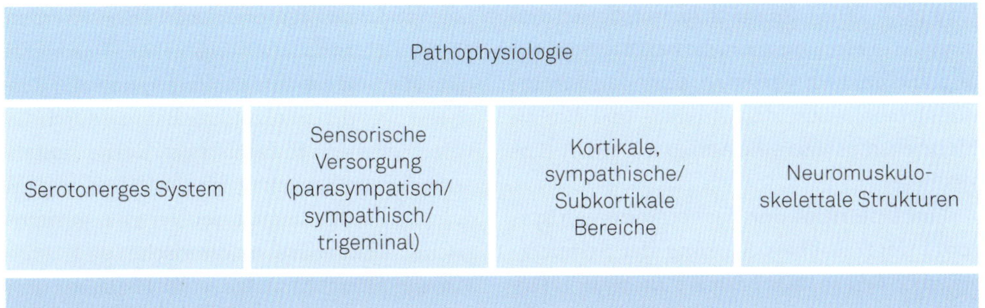

Abbildung 6-5: Pathophysiologie primärer Kopfschmerzen

und subkortikaler Ebene für Kopfschmerzen verantwortlich machen.

Bei der Kopfschmerzentstehung scheinen **sensorische Versorgungswege von intrakraniellen Gefäßen** via das parasympathische, das sympathische und das trigeminale Nervensystem involviert zu sein (Burstein et al., 2015; Edvinsson, 2001; Jay & Barkin, 2017b). Das sympathische Nervensystem stimuliert mit seinem Neurotransmitter Noradrenalin und Neuropeptiden eine vasokonstriktive Passerelle, wogegen das parasympathische System mit seinem klassischen Neurotransmitter Acetylcholin und mit verschiedenen vasoaktiven Neuropeptiden vasodilatorisch stimuliert. Das parasympathische Nervensystem ist darüber hinaus mit dem N. facialis, mit Synapsen im Ganglion sphenopalatinum und oticum, sowie mit Mikroganglien in der A. carotis interna verbunden und kann über dieses in sich verstrickte Netzwerk Irritationen und Fehlmeldungen auslösen. Anscheinend werden durch eine erhöhte Schmerzempfindlichkeit an Nervenendigungen des N. trigeminus vasoaktive Polypeptide freigesetzt, die eine lokale Entzündungsreaktion provozieren.

Durch die Entzündung kommt es zu einem Anschwellen der Gefäßwände, was durch eine Lumenverengung zu einer verminderten Durchblutung führt. Durch die Entzündung der Gefäßwand wird diese durchlässiger für das Plasma. Nun gelangen Polypeptide (z.B. Bradykinin) leichter an freie Nervenendigungen und können dort schmerzprovozierend aktiv werden. Dazu kommen trigeminale, vasodilatorische Einflüsse mit involvierten Calcitonin-Gene-Related-Peptiden (CGRP), der Substanz P und Neurokinin. Buzzi & Moskowitz (2005) entdeckten eine Ausschüttung der vasoaktiven Neurotransmitter (z.B. der Substanz P) aus peripheren Nervenendigungen. Dies führt wiederum zu einer erhöhten Gefäßpermeabilität, einer Gefäßerweiterung und einer Sensibilisierung der Nozizeptoren. Dieser Vorgang wird teilweise als neurogene Entzündung (Buzzi & Moskowitz, 2005; Ramachandran, 2018) bezeichnet, die durch viele weitere Faktoren begünstigt werden kann. Damit lässt sich unter anderem erklären, weshalb Patienten auf bestimmte Nahrungsmittel (z.B. Lebensmittel, die Tyramin, eine vasoaktive Substanz erhalten) reagieren und einige Forschungsarbeiten bestimmte Ernährungsstrategien postulieren (Barbanti et al., 2017; Di Lorenzo et al., 2015).

Einlaufende Impulse im Vorderhorn werden von Neuronen, die von den Hirnstammkernen absteigen, kontrolliert. Sie haben sowohl auf das erste sensorische Neuron als auch auf das zweite Neuron des Tractus spinothalamicus einen hemmenden Effekt. Der Neurotransmitter Serotonin wird bei diesen (Schmerz-)Kontrollmechanismen freigesetzt und benötigt. Anthony et al. (1967) fanden bereits 1967 in einer Untersuchung von Migräne-Patienten heraus, dass ihr Serotoningehalt während einer Kopfschmerzattacke um 40 % niedriger als in einem kopfschmerzfreien Intervall ist. Dies konnte 2018 in einer neueren Studie bestätigt werden

(Ren et al., 2018). Ren et al. identifizierten drei involvierte Mechanismen, die bei Patienten mit Migräne deutlich verändert sind: den Serotonin-Metabolismus, den Arginin- und Prolin-Metabolismus sowie die Aminoacyl-tRNA-Biosynthese.

Eine **Unterfunktion des serotonergen Systems** trägt zu einer Senkung der Schmerzschwelle bei, so dass normale afferente Informationen plötzlich als Schmerzen interpretiert werden. Reguliert wird das serotonerge System über das sympathische Nervensystem (Hypothalamus, Locus coeruleus). Der Hypothalamus wird durch den biologischen Rhythmus, z.B. Schlaf-Wach-Rhythmus, Stress und Stoffwechselfaktoren, beeinflusst. Mit seinen Verbindungen zu den Kerngebieten des Hirnstammes kann die Schmerzentstehung und Schmerzverarbeitung beeinflusst werden. Über Bahnen zu den Raphekernen, die in der medianen Zone der Formatio reticularis liegen und durch einen hohen Serotoningehalt gekennzeichnet sind, wird die Schmerzverarbeitung im Hinterhorn und im Trigeminuskern reguliert. Durch die Stimulation des Locus coeruleus in der Formatio reticularis kann es zu einer Freisetzung von Katecholaminen aus der Nebenniere kommen. Über vermehrt freie Fettsäuren kommt es zu einer höheren Thrombozytenaktivität. Thrombozyten geben dann mehr 5-HT (5-Hydroxytryptophan, d.h. Serotonin) ab und bewirken eine Vasokonstriktion der temporalen Gefäße. Wird 5-HT wieder abgebaut, entsteht eine Vasodilatation. Die Extravasation von schmerzinduzierenden Substanzen wird möglich (Bernstein & Burstein, 2012; Burstein et al., 2015; Buture et al., 2016; Charles, 2018; Noseda & Burstein, 2013; Ramachandran, 2018).

Damit Kopfschmerzen überhaupt wahrgenommen werden können, müssen die sensorischen Nervensignale die **Großhirnrinde (Cortex) erreichen**. Denn im Cortex wird das Bewusstsein verarbeitet. Die sensorischen Signale aus der Haut werden durch Rückenmarksneurone zum Gehirn geleitet. Dort gelangen sie zunächst in den Thalamus. Hier laufen alle Signale von Sinnesorganen zusammen und werden an die Gehirnrinde weitergegeben. Das heißt, dass alle Sinneswahrnehmungen und alle Reize erst über thalamokortikale Bahnen durch die verschiedenen thalamischen Kerne unterschiedlichen Bereichen der Großhirnrinde zugeleitet werden. Somatosensorische, gustatorische, vestibuläre, auditorische und auch visuelle Afferenzen werden im Thalamus moduliert. So ist es nicht erstaunlich, dass der Thalamus auch zusammengefasst als das „Tor zum Bewusstsein" bezeichnet wird (Nolte et al., 2010). Der Thalamus kann aber auch die gesamte Sinneswahrnehmung ausschalten, indem er die Signalweiterleitung zum Kortex blockiert. Dies geschieht im Schlaf, wenn die thalamischen Neurone in einen Zustand verfallen, in dem sie für die Weiterleitung der Sinnesinformation nicht mehr zur Verfügung stehen.

> Sensorische und serotonerge Pathomechanismen weisen auf eine herabgesetzte Funktion der schmerzhemmenden Systeme hin, d.h, dass viel mehr Reize bis zum Thalamus durchgeschaltet werden, die dort auf höchster kognitiver Ebene verarbeitet werden müssen (Russo et al., 2018) und nicht vorher schon von hemmenden Kontrollinstanzen abgefangen worden sind. So wird eine Druckprovokation schnell zu einer Schmerzprovokation. Dies bedeutet für den Patienten und Therapeuten ein veränderter Umgang mit Schmerzreizen und Prozessen der Schmerzchronifizierung.

Der Thalamus spielt also als „Relaisstation" des zentralen Nervensystems eine wichtige Rolle bei der Sammlung, Vernetzung, Modulation und Integration zentralnervöser und aus dem peripheren Nervensystem eintreffenden Informationen. Über die Kerngebiete des Thalamus werden demnach Wachheit und Schmerzwahrnehmung, motorische Funktion, Sprachverarbeitung, höhere kognitive Funktionen und die Stimmungslage dirigiert.

Neuromuskuloskelettale Strukturen sind eine weitere pathophysiologische Komponente, die in die diagnostischen Überlegungen integriert werden muss, um Behandlungen zielgerichtet zu gestalten. Kopfschmerzen und Migräne werden häufig mit Nackenbeschwerden in Zusammenhang gebracht (Calhoun et al., 2010; Castien & De Hertogh, 2019). Eine Studie entlarvte eine Einjahresprävalenz von 56,7 % Nackenbeschwerden in einer normalen Population. Darüber hinaus zeigte sich ein häufigeres Vorkommen von Nackenbeschwerden bei Menschen, die unter primären Kopfschmerzen leiden (Migräne 76,2 %, Spannungskopfschmerz 88,4 %), insbesondere bei Koexistenzen von Migräne und Kopfschmerzen vom Spannungstyp (89,3 %) (Ashina et al., 2015). Dabei können die Nackenbeschwerden sowohl während als auch im Vorfeld der Kopfschmerzattacke auftreten. Die „Bone and Joint Deacade Task Force" (Varatharajan et al., 2016) listet in ihrem Bericht auf, dass HWS-Patienten (kanadische Population) zwei bis zehn Mal häufiger unter Kopfschmerzen leiden als Menschen ohne HWS-Beschwerden (Côté et al., 2000). Zugleich zeigt eine norwegische Studie eine 50 %-ige Häufigkeit von Erwachsenen mit chronischen Nackenschmerzen, die auch Kopfschmerzen haben (Hagen et al., 2002). 83,5 % einer Kohortengruppe nach einem Schleudertrauma geben Kopfschmerzen an (Cassidy et al., 2000). Bei länger anhaltenden Schmerzen stellt sich die Frage, inwieweit Prozesse einer zentralen Sensibilisierung in Gang gekommen sind (siehe Kapitel 4.1). Forscher entdeckten bei verschiedenen Kopfschmerzarten Zusammenhänge zwischen einer zentralen Sensitivierung und einer damit einhergehenden verringerten Reizschwelle bei Druckschmerzprovokationen an verschiedenen Muskelpunkten (Andersen et al., 2015; Castien et al., 2018; Fernández-de-las-Peñas et al., 2009; Lima Florencio, Giantomassi, et al., 2015). Dies war besonders deutlich bei Patienten, die unter den chronischen Kopfschmerzformen litten (Ashina et al., 2017; Russo et al., 2018).

Neueren Erkenntnissen zufolge spielt der extrakranielle Input aus neuromuskuloskelettalen Strukturen insbesondere aus der Halswirbelsäulenregion eine Rolle in der Kopfschmerzentstehung (Almeida et al., 2018; Watson & Drummond, 2012). Die neurophysiologischen Mechanismen hierzu sind genauer im Kapitel 4 beschrieben. Insbesondere sei hier auf den trigeminozervikalen Komplex und auf die zentralisierte Sensibilisierung bzw. den neuroplastischen und neuropathischen Schmerzmechanismus hingewiesen.

Neben den **überlappenden Diagnosekriterien** zeigt sich auch anhand der verschiedenen pathophysiologischen Einflüsse die **Komplexität**, die eine Kopfschmerzdiagnostik zu einer Herausforderung macht. Aus den pathophysiologischen und diagnostischen Kriterien werden, wie oben beschrieben, die über 300 Kopfschmerzarten herausgearbeitet. Gegen diesen Versuch der scharfen Abgrenzungen postulierte 1994 Nelson das sogenannte „headache continuum" (Nelson, 1994), das auch bei anderen Forschern Anklang fand (Fernández-de-las-Peñas et al., 2006). Diese These sagt aus, dass verschiedene klinische Zeichen ähnlichen pathophysiologischen Mechanismen folgen (Cady et al., 2002). Vereinfacht ließe sich sagen, dass bei einem Patienten pathophysiologisch gesehen vermehrt serotonerge Einflüsse im Vordergrund stehen, bei einem anderen Patienten eher trigeminale, beim nächsten eher sympathische oder parasympathische, und daraus verschiedene Beschwerdebilder mit unterschiedlichen Symptomen entstehen. Cady et al. entwickelten aus dem Ansatz des „headache continuum" die sogenannte „Convergence Hypothesis" (Cady, 2007; Cady et al., 2002), um pathophysiologische Prozesse in einem zeitlichen Ablauf aufzuzeigen. Dabei gehen die Forscher von einer Vermischung von Prozessen aus, die von einer Kopfschmerz-Vorphase in eine Kopfschmerzphase übergehen mit Frühsymptomen und einer trigeminalen Aktivierung, die einen eher milden Kopfschmerz auslöst. Bei weiteren neurovaskulären

Aktivierungen steigert sich die Kopfschmerzintensität und ein migräneähnlicher Zustand bis hin zu einer zentralen Sensitivierung mit starken Kopfschmerzen baut sich zu einer Migräneattacke aus.

6.1.5 Bedeutung von Triggerfaktoren

Bis heute besteht in der Forschung und Praxis großes Interesse an der Bedeutung von Triggerfaktoren und dem besten Umgang mit diesen (Boardman et al., 2006; Kubik & Martin, 2017; Martin et al., 2014; Zebenholzer et al., 2016; Zebenholzer et al., 2015). Patienten wird immer wieder nahegelegt, Faktoren herauszufinden, die attackenauslösend oder -verstärkend sind (**Abbildung 6-6**).

Eines der sieben Elemente eines guten Kopfschmerzmanagements („good headache management") der Weltgesundheitsorganisation (WHO) ist die Identifizierung von Triggerfaktoren und deren Vermeidung durch Veränderungen des Lebensstils (Martin, 2010; Steiner, 2005). Patienten und Behandler sind dadurch sehr interessiert an Faktoren, die die Kopfschmerzen aktivieren könnten und berichten von einer Vielzahl von Triggerfaktoren (Marmura, 2018). In verschiedenen Studien konnte mit einer Nitroglyceringabe (mit vasodilatatorischer Eigenschaft) bzw. Prostaglandin E, das u.a. in Entzündungsprozesse und die Schmerzentstehung involviert ist, eine Migräneattacke ausgelöst werden (Afridi et al. , 2004; Antonova et al., 2012). Mittels natürlicher Faktoren wie Stress oder hellem Licht war das Auslösen einer Attacke hingegen nicht möglich (Hougaard et al., 2013). Studien bezüglich kopfschmerzauslösenden Triggerfaktoren bleiben widersprüchlich: Korrelationen zwischen alimentären und nicht-alimentären Triggerfaktoren und verschiedenen Kopfschmerzformen wurden gefunden (Holzhammer & Wöber, 2006; Spierings et al., 2001; K. Zebenholzer et al., 2016). Eine deutsche Studie mit 7417 erwachsenen Probanden (Winter et al., 2011) hingegen fand keine signifikante Korrelation zwischen den untersuchten Faktoren Body Mass Index (Übergewicht), Alkoholkonsum, Rauchen und physischer Aktivität. Zwischen den Gruppen Spannungskopfschmerz und Migräne konnten dabei ebenfalls keine Unterschiede in der Einflussnahme durch Lifestyle-Faktoren entdeckt werden. Die inkonsistenten Aussagen liegen häufig auch an der Studienmethode und den eingeschlossenen Probanden. In einer Studie, die die Datenerhebung mittels Tagebücher und Fragebögen verglich, stimmten die Aussagen über Triggerfaktoren nur in 33% überein, das heißt ein angenommener Triggerfaktor ist in Wirklichkeit vielleicht keiner (Spierings et al., 2001; K. Zebenholzer et al., 2016).

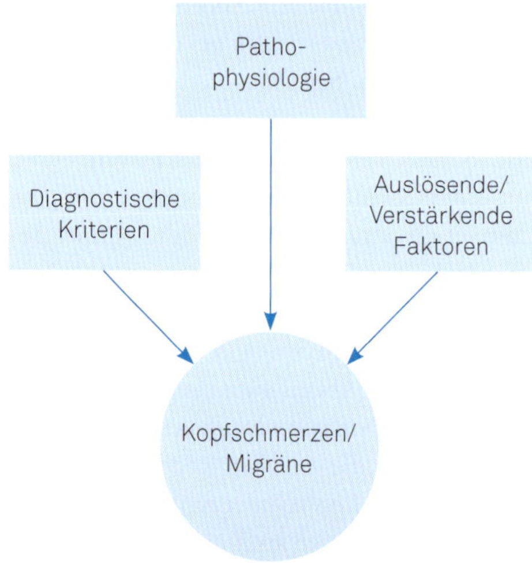

Abbildung 6-6: Beeinflussende Faktoren in der Diagnosestellung

Nichtsdestotrotz ist das Vermeiden von Triggerfaktoren für Patienten häufig eine hoffnungsvolle Option in ihrem Dilemma. Durch das Vermeiden von Triggerfaktoren, kann der Betroffene jedoch auch massiv an Lebensqualität einbüßen (Martin, 2010), was eventuell seine psychische Gesundheit angreift. So muss er vielleicht auf einen bestimmten Käse, ein Glas Rotwein oder den Ausflug in die Berge verzichten. Es wird peinlich, weil er als Vorstandsmitglied die Generalversammlung absagen muss, da zu viel Lärm eine Attacke triggert. Dazu kommen Zweifel, ob ein Vermeidungsverhalten wirklich wirksam ist.

Wenn kein Erfolg zu sehen ist, ist es für Betroffene häufig sogar eher frustrierend und psychische Komorbiditäten werden befeuert. Der Behandler muss bei diesem Thema sehr sorgsam vorgehen. In der Praxis und auch in der Forschung stellen sich häufig folgende Fragen:

- Was ist ein Triggerfaktor?
- Wann ist ein vermeintlicher Triggerfaktor nicht lediglich ein prodromales Symptom, also ein der Attacke vorausgehendes Symptom wie Heißhunger oder Stimmungsschwankungen?
- Ist es wirklich ein Triggerfaktor, der die Kopfschmerzen auslöst, also **initiierend** ist? Oder besteht ein Triggerfaktor eher in einer **prädisponierenden** Beeinflussung? Oder ist ein Triggerfaktor eher eine Symptomverstärkung, also **perpetuierend**?
- Weisen verbessernde bzw. verschlechternde Faktoren auch auf eine bestimmte Kopfschmerz-Diagnose hin? Welche pathophysiologischen Gegebenheiten beeinflussen diese Faktoren?
- Wie soll der Behandler in der Kommunikation und Edukation bezüglich Triggerfaktoren am besten vorgehen?

Prinzipiell sind Triggerfaktoren definiert als „factors that, alone or in combination induce headache attacks in susceptible individuals" also „Faktoren, die alleine oder in Kombination Kopfschmerzattacken induzieren bei anfälligen Individuen" (Zagami & Bahra, 2006). Triggerfaktoren treten weniger als 48 Stunden vor der Attacke auf. Dies unterscheidet sie auch von verstärkenden Faktoren. Ein verstärkender Faktor liegt z.B. vor, wenn durch physische Anstrengung die Kopfschmerzintensität während einer Migräneattacke ansteigt.

Im Umgang mit Triggerfaktoren in der Praxis fällt auf, dass ein Triggerfaktor seine Wirkung bei einer Prädisposition zu entwickeln scheint, die bei dem Betroffenen vorliegt, gleichwohl aber nicht immer. So erzählt ein Patient, dass er manchmal den Lärm beim Kindergeburtstag gut verträgt und manchmal auch nicht. Mitunter löst viel Stress eine Attacke aus und manchmal auch nicht. Hin und wieder sind die Patienten geradezu erstaunt, dass diese Geschehnisse keine Attacke ausgelöst haben. Folglich scheinen multifaktorielle Mechanismen der Triggerfaktoren bei einzelnen Attacken und Betroffenen unterschiedliche Wirkung zu haben. Die Aussage: „**everything can produce a headache**", verdeutlicht diese Problematik (Blau & Thavapalan, 1988; Martin, 2010). Patienten werden immer wieder aufgefordert, ihre Triggerfaktoren zu finden – kein Wunder, dass Kelman et al. in einer Migränepopulation 76 % der Patienten entdeckte, die ihre Triggerfaktoren identifizieren konnten; 95 % konnten aus einer vorgegebenen Liste Triggerfaktoren für ihre Attacken auswählen (Kelman, 2007; Martin, 2010).

Tabelle 6-2 zeigt die Triggerfaktoren bei Migräne und bei Spannungskopfschmerz (Haque et al., 2012; Karli et al., 2005; Kubik & Martin, 2017; Martin, 2010), die von Patienten am häufigsten aufgezählt werden.

Fraglich bleibt bei der Diskussion um Triggerfaktoren die pathophysiologische Grundlage. Angenommen wird, dass eine Minderbelastbarkeit der Rezeptoren auf sensorische Stimuli gegeben ist, so dass Triggerfaktoren allein oder in Kombination in einer bestimmten Ausgangssituation in Aktion treten können (Andress-Rothrock et al., 2010; Kubik & Martin, 2017). Forschungsergebnisse zeigen eine erhöhte Reizbarkeit auf mechanische, thermische, visuelle, somatosensorische, auditive und olfaktorische Reize bei Migränikern, die auf pathophysiologische kortikale Störungen zurückzuführen sind (Harriott & Schwedt, 2014; Silva-Néto et al., 2017). Ähnliche Mechansimen werden auch für Patienten mit Kopfschmerzen vom Spannungstyp und Patienten mit zervikogenen Kopfschmerzen diskutiert (Vingen & Stovner, 1998). Für den Praktiker stellt sich die Frage, inwieweit hier ein Habituationstraining, Modalisierungen und Adaptationen auf die ver-

Tabelle 6-2: Häufige Triggerfaktoren bei Kopfschmerzen vom Spannungstyp und Migräne

Psychische Faktoren	Stress/Spannung/Ängste
Chronobiologische Faktoren	Schlafmangel, lange Ausschlafen, Schlaflosigkeit, Schlafstörungen, unregelmäßiger Schlafrhythmus, Müdigkeit, Erschöpfung
Hormonelle Faktoren	Menstruation, hormonelle Veränderungen
Alimentäre Faktoren	Hunger, lange nichts gegessen, Alkohol, Nahrungsmittel, Rauch, Rauchen
Umwelteinflüsse	Düfte, Gerüche, Wetter, Höhe, visuelle Irritationen
Kopf/ HWS-Bewegungen	Statische, dynamische Bewegungen, lageabhängige nächtliche HWS-Beschwerden, Nackenschmerzen, Trauma
Physische Aktivität	Sportliche Aktivität, sexuelle Aktivität, Reisen, Autofahren, Husten, Niesen

schiedenen Reize und Situationen möglich sind. Adaptiert aus der Literatur, die sich mit Stressbewältigung beschäftigt, sind zwei Vorgehensweisen auch für die Schmerzbewältigung untersucht worden:

1. Vermeiden von Auslösern
2. Adaption/Annäherung an Triggerfaktoren

Vermeidungsstrategien korrelierten mit erhöhten psychopathologischen Zuständen (Ängste, Depression, Traumata, reduzierte Lebensqualität) (Kubik & Martin, 2017; Martin, 2010). Alleine der Prozess ständig Triggerfaktoren vermeiden zu wollen, kann wiederrum stress- und schmerzauslösend sein (Martin, 2010). So sind Vorgehensweisen in der Adaptation und im **Umgang mit Triggerfaktoren** mit dem Patienten zu besprechen und in den Alltag umzusetzen. Der Besuch des Kindergeburtstages kann vielleicht zeitlich begrenzt werden oder draußen stattfinden mit einem reduzierteren Geräuschpegel als in Innenräumen. Der Patient kann auch versuchen, nicht schon angespannt zu dem Anlass zu erscheinen. Vorher kann er Sport getrieben oder seine angelernten Entspannungsmöglichkeiten angewendet haben.

Das Aufsuchen von Triggerfaktoren als kopfschmerzauslösende Faktoren und das Management ist eine Notwendigkeit. Seit Dekaden beruht dieses auf der Überlegung, dass beim Vermeiden von Triggerfaktoren Kopfschmerzattacken reduziert und gelindert werden können. Prinzipiell ist hier festzuhalten, dass eine „normal, gesunde Lebensweise“ mit dementsprechender Bewegung, Schlafhygiene und Ernährung sinnvoll ist (Fritsche et al., 2013; Goadsby & Sprenger, 2010). Auch in unserem Anamnesekapitel (siehe Kapitel 6.5) werden diese Themen angesprochen. Einer Stigmatisierung ist jedoch auf jeden Fall entgegenzuwirken: Der Patient bekommt suggeriert, dass er lediglich seine Triggerfaktoren und seinen Lebensstil unter Kontrolle bringen muss, dann habe er seine Kopfschmerzen im Griff. Dies führt zu Aussagen wie: „Was hast du denn gemacht, dass du jetzt wieder eine Kopfschmerzattacke bekommen hast?“ Der Patient muss in diesem Bereich sehr gut begleitet werden, damit er sich nicht allein gelassen fühlt. Auch darf der Therapeut nicht vorschnell Rückschlüsse ziehen nach dem Motto: „Kein Wunder, dass Herr K. Migräne hat, wenn man seine Lebensweise betrachtet“. Zur Versachlichung der Diskussion kann ein Kopfschmerztagebuch hilfreich sein. Mithilfe des Kopfschmerztagebuches können eventuell Zusammenhänge strukturiert und wertfrei dargestellt werden, die in das Behandlungskonzept aufgenommen werden sollten.

6.1.6 Komorbiditäten und Risikofaktoren zur Chronifizierung

Unumgänglich bleibt auch die Auseinandersetzung mit möglichen Komorbiditäten bei Patienten, die an Kopfschmerzen leiden. Zum einen zeigen sich einige Begleiterkrankungen bei Kopfschmerzpatienten häufiger als in der übrigen Bevölkerung, zum anderen stellen Komorbiditäten einen Risikofaktor für eine Chronifizierung dar. Am Beispiel der chronischen migränekranken Patienten zeigt die **Tabelle 6-3** Risikofaktoren auf, die entstehen können durch diverse Begleiterkrankungen, durch beeinflussende externe Faktoren, durch die Eigenschaften der Kopfschmerzen und durch Einflüsse der Behandlungen (www.migraineaction.ch) (Bigal & Lipton, 2007; Buse et al., 2013; Lipton et al., 2014; Reed et al., 2015).

Vor allem Schlafstörungen zeigen sich auffällig häufig im Zusammenhang mit Kopfschmerzen (Engstrøm et al., 2013, 2014). Auch darf die Tragweite von episodischen und chronischen Kopfschmerzerkrankungen nicht vergessen werden. Patienten, die an einer episodischen Migräne leiden, entwickeln mit einer Häufigkeit von 2,5% pro Jahr eine chronische Migräneform. 34,4% einer Kopfschmerzpopulation gaben an, dass ihre berufliche Karriere durch die Kopfschmerzproblematik negativ beeinflusst wurde, 21,5% wiesen auf einen negativen Einfluss auf ihr Einkommen hin. Nur 49,9% hatten den Eindruck, dass ihre Kollegen Verständnis für ihre Kopfschmerzproblematik haben (Zebenholzer et al., 2015). Dies sind Aussagen, die sich ungünstig auf die psychische Gesundheit auswirken. Psychische und physische Faktoren sowie andere Erkrankungen, die das Kopfschmerzgeschehen negativ beeinflussen, sollten in das Behandlungskonzept einfließen und möglichst interdisziplinär angegangen werden.

Das Wissen um diagnostische Kriterien, pathophysiologische Mechanismen, Triggerfaktoren und Komorbiditäten zeigt die mannigfaltigen Einflüsse, die im Umgang mit Patienten mit Kopfschmerzen berücksichtigt werden müssen (**Abbildung 6-7**).

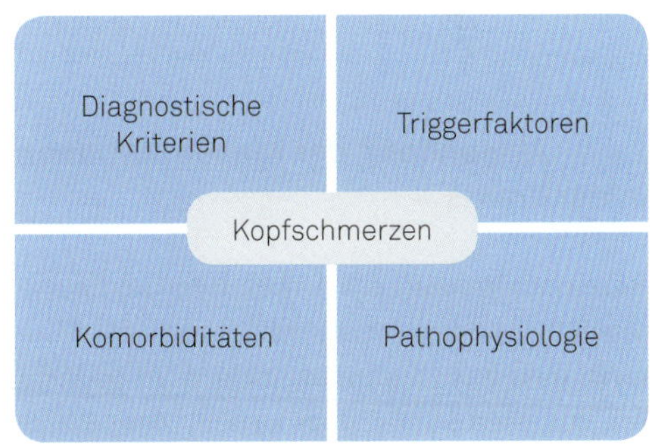

Abbildung 6-7: Beeinflussende Faktoren von Kopfschmerzarten

Tabelle 6-3: Risikofaktoren bei chronisch migränekranken Patienten (mit freundlicher Genehmigung von Dr. C. Andrée: www.migraineaction.ch)

Chronische Migräne und ihre Risikofaktoren			
Begleiterkrankungen	**Beeinflussende externe Faktoren**	**Eigenschaften der Kopfschmerzen**	**Behandlung**
Depressionen Angst Andere Schmerzstörungen Adipositas Asthma Apnoe	Stressige Lebensereignisse Kopf-/Nackenverletzungen Koffein	Anfallshäufigkeit (Kopfschmerztage) Anhaltende, häufige Übelkeit Allodynie	Geringe Wirksamkeit Medikamentenübergebrauch
Migräne kann sich im Laufe der Zeit mit einer erhöhten Kopfschmerzhäufigkeit verschlimmern (Übergang von episodischer zu chronischer Migräne, ein Prozess, der als „Chronifizierung“ bezeichnet wird; kann aber auch von chronischer in eine episodische Migräneform übergehen) Chronische Migräne: Jahresprävalenz 2%, bestehendes Risiko eines Medikamentenübergebrauchs			

Komorbiditäten, die eine Prognose ungünstig beeinflussen, sind psychiatrische Erkrankungen (Depressionen, Ängste, Bipolare Störungen, Posttraumatische Belastungsstörungen), weitere Schmerzerkrankungen (Fibromyalgie, Reizdarmsyndrom, Chronisches Erschöpfungssyndrom, Interstitielle Blasenentzündung, Endometriose, Arthritis, muskuloskelettale Symptome, insbesondere Craniomandibuläre Dysfunktionen), vaskuläre Insuffizienzen (Bluthochdruck, Hyperlipidämie, Adipositas, Insulte, Raynaud-Syndrom), Atemwegserkrankungen (Asthma, Allergien, Bronchitis, Rhinitis, Sinusitis, obstruktives Schlafapnoe-Syndrom) und gastrointestinale Erkrankungen (gastrooesophagaler Reflux, Diarrhoe, Konstipation, Übelkeit) (Fernández-de-las-Peñas et al., 2018; Florencio et al., 2017; Zebenholzer et al., 2015).

6.1.7 Anwendung der Klassifikationen in der Praxis

Bereits im Vorwort zur Anwendung der neuesten ICHD-Klassifikation findet sich der Hinweis, dass das Dokument nicht dazu gedacht sei, um es auswendig zu lernen. Zum Glück möchte man ergänzen, denn das für klinisch tätige Ärzte und Therapeuten entwickelte deutschsprachige Dokument umfasst ganze 538 Seiten. Nichtsdestotrotz sollte man es sich von Zeit zu Zeit immer wieder vor Augen halten. Kliniker sollten die Klassifikationen immer dann hervornehmen, wenn es Unsicherheiten in der Diagnosestellung gibt. Manzoni und Torelli (2015) resümieren, dass die Klassifikationen für die klinische Praxis wie auch für die Forschung ein passendes Instrument sind. In erster Linie geht es um das Erfassen von möglichst akkuraten diagnostischen Kriterien. Der Einstieg ist mithilfe dieser umfangreichen Klassifizierung sehr hilfreich, auch für uns als Behandler ist das Wissen um die vielen variablen Bilder von Kopfschmerzen im praktischen Alltag wichtig.

Leidet der Patient an einer Historie, die mehr als sechs Monate in einem ähnlichen Symptomverhalten unverändert geblieben ist, wurden bereits eine neurologische Untersuchung und ein MRT durchgeführt, so kann von einer benignen, wiederkehrenden, primären Kopfschmerzart ausgegangen werden.

Im Praxisalltag begegnet der Behandler vielen verschiedenen Kopfschmerzformen. Patienten erfüllen manchmal nicht akkurat alle diagnostischen Kriterien oder berichten über mehrere Kopfschmerzarten, was eventuell auf verschiedene Systembereiche und Schmerzmechanismen schließen lässt: involvierte periphere neurale, muskuloskelettale oder auch zentrale Schmerzmechanismen. Das bedeutet, dass die Analyse der Kopfschmerzbeschaffenheit über die rein diagnostischen Kriterien hinaus geht und weitere Tests für eine zielgerichtete Behandlung notwendig sind. Kapitel 8–10 präsentiert Untersuchungsmöglichkeiten der eventuell betroffenen Systembereiche bei Patienten mit Kopfschmerzen.

6.2 Migräne – die unterschätzte Krankheit

Der Migränekopfschmerz zählt zu den primären Kopfschmerzarten. 15–18 % der Bevölkerung leiden unter einem Migränekopfschmerz (Lipton et al., 2005; Stovner et al., 2014, Ashina et al., 2015, Merikangas et al., 2013). Laut des WHO-Berichtes „Global Burden of Disease“ steht die Migräne an achter Stelle der Erkrankungen mit dementsprechend hoher Beeinträchtigung für die Betroffenen und auf der Skala der neurologischen Erkrankungen an erster Stelle (Feigin et al., 2017). Auch dadurch, dass Populationen zwischen 25 und 55 Jahren die höchsten Inzidenzraten aufzeigen, gilt die Migräneerkrankung als eine hohe sozioökonomische Belastung für die Gesellschaft (Buse et al., 2013; Lipton et al., 2001). Wie selbstverständlich erscheint es, dass Frauen dreimal häufiger betroffen sind als Männer, insbesondere im frühen und mittleren Erwachsenenalter (Buse et al., 2013; Jay & Barkin, 2017b; Kelman, 2006; Zebenholzer et al., 2015). Dies scheint auf einer Mischung aus biologischen und psychosozialen Faktoren zu beruhen. Hormonelle Fluktuation, Rezeptorenaktivitäten und genetische Unterschiede könnten eine Rolle spielen, sind aber noch nicht eindeutig erforscht und müssen mit Vorsicht bedacht werden. Morphologische Beobachtungen im MRT zeigten bei einer weiblichen Migränepopulation eine dickere Insula posterior und des Cortex precuneus verglichen mit einer männlichen und einer gesunden Kontrollgruppe. Maleki et al. vermuten einen „sex phenotyp" mit unterschiedlichen Hirnstrukturen und Funktionen (Maleki et al., 2012). Erstaunlicherweise wurden in Tierstudien über die letzten zehn Jahre ausschließlich männliche Probanden benutzt und nur in vier Prozent der Studien weibliche. Forscher haben auch mögliche psychosoziale Faktoren identifiziert: geschlechterspezifische und soziale Rollenverteilungen und Erwartungen an diese, unterschiedliche Copingstrategien von Frauen und Männern sowie psychologische Unterschiede (Smitherman & Ward, 2011). Sie warnten jedoch vor voreiligen Manifestationen.

15–18 % der Bevölkerung leiden unter einem Migränekopfschmerz (Lipton et al., 2005; Ashina et al., 2015; Merikangas et al., 2013). Laut der Weltgesundheitsorganisation WHO „Global Burden of Disease" steht die Migräne an **achter Stelle** der Erkrankungen mit dementsprechend hoher Beeinträchtigung für die Betroffenen und auf der Skala der neurologischen Erkrankungen an **erster Stelle** (Feigin et al., 2017).

Ebenso beeindruckend ist, dass ein großer Teil der an Migräne Leidenden noch heute ohne Diagnose ist (Burch, 2019); in einer Studie von 1989 haben lediglich 16 % der Migräniker einen Arzt diesbezüglich aufgesucht und 38 % sind von einem Arzt mit einer Migräne diagnostiziert worden (Buse et al., 2013).

6.2.1 Klassifikation und Klinik

Eine Migränediagnose nach den IHS-Klassifikationen (**Tabelle 6-4**) (Headache Classification Committee of the International Headache Society, 2018) wird laut dem typischen Erscheinungsbild mit folgenden Charakteristika gestellt: Attackendauer von vier bis 72 Stunden, einseitig pulsierender Kopfschmerz von moderater bis starker Intensität, verstärkt durch physische Aktivität, begleitet von Nausea, Photophobie und Phonophobie (**Abbildung 6-8**). Die Form der Migräne ohne Aura tritt bei 80 % der Migräniker auf (Jay & Barkin, 2017a). Bei einer Migräne mit Aura erfolgt die Diagnosestellung nach den Kriterien, die in **Abbildung 6-9** zu sehen sind: Eines oder mehrere Aurasymptome, die reversibel sind; visuell, sensorisch, sprachliche Auffälligkeiten, motorische Auffälligkeiten, Hirnstammsymptome, retinale Symptome. Die Aurasymptomatik tritt bei einem Drittel der Migräne-Patienten auf (Noseda & Burstein, 2013).

Angelehnt an die Internationale Kopfschmerzklassifizierung wird die Migräne in weitere Untergruppen aufgeteilt: Migräne ohne Aura, Migräne mit Aura, Migräneanzeichen im Verlaufe der Kindheit, retinale Migräne und Migränekomplikationen. Falls die Migränekriterien nicht vollständig erfüllt werden, kann dem Patienten auch die Diagnose „wahrscheinliche Migräne" gegeben werden. Leidet der Patient unter zwei oder mehreren Formen, so können auch mehrere Diagnosen gestellt werden.

Das Wissen bezüglich der verschiedenen Migräneformen ist für die Diagnosestellung, den Therapieverlauf wie auch für die Kommunikation mit dem Patienten entscheidend. Wie in **Abbildung 6-10** zu sehen ist, präsentiert sich eine Migräneattacke häufig in einer Vorphase (Prodromalphase), einer Kopfschmerzphase

Tabelle 6-4: Ausschnitt aus der IHS-Klassifizierung Migräne mit Untergruppen

ICHD-3 Kode	Diagnose
1.	Migräne
1.1	Migräne ohne Aura
1.2	Migräne mit Aura
1.2.1	Migräne mit typischer Aura
1.2.1.1	Typische Aura mit Kopfschmerzen
1.2.1.2	Typische Aura ohne Kopfschmerzen
1.2.2	Migräne mit Hirnstammaura
1.2.3	Hemiplegische Migräne
1.2.4	Retinale Migräne
1.3	Chronische Migräne
1.4	Migränekomplikationen
1.4.1	Status migränosus
1.4.2	Anhaltende Aura ohne Hirninfarkt
1.4.3	Migränöser Infarkt
1.4.4	Epileptischer Anfall, durch Migräneaura getriggert
1.5	Wahrscheinliche Migräne
1.5.1	Wahrscheinliche Migräne ohne Aura
1.5.2	Wahrscheinliche Migräne mit Aura
1.6	Episodische Syndrome, die mit einer Migräne einhergehen können
1.6.1	Rezidivierende gastrointestinale Störungen
1.6.2	Gutartiger paroxysmaler Schwindel
1.6.3	Gutartiger paroxysmaler Tortikollis

und einer Postschmerzphase (Erholungsphase). Vor der eigentlichen Schmerzphase entsteht bei der Migräne mit Aura die Auraphase.

Die **Prodromalphase** präsentiert sich in autonomen Symptomen wie Müdigkeit, Gähnen, Hyperaktivität, Reizbarkeit oder auch Gemütsschwankungen, häufiges Urinieren, Heißhunger, Obstipation, Nackensteifigkeit, Konzentrationsproblemen, kalten Händen, Überempfindlichkeit auf Licht, Lärm und Gerüche. Die Vor-(Prodromal-)phase kann mehrere Stunden bis zu zwei Tage andauern. Bei 80 % der Migräniker ist eine Prodromalphase zu sehen. Nur manchmal erkennen die Migräniker diese Symptome nicht

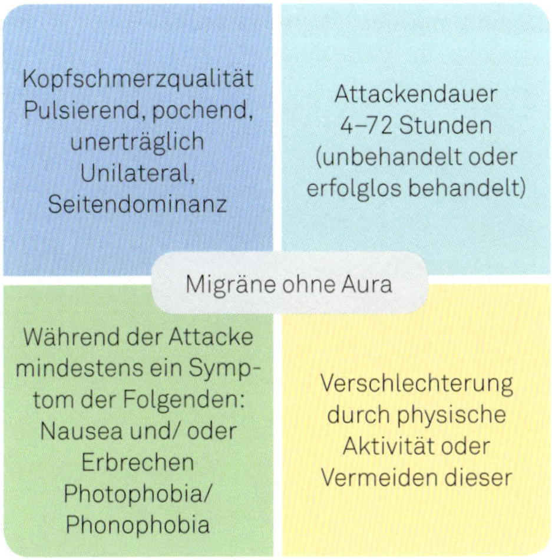

Kopfschmerzqualität
Pulsierend, pochend, unerträglich
Unilateral, Seitendominanz

Attackendauer
4–72 Stunden (unbehandelt oder erfolglos behandelt)

Migräne ohne Aura

Während der Attacke mindestens ein Symptom der Folgenden:
Nausea und/ oder Erbrechen
Photophobia/ Phonophobia

Verschlechterung durch physische Aktivität oder Vermeiden dieser

Abbildung 6-8: Kardinalzeichen der Migräne ohne Aura

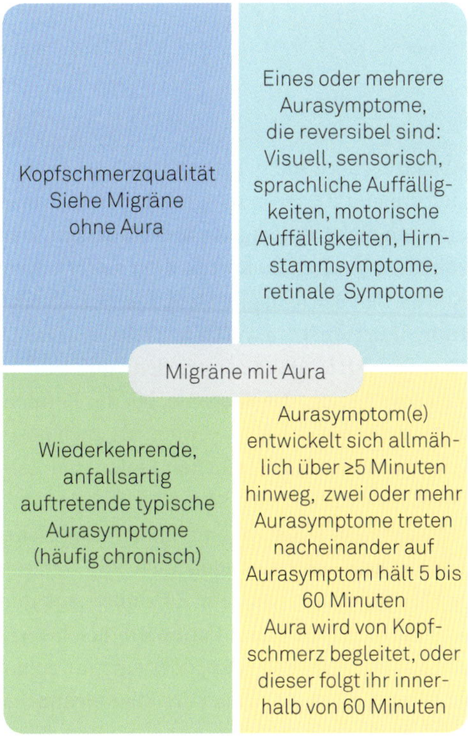

Kopfschmerzqualität
Siehe Migräne ohne Aura

Eines oder mehrere Aurasymptome, die reversibel sind:
Visuell, sensorisch, sprachliche Auffälligkeiten, motorische Auffälligkeiten, Hirnstammsymptome, retinale Symptome

Migräne mit Aura

Wiederkehrende, anfallsartig auftretende typische Aurasymptome (häufig chronisch)

Aurasymptom(e) entwickelt sich allmählich über ≥5 Minuten hinweg, zwei oder mehr Aurasymptome treten nacheinander auf
Aurasymptom hält 5 bis 60 Minuten
Aura wird von Kopfschmerz begleitet, oder dieser folgt ihr innerhalb von 60 Minuten

Abbildung 6-9: Kardinalzeichen der Migräne mit Aura

als Teil ihrer Migräneattacke und müssen explizit vom Behandler in der Anamnese darauf angesprochen werden. Ist die Vorphase als solche erkannt, kann auch frühzeitig mit einer (medikamentösen) Therapie begonnen werden, die die Attacke inklusive der Kopfschmerzen bricht. Ein Abschwächen bzw. Verhindern der Attacken macht ein gelungenes Schmerzmanagement aus. Auch beugt man so Chronifizierungen und psychischen Problemen vor. Der Patient bekommt damit ein Werkzeug an die Hand, mit dem er Herr seiner schwierigen Ausgangslage sein kann und den Attacken nicht ausgeliefert ist.

Die Attacke kann mit milden bis moderaten Schmerzen beginnen und sich zu heftigen Schmerzen ausweiten. In den meisten Fällen ist sie unilateral, in einem Drittel bis 40 % der Fälle aber auch bilateral. Bilaterale Schmerzen sind bei der Gruppe zu sehen, die schon in der Kindheit eine Migräne entwickelt hat, so wie dies bei Kindern und Jugendlichen zu beobachten ist. Dazu kommen Begleiterscheinungen wie Übelkeit/Erbrechen, Photophobia und Phonophobia.

Weitet sich die Attacke aus, zeigen Patienten eine Allodynie, eine erhöhte Schmerzempfindlichkeit, Zephalgien (Schmerzen der Haarwurzeln) oder extrazephalische Schmerzen in anderen Körperregionen (Extremitäten, Thorax, Rücken); dies geht wahrscheinlich mit einer zentralen Schmerzsensitivierung einher (Jay & Barkin, 2017a; Lipton et al., 2001; Russo et al., 2018). Interessanterweise hat Guy et al. (2010) entdeckt, dass sich zephalische Allodynien insbesondere in Empfindlichkeiten auf mechanische Reize zeigen (das Bewegen z. B. der Haarwurzel oder der Kopfhaut) und extrazephalische Allodynien eher auf thermische Reize reagieren. Für die Anamnese, die darauf basierende Untersuchung und das Einschätzen von Symptomen und Schmerzmechanismen (peripher/zentral) sind diese Hinweise hilfreich. Nackenbeschwerden treten häufig in allen Phasen der Attacke auf. 69 % einer episodischen Migränekohorte gaben Nackenschmerzen an, bei 54 % entwickelten sich die Nackenprobleme mit dem Beginn der Kopfschmerzen oder kurz davor (Lampl et al., 2015). Das Problem ist, dass durch diese vielfältigen Symptome viele Fehldiagno-

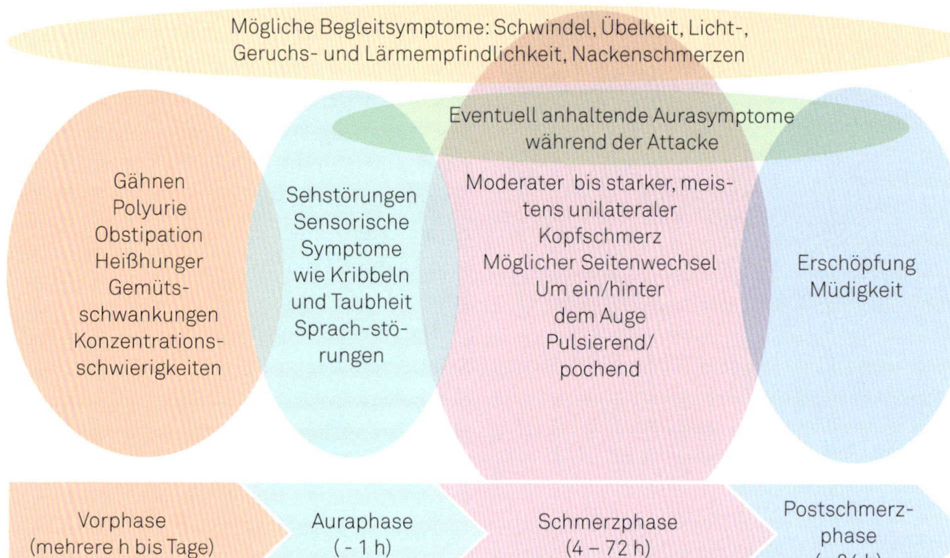

Abbildung 6-10: Phasen der Migräne

sen gestellt werden. Ein großer Teil der Migräniker gruppiert sich selber in einen zervikogenen Kopfschmerz ein und ein großer Teil der Behandler (60 %) folgt dieser Einschätzung (Viana et al., 2013). Hier ist auch immer der Behandler von neuromuskuloskelettalen Strukturen in die Pflicht zu nehmen, Fehldiagnosen nicht noch weiter zu untermauern.

Die **Postschmerzphase** oder postdromale Phase wird häufig mit einer Katerstimmung verglichen, die kognitive Schwierigkeiten, Schwindelgefühle, Müdigkeit und die Angst, dass die Kopfschmerzen noch einmal zurückkommen würden, mit sich bringt. Sie dauert 24 bis 48 Stunden (Jay & Barkin, 2017b).

Die typische **Auraphase** mit einer Dauer von 5–60 min zeigt insbesondere visuelle Symptome. Aber auch sensorische, sprachliche und motorische Auffälligkeiten wie auch Hirnstammsymptome sowie retinale Symptome treten auf. Die heftigen neurologischen Zeichen (Hemiplegie, Parästhesien, Taubheit, Tremor, Muskelschwächen, Aphasien) machen bei erstmaligem Auftreten eine genaue neurologische Abklärung notwendig. Pathophysiologisch zeigt sich anhand dieser mannigfaltigen Symptome eine mögliche Beteiligung von visuellem und somatosensorischem Kortex, dem motorischen Kortex, den Basalganglien und dem Sprachzentrum (Hansen et al., 2013; Tfelt-Hansen & Koehler, 2011). Bei der visuellen Aura zeigen sich sowohl negative Skotome, bei der Formen nicht mehr gut gesehen werden, als auch positive Skotome mit zusätzlichen Linien und Zeichen, Zick-Zack-Linien sowie Lichtblitze, verschwommenes Sehen und kaleidoskopische Bilder. Die Symptome treten auch bei geschlossenen Augen auf, was ein Entrinnen aus der Symptomatik für den Patienten erschwert. Auch muss betont werden, dass eine Auraphase durch die gesamte Dauer der Migräneattacke anhalten kann.

6.2.2 Pathophysiologie

Der Migränekopfschmerz ist eine weitverbreitete, multifaktorielle und wiederkehrende neurovaskuläre Erkrankung. Verschiedenste Pa-

Pathophysiologie	anatomische Bereiche	Betroffene Systeme
– Migränehirn vs. Nicht-Migränehirn (genetisch?) – Migränegenerator (Triggerfaktoren?) – Cortical spreading depression – Periphere Sensitivierung – Zentrale Sensitivierung	– kortikal – subkortikal – trigeminaler Nucleus caudalis und spinalis – Thalamus – Hypothalamus – limbisches System	– autonom – affektiv – kognitiv – sensorisch – vestibulär

Abbildung 6-11: Pathophysiologie, anatomische Bereiche und betroffene Systeme der Migräne

thomechanismen sind hier beteiligt. Die Vielfältigkeit der Symptome zeigt, dass die Migräneerkrankung sich nicht einfach nur durch Kopfschmerzen ausdrückt. Multiple kortikale, subkortikale Bereiche und der Hirnstamm sind in autonome, affektive, kognitive und sensorische Funktionen involviert (Bernstein & Burstein, 2012; Burstein et al., 2015; Noseda & Burstein, 2013) (**Abbildung 6-11**). Für das Gesamtbild der Migräne mit (pochenden) Kopfschmerzen, Allodynie, Muskelspannung, Photophobie, Phonophobie, Übelkeit, Erbrechen etc. stehen Dysfunktionen multipler neuronaler Systeme im Verdacht. **Tabelle 6-5** präsentiert Symptome und angedachte pathophysiologische Mechanismen in den verschiedenen Migränephasen. Betont werden muss hierbei, dass die interiktale Phase (= zwischen den Attacken), die auch häufig als symptomfreie Phase bezeichnet wird, den Betroffenen Symptome wie Schlafstörungen, depressive Stimmungslagen, Ängste (auch vor einer nächsten Attacke), neuromuskuloskelettale, vegetative Dysfunktionen (Schwindel, Übelkeit etc.) u. Ä. beschert (Lampl et al., 2016). Im Vergleich zu der Migränepopulation zeigen auch Patienten, die unter Clusterkopfschmerzen leiden, psychosoziale und physische Beeinträchtigungen in der interiktalen Phase, die eine massive Reduktion der Lebensqualität hervorrufen (Pohl et al., 2020). Diese Erkenntnisse sind umso wichtiger, als dass die interiktalen Phasen als „gute Phasen" angesehen werden, obwohl der Patient auch dann krank ist und unter seiner Erkrankung leidet.

Vaskuläre Mechanismen als Auslöser einer Migräneattacke sind über lange Zeit diskutiert worden. Auslöser sind dabei wahrscheinlich sowohl aktivierte Nozizeptoren in Blutgefäßen der Pia mater, Arachnoidea und Dura, als auch der großen Zerebralarterien und Sinusstrukturen. Die nozizeptive Innervation der intrakraniellen Gefäße und der meningealen Strukturen besteht aus C-Fasern, die vasoaktive Neuropeptide enthalten, wie die Substanz P oder Calcitonin gene-related Peptide (CGRP) aus dem trigeminalen Ganglion entstammend. Über den Trigeminusnerv und hier massgeblich über den ophthalmischen Ast (trigeminaler Nucleus caudalis) werden die duralen Strukturen erreicht. Ebenso wird die Dura durch Neurone der oberen HWS (Spinalganglien in den Hinterhörnern) versorgt. Die Pathomechanismen werden des Weiteren über kortikale Ereignisse und deren Verarbeitung positiv wie auch negativ beeinflusst.

Abbildung 6-12 zeigt darüber hinaus die vermutete Aktivierung des trigeminalen Systems durch die Kortikale Streudepolarisierung (Cortical spreading depression) bei einer Migräneattacke. Auch kann damit der Prozess der Sensibilisierung der meningealen Vasodilatation dargestellt werden, der den häufig von Migränikern beschriebenen pochenden Schmerz erklären könnte (Noseda & Burstein, 2013).

Vaskuläre Schwankungen scheinen nicht die einzige und eventuell auch nicht die primäre Ursache für Migräneattacken zu sein. Zentrale Prozesse an sensorischen Afferenzen der Me-

Tabelle 6-5: Symptome und pathophysiologische Mechanismen der Migränephasen

Phase	Interiktale Phase	Prodromal-	Aura-	Kopfschmerz	Postiktale Phase
Symptome	Depressionen, Ängste, Schlafstörungen, neuromuskuloskelettale, vegetative Symptome (Schwindel, Übelkeit) etc.	Gähnen, Nacken-/Schulterschmerzen, Heißhunger, Stimmungsschwankung, Hyperaktivität, Müdigkeit etc.	Sehstörungen, Dysphagien, Dysästhesie, Hemiparese	Pulsierender Schmerz, Nausea, Erbrechen, Photo-Phonophobie	Abnahme der Symptome
Pathophysiologische Mechanismen	Erniedrigte Serotoninkonzentration, kortikale Dyshabituation, gestörte serotonerge Übertragung	Störung des Hypothalamus, gesteigerte dopaminerge Aktivität	Cortical spreading depression, Glutamatkonzentration und Kalium erhöht extrazellulär	Trigeminovaskuläre Aktivierung, Neurotransmitter, vasoaktive Polypeptide	Siehe interiktale Phase

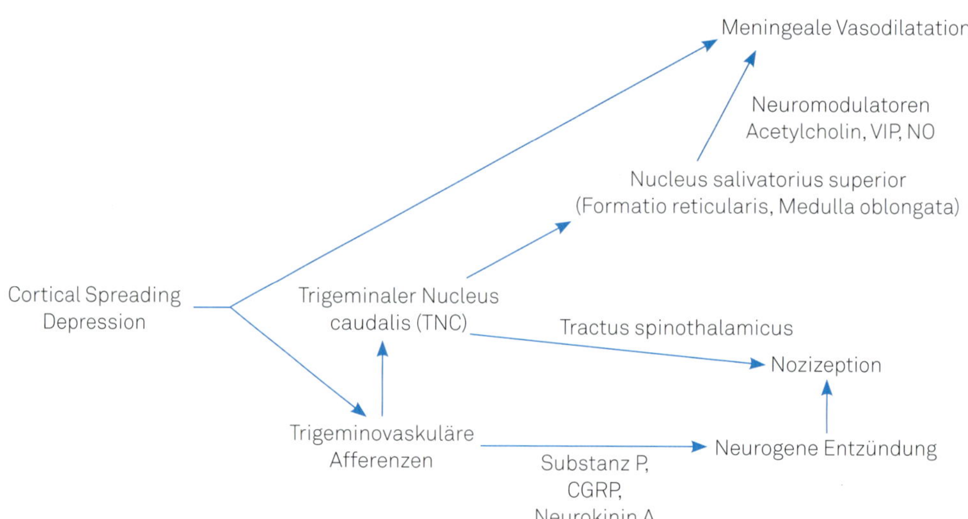

Abbildung 6-12: Die vermutete Aktivierung des trigeminalen Systems durch die Cortical spreading depression bei der Migräneattacke

ningen, die via trigeminalem Trakt in den Hirnstamm eintreten, geben Kollateralfasern nach kaudal an den spinalen trigeminalen Nukleus ab. Dort treffen sich demnach intrakranielle (viszerale) und extrakranielle (somatische) Primärafferenzen und produzieren eine periorbitale und okzipitale Schmerzwahrnehmung (reffered pain) (Bernstein & Burstein, 2012; Burstein et al., 2015; Noseda & Burstein, 2013). Des Weiteren werden Aktivierungen von thalamischen (posterioren) Bereichen in Verbindung mit dem Kortex und axonalen Bahnen für somatosensorische Komponenten (wie Schmerzlokalisation, -intensität und -qualität) sowie durasensitiven Neurone für motorische Auffälligkeiten, visuelle Fokusierungsprobleme, transiente Amnesien, Allodynien, Photophobien, Phonophobien und Osmophobien verantwortlich gemacht. Die verschiedensten involvierten Symptomkomplexe zeigen auch die Notwendigkeit, pathophysiologische Mechanismen unter diesem Gesichtspunkt zu bedenken, d.h. welcher Pathomechanismus oder welche Struktur ist für welches Migränesymptom zuständig (**Abbildung 6-13**). Es gibt wahrscheinlich nicht **einen** „migraine generator“ (Borsook & Burstein, 2012) und es stellt sich ebenso die Frage, ob es wirklich ein sogenanntes Migränehirn und ein Nicht-Migränehirn gibt.

Eine weitere Überlegung neben den pathophysiologischen Verbindungen zu Symptomen betrifft die pathophysiologische Verbindung zu Triggerfaktoren. Es stellt sich die Frage, wie unterschiedliche Triggerfaktoren – bei bestimmten Lebensmitteln, zu wenig Schlaf, Gerüchen, stressigen Lebensphasen und auch Lebensphasen nach dem Stress (z.B. Wochenendmigräne) – in einer Kopfschmerzattacke interagieren. Warum bekommt ein Patient eine Migräneattacke durch diese Auslöser und ein anderer nicht, und warum bekommt ein Betroffener sie auch nicht immer (Borsook & Burstein, 2012). Dabei stellt sich aufgrund der vieldiskutierten Triggerfaktoren auch die Frage der Überstigmatisierungen. Ist es möglich, dass der Patient an einen auslösenden Triggerfaktor lediglich glaubt und mit dieser Überzeugung dann auch eine Attacke auslösen kann? 75 % einer Migränepopulation sind überzeugt, dass Stress ein auslösender Faktor ist, 60 % denken, eine ausgelassene Mahlzeit sei schuld und wiederum 60 % glauben, der Zustand einer Dehydration sei verantwortlich (Turner & Houle, 2018). Auch stellt sich die Frage, ob ein Triggerfaktor als Triggerfaktor bezeichnet werden kann oder bereits ein Symptom der Attacke ist. Ist helles Licht als ein Triggerfaktor oder das entstandene Symptom Photophobie als eine Begleiterscheinung der Attacke zu sehen (Zebenholzer et al., 2016)?

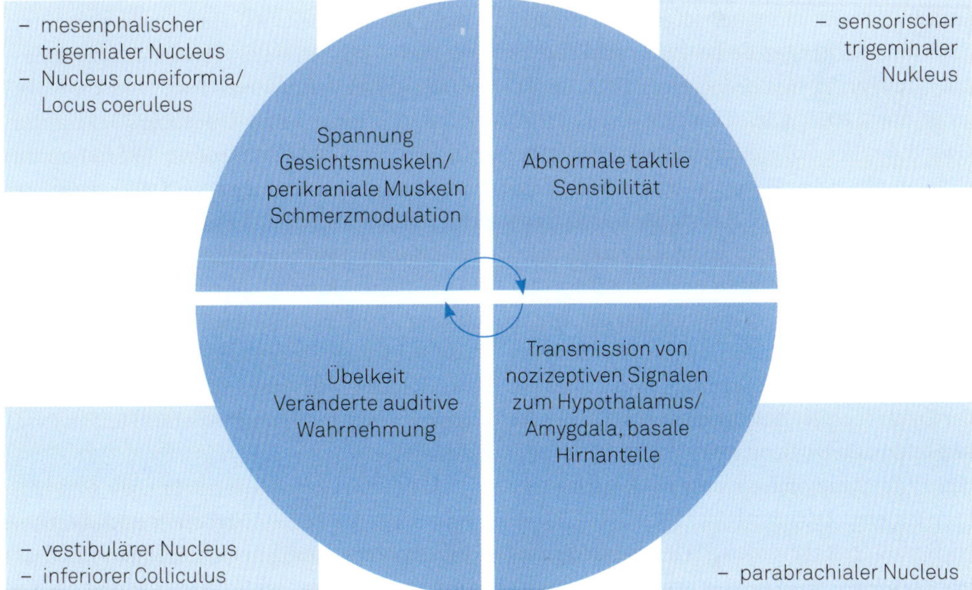

Abbildung 6-13: Pathophysiologische Vernetzung von Symptomen

Hierzu bedarf es weiterer Untersuchungen, um pathophysiologische Mechanismen von Triggerfaktoren einer Migräneattacke besser verstehen zu können.

Genetische Faktoren scheinen bei Migräne ebenso einen Einfluss zu haben und werden viel diskutiert (Sprenger & Borsook, 2012). Gleichwohl ist mit Ausnahme der „familial hemiplegic migraine" das Ausmaß der genetischen Beeinflussung nicht umfassend erklärbar (International Headache Genetics Consortium u. a., 2016). Familien- und Zwillingsstudien messen einen Vererbungsquotienten für Migräne von 42% (95% confidence interval [CI] = 36–47%). 44 verschiedene Genvarianten auf 38 Genen mit unterschiedlichen verdächtigen Migräne-Markern wurden identifiziert. Diese könnten eine Rolle bei der Migräneentstehung spielen und in vaskuläre und muskuläre Funktionen involviert sein (International Headache Genetics Consortium et al., 2016).

6.2.3 Neuromuskuloskelettale Dysfunktionen

Neuere klinische Forschung weist auf diverse Zusammenhänge zwischen dem neuromuskuloskelettalen System und einer Migräneerkrankung hin (César Fernández-de-las-Peñas et al., 2007; Luedtke et al., 2016; Luedtke et al., 2016; Luedtke & May, 2017; Oliveira-Souza et al., 2019; Özer & Benlier, 2018; Almeida et al., 2018; Ferracini et al., 2016; Florencio et al., 2019; Watson & Drummond, 2012). Obwohl die Migräne pathophysiologisch unter den zentralen Schmerzmechanismen eingeordnet wird (Burstein et al., 2015; Goadsby et al., 2009; Jay & Barkin, 2017a; Noseda & Burstein, 2013), scheinen verschiedenste periphere Einflüsse eine größere Rolle bei der Entstehung der Beschwerden zu spielen. Laut der International Headache Society (IHS) werden HWS-Symptome eher als ein Begleitsymptom als eine Ursache betrachtet (IHS, 2013). Nichtsdestotrotz kommen HWS-Symptome häufiger bei Migräne-Patienten vor als Symptome wie Nausea und Erbrechen(Calhoun et al., 2010; Carvalho et al., 2014; Almeida et al., 2018). Lampl et al. (2015) fanden bei 70 % von 487 Teilnehmern einen Zusammenhang zwischen einer Migräneattacke und HWS-Beschwerden vor, während und/oder nach einer Attacke. Florencio et al. entdeckten in ihrer Querschnittsstudie von 2017 eine Korrelation von CMD mit einer Migränepopulation von 78 % bei der episodischen und 100 % bei einer chronischen Kopfschmerzpopulation (Florencio et al., 2017). Untersuchungen zeigten Zusammenhänge zwischen einer erhöhten Muskelspannung/Triggerpunkten (durch Palpation und durch MRT-Aufnahmen verifiziert) wie auch erhöhte Schmerzhaftigkeiten (pressure pain thresholds) bei Migräne-Patienten im Vergleich zu gesunden Kontrollgruppen auf (Castien et al., 2018; César Fernández-de-las-Peñas et al., 2007; Sollmann et al., 2019; Watson & Drummond, 2012). Auch steht eine reduzierte Kraft der Nackenmuskulatur in Zusammenhang mit Migräne und Nackenschmerzen (Almeida et al., 2018). Demzufolge werden verschiedene physiotherapeutische Tests bezüglich ihrer Aussagekraft diskutiert, die im klinischen Alltag angewendet werden.

So kristallisierte Szikaszay (2019) in ihrer kürzlich veröffentlichten Metaanalyse Tests heraus, die von mehr als einer Studie favorisiert worden sind: Messung HWS-Bewegungsausmaß, Flexions-Rotations-Test, Druckprovokationen („Pressure Pain Thresholds"), Krafmessungen der HWS-Extensoren. 35 Studien mit 1033 gesunden Probanden (73 % Frauen) und 1371 Migränikern (83 % Frauen) wurden in eine qualitative Synthese eingeschlossen (19 bis 44.5 Jahre, Kopfschmerzhäufigkeit von 2,2 [SD = 0,7] bis 23,5 [SD = 6,2] Tagen/Monat.). 18 von diesen 35 Studien (mit 544 gesunde Probanden und 603 Migräniker) wurden in einer weiteren quantitativen Prozedur (Metaanalyse) ausgewertet.

Manuelle Gelenkuntersuchungen sind häufig ein Thema in den bearbeiteten Studien und werden auch häufig in der täglichen Praxisarbeit angewendet. Bei Szikszay werden die Resultate kontrovers diskutiert: Drei Studien (Ferracini et al., 2017; Jull et al., 2007; Zito et al., 2006) fanden keine Dysfunktionen bei Migränikern, jedoch konnten fünf Studien (Dumas et al., 2001; Luedtke et al., 2018; Luedtke & May, 2017; Tali et al., 2014; Watson & Drummond, 2012) Unterschiede zwischen einer Migränepopulation und einer Kontrollgruppe aufzeigen. Das Problem liegt hierbei auch in der quantitativen Bewertung einer Gelenksteifheit, die im klinischen Umfeld durch subjektives Einschätzen des Untersuchers geschieht. Unterschiedliche Schmerzantworten auf die Testverfahren können auch auf die verschiedenen Phasen der Migränemechanismen im ZNS zurückgeführt werden (Schulte & May, 2016; Uglem et al., 2017). Wie in Tabelle 6-39 ersichtlich ist, muss bei der Untersuchung differenziert werden, ob der Behandler auf eine Bewertung von muskuloskelettalen Dysfunktionen abzielt oder es sich um Sensibilitäts- bzw. Schmerzprovokationstests handelt, die eher Aspekte der Schmerzwahrnehmung, Hypersensitivität oder Allodynie evaluieren. Demnach werden während einer Migräneattacke höhere Schmerzangaben gegeben als außerhalb eines Attackenzeitraumes (Russo et al., 2018), was auf eine Mitbeteiligung dieser Strukturen schließen lassen könnte. Somit ist Vorsicht geboten, wann welche Provokationen ausgeführt und wie sie bewertet werden. Zu bestimmten Kopfschmerzcharakteristika (Kopfschmerzdauer, -intensität, -häufigkeit) konnten verschiedene Forscher jedoch keine Assoziation herstellen (Andersen et al., 2015; Castien et al., 2018; Coppola et al., 2016).

Tabelle 6-6 zeigt eine Auswahl von physischen Tests, die als mögliche Testvarianten bei Migränikern identifiziert worden sind. In Kapitel 8–10 ist die praktische Durchführung dieser Tests dargestellt. Darüber hinaus dürfen Beobachtungen aus Praxis und Forschung der letzten Jahre bezüglich vestibulären, okulomotorischen und sensomotorischen Dysfunktionen bei Patienten mit Migräne nicht verloren gehen, sondern sollten kontinuierlich weiter erforscht und praktiziert werden (Sremakaew et al., 2018). Prävalenzen von vestibulären Zeichen im Sinne einer vestibulären Migräneform werden bis zu 21% angegeben (Yollu et al., 2017). Ebenso zeigten sich in der Studie von Yollu et al. (2017) Defizite in Gleichgewichtstests bei diesen Migräne-Patienten in attackenfreien Zeiten vermehrt, verglichen mit einer Kontrollgruppe. Im Kapitel 7 wird die Erkrankung der Vestibulären Migräne genauer beleuchtet.

6.2.4 Fazit für Untersuchung und Behandlung

Wie sich zeigt, tragen sowohl endogene und exogene als auch genetische und biopsychosoziale Faktoren zu einer Migräneattacke bei (**Abbildung 6-14**). Auch Risikofaktoren, die mit einer Chronifizierung der Migräne assoziiert werden, sind zu beachten (**Tabelle 6-7**) (Odell et al., 2019). Aufgrund unserer Beobachtungen aus der Praxis sehen wir viele Patienten mit einem hohen Bildungsstand und auch Patienten mit schlanker Gestalt, so dass wir die Faktoren Adipositas und niedriger sozialer Status nicht unbedingt erkennen können. Dies kann an den untersuchten Populationen der Studien liegen (USA versus Europa). Eventuell ist nicht der niedrige soziale Status ein Faktor, sondern eher stressige Lebensereignisse, die damit in Verbindung gebracht worden sind (existentielle Probleme, Arbeitslosigkeit, Scheidung etc.).

Die therapeutischen Möglichkeiten sind aufgrund dieser verschiedenen Faktoren den pathophysiologischen Schmerzmechanismen zuzuordnen: Weisen betroffene Strukturen und Regionen auf einen eher peripheren Schmerzmechanismus hin oder handelt es sich um zentrale neuronale Schmerzprozesse? Die therapeutische Beeinflussung der neuromuskuloskelettalen, sensomotorischen und okulomotorischen Systeme sollte dabei stets symptom- und erfolgsorientiert gestaltet sein.

Der Behandler – auch wenn er nicht pharmakologisch geschult ist – sollte sich gewisse **medikamentöse Kenntnisse aneignen**, die wir hier in einem kurzen Überblick vorstellen. Dies ist für die notwendige interdisziplinäre Zusam-

Tabelle 6-6: Neuromuskuloskelettale Tests/Studien und Effekte bei Migränikern

Neuromuskuloskelettale Tests	Studienauswahl	Effekt (Vergleich Migränegruppe vs. Kontrollgruppe)
HWS-Bewegungsausmaß	(Bevilaqua-Großi et al., 2009; Ferracini et al., 2017; Luedtke et al., 2018; Tali et al., 2014; Watson & Drummond, 2012)	Signifikant reduziertes Bewegungsausmaß
Passive intervertebrale segmentale Bewegungen	(Ferracini et al., 2017; Luedtke et al., 2018; Luedtke & May, 2017; Tali et al., 2014; Watson & Drummond, 2012)	Kontroverse Ergebnisse
Joint position error test	(Ferracini et al., 2017)	Kein signifikanter Unterschied
HWS/Schultergürtel-Muskelkraft	(Florencio & de Oliveira, et al., 2015; Luedtke et al., 2018)	Signifikanter Unterschied für die Extensoren
Kraniomandibuläres Gelenk	(Goncalves et al., 2013a; Stuginski-Barbosa et al., 2010)	Signifikante Unterschiede
HWS-Haltung (kraniovertebraler Winkel)	(Ferracini et al., 2017; Tali et al., 2014)	In sitzender Position kein Winkelunterschied jedoch im Stand
Flexions-Rotation-Test	(Ferracini et al., 2017; Luedtke et al., 2018)	Signifikanter Bewegungsunterschied
Ausdauer der Nackenflexoren	(Florencio & de Oliveira, et al., 2015; Almeida et al., 2018; Watson & Drummond, 2012)	Signifikante Unterschiede
BWS-Untersuchung	(Luedtke et al., 2018)	Klinische Relevanz
Neurodynamik	(von Piekartz, 2013)	Klinische Relevanz
Druckprovokation-Schmerzschwelle	(Buchgreitz et al., 2010; Engstrøm et al., 2014; Morten Engstrøm, Hagen, Bjørk, Gravdahl, et al., 2013; Morten Engstrøm, Hagen, Bjørk, Stovner, et al., 2013; C Fernández-de-las-Peñas et al., 2009, 2010; Florencio, Giantomassi, et al., 2015; Großi et al., 2011; Palacios-Ceña et al., 2016)	Signifikante Unterschiede
Triggerpunkte	(Ferracini et al., 2016; Luedtke et al., 2018; Tali et al., 2014)	Signifikante Unterschiede

menarbeit wichtig, wie auch für die Kommunikation mit dem Patienten. Der Behandler, der den Patienten eher physisch oder auch psychisch betreut, sieht diesen eventuell regelmäßiger in seiner Praxis als der Mediziner oder Pharmakologe, der sich um die medikamentöse Betreuung kümmert. Folgende wichtige Fragestellungen sollten dabei bedacht werden:

- Besteht die Gefahr eines Übergebrauches oder Missbrauches der Medikamente?
- Besteht die Gefahr eines medikamenteninduzierten Kopfschmerzes?

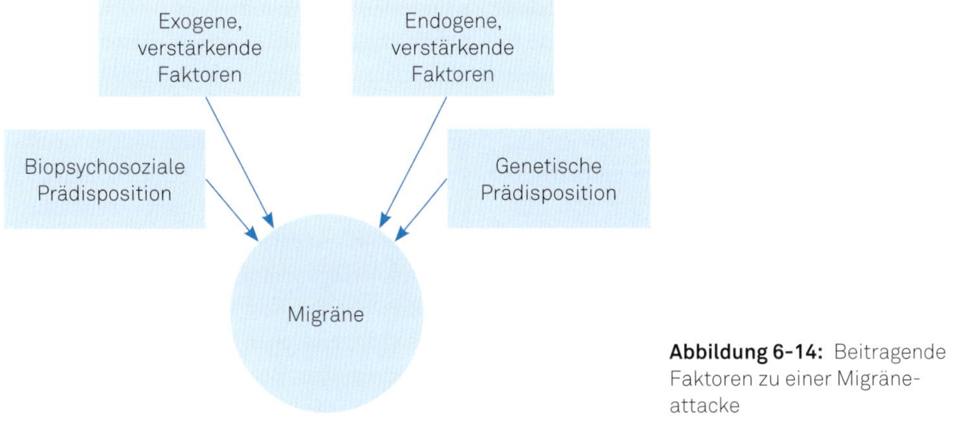

Abbildung 6-14: Beitragende Faktoren zu einer Migräneattacke

Tabelle 6-7: Risikofaktoren, die mit einer Chronifizierung der Migräne assoziiert werden

Risikofaktoren, die mit einer Chronifizierung der Migräne assoziiert werden
Schlafstörungen
Übermäßiger Kaffeegenuss
Adipositas
Schnarchen
Psychiatrische/Psychologische Erkrankungen (Depression/Ängste)
Hohe Attackenfrequenz
Wechsel im Lebensrhythmus
Übergebrauch von Migränemedikamenten
Kopf- oder Nackenverletzungen
Kutane Allodynie
Weibliches Geschlecht
Begleitende Schmerzsyndrome (z.B. Fibromyalgie)
Niedriger sozialer Status

- Ist der Patient zufrieden mit der Wirkung? Hat sich die Wirkung verschlechtert? Ist der Patient unsicher bezüglich der Wirkung?
- Ist ein gewisser normaler Rhythmus der Medikamenteneinnahme zu verzeichnen?
- Berichtet der Patient von Ängsten/Fragen, die bezüglich der Medikamenteneinnahme entstanden sind?
- Ist der Patient bezüglich seiner Medikamenteneinnahme gut beraten und betreut?
- Haben sich die Kopfschmerzen und die Wirkung der Medikamente verändert? Besteht die Gefahr eines sekundären Kopfschmerzes, d.h. könnte eine neue Erkrankung aufgetreten sein, die eventuell übersehen werden kann?

Gern verweisen wir in diesem Zusammenhang auch auf die Organisation: Migraine Action (www.migraineaction.ch). Die hier aufgeführten Empfehlungen sind daran angepasst worden:

Der zuständige Behandler sollte den Patienten auf die Gefahr des medikamenteninduzierten Dauerkopfschmerzes auf jeden Fall aufmerksam machen und mögliche vorbeugende Therapien andenken, so dass die Häufigkeit der Kopfschmerzattacken reduziert werden kann.

> Patienten sind häufig verunsichert, dass die Wirkung der Medikamente sich so unterschiedlich zeigt. Sie erwarten dort eher immer ähnliche Reaktionen. Die Wirkung der Akutmittel ist jedoch individuell sehr verschieden und kann von Attacke zu Attacke variieren. Man sollte vor allem darauf achten, akute Kopfschmerzmittel an nicht mehr als zehn Tagen im Monat einzunehmen, und nicht mehr als drei Tage hintereinander. Auch sollte keine Selbstmedikation erfolgen, wenn die Kopfschmerzen an mehr als 14 Tagen im Monat auftreten. Die regelmäßige und übermäßige Einnahme von Schmerzmitteln jeder Art, einschließlich der modernen Mittel (Triptane), kann zu chronischen Kopfschmerzen führen.

Für die medikamentöse Akut-Therapie der Migräne sollten folgende Überlegungen mit einbezogen werden: In manchen Fällen scheint die Einnahme von Migräne- und Schmerzmitteln keinerlei Effekt auf die Migräne zu haben. Dies ist für die Betroffenen sehr frustrierend. Sie nehmen ein starkes Mittel und dieses zeigt keine Wirkung. Dies kann daran liegen, dass während des Anfalls der Magen-Darm-Trakt zu wenig aktiv ist und die Medikamente nicht vom Magen ins Blut aufgenommen werden können. Oft lohnt sich darum der Versuch frühzeitig ein Mittel zur Förderung der Magenbewegung (etwa 5 min) vor einem hochdosierten, einfachen und schnell löslichen Schmerzmittel einzunehmen. Die Medikamente gegen Übelkeit und Brechreiz (Wirkstoffe: Metoclopramid, Domperidon, Meclozin, Pyridoxin) helfen nicht nur bei der Aufnahme des Schmerzmittels in das Blut, sondern reduzieren auch die Übelkeit, den Brechreiz und die Gefahr des Erbrechens und haben eine zusätzliche schmerzlindernde Wirkung. Fünf Minuten nach dem magenbewegenden Medikament können einfache Schmerzmittel in genügend hoher Dosis (Wirkstoffe: Acetylsalicylsäure, nichtsteroidale Entzündungshemmer, Paracetamol) eingenommen werden oder bei einer schweren Migräne bzw. bei einer ungenügenden Wirkung der einfachen Schmerzmittel Triptane bzw. Ergotamine. Bei einer Migräne mit Aura sollte Acetylsalicylsäure, nichtsterodoidale Entzündungshemmer, Metamizol schon bei Beginn der Aura eingenommen werden, jedoch Ergotamine und Triptane erst nach Ende der Aura. Dazu können bei Beginn der Aura Stugeron Tropfen sublingual versucht werden. Genaue Dosierungen sind auf der Webseite www.migraineaction.ch nachzulesen bzw. immer detailliert mit einem Apotheker oder Mediziner zu besprechen, der den Patienten diesbezüglich begleitet und stets informiert ist über Medikamentenwirkungen, -abbrüche und -umstellungen.

Für die vorbeugende Therapie der Migräne sollten folgende Überlegungen mit einbezogen werden: Steigt die Anzahl der Kopfschmerztage an bzw. wird an mehr als zehn Tagen ein Schmerzmedikament genommen, so wird eine Prophylaxe-Therapie angedacht. Diese sollte sechs Wochen durchgeführt werden, um die Wirkung bewerten zu können. Kann eine gute Wirkung beobachtet werden, so wird diese Therapie mindestens sechs bis neun Monate (bis zu einem Jahr) fortgesetzt. Danach erfolgt ein langsames Ausschleichen. Falls die Wirkung nach dem Absetzen nicht anhält, kann man erneut mit einer vorbeugenden Therapie beginnen. Oft wird dann eine andere Therapiemodalität ausgewählt. Warum die vorherig ausgewählte Methode nicht (mehr) gut wirkt, ist noch nicht bekannt. Für eine medikamentöse Prophylaxe-Therapie werden Betablocker, Kalziumantagonisten, Antidepressiva, Antiepileptika, Coenzym 10 und Vitamin B 2 und

Magnesium angewendet (Empfehlungen der Schweizerischen Kopfschmerzgesellschaft, Therapiekommission, www.migraineaction.ch). Seit 2018 werden monoklonale Antikörper, die an den CGRP-Rezeptoren angreifen eingesetzt und monatlich subkutan injiziert werden.

In der Vorgehensweise der **nicht-medikamentösen Therapie** bei Migräne-Patienten haben sich vier Säulen herauskristallisiert:

- Edukation nach dem Motto: Aufklären–Wissen–Verstehen
- Entspannung
- Bewegen
- die zielgerichtete Beeinflussung von betroffenen Systembereichen mit aktiven und passiven Maßnahmen.

Edukativen Behandlungsformen wie auch Entspannungstechniken wird eine hohe Evidenz zugeordnet in der Leitlinie der Deutschen Migräne- und Kopfschmerzgesellschaft (DMKG): eine Reduktion der Kopfschmerzhäufigkeit, eine Verbesserung der Lebensqualität und ein besserer Umgang in der Medikamenteneinnahme konnte in verschiedenen Studien beobachtet werden (Kropp et al., 2016; Rothrock et al., 2006; Thakur et al., 2018). Fritsche et al. (2013) resümieren in ihrer systematischen Übersichtsarbeit, dass die Migränehäufigkeit um 35 % bis 45 % verringert werden kann durch Entspannungstechniken, Muskelrelaxation nach Jacobsen, Biofeedback bzw. Neurofeedback, sowie begleitend mit edukativen Kursen und der Anleitung und dem Führen von Kopfschmerztagebüchern. Neben der Edukation und dem Erlernen einer Möglichkeit, sich zu entspannen, ist die Bewegung ein weiterer Pfeiler in der Therapie. Studien belegen die positiven Wirkmechanismen des Ausdauertrainings bei Migränebetroffenen (Dresler et al., 2019; Irby et al., 2016; Kroll, 2015; Varkey et al., 2011). Es ist jedoch nicht damit getan, dem Patienten zu erklären, dass er sich bewegen soll und dass dies auch Linderung verspricht. Der Patient braucht Hilfestellungen in der Vorgehensweise, Art und Dosierung der Bewegung, um seinen persönlichen Bewegungsplan herauszufinden. Außerdem muss der Patient motiviert werden, sich prinzipiell zu bewegen. Zu bedenken ist, dass physische Aktivität auch als ein Triggerfaktor angesehen wird (Daenen et al., 2015; Dresler et al., 2019; Irby et al., 2016). Die praktische Anwendung eines adäquaten, patientenzentrierten Trainings ist in Kapitel 12.1 nachzulesen.

Obwohl die Evidenzlage bezüglich der Behandlungen von neuromuskuloskelettalen Strukturen noch limitiert ist (Luedtke et al., 2016; Varatharajan et al., 2016), werden diese Maßnahmen regelmäßig angewendet und darüber hinaus in verschiedenen Leitlinien empfohlen (Bendtsen et al., 2010; Moore et al., 2017; Sarchielli et al., 2012). Diverse Studien zeigen auf, dass pathophysiologische Mechanismen, die aufgrund von Dysfunktionen im neuromuskuloskelettalen System vorliegen, einen Bestandteil in der Migräneentstehung zu haben scheinen. Passive und aktive Behandlungsmodalitäten des Bewegungsapparates wurden folglich in der Praxis und in einigen Studien zur Linderung der Migränesymptome diskutiert (Maistrello et al., 2019; Goncalves et al., 2013b; Krøll et al., 2018; Luedtke et al., 2016; Varkey et al., 2009, 2011). Weichteilbehandlungen im Sinne von Triggerpunkttherapien und Dehnungsübungen haben sich als effektiv gezeigt (Espí-López et al., 2018; Gandolfi et al., 2018; Ghanbari et al., 2015). Überlegungen zu den beeinflussenden Schmerzfaktoren und dem Umgang mit diesen sind im Kapitel 4.1 erörtert und der weitere Untersuchungs- und Behandlungsgang in den Kapiteln 8–11. Die Umsetzung der vier Pfeiler ist im Kapitel 12.1 aufgeschlüsselt.

6.3 Kopfschmerz vom Spannungstyp

1954 veröffentlichten Tunis und Wolff erstmals Überlegungen zu einer Kopfschmerzart vom Spannungstyp: „It has been established that some headaches arise from sustained contraction of skeletal muscle about the face, scalp and neck." (Antonaci & Sjaastad, 2011). Zusammen mit der Migräneform zählte der Spannungskopfschmerz bis in die früheren 1970er Jahre zu den etablierten Kopfschmerzarten. Ursachen wurden in der perikranialen Muskulatur gesucht. Unter den Kopfschmerzformen ist der Kopfschmerz vom Spannungstyp mit einer Einjahresprävalenz von 38,3 % für die episodische Form und mit 1–3 % für die chronische Form die häufigste Kopfschmerzart (César Fernández-de-las-Peñas et al., 2011). Schätzungen zeigen, dass weltweit 70–80 % der Normalbevölkerung an einem episodischen Spannungskopfschmerz leiden (Jay & Barkin, 2017b).

6.3.1 Klassifikation und Klinik

Die Klassifikation erfolgt anhand der diagnostischen Kriterien der IHS-Klassifikation (Headache Classification Committee of the International Headache Society, 2018) in verschiedenen Untergruppen (**Tabelle 6-8**).

Der Kopfschmerzcharakter des Spannungskopfschmerzes ist typischerweise bilateral und bandartig beschrieben („wie ein Helm auf dem Kopf, enges Band um den Kopf"). Er ist von dumpfer, drückender und/oder beengender Schmerzqualität und von milder bis moderater Schmerzintensität. Minuten bis Tage kann er andauern und in verschiedenen Regionen lokalisiert werden (subokzipital, bifrontal, bitemporal, am Vertex, okzipital ausstrahlend in den Nacken und in die Schulterbereiche). Meistens wird eine Schmerzabnahme bei körperlicher Aktivität beschrieben. Übelkeit oder Erbrechen treten eher nicht auf. Photophobia oder Phonophobia können präsent sein (**Abbildung 6-15**). Zusammengefasst ist der Kopfschmerzen vom Spannungstyp in sieben Untergruppen aufgeteilt (**Tabelle 6-9**): sporadisch episodisch, häufig episodisch, chronisch. Diese Gruppen sind jeweils unterteilt in Kopfschmerzen mit einer perikranialen Muskelspannung oder deren Abwesenheit. Als siebte Untergruppe wird der

Tabelle 6-8: Kopfschmerzen vom Spannungstyp IHS

2. Kopfschmerz vom Spannungstyp
2.1 Selten auftretender episodischer Kopfschmerz vom Spannungstyp
2.1.1 Selten auftretender episodischer Kopfschmerz vom Spannungstyp mit perikranieller Schmerzempfindlichkeit
2.1.2 Selten auftretender episodischer Kopfschmerz vom Spannungstyp ohne perikranielle Schmerzempfindlichkeit
2.2 Häufig auftretender episodischer Kopfschmerz vom Spannungstyp
2.2.1 Häufig auftretender episodischer Kopfschmerz vom Spannungstyp mit perikranieller Schmerzempfindlichkeit
2.2.2 Häufig auftretender episodischer Kopfschmerz vom Spannungstyp ohne perikranielle Schmerzempfindlichkeit
2.3 Chronischer Kopfschmerz vom Spannungstyp
2.3.1 Chronischer Kopfschmerz vom Spannungstyp mit perikranieller Schmerzempfindlichkeit
2.3.2 Chronischer Kopfschmerz vom Spannungstyp ohne perikranielle Schmerzempfindlichkeit
2.4 Wahrscheinlicher Kopfschmerz vom Spannungstyp
2.4.1 Wahrscheinlicher selten auftretender, episodischer Kopfschmerz vom Spannungstyp
2.4.2 Wahrscheinlicher häufig auftretender episodischer Kopfschmerz vom Spannungstyp
2.4.3 Wahrscheinlicher chronischer Kopfschmerz vom Spannungstyp

„wahrscheinliche Kopfschmerz vom Spannungstyp“ genannt.

Aus früheren Zeiten haben sich auch folgende Begriffe im allgemeinen Sprachgebrauch eingeprägt: Spannungskopfschmerz, Muskelkontraktionskopfschmerz, psychomyogener Kopfschmerz, stressabhängiger Kopfschmerz, gewöhnlicher Kopfschmerz, essentieller Kopfschmerz, idiopathischer und psychogener Kopfschmerz. Im englischen Sprachgebrauch benutzt man die Bezeichnungen: TTH (tension type headache), ETTH (episodic tension type headache), CTTH (chronic tension type headache).

Die Unterscheidung zwischen einer episodischen und chronischen Verlaufsform ist notwendig, da die chronische Verlaufsform die Lebensqualität deutlich beeinträchtigt, eine wesentlich höhere Assoziation mit einem medikamenteninduzierten Kopfschmerz besteht (Medication-Overuse-Headache, MOH) und höhere persönliche und sozioökonomische Kosten entstehen. Da der Kopfschmerz vom Spannungstyp häufiger vorkommt als die Migräne, ist die gesamte Beeinträchtigung für die Bevölkerung höher und ebenso die entstehenden Kosten (Jay & Barkin, 2017b). Die Unterteilung in einen sporadischen Subtyp mit weniger als einen Tag/Monat und einen Subtyp mit häufigeren Attacken ist aufgrund der Beobachtung entstanden, dass die sporadische Form nur wenige Auswirkungen auf das Leben des Betroffenen hat und selten medizinische/therapeutische Betreuung nach sich zieht. Der Subtyp mit häufigeren Attacken kann wiederum mit erheblicher Behinderung einhergehen und zum Teil teure Medikamente und eine prophylaktische Behandlung erforderlich machen. Die Differenzierung zwischen Patienten mit und ohne erhöhte Schmerzempfindlichkeit der perikranialen Muskulatur beruht auf einer manuellen Palpation und hier vorzugsweise der druckkontrollierten Palpation zur Unterscheidung der Unterformen. Sjastaad (2011) sieht die Diagnosestellung des Spannungskopfschmerzes als die

Tabelle 6-9: Untergruppen des Kopfschmerzes vom Spannungstyp

Sporadisch auftretender episodischer Kopfschmerz vom Spannungstyp	Assoziiert mit perikranialer Muskelspannung	Wenigstens 10 Episoden, durchschnittlich an <1 Tag/Monat (<12 Tage/Jahr)
	Nicht assoziiert mit kranialer Muskelspannung	
Häufig auftretender episodischer Kopfschmerz vom Spannungstyp	Assoziiert mit perikranialer Muskelspannung	Wenigstens 10 Episoden, durchschnittlich an ≥1 Tag/Monat, aber <15 Tagen/Monat über mindestens 3 Monate auftreten (≥12 und <180 Tage/Jahr)
	Nicht assoziiert mit kranialer Muskelspannung	
Chronischer Kopfschmerz vom Spannungstyp	Assoziiert mit perikranialer Muskelspannung	Durchschnittlich ≥15 Tagen/Monat über mindestens 3 Monate (mindestens 180 Tage/Jahr)
	Nicht assoziiert mit kranialer Muskelspannung	
wahrscheinlicher („probably“) Kopfschmerz vom Spannungstyp	Ein Kriterium fehlt, um die Diagnose Kopfschmerz vom Spannungstyp stellen zu können. Keine andere Kopfschmerzart ist zutreffender.	Sporadisch auftretende episodische oder häufig auftretende episodische oder chronische Form

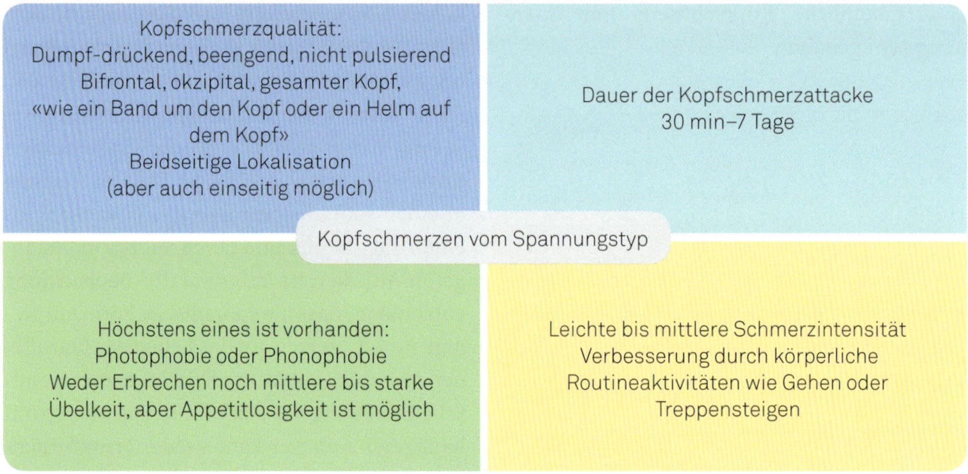

Abbildung 6-15: Kardinalzeichen des Kopfschmerzes vom Spannungstyp

schwierigste und am wenigsten definierte Kopfschmerzform: Spannungskopfschmerzen sind eine Herausforderung für Experten und Anfänger. Kopfschmerzen vom Spannungstyp sind nicht ohne Weiteres von einer leicht verlaufenden Migräneattacke oder von sekundären Kopfschmerzen – etwa nach einer Infektion oder nach einem Trauma – abzugrenzen. Eine leichte Übelkeit oder Empfindlichkeit gegenüber Licht und Lärm sind auch bei Menschen mit Kopfschmerzen vom Spannungstyp möglich, ebenso ein einseitiges Auftreten der Schmerzen. Die Überlappungen werden stets neu diskutiert. Unterscheiden sich Migräne und Kopfschmerzen vom Spannungstyp wirklich grundsätzlich voneinander? Über 94 % einer Migränepoluation zeigten auch Kriterien des Kopfschmerzes vom Spannungstyp (Lyngberg et al., 2005).

6.3.2 Pathophysiologie

Die Pathophysiologie des Kopfschmerzes vom Spannungtyp wird wie die Migräneform multifaktoriell eingeschätzt. Sowohl periphere wie auch zentrale Mechanismen scheinen eine Rolle zu spielen. Psychologische, genetische und persönliche Faktoren wie auch Umweltfaktoren werden diskutiert. In der Vergangenheit wurde der Kopfschmerz vom Spannungstyp häufig als psychogen angesehen. Es kristalisiert sich jedoch heraus, dass eine neurophysiologische Ätiologie zugrunde liegt. Verschiedene pathophysiologische Mechanismen werden diskutiert: Die Konvergenzhypothese von Cady legt nahe, dass der Kopfschmerz des episodisch auftretenden Spannungstyps lediglich eine Vorstufe einer Migräneattacke darstellt, in der die endogene absteigende Schmerzhemmung noch so weit intakt ist, dass das Schmerzlevel auf einem niedrigen Niveau verbleibt. Bei einem Verlust dieser Hemmung kommt es zu einer dementsprechend ausgeprägten Migräneattacke. Diese Hypothese von Cady entspricht einer Vermischung von pathophysiologischen Gegebenheiten, die unterschiedliche Kopfschmerzbilder hervorrufen (Cady, 2007; Cady et al., 2004).

Des Weiteren werden periphere Nozizeptoren der perikranialen Muskulatur für den episodischen Kopfschmerz vom Spannungstyp und „Windup"-Mechanismen im Sinne eines neuropathischen Schmerzes sowie Sensitivierungsprozesse von Schmerzwegen im ZNS für den chronischen Spannungskopfschmerz verantwortlich gemacht (Jay & Barkin, 2017b): Das ZNS kontrolliert den Muskeltonus über verschiedene Mechanismen: Gamma efferente

Neurone in den Vorderhornzellen der Wirbelsäule beeinflussen die Alpha-Motoneurone der Muskelspindeln, darüberhinaus Renshaw-Zellen via inhibitorische Neurotransmitter (GABA) diese synaptischen Verbindungen. Darüber hinaus besteht eine supraspinale Kontrolle von kortikalen, subkortikalen, limbisch afferenten und efferenten Verbindungen. Dazu erhöhen oder verringern physiologische und emotionale Inputs den Muskeltonus mit entsprechendem nozizeptiven myofaszialen Input. Bei Fortbestehen dieser Muskelspannungen und Schmerzen entwickeln sich psychische Symptome wie Ängste und depressive Verstimmungen. Wie im myogenen nozizeptivem Teufelskreis (**Abbildung 6-16**) dargestellt, kann durch die (anhaltende) Muskelspannung eine Hypoxie und Kompression der kleineren Blutgefäße entstehen. Daraufhin erhöht sich der Gehalt an schmerzproduzierenden, metabolischen Substanzen (Bradykinin, Serotonin, Milchsäure, Prostaglandine, etc.) und folglich treten vermehrt Muskelschmerzen sowie ein reaktiver Hypotonus auf. Durch ständige Stimulation nozizeptiver Prozesse werden zentrale Prozesse in Gang gesetzt, was wiederrum den myogenen nozizeptiven Teufelskreis unterstützt.

In **Tabelle 6-10** sind im Überblick die multifaktoriellen (periphere, zentrale, genetische und emotionale) Systeme dargestellt.

6.3.3 Neuromuskuloskelettale Dysfunktionen

Muskuloskelettale Faktoren scheinen involviert zu sein in die Entwicklung von Kopfschmerzen vom Spannungstyp (Andersen u.a., 2015; Cachinero-Torre et al., 2017; Cigarán-Méndez et al., 2019; Coupp et al., 2007; Fernández-de-las-Peñas et al., 2007; Leistad et al., 2006). Typische „Referred-Pain-Muster“ von Triggerpunkten (**Abbildung 6-17**) im Kopf, Nacken und Schultern können Kopfschmerzen, aber auch andere Symptome wie Tinnitus, Vertigo, Augentränen, Zahnschmerzen und Otalgien auslösen; Symptome, die bei Betroffenen, die unter Spannungskopfschmerzen leiden, auftreten können (César Fernández-de-las-Peñas et al., 2007; Jay & Barkin, 2017b). Druckprovokationen in myofaszialen Strukturen zeigen beim chronischen Typ des Spannungskopfschmerzes eine niedrigere Toleranzschwelle als die Kontrollgruppen. Außerdem entwickeln Patienten mit Kopfschmerzen vom Spannungstyp eher

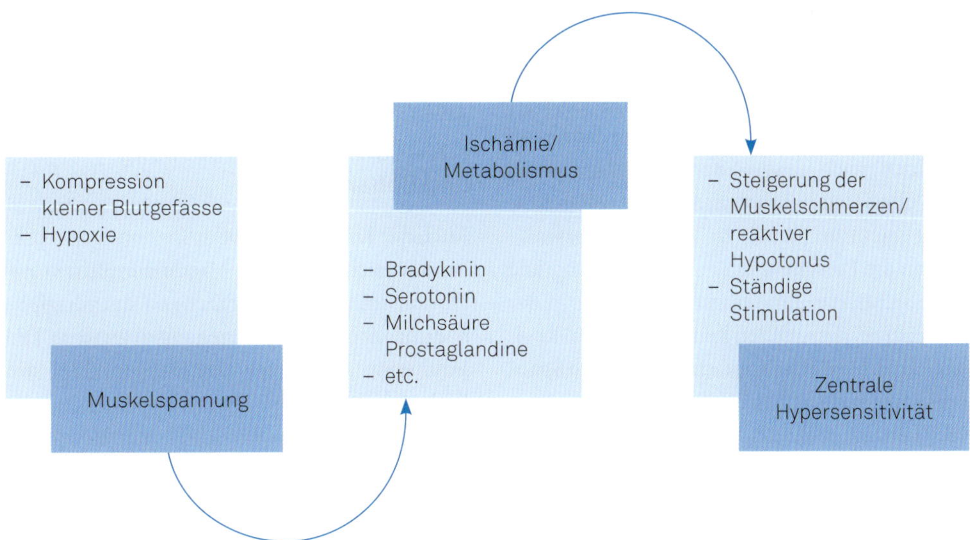

Abbildung 6-16: Myogener nozizeptiver Teufelskreis

Tabelle 6-10: Multifaktorielle (periphere, zentrale, genetische und emotionale) Systeme sind an der Entstehung von Spannungskopfschmerzen beteiligt (CTTH, chronic tension-type headache)

Peripher	Zentral	Genetisch	Emotional-kognitiv
Muskelspannung Posturaler Kontrollverlust Muskelischämie Gestörte(r) Metabolismus/Mikrozirkulation/Mitochondrienfunktion	Hypersensitivität (in CTTH) Reduzierte Toleranzschwelle auf Druckschmerz/elektrische/thermische Stimuli Generalisierte Hyperalgesie (in CTTH)	Multiple Gene in Kombination mit biopsychosozialen Faktoren	Veränderte limbische Kontrolle der Schmerzkontrollsysteme Stress, mentale Spannung

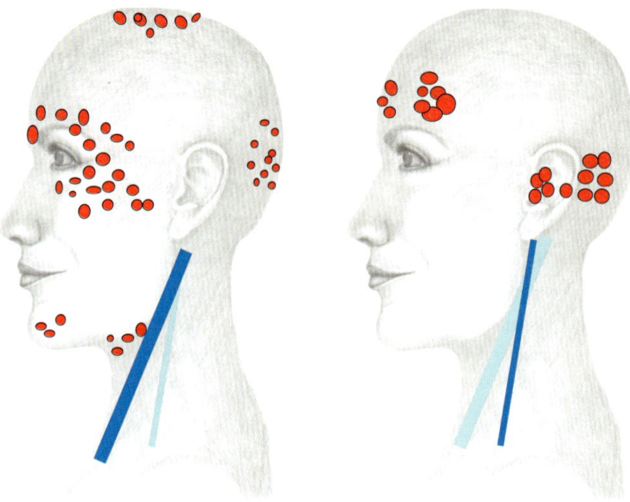

Abbildung 6-17: Referred Pain Mechanismus am Beispiel des M. sternocleidomastoideus, Pars sternalis (linke Abbildung), Pars clavicularis (rechte Abbildung)

auch Schulter- und Nackenschmerzen bei statischen Übungen im Vergleich mit einer gesunden Kontrollgruppe (Christensen et al., 2005).

Patienten mit Spannungskopfschmerzen scheinen nach ausgelöster Muskelspannung auch eine längere Erholungsphase in allen Körperegionen zu brauchen. Interessanterweise fanden die Forscher bei Patienten mit Migräne diese reduzierte Erholungsfähigkeit nur in der begrenzten, betroffenen kraniozervikalen Region und nicht wie bei Kopfschmerzen vom Spannungstyp in allen betroffenen Muskelgruppen vor (Leistad et al., 2006). Erhöhte Steifigkeit, Schwäche, Müdigkeit, Muskelverkürzungen, erhöhter Dehnungsschmerz und eine reduzierte Bewegungsfähigkeit der betroffenen Muskeln kann klinisch beobachtet werden. Diese Dysfunktionen erschweren eine aufrechte, dementsprechend aktive Haltung (**Abbildung 6-18**).

6.3.4 Fazit für Untersuchung und Behandlung

Auch der Kopfschmerz vom Spannungstyp präsentiert sich neben der Migräne multifaktoriell und sollte dementsprechend interdisziplinär und vielschichtig angegangen werden. Die Edukation beinhaltet Erklärungen über die Pathomechanismen, über die Bedeutung von schmerzverstärkenden und -reduzierenden Faktoren und über die Chancen der Einflussnahme auf das Schmerzgeschehen mit medikamentösen und nicht-medikamentösen Möglichkeiten. Wird der Patient aufgeklärt, dass

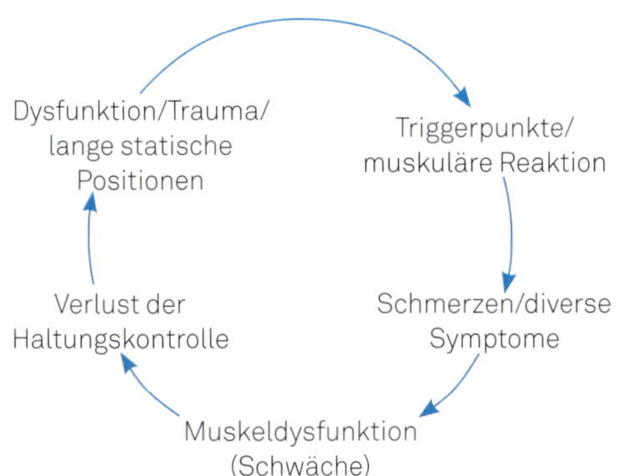

Abbildung 6-18: Der Teufelskreis des Spannungskopfschmerzes bis zum Verlust der Haltungskontrolle

ein regelmäßiges Training, ein Suchen nach Entspannungsmöglichkeiten und ein Fithalten der neuromuskuloskelettalen, sensomotorischen und okulomotorischen Systeme erfolgsversprechend ist, so steigt seine Motivation, das Problem anzugehen und die Frustration über seine Krankheit kann gesenkt werden. Auch bei Patienten mit Kopfschmerzen vom Spannungstyp müssen involvierte periphere bzw. zentralisierte Schmerzphänomene voneinander differenziert werden (siehe Kapitel 4). Patienten mit Kopfschmerzen von einem chronischen Spannungstyp sollten über die Mechanismen der reduzierten Schmerzhemmung, der erhöhten Reizbarkeit, den Zusammenhängen mit Komorbiditäten wie Stresssymptome, Schlafstörungen etc. aufgeklärt werden. Ashina et al. (2010) untersuchten Risikofaktoren bezüglich einer Chronifizierung bei Kopfschmerzen vom Spannungstyp und entdeckten interessanterweise eine einseitige Schmerzlokalisation, Nausea, eine pulsierende Schmerzqualität und eine Attackendauer länger als 72 Stunden als potenzielle Faktoren. Fraglich bleibt, ob diese Charakteristika schon auf eine Transformation in Richtung einer Migräneform hinweisen. Des Weiteren wurde der tägliche Gebrauch von akuten Medikamenten, der Gebrauch von prophylaktischen Medikamenten und die Koexistenz mit anderen Kopfschmerzformen genannt. Auch Rauchen, geringe physische Aktivität und ein schlechter gesundheitlicher Allgemeinzustand (von den Patienten selbst ermessen) wurden als Risikofaktoren identifiziert (Ashina et al, 2010).

Pharmakologische/medikamentöse Therapiemodalitäten: Häufig nehmen Patienten mit Kopfschmerzen vom Spannungstyp in der akuten Situation nach Bedarf NSAR ein (Ibuprofen, Naproxen, Paracetamol o. Ä. zwischen 500 mg und 1500 mg). Dies hilft bei Kopfschmerzen einer episodischen Form häufig gut. Nichtsdestotrotz ist es wichtig, die Medikamenteneinnahme zu kontrollieren, da auch hier ein übermäßiger Medikamentengebrauch (mehr als 10 Einnahmetage pro Monat) zu einem medikamenteninduzierten Kopfschmerz führen kann. Die Organisation Migraine Action (www.migraineaction.ch) empfiehlt diesbezüglich möglichst geringe Medikamenteneinnahmen bis maximal an vier Tagen pro Monat und verweist auch auf nichtmedikamentöse Therapien (kalte Kompressen auf die Stirn, Pfefferminzöl auf die Schläfen, Stirn und Nacken sanft einreiben, Entspannungsübungen, Selbstmassage). Bei chronischen Kopfschmerzen vom Spannungstyp sollten keine Migräne-Anfallsmittel, keine Analgetika, keine Tranquilizer eingenommen werden, da sonst eine Verschlechterung des Kopfschmerzleidens zu befürchten ist (www.migraineaction.ch). Auch werden trizyklische Antidepressiva als prophylaktische Therapiemethode zur Senkung der Schmerzempfindlichkeit verschrieben. Manchmal helfen aber auch pflanzliche Kombinationen (Tipp: Valverde Entspannungsdragees).

Nicht-medikamentöse Therapiemodalitäten und deren Evidenz: Zu den empfohlenen nicht-medikamentösen Therapien werden die Edukation bezüglich der Kopfschmerzerkrankung, die Entspannungs- und Stressbewältigungstherapien, Ausdauertraining, kognitive Verhaltenstherapien und das EMG-Biofeedback gezählt (Bendtsen et al., 2010). Obwohl die Evidenzlage bezüglich Behandlungen der neuromuskuloskelettalen Strukturen noch limitiert ist (Varatharajan et al., 2016) werden physikalische/manualtherapeutische Maßnahmen häufig in die Behandlung eingeschlossen (Castien & De Hertogh, 2019; Castien et al., 2012; César Fernández-de-las-Peñas & Courtney, 2014). In einer Metaanalyse mit fünf randomisierten, kontrollierten Studien konnte ein moderater Effekt von Manueller Therapie im kurzen Intervall und ein ähnlicher Effekt verglichen mit pharmakologischer Behandlung mittels drei randomisierten, kontrollierten Studien über ein langes Intervall (18–24 Wochen) aufgezeigt werden (Mesa-Jiménez et al., 2015). Zeichen wie eine herabgesetzte Schmerzschwelle auf Druck (M. trapezius und M. temporalis), aktive Triggerpunkte (M. trapezius, M. temporalis, M. sternocleidomastoideus und der subokzipitalen Muskulatur) und eine verstärkte Kopftranslation nach ventral („Forward head posture") waren auffällig verändert bei Patienten mit Spannungskopfschmerz, besonders bei Patienten, die unter der chronischen Form litten, verglichen mit kopfschmerzfreien Kontrollgruppen (Sohn et al., 2010). Diese Funde weisen auf eine Verbindung zwischen der Entwicklung chronischer Symptome (Kopfschmerzdauer, -intensität und -häufigkeit) und neuromuskuloskelettalen Veränderungen hin (Abboud et al., 2013). Weichteilbehandlungen, Behandlungen von Triggerpunkten und Mobilisationen von artikulären und neuralen Strukturen zeigen eine positive Beeinflussung der Lebensqualität (Falsiroli Maistrello et al., 2019) wie auch eine Reduktion in der Attackenhäufigkeit, -dauer und Schmerzintensität (Alonso-Blanco et al., 2012; Álvarez- Melcón et al., 2018; Chaibi & Russell, 2014; Lozano López et al., 2016; Mesa-Jiménez et al., 2015).

6.4 Andere und sekundäre Kopfschmerzarten

In diesem Kapitel soll dem Leser ein Überblick über andere und sekundäre relevante Kopfschmerzarten gegeben werden. Ziel ist es, einen Eindruck über die mannigfaltigen Varianten zu geben. Das differentialdiagnostische Auge soll weiter geschärft werden, um Abgrenzungen zu den häufigsten Kopfschmerzformen (Kopfschmerzen vom Spannungstyp und der Migräne) und auch zu vorliegenden sekundären Erkrankungen vornehmen zu können. Hierbei werden die trigeminal-autonomen Zephalgien hervorgehoben, da sie zu den primären Kopfschmerzarten gehören und es schnell zu Verwechslungen und Überlappungen kommen kann (**Tabelle 6-11**). Auch wird dem Behandler durch das Wissen der verschiedenen Kopfschmerzarten zu einer besseren prognostischen Einschätzung der Effektivität seiner Therapie verholfen. Nach dem Grundsatz: Wieviel kann ich mit meinen Fähigkeiten zu der Verbesserung beitragen? Inwieweit ist es sinnvoll, interdisziplinär andere Hilfe mit einzubeziehen?

Neben den trigeminalen, autonomen Kopfschmerzerkrankungen werden unter den primären Kopfschmerzen noch eine Reihe anderer Kopfschmerzarten aufgeführt, die hier der Vollständigkeit halber Erwähnung finden. Gern sei hier auch auf die umfangreiche Arbeit der ICHD hingewiesen in der deutschen Übersetzung von 2018 (Headache Classification ..., 2019). Andere primäre Kopfschmerzen sind der Primäre Hustenkopfschmerz, der Primäre Anstrengungskopfschmerz, der Primäre Sexualkopfschmerz, der Primäre Donnerschlagkopfschmerz, der Kältebedingte Kopfschmerz,

Tabelle 6-11: Primäre Kopfschmerzerkrankungen (ICHD-3-Deutsche-Übersetzung-German-Translation-2018)

Teil eins: Primäre Kopfschmerzerkrankungen
1. Migräne
1. Kopfschmerz vom Spannungstyp
2. Trigemino-autonome Kopfschmerzerkrankungen
3. Andere primäre Kopfschmerzen

der Kopfschmerz durch Einwirkung von Druck oder Zug auf den Kopf, der Primäre stechende Kopfschmerz, der Münzkopfschmerz, der Schlafgebundene Kopfschmerz und der Neu aufgetretene tägliche anhaltende Kopfschmerz (Rozen, 2018).

6.4.1 Trigemino-autonome Kopfschmerzerkrankungen (TAK)

Die trigemino-autonomen Kopfschmerzerkrankungen (TAK) zeichnen sich als einseitig auftretender Kopfschmerz aus und sind meistens von parasympathischen, autonomen Symptomen im Kopfbereich begleitet. Sie präsentieren sich auf der gleichen Seite wie der Kopfschmerz. Pathophysiologisch geht man von einer Aktivierung des trigemino-parasympathischen Reflexes aus. Die Ursachen für die Schmerzattacken der TAK konnten noch nicht eindeutig erklärt werden

Der **Clusterkopfschmerz** ist in dieser Gruppe der am häufigsten vorkommende und am besten bekannte Kopfschmerz und tritt im Vergleich zur Migräne jedoch zehn Mal seltener auf. 1840 wurde der Clusterkopfschmerz erstmals benannt von Romberg (Romberg, M.H., 1840). In der Bezeichnung Cluster (Häufung/ Gruppe) zeigt sich die Eigenart dieser Kopfschmerzform: er tritt meistens periodisch stark gehäuft auf. Es können sich dann für Monate bis Jahre beschwerdefreie Intervalle anschließen. Die Prävalenz variiert zwischen 5–69 Patienten/100000 Menschen und 240–900 Patienten/100000 Menschen. Das Problem dabei sind Verzögerungen um durchschnittlich 6,6 Jahre in der Diagnosestellung, wobei der Patient im Durchschnitt 4,3 Ärzte aufgesucht und 3,9 inkorrekte Diagnosen bekommen hat (Jay & Barkin, 2017a; Klapper et al., 2000). Typischerweise beginnt ein Clusterkopfschmerz zwischen 20 und 40 Jahren und kommt gehäuft bei Männern vor (1,4:1); Rauchen und Alkohol scheinen prädisponierende Faktoren zu sein (Rozen, 2018) und sollten bei der Anamnese und der Edukation bedacht werden. Rozen et al. fanden in den Patientengruppen, die an einem Clusterkopfschmerz leiden, 83 % Raucher, wogegen 17 % der Patienten lediglich rauchende Eltern angaben. Dies könnte bedeuten, dass aktives Rauchen wesentlich initiierender ist als passives Rauchen. Der Kopfschmerz ist von heftiger, kurzer Dauer und so heftig, dass 55 % der 1134 befragten Patienten Suizidgedanken hegen würden (Rozen, 2018). Ein episodischer Clusterkopfschmerz ist gekennzeichnet durch Episoden von 15–180 min mit einer Dauer von sieben Tagen bis einem Jahr und von schmerzfreien Episoden von mindestens drei Monaten Dauer, wogegen ein chronischer Clusterkopfschmerz ein Jahr oder länger ohne Remissionsphasen auftritt oder mit Remissionsphasen, die weniger als drei Monate anhalten. Falls die einzelnen Attacken wesentlich länger auftreten, sollte eine Migräneform in Betracht gezogen werden.

Auch bei einem Clusterkopfschmerz kann eine Prodromalphase mit emotionalen Vorboten wie Hypomanien oder Euphorien beobachtet werden, die bereits Tage und Wochen vor der Attacke präsent sind. Die Kopfschmerzattacke könnte dann auch mit einem unilateralen oder bilateralen Druckgefühl in der HWS starten. Die Patienten geben ein Wärmegefühl über die ipsilaterale, temporale Region, milde Schmerzen im ipsilateralen Auge und eine nasale Kongestion (verstopfte Nase) an. Daraufhin verstärkt sich ein pochender, unerträglicher Schmerz im Auge, Zahnbereich und Gesicht begleitet von autonomen Krankheitszeichen: ipsilaterale Lakrimation, Rötung des Auges, tränendes Auge, Ptosis und Miosis. Die Schmerzen bleiben unilateral und treten häufig nach dem Zubettgehen auf (Jay & Barkin, 2017a). Patienten, die unter Clusterkopfschmerzen leiden, kommen nicht zur Ruhe, einem „Tiger im Käfig“ gleich.

Clusterkopfschmerzen sind eine sehr beeinträchtigende Erkrankung. Fast 20 % einer Patientenpopulation (n= 1134) hatten ihren Job aufgrund ihrer Erkrankung verloren und 8 % waren arbeitsunfähig (Rozen & Fishman, 2012).

Auch aus diesem Grund sind eine schnelle Diagnosestellung, eine gute Betreuung und das Vermeiden von unnötigen, wenig erfolgversprechenden Behandlungen unabdingbar.

Eine **Paroxysmale Hemicrania** tritt eher seltener mit einer Prävalenz von 1/50 000 Kopfschmerzpatienten auf. Es sind doppelt so häufig Frauen wie Männer betroffen. Starke einseitig orbitale, supraorbitale und/oder temporale Schmerzattacken, die 2–30 min anhalten und mehrmals oder vielmals am Tag auftreten. Die Attacken treten gewöhnlich in Begleitung von ipsilateraler konjunktivaler Injektion, Lakrimation, nasaler Kongestion, Rhinorrhoe, Schwitzen im Bereich der Stirn und des Gesichtes, Miosis, Ptosis und/oder Lidödem auf. Patienten mit einer Paroxysmalen Hemicrania sprechen zuverlässig auf Indometacin an. Die Attacken werden meistens spontan ausgelöst, bei 10 % durch eine Vorbeugebewegung oder eine Drehbewegung des Kopfes, eventuell auch durch einen Druck auf den Processus transversus C4–C5, die Spinalwurzel C2 oder den N. occipitalis major induziert (Goadsby et al., 2010). Eine Episodische Paroxysmale Hemicrania tritt in der Regel in einem Zeitraum von sieben Tagen bis zu einem Jahr auf und wird von schmerzfreien Episoden von mindestens drei Monaten Dauer unterbrochen. Eine Chronische Paroxysmale Hemicrania tritt über mehr als ein Jahr ohne schmerzfreie Episoden auf oder kann von schmerzfreien Episoden, die jedoch kürzer als drei Monate sind, unterbrochen werden. Die Kopfschmerzintensität ist im Vergleich zu einem Clusterkopfschmerz weniger stark, aber im gleichem Gebiet lokalisiert. Die Dauer einer einzelnen Attacke liegt gewöhnlicherweise bei 14 min und kann damit gut von einem SUNCT/SUNA-Kopfschmerz (siehe unten) unterschieden werden, der zwischen einer Stunde und zehn Minuten liegt mit einem Durchschnitt von 50 min. Bei erfolgreicher Behandlung mit Indometacin kann eindeutig auf eine Paroxysmale Hemicrania geschlossen werden, da SUNCT/SUNA-Kopfschmerzen nicht auf Indometacin reagieren. Eine Trigeminusneuralgie zeigt eher eine Schmerzlokalisation mandibulär und maxillär von kurzer Dauer ohne autonome Zeichen.

Kurz andauernde (eine Sekunde bis zehn Minuten), streng einseitige, mittelstarke oder starke Kopfschmerzattacken, die mindestens einmal am Tag auftreten und in der Regel mit einer deutlichen Lakrimation und Rötung des ipsilateralen Auges einhergehen weisen auf das Syndrom eines **SUNA** (Short-lasting unilateral neuralgiform headache attacks) **oder SUNCT** (Short-lasting unilateral neuralgiform headache attacks with conjunctival injection and tearing) hin. Ein Reiz auf der Haut kann eine Attacke triggern. Das SUNA/SUNCT-Syndrom ist mit einer Prävalenz von 6,6/100 000 sehr selten und tritt meistens bei einem Alter über 50 Jahren auf, gehäuft bei Männern. Episodische SUNCT-Attacken treten über Zeiträume zwischen sieben Tagen und einem Jahr auf und werden durch schmerzfreie Intervalle von mehr als drei Monaten unterbrochen. Chronische SUNCT-Attacken präsentieren sich über mehr als ein Jahr ohne Remissionsphase oder mit Remissionsphasen kürzer als drei Monate. Die Unterscheidung zwischen einer SUNCT-Attacke und einer SUNA-Attacke erfolgt lediglich durch das Auftreten von sowohl einer konjunktivalen Injektion als auch einer Lakrimation.

Eine **Hemicrania continua** zeigt sich in anhaltenden, streng einseitigen Kopfschmerzen, die zwar in der Intensität variieren, aber dennoch immer vorhanden sind. Steigt die Intensität, kommen ipsilaterale, autonome kraniale Symptome dazu. Wie die Paroxysmale Hemicrania wirkt hier (zum Glück) Indometacin. Begleitsymptome sind ipsilateral eine konjunktivale Injektion, Lakrimation, nasale Kongestion, Rhinorrhoe, Schwitzen im Bereich der Stirn und des Gesichtes, Miosis, Ptosis und/oder ein Lidödem. Weiterhin treten eine körperliche Unruhe oder eine Agitiertheit oder eine Schmerzzunahme durch Bewegung auf.

Bezüglich der Pathophysiologie aller genannten Trigemino-autonomen Kopfschmerzerkrankungen zeigt sich im PET (Positronen-Emissions-Tomographie) und in der funktionellen Magnetresonanztomographie eine Aktivität des posterioren Hypothalamus, nur bei der SUNA-Attacke ohne autonome Zeichen sind keine hypothalamischen Auffälligkeiten gefunden worden. Therapeutisch konnte die Tiefe Hirnstimulation (THS; engl.: „Deep Brain Stimulation", DBS) im posterioren Hypothalamusbereich bereits Erfolge verzeichnen (Stillman, 2014). Dies deutet auf eine pathophysiologische Beteiligung dieser Hirnareale bei den meisten trigemino-autonomen Kopfschmerzerkrankungen hin.

6.4.2 Vorgehen bei Verdacht auf einen sekundären Kopfschmerz

Immer muss bei einem Patienten mit Kopfschmerzen evaluiert werden, ob die Kopfschmerzen primärer oder sekundärer Natur sind. Es gilt folglich zu klären, ob systemische oder neurologische Erkrankungen vorliegen, die für die Kopfschmerzen verantwortlich sind (**Abbildung 6-19**). Sekundäre Kopfschmerzen zeigen häufig ein sehr unspezifisches Beschwerdebild, deshalb sind eine genaue Befragung des Patienten und differentialdiagnostische Kenntnisse notwendig. Prinzipiell sind neue, starke, unbekannte Kopfschmerzen, zunehmend in der Intensität und Dauer, verstärkt durch ein Valsava-Manöver, mit abnormalen neurologischen Zeichen, mit Start über 50 Jahren und in Koexistenz mit bereits bekannten systemischen und neurologischen Erkrankungen (maligne Grunderkrankungen, Blutungsneigung, metabolische Erkrankungen, Liquor-Shunt, Thrombophilie, Immunsuppression, Adipositas, vorangegangenes Trauma) verdächtig (Gaul & Diener, 2016; Green, 2012). Das Kapitel 3 beschäftigt sich intensiv mit Alarmsignalen (Red Flags) von Kopfschmerzen, die auf eine ernsthafte Erkrankung hinweisen könnten.

Des Weiteren zeigen Patienten, die bereits unter einer primären Kopfschmerzerkrankung leiden, auch vermehrt einen sekundären Kopfschmerz bei einer neuen Erkrankung, als wären diese Patientengruppen insgesamt empfänglicher für die Entwicklung von Kopfschmerzen. Dies zeigt, dass die Differenzierung nicht immer einfach ist und es zu Überlappung kommen kann. Es könnte sein, dass sekundäre Kopfschmerzen im Endeffekt sogar ähnlichen neurobiologischen Pathomechanismen unterliegen wie primäre Kopfschmerzen (Schankin & Straube, 2012).

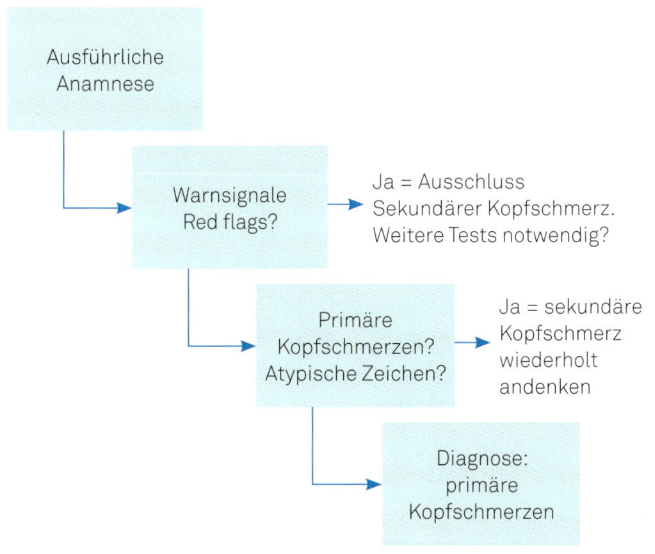

Abbildung 6-19: Algorithmus primäre vs. sekundäre Kopfschmerzen

Nichtsdestotrotz kann man in vielen Fällen bei einer stabilen Historie der Kopfschmerzen über sechs Monate, einem unauffälligem MRT und einer unauffälligen neurologischen Untersuchung von einem benignen, wiederkehrenden primären Kopfschmerz ausgehen.

Der Behandler sollte für die notwendige Differenzierung über aussagekräftige Begleitsymptome (neurologische, kardiovaskuläre Zeichen), den Krankheitsverlauf der Kopfschmerzen und insbesondere über Warnzeichen (Red Flags) informiert sein (Bigal & Lipton, 2007; Sobri et al., 2003; Steiner et al., 2019). In **Tabelle 6-12** sind die sekundären Kopfschmerzerkrankungen nach der Definition der ICHD aufgelistet (Headache Classification ..., 2018).

6.5 Anamnese bei Hauptsymptom Kopfschmerz

Die Patienten mit kraniozervikalen Beschwerden werden nach ihrer im Vordergrund stehenden Symptomatik befragt. Dies bedeutet jedoch nicht, dass neben dem Hauptsymptom Kopfschmerzen nicht noch weitere Symptome existieren, die einer weiteren spezifischen Anamnese bedürfen. Nicht selten sind im praktischen Alltag dann neben dem hier beschriebenen Kopfschmerzassessment Fragen bezüglich einer CMD (siehe Kapitel 5.3) oder einer Schwindelsymptomatik (siehe Kapitel 7.6) notwendig. Dieses Kapitel beinhaltet eine anamnestische Vorgehensweise aufgrund einer Kopfschmerzsymptomatik (**Abbildung 6-20**).

Der Therapeut braucht für die Anamnese aufgrund einer Kopfschmerzsymptomatik ein gewisses Maß an Zeit. Ist die Anamnese gut geführt und ausgearbeitet, sammelt der Therapeut viele Hinweise, die für eine adäquate Behandlung notwendig sind.

Dem Patienten wird diese Vorgehensweise erklärt. So kann es vorkommen, dass die erste Sitzung bei einem 30-minütigen Termin mit der anamnestischen Befragung beendet ist. Das theoretische Wissen aus den vorherigen Kapiteln: Pathophysiologie, diagnostische Kriterien, auslösende und verstärkende Faktoren werden nun in den Anamneseprozess umgesetzt. Beitragende Faktoren im Sinne von Komorbiditäten und Triggerfaktoren tragen unweigerlich zu einem Behandlungserfolg oder -misserfolg bei und müssen deshalb miteinbezogen werden.

Tabelle 6-12: Sekundäre Kopfschmerzerkrankungen

Teil zwei: Sekundäre Kopfschmerzerkrankungen	
1.	Kopfschmerz zurückzuführen auf eine Verletzung oder ein Trauma des Kopfes- und/oder HWS
2.	Kopfschmerz zurückzuführen auf Gefäßstörungen im Bereich des Kopfes und/oder des Halses
3.	Kopfschmerz zurückzuführen auf nichtvaskuläre intrakranielle Störungen
4.	Kopfschmerz zurückzuführen auf eine Substanz oder deren Entzug
5.	Kopfschmerz zurückzuführen auf eine Infektion
6.	Kopfschmerz zurückzuführen auf eine Störung der Homöostase
7.	Kopf- oder Gesichtsschmerz zurückzuführen auf Erkrankungen des Schädels sowie von Hals, Augen, Ohren, Nase, Nebenhöhlen, Zähnen, Mund oder anderen Gesichts- oder Schädelstrukturen
8.	Kopfschmerz zurückzuführen auf psychiatrische Störungen

Im praktischen Alltag erarbeiten wir die **anamnestischen Kriterien** bezüglich der Kopfschmerzsymptomatik unter folgenden Gesichtspunkten (**Abbildung 6-21**):

- Einschätzung einer Kopfschmerzart oder auch mehrerer Kopfschmerzarten
- Risikominimierung, Ausschluss ernsthafter Pathologien
- Erfassen von Red Flags (siehe Kapitel Sicherheit)
- Anamnestische Zeichen, die Hinweise auf betroffene Systembereiche geben
- Erfassen von Komorbiditäten und Triggerfaktoren
- Ermöglichen von Verlaufskontrollen

6.5.1 Symptomanamnese

Der Patient wird gebeten mit eigenen Worten zu beschreiben, was ihn zur Therapie führt. Er formuliert die Symptome, durch die er am meisten beeinträchtigt ist. Gibt der Patient nur ein Symptom an, heißt es nicht, dass er keine weiteren Symptome hat.

Vorsicht vor voreiligen Schlussfolgerungen!

In der symptomrelevanten Anamnese soll das Kopfschmerzbild herausgeschält werden. Dies ist kein einfacher Prozess und darf nicht zu fal-

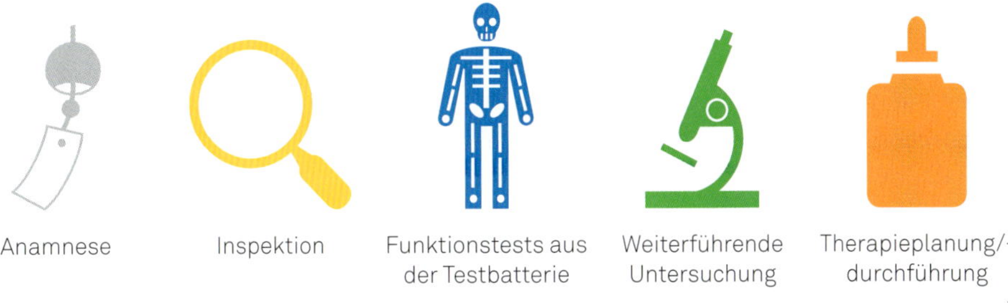

Abbildung 6-20: Elemente des therapeutischen Prozesses

IV. weitere Bedingungen: des Patienten, des überweisenden Arztes, des Kostenträgers, des Therapeuten

III. Triggerfaktoren, red flags: beitragende, unterhaltende, initiierende Faktoren kongenitale Faktoren, Grunderkrankungen, Unfälle, Operationen, Haltung, Tätigkeit, psychosoziale Faktoren, Komorbiditäten

II. begleitende Symptome: HWS Beschwerden, neurale Zeichen, Schwindel, Sensibilitätsbeeinträchtigung, Schluckstörungen, Tinnitus, Angst, Depression, craniomandibuläre Dysfunktion

I. Primäre Symptome
Schmerz, Funktionsbeeinträchtigung,
Lindernde / verstärkende Faktoren,
Bisherige Untersuchungen / Therapien
Erwartungen des Patienten

Abbildung 6-21: Vier Ebenen für die anamnestische Befragung

schen Rückschlüssen führen, z. B. gibt der Patient an, dass ihm übel wird als Begleitsymptom seiner Kopfschmerzen; eine Migräneart könnte daraufhin verfrüht angedacht werden. Bedingt durch anatomische Verbindungen kann z. B. auch eine Segmentirritation C2 (durch die Nähe zum N. vagus) Übelkeit auslösen. Das Zusammenspiel der diagnostischen Kriterien wird im weiteren Text differenzierter beschrieben. Der Therapeut kristallisiert eine oder mehrere Kopfschmerzarten heraus. Hier können sich auch Überlappungen oder nicht eindeutige Kopfschmerzbilder präsentieren. Was bedeutet es für den Behandler jedoch, wenn er eine Migränetendenz oder einen Kopfschmerz vom Spannungstyp erkennen kann. Aus therapeutischer Sicht beginnt hier bereits die notwendige interdisziplinäre Zusammenarbeit. Bedarf es weiterer Abklärungen? Ist der Patient medikamentös gut beraten und betreut. Wäre das Hinzuziehen einer psychologischen/psychiatrischen Beratung hilfreich? Für welche Systembereiche ist der Therapeut selbst zuständig?

Beispielhafte Angaben der Patienten und Interpretation des Behandlers

„Ich habe andauernd Kopfschmerzen wie ein „Gürtel um den Kopf", seit zehn Jahren (mit 15 Jahren hat das begonnen), verstärkt werden die Kopfschmerzen durch ein bestimmtes Parfüm, wenn ich Sport treibe, beim längeren Lesen oder Fernsehschauen, ich habe häufig kalte Füße und Hände."

Interpretation: Gab es ein auslösendes Ereignis? Gibt es Maßnahmen, die den andauernden Kopfschmerz verbessern? Ist er immer gleich stark? Weist der verstärkende Faktor Parfüm auf eine Migäneentität hin? Hat die Patientin Bedenken sich sportlich zu betätigen, so dass aktives Training vorsichtig aufgebaut werden muss? Sind die kalten Füße und Hände Zeichen einer vegetativen Dysfunktion? Sind die Augen minderbelastbar oder überlastet in ihren visuellen Funktionen? Muss ich die Patientin zum Augenarzt schicken?

„Laut meinem Neurologen leide ich unter einem Kopfschmerz vom Spannungstyp, ich empfinde zwei verschiedene Kopfschmerzarten: der eine ist an der Stirn und im Nacken beidseitig seit vielen Jahren von mittlerer Intensität, den anderen habe ist seit drei Monaten, er fühlt sich dumpf an, er ist auf einer Seite, eher links als rechts und drückt im Auge: links häufiger als rechts und ist sehr stark über eine Stunde anhaltend."

Interpretation: Zeigen die beiden Kopfschmerzarten ähnliche betroffene Systembereiche? Sind die beiden Kopfschmerzarten getrennt voneinander zu sehen? Welcher Kopfschmerz wäre wichtiger, in den Griff zu bekommen? Muss aufgrund des neu aufgetretenen Kopfschmerzes eine weitere medizinische Abklärung erfolgen oder ist der Kopfschmerz mit geeigneten Manövern zu reproduzieren? Auf welche Kopfschmerzarten weist ein seitendomianter Kopfschmerz hin?

„Seit 30 Jahren habe ich Kopfschmerzen im Schläfen- und Augenbereich rechts, eher dumpf und stechend, 1x pro Monat 24 Stunden lang, zum Abend ansteigend, über die Nacht Verbesserung, ich denke, im Vordergrund steht eine hormonelle Ursache: Beginn mit 14 Jahren, in Schwangerschaften/Stillzeiten keine Kopfschmerzen, Beissschiene nachts bei Bruxismus (seit vier Jahren), keine familiäre Disposition."

Interpretation: Sind neben den im Vordergrund stehenden hormonellen Gründen andere mitbeteiligte Faktoren zu finden? Wie weit trägt der Bruxismus mit einer CMD bei? Die Patientin denkt in erster Linie an eine hormonelle Ursache. Welche Erwartungen bringt sie an eine physiotherapeutische Behandlung mit?

Alle vier Ebenen (**Tabelle 6-13**, Abbildung 6-21) erfasst der Therapeut in der Anamnese: wie ein Puzzle trägt er Puzzlesteine zusammen, die ihm ein möglichst vollumfängliches und eindeutiges Bild ermöglichen. Fehlt ein wichtiger Puzzlestein, so ist das Problem des Patienten noch unklar. Je komplexer das Problem des Patienten

Tabelle 6-13: Vier-Ebenen-Modell für die anamnestische Befragung

Ebene I–IV	Interpretation für die weitere Untersuchung
I. Symptome	
Bewegungs-/Funktionsbeeinträchtigung	Bewegungs-/Funktionsanalyse, Struktur- und Regionsdifferenzierung, Ausmaß der Funktionsstörung im Verhältnis zur Gewebeschädigung
Schmerzen	Detaillierte Schmerzanamnese, involvierte Schmerzmechanismen (nozizeptiv, noziplastisch, neuroplastisch), Irritierbarkeit der Schmerzen, Erholungszeit nach einer Schmerzprovokation
Beeinträchtigung des Patienten	Korrelation zwischen Stärke der Dysfunktion und der Beeinträchtigung im Alltag
Bisherige Untersuchungen	Hausarzt, Neurologe, Hals-Nasen-Ohren Arzt, Internist, Kardiologe, Zahnarzt, Orthopäde, Schmerztherapeut, Radiologe Untersuchungsergebnisse
Bisherige Therapie	Pharmakologische und nicht-pharmakologische Therapien und deren Ergebnisse
Wahrnehmung des Patienten bezüglich seiner Symptomatik	Schweregrad der Symptomatik, Symptomentwicklung, auslösendes Ereignis, Zukunftsvisionen aus Patientensicht
II. Begleitende Symptome	
Schwindel, Augensensationen/Sehstörungen, Ohrsensationen, Stimmungswechsel, Übelkeit, Lärm-, Lichtempfindlichkeit, Parästhesien, Schluckbeschwerden, Konzentrationsstörungen etc.	Hinweise auf Red Flags, Hinweise auf systemische Ursachen der Kopfschmerzen, Kriterien entsprechen einer Kopfschmerzdiagnose
Betroffene andere Körperregionen	Zusammenhang zwischen der Kopfschmerzsymptomatik und anderen betroffenen Regionen
Stehen die begleitenden Symptome im Zusammenhang mit den Kopfschmerzen oder sind es alleinstehende Entitäten?	Differenzierung der Symptome
III. Beitragende, unterhaltende, initiierende Faktoren	
Komorbiditäten, Triggerfaktoren, systemische Erkrankungen	Grunderkrankungen, konstitutionelle Bedingungen, andere Beeinträchtigungen am Bewegungsapparat, Operationen, Unfälle, Stressverarbeitungsfähigkeit, Wertevorstellung (religiöse, moralische, gesellschaftsbezogene, geschlechtsspezifische), sexuelle Gewalt, hormonelle Beeinflussung, Körperhaltung, Psychiatrische Erkrankungen, psychische Traumata, Essstörungen (Binge-Eating-Störungen, Anorexia)
Psychosoziale Faktoren	Private/familiäre/berufliche/schulische Situation, Kultur plötzliches unvorhergesehenes/tragisches Ereignis, Mobbing (u.a. wegen Kopfschmerzen)
Emotionale Situation des Patienten bezüglich seiner Krankheitsgeschichte	ängstlich, skeptisch, depressiv, zuversichtlich, hoffnungsvoll Wirkung der bisherigen Therapien, Therapeutenhopping, Wirkung der Eigenmaßnahmen Kooperationsbereitschaft des Patienten

Tabelle 6-13: *Fortsetzung*

Ebene I–IV	Interpretation für die weitere Untersuchung
IV. Weitere Bedingungen	
Ziele im interdisziplinären Betreuungsteam	Realistische Ziele, Planung medizinischer Maßnahmen, Therapiemenge, Eigenmaßnahmen/Mitarbeit des Patienten
Möglichkeiten und Grenzen der Behandlung	Therapeut: Kompetenz, Zeitmanagement Erwartungshaltung des Patienten, Beeinträchtigung des Patienten Behandlungsziele des Therapeuten und des Patienten, unzureichende Differentialdiagnostik

ist, desto komplexer ist auch das Puzzle. Je eindeutiger das Problem, desto einfacher das Puzzle. Um das Puzzle zu vervollständigen, muss der Therapeut allenfalls auch die Untersuchungsergebnisse der Fachärzte erfragen. Der Therapeut bittet den Patienten um Erlaubnis, dieses zu tun. Diese Überlegungen spornen auch den Patienten an, Aussagen und Ergebnisse zu seinem Problem zusammenzutragen für ein komplettes Bild.

Gezielte anamnestische Fragen (in Anlehnung an den Anamnesebogen Kopfschmerz im Anhang) erfassen die Symptomanamnese, das heißt auf das Vier-Ebenen-Modell (Tabelle 6-13, Abbildung 6-21) bezogen mit der Farbe Blau markiert.

Kopfschmerzarten: Gibt es einen oder mehrere Arten von Kopfschmerzen? Wenn es mehrere gibt, dann sind alle nachfolgenden Fragen für jede Kopfschmerzart wiederholt zu stellen. Der Therapeut eruiert, ob die verschiedenen Kopfschmerzarten getrennt voneinander existieren oder zusammenhängen.

Welcher Kopfschmerz der verschiedenen Kopfschmerzen stört den Patienten am meisten? Wenn Kopfschmerz A auftritt und stärker wird, folgt dann Kopfschmerz B? Welchen Kopfschmerz wollen sie als erstes behandelt haben? Gibt es irgendeinen Zusammenhang zwischen den Kopfschmerzarten? **Tabelle 6-14** zeigt verschiedene Kopfschmerzarten mit verschiedenen diagnostischen Kriterien, die maßgeblich an der Diagnosestellung beteiligt sind.

Schmerzlokalisation: Im Körperschema (Kopf) werden die verschiedenen Schmerzorte vom Patienten oder Therapeuten eingezeichnet. Es wird definiert, welcher Schmerz der Hauptschmerz Nummer 1 ist und ebenso welcher Schmerz mit zweitens, drittens und viertens bezeichnet, weniger prioritär ist. Gibt es eine Seitenbetonung? Wandert der Schmerz? Kann der Patient mit dem Finger seinen Schmerzort zeigen (lokal, diffus)? Ist der Schmerz immer an einer ähnlichen Stelle lokalisiert?

Schmerzqualität/-charakter: Die Schmerzqualität kann auch sogleich neben den eingezeichneten, nummerierten Schmerzort eingetragen werden. Wie fühlen sich seine Kopfschmerzen an (bohrend, stechend, dumpf, tief, oberflächlich, brennend etc.)? Wie würde er den Schmerz bildlich beschreiben (messerartig, wie einen Helm etc.)?

Vorsicht ist geboten in der Bewertung der Schmerzqualitäten. Pulsierende, pochende Kopfschmerzen werden einer Migräne zugeordnet, ein helmartiger ziehender, dumpfer Schmerz einem Spannungskopfschmerz. Immer müssen **alle** Kriterien für die Bestimmung einer Kopfschmerzart zusammengefasst werden (**Tabelle 6-14**).

Häufigkeit einer Attacke: Die Anzahl der Attacken ist ein relevantes Kriterium für die Verlaufskontrolle (**Kasten 6-3**). Kann der Patient von weniger Attacken berichten seit Beginn der Therapie. Konnte die Attackenhäufigkeit durch

Tabelle 6-14: Diagnostische Kriterien verschiedener Kopfschmerzarten

Diagnostisches Kriterium	Spannungskopfschmerz	Migräne	Clusterkopfschmerz (häufigste trigemino-autonome Kopfschmerzart)
Schmerzlokalisation	Beidseits, Stirn, „helmartig"	Meistens einseitig, Seitenwechsel möglich	Orbital, periorbital, Stirn, streng einseitig
Schmerzqualität	Drückend, dumpf, ziehend	Pochend, pulsierend,	Heftige anfallsartige Schmerzen, pochend
Dauer der Attacke	Stunden bis Tage	4–72 Stunden	Sekunden bis Stunden
Mögliche Begleitsymptome	Weder Erbrechen noch mittlere bis starke Übelkeit, aber Appetitlosigkeit ist möglich, Photophobie **oder** Phonophobie	Übelkeit, Erbrechen, Photophobie, Phonophobie	Häufig autonome Symptome Sympathische Defizite/parasympathische Überreaktionen: Augentränen, Bindehautödem, enge Pupille, Naselaufen, gerötetes Auge, hängendes Lid, Gesichts-/Stirnschwitzen, Rennen „wie der Tiger im Käfig"
Schmerzlinderung	Moderate Bewegung (Spazierengehen), Vermeiden von statischen Positionen, Medikamente	Ruhe, Liegen in abgedunkelten Räumen, Medikamente	Indometacin, Sauerstoffgabe, Aktivität in vertikaler Position
Schmerzintensität	Leicht bis mittel	Mittel bis schwer	Schwer

Kasten 6-3: Schmerzpräsentation

Verschiedene/mehrere Kopfschmerzarten?

Schmerzlokalisation

- Gibt es eine dominante Seite?
- Schmerzqualität/Charakter
- Häufigkeit der Attacken
- Dauer der Attacke
- Verlauf/Muster
- Auslöser
- Letztmalige Attacke
- Im Bestfall längster Zeitraum ohne Kopfschmerzen

das neue Medikamente gesenkt werden? Darüber hinaus wird anhand der Attackenhäufigkeit entschieden, ob ein Wechsel von einer akuten zu einer prophylaktischen Medikation sinnvoll ist. Außerdem werden chronische Kopfschmerzformen über die Attackenhäufigkeit und die Dauer der Attacken definiert. Der Chronische Kopfschmerz beschreibt nach der heutigen Definition vier verschiedene Formen der primären Kopfschmerzen: chronische Migräne, chronische Spannungskopfschmerzen, Hemicrania continua und Neu aufgetretene tägliche Kopfschmerzen (Manzoni & Torelli, 2015). Differentialdiagnostisch muss hier unbedingt auch an einen medikamenteninduzierten Kopfschmerz gedacht werden (**Kasten 6-4**).

Dauer einer Attacke: Prinzipiell ist zu überlegen, ob ein für den Patienten typischer Attackenverlauf besteht. Ist ein Zeitfenster zu definieren, in dem die Symptomatik klar präsent ist neben dementsprechenden kopfschmerzfreien Intervallen. Auch der Zeitpunkt, an dem die At-

Kasten 6-4: Chronische und medikamenteninduzierte Kopfschmerzen

Chronische Kopfschmerzen sind Kopfschmerzen (laut den diagnostischen Kriterien für Migräne, Spannungskopfschmerz etc.), die an ≥ 15 Tagen/Monat über > 3 Monate auftreten.
Häufig wiederkehrende Kopfschmerzen erfordern in der Regel das Führen eines Kopfschmerztagebuchs, in dem Informationen zum Schmerz und den mit ihm verbundenen Symptomen mindestens einen Monat lang tagtäglich aufgezeichnet werden (Headache Classification ..., 2018).
Schmerzmittelinduzierte Kopfschmerzen oder ergotamin- bzw. triptaninduzierte Kopfschmerzen müssen immer dann vermutet werden, wenn diese Medikamente an mehr als an zehn Tagen pro Monat erforderlich werden, gleichgültig, welche Dosis dabei verwendet wird.
Die Diagnose eines medikamenteninduzierten Kopfschmerzes kann oft erst gestellt werden, wenn sich der substanzinduzierte Kopfschmerz nach dem Absetzen des Medikamentes bessert (Kristoffersen & Lundqvist, 2014).

tacken starten, ist nicht leicht zu definieren. Dies zeigt sich auch daran, dass die Patienten Mühe haben, Medikamente rechtzeitig einzunehmen, um die Attacke aufzuhalten. Wie lange dauert eine Attacke, wenn keine Medikamente eingenommen werden? Diese Frage kann der Patient manchmal nur aus seiner Erfahrung oder Vorstellungskraft beantworten, da er mit der Einnahme eines Medikamentes die gestartete Attacke eindämmen kann. Kann die Attacke durch andere Maßnahmen gestoppt werden in ihrem Verlauf oder in der Schmerzintensität beeinflusst werden? Ist der Patient der Attacke hilflos ausgeliefert oder hat er bereits Möglichkeiten erfahren, mit denen er sich selbst helfen kann? Gibt es einen symptomtypischen Ablauf einer Attacke (Vorphase? Kopfschmerzphase? Auraphase? Gibt es ein typisches Zeitfenster auf das Jahr, Monate, Wochen, Tage bezogen (z.B. monatlich, wöchentlich, morgens, abends)? Gibt es im Tagesverlauf typische Muster, an dem die Kopfschmerzen starten, verstärkt oder vermindert werden wie auch aufhören? Wacht er morgens mit Kopfschmerzen auf? Besteht aus der Sicht einer Patientin ein Zusammenhang der Attacken zu ihrem Menstruationszyklus?

Letztmalige Attacke: Wann hatte der Patient zuletzt eine Attacke? Wie lange war das längste kopfschmerzfreie Intervall? War in dieser Zeit etwas anders in seinem Leben passiert (Ortswechsel, Jobwechsel etc.)?

Erstmaliger Auslöser: Seit wann leidet der Patient unter Kopfschmerzen? Gibt es einen Auslöser, einen Sturz, ein Trauma? Ist dieser Kopfschmerz erstmalig in dieser Art? Hat er einen Schlag, Tritt gegen den Kopf, Gesicht oder Hals bekommen? Wurde er an den Haaren gezogen oder hat er sich den Kopf angeschlagen? Berichtet der Patient von einem Trauma in der Historie, so überdenkt der Therapeut folgende Fragestellungen: Ist das Trauma abgeklärt worden (bildgebend)? Ist aus Patientensicht das Trauma genügend abgeklärt worden? Hat das Trauma eventuell mit der Kopfschmerzproblematik einen Zusammenhang? Weist das Trauma auf eine ernsthafte Problematik hin (Dissektion der Zervikalarterien)?

Verstärkende Faktoren: Was macht die Kopfschmerzen schlimmer? Werden die Kopfschmerzen in ihrer Intensität, Attackendauer und -häufigkeit verstärkt oder sieht der Patient hierin nicht einen verstärkenden Faktor, sondern einen attackenauslösenden Faktor (siehe auch weitere Fragen [orange markiert] zu Triggerfaktoren und Komorbiditäten). Eventuell verstärkende Faktoren: Alkohol, Geräusche, Licht, Lebensmittel (alimentäre Faktoren), Husten, Niesen, Müdigkeit, Schlafmangel, Stress, Entzug von Koffein, Aktivität, Wochenende, Medikamente, Medikamentenentzug, Kauen, Schlucken, Husten, Bücken, ungünstige Arbeitshaltung, Wetterumschwung, Kälte?

Eine Verstärkung der Symptomatik oder auch eine Auslösung einer Attacke zeichnet sich gerade durch **den Wechsel** aus: den Wetterwechsel, den Wechsel zwischen Aufregung und Entspannung bzw. andersherum, einen Hormonwechsel, Höhenunterschiede, Sonneneinstrahlung, Discolärm und -licht etc. Nimmt der Patient Medikamente, unabhängig von seinen Kopfschmerzen, die eventuell schmerzverstärkend sein können? Seit wann? Welche? Wie oft, welche Wirkung haben die Medikamente? Könnte hier ein Zusammenhang zu der Kopfschmerzsymptomatik bestehen?

Lindernde Faktoren: Kann der Patient etwas unternehmen, um seine Kopfschmerzen zu lindern? Mit einer entspannenden Maßnahme? Welche Maßnahme erscheint wirksam? Yoga, Biofeedback, Autogenes Training, Meditation, Relaxation nach Jacobsen, Spazierengehen, Joggen, Musik hören, Malen, Atemübungen, Medikamente, Schlaf, bestimmte Dinge vermeiden, Frischluft, Reizabschirmung, Kaffee, Wasser trinken, Bewegen, Bewegen vermeiden, eine bestimmte Haltung einnehmen? Wie wirkt sich eine Erholungsphase (Hinlegen, Schlafen, Entspannen) auf die Schmerzen aus? Wie verhält der Patient sich während der Attacke (Clusterkopfschmerzen und Kopfschmerzen vom Spannungstyp führen z. B. eher zum Bewegungsdrang, bei der Migräne ist eher Ruhe erwünscht)?

Schmerzintensität/Tagesverlauf: „Geben Sie auf einer Skala von 0 bis 10 (0 = kein Schmerz, 10 = stärkster Schmerz) eine Zahl an, die subjektiv Ihrer Schmerzintensität entspricht". Damit kann der Therapeut laut der standardisierten Visuellen Analogskala (VAS) oder Numeric Rating Scale (NRS) die Höhe der Schmerzintensität erfassen. Diese kann auch bei der physischen Untersuchung angewendet werden. Wie hoch wird die Schmerzintensität zum Beispiel während einer Druckprovokation angegeben? Wiederholt man nach erfolgten Behandlungen die Provokationen, so kann die Schmerzintensität als Messparameter für eine Veränderung genutzt werden. Des Weiteren werden die Angaben zur Schmerzintensität in Bezug zum Tagesverlauf gesetzt. Wann sind die Kopfschmerzen am stärksten? Ist dies an eine Tageszeit gebunden oder eher an eine Tätigkeit (während der Arbeit am Schreibtisch, Hausarbeit, Schlafenszeit etc.)?

Bisheriger Krankheitsverlauf hinsichtlich Diagnostik und Therapien: Was waren die bisherigen Maßnahmen? Welche Therapien und Medikamente wurden eingesetzt und wie war deren Erfolg bzw. Misserfolg? Welche Untersuchungen wurden bisher durchgeführt? Was waren deren Ergebnisse? Hat ein Patient schon diverse Therapien erfolglos ausprobiert, so wird die Hoffnung auf eine erfolgreiche Therapie häufig gesenkt: „Nichts hat mir bis jetzt geholfen, dabei habe ich schon so viele verschiedene Therapien ausprobiert. Es scheint wirklich ein sehr schwerwiegendes Problem zu sein, das ich habe." Aussagen bezüglich einer Therapiewirkung geben dem Therapeuten Hinweise auf betroffene Systembereiche und involvierte Schmerzmechanismen. „Das Behandeln der Muskulatur hat mir den Schmerz gelindert, aber es hilft nicht nachhaltig," oder: „Wenn ich regelmäßig Übungen durchgeführt habe, ging es mir besser".

Vorboten einer Attacke und Begleitsymptome sind nach unserem Vier-Ebenen-Modell mit der Farbe grün **markiert**.

Vorboten: Gibt es Symptome, die die Kopfschmerzen ankündigen? Müdigkeit, Appetit auf Süßes, Augensensationen oder Sehstörungen, Blässe im Gesicht, häufiges Gähnen oder andere Auffälligkeiten? Vorboten geben einerseits Hinweise auf die Kopfschmerzart. Eine Migräne ist in ihrem Attackenverlauf durch eine Vorphase (eine sogenannte Prodromalphase) gekennzeichnet, die eine Attacke ankündigt. Andererseits kann mithilfe von Vorboten der Umgang mit Attacken angepasst werden. „Ich fühle mich sehr müde und abgeschlagen, es kann sein, dass eine Attacke naht." Geht der Betroffene rechtzeitig schlafen, nimmt frühzeitig ein Medikament, nimmt sich Zeit für seine Entspannungsrituale oder sagt einen Termin ab, so kann damit vielleicht Einfluss auf den weiteren Verlauf genommen werden. Auch lernt der Betroffene einmal mehr, „Chef seiner Kopfschmerzproblematik" zu werden. Er bekommt das Gefühl: „Ich habe die Sache im Griff!"

Begleitsymptome: Gibt es Symptome, die die Kopfschmerzen begleiten? Bestehen Zusammenhänge zwischen den Begleitsymptomen und den Kopfschmerzen? Begleitsymptome sind bei den meisten Kopfschmerzpatienten zu sehen. Dies sind weitere Hinweise für eine Kopfschmerzdiagnose (Tabelle 6-14). Neben der diagnostischen Bedeutung von Kopfschmerzerkrankungen, weisen Begleitsymptome auf involvierte Systembereiche hin: Ist der Patient ungern auf wackeligem Untergrund und reagiert schnell mit Übelkeit und Unwohlsein beim Autofahren, könnte dies auf eine Minderbelastbarkeit im vestibulären oder sensomotorischen System hinweisen. Darüber hinaus können Rückschlüsse auf involvierte Schmerzmechanismen (periphere versus zentralisierte Schmerzphänomene) und auf Outputmechanismen (Vegetativum, endokrines System und Immunsystem) gezogen werden: Schwindel, Ohrsensationen, Kribbeln, Taubheit, Stimmungswechsel, Übelkeit, Nasenbluten, Lärm- und/oder Lichtempfindlichkeit, Parästhesien, Schluckbeschwerden, Fieber, Schüttelfrost, Heiserkeit, Erbrechen, Verdauungsstörungen, Gesichtsblässe, kalte Hände oder Füße, Sprechstörungen, Hörminderung, Tinnitus, Konzentrationsstörungen/Bewusstseinseintrübung, Appetitlosigkeit, Bauchschmerzen, Verdauungsstörungen, Schweißausbrüche, Schweregefühl, Zittern, Bauchschmerzen, Unwohlsein im Magen-Darm-Bereich, veränderte Trophik, Ekzeme, Schlafstörungen, Herzklopfen, Beklemmungsgefühl in der Brust, Atemnot, Nervosität, Reizbarkeit, Unruhe, Verkrampfungen der Muskulatur (Zehen-, Wadenkrämpfe, Zittern), Verlust der sexuellen Lust. Der Therapeut nutzt diese Begleiterscheinungen auch im Evaluieren der Behandlungsfortschritte. Wird dem Patienten nicht mehr übel, wenn er mit dem Zug fahren muss? Ist das visuelle System belastbarer geworden, so dass der Patient sich einen Film im Kino anschauen kann, ohne eine Kopfschmerzattacke zu bekommen.

Schmerzen/andere Symptome am restlichen Körper/Bewegungsapparat: (z. B. Nacken, Arm, Bauch, Brust), die möglicherweise in Zusammenhang mit dem Kopfschmerz stehen? Bestehen andere Beschwerden, zu denen der Patient keinen Zusammenhang sieht bezüglich der Kopfschmerzproblematik?

Beitragende, unterhaltende, initiierende Faktoren sind nach unserem Vier-Ebenen-Modell mit der Farbe Orange **markiert** (Abbildung 6-21).

Befindet sich der Patient in einem generell guten Allgemeinzustand und fühlt sich abgesehen von seiner Kopfschmerzproblematik wohl in seiner Haut oder fühlt er sich abgeschlagen, müde und erschöpft? Werden hier Hinweise auf einen schlechten Allgemeinzustand gesammelt sowie Fragen nach einem unerklärbaren Gewichtsverlust, Nachtschweiß, Appetitlosigkeit, Nachtschmerz bejaht, sollte immer eine ernsthafte Erkrankung in Betracht gezogen werden, die weitere medizinische Abklärung bedarf. Könnten Traumen, Infektionen, Operationen oder andere Behandlungen wie auch kürzlich zurückliegende Ereignisse (Auslandsreise, Flugreise, Tauchen etc.) Grund für den Kopfschmerz sein oder tragen sie zu der Problematik bei? Auch bei einer familiären Häufung von Krankheiten (kardiovaskuläre Erkrankungen, Tumore, Migräne) ist zum einen Vorsicht geboten, zum anderen sind Hinweise auf eine eventuell bestehende Erkrankung gegeben. Gibt es Hinweise auf Instabilitäten der oberen HWS durch Unfälle oder durch Grunderkrankungen? Werden andere relevante Erkrankungen angegeben wie z. B. Erkrankungen aus dem rheumatischen Formenkreis, Fibromyalgie, Diabetes, Herz-Kreislauf-Erkrankungen, Tumore? Ebenso sind alle Medikamente, die der Patient einnimmt als beitragende Faktoren zu eruieren. Hat es hier eine Anpassung gegeben? Wurde ein neues Medikament verordnet? Da der visuelle wie auch der kraniomandibuläre Systembereich eine maßgebliche Rolle bei Kopfschmerzerkrankungen spielt, spricht der Therapeut Sehstörungen an bzw. erfragt die letzte augenärztliche Kontrolle und Anpassungen von Sehhilfen, wie auch zahnärztliche Eingriffe, Kiefer- und Zahnproblematiken.

Das letzte große Gebiet der beitragenden Faktoren beinhaltet die psychosozialen Aspekte und Einstellungen bzw. Erwartungen des Patienten. Welcher beruflichen Tätigkeit geht er nach und welche physischen und psychischen Elemente werden hiermit in Verbindung gebracht? Muss der Patient monotone Bewegungsmuster einnehmen z.B. einen Bildschirmarbeitsplatz, Überkopfarbeit, einseitige Haltung? Befindet er sich in einer schwierigen beruflichen Situation wie einer Prüfungssituation? Wie bewertet er seine Verantwortung in seiner Tätigkeit: neu, alt, gewohnt, ist er dieser Verantwortung gewachsen? Wie ist seine private, familiäre Situation? Die Antworten auf diese Fragen werden häufig auch in der Frage klar: Wie würde es Ihnen gehen, wenn Sie diese Kopfschmerzproblematik nicht hätten? Würden Sie sich physisch und psychisch gesund und fit fühlen? Besteht ein Verdacht auf eine systemische Erkrankung, können die weiterführenden Fragen aus **Tabelle 6-15** mögliche Hinweise liefern.

Komorbiditäten: Komorbiditäten, die auch eine Prognose bezüglich der Kopfschmerzentwicklung ungünstig beeinflussen, sind psychiatrische Erkrankungen (Depression, Ängste, Bipolare Störungen, Posttraumatische Belastungsstörung), weitere Schmerzerkrankungen (Fibromyalgie, Reizdarmsyndrom, Chronisches Erschöpfungssyndrom, Interstitielle Blasenentzündung, Endometriose, Arthritis, muskuloskelettale Symptome, insbesondere CMD), vaskuläre Insuffizienzen (Bluthochdruck, Hyperlipidämie, Adipositas, Insulte, Raynaud-Syndrom), Atemwegserkrankungen (Asthma, Allergien, Bronchitis, Rhinitis, Sinusitis, obstruktives Schlafapnoesyndrom) und gastrointestinale Erkrankungen (Gastroösophagealer Reflux, Diarrhoe, Konstipation, Übelkeit) (Fernández-de-las-Peñas et al., 2018; Florencio et al., 2017; Zebenholzer et al., 2015).

Triggerfaktoren: Im Unterschied zu den schmerzverstärkenden Faktoren während einer Attacke, z.B. physische Anstrengung während einer Migräneattacke werden die Triggerfaktoren als attackenauslösend angedacht. Eine Überlappung der Faktoren ist nicht auszuschließen, eine scharfe Trennung ist teilweise schwierig. Ist ein Nackenschmerz ein Auslöser einer Attacke oder ein verstärkender Faktor? Nichtsdestotrotz spielen Triggerfaktoren bei Kopfschmerzerkrankungen eine große Rolle (siehe Kapitel 6.1.5) und werden in der Anamnese aufgenommen.

6.5.2 Fragen und Anmerkungen nach der Anamnese

Welche Faktoren beeinflussen den Patienten in seinen Entscheidungen bezüglich therapeutischer Interventionen oder Erwartungen an einen Therapieerfolg bzw. -misserfolg? Welches Wissen hat sich der Patient bereits angeeignet, welche Gedanken und Überzeugungen haben sich in das Gedächtnis des Patienten eingegraben? Häufig ist die Vorstellung wie eine Tätowierung manifestiert, dass der Mensch unter Kopfschmerzen leidet oder nicht. Daraus resultieren jahrzehntelange Kopfschmerzhistorien mit mannigfaltigen Odysseen. Die Erwartungen an einen Therapieerfolg sind teilweise verschwindend gering, da bis anhin wenig oder nichts erfolgreich war, bzw. so wahrgenommen worden ist. Es ist weiterhin unabdingbar, den Patienten als aktiven Part einzubeziehen: „Kopfschmerzkontrolle ist am besten, wenn Patienten eine aktive Rolle haben" (Peters et al., 2003). Dafür müssen weitere Fragen mit dem Patienten überdacht werden: Wie stark beeinflussen die Kopfschmerzen den Alltag? Wie behandelt er selbst seine Kopfschmerzen? Warum hat er diese Behandlungsoption gewählt? Wie zufrieden ist er mit diesen angewendeten Behandlungsmöglichkeiten? Was erwartet er als

Tabelle 6-15: Befragung aufgrund systemischer Erkrankungen

Verdacht auf systemische Ursachen	Mögliche weiterführende Fragen
Tumore, Primäre Neoplastie Chemotherapie, Bestrahlungen des Gehirns	
Kardiovaskulär Ischämien (Arteriosklerose, Vertebrobasiläre Insuffizienz) Zerebrale Sinusvenenthrombose Arteriovenöse Malformationen Subarachnoidale Blutung Vaskuläre Arthritis, Riesenzellarthritis Bluthochdruck Fiebrige Erkrankungen Systemischer Lupus erythematodes	Angina pectoris, unerklärbare Ermüdungserscheinungen, Kurzatmigkeit Herzrasen Schwindel (Benommenheit) Ohnmacht ausstrahlende Beinschmerzen Fuß- oder Handödeme
Pulmonal Obstruktives Schlafapnoesyndrom Hyperventilation (assoziiert mit Ängsten/Panikattacken)	Brustschmerz Kurzatmigkeit neuerdings mehr Husten auffällige Veränderung der Atmung Schlafen erhöht auf mehreren Kissen
Renal/urogenital Nierenversagen, Niereninsuffizienz Dialyse	Schwierigkeiten beim Urinieren Blut im Urin Häufigeres Urinieren/Entleerungsdrang Impotenz Inkontinenz (Urin oder Stuhl) Schmerz beim Geschlechtsverkehr
Gynäkologisch Schwangerschaft Dysmenorrhoe	Hormoneller Einfluss Menstruations-Wechsel
Neurologisch Nach epileptischen Anfällen Dysfunktionen Cranium, kraniale Strukturen (z. B. Nase, Augen, Ohren, Zähne, Hals) Kraniale Neuralgien (trigeminal, okzipital, Herpes Zoster, Neuralgie N. opticus) Abszesse im Hirn Hydrozephalus	Sehstörungen Taubheiten Schluckbeschwerden Schwindel und/oder Hörstörungen
Andere Physischer oder sexueller Missbrauch in Historie Nebenwirkung von Medikamenten Allergien (Umwelteinflüsse, Lebensmittel) Medikamentenmissbrauch (analgesic rebound effect) Psychogene/psychiatrische Ursachen Übermäßige Einnahme/Entzug von Alkohol/Drogen Koffein Einnahme/Entzug Trauma (Schleudertrauma, Schädel-Hirntrauma, Frakturen, Essstörungen mit häufigem Erbrechen) Infektionen (Meningitis, Sinusitis, Syphilis, Tuberkulose, Herpes) Nach Lumbalpunktionen	häufige Blasenentzündungen Einnahme welcher Medikamente? bekannte Unverträglichkeiten/Allergien Umfang der Einnahme von Schmerzmitteln?

Tabelle 6-15: *Fortsetzung*

Verdacht auf systemische Ursachen	Mögliche weiterführende Fragen
Tauchsport	erster Tauchurlaub
Fibromyalgie	zentralisierter Schmerz
Paget's Erkrankung (mit Hirnhautaffektion)	viral genetisch bedingte Knochenerkrankung
Hypoglykämie	Unterzuckerung

Effekt bei Anwendung dieser Behandlungsoptionen? Wer berät ihn bezüglich seiner Kopfschmerzen? Was sind die Gründe, dass er seinen Hausarzt aufsucht? Wie zufrieden ist er mit seinem beratenden Umfeld? Was meint er, was ihm vielleicht noch helfen könnte?

Aufbauend auf die Anamnese strengt der Therapeut Überlegungen an, welche anamnestischen Angaben im Vordergrund stehen für weitere Tests. Notwendig bleibt dabei, die Sicherheit des Patienten nicht zu gefährden (siehe Kapitel 3) und damit an dementsprechende „Red Flags" (Warnhinweise) zu denken. Außerdem wird die Entscheidung getroffen, ob es sich um einen primären oder sekundären Kopfschmerz handelt und ob der Patient eine weitere medizinische Untersuchung/Abklärung braucht, bevor der Therapeut nun in den weiteren Untersuchungsgang mit dem Patienten einsteigen kann (**Abbildung 6-22**). Die physische Untersuchung evaluiert, welcher der Systembereiche minderbelastbar ist oder dementsprechend symptomverantwortlich. In der Anamnese hat der Patient häufig diesbezüglich Angaben gemacht, so dass nun mit einer Untersuchung des neuromuskuloskelettalen oder dem visuellen oder dem vestibulären Systembereich begonnen werden kann.

Patienten leiden meistens unter einer Attacke in der Abwesenheit des betreuenden Arztes oder Therapeuten. Der Patient ist sozusagen symptomfrei in der Untersuchung und Behandlung. Vorsicht ist deshalb in besonderem Maße geboten bei Provokationen. Nichtsdestotrotz kann in vielen Fällen mit den verschiedenen Testverfahren die Schmerzsymptomatik reproduziert werden. „Der Schmerz fühlt sich so ähnlich an wie zu Beginn einer Attacke", erklärt der Patient.

- Kann eine Kopfschmerzart oder mehrere Kopfschmerzarten den Symptomen zugeordnet werden?
- Sind genügend Informationen gesammelt worden für die Planung der physischen Untersuchung?
- Gibt es sicherheitsrelevante Faktoren (Red Flags), die in der weiteren Untersuchung evaluiert werden müssen?
- Wie ist das sozioemotionale Verständnis des Patienten für seine Problematik? Was hat der Patient für Erwartungen?
- Können ungünstige und auch günstige prognostische Faktoren für die weitere Zusammenarbeit mit dem Patienten definiert werden?
- Welche Schmerzmechanismen sind involviert? Gibt es Hinweise auf eine zentralisierte Störung?

Hat der Patient in der Anamnese Hinweise auf eine visuelle Überanstrengung angegeben, so kann über spezifische Teste hier zum einen eine Symptomreproduktion stattfinden, wie auch ein Ansatz für die Behandlung sichtbar gemacht werden. Für die Behandlung muss eruiert werden, ob die Augen tendenziell eher entlastet werden müssen über andere Systeme oder ob ein Augentraining indiziert ist. Wurden in der Anamnese Hinweise auf eine vestibuläre Überanstrengung gegeben, so kann über spezifische Tests hier ebenso zum einen eine Symptomreproduktion stattfinden, wie auch ein Ansatz für die Behandlung sichtbar gemacht werden. Neuromuskuloskelettale Dysfunktionen sind bei Patienten mit einer Kopfschmerzsymptomatik des Öfteren zu sehen. Für den Therapeuten bleibt es wichtig zu entscheiden, in welchem Ausmaß diese Dysfunktionen für die Symptomatik verantwortlich sind. Ist hier aller Grund des Übels zu finden, ist eher eine 50 %-ige, eine marginale oder keine Mitbeteiligung auszumachen? Aus der Erfahrung der Autoren ist zu vermerken, dass Kopfschmerzpatienten teilweise eine Abneigung entwickelt haben bezüglich einer hands-on Therapie. Es kann in der ersten Sitzung sinnvoll sein, den Patienten möglichst wenig zu berühren. In der Anamnese erzählen diese Patienten, dass sie sich nach Massagen/Physiotherapie und/oder anderen passiven Maßnahmen sehr schlecht gefühlt haben. Dies kann auch ein Hinweis auf eine zentrale Schmerzsensibilisierung sein. Menschen mit einer zentralen Schmerzsensibilisierung sind häufig sehr palpationsempfindlich. Auf keinen Fall sollte bei Ihnen zu viel Schmerzauslösung stattfinden, da dies kontraproduktiv auf ihre Schmerzwahrnehmung ist. Ein Ziel des weiteren Untersuchungsganges ist, mit dementsprechenden Manövern, die Symptomatik, d.h. den Kopfschmerz, weswegen der Patient den Therapeuten aufsucht, zu reproduzieren. Selbstverständlich ist es nicht erwünscht eine Migräne-

Übersicht zur Untersuchung und Behandlung von Kopfschmerzen

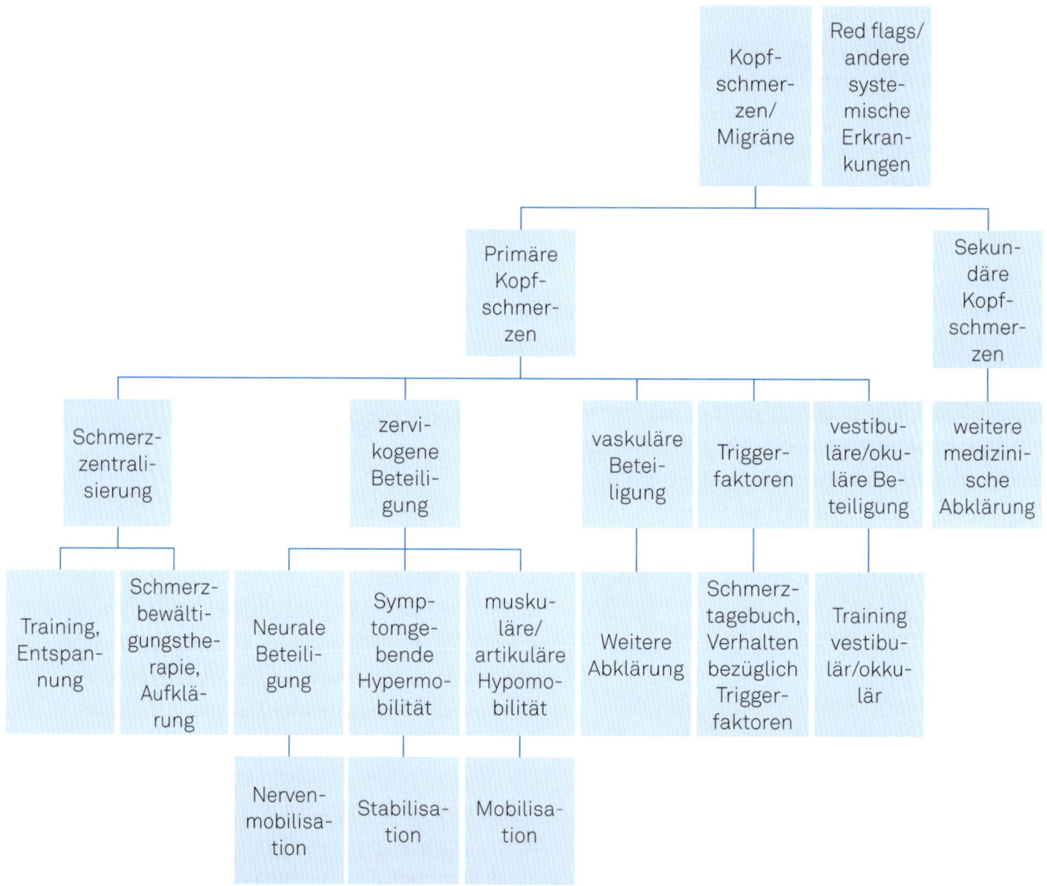

Abbildung 6-22: Flussdiagramm zur Untersuchung und Behandlung bei Kopfschmerzen

attacke in ihrer gesamten Heftigkeit auszulösen. Im besten Fall wird eine Andeutung der Kopfschmerzen provoziert. Falls dennoch eine Attacke nach der Testung entsteht, ist dies eher positiv zu bewerten. Der Patient muss auf jeden Fall über solch einen Ausgang aufgeklärt sein. Mit dem Auslösen einer Attacke durch das Arbeiten in den verschiedenen Systemen (**Abbildung 6-22**) scheinen diese Systeme an der Kopfschmerzproblematik beteiligt zu sein.

Literatur

Abboud, J., Marchand, A.-A., Sorra, K. & Descarreaux, M. (2013). Musculoskeletal physical outcome measures in individuals with tension-type headache: A scoping review. *Cephalalgia, 33*(16), 1319–1336. https://doi.org/10.1177/0333102413492913

AdHoc Committee (1962). Classification of Headache. *JAMA, 179*, 717–718.

Ad Hoc Committee on Classification of Headache (1964). Classification of headache. *Headache: The Journal of Head and Face Pain, 4*(1), 172–174.

Afridi, K.S., Kaube, H. & Goadsby, J.P. (2004). Glyceryl trinitrate triggers premonitory symptoms in migraineurs. *Pain, 110*(3), 675–680. https://doi.org/10.1016/j.pain.2004.05.007

Almeida Tolentino, G. de, Bevilaqua-Grossi, D., Carvalho, G.F., Oliveira Carnevalli, A.P. de, Dach, F. & Florencio, L.L. (2018). Relationship Between Headaches and Neck Pain Characteristics With Neck Muscle Strength. *Journal of Manipulative and Physiological Therapeutics, 41*(8), 650–657. https://doi.org/10.1016/j.jmpt.2018.04.003

Alonso-Blanco, C., de-la-Llave-Rincón, A.I. & Fernández-de-las-Peñas, C. (2012). Muscle trigger point therapy in tension-type headache. *Expert Review of Neurotherapeutics, 12*(3), 315–322. https://doi.org/10.1586/ern.11.138

Álvarez-Melcón, A.C., Valero-Alcaide, R., Atín-Arratibel, M.A., Melcón-Álvarez, A. & Beneit-Montesinos, J.V. (2018). Effects of physical therapy and relaxation techniques on the parameters of pain in university students with tension-type headache: A randomised controlled clinical trial. *Neurología (English Edition), 33*(4), 233–243. https://doi.org/10.1016/j.nrleng.2016.06.007

Andersen, S., Petersen, M.W., Svendsen, A.S. & Gazerani, P. (2015). Pressure pain thresholds assessed over temporalis, masseter, and frontalis muscles in healthy individuals, patients with tension-type headache, and those with migraine – A systematic review. *Pain, 156*(8), 1409–1423. https://doi.org/10.1097/j.pain.0000000000000219

Andress-Rothrock, D., King, W. & Rothrock, J. (2010). An Analysis of Migraine Triggers in a Clinic-Based Population: September 2010. *Headache: The Journal of Head and Face Pain, 50*(8), 1366–1370.

Anthony, M., Hinterberger, H. & Lance, J.W. (1967). Plasma Serotonin in Migraine and Stress. *Archives of Neurology, 16*(5), 544–552. https://doi.org/10.1001/archneur.1967.00470230096013

Antonaci, F. & Sjaastad, O. (2011). Cervicogenic Headache: A Real Headache. *Current Neurology and Neuroscience Reports, 11*(2), 149–155. https://doi.org/10.1007/s11910-010-0164-9

Antonova, M., Wienecke, T. & Ashina, M. (2012). Prostaglandin E 2 induces immediate migraine-like attack in migraine patients without aura. *Cephalalgia, 32*(11), 822–833. https://doi.org/10.1177/0333102412451360

Ashina, S., Bendtsen, L., Buse, D.C., Lyngberg, A.C., Lipton, R.B. & Jensen, R. (2017). Neuroticism, depression and pain perception in migraine and tension-type headache. *Acta Neurologica Scandinavica, 136*(5), 470–476. https://doi.org/10.1111/ane.12751

Ashina, S., Bendtsen, L., Lyngberg, A.C., Lipton, R.B., Hajiyeva, N. & Jensen, R. (2015). Prevalence of neck pain in migraine and tension-type headache: A population study. *Cephalalgia, 35*(3), 211–219. https://doi.org/10.1177/0333102414535110

Ashina, S., Lyngberg, A. & Jensen, R. (2010). Headache characteristics and chronification of migraine and tension-type headache: A population-based study. *Cephalalgia, 30*(8), 943–954. https://doi.org/10.1177/0333102409357958

Barbanti, P., Fofi, L., Aurilia, C., Egeo, G. & Caprio, M. (2017). Ketogenic diet in migraine: Rationale, findings and perspectives. *Neurological Sciences, 38*(S1), 111–115. https://doi.org/10.1007/s10072-017-2889-6

Bendtsen, L., Evers, S., Linde, M., Mitsikostas, D.D., Sandrini, G. & Schoenen, J. (2010). EFNS guideline on the treatment of tension-type headache – Report of an EFNS task force: Guideline for treatment of tension-type headache. *European Journal of Neurology, 17*(11), 1318–1325. https://doi.org/10.1111/j.1468-1331.2010.03070.x

Bernstein, C. & Burstein, R. (2012). Sensitization of the Trigeminovascular Pathway: Perspective and Implications to Migraine Pathophysiology. *Journal of Clinical Neurology, 8*(2), 89. https://doi.org/10.3988/jcn.2012.8.2.89

Bevilaqua-Grossi, D., Pegoretti, K.S., Goncalves, M.C., Speciali, J.G., Bordini, C.A. & Bigal, M.E. (2009). Cervical Mobility in Women With Migraine. *Headache: The Journal of Head and Face Pain, 49*(5), 726–731. https://doi.org/10.1111/j.1526-4610.2008.01233.x

Bigal, M.E. & Gladstone, J. (2008). The metabolic headaches. *Current Pain and Headache Reports, 12*(4), 292–295. https://doi.org/10.1007/s11916-008-0049-7

Bigal, M.E. & Lipton, R.B. (2007). The differential diagnosis of chronic daily headaches: An algorithm-based approach. *The Journal of Headache and Pain, 8*(5), 263–272. https://doi.org/10.1007/s10194-007-0418-3

Blau, J.N. & Thavapalan, M. (1988). Preventing Migraine: A Study of Precipitating Factors. *Headache: The Journal of Head and Face Pain, 28*(7), 481–483. https://doi.org/10.1111/j.1526-4610.1988.hed2807481.x

Boardman, H., Thomas, E., Millson, D. & Croft, P. (2006). The Natural History of Headache: Predictors of Onset and Recovery. *Cephalalgia, 26*(9), 1080–1088. https://doi.org/10.1111/j.1468-2982.2006.01166.x

Borsook, D. & Burstein, R. (2012). The enigma of the dorsolateral pons as a migraine generator. *Cephalalgia, 32*(11), 803–812. https://doi.org/10.1177/0333102412453952

Buchgreitz, L., Egsgaard, L., Jensen, R., Arendt-Nielsen, L. & Bendtsen, L. (2010). Abnormal brain processing of pain in migraine without aura: A high-density EEG brain mapping study. *Cephalalgia, 30*(2), 191–199. https://doi.org/10.1111/j.1468-2982.2009.01922.x

Burch, R. (2019). *Migraine and Tension-Type Headache Medical Clinics of North America, 103*(2), 215–233.

Buse, D.C., Loder, E.W., Gorman, J.A., Stewart, W.F., Reed, M.L., Fanning, K.M., Serrano, D. & Lipton, R.B. (2013). Sex Differences in the Prevalence, Symptoms, and Associated Features of Migraine, Probable Migraine and Other Severe Headache: Results of the American Migraine Prevalence and Prevention (AMPP) Study. *Headache: The Journal of Head and Face Pain, 53*(8), 1278–1299.

Buture, A., Gooriah, R., Nimeri, R. & Ahmed, F. (2016). Current Understanding on Pain Mechanism in Migraine and Cluster Headache. *Anesthesiology and Pain Medicine, 6*(3), e35190. https://doi.org/10.5812/aapm.35190

Buzzi, M.G. & Moskowitz, M.A. (2005). The pathophysiology of migraine: Year 2005. *The Journal of Headache and Pain, 6*(3), 105–111. https://doi.org/10.1007/s10194-005-0165-2

Cachinero-Torre, A., Díaz-Pulido, B. & Asúnsolo-del-Barco, Á. (2017). Relationship of the Lateral Rectus Muscle, the Supraorbital Nerve, and Binocular Coordination with Episodic Tension-Type Headaches Frequently Associated with Visual Effort. *Pain Medicine, 18*(5), 969–979. https://doi.org/10.1093/pm/pnw292

Cady, R.K. (2007). The Convergence Hypothesis. *Headache: The Journal of Head and Face Pain, 47*(1), 44–S51.

Cady, R.K., Schreiber, C.P. & Farmer, K.U. (2004). Understanding the Patient With Migraine: The Evolution From Episodic Headache to Chronic Neurologic Disease. A Proposed Classification of Patients With Headache. *Headache: The Journal of Head and Face Pain, 44*(5), 426–435.

Cady, R., Schreiber, C., Farmer, K. & Sheftell, F. (2002). Primary Headaches: A Convergence Hypothesis. *Headache: The Journal of Head and Face Pain, 42*(3), 204–216. https://doi.org/10.1046/j.1526-4610.2002.02053.x

Calhoun, A.H., Ford, S., Millen, C., Finkel, A.G., Truong, Y. & Nie, Y. (2010). The Prevalence of Neck Pain in Migraine. *Headache: The Journal of Head and Face Pain, 50*(8), 1273–1277. https://doi.org/10.1111/j.1526-4610.2009.01608.x

Carvalho, G.F., Chaves, T.C., Gonçalves, M.C., Florencio, L.L., Braz, C.A., Dach, F., de Las Peñas, C.F. & Bevilaqua-Grossi, D. (2014). Comparison Between Neck Pain Disability and Cervical Range of Motion in Patients With Episodic and Chronic Migraine: A Cross-Sectional Study. *Journal of Manipulative and Physiological Therapeutics, 37*(9), 641–646. https://doi.org/10.1016/j.jmpt.2014.09.002

Cassidy, J.D., Carroll, L.J., Côté, P., Lemstra, M., Berglund, A. & Nygren, Å. (2000). Effect of Eliminating Compensation for Pain and Suffering on the Outcome of Insurance Claims for Whiplash Injury. *New England Journal of Medicine, 342*(16), 1179–1186. https://doi.org/10.1056/NEJM200004203421606

Castien, R. & De Hertogh, W. (2019). A Neuroscience Perspective of Physical Treatment of Headache and Neck Pain. *Frontiers in Neurology,*

10, 276. https://doi.org/10.3389/fneur.2019.00276

Castien, R.F., van der Windt, D.A.W.M., Blankenstein, A.H., Heymans, M.W. & Dekker, J. (2012). Clinical variables associated with recovery in patients with chronic tension-type headache after treatment with manual therapy. *Pain, 153*(4), 893–899. https://doi.org/10.1016/j.pain.2012.01.017

Castien, R.F., van der Wouden, J.C. & De Hertogh, W. (2018). Pressure pain thresholds over the cranio-cervical region in headache: A systematic review and meta-analysis. *The Journal of Headache and Pain, 19*(1), 9. https://doi.org/10.1186/s10194-018-0833-7

Chaibi, A. & Russell, M.B. (2014). Manual therapies for primary chronic headaches: A systematic review of randomized controlled trials. *The Journal of Headache and Pain, 15*(1), 67. https://doi.org/10.1186/1129-2377-15-67

Charles, A. (2018). The pathophysiology of migraine: Implications for clinical management. *The Lancet Neurology, 17*(2), 174–182. https://doi.org/10.1016/S1474-4422(17)30435-0

Christensen, M., Bendtsen, L., Ashina, M. & Jensen, R. (2005). Experimental Induction of Muscle Tenderness and Headache in Tension-Type Headache Patients. *Cephalalgia, 25*(11), 1061–1067. https://doi.org/10.1111/j.1468-2982.2005.00962.x

Cigarán-Méndez, M., Jiménez-Antona, C., Parás-Bravo, P., Fuensalida-Novo, S., Rodríguez-Jiménez, J. & Fernández-de-las-Peñas, C. (2019). Active trigger points are associated with anxiety and widespread pressure pain sensitivity in women, but not men, With Tension Type Headache. *Pain Practice, 19*(5), 522–529. https://doi.org/10.1111/papr.12775

Coppola, G., Di Lorenzo, C., Serrao, M., Parisi, V., Schoenen, J. & Pierelli, F. (2016). Pathophysiological targets for non-pharmacological treatment of migraine. *Cephalalgia, 36*(12), 1103–1111. https://doi.org/10.1177/0333102415620908

Côté, P., Cassidy, J.D. & Carroll, L. (2000). The factors associated with neck pain and its related disability in the Saskatchewan population. *Spine, 25*(9), 1109–1117. https://doi.org/10.1097/00007632-200005010-00012

Couppé, C., Torelli, P., Fuglsang-Frederiksen, A., Andersen, K.V. & Jensen, R. (2007). Myofascial Trigger Points Are Very Prevalent in Patients With Chronic Tension-type Headache: A Double-blinded Controlled Study. *The Clinical Journal of Pain, 23*(1), 23–27. https://doi.org/10.1097/01.ajp.0000210946.34676.7d

Daenen, L., Varkey, E., Kellmann, M. & Nijs, J. (2015). Exercise, Not to Exercise, or How to Exercise in Patients With Chronic Pain? *Applying Science to Practice: The Clinical Journal of Pain, 31*(2), 108–114. https://doi.org/10.1097/AJP.0000000000000099

Di Lorenzo, C., Coppola, G., Sirianni, G., Di Lorenzo, G., Bracaglia, M., Di Lenola, D., Siracusano, A., Rossi, P. & Pierelli, F. (2015). Migraine improvement during short lasting ketogenesis: A proof-of-concept study. *European Journal of Neurology, 22*(1), 170–177. https://doi.org/10.1111/ene.12550

Dong, Z., Yin, Z., He, M., Chen, X., Lv, X. & Yu, S. (2014). Validation of a guideline-based decision support system for the diagnosis of primary headache disorders based on ICHD-3 beta. *The Journal of Headache and Pain, 15*(1), 40. https://doi.org/10.1186/1129-2377-15-40

Dresler, T., Caratozzolo, S., Guldolf, K., Huhn, J.I., Loiacono, C., Niiberg-Pikksööt, T., ... & Serafini, G. (2019). European Headache Federation School of Advanced Studies (EHF-SAS). Understanding the nature of psychiatric comorbidity in migraine: a systematic review focused on interactions and treatment implications. *J Headache Pain, 20*(1), 51.

Dumas, J.-P., Arsenault, A., Boudreau, G., Magnoux, E., Lepage, Y., Bellavance, A. & Loisel, P. (2001). Physical Impairments in Cervicogenic Headache: Traumatic Vs. Nontraumatic Onset. *Cephalalgia, 21*(9), 884–893. https://doi.org/10.1046/j.1468-2982.2001.00264.x

Edvinsson, L. (2001). The Trigeminovascular Pathway: Role of CGRP and CGRP Receptors in Migraine: CGRP and CGRP Receptors in Migraine. *Headache: The Journal of Head and Face Pain, 57*, 47–55.

Engstrøm, M., Hagen, K., Bjørk, M.H., Stovner, L.J. & Sand, T. (2014). Sleep quality and arousal in migraine and tension-type headache: The headache-sleep study. *Acta Neurologica Scandinavica, 129* (Suppl. 198), 47–54. https://doi.org/10.1111/ane.12237

Engstrøm, M., Hagen, K., Bjørk, M., Gravdahl, G.B. & Sand, T. (2013). Sleep-related and non-sleep-related migraine: Interictal sleep quality, arousals and pain thresholds. *The Journal of Headache and Pain, 14*(1), 68. https://doi.org/10.1186/1129-2377-14-68

Engstrøm, M., Hagen, K., Bjørk, M.H., Stovner, L.J., Gravdahl, G.B., Stjern, M. & Sand, T. (2013). Sleep quality, arousal and pain thresholds in migraineurs: A blinded controlled polysomnographic study. *The Journal of Headache and Pain, 14*(1), 12. https://doi.org/10.1186/1129-2377-14-12

Espí-López, G.-V., Ruescas-Nicolau, M.-A., Nova-Redondo, C., Benítez-Martínez, J.C., Dugailly, P.-M. & Falla, D. (2018). Effect of Soft Tissue Techniques on Headache Impact, Disability, and Quality of Life in Migraine Sufferers: A Pilot Study. *The Journal of Alternative and Complementary Medicine, 24*(11), 1099–1107. https://doi.org/10.1089/acm.2018.0048

Falsiroli Maistrello, L., Rafanelli, M. & Turolla, A. (2019). Manual Therapy and Quality of Life in People with Headache: Systematic Review and Meta-analysis of Randomized Controlled Trials. *Current Pain and Headache Reports, 23*(10), 78. https://doi.org/10.1007/s11916-019-0815-8

Feigin, V.L., Abajobir, A.A., Abate, K.H., Abd-Allah, F., Abdulle, A.M., Abera, S.F., ... Vos, T. (2017). Global, regional, and national burden of neurological disorders during 1990–2015: A systematic analysis for the Global Burden of Disease Study 2015. *The Lancet Neurology, 16*(11), 877–897.

Fernández-de-las-Peñas, C., Cuadrado, M. & Pareja, J. (2006). Myofascial Trigger Points, Neck Mobility and Forward Head Posture in Unilateral Migraine. *Cephalalgia, 26*(9), 1061–1070. https://doi.org/10.1111/j.1468-2982.2006.01162.x

Fernández-de-las-Peñas, C., Fernández-Muñoz, J.J., Palacios-Ceña, M., Parás-Bravo, P., Cigarán-Méndez, M., & Navarro-Pardo, E. (2018). Sleep disturbances in tension-type headache and migraine. *Therapeutic Advances in Neurological Disorders, 11*(1).

Fernández-de-las-Peñas, C., Madeleine, P., Caminero, A., Cuadrado, M., Arendt-Nielsen, L. & Pareja, J. (2010). Generalized Neck-Shoulder Hyperalgesia in Chronic Tension-Type Headache and Unilateral Migraine Assessed by Pressure Pain Sensitivity Topographical Maps of the Trapezius Muscle. *Cephalalgia, 30*(1), 77–86. https://doi.org/10.1111/j.1468-2982.2009.01901.x

Fernández-de-las-Peñas, C., Madeleine, P., Cuadrado, M., Ge, H.-Y., Arendt-Nielsen, L. & Pareja, J. (2009). Pressure Pain Sensitivity Mapping of the Temporalis Muscle Revealed Bilateral Pressure Hyperalgesia in Patients with Strictly Unilateral Migraine. *Cephalalgia, 29*(6), 670–676. https://doi.org/10.1111/j.1468-2982.2008.01831.x

Fernández-de-las-Peñas, C., Cleland, J.A., Palomeque-del-Cerro, L., Caminero, A.B., Guillem-Mesado, A. & Jiménez-García, R. (2011). Development of a Clinical Prediction Rule for Identifying Women With Tension-Type Headache Who Are Likely to Achieve Short-Term Success With Joint Mobilization and Muscle Trigger Point Therapy: February 2011. *Headache: The Journal of Head and Face Pain, 51*(2), 246–261.

Fernández-de-las-Peñas, C. & Courtney, C.A. (2014). Clinical reasoning for manual therapy management of tension type and cervicogenic headache. *Journal of Manual & Manipulative Therapy, 22*(1), 45–51. https://doi.org/10.1179/2042618613Y.0000000050

Fernández-de-las-Peñas, C., Ge, H.-Y., Arendt-Nielsen, L., Cuadrado, M.L. & Pareja, J.A. (2007). Referred pain from trapezius muscle trigger points shares similar characteristics with chronic tension type headache. *European Journal of Pain, 11*(4), 475–482. https://doi.org/10.1016/j.ejpain.2006.07.005

Ferracini, G.N., Florencio, L.L., Dach, F., Grossi, D.B., Palacios-Ceña, M., Ordás-Bandera, C., ... Fernández-de-las-Peñas, C. (2017). Musculoskeletal disorders of the upper cervical spine in women with episodic or chronic migraine. *Eur J Phys Rehabil Med., 53*(3), 342–350.

Ferracini, G.N., Chaves, T.C., Dach, F., Bevilaqua-Grossi, D., Fernández-de-las-Peñas, C. & Speciali, J.G. (2016). Relationship Between Active Trigger Points and Head/Neck Posture in Patients with Migraine. *American Journal of Physical Medicine & Rehabilitation, 95*(11), 831–839. https://doi.org/10.1097/PHM.0000000000000510

Fishbain, D.A., Lewis, J., Cole, B., Cutler, R.B., Rosomoff, R.S. & Rosomoff, H.L. (2003). Do the proposed cervicogenic headache diagnostic criteria demonstrate specificity in terms of separating cervicogenic headache from migraine? *Current Pain and Headache Reports, 7*(5), 387–394. https://doi.org/10.1007/s11916-003-0039-8

Florencio, L.L., Ferracni, G.N., Chaves, T.C., Palacios-Ceña, M., Ordás-Bandera, C., Speciali, J.G., Grossi, D.B. & Fernández-de-las-Peñas, C. (2019). Analysis of Head Posture and Activation of the Cervical Neck Extensors During a Low-Load Task in Women With Chronic Migraine and

Healthy Participants. *Journal of Manipulative and Physiological Therapeutics, 41*(9), 762–770.

Florencio, L.L., de Oliveira, A.S., Carvalho, G.F., Dach, F., Bigal, M.E., Fernández-de-las-Peñas, C. & Bevilaqua-Grossi, D. (2017). Association Between Severity of Temporomandibular Disorders and the Frequency of Headache Attacks in Women With Migraine: A Cross-Sectional Study. *Journal of Manipulative and Physiological Therapeutics, 40*(4), 250–254. https://doi.org/10.1016/j.jmpt.2017.02.006

Florencio, L.L., de Oliveira, A.S., Carvalho, G.F., Tolentino, G. de A., Dach, F., Bigal, M.E., Fernández-de-las-Peñas, C. & Bevilaqua Grossi, D. (2015). Cervical Muscle Strength and Muscle Coactivation During Isometric Contractions in Patients With Migraine: A Cross-Sectional Study: Headache. *Headache: The Journal of Head and Face Pain, 55*(10), 1312–1322.

Florencio, L.L., Giantomassi, M.C.M., Carvalho, G.F., Gonçalves, M.C., Dach, F., Fernández-de-las-Peñas, C. & Bevilaqua-Grossi, D. (2015). Generalized Pressure Pain Hypersensitivity in the Cervical Muscles in Women with Migraine. *Pain Medicine, 16*(8), 1629–1634. https://doi.org/10.1111/pme.12767

Fritsche, G., Kröner-Herwig, B., Kropp, P., Niederberger, U. & Haag, G. (2013). Psychologische Therapie der Migräne: Systematische Übersicht. *Der Schmerz, 27*(3), 263–274. https://doi.org/10.1007/s00482-013-1319-9

Gandolfi, M., Geroin, C., Valè, N., Marchioretto, F., Turrina, A., Dimitrova, E., ... Smania, N. (2018). Does myofascial and trigger point treatment reduce pain and analgesic intake in patients undergoing onabotulinumtoxinA injection due to chronic intractable migraine? *European Journal of Physical and Rehabilitation Medicine, 54*(1), 1–12.

Gaul, C. & Diener, H.C. (Hrsg.). (2016). *Kopfschmerzen: Pathophysiologie-Klinik-Diagnostik-Therapie.* New York: Georg Thieme Verlag.

Ghanbari, A., Askarzadeh, S., Petramfar, P. & Mohamadi, M. (2015). Migraine responds better to a combination of medical therapy and trigger point management than routine medical therapy alone. *NeuroRehabilitation, 37*(1), 157–163. https://doi.org/10.3233/NRE-151248

Goadsby, P., Cittadini, E. & Cohen, A. (2010). Trigeminal Autonomic Cephalalgias: Paroxysmal Hemicrania, SUNCT/SUNA, and Hemicrania Continua. *Seminars in Neurology, 30*(02), 186–191. https://doi.org/10.1055/s-0030-1249227

Goadsby, P.J. & Sprenger, T. (2010). Current practice and future directions in the prevention and acute management of migraine. *The Lancet Neurology, 9*(3), 285–298. https://doi.org/10.1016/S1474-4422(10)70005-3

Goadsby, P.J., Charbit, A.R., Andreou, A.P., Akerman, S. & Holland, P.R. (2009). Neurobiology of migraine. *Neuroscience, 161*(2), 327–341. https://doi.org/10.1016/j.neuroscience.2009.03.019

Goncalves, D.A.G., Camparis, C.M., Speciali, J.G., Castanharo, S.M., Ujikawa, L.T., Lipton, R.B. & Bigal, M.E. (2013a). Treatment of Comorbid Migraine and Temporomandibular Disorders: A Factorial, Double-Blind, Randomized, Placebo-Controlled Study. *Journal of Orofacial Pain, 27*(4), 325–335. https://doi.org/10.11607/jop.1096

Green, M.W. (2012). Secondary Headaches. *Continuum: Lifelong Learning in Neurology, 18*, 783–795.

Grossi, D.B., Chaves, T.C., Gonçalves, M.C., Moreira, V.C., Canonica, A.C., Florencio, L.L., B... Bigal, M.E. (2011). Pressure pain threshold in the craniocervical muscles of women with episodic and chronic migraine: A controlled study. *Arquivos de Neuro-Psiquiatria, 69*(4), 607–612. https://doi.org/10.1590/S0004-282X2011000500007

Guy, N., Marques, A., Orliaguet, T., Lanteri-Minet, M., Dallel, R. & Clavelou, P. (2010). Are there differences between cephalic and extracephalic cutaneous allodynia in migraine patients? *Cephalalgia, 30*(7), 881–886. https://doi.org/10.1111/j.1468-2982.2009.02008.x

Hagen, K., Einarsen, C., Zwart, J.-A., Svebak, S. & Bovim, G. (2002). The co-occurrence of headache and musculoskeletal symptoms amongst 51 050 adults in Norway. *European Journal of Neurology, 9*(5), 527–533. https://doi.org/10.1046/j.1468-1331.2002.00451.x

Hansen, J.M., Baca, S.M., VanValkenburgh, P. & Charles, A. (2013). Distinctive anatomical and physiological features of migraine aura revealed by 18 years of recording. *Brain, 136*(12), 3589–3595. https://doi.org/10.1093/brain/awt309

Haque, B., Rahman, K.M., Hoque, A., Hasan, A.H., Chowdhury, R.N., Khan, S.U., ... Mohammad, Q.D. (2012). Precipitating and relieving factors of migraine versus tension type headache. *BMC Neurology, 12*(1), 82. https://doi.org/10.1186/1471-2377-12-82

Harriott, A.M. & Schwedt, T.J. (2014). Migraine is Associated With Altered Processing of Sensory Stimuli. *Current Pain and Headache Reports,*

18(11), 458. https://doi.org/10.1007/s11916-014-0458-8

Headache Classification Committee of the International Headache Society (2004). The Classification of Headache Disorders, 2nd edition. *Cephalalgia, 24*(1), 1–160.

Headache Classification Committee of the International Headache Society (IHS). (2013). The International Classification of Headache Disorders (3. Aufl.). *Cephalalgia, 33*(9), 629–808. https://doi.org/10.1177/0333102413485658

Headache Classification Committee of the International Headache Society (IHS). (2018). The International Classification of Headache Disorders (3. Aufl.). *Cephalalgia, 38*(1), 1–211. https://doi.org/10.1177/0333102417738202

Headache Classification Committee of the International Headache Society (2019). *Die Internationale Klassifikation von Kopfschmerzerkrankungen, ICHD-3.* Verfügbar unter https://ichd-3.org/de/

Holzhammer, J. & Wöber, C. (2006). Alimentäre Triggerfaktoren bei Migräne und Kopfschmerz vom Spannungstyp. *Der Schmerz, 20*(2), 151–159. https://doi.org/10.1007/s00482-005-0390-2

Hougaard, A., Amin, F., Hauge, A.W., Ashina, M. & Olesen, J. (2013). Provocation of migraine with aura using natural trigger factors. *Neurology, 80*(5), 428–431. ICHD-3-Deutsche-Übersetzung-German-Translation-2018.pdf.

International Headache Genetics Consortium, Gormley, P., Anttila, V., Winsvold, B.S., Palta, P., Esko, T., Pers, T.H., ... Palotie, A. (2016). Meta-analysis of 375,000 individuals identifies 38 susceptibility loci for migraine. *Nature Genetics, 48*(8), 856–866. https://doi.org/10.1038/ng.3598

Irby, M.B., Bond, D.S., Lipton, R.B., Nicklas, B., Houle, T.T. & Penzien, D.B. (2016). Aerobic Exercise for Reducing Migraine Burden: Mechanisms, Markers, and Models of Change Processes. *Headache: The Journal of Head and Face Pain, 56*(2), 357–369. https://doi.org/10.1111/head.12738

Jay, G.W. & Barkin, R.L. (2017a). Primary Headache Disorders Part I – Migraine and the Trigeminal Autonomic Cephalalgias. *Disease-a-Month, 63*(11), 308–338. https://doi.org/10.1016/j.disamonth.2017.04.001

Jensen, R. & Stovner, L.J. (2008). Epidemiology and comorbidity of headache. *The Lancet Neurology, 7*(4), 354–361. https://doi.org/10.1016/S1474-4422(08)70062-0

Jull, G., Amiri, M., Bullock-Saxton, J., Darnell, R. & Lander, C. (2007). Cervical Musculoskeletal Impairment in Frequent Intermittent Headache. Part 1: Subjects With Single Headaches. *Cephalalgia, 27*(7), 793–802.

Karli, N., Zarifoglu, M., Calisir, N. & Akgoz, S. (2005). Comparison of Pre-Headache Phases and Trigger Factors of Migraine and Episodic Tension-Type Headache: Do they Share Similar Clinical Pathophysiology? *Cephalalgia, 25*(6), 444–451. https://doi.org/10.1111/j.1468-2982.2005.00880.x

Kelman, L. (2007). The triggers or precipitants of the acute migraine attack. *Cephalalgia, 27*(5), 394–402. https://doi.org/10.1111/j.1468-2982.2007.01303.x

Kelman, L. (2006). Migraine Changes with Age: Impact on Migraine Classification. *Headache: The Journal of Head and Face Pain, 46*(7), 1161–1171.

Klapper, J.A., Klapper, A. & Voss, T. (2000). The Misdiagnosis of Cluster Headache: A Nonclinic, Population-Based, Internet Survey. *Headache: The Journal of Head and Face Pain, 40*(9), 730–735. https://doi.org/10.1046/j.1526-4610.2000.00127.x

Kristoffersen, E.S. & Lundqvist, C. (2014). Medication-overuse headache: epidemiology, diagnosis and treatment. *Therapeutic Advances in Drug Safety, 5*(2), 87–99.

Kroll, H.R. (2015). Exercise Therapy for Chronic Pain. *Physical Medicine and Rehabilitation Clinics of North America, 26*(2), 263–281. https://doi.org/10.1016/j.pmr.2014.12.007

Krøll, L.S., Hammarlund, C.S., Linde, M., Gard, G. & Jensen, R.H. (2018). The effects of aerobic exercise for persons with migraine and co-existing tension-type headache and neck pain. A randomized, controlled, clinical trial. *Cephalalgia, 38*(12), 1805–1816.

Kropp, P., Meyer, B., Dresler, T., Fritsche, G., Gaul, C., Niederberger, U., ... Straube, A. (2016). Entspannungsverfahren und verhaltenstherapeutische Interventionen zur Behandlung der Migräne: Leitlinie der Deutschen Migräne- und Kopfschmerzgesellschaft. *Nervenheilkunde, 35*(07/08), 502–515. https://doi.org/10.1007/s00482-017-0214-1

Kubik, S.U. & Martin, P.R. (2017). The Headache Triggers Sensitivity and Avoidance Questionnaire: Establishing the Psychometric Properties of the Questionnaire. *Headache: The Journal of*

Head and Face Pain, 57(2), 236–254. https://doi.org/10.1111/head.12940

Lampl, C., Rudolph, M., Deligianni, C.I. & Mitsikostas, D.D. (2015). Neck pain in episodic migraine: Premonitory symptom or part of the attack? *The Journal of Headache and Pain, 16*(1), 80. https://doi.org/10.1186/s10194-015-0566-9

Lampl, C., Thomas, H., Tassorelli, C., Katsarava, Z., Laínez, J.M., Lantéri-Minet, M., ... Steiner, T.J. (2016). Headache, depression and anxiety: Associations in the Eurolight project. *The Journal of Headache and Pain, 17*(1), 59. https://doi.org/10.1186/s10194-016-0649-2

Leistad, R., Sand, T., Westgaard, R., Nilsen, K. & Stovner, L. (2006). Stress-Induced Pain and Muscle Activity in Patients with Migraine and Tension-Type Headache. *Cephalalgia, 26*(1), 64–73. https://doi.org/10.1111/j.1468-2982.2005.00997.x

Lipton, R.B. & Bigal, M.E. (2005). Migraine: Epidemiology, Impact, and Risk Factors for Progression. *Headache: The Journal of Head and Face Pain, 45*(1), S3–S13.

Lipton, R.B., Diamond, S., Reed, M., Diamond, M.L. & Stewart, W.F. (2001). Migraine Diagnosis and Treatment: Results From the American Migraine Study II. *Headache: The Journal of Head and Face Pain, 41*(7), https://doi.org/10.1046/j.1526-4610.2001.041007638.x

Lipton, R.B., Pavlovic, J.M., Haut, S.R., Grosberg, B.M. & Buse, D.C. (2014). Methodological Issues in Studying Trigger Factors and Premonitory Features of Migraine. *Headache: The Journal of Head and Face Pain, 54*(10), 1661–1669. https://doi.org/10.1111/head.12464

Lozano López, C., Mesa Jiménez, J., Hoz Aizpurúa, J.L. de la, Pareja Grande, J. & Fernández de las Peñas, C. (2016). Efficacy of manual therapy in the treatment of tension-type headache. A systematic review from 2000 to 2013. *Neurología (English Edition), 31*(6), 357–369.

Luedtke, K., Allers, A., Schulte, L.H. & May, A. (2016). Efficacy of interventions used by physiotherapists for patients with headache and migraine – Systematic review and meta-analysis. *Cephalalgia, 36*(5), 474–492. https://doi.org/10.1177/0333102415597889

Luedtke, K. & May, A. (2017). Stratifying migraine patients based on dynamic pain provocation over the upper cervical spine. *The Journal of Headache and Pain, 18*(1), 97. https://doi.org/10.1186/s10194-017-0808-0

Luedtke, K., Starke, W. & May, A. (2018). Musculoskeletal dysfunction in migraine patients. *Cephalalgia, 38*(5), 865–875. https://doi.org/10.1177/0333102417716934

Lyngberg, A.C., Rasmussen, B.K., Jørgensen, T. & Jensen, R. (2005). Incidence of Primary Headache: A Danish Epidemiologic Follow-up Study. *American Journal of Epidemiology, 161*(11), 1066–1073. https://doi.org/10.1093/aje/kwi139

Maistrello, L.F., Rafanelli, M. & Turolla, A. (2019). Manual therapy and quality of life in people with headache: Systematic review and meta-analysis of randomized controlled trials. *Current pain and headache reports, 23*(10), 1–14.

Maleki, N., Linnman, C., Brawn, J., Burstein, R., Becerra, L. & Borsook, D. (2012). Her versus his migraine: Multiple sex differences in brain function and structure. *Brain, 135*(8), 2546–2559. https://doi.org/10.1093/brain/aws175

Manzoni, G.C. & Torelli, P. (2015). Chronic headaches: A clinician's experience of ICHD-3 beta. *Neurological Sciences, 36*(1), 51–55. https://doi.org/10.1007/s10072-015-2142-0

Marmura, M.J. (2018). Triggers, Protectors, and Predictors in Episodic Migraine. *Current Pain and Headache Reports, 22*(12), 81. https://doi.org/10.1007/s11916-018-0734-0

Martin, P. (2010). Managing headache triggers: Think 'coping' not 'avoidance'. *Cephalalgia, 30*(5), 634–637. https://doi.org/10.1111/j.1468-2982.2009.01989.x

Martin, P.R. (2010). Behavioral Management of Migraine Headache Triggers: Learning to Cope with Triggers. *Current Pain and Headache Reports, 14*(3), 221–227. https://doi.org/10.1007/s11916-010-0112-z

Martin, P.R., Reece, J., Callan, M., MacLeod, C., Kaur, A., Gregg, K. & Goadsby, P.J. (2014). Behavioral management of the triggers of recurrent headache: A randomized controlled trial. *Behaviour Research and Therapy, 61*, 1–11. https://doi.org/10.1016/j.brat.2014.07.002

Merikangas, K.R. (2013). Contributions of Epidemiology to Our Understanding of Migraine. *Headache: The Journal of Head and Face Pain, 53*(2), 230–246.

Mesa-Jiménez, J.A., Lozano-López, C., Angulo-Díaz-Parreño, S., Rodríguez-Fernández, Á.L., De-la-Hoz-Aizpurua, J.L. & Fernández-de-las-Peñas, C. (2015). Multimodal manual therapy vs. pharmacological care for management of tension type headache: A meta-analysis of randomized trials. *Cephalalgia, 35*(14), 1323–1332. https://doi.org/10.1177/0333102415576226

Moore, C.S., Sibbritt, D.W. & Adams, J. (2017). A critical review of manual therapy use for headache disorders: Prevalence, profiles, motivations, communication and self-reported effectiveness. *BMC Neurology, 17*(1), 61. https://doi.org/10.1186/s12883-017-0835-0

Nelson, C.F. (1994). The tension headache, migraine headache continuum: A hypothesis. *Journal of Manipulative and Physiological Therapeutics, 17*(3), 156–167.

Nolte, C., Endres, M. & Jungehülsing, G. (2010). Vaskuläre Syndrome des Thalamus. *Der Nervenarzt, 82*(2), 231–241.

Noseda, R. & Burstein, R. (2013). Migraine pathophysiology: Anatomy of the trigeminovascular pathway and associated neurological symptoms, cortical spreading depression, sensitization, and modulation of pain. *Pain, 154*, 44–53. https://doi.org/10.1016/j.pain.2013.07.021

Odell, J., Clark, C., Hunnisett, A., Ahmed, O.H. & Branney, J. (2019). Manual therapy for chronic migraine: A pragmatic randomised controlled trial study protocol. *Chiropractic & Manual Therapies, 27*(1), 11. https://doi.org/10.1186/s12998-019-0232-4

Oliveira-Souza, A.I.S., Florencio, L.L., Carvalho, G.F., Fernández-De-Las-Peñas, C., Dach, F. & Bevilaqua-Grossi, D. (2019). Reduced flexion rotation test in women with chronic and episodic migraine. *Brazilian Journal of Physical Therapy, 23*(5), 387–394. https://doi.org/10.1016/j.bjpt.2019.01.001

Özer, G. & Benlier, N. (2018). Neck pain: Is it part of a migraine attack or a trigger before a migraine attack? *Acta Neurologica Belgica, 120*(2), 289–293. https://doi.org/10.1007/s13760-018-1030-9

Palacios-Ceña, M., Lima Florencio, L., Natália Ferracini, G., Barón, J., Guerrero, Á.L., Ordás-Bandera, C., Arendt-Nielsen, L. & Fernández-de-las-Peñas, C. (2016). Women with Chronic and Episodic Migraine Exhibit Similar Widespread Pressure Pain Sensitivity. *Pain Medicine, 17*(11), 2127–2133. https://doi.org/10.1093/pm/pnw056

Peters, M., Huijer Abu-Saad, H., Vydelingum, V., Dowson, A. & Murphy, M. (2003). Patients' Decision-Making for Migraine and Chronic Daily Headache Management. A Qualitative Study. *Cephalalgia, 23*(8), 833–841. https://doi.org/10.1046/j.1468-2982.2003.00590.x

Pohl, H., Gantenbein, A.R., Sandor, P.S., Schoenen, J. & Andrée, C. (2020). Interictal Burden of Cluster Headache: Results of the Eurolight Cluster Headache Project, an Internet-Based, Cross-Sectional Study of People With Cluster Headache. *Headache: The Journal of Head and Face Pain, 60*(2), 360–369. https://doi.org/10.1177/2515816319888211

Ramachandran, R. (2018). Neurogenic inflammation and its role in migraine. *Seminars in Immunopathology, 40*(3), 301–314. https://doi.org/10.1007/s00281-018-0676-y

Reed, M.L., Fanning, K.M., Serrano, D., Buse, D.C. & Lipton, R.B. (2015). Persistent Frequent Nausea Is Associated With Progression to Chronic Migraine: AMPP Study Results. *Headache: The Journal of Head and Face Pain, 55*(1), 76–87. https://doi.org/10.1111/head.12450

Ren, C., Liu, J., Zhou, J., Liang, H., Wang, Y., Sun, Y., Ma, B. & Yin, Y. (2018). Low levels of serum serotonin and amino acids identified in migraine patients. *Biochemical and Biophysical Research Communications, 496*(2), 267–273. https://doi.org/10.1016/j.bbrc.2017.11.203

Romberg, M.H. (1840). *Lehrbuch der nervenkrankheiten des Menschen* (Bd. 1). Berlin: Duncker.

Rothrock, J.F., Parada, V.A., Sims, C., Key, K., Walters, N.S. & Zweifler, R.M. (2006). The Impact of Intensive Patient Education on Clinical Outcome in a Clinic-Based Migraine Population. *Headache: The Journal of Head and Face Pain, 46*(5), 726–731. https://doi.org/10.1111/j.1526-4610.2006.00428.x

Rozen, T.D. (2018). Cluster Headache Clinical Phenotypes: Tobacco Nonexposed (Never Smoker and No Parental Secondary Smoke Exposure as a Child) versus Tobacco-Exposed: Results from the United States Cluster Headache Survey. *Headache: The Journal of Head and Face Pain, 58*(5), 688–699. https://doi.org/10.1111/head.13295

Rozen, T.D. & Fishman, R.S. (2012). Cluster Headache in the United States of America: Demographics, Clinical Characteristics, Triggers, Suicidality, and Personal Burden. *Headache: The Journal of Head and Face Pain, 52*(1), 99–113. https://doi.org/10.1111/j.1526-4610.2011.02028.x

Russo, A., Coppola, G., Pierelli, F., Parisi, V., Silvestro, M., Tessitore, A. & Tedeschi, G. (2018). Pain Perception and Migraine. *Frontiers in Neurology, 9*, 576. https://doi.org/10.3389/fneur.2018.00576

Sarchielli, P., Granella, F., Prudenzano, M.P., Pini, L.A., Guidetti, V., Bono, G., ... Zanchin, G. (2012).

Italian guidelines for primary headaches: 2012 revised version. *The Journal of Headache and Pain, 13*(2), 31–70. https://doi.org/10.1007/s10194-012-0437-6

Schankin, C. J. & Straube, A. (2012). Secondary headaches: Secondary or still primary? *The Journal of Headache and Pain, 13*(4), 263–270. https://doi.org/10.1007/s10194-012-0443-8

Schulte, L. H. & May, A. (2016). The migraine generator revisited: Continuous scanning of the migraine cycle over 30 days and three spontaneous attacks. *Brain, 139*(7), 1987–1993. https://doi.org/10.1093/brain/aww097

Silva-Néto, R. P., Rodrigues, Â. B., Cavalcante, D. C., Ferreira, P. H. P. B., Nasi, E. P., de Holanda Sousa, K. M., Peres, M. F. P. & Valença, M. M. (2017). May headache triggered by odors be regarded as a differentiating factor between migraine and other primary headaches? *Cephalalgia, 37*(1), 20–28. https://doi.org/10.1177/0333102416636098

Sjaastad, O. (2011). Tension-type headache: One or more headaches? *Functional Neurology, 26*(3), 165–170.

Smitherman, T. A. & Ward, T. N. (2011). Psychosocial Factors of Relevance to Sex and Gender Studies in Headache: June 2011. *Headache: The Journal of Head and Face Pain, 51*(6), 923–931. https://doi.org/10.1111/j.1526-4610.2011.01919.x

Sobri, M., Lamont, A. C., Alias, N. A. & Win, M. N. (2003). Red flags in patients presenting with headache: clinical indications for neuroimaging. *The British Journal of Radiology, 76*(908), 532–535.

Sohn, J.-H., Choi, H.-C., Lee, S.-M. & Jun, A.-Y. (2010). Differences in cervical musculoskeletal impairment between episodic and chronic tension-type headache. *Cephalalgia, 30*(12), 1514–1523. https://doi.org/10.1177/0333102410375724

Sollmann, N., Mathonia, N., Weidlich, D., Bonfert, M., Schroeder, S. A., Badura, K. A., … Heinen, F. (2019). Quantitative magnetic resonance imaging of the upper trapezius muscles – assessment of myofascial trigger points in patients with migraine. *The Journal of Headache and Pain, 20*(1), 8. https://doi.org/10.1186/s10194-019-0960-9

Spierings, E. L. H., Ranke, A. H. & Honkoop, P. C. (2001). Precipitating and Aggravating Factors of Migraine Versus Tension-type Headache. *Headache: The Journal of Head and Face Pain, 41*(6), 554–558. https://doi.org/10.1046/j.1526-4610.2001.041006554.x

Sprenger, T. & Borsook, D. (2012). Migraine changes the brain: Neuroimaging makes its mark. *Current Opinion in Neurology, 25*(3), 252–262. https://doi.org/10.1097/WCO.0b013e3283532ca3

Sremakaew, M., Sungkarat, S., Treleaven, J. & Uthaikhup, S. (2018). Impaired Standing Balance in Individuals with Cervicogenic Headache and Migraine. *Journal of Oral & Facial Pain and Headache, 32*(3), 321–328. https://doi.org/10.11607/ofph.2029

Steiner, T. J. (2005). Lifting The Burden: The Global Campaign to Reduce the Burden of Headache Worldwide. *The Journal of Headache and Pain, 6*(5), 373–377. https://doi.org/10.1007/s10194-005-0241-7

Steiner, T. J., Jensen, R., Katsarava, Z., Linde, M., MacGregor, E. A., Osipova, V., … Martelletti, P. (2019). Aids to management of headache disorders in primary care (2 Ed.). On behalf of the European Headache Federation and Lifting the Burden: the Global Campaign against Headache. *The Journal of Headache and Pain, 20*(1), 57. https://doi.org/10.1186/s10194-018-0899-2

Steiner, T. J., Stovner, L. J., Katsarava, Z., Lainez, J. M., Lampl, C., Lantéri-Minet, M., … Andrée, C. (2014). The impact of headache in Europe: Principal results of the Eurolight project. *The Journal of Headache and Pain, 15*(1), 31. https://doi.org/10.1186/1129-2377-15-31

Stillman, M. J. (2014). Diagnosis of Trigeminal Autonomic Cephalalgias. In S. J. Tepper & D. E. Tepper (Ed.), *The Cleveland Clinic Manual of Headache Therapy* (S. 21–34). Berlin: Springer. https://doi.org/10.1007/978-3-319-04072-1_2

Stovner, L. J. & Andree, C. (2010). Prevalence of headache in Europe: A review for the Eurolight project. *The Journal of Headache and Pain, 11*(4), 289–299. https://doi.org/10.1007/s10194-010-0217-0

Stovner, L., Hagen, K., Jensen, R., Katsarava, Z., Lipton, R., Scher, A., Steiner, T. & Zwart, J. A. (2007). The Global Burden of Headache: A Documentation of Headache Prevalence and Disability Worldwide. *Cephalalgia, 27*(3), 193–210.

Stuginski-Barbosa, J., Macedo, H. R., Eduardo Bigal, M. & Speciali, J. G. (2010). Signs of Temporomandibular Disorders in Migraine Patients: A Prospective, Controlled Study. *The Clinical Journal of Pain, 26*(5), 418–421. https://doi.org/10.1097/AJP.0b013e3181d10691

Szikszay, T. M., Hoenick, S., von Korn, K., Meise, R., Schwarz, A., Starke, W. & Luedtke, K. (2019). Which Examination Tests Detect Differences in Cervical Musculoskeletal Impairments in People With Migraine? A Systematic Review and Meta-Analysis. *Physical Therapy, 99*(5), 549–569. https://doi.org/10.1093/ptj/pzz007

Tali, D., Menahem, I., Vered, E. & Kalichman, L. (2014). Upper cervical mobility, posture and myofascial trigger points in subjects with episodic migraine: Case-control study. *Journal of Bodywork and Movement Therapies, 18*(4), 569–575. https://doi.org/10.1016/j.jbmt.2014.01.006

Tfelt-Hansen, P.C. & Koehler, P.J. (2011). One Hundred Years of Migraine Research: Major Clinical and Scientific Observations From 1910 to 2010. *Headache: The Journal of Head and Face Pain, 51*(5), 752–778. https://doi.org/10.1111/j.1526-4610.2011.01892.x

Thakur, E., Recober, A., Turvey, C. & Dindo, L.N. (2018). Benefits of an on-line migraine education video for patients with co-occurring migraine and depression. *Journal of Psychosomatic Research, 112*, 47–52. https://doi.org/10.1016/j.jpsychores.2018.06.012

Turner, D.P. & Houle, T.T. (2018). Influences on headache trigger beliefs and perceptions. *Cephalalgia, 38*(9), 1545–1553. https://doi.org/10.1177/0333102417739310

Turner, D.P., Smitherman, T.A., Black, A.K., Penzien, D.B., Porter, J.A.H., Lofland, K.R. & Houle, T.T. (2015). Are migraine and tension-type headache diagnostic types or points on a severity continuum? An exploration of the latent taxometric structure of headache. *Pain, 156*(7), 1200–1207. https://doi.org/10.1097/j.pain.0000000000000157

Uglem, M., Omland, P.M., Nilsen, K.B., Tronvik, E., Stovner, L.J., Hagen, K., ... & Sand, T. (2017). Does pain sensitivity change by migraine phase? A blinded longitudinal study. *Cephalalgia, 37*(14), 1337–1349. https://doi.org/10.1177/0333102416679955

Varatharajan, S., Ferguson, B., Chrobak, K., Shergill, Y., Côté, P., Wong, J.J., ... Taylor-Vaisey, A. (2016). Are non-invasive interventions effective for the management of headaches associated with neck pain? An update of the Bone and Joint Decade Task Force on Neck Pain and Its Associated Disorders by the Ontario Protocol for Traffic Injury Management (OPTIMa) Collaboration. *European Spine Journal, 25*(7), 1971–1999.

Varkey, E., Cider, Å., Carlsson, J. & Linde, M. (2009). A Study to Evaluate the Feasibility of an Aerobic Exercise Program in Patients With Migraine. *Headache: The Journal of Head and Face Pain, 49*(4), 563–570. https://doi.org/10.1111/j.1526-4610.2008.01231.x

Varkey, E., Cider, Å., Carlsson, J. & Linde, M. (2011). Exercise as migraine prophylaxis: A randomized study using relaxation and topiramate as controls. *Cephalalgia, 31*(14), 1428–1438. https://doi.org/10.1177/0333102411419681

Viana, M., Tassorelli, C., Allena, M., Nappi, G., Sjaastad, O. & Antonaci, F. (2013). Diagnostic and therapeutic errors in trigeminal autonomic cephalalgias and hemicrania continua: A systematic review. *The Journal of Headache and Pain, 14*(1). https://doi.org/10.1186/1129-2377-14-14

Vincent, M. & Luna, R. (1999). Cervicogenic Headache: A Comparison with Migraine and Tension-Type Headache. *Cephalalgia, 19*(25), 11–16.

Vingen, J.V. & Stovner, L. (1998). Photophobia and Phonophobia in Tension-Type and Cervicogenic Headache. *Cephalalgia, 18*(6), 313–318. https://doi.org/10.1046/j.1468-2982.1998.1806313.x

von Piekartz, H. (2013). Haben Kinder mit Migräne veränderte kraniozervikale-vestibuläre Qualitäten im Vergleich zu Kindern ohne Kopfschmerzen? *Manuelletherapie, 17*(05), 223–232. https://doi.org/10.1055/s-0033-1363152

Watson, D.H. & Drummond, P.D. (2012). Head Pain Referral During Examination of the Neck in Migraine and Tension-Type Headache. *Headache: The Journal of Head and Face Pain, 52*(8), 1226–1235. https://doi.org/10.1111/j.1526-4610.2012.02169.x

Winter, A.C., Hoffmann, W., Meisinger, C., Evers, S., Vennemann, M., Pfaffenrath, V., ... Berger, K. (2011). Association between lifestyle factors and headache. *The Journal of Headache and Pain, 12*(2), 147–155. https://doi.org/10.1007/s10194-010-0286-0

Yollu, U., Uluduz, D.U., Yilmaz, M., Yener, H.M., Akil, F., Kuzu, B., ... Korkut, N. (2017). Vestibular migraine screening in a migraine-diagnosed patient population, and assessment of vestibulocochlear function. *Clinical Otolaryngology, 42*(2), 225–233. https://doi.org/10.1111/coa.12699

Zagami, A.S. & Bahra, A. (2006): Symptomatology of migraines without aura. In J. Olesen, P.J. Goadsby, N.M. Ramadan, P. Tfelt-Hansen & K.M. Welch (Eds), pp 399–405., *The Headaches.* Philadelphia: Lippincott Williams & Wilkins.

Zebenholzer, K., Frantal, S., Pablik, E., Lieba-Samal, D., Salhofer-Polanyi, S., Wöber-Bingöl, Ç. & Wöber, C. (2016). Reliability of assessing lifestyle and trigger factors in patients with migraine –

Findings from the PAMINA study. *European Journal of Neurology, 23*(1), 120–126. https://doi.org/10.1111/ene.12817

Zebenholzer, K., Andree, C., Lechner, A., Broessner, G., Lampl, C., Luthringshausen, G., ... Wöber, C. (2015). Prevalence, management and burden of episodic and chronic headaches – A cross-sectional multicentre study in eight Austrian headache centres. *The Journal of Headache and Pain, 16*(1), 531. https://doi.org/10.1186/s10194-015-0531-7

Zito, G., Jull, G. & Story, I. (2006). Clinical tests of musculoskeletal dysfunction in the diagnosis of cervicogenic headache. *Manual Therapy, 11*(2), 118–129. https://doi.org/10.1016/j.math.2005.04.007

7 Schwindel ist nicht gleich Schwindel

7.1 Gleichgewichtssystem

Solange das Gleichgewicht eines Menschen vorhanden ist und er sich aufrecht und ungestört durchs Leben bewegt, bleibt die komplex aufgebaute Gleichgewichtssteuerung für ihn unbemerkt. Mehrere regulierende Systeme sorgen für die Aufrechterhaltung des Gleichgewichts. Wenn eines der Systeme gestört ist oder mehrerer Systeme untereinander beeinträchtigt sind, bewirkt das eine fehlerhafte Gleichgewichtssteuerung und das Symptom Schwindel ist hierfür ein typisches Zeichen.

Mechanisch gesehen ist das Gleichgewicht eines Körpers abhängig von einwirkender Schwerkraft, Lage des Schwerpunkts und angreifenden Drehmomenten. Weil sich der Schwerpunkt des menschlichen Körpers oberhalb des Drehpunktes, der zwischen den Füßen und dem Untergrund liegt, befindet, ist sein Gleichgewicht labil beziehungsweise störanfällig (**Abbildung 7-1**). Beständige regulierende Vorgänge kleiner Auslenkungen gewährleisten die Aufrechterhaltung.

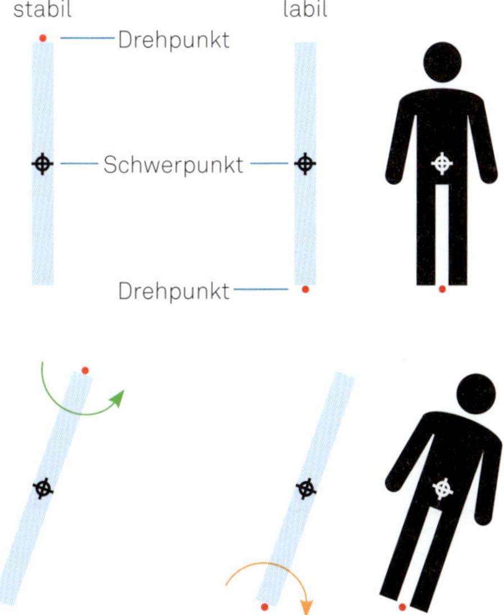

Abbildung 7-1: Stabiles und labiles Gleichgewicht eines Pendels im Vergleich zum labilen bzw. störanfälligen Gleichgewicht des menschlichen Körpers, bei dem der Schwerpunkt weit über dem Drehpunkt liegt

7.1.1 Strukturelemente des menschlichen Gleichgewichts

Folgende essentielle Subsysteme, auch mit dem Begriff der „anatomischen Strukturelemente“ (Laube & Anders, 2009) bezeichnet, gehören zu den aufrechterhaltenden Gleichgewichtssystemen: das peripher-vestibuläre System, das visuelle System, das somatosensorische System von Bewegungsapparat, Haut und Eingeweiden, das „verarbeitende“ zentral-vestibuläre System und das motorische System (**Abbildung 7-2**). Daneben stellen Basissysteme, die ausreichende Leistungsfähigkeit des Halte- und Stützapparats, der funktionierende Stoffwechsel und das intakte Herz-Kreislauf-System Voraussetzungen zur Gleichgewichtserhaltung dar.

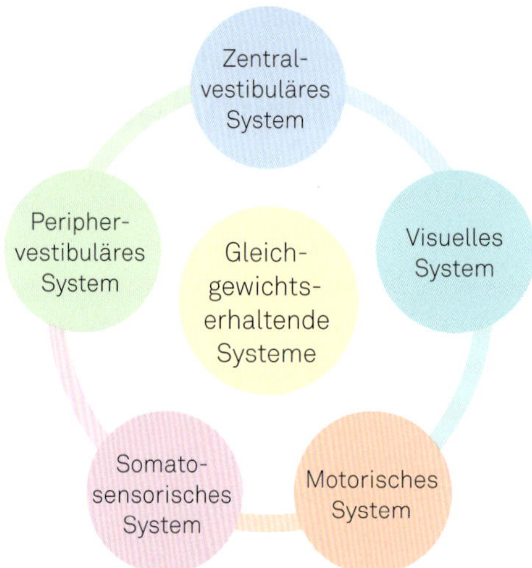

Abbildung 7-2: Subsysteme der Gleichgewichtssteuerung des Menschen

Das vestibuläre System umfasst:
- Peripher-vestibulärer Apparat mit Organen im Labyrinth und dem N. vestibularis
- Zentraler vestibulärer Kernkomplex in der Formatio reticularis
- Nervenverbindungen zwischen peripherem und zentralem Vestibularapparat sowie zu anderen Zentren des Gleichgewichtssystems

Letztendlich ermöglicht ein komplexes Bedingungsgefüge aller Systeme beziehungsweise Elemente die Aufrechterhaltung des menschlichen Gleichgewichts (siehe auch Kapitel 11). Das Gehirn ist auf den sensorischen Input aus den Subsystemen und auf frühere Referenzwerte angewiesen, um jeden Moment der Umwelt zu verarbeiten und auf Veränderungen feinjustiert zu reagieren. Unter den sensorischen Systemen besteht eine Hierarchie. Neurophysiologisch gesehen, spielt der afferente Input von den Augen, gefolgt von den Vestibularorganen eine übergeordnete Rolle (Hölzl & Biesinger, 2016). Informationen aus anderen Körperregionen und Organen, wie die von der HWS, den Kiefergelenken, der Zunge, den Füßen oder der Haut sind untergeordnet (**Abbildung 7-3**). Die zentralen Verarbeitungsprozesse finden in erster Linie im vestibulären Kernkomplex in Zusammenarbeit mit dem Kleinhirn statt. Daraufhin erfolgen reflektorische motorische Antworten durch Einstellungen und Bewegungen der Augen (Okulomotorik) und des Kopfes sowie des Körpers zueinander und zum Raum (Abbildung 7-4). Den Augen obliegt hinsichtlich der Gleichgewichtserhaltung die Aufgabe der Blickstabilisierung, die es ermöglicht, einen Zielpunkt unverzüglich einzufangen oder den Blick auch auf ein bewegtes Ziel gerichtet zu halten, sprich: ihm zu folgen, und es auf der Netzhaut scharf und ohne Verwackelung abzubilden (Stoll, Most & Tegenthoff, 2004).

Außerdem hat das zentrale vestibuläre System Verbindungen zur Thalamus- und Kortikal-Region, in denen Bewusstsein, Emotionen, Verstand sowie autonome Mechanismen gesteuert werden. Das Gleichgewichtssystem funktioniert nur als Gesamtsystem, in dem die einzelnen Elemente nie ganz losgelöst vom ihm betrachtet werden können (**Abbildung 7-4**). Der Therapeut sollte diese Tatsache stets berücksichtigen. Denn Störungen an einem der Elemente nehmen immer Einfluss auf andere.

7.1.2 Neuronale Verbindungen und Reflexe

Eine Auflistung der wichtigsten Afferenzen und Efferenzen des vestibulären Kernkomplexes zeigt auf, wie die Organe und Strukturen neuro-

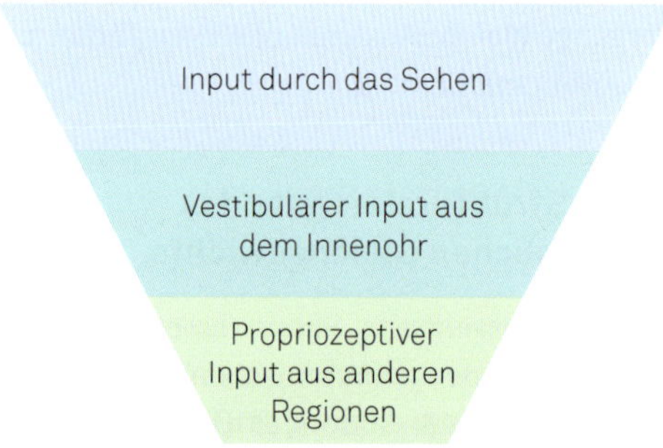

Abbildung 7-3: Hierarchie der gleichgewichtsregulierenden afferenten sensorischen Systeme

nal miteinander verflochten sind (Wolff, 1996) (**Tabelle 7-1**).

Es existieren zahlreiche reflektorische Verbindungen zwischen den Organen, die der Gleichgewichtserhaltung dienen. Der vestibulookuläre Reflex (VOR) wird durch eine Interaktion zwischen vestibulärem und visuellem System ausgelöst. Er dient der Blickfeldstabilisierung durch kompensatorische Augenbewegungen bei gleichzeitiger Veränderung der Lage des Kopfes im Raum. Beim VOR lösen Kopfbewegungen reflektorische entgegengesetzte kompensatorische Augenbewegungen aus. Die Weiterverarbeitung der Signale aus dem rechten und linken Vestibularapparat, hat eine hemmende Signalwirkung auf der einen Seite der Augenmuskeln und eine erregende auf der anderen Seite zur Folge (**Abbildung 7-5**).

Der optokinetische Reflex (OKR) dient der Blickfeldstabilisierung, wenn sich das Umfeld

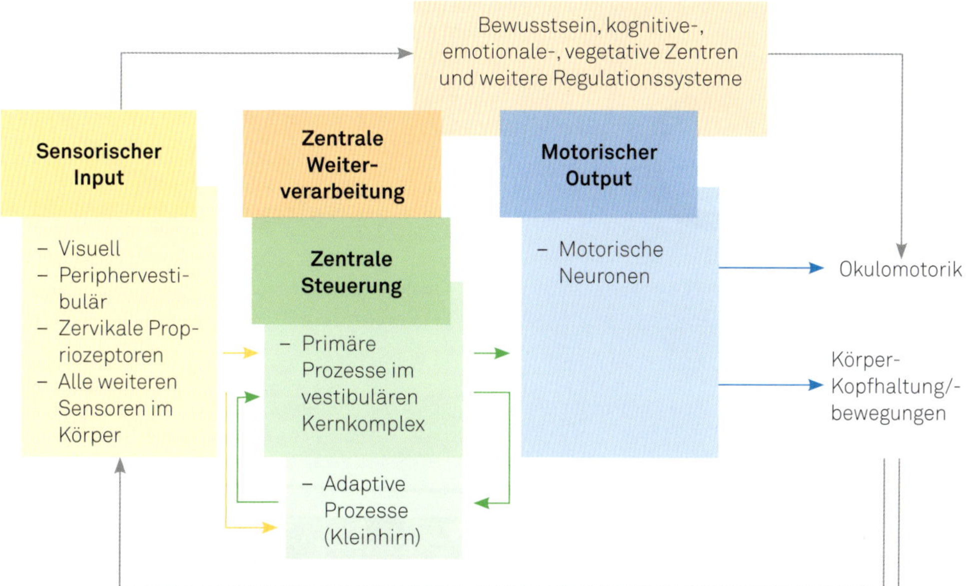

Abbildung 7-4: Bedingungsgefüge der Elemente zur Aufrechterhaltung des menschlichen Gleichgewichtssystems

Tabelle 7-1: Organe und Strukturen mit afferenten und efferenten Verbindungen des vestibulären Kernkomplexes

Afferenzen zum vestibulären Kernkomplex	Efferenzen vom vestibulären Kernkomplex
• Retina • Spindelafferenzen der Augenmuskeln • Peripher-vestibulärer Apparat • Kleinhirn • Halsmuskelafferenzen • Perihypoglossäre Kerne • Afferenzen aus dem Körper (spinovestibuläre Bahnen) • Direkte und indirekte Bahnen aus dem Kortex • Vestibulärer Kernkomplex der Gegenseite	• Rückenmark (Tractus vestibulospinalis lateralis und medialis) • Augenmuskelkerne • Kleinhirn und Formatio reticularis • Vestibulothalamokortikale Bahn • Peripher-vestibulärer Apparat • Perihypoglossäre Kerne • Vestibulärer Kernkomplex der Gegenseite

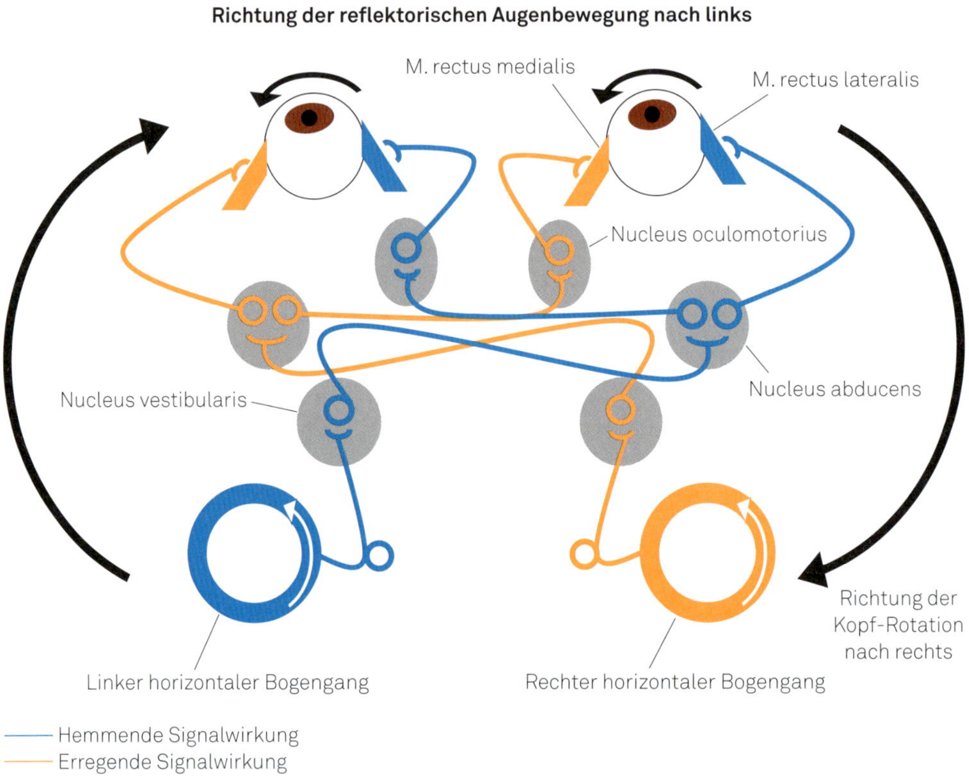

Richtung der reflektorischen Augenbewegung nach links

M. rectus medialis
M. rectus lateralis
Nucleus oculomotorius
Nucleus vestibularis
Nucleus abducens
Linker horizontaler Bogengang
Rechter horizontaler Bogengang
Richtung der Kopf-Rotation nach rechts

—— Hemmende Signalwirkung
—— Erregende Signalwirkung

Abbildung 7-5: Darstellung des horizontalen vestibulookulären Reflexes (VOR) bei Kopfrotation nach rechts

schnell bewegt, beispielsweise beim Blick aus dem fahrenden Zug (**Abbildung 7-6**). Die Augen folgen periodisch der vorüberziehenden Landschaft. So stellt sich das Abbild der Landschaft auf der Netzhaut wiederkehrend kurzfristig konstant dar. Ein horizontaler physiologischer Nystagmus, schnelle Rückstellbewegungen der Augen, entstehen.

Die Augen und die HWS stehen über den zervikookulären Reflex (engl. „Cervico-ocular Reflex", COR), in Verbindung. Der COR löst Augenbewegungen aufgrund von Signalen der Propriozeptoren der HWS aus. Er dient der Blickfeldstabilisierung während sich der Körper zum Kopf bewegt.

Zwischen der HWS und dem peripheren Vestibularapparat werden über die reflektorischen Verbindungen weitere Reflexe beziehungsweise Reflexketten ausgelöst, die die Aufrechterhaltung der Körper-, Kopf- und Augenstellungen im Raum regulieren. Beispielsweise verknüpft ein Stellreflex, der vestibulo-

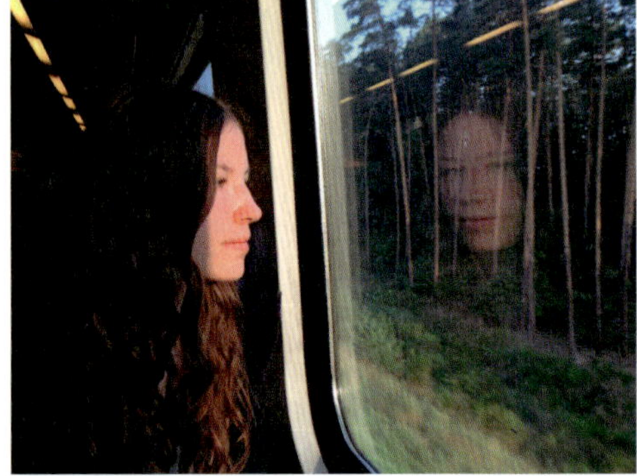

Abbildung 7-6: Optokinetischer Reflex (OKR) zur Blickfeldstabilisierung mit Auslösung eines physiologischen Nystagmuses beim Blick aus dem fahrenden Zug

kollische Reflex (engl. „Vestibulo-colic Reflex“, VCR), den Vestibularapparat über den Vestibulären Kernkomplex mit den Motoneuronen der HWS. Er dient der Stabilisierung des Kopfes im Raum. Hierbei führen Signale der Bewegungen aus dem Vestibularapparat zu gegenläufigen kompensatorischen Kopfbewegungen. Ein weiterer Reflex, der zervikokollische Reflex (engl. „Cervico-colic Reflex“, CCR) ruft bei der Stimulation der Propriozeptoren der HWS, während der Körper sich bewegt, kompensatorische Kontraktionen der Nackenmuskulatur hervor (Keshner, 2009). Hierbei handelt es sich nicht um einen Eigenreflex. Der CCR dient der Stabilisierung des Kopfes zum Körper und zum Raum.

7.1.3 Schwindel aufgrund gestörten Gleichgewichts

Wegen der Labilität und der damit verbundenen Störanfälligkeit des menschlichen Gleichgewichts führen fehlerhafte Übertragungen des sensorischen Inputs oder deren unzureichende zentrale Auswertung sowie Störungen im motorischen Output zu mangelnder Raumkonsistenz und zur bewussten Wahrnehmung von Schwindel. Übermäßige Auslenkungen des menschlichen Körpers sind damit verbunden. Etwa 15 % bis über 20 % der Erwachsenen sind in großen Übersichtsstudien von einer Schwindelproblematik pro Jahr betroffen (Neuhauser, 2016). Die Schwindelsymptomatik ist, ähnlich dem Schmerz, als Warnsignal anzusehen; in diesem Fall vor einem drohenden Sturz. Dabei ist der Schwindel mit anderen zentralen Reaktionen wie erhöhter Wachsamkeit, zusätzlicher muskulärer Anspannung, Pulserhöhung oder auch mit Übelkeit und Angst verbunden.

Kardiovaskuläre und peripher- bzw. zentral-vestibuläre Erkrankungen zählen zu den häufigsten Schwindelursachen und weitere typische Ursachen sind psychogene, muskuloskelettale oder andere internistische Erkrankungen sowie Arzneimittelnebenwirkungen (Bösner et al., 2018). Dabei treten sie entweder als einzige Ursache oder aber auch – und mit zunehmendem Alter vermehrt – in Kombination auf.

Zusätzlich zu den geschilderten Störungen kommen andere äußere und innere Faktoren wie mangelndes soziales Umfeld oder schlechter körperlicher oder psychischer Allgemeinzustand hinzu, die das Gleichgewicht beeinflussen. Deshalb sind die Diagnosestellung und die Therapie bei Schwindel wegen der vielfältigen Ursachen, insbesondere mit zunehmendem Alter, oft eine Herausforderung. Eine verbreitete Kombination von Komorbiditäten bei Schwindel im Alter setzt sich zusammen aus zentraler Gefäßerkrankung und zervikaler Spondylose, oft begleitet von schlechtem Sehen und Angst (Colledge et al., 1996). Bei etwa einem Drittel der über 70-Jährigen führen Schwindel und Gangunsicherheit zu Einschränkungen im Alltag und sind Anlass für einen Arztbesuch (Jahn et al., 2015). Nach der Übersichtsarbeit von Jahn und Kollegen stehen sensorische Defizite wie die beidseitige Vestibulopathie, die Polyneuropathie, eine Sehverschlechterung, der benigne gutartige Lagerungsschwindel sowie zentrale Störungen wie die Kleinhirnataxie oder der Normaldruckhydrozephalus im Vordergrund. Dazu kommen sedierende oder blutdrucksenkende Medikamente, der Muskelmasseverlust und die Sturzangst. In den nächsten Abschnitten werden häufige Krankheiten, die Schwindel verursachen, erläutert.

> Kommt es zu Störungen innerhalb des Gleichgewichtssystems, sind Haltungsinstabilität, Schwindelgefühle und Augenbewegungsstörungen, wie ein Nystagmus, sowie andere Begleitsymptome die Folgen. Neben den typischen Einzelursachen, wie die häufigen peripher- und zentral-vestibulären oder kardiovaskulären Erkrankungen, sollten weitere zahlreiche schwindelauslösende Ursachen und deren Kombinationen, die im Alter zunehmen, bedacht werden. Therapeutische Ansätze zur Verbesserung der Symptomatik zielen niemals nur auf eine verursachende

Struktur, sondern auf ein verbessertes Zusammenspiel aller Elemente innerhalb des Gleichgewichtssystems (siehe Kapitel 11).

7.2 Schwindel durch periphere vestibuläre Funktionsstörungen

Zu den sechs häufigsten Formen peripherer vestibulärer Funktionsstörungen – gelistet nach absteigender Häufigkeit – gehören (Strupp & Brandt, 2013; Strupp, Mandalà & López-Escámez, 2019):

- Benigner paroxysmaler Lagerungsschwindel
- Menièresche Erkrankung
- Akute unilaterale periphere Vestibulopathie
- Bilaterale Vestibulopathie
- Vestibuläre Paroxysmie
- Perilymphfistel

Der häufigsten peripher-vestibulären Ursache für Schwindel, dem benignen paroxysmalen Lagerungsschwindel, ist in diesem Buch ein eigenes umfassendes Unterkapitel (siehe 7.3) gewidmet. Weitere periphere Schwindelursachen, neben den bereits angeführten, sind: Akustikusneurinom, Infektionen, toxische Ausfälle oder Traumata. Außerdem können andauernde Unterfunktionen des peripheren vestibulären Systems in der Folge ehemals akuter Erkrankungen bestehen. Sie werden vom Patienten nicht unbedingt bewusst wahrgenommen und bleiben oft so lange unentdeckt, bis sich weitere Dysfunktionen oder Erkrankungen, die sich negativ auf das Gleichgewicht auswirken, dazu gesellen.

7.2.1 Menièresche Erkrankung

Die Menièresche Erkrankung, auch Morbus Menière oder im Englischen „Menière's Disease" (MD) genannt, zählt zu den peripheren vestibulären Erkrankungen. Die gebräuchliche englische Abkürzung MD wird im fortlaufenden Text in diesem Kapitelabschnitt verwendet. MD tritt weniger häufig als der benigne paroxysmale Lagerungsschwindel auf.

Sie ist eine Langzeit-Erkrankung des Innenohrs mit fortschreitendem Charakter, die im 19. Jahrhundert von Prosper Menière erstmals beschrieben wurde (Menière, 1861). Er legte die drei Hauptsymptome fest: Drehschwindelattacken, Hörstörungen und Ohrgeräusche. Etwa 10 % der Patienten mit einer peripher-vestibulären Erkrankung haben die Diagnose MD, wobei der Frauenanteil (ca. 66 %) deutlich höher liegt. Mit dem Alter nimmt sie zu, sodass sie bei den über 80-Jährigen vergleichsweise am häufigsten vorkommt (Hülse et al., 2019). Der Beginn der Erkrankung kann dennoch weit zurück in einem viel jüngeren Alter liegen (Frejo et al., 2016). Durch den anhaltenden progredienten Verlauf der MD sind die Betroffenen zum Teil sehr beeinträchtigt, sowohl auf der körperlichen als auch auf der psychosozialen Ebene (Talewar, Cassidy, & McIntyre, 2020). Deshalb sind Aufklärung und multimodale Behandlungsansätze erforderlich (Schaaf & Schaedler, 2017).

Klinisches Erscheinungsbild und Diagnosestellung

Auf der Grundlage der Symptom-Trias von Prosper Menière wurde in der Vergangenheit die Verdachtsdiagnose der MD gestellt, allem Anschein nach sehr viel öfter als die tatsächlich existierende Anzahl der Menière-Fälle (Havia, Kentala & Pyykkö, 2005). In den letzten Jahren einigten sich Experten zu strikten allgemein gültigen Diagnosekriterien (Goebel, 2016; Lopez-Escamez et al., 2015; Nevoux et al., 2018). Die Häufigkeit der Diagnosestellung der MD nahm im Übrigen in den letzten Jahren ab, wohingegen die der vestibulären Migräne oder des benignen paroxysmalen Lagerungsschwindels zunahm (Parker et al., 2019).

Das Konsensus-Papier der International Classification of Vestibular Disorders (ICVD) ist verfasst von internationalen Gesellschaften, bestehend aus Wissenschaftlern und Klinikern in der Vestibular-Forschung. Es legt die Kriterien für eine sichere Diagnosestellung genau fest (Lopez-Escamez et al., 2015). Ein Kardinal-Symptom von MD ist der Drehschwindel, der mit hoher Intensität zwischen 20 Minuten und zwölf Stunden andauern kann. Außerdem müssen mindestens zwei Episoden auftreten, bei denen es vor, während oder danach zu nachweisbaren Hörverlusten im mittleren und unteren Frequenzbereich (unter 2000 Hz mit mindestens 30 Db Hörverlust) auf der betroffenen Ohr-Seite kommt. Außerdem zeigen sich fluktuierende akustische Zeichen wie verändertes Hören, Tinnitus oder erhöhter Ohrdruck (**Abbildung 7-7**).

Der Hörverlust ist zuerst schwankend, nach wiederholten Anfällen schreitet er jedoch fort und wird dauerhaft. So kommt es vor, dass ein nachweisbarer Hörverlust erst Monate oder sogar Jahre später nach dem Einsetzen der Schwindel-Episoden auftritt. Infolgedessen verzögert sich die sichere Diagnosestellung. Stattdessen wird der Patient die Diagnose „Wahrscheinlicher Morbus Menière" erhalten, wenn andere vestibuläre Erkrankungen ausgeschlossen werden konnten. Die Differenzierung zu anderen Erkrankungen, wie zur vestibulären Migräne gestaltet sich oft diffizil (Osborne, 2017). Auch die Unterscheidung einer MD von einer vorübergehenden ischämischen Attacke,

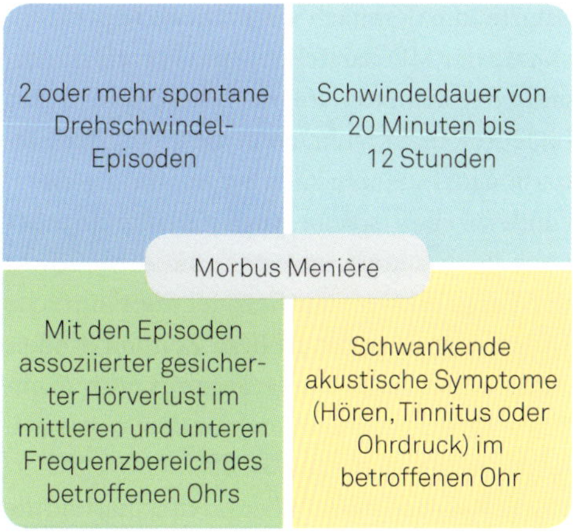

2 oder mehr spontane Drehschwindel-Episoden	Schwindeldauer von 20 Minuten bis 12 Stunden
Morbus Menière	
Mit den Episoden assoziierter gesicherter Hörverlust im mittleren und unteren Frequenzbereich des betroffenen Ohrs	Schwankende akustische Symptome (Hören, Tinnitus oder Ohrdruck) im betroffenen Ohr

Abbildung 7-7: Kardinalzeichen der Menièreschen Erkrankung

vestibulären Paroxysmie, wiederkehrenden einseitigen Vestibulopathien, anderen vestibulären Erkrankungen oder zu einem Tumor ist nicht immer eindeutig (Espinosa-Sanchez & Lopez-Escamez, 2016).

Bei den meisten Patienten beginnt die MD auf einem Ohr und nach einigen Jahren kann sie an der anderen Seite auftreten (House et al., 2006) oder sie kann auch gleichzeitig an beiden Ohren in Erscheinung treten (Frejo et al., 2016). Eine europäische Initiative für groß angelegte klinische und genomische Forschungen bei MD hat über die erwähnten Diagnosekriterien hinaus eine Einteilung in fünf verschiedene klinische MD-Untergruppen (Typ 1 bis Typ 5) vorgenommen, wobei Variable wie Ein- oder Beidseitigkeit, Einsetzen des verminderten Hörvermögens, Komorbiditäten oder die Familiengeschichte berücksichtigt werden (Frejo et al., 2017).

Pathophysiologie und Ätiologie

Forscher beschrieben im Jahr 1938 bei MD-Patienten erstmals einen endolymphatischen Hydrops in menschlichen Schläfenknochen (Hallpike & Cairns, 1938). Es ist anzunehmen, dass Symptome der MD auf diesem endolymphatischen Hydrops beruhen, der eine mechanische Verformung der Hör- und Vestibularorgane im Innenohr zur Folge hat. Der Hydrops gilt als histologischer Marker für die MD, ist jedoch auch bei anderen Innenohrerkrankungen identifizierbar (Merchant, Adams, & Nadol, 2005). Ein Ungleichgewicht der Homöostase im Innenohr, das vielen Einflussfaktoren unterliegt, führt zu diesem Hydrops. Dazu gehören genetische Ursachen, Umwelt- sowie Triggerfaktoren und weitere Einflüsse der immunologischen, endokrinen und autonomen Regulationssysteme. Neben dem endolymphatischen Hydrops finden sich in neuen hochauflösenden Magnetresonanz-Bildgebungsverfahren diverse degenerative Veränderungen in der audiovestibulären Peripherie, insbesondere in den afferenten Ganglien und Nerven (Gürkov et al., 2016).

Mehrere unterschiedliche Auslöser werden für die MD diskutiert (Espinosa-Sanchez & Lopez-Escamez, 2016). Als hypothetische Ursache kommen zum Beispiel Allergien in Frage. Hierfür spricht die Tatsache, dass die Allergierate bei MD-Patienten sehr viel höher ist (Derebery & Berliner, 2000). Zumindest sollten Nahrungsmittel- und Inhalationsallergien als mögliche Triggerfaktoren beachtet werden (Derebery & Berliner, 2010). MD-Patienten berichten von weiteren vorausgehenden Triggern. Dazu gehören erhöhter Genuss von Natriumchlorid (Kochsalz) oder Kaffee, aber auch hoher oder niederfrequenter Lärmpegel oder erhebliche Druckveränderungen (Lopez-Escamez et al., 2015). Die familiäre Häufung von MD spricht für eine genetische Ursache (Hietikko et al., 2013). Eine weitere Hypothese beruht darauf, dass Autoimmunreaktionen einer der MD zugrunde liegenden pathologischen Vorgänge sein könnten (Kim et al., 2014). Neuere Evidenz stützt die These einer angeborenen Immunschwäche bei MD (Strupp et al., 2019). Dafür sprechen die Entdeckung von Gen-Markern und von erhöhten Grundwerten entzündungsfördernder Zytokine, die mit MD in Zusammenhang gebracht werden können (Frejo et al., 2017; Frejo et al., 2018).

Fortschreitende Einschränkungen

Nicht selten beschreiben die MD-Patienten ihre erste Attacke als Hörsturz und erst zu einem späteren Zeitpunkt folgenden Schwindelattacken. Im Verlauf der Erkrankung werden Schwerhörigkeit und Tinnitus in jedem Fall wesentliche Bestandteile. Der Tinnitus wird zusammen mit dem ansteigenden Hörverlust oft dauerhaft und als eines der größten Störfaktoren empfunden (Herraiz, Tapia, & Plaza, 2006). In einer Studie stuften 19 % der MD-Patienten den Tinnitus als das schwerwiegendste Symptom ein und 10 % als schwerwiegend oder sehr schwerwiegend (Yoshida et al., 2011). Mit ansteigendem Hörverlust nimmt zusätzlich die soziale Isolation zu. Hier hat die Anpassung von Hörgeräten eine große Bedeutung. Wegen der Unvorhersehbarkeit der nächsten Attacke und dem Fortschreiten der Erkrankung, sind die MD-Patienten aus fachärztlicher sowie aus rechtlicher Sicht dazu angehalten, im eignen und im Interesse der anderen Verkehrsteilnehmer, das Führen eines Fahrzeugs zu unterlassen. Lediglich für Ausnahmefälle kann nach einer zweijährigen Beobachtungszeit die Kraftfahreignung wiedergegeben sein (Gräcmann & Albrecht, 2018).

Stürze ohne Vorwarnung und Folgen

Die Schwindelanfälle, die von vegetativen Reaktionen wie Erbrechen begleitet sind, können mit Stürzen ohne Vorwarnung und bei vollem Bewusstsein auftreten. Sie werden als vestibuläre Drop-Attacks bezeichnet. Die Patienten erleben zumindest bei den ersten Episoden Vernichtungsgefühle beziehungsweise Todesangst, oft auch mit einer Einlieferung in eine Notfallklinik verbunden. Sie befürchten einen Schlaganfall oder eine Vergiftung, wegen des Erbrechens. Nach der akuten Attacke bleibt häufig ein Gefühl von Unsicherheit und Schwindel bestehen, das zum Teil auch Ausdruck eines reaktiven psychogenen Schwindels sein kann (Schaaf, 2010). Vor allem die Befürchtung unvermittelt eine neuen Schwindel-Attacke erleiden zu müssen, führt zu anhaltenden Angstzuständen (Kirby & Yardley, 2009).

Es ist möglich, dass Ungewissheit und Ängste, die demnach wesentliche Begleitumstände der MD darstellen, eine Verselbständigung der Symptomatik nach sich ziehen. Das bedeutet, nicht mehr allein die biologische Situation im Innenohr kann Symptome auslösen, sondern eben solche Begleitumstände oder auch noch andere unspezifische Auslöser. In der Folge führen zum Beispiel die räumliche Umgebung oder der frühere Zeitpunkt einer Attacke, der begleitende Tinnitus oder Kopfbewegungen zu einer Zunahme der Schwindelsymptomatik (Schaaf, 2010).

Mangelnde Kontrolle der Erkrankung und die damit verbundenen massiven Beeinträchtigungen in der Gestaltung des Lebens haben vielfältige psychosoziale Auswirkungen und dennoch, viele MD-Patienten suchen nach Möglichkeiten zur Bewältigung (Talewar et al., 2020). Hier ist die Unterstützung der Patienten durch Fachleute wichtig, die lindernde therapeutische Maßnahmen kennen und einsetzen. Denn Angst und Kotrollverlust können zu Isolation und Vermeidungsverhalten und zu einer zunehmenden Minderfunktion des Gleichgewichts führen.

7.2.2 Akute unilaterale periphere Vestibulopathie

Die Festlegung einheitlicher, allgemein anerkannter Diagnosekriterien der akuten unilateralen peripheren Vestibulopathie (AUPVP) gestalteten sich diffizil. So war die Benennung dieser akuten Schwindelerkrankung bisher uneinheitlich. Mehrere ähnliche Begriffe wie zum Beispiel „vestibuläre Neuritis“, „akute vestibuläre Neuropathie“, „Labyrinthausfall“ oder „vestibuläre Neurolabyrinthitis“ sind gebräuchlich. Zudem finden sich in der Pathophysiologie ungleiche Erklärungsversuche, insbesondere zur Hypothese der isolierten Entzündung des N. vestibularis (Uffer & Hegemann, 2016). Außerdem bestehen Differenzierungsschwierigkeiten zu zentralen Ursachen, wie Schlaganfall oder vestibuläre Migräne sowie zu anderen peripheren Ursachen, wie beginnender Morbus Menière oder anderen selteneren Erkrankungen.

Wegen der unterschiedlichen Diagnosebegriffe in der Vergangenheit sind epidemiologische Angaben zur AUPVP nicht ausreichend verlässlich ermittelbar. In spezialisierten Schwindelkliniken bekamen 3–10 % der Patienten die Diagnose Neuritis vestibularis (Neuhauser, 2016). Sie liegt nach diesen Angaben an dritter Stelle der peripheren vestibulären Erkrankungen nach dem benignen paroxysmalen Lagerungsschwindel und der Menièreschen Erkrankung.

Klinisches Erscheinungsbild und Diagnosestellung

Die typische Symptomatik der AUPVP (**Abbildung 7-8**) (Strupp & Magnusson, 2015) umfasst akut oder subakut einsetzendes, anhaltendes Bewegungsgefühl vornehmlich des Rotierens, aber auch des Schwankens oder Kippens des eigenen Körpers. Hinzu kommen Scheinbewegungen der Umgebung sowie Stand- und Gangunsicherheit mit der Tendenz zur Seite des betroffenen Ohrs zu fallen. Daneben begleitet ein schweres Krankheitsgefühl mit Übelkeit und Erbrechen die Symptomatik. Beim Geradeausschauen präsentiert der Patient einen horizontalen, rotatorischen Spontan-Nystagmus zur nichtbetroffenen Seite, der durch die Frenzel-Brille, die die visuelle Fixation unterdrückt (siehe Kapitel 8, Testcode 19), noch deutlicher wird.

Eine weiterführende Untersuchung mit dem Kopf-Impuls-Test (siehe Kapitel 8, Testcode 24), der bei so einer akuten Schwindelsymptomatik in der Regel in der Notfallklinik durchgeführt wird (3.2.2), deckt den pathologischen Befund des vestibulookulären Reflexes auf und führt zumeist bereits zur Diagnosestellung. Mit Gleichgewichttests im Stand (siehe Kapitel 8, Testcode 31) kann die kennzeichnende gerichtete Abweichung bzw. Fallneigung zur betroffenen Seite bestätigt werden. Darüberhinaus setzen die Kliniken in der neurootologischen Diagnostik apparative Verfahren ein, wie die kalorische Prüfung, den Video-Kopf-Impuls-

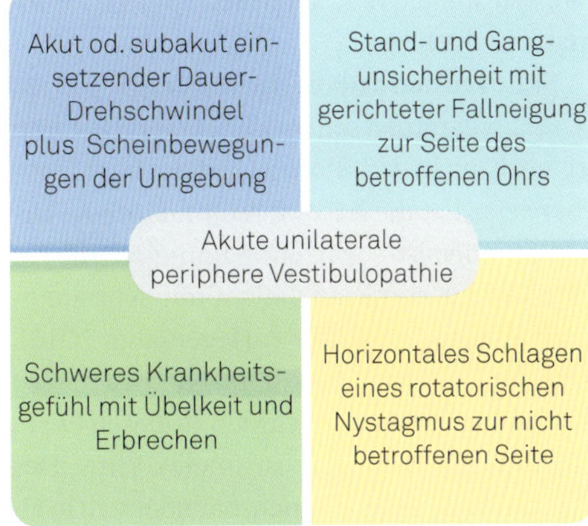

Abbildung 7-8: Kardinalzeichen der akuten unilateralen peripheren Vestibulopathie (AUPVP)

Test oder Ableitungen von zervikalen und okularen vestibulär evozierten myogenen Potentialen (VEMP).

Ungeachtet der aufgeführten diagnostischen Maßnahmen unterliegt die AUPVP einer Ausschlussdiagnostik von zentralen und anderen peripheren vestibulären Erkrankungen (Strupp, Mandalà et al., 2019). Insbesondere müssen im Akutfall zentrale vestibuläre und okulomotorische Störungen, verursacht durch Läsionen im Bereich der lateralen Medulla, der lateralen Brücke oder des inferioren Kleinhirns, die eine AUPVP nachahmen können, ausgeschlossen werden (Strupp & Magnusson, 2015). In einer Fallstudie wird von einem Patienten mit einem Hirnstamminfarkt speziell im vestibulären Kerngebiet berichtet, der exakt die identischen Symptome und Untersuchungsergebnisse zeigte, wie bei der AUPVP (H.-A. Kim & Lee, 2010).

Pathophysiologie und Ätiologie

Wenn im peripheren vestibulären System einseitige pathologische Vorgänge wie bei der AUPVP vorhanden sind, führt das auf der betroffenen Seite zu einer rigorosen Herabsetzung der nach zentral weitergeleiteten Impulsrate (Fetter, 2016). Daraus entsteht ein Ungleichgewicht der Frequenzen zwischen der betroffenen und der gesunden Seite und der Patient hat den Eindruck sich stetig zur gesunden Seite hin – zu der mit der höheren Impulsrate – zu drehen. Eine akute Schwindelsymptomatik ist die Folge.

Wie es zu den pathologischen Vorgängen am N. vestibularis und seinen Endorganen kommt, ist noch nicht hinreichend erforscht. Möglicherweise hat die AUPVP multifaktorielle Ursachen oder ist sogar ein Sammelbegriff für eine Gruppe von Krankheiten mit sehr ähnlichen Symptomen (Uffer & Hegemann, 2016). Eine der Ursachen, die untersucht wird und zu der Indizien gefunden wurden (Rujescu et al., 2018), betrifft den Herpes-simplex-Virus. Der Virus, so wird angenommen, befindet sich in einem latenten Zustand in den vestibulären Ganglien und kann bei Reaktivierung Entzündungen, Ödeme und sekundäre Zellschädigungen am Nerv bzw. am Labyrinth hervorrufen (Strupp & Magnusson, 2015).

Verlauf

Nach dem akuten Einsetzen der Erkrankung dauert es ein bis zwei Wochen bis die Symptome abklingen und weitere drei bis fünf Wochen bis eine Beschwerdefreiheit – zumindest unter statischen Bedingungen, sprich ohne Kopfbewegungen – erreicht ist (Brandt, Dieterich, & Strupp, 2013). Zu einer spontanen vollständigen Erholung der vestibulären Funktionen – vornehmlich in der Dynamik bei Kopf- und Körperbewegungen – kommt es hingegen nur in etwa der Hälfte, sprich in 40–63 % der Fälle (Brandt et al., 2010). Hier findet die vestibuläre Rehabilitation ihren berechtigten und effektiven Einsatz (siehe Kapitel 11).

7.2.3 Anhaltende unilaterale vestibuläre Hypofunktion

Auch wenn eine anhaltende unilaterale vestibuläre Hypofunktion (engl. „Chronic Unilateral Vestibular Loss") (Kerber, 2016) in den meisten Standardwerken zu Schwindelerkrankungen nicht als eine eigenständige Entität aufgeführt wird, ist es uns wichtig, über diese Dysfunktion zu informieren. Sie ist „ein Zustand, der durch das Vorhandensein einer eingeschränkten einseitigen Funktion des peripheren vestibulären Systems definiert wird und in der Regel drei oder mehr Monate andauert" (Kerber, 2016). Womöglich stellt sie eine der häufigsten Ursachen für spontan auftretenden Schwindel dar.

Zurückzuführen sind periphere vestibuläre Hypofunktionen, ob nun einseitig oder beidseitig , auf zurückliegende Ereignisse oder Erkrankungen, wie die zuvor beschriebene AUPVP, ein Trauma, eine chirurgische Durchtrennung, ototoxisch wirkende Medikamente, die Menièresche Erkrankung oder andere Läsionen des N. vestibulocochlearis oder des Labyrinths (Hall et al., 2016). Nicht kompensierte vestibuläre Hypofunktionen haben Stand- und Gangunsicherheiten, Schwindelgefühle und Sehstörungen bei Kopfbewegungen zur Folge. Im Gegensatz zu beidseitigen Hypofunktionen (siehe Kapitel 7.2.4) bleiben einseitige Hypofunktionen nicht selten, in Abhängigkeit vom Ausmaß erfolgter Anpassungen des sensomotorischen Systems, unentdeckt. Die Symptome einer unilateralen vestibulären Hypofunktion treten als Drehschwindel oder auch nicht-drehender Schwindel akut, episodisch oder chronisch auf und die Symptomintensität variiert von null bis hochgradig, typischerweise abhängig von der Krankheitsdauer und der Schwere der Läsion (Kerber, 2016). Die Behandlung der Patienten mit peripherer vestibulärer Hypofunktion basiert hauptsächlich auf Übungen aus der vestibulären Rehabilitation (siehe Kapitel 11). Erfolgt eine notwendige Behandlung nicht, dann steigt das Risiko, dass der Patient einen anhaltenden postural-perzeptuellen Schwindel entwickelt (siehe Kapitel 7.5).

7.2.4 Syndrom der bilateralen Vestibulopathie

Bei der bilateralen Vestibulopathie (BVP) handelt es sich um ein Syndrom, das sich durch Gang- oder Standunsicherheiten auszeichnet, die sich bei Dunkelheit, auf unebenem Boden oder bei Kopfbewegungen verstärken und zusätzlich klagen die Patienten über durch Kopf- oder Körperbewegungen ausgelöste Sehstörungen bzw. Scheinbewegungen der Umgebung, sogenannte Oszillopsien (Strupp et al., 2017). Außerdem gibt es Hinweise, dass bei BVP-Patienten das räumliche Gedächtnis und die räumliche Orientierung eingeschränkt sind und es zu einer Atrophie des Hippokampus kommen kann (Brandt et al., 2005). Im Schnitt sind es ältere Menschen ab dem 60. Lebensjahr plus minus 15 Jahre, die die Diagnose BVP bekommen, obwohl auch Kinder betroffen sein können (Zingler et al., 2007). Schätzungen zufolge sind in den USA 28 von 100 000 Bürgern von BVP betroffen (Ward et al., 2013). In einer speziellen Schwindelambulanz liegt die Häufigkeit der Diagnose BVP leicht hinter der von AUPVP (Brandt et al., 2013).

Klinisches Erscheinungsbild und Diagnosestellung

Um die Diagnose BVP zu stellen (Strupp et al., 2017) muss zu den Stand- und Gangunsicherheiten wenigsten eine der folgenden Bedingungen erfüllt sein (**Abbildung 7-9**). Zum einen sind das zunehmende Unsicherheiten, wenn die Gleichgewichtsbedingungen erschwert werden, sprich bei Dunkelheit und/oder unebenem Boden oder bei zusätzlichen Kopfbewegungen. Zum anderen treten bewegungsbedingte Sehstörung bzw. Scheinbewegungen der Umgebung, sogenannte Oszillopsien, auf. Hingegen ist der Betroffene beim Sitzen und Liegen, also im statischen Zustand, symptomfrei. Außer-

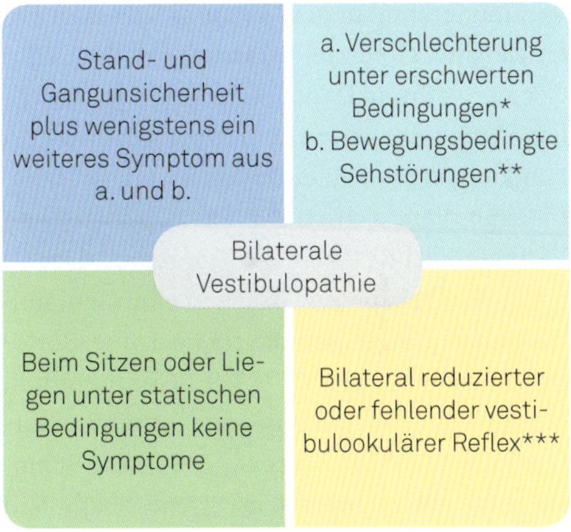

* Erschwerte Bedingungen: Bei Dunkelheit und / oder auf unebenem Boden

** Bewegungsbedingte Sehstörungen: Unscharfes Sehen oder Oszillopsien beim Gehen sowie bei schnellen Kopf- oder Körperbewegungen

*** Ärztliche Testung und Dokumentation über:
- Video-Kopfimpuls-Test
- Kalorische Prüfung
- Sinusförmige Stimulation auf dem Drehstuhl

Abbildung 7-9: Kardinalzeichen der bilateralen Vestibulopathie

dem ist zur Diagnoseabsicherung die Feststellung der reduzierten oder Fehlfunktion des vestibulookulären Reflexes notwendig, die über den Video-Kopfimpuls-Test, die Kalorische Prüfung oder einer spezifischen Stimulation über den Drehstuhl erfolgt. Andere Ursachen für die Erkrankung müssen ausgeschlossen sein.

Pathophysiologie und Ätiologie

Bei etwa der Hälfte der BVP-Patienten bleibt die Ursache ungeklärt. In einer Studie von Zingler und Kollegen fanden sich als häufigste bekannte Ursache Nebenwirkungen von Gentamizin und anderen Aminoglycosiden, also von bestimmten ototoxisch wirkenden Antibiotika (Zingler et al., 2007). Die zweithäufigste bekannte Ursache war in dieser Studie die Menièresche Erkrankung, gefolgt von der Meningoenzephalitis. Zu den selteneren Ursachen gehörten Erkrankungen wie systemische Autoimmunerkrankungen, Vitamin B12- oder Folat-Defizite, Creutzfeldt-Jakob-Krankheit oder Cogan-Syndrom. Daneben fanden sich ursächliche Verbindungen zu neurodegenerativen Erkrankungen oder zu einer Ionenkanalstörung. In einer Vergleichsstudie zu diagnostischen Verfahren bei BVP von Van Dooren et al. zählten zu den bekannten Ursachen eine Gentamizin-Behandlung, Chemotherapie, Lyme-Borreliose, Meningitis, DFNA-9 Genmutation, Menièresche Erkrankung oder Autoimmunerkrankung (van Dooren et al., 2019). Die Symptome entstehen durch sensorische vestibuläre Defizite, die vestibulospinale und vestibulookuläre Reflexe beeinflussen. Das führt zu einer verstärkten Schwankung des Körpers und zu einem breiteren Gang sowie zu den Sehstörungen. Sind die Kopfbewegungen schnell, kann der auf ein Ziel gerichtete Blick nicht stabil gehalten werden und es kommt zu einer Bewegungsillusion verbunden mit einer beeinträchtigten Sehschärfe (Strupp et al., 2016). Das Gleichgewichtssystem ist bei Dunkelheit besonders überfordert, weil Kompensationen des defizitären vestibulospinalen Systems über die Augen nicht stattfinden können. Stürze können die Folge sein.

Beeinträchtigungen der Patienten

Durch die Oszillopsien und der resultierenden Unschärfe fallen beim Stehen und Gehen unter erschwerten Bedingungen oder bei Kopf- und Körperbewegungen beispielsweise das Erkennen von Gesichtern, das Zählen von Menschen in einer Gruppe, das Lesen von Schildern oder das sichere Greifen nach einem Objekt schwerer. Folgen der vestibulospinalen Defizite sind Schwierigkeiten beim Rolltreppe fahren oder Durchlaufen eines dunklen Gangs. Patienten berichten, dass sie häufig beim Vorbeigehen anstoßen, wie zum Beispiel an einem Türrahmen oder einer Tischkante. Die vestibulären Funktionsstörungen haben einen großen Einfluss auf die Lebensqualität der Betroffenen (Guinand, Boselie, Guyot, & Kingma, 2012). Außerdem ist das Sturzrisiko erhöht. Aufgrund ihrer Symptome ändert knapp die Hälfte der BVP-Patienten ihre Fahrgewohnheiten mit dem Auto oder auch mit öffentlichen Verkehrsmitteln und mehr als die Hälfte nimmt weniger am sozialen Leben teil oder hat Schwierigkeiten mit Alltagsanforderungen (Ward et al., 2013).

Non-apparative Tests

Der dynamische Sehschärfetest (siehe Kapitel 8, Testcode 25) (engl. „Dynamic Visual Acuity Test") ist ein einfacher klinischer Test, der die Diagnose der BVP stützen kann (Bornstein & Lempert, 2017). Er zeigt signifikante Veränderungen der Sehschärfe bei hochfrequenten schnellen Kopfbewegungen auf, die auf die Beeinträchtigung des vestibulookulären Reflexes zurückzuführen sind (Demer, Honrubia, & Baloh, 1994). Dagegen ist der einfache Kopfimpulstest (siehe Kapitel 8, Testcode 24) ohne Video-Aufzeichnung bei der BVP nicht immer aufschlussreich, weil typisch auftretende Korrektursakkaden leicht von Untersuchern übersehen werden können (Tjernström et al., 2012). Darüber hinaus zeigen sich bei Stand- und Gangproben Auffälligkeiten der vestibulospinalen Funktionen. Der Rombergtest mit geschlossenen Augen (siehe Kapitel 8, Testcode 31) differiert in der Regel erheblich von dem mit offenen Augen. Stehen und Gehen mit verringerter Unterstützungsfläche und geschlossenen Augen ist besonders schwierig. Die BVP-Patienten haben bei den Stand- und Gangproben die Tendenz zur schlechteren oder akuteren Seite abzuweichen (Strupp et al., 2016). Entsprechend der entdeckten Dysfunktionen in der Untersuchung, wird daraus ein Behandlungsplan aufgestellt. Sollten die BVP-Patienten zusätzlich an einer Polyneuropathie leiden, kommt es durch die fehlende sensorische Rückmeldung aus der unteren Extremität zu weiteren Gleichgewichtsproblemen innerhalb des vestibulospinalen Systems. Die einfache Handhabung des Tests mit der Stimmgabel nach Rydel-Seiffer zeigt in so einem Fall die sensorischen Defizite auf (siehe Kapitel 8, Testcode 30).

Mindestens 10 Anfälle von spontanem Dreh- oder nicht-rotierendem Schwindel
Schwindeldauer weniger als 1 Minute
Vestibuläre Paroxysmie
Sehr unterschiedliches Erscheinungsbild vom einen zum anderen Patienten
Ansprechen auf eine Behandlung mit Carbamazepin / Oxcarbazepin

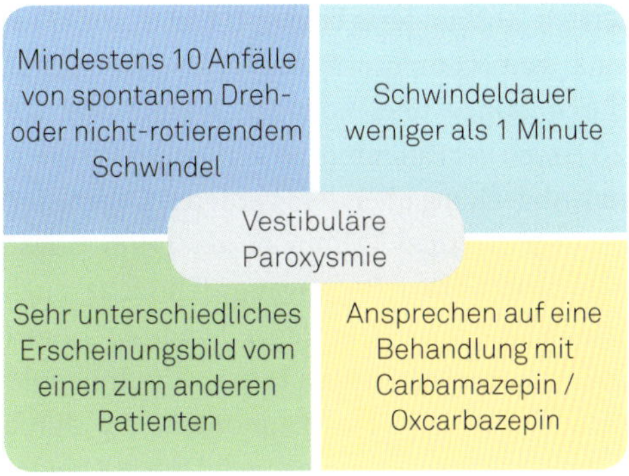

Abbildung 7-10: Kardinalzeichen der vestibulären Paroxysmie

7.2.5 Vestibuläre Paroxysmie

Die symptomatische Ähnlichkeit der vestibulären Paroxysmie (VP) zu anderen zentralen oder peripheren vestibulären Erkrankungen kann die Diagnosestellung herauszögern. Verlässliche Angaben zur Epidemiologie der VP gibt es nicht. VP gehört eher zu den seltenen Erkrankungen (Brandt et al., 2013) und die Probandenzahlen in den veröffentlichten Studien sind klein.

Vermutlich stellt die Festlegung der Diagnosekriterien durch das Klassifikationskomitee der Barany Gesellschaft (Strupp, Lopez-Escamez et al., 2016) eine große Hilfestellung in der korrekten Diagnosestellung dar. Die Häufigkeit der Schwindelanfälle variiert bei PV-Patienten sehr, zwischen 30-mal pro Tag und nur wenigen Malen pro Jahr. Zur Diagnosestellung müssen mindestens 10 Anfälle mit spontanem Drehschwindel oder nicht-drehendem Schwindel zurückliegen (**Abbildung 7-10**). Typischerweise dauern die Anfälle nur eine bis wenige Sekunden oder bis zu einer Minute. Bei anderen Patienten ist die Dauer länger – bis zu mehreren Minuten. Mit Fortschreiten der Erkrankung verlängert sich häufig die Anfallsdauer. Das Erscheinungsbild des Schwindels kann sich von einem zum anderen Patienten deutlich unterscheiden. Sind der Hörnerv oder andere Hirnnerven wie der Fazialis-Nerv mit betroffen, dann begleiten beispielsweise einseitiger Tinnitus oder Sensationen der betroffenen Gesichtshälfte den Schwindel. Daraus lässt sich möglicherweise schneller auf die Erkrankung und auch auf die Seite der Läsion schließen. Das Ansprechen der PV-Patienten auf die Behandlung mit Natriumkanal-Blockern wie Carbamazepin oder Oxcarbazepin, ist ein weiteres Indiz für die Diagnosestellung. Andere Ursachen für die Erkrankung müssen ausgeschlossen sein.

Der wahrscheinlichste Pathomechanismus ist eine neurovaskuläre Kompression des rostroventralen Teils des achten Hirnnervs in der Übergangszone oder in der Nähe der Übergangszone, denn hier ist der Nerv von Oligodendrozyten bedeckt und daher anfälliger (Strupp et al., 2019).

7.2.6 Obere Bogengangsdehiszenz

Das Tullio-Phänomen (Tullio, 1929), das, zumeist aufgrund einer Fistel im Labyrinthsystem, durch Schallreize vestibuläre Reaktionen auslöst, ist bereits seit den 1920er Jahren des letzten Jahrhunderts bekannt. Erst mittels Einsatz von computertomographischen Scans durch Minor und Kollegen konnte vor gut 20 Jahren bei Patienten ein Verlust der knöchernen Abdeckung über dem vorderen Bogengang entdeckt werden (Minor et al., 1998). Diese sogenannte obere Bogengangsdehiszenz (engl. „Superior Canal Dehiscence Syndrom") führt zur Bildung eines dritten Fensters im Innenohr und zu vestibulären Symptomen, die durch Ohrgeräusche oder auch durch Druckveränderungen im Mittelohr beziehungsweise durch Hirndruckveränderungen hervorgerufen werden.

Die Erkrankung kommt relativ selten vor, kann jedoch weitreichende Folgen für Gehör und Gleichgewicht mit sich bringen (Mau et al., 2018). So nehmen die Betroffenen Herzschlag, Schritte oder Augapfel-Bewegungen verstärkt wahr. Ein pulsierender Tinnitus kann durch die eigene Stimme des Patienten hervorgerufen werden. Niederfrequenter Hörverlust, Phonophobie, Druckgefühl im Ohr sind weitere Kennzeichen. Dazu kommen Schwindelsymptome und charakteristische nach oben vom betroffenen Ohr weg gerichtete Torsionsbewegungen der Augen, die durch Schall- oder Druckveränderungen induziert werden. Die Patienten leiden unter Oszillopsien und anhaltenden Gleichgewichtsproblemen. Ätiologische Hintergründe der oberen Bogengangsdehiszenz sind nicht geklärt (Ward et al., 2017). Zu den Haupttheorien gehören angeborene und erworbene Ursachen.

Bestehen weniger gravierende Symptome, kommen die Betroffenen ohne besondere Therapie zurecht, wenn sie auslösende Faktoren vermeiden. In vielen Fällen jedoch besteht eine operative Indikation (Strupp, Mandalà et al., 2019). In der konservativen Therapie sollte die Diagnose der oberen Bogengangsdehiszenz bekannt sein, um die Patientengruppe einordnen zu können. Im Falle einer fehlenden Diagnose und bestehender Verdachtsmomente ist die Weiterleitung zu einem Facharzt zu veranlassen.

7.3 Benigner paroxysmaler Lagerungsschwindel (BPLS)

Hinter dem peripheren gutartigen anfallsweisen Lagerungsschwindel oder benignen paroxysmalen Lagerungsschwindel (BPLS) steckt ursächlich eine Erkrankung des Utrikulusorgans, nicht eine des Bogengangsorgans. Allerdings kann sie in der Folge und unter bestimmten Voraussetzungen die Bogengangsorgane erheblich beeinträchtigen.

Der BPLS war bereits im vorletzten Jahrhundert in der medizinischen Literatur erstmals beschrieben worden (Adler, 1897; Bárány, 1920). Bis zu einem ausreichenden Verständnis für die Pathologie und bis zur Entwicklung effektiver Behandlungsmanöver ist jedoch sehr viel Zeit vergangen. Erst in den letzten 30 Jahren werden Informationen zum BPLS zunehmend von der Fachwelt wahrgenommen.

7.3.1 Kristallpartikel-induzierte Drehschwindelattacken

Heutzutage ist die Pathophysiologie des BPLS ausreichend erklärt. Die allgemein anerkannte Theorie beschreibt eine sogenannte Kanalolithiasis, bei der Kristallpartikel, die sich frei in der Endolymphe eines Bogengangs bewegen, Drehschwindelattacken verursachen. Diese Kristall- bzw. Otokonien-Partikel lösen sich von der Oberfläche des Utrikulusorgans. Unter bestimmten Umständen, wie zum Beispiel durch längere Bettruhe, gelangen sie in einen Bogengang. Dort folgen sie bei Kopfbewegungen der darin enthaltenen Endolymphe. Dadurch wird eine Flüssigkeitsbewegung ausgelöst, die die Bogengangsorgane stark reizt. Selbst wenn der Kopf im Anschluss stillgehalten wird, bleibt die Endolymphe noch in Bewegung und führt so zur charakteristischen Drehschwindelattacke. Begleitet ist dieser Schwindel von kennzeichnenden schnellen Augenbewegungen (Nystagmus). Wenn die Endolymphbewegung wieder zur Ruhe kommt und die Otokonien schwerkraftbedingt den tiefsten Punkt im Bogengang

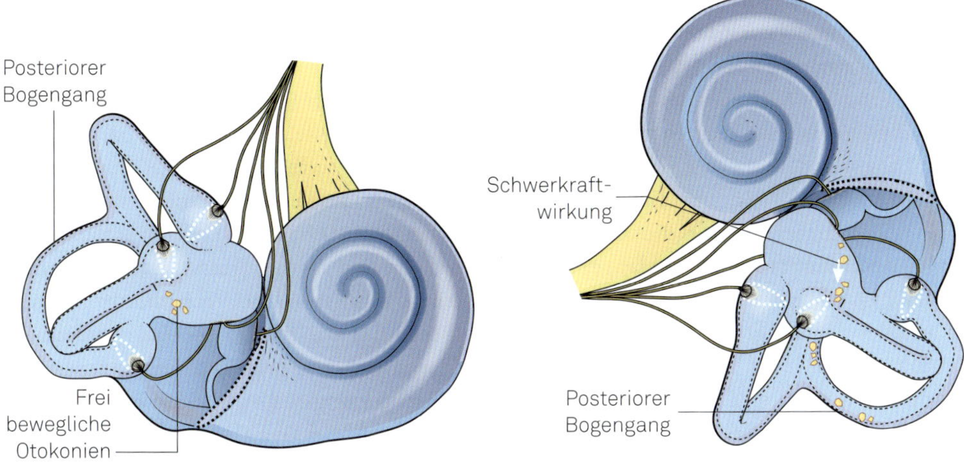

Abbildung 7-11: Pathophysiologische Vorgänge des benignen paroxysmalen Lagerungsschwindel (BPLS): frei bewegliche Otokonienpartikel gelangen mit der Schwerkraft in Abhängigkeit von der Kopf-Einstellung in den Bogengang, hier in den posterioren Bogengang (grafikramer.de)

erreicht haben, geht die Schwindelattacke zurück.

Eine weitere Theorie zur Pathophysiologie des BPLS handelt von der Kupulolithiasis. Sie geht davon aus, dass sich die Kristallpartikel fest an der Kupula verankern (Schuknecht, 1969). Da das spezifische Gewicht der Kupula normalerweise dem der Endolymphe entspricht, sie aber mit den angehefteten Partikeln schwerer und verformbarer ist, verändert sich die Reizübertragung und der Schwindel entsteht.

Ein BPLS entsteht, wenn Otokonien-Partikel sich von der Oberfläche des Utrikulusorgans lösen und wenn diese frei beweglichen Partikel fälschlicherweise in das Bogengangssystem gelangen. Sie folgen bei Kopfbewegungen der Endolymphe im Bogengang, lösen Flüssigkeitsbewegungen aus und reizen damit die Bogengangsorgane. Eine typische Drehschwindelattacke wird ausgelöst. In der Therapie des BPLS müssen sogenannte Befreiungsmanöver angewendet werden, die die Otokonien auf demselben Weg wieder hinausbefördern, auf dem sie hineingekommen sind, denn die Bogengänge haben jeweils nur einen Eingang.

Der BPLS gehört zu den häufigsten Schwindelursachen. Die Statistik einer Schwindelambulanz zeigt eine Prävalenz von ca. 20 % (Strupp & Brandt, 2008). Frauen erleiden den BPLS häufiger als Männer. Das mittlere Erkrankungsalter liegt bei 50 Jahren und bereits ab dem 30. Lebensjahr steigt die Rate mit zunehmendem Alter weiter an, sodass sie einen exponentiellen Charakter annimmt (Brevern et al., 2007).

Die Verteilung der betroffenen Bogengänge ist sehr unterschiedlich. Bei ca. 70 % der Fälle liegt im posterioren Bogengang die Ursache (Caruso & Nuti, 2009; Stefano et al., 2014). Anatomiebedingt sind die Voraussetzungen für ein Einwandern der Otokonien beim Liegen und Schlafen am günstigsten, da der Eingang des hinteren Bogengangs nach oben zeigt, wenn der Körper in Rückenlage mit halb zur ipsilateralen Seite gedrehtem Kopf ruht. So können gelöste Kristallpartikel ohne Hindernis entlang der Schwerkraftrichtung von einem Endolymphraum in den anderen, sprich vom Utrikulus-Hof in den Bogengang, gelangen (**Abbildung 7-11**).

Im Gegensatz zum posterioren BPLS (p-BPLS) wird der horizontale BPLS (h-BPLS) weitaus weniger oft diagnostiziert. Das hängt insbesondere mit dem Untersuchungszeitpunkt zusammen, denn in den ersten sieben Tagen nach Auftreten der ersten Schwindelsymptome nimmt die relative Häufigkeit der Diagnosestellung des h-BPLS bereits von 40 auf 26 % ab (Chung et al., 2009). Beträgt die Wartezeiten für die Erstuntersuchung des Betroffenen deutlich länger als eine Woche, ist es sehr wahrscheinlich, dass der Schwindel von selbst verschwunden ist. Der Grund für die abnehmenden Häufigkeitswerte des h-BPLS sind Spontanremissionen, d.h. die Kristallpartikel gleiten von allein auf natürliche Weise, zumeist bei Drehungen und Lagerungen im Bett, wieder heraus. Noch sehr viel seltener wird die Diagnose des anterioren BPLS (a-BPLS) gestellt. Theoretisch muss der Betroffene längere Zeit nahezu auf dem Kopf gestanden sein, damit die Partikel vom Utrikulus-Hof in den Eingangsbereich des anterioren Bogengangs gelangen konnten. In einer spezialisierten universitären Schwindelklinik wird in einem Beobachtungszeitraum von 16 Jahren der a-BPLS mit einer relativen Häufigkeit von rund 2% angegeben (Prokopakis et al., 2013).

Liegt bei einem Patienten ein BPLS vor, so handelt es sich am weitaus häufigsten um den p-BPLS. Der h-BPLS begegnet dem Behandler seltener – aufgrund häufiger Spontanremissionen in den ersten Tagen. Extrem selten ist der a-BPLS anzutreffen.

7.3.2 Form- und strukturveränderten Otokonien

Wie es zur Ablösung der Otokonien aus ihrem Matrixlager von der Oberfläche des Otolithenorgans kommen kann, ist noch nicht ausreichend erforscht (Scherer, 2010). Bei Untersuchungen post mortem zeigen sich eine mit dem Altern erheblich zunehmende Degeneration der Otokonien hinsichtlich Struktur- und Formveränderung sowie eine verminderte Anzahl. Mechanische oder chemische Faktoren kommen in Frage. Erklärbar sind traumatische Ereignisse. Allerdings tritt bei der Mehrzahl der Betroffenen der BPLS ohne Trauma auf. Als sekundäre Erkrankung wird der BPLS neben dem Schädeltrauma mit einer akuten unilateralen vestibulären Erkrankung oder einer Intubation in Verbindung gebracht (Brevern et al., 2007), wobei bei letzterem die Otokonien bereits gelöst sein müssen, um dann lagerungsbedingt in den Bogengang zu gelangen.

Erstaunlich ist die Tatsache, dass die Migräne als Primärerkrankung bei Patienten mit BPLS wesentlich häufiger, bis zu drei Mal mehr, vorkommt als in der normalen Bevölkerung (Ishiyama et al., 2004). Ebenso besteht eine Verbindung zwischen BPLS und der Osteoporose (Vibert et al., 2003). Aktuelle Studien von Jeong und Mitarbeitern zeigen Zusammenhänge zu einem Mangel an Vitamin D und Östrogen, beides Stoffe zur Regulierung des Calciumstoffwechsels (Jeong et al., 2013; Jeong & Kim, 2019). Walter et al. konnten in ihren Arbeiten aufzeigen, dass sich Otokonien wegen dem hohen Calcit-Gehalt äußerst anfällig bei chemischen Veränderungen verhalten (Walther, 2016). Chemische Zerfallsprozesse, die unter In-vitro-Bedingungen simuliert wurden (Walther, Wenzel, Buder, Bloching et al., 2014), zeigen drei Prozesse auf, die eine entscheidende Rolle bei der Degeneration der Otokonien spielen. In Frage kommen zum einen Veränderungen des pH-Wertes, zum zweiten die Elektrolytzusammensetzung der Endolymphe und zum dritten die Einwirkung von bestimmten Medikamenten wie Gentamizin (Walther, Wenzel, Buder, Blödow, & Kniep, 2014), einem Antibiotikum, das aufgrund der bekannten schädlichen Nebenwirkungen am Innenohr nur im Notfall eingesetzt wird. Auch weitere Aminoglykosid-haltige Arzneimittel sowie Salicylate und Platin-haltige Stoffe nehmen Einfluss (Walther, 2016).

7.3.3 Klinisches Erscheinungsbild und Diagnosestellung

Der BPLS ist gekennzeichnet durch kurze zum Teil sehr heftige Drehschwindelattacken, die in etwa 30 Sekunden - selten nur wenige Sekunden oder länger als eine Minute - andauern (**Tabelle 7-2**). Sie treten auf, wenn der Kopf im Raum bewegt wurde, wie es beim Drehen im Bett, beim Hinlegen, beim Aufsetzen aus dem Liegen, bei Überkopfarbeiten sowie beim Vornüberbeugen vorkommt. Welche Kopfhaltungen am meisten Schwindel auslösen, ist abhängig vom betroffenen Bogengang und seiner jeweiligen Ausrichtung im Raum (siehe Kapitel 2.3). Ist dieser parallel zur Schwerkraft gerichtet, entstehen die stärksten Schwindelsymptome, weil dann die Otokonien sich entlang des Bogengangs besonders gut bewegen können. So kann beispielsweise das Wenden im Bett beim h-BPLS und das Aufrichten aus dem Bett beim p-BPLS provozierend wirken.

Begleitet ist der Schwindel in der Regel von Angst, vor allem bei einer ersten Episode. Zumeist erleiden die Betroffenen nachts oder morgens beim Aufstehen plötzlich ihren ersten Schwindelanfall und interpretieren eine ernsthafte Erkrankung in das Geschehen, wie zum Beispiel einen Schlaganfall oder einen Kopftumor. Der Patient hat das Gefühl auf einer Drehscheibe zu sein. Bei geöffneten Augen entsteht auch der Eindruck, der Raum würde sich in eine bestimmte Richtung um ihn drehen. Behält der Betroffene seinen Kopf eine Zeitlang ruhig, nimmt der Schwindel nach einigen Sekunden ab und verschwindet, verstärkt sich jedoch bei einer neuerlichen auslösenden Kopfbewegung. Übelkeit und Schweißausbrüche können dazukommen. Ist der Patient erstmal aus dem Bett in der Vertikalen, sind die Attacken nicht mehr ganz so leicht auslösbar. Gleichwohl, wenn er sich vornüberbeugt oder zur Decke schaut, kehren sie zurück. Und will der Patient sich im Liegen ausruhen, dann muss er eine ausgelöste Attacke beim Hinlegen erst einmal überwinden. Daher quält der BPLS den Betroffenen oft über Tage oder Wochen mit wiederholten Attacken. Entweder tritt danach eine natürliche Spontanremission ein (Froehling et al., 1991; Lynn et al., 1995) oder der Patient wird erfolgreich mit einem sogenannten Befreiungsmanöver behandelt. Nach Wochen, Monaten oder Jahren kann eine erneute Episode auftreten. In einer Follow-Up-Studie lag nach erfolgter Diagnose des BPLS die Rezidiv-Rate innerhalb von 10 Jahren bei 50 %, wobei 80 % der Rezidive im ersten Jahr auftraten (Brandt et al., 2006). Die Angst vor einer erneuten Attacke bleibt bei einigen Betroffenen beste-

Tabelle 7-2: Klinische Merkmale des BPLS

Charakteristik des benignen paroxysmalen Lagerungsschwindels	
Schwindelqualität:	Drehschwindelattacken mit Crescendo-Decrescendo-Charakter
Schwindeldauer/ zeitlicher Verlauf:	Kurze Attacken – je nach betroffenem Bogengang weniger oder etwas mehr als 1 min Wiederkehrende Attacken über Tage bis Wochen Dazwischen über Monate oder Jahre keine Attacken
Schwindelauslöser:	Alltagsbewegungen verbunden mit Bewegungen des Kopfes im Raum: Umdrehen im Bett Hinlegen Aus dem Liegen aufsetzen Kopf drehen/nach hinten bzw. vorn bewegen
Mögliche Begleitsymptome:	Übelkeit (bis zum Erbrechen möglich) und Schweißausbruch, Tachykardie Angst, Vermeidungsverhalten

hen. In der Folge kann es zu einem Vermeidungsverhalten von Kopfbewegungen kommen, dass eine fortwährende Unterfunktion des vestibulären Apparates begünstigt.

Bestimmte Testmanöver sind in Zusammenhang mit dem BPLS von Bedeutung, mit deren Hilfe die Diagnose und der betroffene Bogengang festgestellt werden. Anschließend in der Therapie benutzt der Behandler sogenannte Befreiungsmanöver, die die Otokonien-Partikel mittels Lagerungen und einwirkender Schwerkraft möglichst effektiv aus dem Bogengang befördern. Beherrscht der Behandler die Manöver, ist der Betroffene in der Regel auf eine relativ einfache Weise von seinem Schwindel zu befreien. Die Beweise für eine effektive Behandlung der häufigsten Form von BPLS, dem posterioren BPLS (p-BPLS), sind mit einem Evidenzlevel 1 sehr stark. Auch existieren moderate Beweise für die Wirksamkeit von Manövern beim horizontalen BPLS (h-BPLS). Jedoch fehlt die Evidenz für die Behandlung des seltenen anterioren BPLS (a-BPLS) oder für die Situation, in der mehrere Bogengänge betroffen sind.

Weil die Primärursache des BPLS in der Degeneration des Utrikulusorgans liegt, können nach erfolgreichem Befreiungsmanöver Symptome wie leichtes Schwindelgefühl oder Gangunsicherheit bestehen bleiben. Zudem muss es zu einer zentralen Anpassung an die wiedergewonnene physiologische afferente Impulsrate aus dem vormals betroffen Bogengang kommen. Deshalb ist im Anschluss ein befundorientiertes vestibuläres Training sinnvoll. Auch der richtige Umgang mit der Angst des Patienten während der Therapie spielt eine Rolle. Darüber hinaus sind Folgeerscheinungen am Bewegungsapparat wegen einem Vermeidungsverhalten sowie lokale Dysfunktionen an der HWS zu berücksichtigen.

Posteriorer BPLS

Die Tests für den p-BPLS sind der **Dix-Hallpike-Test** (Dix & Hallpike, 1952) oder der **Semont-Test** (Semont et al., 1988). Im Prinzip führt der Untersucher mit dem Kopf des Patienten eine relativ schnelle Bewegung von einer Position durch den Raum zu einer anderen Position durch (siehe Kapitel 8, Testcode 16). Die wichtigsten Diagnosekriterien sind in **Abbildung 7-12** dargestellt und die Testausführungen und Bewertungen sind im Kapitel 8 explizit erläutert.

Aufgrund der initiierten Lageveränderung der Otokonien im Bogengang (**Abbildung 7-13**) werden die typischen Symptome Drehschwindel und Nystagmus reproduziert, die der Untersucher beurteilt (Brevern et al., 2015). Zur Therapie des p-BPLS finden derzeit hauptsächlich zwei Manöver Anwendung, das Semont-Manöver (Semont et al., 1988) und das Epley-Manöver (Epley, 1992) (siehe Kapitel 11.3).

Horizontaler BPLS

Vor etwas mehr als 30 Jahren tauchten die ersten Publikationen zum h-BPLS in der Fachliteratur auf (McClure, 1985; Pagnini et al., 1989). Als Provokationstest entwickelte sich damals der **Pagnini-McClure-Test** (siehe Kapitel 8, Testcode 17) (engl. „Supine Roll Test“ oder „Supine Head Turn Test“). Neben den typischen klinischen Merkmalen für einen BPLS haben Patienten mit h-BPLS des Öfteren noch Symptome wie verstärkte Übelkeit, zusätzliches Schwit-

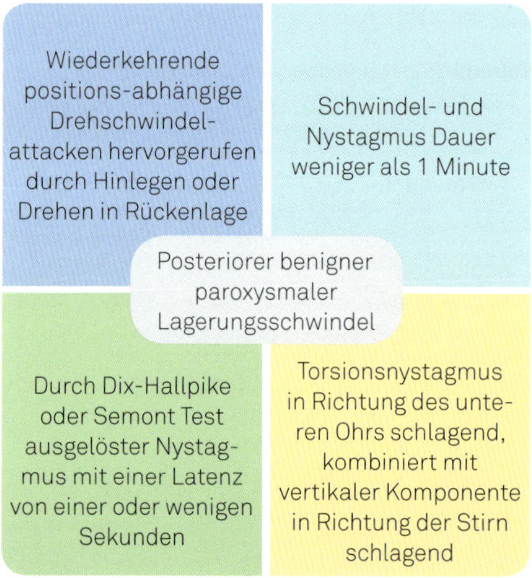

Wiederkehrende positions-abhängige Drehschwindel-attacken hervorgerufen durch Hinlegen oder Drehen in Rückenlage

Schwindel- und Nystagmus Dauer weniger als 1 Minute

Posteriorer benigner paroxysmaler Lagerungsschwindel

Durch Dix-Hallpike oder Semont Test ausgelöster Nystagmus mit einer Latenz von einer oder wenigen Sekunden

Torsionsnystagmus in Richtung des unteren Ohrs schlagend, kombiniert mit vertikaler Komponente in Richtung der Stirn schlagend

Abbildung 7-12: Kardinalzeichen des p-BPLS

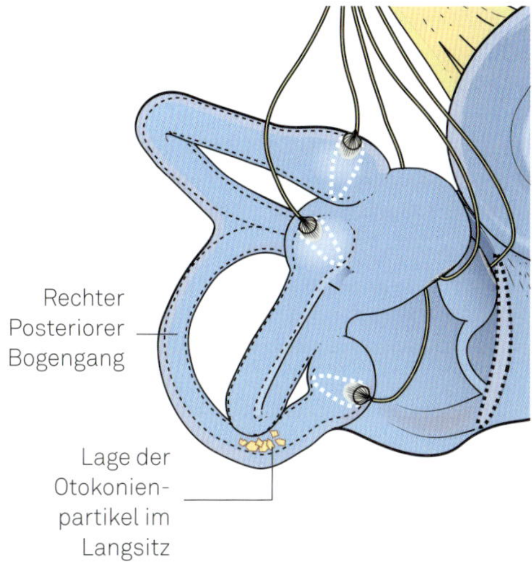

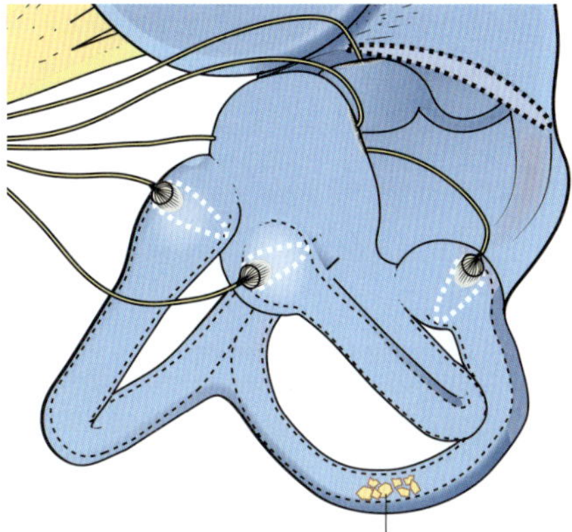

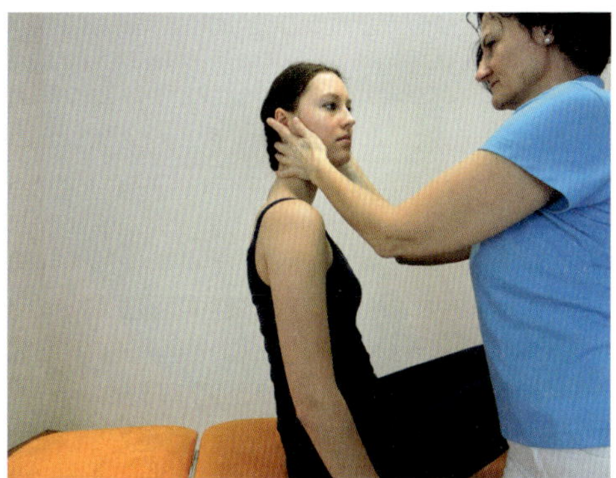

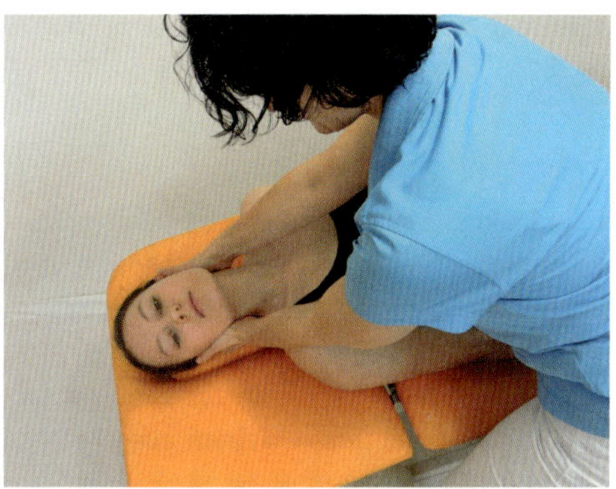

Abbildung 7-13: Lageveränderungen der Otokonienpartikel im rechten posterioren Bogengang beim Transfer vom Langsitz in die Rückenlage mit leicht überstrecktem 45° rechts rotiertem Kopf (Testcode 16: Dix-Hallpike-Test). Eine ampullofugale Lageveränderung der Otokonienpartikel im rechten posterioren Bogengang ist die Folge. (grafikramer.de)

zen oder eine Tachykardie. Zudem besteht häufig ein leichtes Unsicherheits- beziehungsweise Schwindelgefühl auch außerhalb der schwindelauslösenden Kopflagerungen. Außerdem sind beim h-BPLS leichte Drehschwindelattacken bei schnellen Kopfbewegungen in der vertikalen Position möglich. Das Besondere am Befund des h-BPLS besteht darüber hinaus darin, dass es zwei Nystagmus Varianten gibt, eine geotrope (= zum untenliegenden Ohr schlagende) und eine apogeotrope (= zum oberen Ohr schlagende) Variante. Die Kardinalzeichen dieser beiden Varianten des h-BPLS (Brevern et al., 2015) finden sich in (**Abbildung 7-14** und **Abbildung 7-15**).

Abhängig ist die Nystagmusrichtung beim h-BPLS, so die Theorie, von der Lage der Otokonien-Partikel im Bogengang zum Zeitpunkt des Pagnini-McClure Tests (Pagnini et al., 1989) und wo sie sich in der Folge mit der Schwerkraft hinbewegen (**Abbildung 7-16**). Entweder befinden sie sich im hinteren Arm des horizontalen Bogengangs oder im vorderen nah an der Kupula (Vannucchi & Pecci, 2010). Wenn sie sich im hinteren ausgangsnahen Arm befinden, dann bewegen sie sich beim Seitrollen des Kopfes zur betroffenen Seite in Richtung Ampulle (siehe blaue Partikel in Abbildung 7-17d). Hierdurch wird die Kupula gemäß der Endolymph-Fließrichtung

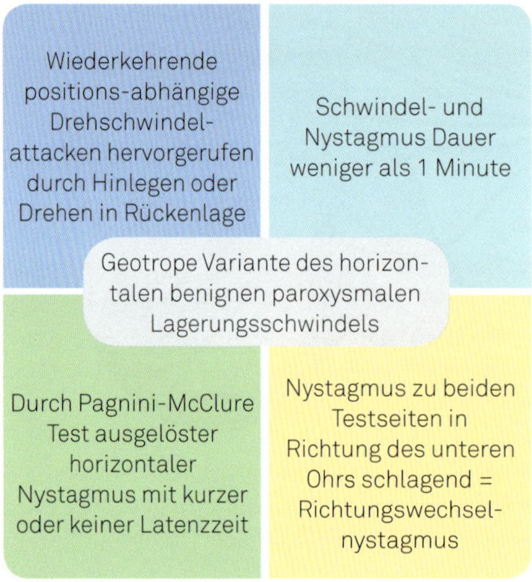

Wiederkehrende positions-abhängige Drehschwindel-attacken hervorgerufen durch Hinlegen oder Drehen in Rückenlage

Schwindel- und Nystagmus Dauer weniger als 1 Minute

Geotrope Variante des horizontalen benignen paroxysmalen Lagerungsschwindels

Durch Pagnini-McClure Test ausgelöster horizontaler Nystagmus mit kurzer oder keiner Latenzzeit

Nystagmus zu beiden Testseiten in Richtung des unteren Ohrs schlagend = Richtungswechsel-nystagmus

Abbildung 7-14: Kardinalzeichen der geotropen Variante des h-BPLS (Kanalolithiasis im hinteren Arm des horizontalen Bogengangs)

Wiederkehrende positions-abhängige Drehschwindel-attacken hervorgerufen durch Hinlegen oder Drehen in Rückenlage

Schwindel- und Nystagmus Dauer länger als 1 Minute oder persistierend solange eine auslösende Lage beibehalten wird

Apogeotrope Variante des horizontalen benignen paroxysmalen Lagerungsschwindels

Durch Pagnini-McClure Test ausgelöster horizontaler Nystagmus mit kurzer oder keiner Latenzzeit

Nystagmus zu beiden Testseiten in Richtung des oberen Ohrs schlagend = Richtungswechsel-nystagmus

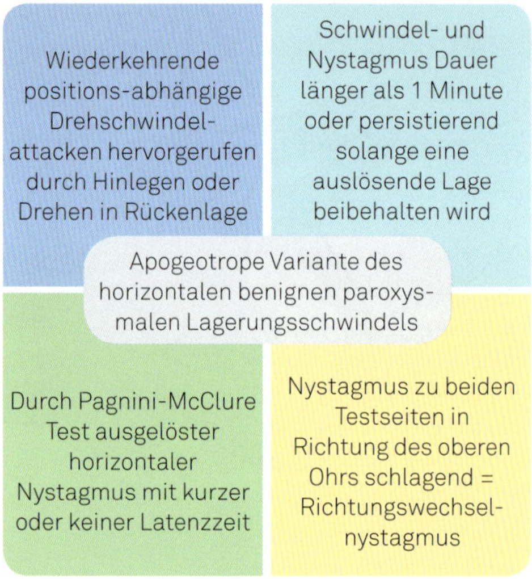

Abbildung 7-15: Kardinalzeichen der apogeotropen Variante des h-BPLS (Kanalolithiasis oder Kupulolithiasis im vorderen Arm des horizontalen Bogengangs)

ausgelenkt und ein in der Regel deutlich sichtbarer geotroper Nystagmus entsteht. Diese geotrope Variante kommt häufiger vor. Demgegenüber bewirken Otokonien-Partikel im vorderen Arm, die in der Nähe oder sogar an der Kupula befestigt sind (Kupulolithiasis), einen ausgeprägten apogeotropen Nystagmus, wenn der Kopf auf der nichtbetroffenen Seite gelagert ist (siehe orange Partikel in (**Abbildung 7-16**).

Beide Varianten stehen in der Bewertung des Pagnini-McClure Test in direktem Zusammenhang mit der vom Nystagmus stärker betroffenen Seite. Liegt also die geotrope Variante vor, dann ist der Nystagmus intensiver, wenn der Kopf auf der betroffenen Seite liegt. Hingegen ist er bei der apogeotropen Variante ausgeprägter, wenn der Kopf auf der gesunden Seite liegt. Für den kundigen Leser sei an dieser Stelle angemerkt, dass nach dem 2. Ewald-Gesetz von 1892 die ampullopedale (= zur Ampulle hin gerichtete) Fließrichtung der Endolymphe den stärkeren Nystagmus auslöst.

Bei der geotropen Variante des h-BPLS dauert der Schwindel weniger als 60 s an, wohingegen er bei der selteneren apogeotropen Variante 60 s oder länger anhält. Darüber hinaus gibt es im letzteren Fall auch die Variante eines persistierenden Nystagmus. Mit anderen Worten, der Nystagmus dauert so lange an wie die seitliche Lage des Kopfes beibehalten wird. Die Theorie der Kupulolithiasis kommt hier als Erklärung zum Tragen (Schuknecht, 1969). Die schweren Otokonien-Partikel hängen fest an der Kupula und bewirken bei Kopf-Seitlage eine Dauerauslenkung der Kupula. Weitere Ausführungen zum Pagnini-McClure-Test finden sich im Kapitel 8.

Zur Behandlung des h-BPLS stehen je nach Befund diverse Befreiungsmanöver wie das Gufoni-Manöver (Gufoni, Mastrosimone & Di Nasso, 1998), eine 12-Stunden-Lagerungstechnik (Vannucchi, Giannoni & Pagnini, 1997) oder das sogenannte Barbecue-Manöver (Baloh, 1994; Baloh, Jacobson & Honrubia, 1993; Lempert, 1994) zur Verfügung (siehe Kapitel 11.3).

Seltener anteriorer BPLS

Die Überprüfung des in der freien Praxis so gut wie nicht vorkommenden anterioren benignen paroxysmalen Lagerungsschwindels (a-BPLS) erfolgt über den Dix-Hallpike-Test oder über die

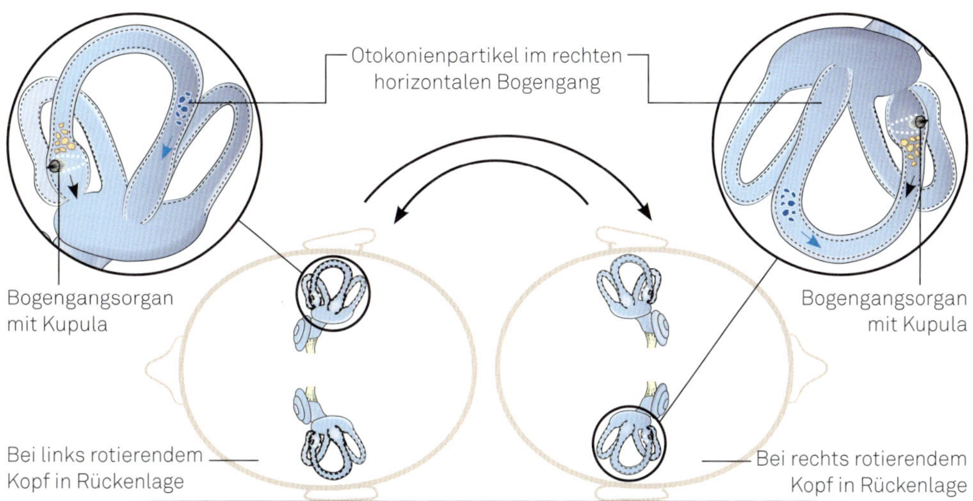

Abbildung 7-16: Lageveränderung der Otokonien-Partikel unter Schwerkrafteinwirkung im rechten horizontalen Bogengang beim Seitrollen des Kopfes nach rechts und links in Rückenlage mit leicht angehobenem Kopfteil (Testcode 17: Pagnini-McClure-Test); ursprüngliche Lage der orangen Partikel nahe oder direkt an der Kupula im vorderen Bogengangsarm und der blauen Partikel entfernt von der Kupula im hinteren Arm; Pfeile geben die Fließrichtung nach erfolgtem Kopf-Seitrollen an; beim Links-Seitrollen fließen die Kupula-fernen blauen Partikel in Richtung Ausgang, während die Kupula-nahen orangen Partikel in Richtung Kupula wandern; beim Rechts-Seitrollen fließen die Kupula-fernen blauen Partikel in Richtung Kupula, während die Kupula-nahen orangen Partikel sich davon entfernen. (grafikramer.de)

gerade rein vertikale Kopf-Hänge-Lage (Brevern et al., 2015). Der Nystagmus schlägt während des Tests vorrangig senkrecht nach unten und dauert parallel zum ausgelösten Schwindel ähnlich wie beim p-BPLS um die 30 Sekunden bis maximal eine Minute. Der Nystagmus hat eine ähnliche kurze Latenzzeit wie der p-BPLS und er zeigt eine Torsions- beziehungsweise Rotationskomponente, die die betroffene Seite definiert. Schlägt die Torsionskomponente im Uhrzeigersinn, dann liegt ein linker a-BPLS vor. Wenn die rechte Seite betroffen ist, schlägt sie entgegen dem Uhrzeigersinn (Aw et al., 2005). Allerdings ist diese Torsionskomponente und folglich die betroffene Seite in der Praxis zumeist schwer zu identifizieren.

Die Abgrenzung zum zentralen Lagerungsschwindel ist problematisch (Brevern et al., 2015), denn er präsentiert sich ebenso mit einer vertikalen Ausrichtung. Relativ sichere Zeichen für einen zentralen Lagerungsschwindel sind ein rein rotatorischer Nystagmus oder ein Downbeat- bzw. Upbeat-Nystagmus mit einer rein vertikalen Ausrichtung. Hinzu kommt beim zentralen Lagerungsschwindel, dass der Nystagmus nicht mit den Ebenen des zu stimulierenden Bogengangs korrespondiert. Daneben zeichnet sich der zentrale Lagerungsschwindel durch andere neurologische Zeichen wie Dysphagie, Dysarthrie, Ataxie oder eine andere zentrale Okulomotorikstörung aus. Das Yacovino Manöver (Yacovino, Hain & Gualtieri, 2009) ist bei positivem Testergebnis eines a-BPLS und dem Ausschluss anderer Ursachen das bekannteste therapeutische Verfahren. Wegen der kleinen Fallzahlen gibt es bisher keine Evidenz zur Effektivität.

7.4 Migräne-induzierter Schwindel

Zerebrale Ischämien, zerebellärer Schwindel, episodische Ataxie Typ 2, Downbeat-Nystagmus und vestibuläre Migräne sind in einer

Schwindelambulanz die häufigsten zentral verursachten Differenzialdiagnosen zu periphen vestibulären Erkrankungen (Strupp, Feil & Zwergal, 2019).

Insbesondere die vestibuläre Migräne, die mit VM in diesem Kapitelteil abgekürzt wird, ist eine der häufigsten Ursachen für Schwindelsymptome überhaupt und wurde in der Vergangenheit sehr unterschätzt (Formeister et al., 2018). Auf sie wird deshalb im Folgenden ausführlicher eingegangen. Die aktuelle Version der Internationalen Kopfschmerzklassifikation listet drei Migränekategorien auf, die mit vestibulärem Schwindel in einem engen Zusammenhang stehen. Dazu gehören die Migräne mit Hirnstammaura, der benigne paroxysmale Schwindel der Kindheit und die seit 2013 im Anhang der Klassifikation aufgenommene VM. Viele Patienten jedoch, die unter VM leiden, wissen nach wie vor wenig von ihrer Schwindelproblematik. Außerdem treten bei Migräne-Patienten andere vestibuläre Erkrankungen als Komorbiditäten häufiger auf, darunter der benigne paroxysmale Lagerungsschwindel, der Morbus Menière, Reisekrankheiten, zerebelläre Erkrankungen und Angstsyndrome (Eggers et al., 2009). Deswegen erschweren diese Mischbilder oft die richtige Diagnosestellung. Die vestibuläre Rehabilitation als eine effektive Maßnahme in der Therapie von Migräne-Patienten wird noch zu wenig eingesetzt.

Vestibuläre Migräne

Die VM steht an erster Stelle der spontanen episodischen Drehschwindelattacken (Dieterich, Obermann & Celebisoy, 2016). Eine aktuelle Studie berichtet, dass auf 12.5 % aller Patienten, die mit Schwindel eine Spezialklinik aufsuchen, die Diagnose VM zutrifft (Dessai et al., 2019). Innerhalb einer Migränepopulation hatten 10,3 % (Cho et al., 2016) oder sogar 21 % (Yollu et al., 2017) eine VM. Erste Überlegungen zur VM als eigenständiger Diagnose gab es in den 1980er und Ende der 1990er Jahre (Dieterich & Brandt, 1999; Kayan & Hood, 1984). 2012 haben dann die Bárány-Gesellschaft – bestehend aus Wissenschaftlern und Klinikern in der Vestibular-Forschung – und die Internationale Kopfschmerzgesellschaft (IHS) in einem Konsensus-Papier die Diagnosekriterien (ICHD-3) der VM aufgestellt (Lempert et al., 2012), die aktuell weiterhin Bestand haben (Headache Classification ..., 2018).

> Patienten mit Schwindelbeschwerden aufgrund einer vestibulären Migräne haben in der Vergangenheit zu wenig Beachtung gefunden, obwohl sie die häufigste Ursache für episodischen Drehschwindel ist. Erst 2012 einigten sich Experten zur Aufstellung von Diagnosriterien, die in die Internationale Kopfschmerzklassifikation aufgenommen wurden.

In erster Linie kennzeichnen wiederkehrende minuten- bis tagelange moderate bis starke Schwindelbeschwerden die VM (**Abbildung 7-17**). Die Dauer des Schwindels variiert von 5 min bis zu 72 Std. Das Spektrum der Schwindelbeschwerden umfasst spontanen, lageabhängigen, durch visuelle oder durch Kopfbewegungen ausgelösten Schwindel, der als Drehschwindel aber auch als das Gefühl des Kippens oder Schwankens empfunden werden kann, als auch das Gefühl der gestörten räum-

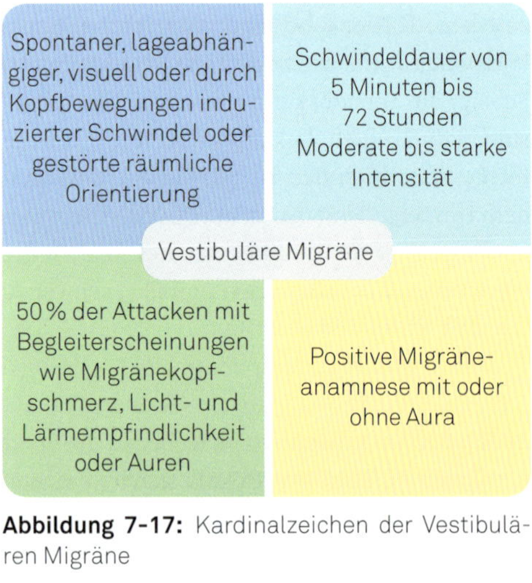

Spontaner, lageabhängiger, visuell oder durch Kopfbewegungen induzierter Schwindel oder gestörte räumliche Orientierung	Schwindeldauer von 5 Minuten bis 72 Stunden Moderate bis starke Intensität
Vestibuläre Migräne	
50 % der Attacken mit Begleiterscheinungen wie Migränekopfschmerz, Licht- und Lärmempfindlichkeit oder Auren	Positive Migräneanamnese mit oder ohne Aura

Abbildung 7-17: Kardinalzeichen der Vestibulären Migräne

lichen Orientierung. Letzteres wird durch Kopfbewegungen ausgelöst und mit Übelkeit verbunden. Migränekopfschmerz, Licht- und Lärmempfindlichkeit oder Auren begleiten in mehr als 50 % der Attacken den Migräneschwindel. Zudem hat der Patient in seiner Krankheitsgeschichte eine positive Migräneanamnese mit oder ohne Aura (Headache Classification ..., 2018). Über die Diagnosekriterien der VM hinaus haben die Gesellschaften der International Classification of Vestibular Disorders (ICVD) eine weitere Klasse der „Wahrscheinlichen Vestibulären Migräne" aufgestellt, die nicht in die ICHD-3 aufgenommen ist. Demnach besteht eine wahrscheinliche VM, wenn fast alle oben aufgeführten Kriterien erfüllt sind, jedoch noch keine Migränegeschichte beim Patienten vorliegt oder weniger als 50 % der Schwindelattacken mit anderen migränetypischen Begleitsymptomen einhergehen (Lempert et al., 2012).

Von Person zu Person und von Attacke zu Attacke derselben Person können sich die vielfältigen Symptome der vestibulären Migräne sehr unterschiedlich darstellen. Aus diesem Grund ist die Diagnosestellung oft erschwert.

Die VM hat eine familiäre Disposition, kann in jedem Alter auftreten und Frauen sind eineinhalb bis fünf Mal so häufig betroffen wie Männer (Sohn, 2016). Die Prävalenz von Drehschwindel bei Kindern in Großbritannien und Nordirland wird auf 5,7% geschätzt (Humphriss & Hall, 2011). Wiederum 60 % der betroffenen Kinder berichteten von Kopfschmerzen als Begleitsymptom, was auf eine Migränediagnose hindeutet. Nach der Menopause bleibt bei Frauen mit Migräne der Schwindel bestehen oder verstärkt sich und der Migränekopfschmerz tritt nicht selten in den Hintergrund (Lempert & Neuhauser, 2009). In den meisten Fällen haben die Betroffenen in Langzeitbeobachtungen wiederkehrende teilweise schwerwiegende Episoden, die über die Zeit zu Veränderungen in der Okulomotorik und zu Spontan-, Bewegungs- und Lage-Nystagmen führen, oft vom zentralen vertikalen Typ (Radtke et al., 2012). Mit einer Nystagmus-Brille lassen sich diese nachweisen. Sie stellen ein Kriterium zur Differenzierung zu peripher vestibulären Erkrankungen dar.

Darüber hinaus begleiten temporäre Hörstörungen, Übelkeit, Erbrechen, Erschöpfung oder Reisekrankheiten die VM. Daneben scheinen orthostatische Probleme beziehungsweise Blutniederdruck mit Kopfschmerzen und Migräne in Beziehung zueinander zu stehen und Schwindelsymptome zu verursachen (Drummond, 1982). Diese Zusammenhänge sind jedoch nicht weiter erforscht. Des Weiteren sind Geruchsempfindlichkeiten, Tinnitus oder erhöhter Druck im Ohr als Begleiterscheinungen dokumentiert (Neff et al., 2012).

Was die zeitliche Komponente der Schwindelsymptomatik angeht, so kann sie den Migränekopfschmerzen vorausgehen, wie es für eine Aura typisch ist. Allerdings kann sie auch erst zusammen mit den Kopfschmerzen beginnen oder sehr spät in der Kopfschmerzphase auftreten (Neuhauser & Lempert, 2004). In den Kriterien der ICHD-3 sind nicht alle Varianten hinsichtlich der Zeitangaben zum Schwindel bei der VM erläutert. So kann er auch nur Sekunden andauern, auf eine Kopfschmerzattacke folgen oder sich mit ihr abwechseln (Neuhauser et al., 2001).

Ebenso wie Migränekopfschmerzen lösen diverse Trigger die VM aus. Dazu gehören, wie im Kapitel zu den Kopfschmerzen (Kapitel 6) erläutert, veränderter Schlafrhythmus, Stress, zu geringe Flüssigkeitsaufnahme, bestimmte Nahrungsmittel, körperliche Anstrengung, Menstruation oder eine intensive sensorische Stimulation.

Betroffene VM-Patienten klagen über Schwindelattacken in nur Sekundenlänge, Sehstörungen, Stand- und Gangunsicherheiten, Geruchsempfindlichkeiten, orthostatische Probleme, leichte Hörstörungen, Tinnitus,

Übelkeit, Erbrechen, Erschöpfung, Anfälligkeit für Reisekrankheiten oder Angstzustände.

Auf der Hand liegt, dass unterschiedliche Subsysteme des vestibulären Systems während einer Migräneattacke untereinander agieren, weil die klinischen Merkmale, Dauer, Art der vestibulären Symptome und Nystagmus sehr vielgestaltig sind (Brevern & Lempert, 2016). Erkenntnisse zur Pathophysiologie der VM beruhen allerdings weitgehend auf Theorien.

Die Kortikale Spreading Depression, die im Kopfschmerzkapitel (Kapitel 6) erläutert ist und von der angenommen wird, dass sie die Migräneaura mitverursacht, wird als ein Teil der Pathogenese von VM angesehen. Sie kann zu vestibulären Symptomen führen, wenn sie in den vestibulären Bereichen des Kortex ankommt, die sich hauptsächlich in der hinteren Insula und am temporoparietalen Übergang befinden (Bronstein & Lempert, 2017). Allein diese Erklärung reicht jedoch nicht für den vielfältigen Symptomkomplex einer VM, vor allem nicht für die Symptome, die über die Zeitdauer einer Aura hinaus oder außerhalb von ihr auftreten.

Einige an der Entstehung von Migräne beteiligte Neurotransmitter wie Calcitonin-Gen-Related-Peptid, Serotonin, Noradrenalin oder Dopamin steuern auch die Aktivitäten der zentralen und peripheren vestibulären Nerven und sind wahrscheinlich an der Pathogenese von VM beteiligt (Balaban, 2011). Wegen der räumlichen Nähe der Trigeminus- und Vestibulariskerngebiete im Hirnstamm und ihrer wechselseitigen Verbindungen vermutet man das Überspringen auf das vestibuläre System während einer Migräneattacke (Bronstein & Lempert, 2017). Darüber hinaus konnte in Tierversuchen gezeigt werden, dass die Entzündungsreaktion intrakranialer Gefäße wie es bei einer Migräneattacke der Fall ist, auch das Innenohr betrifft und zu Plasmaaustritt führt (Koo & Balaban, 2006). Eine weitere Theorie zur Entstehung der VM beschäftigt sich mit genetischen Ursachen. Ionenkanaldefekte an Zellen im Hirnstamm oder im Innenohr können Ionenungleichgewichte erzeugen und in der Folge zu zentralen und peripheren vestibulären Störungen führen (Brevern et al., 2006).

Darüber hinaus tragen bildgebende Verfahren mit steigender Tendenz zum Verständnis für die VM bei. Die Positronen-Emissions-Tomographie (PET) erlaubt einen genaueren Einblick in Gehirnfunktionen während und zwischen VM-Episoden. Eine Beteiligung an einer VM von vestibulothalomokortikalen Verbindungen (Shin et al., 2014), wie die zwischen Kleinhirn, hinteren und temporalen Kortex-Arealen, hinterer Insula und Thalamus, ist daraus abzuleiten. Zudem kann aus den Ergebnissen der Bildgebung auf einen unterschiedlichen Stoffwechsel von vestibulären und visuellen Systemen geschlossen werden, die eine wechselseitige Hemmung zwischen beiden Systemen bei Patienten mit VM erklären würde (Tedeschi et al., 2015).

Fallbeispiel: Elfriede R.

Frau Elfriede R. hat seit vielen Jahren wiederkehrende Schwindelattacken, die in den letzten zwei oder drei Jahren zugenommen haben, derzeit ca. sechs Mal pro Jahr. Die Episoden dauern ca. drei bis fünf Stunden. Allerdings vergehen meist einige Tage, bis sich alles wieder normalisiert hat. Während der Schwindelattacken dreht sich der Raum und ihr Gleichgewicht ist gestört. Zudem bemerkte ihr Lebenspartner, dass in dieser Schwindelphase „ihre Augen hin und her sprangen". Jedoch konnte der Augenarzt nichts Auffälliges feststellen. Oft muss sie sich bei den Attacken übergeben und hinterher fühlt sie sich erschöpft. Sie sucht dann Ruhe im Bett. Aber auch da kommt es vor, dass sie beim Hinlegen oder beim Umdrehen im Bett wiederum kurzzeitig verstärkt Schwindel hat. Auch außerhalb der Attacken fühlt sie sich manchmal etwas schwindelig.

Zudem registriert sie eine gewisse Orientierungslosigkeit beim Einkaufsbummel im Zentrum einer Großstadt. Das kennt sie von früher nicht.
Als junge Frau litt die Patientin unter starken eintägigen Migränekopfschmerzen mit einer typischen visuellen Aura vorweg und begleitet von Blutniederdruck. Die Migräne, so ihre Aussage, ist seit mehr als fünf Jahren verschwunden, denn bis auf seltene sehr abgeschwächte Kopfschmerzen und ein zeitweises typisches Augenflimmern hat sie deswegen keine Beschwerden mehr.
Sie beschreibt auch eine lebenslange ausgeprägte Anfälligkeit für Reisekrankheiten. So ist längeres Zug- oder Schiff fahren schon immer eine große Belastung gewesen. Auch verspürt sie eine gewisse Empfindlichkeit bei flackernden Bildschirmen, schnellen Bildfolgen oder bei starker Sonnenlichteinstrahlung.
Wenn sie neben ihrem Lebenspartner spazieren geht, fällt ihm auf, dass sie keine gerade Linie einhält und immer wieder leicht nach links und rechts abweicht. Ihr Gehör, meint sie, ist noch gut. Sie hat Angst davor, dass die Schwindelattacken noch stärker werden oder öfter auftreten. Allein verreisen, so wie früher, vermeidet sie deshalb (Therapieverlauf siehe Kapitel 12.2).

Benigner paroxysmaler Schwindel der Kindheit

Der benigne paroxysmale Schwindel der Kindheit stellt in der Internationalen Kopfschmerzklassifikation eine eigene Migräne-Klasse dar. Die Schwindelattacken treten plötzlich auf, dauern Minuten bis Stunden und sind zu Beginn am stärksten (Headache Classification ..., 2018). Die Episoden belasten wiederholt die ansonsten gesunden Kleinkinder und sind mit Gleichgewichtsstörungen (Ataxien) und häufig mit Angstzuständen, Blässe, Nystagmus oder Erbrechen verbunden (Basser, 1964). Viele der Kinder entwickeln später einen Migränekopfschmerz, häufig erst Jahre nachdem die Schwindelanfälle aufgehört haben (Watson & Steele, 1974).

Schwindel und Kopfschmerzen sind typische Symptome einer Migräne-Erkrankung. Allerdings können sie einen unterschiedlichen Verlauf haben und müssen nicht unbedingt zur gleichen Zeit auftreten. Bei Kindern entwickeln sich beispielsweise Migränekopfschmerzen oft erst Jahre nach den Schwindelepisoden. Im Gegensatz dazu, kommt es unter älteren Migräne-Patientinnen in der Menopause vor, dass der Kopfschmerz wegbleibt, sie jedoch vermehrt unter Schwindelepisoden leiden. Die Frage nach dem Verlauf der Symptome in der Krankheitsgeschichte ist mitunter richtungsweisend für Diagnosestellung und Therapie.

Die Migräne mit Hirnstammaura

Die seltene Diagnosestellung der Migräne mit Hirnstammaura, früher Basilarismigräne genannt, muss derzeit von der VM scharf abgegrenzt werden, weil hierfür strenge Kriterien hinsichtlich der zeitlichen Angaben und der zusätzlichen Symptome festgelegt sind. Sie hat eine eigenständige Diagnose-Klasse in der ICHD-3, die nur wenige Betroffene einer Migräne erfüllen. Wesentliche Merkmale der Hirnstammaura sind mindestens zwei Symptome aus Schwindel, Tinnitus, Hypakusis, Doppeltsehen oder Bewusstseinsstörung mit einer jeweiligen Dauer von 5–60 min. In der gleichen Attacke muss ein weiteres migränetypisches Aura-Symptom, wie eine visuelle, somatosensible oder dysphasische Aura dazukommen (Headache Classification ..., 2018).

Barrieren der diagnostischen Abgrenzung

Die Symptome von VM und der Menièreschen Erkrankung überlappen sich (Lempert et al., 2012). Eine Studie berichtet von einer doppelt so hohen Prävalenz von Migräne bei Menière-Patienten (Radtke et al., 2002). Zusätzlich treten bei fast der Hälfte dieser Patienten während der akuten Menière-Attacken zeitgleich Migräne-Symptome auf. Deshalb ist eine pathophysiologische Verbindung zwischen den beiden Krankheiten wahrscheinlich. Gemeinsamkeiten bestehen insbesondere hinsichtlich Symptomdauer, Triggerfaktoren und damit verbundenen Begleitsymptomen, wie Gleichgewichtsprobleme, Übelkeit, Erbrechen, Kopfschmerzen oder Lichtempfindlichkeit (Brantberg & Baloh, 2011). Auch bei der VM kann es zu schwankenden Hörminderungen kommen. Im Gegensatz zur Menièreschen Erkrankung jedoch gehen die Hörminderungen nicht in den tiefen Frequenzbereich und haben einen milden, nicht progressiven Verlauf (Radtke et al., 2011).

In einer Studie an einer neurologischen Klinik litten Migräne-Patienten dreimal häufiger an einem benignen paroxysmalen Lagerungsschwindel (BPLS), als sich diese Diagnose infolge eines Traumas oder eines chirurgischen Eingriffs ergab. Deshalb geht man von rezidivierenden Schädigungen im Innenohr während eines Migräneanfalls aus, möglicherweise aufgrund von Gefäßspasmen oder einer anderen Ursache (Ishiyama et al., 2000). Erschwerend in der Differenzialdiagnose zum BPLS kommt hinzu, dass sich die VM auch in einem lageabhängigen Drehschwindel äußern kann. Dieser Schwindel weist in der Regel einen für den BPLS untypischen beziehungsweise zentralen Nystagmus auf und dauert an (Lempert et al., 2012). Außerdem ist beim BPLS im Gegensatz zur VM durch den Lagerungstest (Kapitel 8, Testcode 16 und 17) ein betroffener Bogengang normalerweise eindeutig identifizierbar.

Sehr kurze Attacken der VM überschneiden sich in ihrem Erscheinungsbild möglicherweise mit dem einer Vestibularisparoxysmie. Kennzeichnend für die Vestibularisparoxysmie sind hingegen, dass die Attacken mehrmals wiederholt auftreten, oft mehrmals täglich, und dass die Gabe von Carbamazepin lindernd auf die Neuralgie einwirkt (Bronstein & Lempert, 2017).

Die Beziehung zwischen psychischen Erkrankungen und Schwindel sind komplex und stehen in einer Wechselwirkung. Das macht sie schwer differenzierbar. Auf der einen Seite leiden Patienten mit vestibulären Erkrankungen, wie mit VM, häufig unter sekundären Angststörungen (Eckhardt-Henn et al., 2008). Auf der anderen Seite unterliegen rund 20 % der Patienten, die wegen körperlichen Symptomen zum Arzt gehen, einer psychogenen Erkrankung – viele davon mit einer Schwindelsymptomatik (Schaaf, Hesse & Hansen, 2020). So können zum Beispiel Überforderungen und kritische Lebensumstände zu Angst und Panikzuständen führen, die wiederum Schwindel auslösen.

Last but noch least, sind zentral vestibuläre Schwindelsymptome wie sie bei der Migräne auftreten, ähnlich den Kardinalzeichen einer ernsthaften Erkrankung, zum Beispiel der transitorischen ischämischen Attacke. Der Behandler sollte bei Erstkontakt zum Patienten oder bei einer plötzlichen Veränderung oder Verstärkung der Symptome zumindest die Red Flags für Kopfschmerzen und die Risikofaktoren für eine Dissektion der hirnzuführenden Arterien überprüfen sowie auf neurologische Auffälligkeiten achten (siehe Kapitel 3).

> Die Differenzierung der VM zu anderen Erkrankungen mit ähnlicher Symptomatik ist mitunter eine große Herausforderung. Hierzu zählen peripher vestibuläre Diagnosen wie Morbus Menière, benigner paroxysmaler Lagerungsschwindel oder Vestibularisparoxysmie, psychische Erkrankungen oder auch ernsthafte Erkrankungen wie transitorische ischämische Attacken.

Hinsichtlich der Therapie der VM empfehlen sich neben der pharmakologischen Versorgung mit akut und prophylaktisch wirkenden Medikamenten weitere Maßnahmen wie adäquate Ernährung, veränderter Lebensstil, ausreichend Schlaf und die Vermeidung von Triggern (Bisdorff, 2011; Reploeg & Goebel, 2002). Die Maßnahmen sind identisch mit denen der Behandlung von Migränekopfschmerz (siehe Kapitel 6). Eine Edukation in Bezug auf die VM ist wichtig und eine Kontrolle möglicher Trigger mit Hilfe eines Schwindeltagebuches kann auch hilfreich sein (Reploeg & Goebel, 2002). Daneben gibt es Anhaltspunkte, dass die Verhaltenstherapie bei der Behandlung von Angststörungen auch bei der VM wirksam ist (Fritsche et al., 2013). Darüber hinaus kann die vestibuläre Rehabilitation einen wesentlichen Effekt erzielen, wenn Symptome wie visuelle Störungen, Verlust des Vertrauens in das Gleichgewicht und Angst eine Rolle spielen (Furman et al., 2005). In den letzten Jahren haben diverse Studien Beweise geliefert, dass vestibuläre Rehabilitation bei VM effektiv sein kann (siehe Kapitel 11.5). Noch immer sieht eine große Anzahl von Ärzten davon ab, eine vestibuläre Therapie zu verordnen und nimmt dabei in Kauf, dass sich die Beschwerden der Patienten mit VM nicht in ausreichendem Maß bessern. (Power et al., 2018).

7.5 Anhaltender postural-perzeptueller Schwindel (PPPD)

Diagnosen des funktionellen oder somatoformen Schwindels wie „Phobischer Attacken-Schwankschwindel", „Space-motion Discomfort", „Visual Vertigo" und „Chronischer Subjektiver Schwindel" sind zu etwa einem Zehntel der Fälle in neurootologischen Spezialzentren hauptverantwortlich für vestibuläre Symptome (Staab, 2013). Ab 2010 trafen sich Experten der Bárány-Gesellschaft aus aller Welt und bemühten sich um einen Konsens wie die Syndrome, die sich hinter den oben genannten Begriffen verbergen, zueinanderstehen. Denn im Kern beinhaltenten sie die gleichen körperlichen Symptome, also Schwindel verbunden mit vestibulären Beeinträchtigungen.

Im Jahr 2017 konnten diagnostische Kriterien für den sogenannten „anhaltenden postural-perzeptuellen Schwindel" (engl. „Persistent Postural-Perceptual Dizziness" oder „Triple PD", PPPD) festgelegt werden, die in eine internationale Klassifikation der vestibulären Erkrankungen, die International Classification of Vestibular Disorders (ICVD) aufgenommen werden sollen (Staab et al., 2017). Grundsätzlich unterscheidet sich PPPD von anderen psychiatrischen oder strukturellen Erkrankungen, die auch vestibuläre Symptome verursachen (Dieterich & Staab, 2017; Staab, 2019). An dieser Stelle ist zu betonen, dass psychologische Faktoren wie Angst durchaus eine Rolle bei der PPPD spielen, allerdings nicht bei allen Patienten.

Klinisches Erscheinungsbild und Diagnosestellung

In der ICD-11 der WHO wird der PPPD als ein über drei Monate oder länger anhaltender Schwindel und/oder als ebenso lang anhaltende Stand- und Gangunsicherheit beschrieben (World Health Organization, 1998). Zu den diagnostischen Kriterien des PPPD (Staab et al., 2017) (**Abbildung 7-18**) zählen weiterhin, nahezu täglich auftretende Symptome, die über einen längeren Zeitraum (Stunden) im Tagesverlauf auftreten und typischerweise zunehmen, aber auch abnehmen können und nicht den ganzen Tag vorhanden sein müssen. Die Symptome flackern vorübergehend auf, entweder ganz spontan oder ausgelöst durch plötzliche aktive oder passive Körper- oder Kopfbewegung sowie durch äußere Einflüsse wie extreme visuelle Reize. Dabei können die visuellen Reize stationär sein, beispielsweise ein stark gemusterter Teppich oder sich bewegen, zum Beispiel schnell vorbeifahrender Verkehr. Zudem tritt die Symptomatik vor allem in aufrechten Situationen im Stehen und Gehen auf. Im Sitzen, beim Anlehnen, leichten Festhalten oder im Liegen ist sie rückläufig. Kennzeichnend ist in der Krankheitsgeschichte der Patienten das Auftreten der Störung nach einer akuten, episodischen oder chronischen vestibulären Erkrankung, einer anderen neurologischen oder körperlichen Erkrankung oder einer psychischen Belastungssituation. Häufig treten die Symptome unmittelbar nach einer Erkrankung wie nach einer akuten unilateralen peripheren Vestibulopathie, einem benignen paroxysmalen

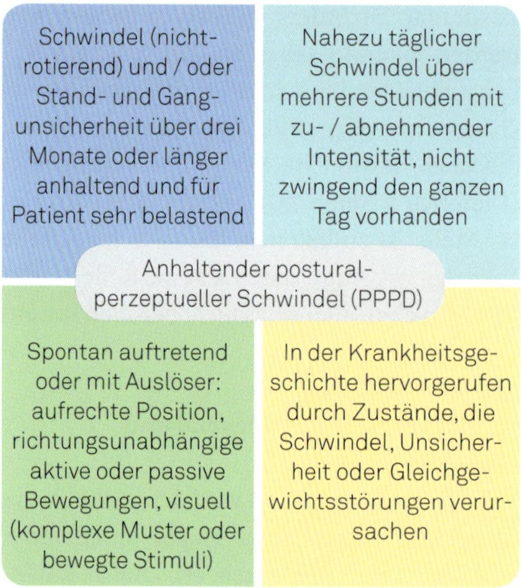

Schwindel (nicht-rotierend) und / oder Stand- und Gang-unsicherheit über drei Monate oder länger anhaltend und für Patient sehr belastend	Nahezu täglicher Schwindel über mehrere Stunden mit zu- / abnehmender Intensität, nicht zwingend den ganzen Tag vorhanden
Anhaltender postural-perzeptueller Schwindel (PPPD)	
Spontan auftretend oder mit Auslöser: aufrechte Position, richtungsunabhängige aktive oder passive Bewegungen, visuell (komplexe Muster oder bewegte Stimuli)	In der Krankheitsgeschichte hervorgerufen durch Zustände, die Schwindel, Unsicherheit oder Gleichgewichtsstörungen verursachen

Abbildung 7-18: Kardinalzeichen des anhaltenden postural-perzeptuellen Schwindels (PPPD)

Lagerungsschwindel oder einem Trauma auf, zunächst zeitweise und dann anhaltend. Bei chronischen Schwindelerkrankungen wie bei der Migräne oder der Menièreschen Erkrankung festigen sich die Symptome zumeist schleichend. Gravierende Belastungen oder Dysfunktionen sind charakteristisch für die PPPD. In den Erläuterungen des Konsensus-Papiers der Bárány-Gesellschaft (Staab et al., 2017) finden sich diverse Beschreibungen wie der Schwindel von PPPD Patienten empfunden wird (**Tabelle 7-3**).

Barrieren in der diagnostischen Abgrenzung

Die Kriterien für eine PPPD beschreiben eine Patientengruppe, die sich mit anderen Schwindelsyndromen überlappen können. Dies macht deutlich, dass es schwierig ist, überhaupt eine Definition zu finden. Die Grenzen zu psychiatrischen oder strukturellen Störungen sind fließend beziehungsweise es existieren auch mehrere Störungen nebeneinander her. So haben Patienten mit der Diagnose PPPD zum Beispiel in der Vergangenheit einen Schlaganfall oder ein Schädeltrauma erlitten und tragen davon zusätzliche Restdefizite. Oder Patienten mit PPPD leiden episodisch an einer Komorbidität wie einem Lagerungsschwindel oder einer Migräne-Attacke. Für den sogenannten „Phobischen Schwankschwindel", der eines der „verwandten" Syndrome darstellt (siehe oben), sind Fallangst ohne reale Stürze und eine innere Unruhe zudem charakteristisch (Brandt et al., 2013). In einer aktuellen Veröffentlichung wird eine weitere ähnliche Diagnose, der „Chronische Schwindel", als ein Schwindel definiert, der mit „einseitiger stabiler vestibulärer Schwäche oder sogar normaler Innenohrfunktion und ohne neurologische Anomalie" einhergeht und

Tabelle 7-3: Patientenbeschreibungen zu den Schwindelempfindungen bei PPPD

Beschreibungen des Schwindels bei PPPD (Staab et al., 2017)
Gefühl von Eintrübung, Flaumigkeit, Fülle, Schwere oder Leichtigkeit im Kopf
Gefühl von Schwanken, Schaukeln oder Springen, Wackeln im Kopf, des Kopfes oder gesamten Körpers oder der Umgebung
Beeinträchtigung der räumlichen Orientierung
Unklarer visueller Fokus
Gefühl von Instabilität oder Wackeln im aufrechten Zustand
Gefühl des ungerichteten Hin- und Herbewegens im Gehen
Optionales, zeitweilig auftretendes, kurzzeitiges (Sekunden) Gefühl einer Bewegung, die rotatorisch oder nicht-rotatorisch sein kann

„in der Regel mit Angstzuständen und Depressionen verbunden" ist, wobei nicht geklärt ist, ob „die Gleichgewichtsstörungen Folge oder beitragender Faktor sind" (Toupet et al., 2019).

Überlegungen zur Pathophysiologie

> **Fallbeispiel: Sebastian Z.**
>
> Herr Sebastian Z. berichtet davon, dass er sich auf der einen Seite lieber am Einkaufswagen festhält, wenn er durch den Supermarkt geht, dass er über ein gemustertes Parkplatz-Pflaster ungern und äußerst unsicher läuft oder dass er sich in Menschenmengen sehr unwohl fühlt. Im Gegensatz dazu stellt er fest, dass er sich mit einem getrunkenen Glas Bier viel besser und sicherer fühlt. Interessant ist in diesem Zusammenhang, dass er sich das nicht erklären kann und den Therapeuten um Aufklärung bittet. Dieses Phänomen, so erläutert ihm der Therapeut, lässt folgenden Schluss zu. In dem Moment, in dem seine Aufmerksamkeit auf die Umwelt reduziert ist, empfindet der Patient weniger Symptome. Im Alltag – erklärt der Therapeut weiter – überlastet der Patient sich durch seine übermäßige Aufmerksamkeit. Insbesondere sind seine Augen überanstrengt. Zudem hat er eine überhöhte muskuläre Anspannung. In der Therapie kommt es nun darauf an, die Augen zu entlasten und seine Muskeln ökonomisch einzusetzen. Hierfür kann er beispielsweise langsam und kontinuierlich gesteigerte Übungen durchführen, ohne sich festzuhalten oder er kann die Augen während der Übung geschlossen halten. Der Patient ist daraufhin erleichtert, dass es eine Erklärung gibt und übt motiviert weiter.

Ausgehend von einer auftretenden vestibulären Erkrankung oder einer anderen Schwindelsymptome oder Gleichgewichtsstörungen hervorrufenden Erkrankung, kommen unmittelbar Neuanpassungen innerhalb des sensomotorischen Systems in Gang. Über die Verarbeitung von Informationen aus gesunden Elementen wie Augen oder andere Körperregionen, erfolgen notwendige Verschiebungen im zentralen Nervensystem. Die motorischen Reaktionen verändern sich ebenso und es kommt zu Ausgleichstrategien beim Stehen und Gehen (siehe Kapitel 8.6). Schwindelgefühle und Gleichgewichtsprobleme bringen darüber hinaus kognitiv-emotionale Prozesse mit sich, wie eine gesteigerte Wachsamkeit des Betroffenen seiner Umwelt und sich selbst gegenüber. Mit zunehmender Regeneration ursprünglich schwindelverursachender Strukturen oder Mechanismen bilden sich normalerweise diese Anpassungen im Sensomotorischen System bis auf notwendige Kompensationen wieder zurück. Bei der Entwicklung eines PPPD hingegen, kommt es vermutlich zu einer fortwährenden visuellen Abhängigkeit bei der räumlichen Orientierung und zu einer übermäßigen Haltungskontrolle über das für die Genesung erforderliche Maß hinaus, wodurch die Symptome aufrechterhalten werden (Staab, 2013).

Patienten mit PPPD zeigen gemäß neueren Studien mit funktioneller Magnetresonanztomographie deutliche Unterschiede im Vergleich zu Gesunden. In einer Studie von Lee und Mitarbeitern zum Beispiel weisen Patienten mit PPPD eine verringerte sogenannte Konnektivität zwischen den Gehirnbereichen auf, die an der multisensorischen Verarbeitung vestibulärer Informationen oder der räumlichen Wahrnehmung beteiligt sind (Lee et al., 2018). Dafür gibt es eine erhöhte Konnektivität in Gehirnarealen, die für visuelle und emotionale Vorgänge zuständig sind. Es existieren auch erste Hinweise, dass es neben funktionellen neuroplastischen Veränderungen auch zu strukturellen kommt. So weisen Patienten mit PPPD vermutlich ein verringertes Volumen der grauen Substanz in den an der multisensorischen vestibulären Verarbeitung beteiligten Bereichen auf. Dabei gilt, je länger die Krankheitsgeschichte desto stärker sind die Veränderungen an der grauen Substanz (Nigro et al., 2019; Wurthmann et al., 2017). Zudem haben PPPD-Patienten möglicherweise eine reduzierte kortikale

Faltung in den vestibulären Bereichen (Nigro et al., 2019).

7.5.1 Möglichkeiten der Therapie

Eine erfolgversprechende Therapie bei PPPD umfasst nach neuesten Hinweisen eine „spezifisch modifizierte vestibuläre Rehabilitation“, die auf neuroplastische Veränderungen Einfluss nehmen kann (siehe Kapitel 11) plus eine Behandlung mit Medikamenten (Selektive Serotonin-Wiederaufnahmehemmer, Serotonin-Noradrenalin-Wiederaufnahmehemmer) sowie eine kognitiv-verhaltensbezogene Therapie (Staab, 2020).

7.6 Anamnese bei Schwindelsymptomen

Die Anamneseerhebung und die Erfassung der Kardinalzeichen nehmen in der Diagnostik als auch in der Therapie von Patienten mit Schwindel eine essentielle Rolle ein. In der ärztlichen Diagnostik führen die Anamnese zusammen mit okulomotorischen und anderen einfachen klinischen Untersuchungen sowie Lagerungstests zu einem überwiegenden Teil bereits zur Diagnosestellung. Schätzungen gehen davon aus, dass bis zu 90 % aller Schwindelerkrankungen so diagnostizierbar sind (Schaaf et al., 2020). **Vier grundlegende Kriterien** in der Symptomanamnese erlauben die Differenzierung der häufigsten Schwindelerkrankungen (Strupp et al., 2019). Hierzu gehören **zeitliche Dimensionen**, **Qualität**, **Verhalten der Symptome** – im Besonderen die Auslöser des Schwindels – als auch mögliche **Begleitsymptome**. In den letzten Jahren liegt der Focus bei der ärztlichen Diagnosestellung auf zeitlichen Aspekten und möglichen Auslösern, weil sie zuverlässiger und allgemeingültiger auf Ursachen der Schwindelsymptome schließen lassen (Newman-Toker, 2012).

Bei der therapeutischen Anamnese haben die Kriterien sowohl eine Bedeutung für die Therapieplanung und -durchführung als auch hinsichtlich einer notwendigen weiteren ärztlichen Abklärung oder der Abgrenzung zu möglichen Komorbiditäten. Zur maßgeschneiderten Therapieplanung und effektiven Durchführung sind darüber hinaus weitere Kriterien wichtig. Aus Symptomintensität und -beeinträchtigung leitet der Therapeut unter anderem die Dosierung von Übungen ab. Ausgehend von Krankheitsgeschichte, ärztlicher Diagnose, Intensität und Auslösbarkeit der Symptome sowie psychosozialen Faktoren lassen sich Prognosen stellen. Infolgedessen schätzt der Therapeut aus den Patientenangaben einerseits die erforderliche Therapiedosierung und -dauer und andererseits die Notwendigkeit einer engmaschigen interdisziplinären Zusammenarbeit ein. Auf die anamnestischen Zeichen einer ernsthaften Erkrankung, die zuallererst abgefragt werden müssen, wird im Kapitel 3 detailliert eingegangen (siehe auch Anamnesebogen, S. 554).

> Am Beginn einer jeden therapeutischen Maßnahme bei Schwindelpatienten steht die Anamnese. Nur ein umfassendes klinisches Bild vom Patienten – dazu gehört die Anamnese – erlaubt eine maßgeschneiderte erfolgversprechende Therapieplanung.

Zeitliche Dimensionen

Akute und episodische Formen von Schwindel dauern unterschiedlich lange an: Sekunden, Minuten, Stunden oder auch Tage. Angaben der Patienten zu den zeitlichen Dimensionen liefern – immer nur in Kombination mit weiteren Kriterien – sehr brauchbare Hinweise für die zugrunde liegende Erkrankung. Die Angaben in der **Tabelle 7-4** sind größtenteils auf der Grundlage der International Classification of Vestibular Disorders (ICVD), veröffentlicht im Journal of Vestibular Research, angefertigt und helfen bei der Differenzierung der zugrundeliegenden Schwindelerkrankung.

Treten schwerwiegende Schwindelbeschwerden mit Haltungsinstabilität, Nystagmus, Erbrechen und so weiter über Tage bis Wochen auf, spricht man von einem akuten vestibulären Syndrom. Hier kommen eine akute unilaterale periphere Vestibulopathie oder andere periphere oder zentrale Erkrankungen, denen ein Trauma, ein Schlaganfall, eine demyelinisierende Krankheit mit vestibulärer Beteiligung oder eine Intoxikation zugrunde liegen, als typische Ursachen in Frage (Bisdorff, 2016). Bei Zeichen eines derartigen akuten vestibulären Syndroms sollten sich die Patienten zur Abklärung und gegebenenfalls für eine schnell notwendige Versorgung in eine Notfallambulanz begeben (siehe Kapitel 3.2.2).

Schwindelbeschwerden können als akutes Ereignis, wiederholt episodisch oder anhaltend beziehungsweise chronisch auftreten.

Erscheinen die Symptome wiederholt vorübergehend für Sekunden, Minuten, Stunden oder gelegentlich auch Tage, gehören sie zu den episodischen Schwindelbeschwerden. Bei einer Dauer von mehreren Sekunden bis zu einer Minute – sehr selten etwas länger – ist die wahrscheinlichste Ursache ein benigner paroxysmaler Lagerungsschwindel (BPLS). Aber auch andere Schwindelerkrankungen können dem Therapeuten in der Praxis bei einem sogenannten „Sekundenschwindel" begegnen. Dazu gehören die orthostatische Dysregulation (siehe auch Schellong-Test im Kapitel 8, Testcode 18) sowie seltenere periphere vestibuläre Erkrankungen wie die Vestibularisparoxysmie, die Bogengangsdehiszenz oder auch mögliche sehr kurzandauernde zentrale Ereignisse wie eine transitorisch ischämische Attacke.

Dauern die Schwindelepisoden über Minuten bis Stunden, so steckt oft eine vestibuläre Migräne oder auch die Menièresche Erkrankung dahinter. Wobei eine Migräne von Minuten bis zu mehreren Tagen (bis zu 72 Stunden) andauert, während die akute Attacke bei der Menièreschen Erkrankung normalerweise für Stunden vorhanden ist. Darüber hinaus kann es sich beim episodischen Schwindel um einen zervikogenen Schwindel handeln (siehe Kapitel 4).

Die Häufigkeit der Episoden lässt im Einzelfall weitere Schlüsse zu. Der Migräneschwindel kann zum Beispiel mit dem Monatszyklus bei Frauen zusammenhängen und monatlich wiederkehren. Ein benigner paroxysmaler Lagerungsschwindel ist aufgrund der Lageveränderung des Kopfes mehrmals am Tag auslösbar, zum Beispiel beim zu Bett gehen oder beim Aufstehen.

Bei anhaltenden, typischerweise mit Stand- und Gangunsicherheiten, Nystagmus oder Oszillopsien einhergehenden Symptomen, die entweder immer mal wieder verstärkt auftreten oder als dauerhaft empfunden werden, passen folgende häufigere Erkrankungen oder Funktionsstörungen: periphere unilaterale oder bilaterale vestibuläre Hypofunktion, anhaltender postural-perzeptueller Schwindel, chronische psychische Störungen oder zentrale beziehungsweise neurodegenerative Erkrankungen, die die hintere Schädelgrube tangieren (Tabelle 7-4).

Immer zu bedenken ist, dass innerhalb einer Störung mehrere Schwindelformen mit unterschiedlichen zeitlichen Dimensionen gleichzeitig vorhanden sein können oder dass Komorbiditäten zu verschiedenen Schwindelformen führen. Zum Beispiel geht eine schlecht kompensierte akute unilaterale periphere Vestibulopathie in eine anhaltende unilaterale Hypofunktion über. Oder mehrere episodische Attacken der Menièreschen Erkrankung resultieren in eine chronische bilaterale Vestibulopathie. Oder mehrere transitorische ischämische Attacken führen letztendlich zu einem Schlaganfall. Oder eine vestibuläre Migräne zieht einen anhaltenden postural-perzeptuellen Schwindel nach sich. Oder ein Patient hat zum Beispiel aufgrund eines Traumas zervikogene, kraniomandibuläre, periphere vestibuläre und zentrale Dysfunktionen.

Tabelle 7-4: Zeitliche Dimensionen diverser Schwindelerkrankungen

Erkrankung oder Dysfunktion	Typische Dauer der Symptome
Neurodegenerative Erkrankungen	Verstärkt wiederkehrend, anhaltend, möglicher progredienter Verlauf
Bilaterale Vestibulopathie (BVP)	Verstärkt wiederkehrend, anhaltend, oft progredienter Verlauf
Anhaltender postural-perzeptueller Schwindel (PPPD)	Verstärkt wiederkehrend, anhaltend
Unilaterale periphere Hypofunktion	Ganz weg, wiederkehrend für Minuten bis Tage oder anhaltend
Akute unilaterale periphere Vestibulopathie (AUPVP)	Akut mit schwerwiegenden Symptomen in ersten Tagen
Hirnstamm- /Kleinhirninfarkt	Akut mit schwerwiegenden Symptomen für mehr als eine Stunde bis Wochen
Menièreschen Erkrankung (MD)	20 Minuten bis 12 Stunden
Vestibuläre Migräne (VM)	Minuten bis 72 Stunden
Zervikogener Schwindel	Minuten bis Stunden (teilweise nur Sekunden)
Transitorische ischämische Attacke (TIA)	Minuten bis maximal eine Stunde
Orthostatische Dysregulation	Sekunden bis Minuten
Bogengangsdehiszenz	Sekunden bis Minuten
Benigner paroxysmaler Lagerungsschwindel (BPLS)	Durchschnittlich 10–30 s (2–3 s bis < 1 min), Ausnahme: apogeotrope Variante des h-BPLS > 1 min oder persistierend
Vestibuläre Paroxysmie (VP)	Sekunden

Schwindelqualität

Schwindel wird in seiner Qualität von den Patienten sehr unterschiedlich wahrgenommen. Die Qualität kann zwar einen zusätzlichen Hinweis auf die Ursache liefern, ist jedoch nicht in jedem Fall nützlich, denn es bestehen bei den Patienten nicht selten nebeneinander her verschiedene mehr oder weniger unspezifische Qualitäten, die zu vestibulären und auch nichtvestibulären Erkrankungen, wie zum Beispiel zu Herz-Kreislauf-Erkrankungen, passen (Bisdorff, 2016). Ein Drehschwindel lässt sich am ehesten von anderen Schwindelqualitäten unterscheiden. Der Patient fühlt sich wie in einem Karussell. Kennzeichnend ist so ein Drehschwindel für periphere unilaterale vestibuläre Erkrankungen, wie ein benigner paroxysmaler Lagerungsschwindel oder eine akute unilaterale periphere Vestibulopathie (Strupp, Feil et al., 2019). Allerdings bestehen noch weitere Möglichkeiten für Drehschwindel bei anderen peripheren Erkrankungen oder wenn spezifische zentrale Areale des Hirnstamms betroffen sind. Und es können bei den genannten Erkrankungen und Dysfunktionen weitere Qualitäten wie ein Schwanken oder Kippen, visuelle Phänomene sowie Haltungsunsicherheiten dazukommen.

Ein Schwindel kann zudem gerichtet oder ungerichtet sein. Ist er gerichtet, das bedeutet er ist zum Beispiel wiederholt links-rotierend oder links-schwankend, dann spricht das für periphere unilaterale vestibuläre Erkrankungen oder Dysfunktionen. Nichtsdestotrotz kann die Ursache auch zentraler Natur sein. Hat der Schwindel einen schwankenden Charakter, wie wenn der Patient sich auf einem Boot befindet, so ist das relativ typisch für eine bilaterale Vestibulopathie (Strupp, Feil et al., 2019) oder auch – nach unseren Erfahrungen – für einen anhaltenden postural-perzeptuellen Schwindel oder einen zervikogenen Schwindel.

Benommenheit, ein Leeregefühl im Kopf, das Gefühl der drohenden Ohnmacht oder des verlangsamten Denkens sowie des Schwarzwerdens vor Augen sind beispielsweise typische Qualitäten bei einer kardiovaskulären Ursache. Darüber hinaus gibt es zahlreiche weitere Sinneseindrücke, wie Fehlwahrnehmung von Bewegungen der Umgebung, Wackelbilder, unscharfes Sehen, Gefühl von Stand- oder Gangunsicherheit, Gefühl zu Fallen bis hin zum tatsächlichen Sturz (siehe Anamnesebogen Schwindelsymptomatik im Anhang). Der Patient nutzt darüber hinaus weitere vergleichende oder umgangssprachliche Begrifflichkeiten, zum Beispiel „wie in einem Karussell", „wie auf einer Luftmatratze", „wie in einem Boot", „schwummerig", „rammdösig" oder „schwurbelig".

Ein Komitee der Bárány-Gesellschaft hat Klassifikationen der vestibulären Symptome, die sich in erster Linie mit den diversen Schwindelqualitäten auseinandersetzen, publiziert (Bisdorff et al., 2009). Sie helfen, die Beschreibungen der Patienten mit ihren verwendeten Begrifflichkeiten in einer medizinischen internationalen Sprache zu dokumentieren, die allgemein verstanden wird (Bisdorff, 2016).

Zu den vier übergeordneten Kategorien von Schwindelqualitäten in der englischen Sprache gehören (Bisdorff et al., 2009):

- **Vertigo** als ein Gefühl der Bewegung von sich selbst oder ein verändertes Gefühl von Bewegung
- **Dizziness** als ein gestörtes oder beeinträchtigtes Gefühl der räumlichen Orientierung
- **Vestibulo-visual Symptoms** als Sehstörungen bedingt durch vestibuläre Dysfunktion
- **Postural Symptoms** als Haltungsinstabilitäten bzw. Stand- und Gangunsicherheiten

So versteht man unter dem Begriff „Vertigo", das Gefühl, sich zu bewegen, obgleich man absolut stillhält beziehungsweise das Gefühl, bei einer stattfindenden Bewegung, diese verändert wahrzunehmen. Die Bewegung kann rotierend, translatorisch oder kippend wahrgenommen werden. „Dizziness" ist unspezifischer gefasst und enthält die Sinneseindrücke, bei denen es nicht zu einer falschen oder verzerrten Wahrnehmung von Bewegung kommt, sondern die mit einem gestörten oder beeinträchtigten Gefühl der räumlichen Orientierung verknüpft sind. Der englische Überbegriff „Vestibulo-visual Symptoms" beschreibt Sehstörungen, die aus einer vestibulären Dysfunktion resultieren können. In diesem Zusammenhang sprechen Experten auch von neurootologischen Beschwerden. Hierunter fallen zum Beispiel Eindrücke, als ob sich die Welt um einen herumdreht oder als ob Bilder springen, zittern oder hüpfen (= Oszillopsien) oder auch die Wahrnehmung daraus resultierender verschwommener, doppelter, fleckhafter oder unscharfer Bilder. „Postural Symptoms" bezeichnet im Deutschen am ehesten Instabilitäten in einer aufgerichteten Körperhaltung oder Stand- und Gangunsicherheiten, wobei auch Unsicherheiten in einer niedrigen Ausgangstellung wie im Sitzen oder der drohende beziehungsweise der tatsächliche Sturz dazuzählen.

Um die Begrifflichkeiten einzuordnen, sind nachfolgend die Qualitäten beispielhaft verschiedenen Erkrankungen zugeordnet, wobei an dieser Stelle erneut zu betonen ist, dass der

Ansatz über die Symptomqualität weder Gültigkeit noch Zuverlässigkeit bezüglich der Diagnosestellung aufweist (Newman-Toker, 2012). Störungen im vestibulären Systembereich gehen zum Beispiel typischerweise und unter anderem mit „Vertigo" einher. Charakteristisch bei akuten Schwindelsyndromen sind neben Übelkeit/Erbrechen und Nystagmus schwerwiegende Stand- und Gangunsicherheiten. Bei der bilateralen Vestibulopathie beispielsweise treten zum Teil auch gravierende Stand- und Gangunsicherheiten auf und es kommen markante vestibulovisuelle Symptome, in Form von Oszillopsien, hinzu. Migräne-Patienten zum Beispiel erleben diverse Schwindelqualitäten, die teilweise dem „Vertigo" aber in vielen Fällen auch dem „Dizziness"-Gefühl zuzuordnen sind. Die Bezeichnung „Dizziness" passt im Grunde zu allen Symptomqualitäten, bei denen die anderen drei Kategorien nicht zutreffen. In Zusammenhang mit orthostatischen Problemen tritt beispielsweise auch die Bezeichnung „Dizziness" auf (Choi et al., 2015). Hier kommt es allerdings zu Überschneidungen mit anderen Begrifflichkeiten. Denn das Gefühl eines bevorstehenden Bewusstseinsverlustes, die „Präsynkope", steht in der internistischen Fachwelt explizit für kardiovaskulär-, orthostatisch- oder weitere reflexbedingte Ursachen (Moya et al., 2009). Unter der „Synkope" versteht man in diesem Zusammenhang den tatsächlichen Bewusstseinsverlust.

Symptomverhalten

Eine Schwindelsymptomatik kann spontan oder langsam progredient aufgetreten sein oder sie kann durch Auslöser (Trigger), hervorgerufen oder verstärkt werden. Sind auslösende beziehungsweise verstärkende Faktoren oder Ereignisse vorhanden, lassen sich daraus Schlüsse ziehen, welches System gestört sein könnte. Zudem liefern sie Anhaltspunkte für die im Anschluss an die Anamnese durchzuführenden Tests, von deren Ergebnis dann wiederum die Therapiemaßnahmen abhängen.

Zum Symptomverhalten des Schwindels (siehe Anamnesebogen Schwindelsymptomatik im Anhang) gehören Kriterien wie:

- Ein Hauptsymptom oder verschiedene mehr oder weniger unabhängig voneinander existierende Symptome
- Spontan vorhandene oder triggerinduzierte Symptome
- Auslöser beziehungsweise Verstärker und damit in Zusammenhang stehende Aspekte wie Zeitdauer, Qualität oder Intensität
- Tagesverlauf der Symptome
- Symptomlindernde Faktoren

Hinsichtlich ernsthafter Erkrankungen ist es wichtig zu wissen, dass die gefährlichsten Ursachen für episodische Symptome, wie transitorische ischämische Attacken und Herzrhythmusstörungen, normalerweise spontan ohne Auslöser auftreten, während vestibuläre Symptome, bei denen ein eindeutiger, reproduzierbarer Auslöser identifizierbar ist, in der Regel eine gutartige Ursache haben (Newman-Toker & Camargo, 2006). Zeitliche und qualitative Dimensionen sind beim Auslöser zu berücksichtigen. Wird der Schwindel zum Beispiel unmittelbar nach der Lageänderung des Kopfes zur Schwerkraft ausgelöst? Spielen Geschwindigkeit oder mehrfache Wiederholungen eine Rolle? Wie lange und wie intensiv ist der Schwindel nach Auslösung vorhanden? Hat der Patient dabei den Eindruck, dass er sich im Raum bewegt, obwohl er es nicht tut? Muss er sich festhaltend damit er nicht fällt? Kommt es dabei zu Sehstörungen? Oder, wann tritt der Schwindel im Tagesverlauf auf? Außerdem ist es beim Symptomverhaltens, interessant, ob es Faktoren gibt, die den Schwindel lindern.

Unter Kopfbewegungen mit Lageveränderung zur Schwerkraft sind Bewegungen zu verstehen wie sich Bücken, nach oben Schauen, sich Hinlegen, sich Drehen im Liegen oder Fahrstuhl fahren. Sind Schwindelsymptome durch diese Kopfbewegungen auslösbar oder können sie dadurch verstärkt werden, deutet das auf eine fehlerhafte Messung oder Verarbeitung im vestibulären System hin. Die Ursache liegt vermutlich an einer Dysfunktion oder Erkrankung des Vestibularapparates, des Nervus vestibularis oder im Bereich von Kleinhirn oder Hirnstamm. Ein Indiz hierfür ist auch, wenn der Schwindel unmittelbar nach Erreichen der neuen Position auftritt. Sind die durch Kopfbewegungen ausgelösten episodischen Symptome nur dezent ausgeprägt, sprechen sie für eine Attacke der vestibulären Migräne. Typischerweise besteht das Problem für den Zeitraum von Stunden bis drei Tagen und ist dann wieder für Tage weg bis es erneut auftritt. Im Unterschied treten beim benignen paroxysmalen Lagerungsschwindel (BPLS) die Schwindelepisoden über den Tag gesehen zumeist nachts im Bett, wenn die Patienten den Kopf im Liegen drehen oder morgens beim Aufstehen, auf. Bis zur spontanen Remission oder einem Befreiungsmanöver kann die episodische Symptomatik Tage, Wochen oder Monate anhalten. Zu erwähnen ist, dass nach unserer Erfahrung kleine Unterschiede zwischen dem posterioren BPLS und horizontalen BPLS bestehen. Der Patient mit horizontalem BPLS bekommt vornehmlich Symptome während des Hinlegens und Drehens im Bett, wohingegen der Patient mit posteriorem BPLS sie auch beim Aufstehen aus dem Bett typischerweise angibt. Übelkeit und Erbrechen sind beim horizontalem BPLS häufig ausgeprägter.

Schwindelsymptome, die nur ausgelöst werden, wenn der Kopf aus einer niedrigen Position in eine höhere gelangt, wie beim Aufstehen aus dem Liegen, sprechen für ein orthostatisches Problem. Allerdings kann es sich auch um eine vestibuläre Ursache handeln. Dann aber sind die Schwindelsymptome auch bei anderer Lageveränderung des Kopfes auslösbar, zum Beispiel, wenn der Patient sich nach unten bückt oder sich hinlegt. Auch der zeitliche Aspekt lässt eine Differenzierung zwischen vestibulärem und orthostatischem Problem zu. Denn orthostatisch bedingte Symptome treten vorrangig erst dann auf, wenn der Patient sich vorher längere Zeit – für mehrere Minuten – in einer tieferen Ausgangsposition aufgehalten hat, zum Beispiel gelegen hat. Weitere Ausführungen zu orthostatischen Dysregulationen findet der Leser im Kapitel 8.3.4.

Erfolgt die Kopfbewegung in einer aufgerichteten Position in der Horizontalebene, entspricht das nicht einer Lageveränderung des Kopfes zur Schwerkraft. Ein beispielsweise durch Kopf-Rechtsrotation ausgelöster Schwindel passt deshalb besser zu einer nicht-vestibulären Störquelle, wie an den hirnzuführenden Gefäßen oder einer gestörten Propriozeption der HWS. Es bestehen Ausnahmen. Bei der vestibulären Paroxysmie (siehe Kapitel 7.2.5) oder beim horizontalen benignen paroxysmalen Lagerungsschwindel (siehe Kapitel 7.3.3) kann eine Kopfrotation in der Horizontalebene schwindelauslösend sein. Im Übrigen führen schnellere wiederholte horizontale Kopfdrehungen, wie alle anderen schnelleren Kopfbewegungen in den unterschiedlichsten Ebenen auch, zu einem erhöhten vestibulären Input und kommen unter dieser Bedingung als Auslöser für einen vestibulären Schwindel in Frage.

Stand- und Gangunsicherheiten verbunden mit verstärkten Problematiken auf unebenem Boden treten bei vielen akuten, episodischen und chronischen vestibulären Schwindelerkrankungen auf. Unter den peripheren vestibulären Erkrankungen sind sie bei der bilateralen Vestibulopathie sehr typisch. Eine weitere nicht zentral-vestibuläre Erkrankung mit typischen Stand- und Gangunsicherheiten ist die periphere Polyneuropathie. Bei beiden Erkrankungen verstärken sich die Symptome, wenn die visuelle Kontrolle zusätzlich reduziert ist, wie bei Sehstörungen oder im Dunkeln.

Die Zunahme von Symptomen bei Dunkelheit spricht generell für eine visuelle Abhängigkeit. Sie kommt zum Beispiel auch bei mangelnder sensomotorischer Neuanpassung nach einer akuten unilateralen peripheren Vestibulopathie oder des anhaltenden postural-perzeptuellen Schwindels vor. Visuell ausgelöste

Schwindelsymptome, sprich wenn der Patient beispielsweise angibt, dass das Schauen aus dem fahrenden Zug, Lichteffekte im Straßenverkehr während der Dämmerung oder bei Nacht oder ein Kinobesuch Symptome verursachen, sind ein Anhaltspunkt für eine Verarbeitungsstörung zwischen Augen und vestibulärem System. Wiederum kommen zentrale und periphere vestibuläre Ursachen in Frage. So gibt es Patienten mit vestibulärer Migräne, die zum Beispiel ihre Schwindelattacke beim Schauen aus dem fahrenden Zug vorhersagen können beziehungsweise diese gezielt durch Geschlossen-Halten der Augen verhindern. Nicht selten haben auch Patienten nach einer akuten peripheren unilateralen Vestibulopathie noch Probleme mit visueller Überreizung, gerade wenn sie großflächigen visuellen komplexen Reizen ausgesetzt sind. Der Gang durch einen Supermarkt oder an einer verkehrsreichen Straße beispielsweise kann einen visuell induzierten Schwindel provozieren.

Beim anhaltenden postural-perzeptuellen Schwindel (PPPD) fördern visuelle Abhängigkeit und ein hoher Aufmerksamkeitslevel die Chronifizierung (siehe Kapitel 7.5). Ist der Betroffene einem visuell induzierten Schwindel, verbunden mit erhöhter Aufmerksamkeit und in der Folge mit zusätzlichen Angstzuständen, ausgesetzt, resultiert zwangsläufig eine Verschlechterung der Symptomatik. Visuelle Auslöser kommen beim PPPD häufig durch großflächige Muster und äußere Bewegungen in Menschenansammlungen, an öffentlichen Plätzen oder in Kaufhäusern zu Stande. Auch wenn der Patient sich selbst bewegt oder explizite visuelle Aufgabenstellungen wie Lesen durchführt, ist ein visuell ausgelöster Schwindel möglich. Im Vergleich zu einer isolierten peripheren einseitigen vestibulären Erkrankung, baut sich die Verschlechterung beim PPPD zumeist langsam auf und der Patient benötigt anschließend viel Ruhe und Zeit, über mehrere Stunden oder sogar Tage, um zum üblichen Grundlevel zurückzukehren (Bisdorff, 2016). Eine Besserung der Symptome beim PPPD geben Patienten bei leichterer sportlicher Betätigung, Ablenkung oder auch bei leichtem Alkoholgenuss an. Hingegen wirkt Alkoholgenuss bei einer vorrangig vestibulären Störung in kleineren Mengen schon verschlechternd.

Schwere körperliche Anstrengungen, die Schwindel auslösen, sind kennzeichnend für Kreislaufprobleme, verbunden mit möglichen kardialen, pulmonalen, hämatologischen, vaskulären oder autonomen Erkrankungen (Newman-Toker, 2012). Ist mit der körperlichen Arbeit eine Kopfüberbewegung verbunden, kann auch ein vestibuläres Problem dahinterstecken. Geräusche als Auslöser für Schwindel sind selten und weisen entsprechend auf seltene Ursachen hin, wie zum Beispiel auf die obere Bogengangsdehiszenz. Zudem sind Symptome ausgelöst durch Druckunterschiede, zum Beispiel durch Husten, Pressen, Niesen oder schweres Heben, typisch bei der oberen Bogengangsdehiszenz (siehe 7.2.6).

Eine enge Krawatte, die Schwindel induziert, spricht für eine Überempfindlichkeit des Karotissinus, der im Übrigen nicht nur auf Kompression, sondern auch auf andere mechanische Einflüsse wie Kopfrotationen reagieren kann. Fehlende Flüssigkeitszufuhr kann beispielsweise Auslöser für eine Präsynkope bei der orthostatischen Hypertonie, aber auch für eine vestibuläre Migräne sein. Koffeingenuss nimmt Einfluss auf das Herz-Kreislauf-System. Bei der Menièreschen Erkrankung – wie erhöhte Salzzufuhr auch – kann er zu einer Attacke führen. Schlafentzug führt zu einer reduzierten sensomotorischen Kontrolle und verstärkt vestibuläre Symptome. Er kann darüber hinaus eine Migräne-Attacke auslösen.

Auf der einen Seite werden Medikamente zur Linderung von Schwindelsymptomen und/oder zugrunde liegenden Ursachen eingesetzt (Wu et al., 2018). Auf der anderen Seite können sie Schwindelsymptome auslösen (Fliedl, 2011). So sind blutdrucksenkende Mittel bei fehlerhafter Dosierung Auslöser für einen orthostatischen Schwindel. Neben den Antihypertensiva kommen weitere Medikamente wie Antiarrhythmika, Antikonvulsiva, Benzodiazepine, Antidepressiva, Neuroleptika und dopaminerge Medikamente für den medikamenteninduzierten Schwindel in Frage (Heinze, Schniepp, & Jahn, 2015). Im Besonderen gibt es Anhaltspunkte für ein signifikant erhöhtes Risiko bei der Einnahme von Antidepressiva (Fliedl, 2011).

Schwindel-Intensität oder -Beeinträchtigung

Neben der Listung der Symptome und ihrer Auslöser oder Verstärker ist es in der Ausarbeitung eines Behandlungsplans wichtig, Beeinträchtigung beziehungsweise Intensität der Schwindelsymptomatik zu ermitteln (Tusa, 2014). In unserer praktischen Tätigkeit haben sich zwei Erfassungsinstrumente bewährt, die Visuelle Analogskala (VAS) und der Dizziness Handicap Inventory (DHI).

Mit der VAS, einer 10 cm langen Linie, auf der der Patient seine Beschwerden subjektiv von Null (= kein Schwindel) bis 10 (= am schlimmsten sich vorzustellender Schwindel) quantifiziert, lässt sich die Intensität mit diesem einfachen Messinstrument ermitteln. Die Stärke der Beschwerden bestimmt die Dosierung in der Therapie. Darüber hinaus dient sie als ein Vergleichsparameter zwischen Anfang und Ende einer Therapie bezüglich der Effektivität.

Der DHI eruiert mit 25 Fragen zum einen Aktivitäten, die Schwindel hervorrufen oder verschlimmern, zum anderen Auswirkungen von Symptomen auf die täglichen Aktivitäten und zum dritten emotionale Auswirkungen von Schwindel im Sinne von Isolation, Depression oder Angst (Jacobson & Newman, 1990). Jede Frage zu einer Beeinträchtigung kann mit „Nein", „Manchmal" oder „Ja" beantwortet werden. Ein Auswertungsergebnis von 0 würde keine Beeinträchtigung bedeuten, wohingegen ein Wert von 100 zu Stande kommt, wenn jede Frage mit Ja beantwortet würde. Der DHI zeichnet sich durch eine hohe Validität und Bedeutung für die Beurteilung von Behandlungseffekten aus, dagegen hat er eine geringe Bedeutung für die Diagnosestellung (Kurre et al., 2009).

Begleitsymptome und Vorboten

Begleitende oder der Schwindelsymptomatik vorausgehende Symptome helfen dabei, die Krankheitsbilder weiter zu verifizieren.

Das akustische Begleitsymptom der Hörminderung kann bei akuten ernsthaften vestibulären Symptomen auftreten, wie Innenohrischämie oder schwerwiegendes Trauma. Aber auch bei der akuten unilateralen peripheren Vestibulopathie ist sie nicht ausgeschlossen, wenn das Labyrinth betroffen ist. Schwankend auftretende akustische Symptome mit Hörminderung, Tinnitus und Völlegefühl im Ohr, die in einem zeitlichen Zusammenhang mit einer Schwindelattacke stehen, sprechen für die Menièresche Erkrankung. Patienten mit einem benignen paroxysmalen Lagerungsschwindel geben hingegen keine Verschlechterung des Gehörs an. Ein übermäßig lautes Hören der eigenen Körpergeräusche tritt bei der oberen Bogengangsdehiszenz auf. Übelkeit, Erbrechen, Schweißausbrüche, Herzrasen sind unspezifische Begleiter einer Schwindelsymptomatik, die bei jeder Erkrankung in Erscheinung treten können, die einen vestibulären Ursprung hat. Hingegen wäre bei einer peripheren Polyneuropathie zum Beispiel eine Übelkeit untypisch.

Gibt der Patient episodisch wiederkehrende Schwindelsymptome an, sollte immer auch eine Frage nach begleitenden Kopfschmerzen, wegen einer möglichen vestibulären Migräne, gestellt werden. Diese Kopfschmerzen können in der Vergangenheit stärker ausgeprägt gewesen sein. Sie sind oft schwächer geworden oder gar nicht mehr vorhanden. Licht- und/oder Lärmempfindlichkeit, Wetterfühligkeit, eine erhöhte Empfindlichkeit gegenüber Kopfbewegungen oder eine visuelle Aura wären zudem kennzeichnend. Ruhebedürfnis spricht ebenso für eine vestibuläre Migräne, jedoch tritt es beispielsweise auch bei einem erhöhten Schwindellevel des anhaltenden postural-perzeptuellen Schwindels auf.

Parallel zu einem Schwindel auftretende Zeichen wie Konzentrationsprobleme, Ataxie, Sprach- oder Sprechstörungen, Schluckstörungen, zeitlicher Orientierungsverlust, Bewusstseinsverlust, feinmotorische Störungen, Sehstörungen, Gefühlsstörungen im Gesicht oder am Körper passen zu zentralen Problematiken wie einem Hirnstamminfarkt (siehe Kapitel 3). Brustschmerzen und Atemnot plus Schwindel sprechen eher für eine kardiopulmonale Problematik wie einen Herzinfarkt. Stellen Nacken- oder Kieferbeschwerden oder Bewegungseinschränkungen der HWS oder des Kiefers neben dem Schwindel eine Hauptproblematik dar, so kann es sich um einen Folgefaktor oder einen verstärkenden Faktor handeln. Eine vorrangig zervikogene oder Kraniomandibuläre Ursache ist darüber hinaus für die Schwindelsymptomatik denkbar (siehe Kapitel 4).

Krankheitsgeschichte

„Was hat Ihrer Einschätzung nach zu den Schwindelbeschwerden geführt?" Das ist eine wesentliche Fragestellung zur Krankheitsgeschichte. Dem Schwindel vorausgehende Traumata, wie eine Kopfverletzung, ein Schleudertrauma, eine Manipulation oder ein Barotrauma durch einen Tauchgang können aufschlussreich sein. Des Weiteren erkundigt sich der Therapeut nach kürzlich zurückliegenden besonderen Ereignissen, beispielsweise ein Flug, ein Tauchurlaub, starkes Husten, Niesen oder Schnäuzen, schweres Heben, eine Auslandsreise, ein Krankenhausaufenthalt, eine Operation, eine Geburt, eine transitorische ischämische Attacke als auch ein plötzlicher Sturz ohne Grund oder Verletzung.

Insbesondere bei älteren Patienten sind die Ursachen für Schwindel, neurootologische Beschwerden und Stand- und Gangunsicherheiten multifaktoriell und lassen sich nur durch eine detaillierte Anamnese, auch hinsichtlich der Krankheitsgeschichte, aufdecken (Wu et al., 2018). Fragen nach weiteren Beschwerden am Körper, von Zahnproblematiken bis zu Erkrankungen an den Füßen, ärztlichen Untersuchungen und Diagnosen, familiären Erkrankungen oder der Medikamenteneinnahme helfen bei der Aufdeckung von Komorbiditäten. Die Hauptmechanismen bei altersbedingtem Schwindel beruhen auf einer Abnahme sensorischer und motorischer Funktion sowie einer Verschlechterung der Verarbeitung im zentralen Nervensystem. Minderungen des Hörens oder des Sehens zum Beispiel werden als normale, nahezu „physiologische" Vorgänge des zunehmenden Alters betrachtet. Dennoch sind sie durch pathologische Prozesse, oft auf schleichende progrediente Weise entstanden, die sich zunehmend häufen, beispielsweise durch Ischämien. Kognitive Funktionsverschlechterungen und vestibuläre Pathologien nehmen diesbezüglich auch zu und stehen in einem Zusammenhang (Semenov et al., 2016).

So treten mit zunehmendem Alter Komorbiditäten auf. Zu einer vestibulären Migräne gesellt sich beispielsweise ein benigner paroxysmaler Schwindel oder zu einem kardialen Problem reiht sich eine degenerative zentrale Dysfunktion ein. Auch andere zentrale und nicht-zentrale Erkrankungen wie Multiple Sklerose, Morbus Parkinson, Tumor, Schlaganfall, periphere Polyneuropathie, Bluthochdruckerkrankung oder Altersdiabetes schließen sich an. Die Medikamenteneinnahme spielt außerdem mit dem Älterwerden eine beachtenswerte Rolle. Polypharmazie kann beitragend zum Schwindel sein. Bei einem Verdacht ist eine ärztliche beziehungsweise pharmazeutische Abklärung und gegebenenfalls eine Neueinstellung der Medikation notwendig, um einem medikamenteninduzierten Schwindel entgegenzuwirken (Min, Shoair & Slattum, 2018).

In der Anamnesebefragung ist es darüber hinaus wichtig, bei Verdacht einer vestibulären Migräne auf die Vorgeschichte von Kopfschmerzen eines Patienten einzugehen. Selbst dann, wenn der Patient zum Zeitpunkt der Anamnese keine Angaben zu Kopfschmerzen macht oder keinen Zusammenhang zum Schwindel sieht. Den episodisch auftretenden Schwindelsymptomen einer vestibulären Migräne gehen nach Angaben von Cha und Kollegen in 87 % aller Fälle Migränekopfschmerzen voraus, durchschnittlich etwa zehn Jahre zuvor (Cha et al., 2009).

Wie beeinflusst der Schwindel Ihr Leben? Diese Frage zielt auf Verständnis, Einstellung und Erwartungen des Patienten. Sie wird sehr unterschiedlich beantwortet. Die Bandbreite der Aussagen reicht von kaum Einfluss, über deutliche Schwindel- und Gleichgewichtsprobleme bis hin zu erheblichen Problemen, die Aktivitäten in Beruf, Familie und Freizeit radikal eingrenzen. Davon hängen in starkem Maß die Therapiemaßnahmen, -dosierung und eine notwendige interdisziplinäre Zusammenarbeit ab, wie die zwischen ärztlicher Betreuung, Physiotherapie und Psychotherapie.

Literatur

Adler, R. (1897). *Über den „einseitigen Drehschwindel". Deutsche Zeitschrift für Nervenheilkunde,* (11), 358–375. https://doi.org/10.1007/BF01669801

Aw, S.T., Todd, M.J., Aw, G.E., McGarvie, L.A. & Halmagyi, G.M. (2005). Benign positional nystagmus: A study of its three-dimensional spatio-temporal characteristics. *Neurology, 64*(11), 1897–1905. https://doi.org/10.1212/01.WNL.0000163545.57134.3D

Balaban, C.D. (2011). Migraine, vertigo and migrainous vertigo: Links between vestibular and pain mechanisms. *Journal of Vestibular Research: Equilibrium & Orientation, 21*(6), 315–321. https://doi.org/10.3233/VES-2011-0428

Baloh, R.W. (1994). Horizontal benign positional vertigo. *Neurology, 44*(11), 2214. https://doi.org/10.1212/WNL.44.11.2214

Baloh, R.W., Jacobson, K. & Honrubia, V. (1993). Horizontal semicircular canal variant of benign positional vertigo. *Neurology, 43*(12), 2542. https://doi.org/10.1212/WNL.43.12.2542

Bárány, E. (1920). Diagnose von Krankheitserscheinungen im Bereiche des Otolithenapparates. *Acta Oto-Laryngologica, 2*(3), 434–437. https://doi.org/10.3109/00016482009123103

Basser, L.S. (1964). Benign paroxysmal vertigo of childhood. *Brain,* (87), 141–152. https://doi.org/10.1093/brain/87.1.141

Bisdorff, A., Von Brevern, M., Lempert, T. & Newman-Toker, D.E. (2009). Classification of vestibular symptoms: Towards an international classification of vestibular disorders. *Journal of Vestibular Research: Equilibrium & Orientation, 19*(1–2), 1–13.

Bisdorff, A. (2011). Management of vestibular migraine. *Therapeutic Advances in Neurological Disorders, 4*(3), 183–191. https://doi.org/10.1177/1756285611401647

Bisdorff, A. (2016). Vestibular symptoms and history taking. *Handbook of Clinical Neurology, 137*, 83–90. https://doi.org/10.1016/B978-0-444-63437-5.00006-6

Bornstein, A. & Lempert, T. (2017). *Schwindel: Praktischer Leitfaden zur Diagnose und Therapie.* Stuttgart: Schattauer.

Bösner, S., Schwarm, S., Grevenrath, P., Schmidt, L., Hörner, K., Beidatsch, D., ... Haasenritter, J. (2018). Prevalence, aetiologies and prognosis of the symptom dizziness in primary care – a systematic review. *BMC Family Practice, 19*(1), 33. https://doi.org/10.1186/s12875-017-0695-0

Brandt, T., Dieterich, M. & Strupp, M. (2013). *Vertigo – Leitsymptom Schwindel* (2. Aufl.). Berlin: Springer. https://doi.org/10.1007/978-3-642-24963-1

Brandt, T., Huppert, D., Hecht, J., Karch, C. & Strupp, M. (2006). Benign paroxysmal positioning vertigo: A long-term follow-up (6–17 years) of 125 patients. *Acta Oto-Laryngologica, 126*(2), 160–163. https://doi.org/10.1080/00016480500280140

Brandt, T., Huppert, D., Hüfner, K., Zingler, V.C., Dieterich, M. & Strupp, M. (2010). Long-term course and relapses of vestibular and balance disorders. *Restorative Neurology and Neuroscience, 28*(1), 69–82. https://doi.org/10.3233/RNN-2010-0504

Brandt, T., Schautzer, F. Hamilton, D.A., Brüning, R. Markowitsch, H.J., Kalla, R. ... Strupp, M. (2005). Vestibular loss causes hippocampal atrophy and impaired spatial memory in humans. *Brain: A Journal of Neurology, 128*(11), 2732–2741. https://doi.org/10.1093/brain/awh617

Brantberg, K. & Baloh, R.W. (2011). Similarity of vertigo attacks due to Meniere's disease and benign recurrent vertigo, both with and without migraine. *Acta Oto-Laryngologica, 131*(7), 722–727. https://doi.org/10.3109/00016489.2011.556661

Von Brevern, M., Bertholon, P., Brandt, T., Fife, T.D., Imai, T., Nuti, D. & Newman-Toker, D.E. (2015). Benign paroxysmal positional vertigo: Diagnostic criteria. *Journal of Vestibular Research: Equilibrium & Orientation, 25*(3–4), 105–117. https://doi.org/10.3233/VES-150553

Von Brevern, M. & Lempert, T. (2016). Vestibular migraine. *Handbook of Clinical Neurology, 137*, 301–316. https://doi.org/10.1016/B978-0-444-63437-5.00022-4

Von Brevern, M., Radtke, A., Lezius, F., Feldmann, M., Ziese, T., Lempert, T. & Neuhauser, H. (2007). Epidemiology of benign paroxysmal positional vertigo: A population based study. *Journal of Neurology, Neurosurgery, and Psychiatry, 78*(7), 710–715. https://doi.org/10.1136/jnnp.2006.100420

Von Brevern, M., Ta, N., Shakir, A., Wiste, A., Siegel, A., Radtke, A., ... Escayg, A. (2006). Migrainous vertigo: Mutation analysis of the candidate genes CACNA1A, ATP1A2, SCN1A, and CACNB4. *Headache, 46*(7), 1136–1141. https://doi.org/10.1111/j.1526-4610.2006.00504.x

Bronstein, A.M. & Lempert, T. (2017). *Schwindel: Praktischer Leitfaden zur Diagnose und Therapie* (2. Aufl.). Stuttgart: Schattauer.

Caruso, G. & Nuti, D. (2009). Epidemiological Data from 2270 PPV Patients. *Audiological Medicine, 3*(1), 7–11. https://doi.org/10.1080/16513860510028310

Cha, Y.-H., Lee, H., Santell, L.S. & Baloh, R.W. (2009). Association of benign recurrent vertigo and migraine in 208 patients. *Cephalalgia: An International Journal of Headache, 29*(5), 550–555. https://doi.org/10.1111/j.1468-2982.2008.01770.x

Cho, S.-J., Kim, B.-K., Kim, B.-S., Kim, J.-M., Kim, S.-K., Moon, H.-S., ... Sohn, J.-H. (2016). Vestibular migraine in multicenter neurology clinics according to the appendix criteria in the third beta edition of the International Classification of Headache Disorders. *Cephalalgia: An International Journal of Headache, 36*(5), 454–462. https://doi.org/10.1177/0333102415597890

Choi, J.-H., Seo, J.-D., Kim, M.-J., Choi, B.-Y., Choi, Y.R., Cho, B.M., ... Choi, K.-D. (2015). Vertigo and nystagmus in orthostatic hypotension. *European Journal of Neurology, 22*(4), 648–655. https://doi.org/10.1111/ene.12622

Chung, K.W., Park, K.N., Ko, M.H., Jeon, H.K., Choi, J.Y., Cho, Y.-S., ... Chung, W.-H. (2009). Incidence of Horizontal Canal Benign Paroxysmal Positional Vertigo as a Function of the Duration of Symptoms. *Otology & Neurotology, 30*(2), 202–205. https://doi.org/10.1097/MAO.0b013e31818f57da

Colledge, N.R., Barr-Hamilton, R.M., Lewis, S.J., Sellar, R.J. & Wilson, J.A. (1996). Evaluation of investigations to diagnose the cause of dizziness in elderly people: a community based controlled study. *BMJ, 313*(7060), 788. https://doi.org/10.1136/bmj.313.7060.788

Demer, J.L., Honrubia, V. & Baloh, R.W. (1994). Dynamic visual acuity: A test for oscillopsia and vestibulo-ocular reflex function. *The American Journal of Otology, 15*(3), 340–347.

Derebery, M.J. & Berliner, K.I. (2000). Prevalence of allergy in Meniere's disease. *Otolaryngology – Head and Neck Surgery, 123*(1), 69–75. https://doi.org/10.1067/mhn.2000.105715

Derebery, M.J. & Berliner, K.I. (2010). Allergy and its relation to Meniere's disease. *Otolaryngologic Clinics of North America, 43*(5), 1047–1058. https://doi.org/10.1016/j.otc.2010.05.004

Dessai, T., Amini, S., Asad, F. & Kutty, H. (2019). Prevalence of vestibular migraine in Dubai. *Hamdan Medical Journal, 12*(1), 19. https://doi.org/10.4103/HMJ.HMJ_42_18

Dieterich, M. & Brandt, T. (1999). Episodic vertigo related to migraine (90 cases): vestibular migraine? *Journal of Neurology, 246*(10), 883–892. https://doi.org/10.1007/s004150050478

Dieterich, M., Obermann, M. & Celebisoy, N. (2016). Vestibular migraine: The most frequent entity of episodic vertigo. *Journal of Neurology, 263*(1), 82–9. https://doi.org/10.1007/s00415-015-7905-2

Dieterich, M. & Staab, J.P. (2017). Functional dizziness: From phobic postural vertigo and chronic subjective dizziness to persistent postural-perceptual dizziness. *Current Opinion in Neurology, 30*(1), 107–113. https://doi.org/10.1097/WCO.0000000000000417

Dix, M.R. & Hallpike, C.S. (1952). The Pathology, Symptomatology and Diagnosis of Certain Common Disorders of the Vestibular System. *Proceedings of the Royal Society of Medicine, 45*(6), 341–354. https://doi.org/10.1177/003591575204500604

Drummond, P.D. (1982). Relationships among migrainous, vascular and orthostatic symptoms. *Cephalalgia: An International Journal of Headache, 2*(3),157–162.https://doi.org/10.1046/j.1468-2982.1982.0203157.x

Eckhardt-Henn, A., Best, C., Bense, S., Breuer, P., Diener, G., Tschan, R. & Dieterich, M. (2008). Psychiatric comorbidity in different organic vertigo syndromes. *Journal of Neurology, 255*(3), 420–428. https://doi.org/10.1007/s00415-008-0697-x

Eggers, S.D.Z., Neff, B.A., Shepard, N.T. & Staab, J.P. (2014). Comorbidities in vestibular migraine.

Journal of Vestibular Research: Equilibrium & Orientation, 24(5–6), 387–395. https://doi.org/10.3233/VES-140525

Epley, J. M. (1992). The canalith repositioning procedure: For treatment of benign paroxysmal positional vertigo. *Otolaryngology – Head and Neck Surgery, 107*(3), 399–404. https://doi.org/10.1177/019459989210700310

Espinosa-Sanchez, J. M. & Lopez-Escamez, J. A. (2016). Menière's disease. *Handbook of Clinical Neurology, 137*, 257–277. https://doi.org/10.1016/B978-0-444-63437-5.00019-4

Fetter, M. (2016). Acute unilateral loss of vestibular function. *Handbook of Clinical Neurology, 137*, 219–229. https://doi.org/10.1016/B978-0-444-63437-5.00015-7

Fliedl, K. (2011). *Medikamenteninduzierte Gleichgewichtsstörungen, Gangunsicherheiten, Schwindel und deren Einfluss auf die Sturzhäufigkeit (Diplomarbeit)*. Universität Wien. Verfügbar unter https://doi.org/10.25365/THESIS.14707

Formeister, E. J., Rizk, H. G., Kohn, M. A. & Sharon, J. D. (2018). The Epidemiology of Vestibular Migraine: A Population-based Survey Study. *Otology & Neurotology: Official Publication of the American Otological Society, American Neurotology Society and European Academy of Otology and Neurotology, 39*(8), 1037–1044. https://doi.org/10.1097/MAO.0000000000001900

Frejo, L., Gallego-Martinez, A., Requena, T., Martin-Sanz, E., Amor-Dorado, J. C., Soto-Varela, A., … Lopez-Escamez, J. A. (2018). Proinflammatory cytokines and response to molds in mononuclear cells of patients with Meniere disease. *Scientific Reports, 8*(1), 5974. https://doi.org/10.1038/s41598-018-23911-4

Frejo, L., Martin-Sanz, E., Teggi, R., Trinidad, G., Soto-Varela, A., Santos-Perez, S., … Lopez-Escamez, J. A. (2017). Extended phenotype and clinical subgroups in unilateral Meniere disease: A cross-sectional study with cluster analysis. *Clinical Otolaryngology: Official Journal of ENT-UK; Official Journal of Netherlands Society for Oto-Rhino-Laryngology & Cervico-Facial Surgery, 42*(6), 1172–1180. https://doi.org/10.1111/coa.12844

Frejo, L., Requena, T., Okawa, S., Gallego-Martinez, A., Martinez-Bueno, M., Aran, I., … Lopez-Escamez, J. A. (2017). Regulation of Fn14 Receptor and NF-κB Underlies Inflammation in Meniere's Disease. *Frontiers in Immunology, 8*, 1739. https://doi.org/10.3389/fimmu.2017.01739

Frejo, L., Soto-Varela, A., Santos-Perez, S., Aran, I., Batuecas-Caletrio, A., Perez-Guillen, V., … Lopez-Escamez, J. A. (2016). Clinical Subgroups in Bilateral Meniere Disease. *Frontiers in Neurology, 7*, 182. https://doi.org/10.3389/fneur.2016.00182

Fritsche, G., Kröner-Herwig, B., Kropp, P., Niederberger, U. & Haag, G. (2013). Psychologische Therapie der Migräne: Systematische Übersicht. *Schmerz, 27*(3), 263–274. https://doi.org/10.1007/s00482-013-1319-9

Froehling, D. A., Silverstein, M. D., Mohr, D. N., Beatty, C. W., Offord, K. P. & Ballard, D. J. (1991). Benign Positional Vertigo: Incidence and Prognosis in a Population-Based Study in Olmsted County, Minnesota. *Mayo Clinic Proceedings, 66*(6), 596–601. https://doi.org/10.1016/S0025-6196(12)60518-7

Furman, J. M., Balaban, C. D., Jacob, R. G. & Marcus, D. A. (2005). Migraine-anxiety related dizziness (MARD): A new disorder? *Journal of Neurology, Neurosurgery, and Psychiatry, 76*(1), 1–8. https://doi.org/10.1136/jnnp.2004.048926

Goebel, J. A. (2016). 2015 Equilibrium Committee Amendment to the 1995 AAO-HNS Guidelines for the Definition of Ménière's Disease. *Otolaryngology – Head and Neck Surgery, 154*(3), 403–404. https://doi.org/10.1177/0194599816628524

Gräcmann, N. & Albrecht, M. (2018). *Begutachtungsleitlinien zur Kraftfahreignung* (Schriftenreihe Berichte der Bundesanstalt für Straßenwesen: Mensch Und Sicherheit, Heft M115). Bergisch-Gladbach: Bundesanstalt für Strassenwesen.

Gufoni, M., Mastrosimone, L. & Di Nasso, F. (1998). Trattamento con manovra di riposizionamento per la canalolitiasi orizzontale. *Acta otorhinolaryngologica Italica: organo ufficiale della Societa italiana di otorinolaringologia e chirurgia cervico-facciale, 18*(6), 363–367.

Guinand, N., Boselie, F., Guyot, J. & Kingma, H. (2012). Quality of Life of Patients With Bilateral Vestibulopathy. *Annals of Otology, Rhinology & Laryngology, 121*(7), 471–477. https://doi.org/10.1177/000348941212100708

Gürkov, R., Pyykö, I., Zou, J. & Kentala, E. (2016). What is Menière's disease? A contemporary re-evaluation of endolymphatic hydrops. *Journal of Neurology, 263*(1), 71–81. https://doi.org/10.1007/s00415-015-7930-1

Hall, C. D., Herdman, S. J., Whitney, S. L., Cass, S. P., Clendaniel, R. A., Fife, T. D., … Woodhouse, S. N. (2016). Vestibular Rehabilitation for Peripheral Vestibular Hypofunction: An Evidence-Based

Clinical Practice Guideline: From the american physical therapy association neurology section. *Journal of Neurologic Physical Therapy, 40*(2), 124–155. https://doi.org/10.1097/NPT.0000000000000120

Hallpike, C.S. & Cairns, H. (1938). Observations on the pathology of Menière's syndrome. *J Laryng and Otol, 53*, 625–655.

Havia, M., Kentala, E. & Pyykkö, I. (2005). Prevalence of Menière's disease in general population of Southern Finland. *Otolaryngology - Head and Neck Surgery, 133*(5), 762–768.

Headache Classification Subcommittee of the International Headache Society (2018). *The International Classification of Headache Disorders*, 3rd edition. *Cephalalgia, 38*(1), 1–211.

Heinze, C., Schniepp, R. & Jahn, K. (2015). Schwindel, Dysbalance, Benommenheit und Gangunsicherheit im Alter. *DNP - Der Neurologe Und Psychiater, 16*(4), 46–53. https://doi.org/10.1007/s15202-015-0584-0

Herraiz, C., Tapia, M.C. & Plaza, G. (2006). Tinnitus and Ménière's disease: Characteristics and prognosis in a tinnitus clinic sample. *European Archives of Oto-Rhino-Laryngology and Head and Neck Surgery, 263*(6), 504–509. https://doi.org/10.1007/s00405-006-0019-9

Hietikko, E., Kotimäki, J., Sorri, M. & Männikkö, M. (2013). High incidence of Meniere-like symptoms in relatives of Meniere patients in the areas of Oulu University Hospital and Kainuu Central Hospital in Finland. *European Journal of Medical Genetics, 56*(6), 279–285. https://doi.org/10.1016/j.ejmg.2013.03.010

Hölzl, M. & Biesinger, E. (2016). Schwindel nach Distorsionsverletzungen der Halswirbelsäule aus HNO-Sicht. In M. Tisch (Hrsg.), *Vertigo: Traditionelles bewahren, Innovationen suchen: 10. Hennig-Vertigo-Symposium* (S. 177–183). Bad Honnef: Hippocampus Verlag.

House, J.W., Doherty, J.K., Fisher, L.M., Derebery, M.J. & Berliner, K.I. (2006). Meniere's Disease: Prevalence of Contralateral Ear Involvement. *Otology & Neurotology, 27*(3), 355–361. https://doi.org/10.1097/00129492-200604000-00011

Hülse, R., Biesdorf, A., Hörmann, K., Stuck, B., Erhart, M., Hülse, M. & Wenzel, A. (2019). Peripheral Vestibular Disorders: An Epidemiologic Survey in 70 Million Individuals. *Otology & Neurotology, 40*(1), 88–95. https://doi.org/10.1097/MAO.0000000000002013

Humphriss, R.L. & Hall, A.J. (2011). Dizziness in 10 year old children: An epidemiological study. *International Journal of Pediatric Otorhinolaryngology, 75*(3), 395–400. https://doi.org/10.1016/j.ijporl.2010.12.015

Ishiyama, A., Jacobson, K.M. & Baloh, R.W. (2000). Migraine and benign positional vertigo. *The Annals of Otology, Rhinology, and Laryngology, 109*(4), 377–380. https://doi.org/10.1177/000348940010900407

Jacobson, G.P. & Newman, C.W. (1990). The development of the Dizziness Handicap Inventory. *Archives of Otolaryngology - Head and Neck Surgery, 116*(4), 424–427. https://doi.org/10.1001/archotol.1990.01870040046011

Jahn, K., Kressig, R.W., Bridenbaugh, S.A., Brandt, T. & Schniepp, R. (2015). Dizziness and Unstable Gait in Old Age: Etiology, Diagnosis and Treatment. *Deutsches Ärzteblatt International, 112*(23), 387–393.

Jeong, S.-H. & Kim, J.-S. (2019). Impaired Calcium Metabolism in Benign Paroxysmal Positional Vertigo: A Topical Review. *Journal of Neurologic Physical Therapy, 43*, 37–41. https://doi.org/10.1097/NPT.0000000000000273

Jeong, S.-H., Kim, J.-S., Shin, J.W., Kim, S., Lee, H., Lee, A.Y., ... Ghim, Y. (2013). Decreased serum vitamin D in idiopathic benign paroxysmal positional vertigo. *Journal of Neurology, 260*(3), 832–838. https://doi.org/10.1007/s00415-012-6712-2

Kayan, A. & Hood, J.D. (1984). Neuro-otological Manifestations of Migraine. *Brain, 107*(4), 1123–1142. https://doi.org/10.1093/brain/107.4.1123

Kerber, K.A. (2016). Chronic unilateral vestibular loss. In J.M. Furman & T. Lempert (Eds.), *Handbook of Clinical Neurology - Neuro-Otology* (Vol. 137, pp. 231–234). Amsterdam: Elsevier.

Keshner, E.A. (2009). Vestibulocollic and Cervicocollic Control. In M.D. Binder, N. Hirokawa & U. Windhorst (Hrsg.). *Encyclopedia of neuroscience* (S. 4220–4224). Berlin, Heidelberg: Springer.

Kim, H.-A. & Lee, H. (2010). Isolated vestibular nucleus infarction mimicking acute peripheral vestibulopathy. *Stroke, 41*(7), 1558–1560. https://doi.org/10.1161/STROKEAHA.110.582783

Kim, S.H., Kim, J.Y., Lee, H.J., Gi, M., Kim, B.G. & Choi, J.Y. (2014). Autoimmunity as a candidate for the etiopathogenesis of Meniere's disease: Detection of autoimmune reactions and diagnostic biomarker candidate. *PloS One, 9*(10), e111039. https://doi.org/10.1371/journal.pone.0111039

Kirby, S. E. & Yardley, L. (2009). Cognitions associated with anxiety in Menière's disease. *Journal of Psychosomatic Research*, (66), 111–118. https://doi.org/10.1016/j.jpsychores.2008.05.027

Koo, J.-W. & Balaban, C. D. (2006). Serotonin-induced plasma extravasation in the murine inner ear: Possible mechanism of migraine-associated inner ear dysfunction. *Cephalalgia: An International Journal of Headache, 26*(11), 1310–1319.

Kurre, A., van Gool, C. J. A. W., Bastiaenen, C. H. G., Gloor-Juzi, T., Straumann, D. & De Bruin, E. D. (2009). Translation, cross-cultural adaptation and reliability of the german version of the dizziness handicap inventory. *Otology & Neurotology, 30*(3), 359–367. https://doi.org/10.1097/MAO.0b013e3181977e09

Laube, W. & Anders, C. (Hrsg.). (2009). *Physiofachbuch. Sensomotorisches System: Physiologisches Detailwissen für Physiotherapeuten; 28 Tabellen* (1. Aufl.). Stuttgart: Thieme.

Lee, J.-O., Lee, E.-S., Kim, J.-S., Lee, Y.-B., Jeong, Y., Choi, B.S., ... Staab, J.P. (2018). Altered brain function in persistent postural perceptual dizziness: A study on resting state functional connectivity. *Human Brain Mapping, 39*(8), 3340–3353. https://doi.org/10.1002/hbm.24080

Lempert, T. (1994). Horizontal benign positional vertigo. *Neurology, 44*(11), 2213–2214. https://doi.org/10.1212/WNL.44.11.2213-a

Lempert, T. & Neuhauser, H. (2009). Epidemiology of vertigo, migraine and vestibular migraine. *Journal of Neurology, 256*(3), 333–338. https://doi.org/10.1007/s00415-009-0149-2

Lempert, T., Olesen, J., Furman, J., Waterston, J., Seemungal, B., Carey, J., ... Newman-Toker, D. (2012). Vestibular migraine: Diagnostic criteria. *Journal of Vestibular Research: Equilibrium & Orientation, 22*(4), 167–172. https://doi.org/10.3233/VES-2012-0453

Lopez-Escamez, J. A., Carey, J., Chung, W.-H., Goebel, J. A., Magnusson, M., Mandalà, M., ... Bisdorff, A. (2015). Diagnostic criteria for Menière's disease. *Journal of Vestibular Research: Equilibrium & Orientation, 25*(1), 1–7. https://doi.org/10.3233/VES-150549

Lynn, S., Pool, A., Rose, D., Brey, R. & Suman, V. (1995). Randomized trial of the canalith repositioning procedure. *Otolaryngology – Head and Neck Surgery, 113*(6), 712–720. https://doi.org/10.1016/S0194-5998(95)70010-2

Mau, C., Kamal, N., Badeti, S., Reddy, R., Ying, Y.-L. M., Jyung, R. W. & Liu, J. K. (2018). Superior semicircular canal dehiscence: Diagnosis and management. *Journal of Clinical Neuroscience : Official Journal of the Neurosurgical Society of Australasia, 48*, 58–65. https://doi.org/10.1016/j.jocn.2017.11.019

McClure, J. A. (1985). Horizontal canal BPV. *The Journal of Otolaryngology, 14*(1), 30–35.

Menière, P. (1861). Pathologie auriculaire. Mémoires sur une lésion de 1'oreille interne donnant lieu à des symptoms de congestion cérébrale apoplectiforme. *Gazette Médicale de Paris*, (16), 597–601.

Merchant, S. N., Adams, J. C. & Nadol, J. B. (2005). Pathophysiology of Ménière's Syndrome: Are Symptoms Caused by Endolymphatic Hydrops? *Otology & Neurotology*. (26), 74–81.

Min, Y., Shoair, O. A. & Slattum, P. W. (2018). Medication-Related Dizziness in the Older Adult. In A. T. Gleason & B. W. Kesser (Hrsg.). *Dizziness and vertigo across the lifespan* (S. 223–235). St. Louis: Elsevier.

Minor, L. B., Solomon, D., Zinreich, J. S. & Zee, D. S. (1998). Sound- and/or pressure-induced vertigo due to bone dehiscence of the superior semicircular canal. *Archives of Otolaryngology – Head and Neck Surgery, 124*(3), 249–258. https://doi.org/10.1001/archotol.124.3.249

Moya, A., Sutton, R., Ammirati, F., Blanc, J.-J., Brignole, M., Dahm, J. B., ... Wieling, W. (2009). Guidelines for the diagnosis and management of syncope. *European Heart Journal, 30*(21), 2631–2671.

Neff, B. A., Staab, J. P., Eggers, S. D., Carlson, M. L., Schmitt, W. R., van Abel, K. M., ... Shepard, N. T. (2012). Auditory and vestibular symptoms and chronic subjective dizziness in patients with Ménière's disease, vestibular migraine, and Ménière's disease with concomitant vestibular migraine. *Otology & Neurotology : Official Publication of the American Otological Society, American Neurotology Society and European Academy of Otology and Neurotology, 33*(7), 1235–1244. https://doi.org/10.1097/MAO.0b013e31825d644a

Neuhauser, H. & Lempert, T. (2004). Vertigo and dizziness related to migraine: A diagnostic challenge. *Cephalalgia : An International Journal of Headache, 24*(2), 83–91. https://doi.org/10.1111/j.1468-2982.2004.00662.x

Neuhauser, H., Leopold, M., von Brevern, M., Arnold, G. & Lempert, T. (2001). The interrelations of migraine, vertigo, and migrainous vertigo. *Neurology, 56*(4), 436–441. https://doi.org/10.1212/WNL.56.4.436

Neuhauser, H.K. (2016). The epidemiology of dizziness and vertigo. *Handbook of Clinical Neurology, 137*, 67–82. https://doi.org/10.1016/B978-0-444-63437-5.00005-4

Nevoux, J., Barbara, M., Dornhoffer, J., Gibson, W., Kitahara, T. & Darrouzet, V. (2018). International consensus (ICON) on treatment of Ménière's disease. *European Annals of Otorhinolaryngology, Head and Neck Diseases, 135*(1S), 29–32. https://doi.org/10.1016/j.anorl.2017.12.006

Newman-Toker, D.E. (2012). Symptoms and signs of neuro-otologic disorders. *Continuum, 18*(5), 1016–1040.

Newman-Toker, D.E. & Camargo, C.A. (2006). 'Cardiogenic vertigo' – true vertigo as the presenting manifestation of primary cardiac disease. Nature Clinical Practice. *Neurology, 2*(3), 167–72; 173. https://doi.org/10.1038/ncpneuro0125

Nigro, S., Indovina, I., Riccelli, R., Chiarella, G., Petrolo, C., Lacquaniti, F., ... Passamonti, L. (2019). Reduced cortical folding in multi-modal vestibular regions in persistent postural perceptual dizziness. *Brain Imaging and Behavior, 13*(3), 798–809. https://doi.org/10.1007/s11682-018-9900-6

Osborne, J.R. (2017). *The Differential Diagnosis of Ménière's Disease and Vestibular Migraine* (Thesis). University of Canterbury, Canterbury.

Pagnini, P., Nuti, D. & Vannucchi, P. (1989). Benign paroxysmal vertigo of the horizontal canal. *Journal for Oto-Rhino-Laryngology and its related specialties, 51*(3), 161–170. https://doi.org/10.1159/000276052

Parker, I.G., Hartel, G., Paratz, J., Choy, N.L. & Rahmann, A. (2019). A Systematic Review of the Reported Proportions of Diagnoses for Dizziness and Vertigo. *Otology & Neurotology, 40*(1), 6–15. https://doi.org/10.1097/MAO.0000000000002044

Power, L., Shute, W., McOwan, B., Murray, K. & Szmulewicz, D. (2018). Clinical characteristics and treatment choice in vestibular migraine. *Journal of Clinical Neuroscience, 52*, 50–53. https://doi.org/10.1016/j.jocn.2018.02.020

Prokopakis, E., Vlastos, I.M., Tsagournisakis, M., Christodoulou, P., Kawauchi, H. & Velegrakis, G. (2013). Canalith repositioning procedures among 965 patients with benign paroxysmal positional vertigo. *Audiology & Neuro-Otology, 18*(2), 83–88. https://doi.org/10.1159/000343579

Radtke, A., von Brevern, M., Neuhauser, H., Hottenrott, T. & Lempert, T. (2012). Vestibular migraine: Long-term follow-up of clinical symptoms and vestibulo-cochlear findings. *Neurology, 79*(15), 1607–1614. https://doi.org/10.1212/WNL.0b013e31826e264f

Radtke, A., Lempert, T., Gresty, M.A., Brookes, G.B., Bronstein, A.M. & Neuhauser, H. (2002). Migraine and Meniere's disease: Is there a link? *Neurology, 59*(11), 1700–1704. https://doi.org/10.1212/01.WNL.0000036903.22461.39

Radtke, A., Neuhauser, H., von Brevern, M., Hottenrott, T. & Lempert, T. (2011). Vestibular migraine – validity of clinical diagnostic criteria. *Cephalalgia: An International Journal of Headache, 31*(8), 906–913. https://doi.org/10.1177/0333102411405228

Reploeg, M.D. & Goebel, J.A. (2002). Migraine-associated Dizziness: Patient Characteristics and Management Options. *Otology & Neurotology, 23*(3). Available from https://journals.lww.com/otology-neurotology/Fulltext/2002/05000/Migraine_associated_Dizziness__Patient.24.aspx

Rujescu, D., Hartmann, A.M., Giegling, I., Konte, B., Herrling, M., Himmelein, S. & Strupp, M. (2018). Genome-Wide Association Study in Vestibular Neuritis: Involvement of the Host Factor for HSV-1 Replication. *Frontiers in Neurology, 9*, 591. https://doi.org/10.3389/fneur.2018.00591

Schaaf, H. (2010). Der Morbus-Menière-Erkrankte. *HNOkompact, 18*(4), 219–232.

Schaaf, H., Hesse, G. & Hansen, H.-C. (2020). *Elsevier Essentials Schwindel: Das Wichtigste für Ärzte aller Fachrichtungen* (1. Aufl.). München: Elsevier Urban et Fischer.

Schaaf, H. & Schaedler, S. (2017). Gleichgewichtstraining – vestibulaere Rehabilitation bei M Meniere. *Forum HNO, 19*, 307–314.

Scherer, H. (2010). Ungelöste Probleme bei der Untersuchung und Bewertung vestibulärer Störungen. In P.K. Plinkert & C. Klingmann (Hrsg.). *Hören und Gleichgewicht: Im Blick des gesellschaftlichen Wandels* (pp. 79–93). Wien: Springer. https://doi.org/10.1007/978-3-211-99270-8_10

Schuknecht, H.F. (1969). Cupulolithiasis. *Archives of Otolaryngology, 90*(6), 765–778. https://doi.org/10.1001/archotol.1969.00770030767020

Semenov, Y.R., Bigelow, R.T., Xue, Q.-L., Du Lac, S. & Agrawal, Y. (2016). Association Between Vestibular and Cognitive Function in U.S. Adults: Data From the National Health and Nutrition Examination Survey. The Journals of Gerontology. *Series A, Biological Sciences and Medical Sciences, 71*(2), 243–250.

Semont, A., Freyss, G. & Vitte, E. (1988). Curing the BPPV with a liberatory maneuver. *Adv Oto-Rhino-Laryng.*, *42*, 290–293. https://doi.org/10.1159/000416126

Shin, J.H., Kim, Y.K., Kim, H.-J. & Kim, J.-S. (2014). Altered brain metabolism in vestibular migraine: Comparison of interictal and ictal findings. *Cephalalgia: An International Journal of Headache*, *34*(1), 58–67. https://doi.org/10.1177/0333102413498940

Sohn, J.-H. (2016). Recent Advances in the Understanding of Vestibular Migraine. *Behavioural Neurology*, *2016*, 1801845. https://doi.org/10.1155/2016/1801845

Staab, J.P. (2013). Behavioural neuro-otology. In A.M. Bronstein & C. Kennard (Hrsg.). *Oxford textbooks in clinical neurology. Oxford textbook of vertigo and imbalance: Includes access to Oxford medicine online* (S. 333–346). Oxford: Oxford Univ. Press.

Staab, J.P. (2019). Psychiatric Considerations in the Management of Dizzy Patients. *Advances in Oto-Rhino-Laryngology*, *82*, 170–179. https://doi.org/10.1159/000490286

Staab, J.P. (2020). Persistent Postural-Perceptual Dizziness. *Seminars in Neurology*, *40*(1), 130–137. https://doi.org/10.1055/s-0039-3402736

Staab, J.P., Eckhardt-Henn, A., Horii, A., Jacob, R., Strupp, M., Brandt, T. & Bronstein, A. (2017). Diagnostic criteria for persistent postural-perceptual dizziness (PPPD): Consensus document of the committee for the Classification of Vestibular Disorders of the Bárány Society. *Journal of Vestibular Research: Equilibrium & Orientation*, *27*(4), 191–208. https://doi.org/10.3233/VES-170622

De Stefano, A., Dispenza, F., Suarez, H., Perez-Fernandez, N., Manrique-Huarte, R., Ban, J.H., ... Croce, A. (2014). A multicenter observational study on the role of comorbidities in the recurrent episodes of benign paroxysmal positional vertigo. *Auris, Nasus, Larynx*, *41*(1), 31–36.

Stoll, W., Most, E. & Tegenthoff, M. (2004). *Schwindel und Gleichgewichtsstörungen* (4., überarbeitete Aufl.). Verfügbar unter http://ebooks.thieme.de/9783136632048/1 https://doi.org/10.1055/b-002-11350

Strupp, M. & Brandt, T. (2008). Diagnosis and treatment of vertigo and dizziness. *Deutsches Ärzteblatt International*, *105*(10), 173–180. https://doi.org/10.3238/arztebl.2008.0173

Strupp, M. & Brandt, T. (2013). Peripheral vestibular disorders. *Current Opinion in Neurology*, *26*(1), 81–89. https://doi.org/10.1097/WCO.0b013e32835c5fd4

Strupp, M., Feil, K., Dieterich, M. & Brandt, T. (2016). Bilateral vestibulopathy. *Handbook of Clinical Neurology*, *137*, 235–240. https://doi.org/10.1016/B978-0-444-63437-5.00017-0

Strupp, M., Feil, K. & Zwergal, A. (2019). Diagnose und Differenzialdiagnose von peripheren und zentralen Schwindelsyndromen (Diagnosis and Differential Diagnosis of Peripheral and Central Vestibular Disorders). *Deutsche medizinische Wochenschrift*, *144*(12), 821–829. https://doi.org/10.1055/a-0746-4425

Strupp, M., Kim, J.-S., Murofushi, T., Straumann, D., Jen, J.C., Rosengren, S.M., ... Kingma, H. (2017). Bilateral vestibulopathy: Diagnostic criteria Consensus document of the Classification Committee of the Bárány Society. *Journal of Vestibular Research: Equilibrium & Orientation*, *27*(4), 177–189. https://doi.org/10.3233/VES-170619

Strupp, M., Lopez-Escamez, J.A., Kim, J.-S., Straumann, D., Jen, J.C., Carey, J., ... Brandt, T. (2016). Vestibular paroxysmia: Diagnostic criteria. *Journal of Vestibular Research: Equilibrium & Orientation*, *26*(5–6), 409–415.

Strupp, M. & Magnusson, M. (2015). Acute Unilateral Vestibulopathy. *Neurologic Clinics*, *33*(3), 669–85, x. https://doi.org/10.1016/j.ncl.2015.04.012

Strupp, M., Mandalà, M. & López-Escámez, J.A. (2019). Peripheral vestibular disorders: An update. *Current Opinion in Neurology*, *32*(1), 165–173. https://doi.org/10.1097/WCO.0000000000000649

Talewar, K.K., Cassidy, E. & McIntyre, A. (2020). Living with Ménière's disease: An interpretative phenomenological analysis. *Disability and Rehabilitation*, *42*(12), 1714–1726. https://doi.org/10.1080/09638288.2018.1534994

Tedeschi, G., Russo, A., Conte, F., Laura, M. & Tessitore, A. (2015). Vestibular migraine pathophysiology: Insights from structural and functional neuroimaging. *Neurological Sciences*, *36*(1), 37–40. https://doi.org/10.1007/s10072-015-2161-x

Tjernström, F., Nyström, A. & Magnusson, M. (2012). How to uncover the covert saccade during the head impulse test. *Otology & Neurotology*, *33*(9), 1583–1585. https://doi.org/10.1097/MAO.0b013e318268d32f

Toupet, M., van Nechel, C., Hautefort, C., Heuschen, S., Duquesne, U., Cassoulet, A. & Bozorg Grayeli, A. (2019). Influence of Visual and Vestibular Hypersensitivity on Derealization and Depersonalization in Chronic Dizziness. *Frontiers in Neurology, 10*, 69. https://doi.org/10.3389/fneur.2019.00069

Tullio, P. (1929). *Das Ohr und die Entstehung der Sprache und Schrift*. Wien-Berlin: Urban und Schwarzenberg.

Tusa, R.J. (2014). Historical and Clinical Examination. In P. Waltner, S.J. Herdman, R.A. Clendaniel & C. O'Brien (Hrsg.). *Vestibular rehabilitation* (S. 160–177). Philadelphia, Pennsylvania: F.A. Davis Company.

Uffer, D.S. & Hegemann, S.C.A. (2016). About the pathophysiology of acute unilateral vestibular deficit – vestibular neuritis (VN) or peripheral vestibulopathy (PVP)? *Journal of Vestibular Research: Equilibrium & Orientation, 26*(3), 311–317. https://doi.org/10.3233/VES-160581

Uneri, A. (2004). Migraine and benign paroxysmal positional vertigo: An outcome study of 476 patients. *Ear, Nose, & Throat Journal, 83*(12), 814–815. https://doi.org/10.1177/014556130408301211

Van Dooren, T.S., Lucieer, F.M.P., Duijn, S., Janssen, A.M.L., Guinand, N., Pérez Fornos, A., ... van de Berg, R. (2019). The Functional Head Impulse Test to Assess Oscillopsia in Bilateral Vestibulopathy. *Frontiers in Neurology, 10*, 365. https://doi.org/10.3389/fneur.2019.00365

Vannucchi, P., Giannoni, B. & Pagnini, P. (1997). Treatment of horizontal semicircular canal benign paroxysmal positional vertigo. *Journal of Vestibular Research, 7*(1), 1–6. https://doi.org/10.3233/VES-1997-7101

Vannucchi, P. & Pecci, R. (2010). Pathophysiology of lateral semicircular canal paroxysmal positional vertigo. *Journal of Vestibular Research: Equilibrium & Orientation, 20*(6), 433–438. https://doi.org/10.3233/VES-2010-0387

Vibert, D., Kompis, M. & Häusler, R. (2003). Benign paroxysmal positional vertigo in older women may be related to osteoporosis and osteopenia. *The Annals of Otology, Rhinology, and Laryngology, 112*(10), 885–889. https://doi.org/10.1177/000348940311201010

Walther, L.E. (2016). Otokonien: Aktuelle Aspekte aus der Forschung. *HNO, 64*(10), 767–776. https://doi.org/10.1007/s00106-016-0234-7

Walther, L.E., Wenzel, A., Buder, J., Bloching, M.B., Kniep, R. & Blödow, A. (2014). Detection of human utricular otoconia degeneration in vital specimen and implications for benign paroxysmal positional vertigo. *European Archives of Oto-Rhino-Laryngology and Head and Neck Surgery, 271*(12), 3133–3138. https://doi.org/10.1007/s00405-013-2784-6

Walther, L.E., Wenzel, A., Buder, J., Blödow, A. & Kniep, R. (2014). Gentamicin-induced structural damage of human and artificial (biomimetic) otoconia. *Acta Oto-Laryngologica, 134*(2), 111–117. https://doi.org/10.3109/00016489.2013.849384

Ward, B.K., Agrawal, Y., Hoffman, H.J., Carey, J.P. & Della Santina, C.C. (2013). Prevalence and impact of bilateral vestibular hypofunction: Results from the 2008 US National Health Interview Survey. *JAMA Otolaryngology – Head & Neck Surgery, 139*(8), 803–810. https://doi.org/10.1001/jamaoto.2013.3913

Ward, B.K., Carey, J.P. & Minor, L.B. (2017). Superior Canal Dehiscence Syndrome: Lessons from the First 20 Years. *Frontiers in Neurology, 8*, 177. https://doi.org/10.3389/fneur.2017.00177

Watson, P. & Steele, J.C. (1974). Paroxysmal Dysequilibrium in the Migraine Syndrome of Childhood. *Archives of Otolaryngology – Head and Neck Surgery, 99*(3), 177–179. https://doi.org/10.1001/archotol.1974.00780030185005

Wolff, H.-D. (1996). *Neurophysiologische Aspekte des Bewegungssystems: Eine Einführung in die neurophysiologische Theorie der manuellen Medizin* (3. Aufl.). Berlin, Heidelberg: Springer. https://doi.org/10.1007/978-3-642-74971-1

World Health Organization. (n.d.). *International Classification of Diseases 11th Revision – Mortality and Morbidity Statistics, AB32.0 Persistent Postural-Perceptual Dizziness.* Geneva: WHO. Retrieved from https://icd.who.int/dev11/l-m/en#/http://id.who.int/icd/entity/2005792829

Wu, V., Beyea, M.M., Simpson, M.T.W. & Beyea, J.A. (2018). Standardizing your approach to dizziness and vertigo: First, determine whether the sensation the patient is experiencing is dizziness or true vertigo. Then eliminate ominous causes from the array of benign ones. *The Journal of Family Practice, 67*(8), 490–498.

Wurthmann, S., Naegel, S., Schulte Steinberg, B., Theysohn, N., Diener, H.-C., Kleinschnitz, C., ... Holle, D. (2017). Cerebral gray matter changes in persistent postural perceptual dizziness. *Journal of Psychosomatic Research, 103*, 95–101. https://doi.org/10.1016/j.jpsychores.2017.10.007

Yacovino, D.A., Hain, T.C. & Gualtieri, F. (2009). New therapeutic maneuver for anterior canal benign paroxysmal positional vertigo. *Journal of Neurology, 256*(11), 1851–1855. https://doi.org/10.1007/s00415-009-5208-1

Yollu, U., Uluduz, D.U., Yilmaz, M., Yener, H.M., Akil, F., Kuzu, B., ... Korkut, N. (2017). Vestibular migraine screening in a migraine-diagnosed patient population, and assessment of vestibulocochlear function. *Clinical Otolaryngology: Official Journal of ENT-UK ; Official Journal of Netherlands Society for Oto-Rhino-Laryngology & Cervico-Facial Surgery, 42*(2), 225–233. https://doi.org/10.1111/coa.12699

Yoshida, T., Stephens, D., Kentala, E., Levo, H., Auramo, Y., Poe, D. & Pyykkö, I. (2011). Tinnitus complaint behaviour in long-standing Menière's disorder: Its association with the other cardinal symptoms. *Clinical Otolaryngology: Official Journal of ENT-UK; Official Journal of Netherlands Society for Oto-Rhino-Laryngology & Cervico-Facial Surgery, 36*(5), 461–467. https://doi.org/10.1111/j.1749-4486.2011.02381.x

Zingler, V.C., Cnyrim, C., Jahn, K., Weintz, E., Fernbacher, J., Frenzel, C., ... Strupp, M. (2007). Causative factors and epidemiology of bilateral vestibulopathy in 255 patients. *Annals of Neurology, 61*(6), 524–532. https://doi.org/10.1002/ana.21105

8 Die Testbatterie – Grundlage einer effektiven Therapie

Die Forderung nach einer eigenständigen therapeutischen Untersuchung wird dadurch verdeutlicht, dass Patienten oft mit einer vielschichtigen Problematik bzw. Krankheitsgeschichte einen Therapeuten aufsuchen. So kann die Diagnose „benigner paroxysmaler Lagerungsschwindel" zum Beispiel mit der Krankheitsgeschichte einer vestibulären Migräne verknüpft sein. Oder eine „Dysfunktion der Halswirbelsäulengelenke" ist verbunden mit einem mehr als drei Jahre zurückliegenden Schädelhirntrauma. Oder eine „CMD" ist assoziiert mit Schwindelattacken und Hinterhauptsschmerzen. Alle Strukturen der kraniozervikalen Region – und womöglich darüber hinaus – sind zu überprüfen. Wobei das wiederum nicht bedeutet, ein Übermaß an Tests durchzuführen. Vielmehr erfordert es eine konstante kritische Beurteilung des Untersuchers – also einen Clinical Reasoning Prozess. Dieser beginnt in der Anamnese und setzt sich fort in den darauffolgenden Untersuchungsschritten, um herauszufinden, welche Tests notwendig und zielführend sind (**Abbildung 8-1**).

Die Testbatterie in diesem Kapitel besteht aus einer Aneinanderreihung von funktionellen Einzeltests (**Tabelle 8-1**). Diese Tests decken umfassend physisch relevante Systembereiche ab, die Craniocervicale Syndrome hervorrufen können. Im Überblick gehören die sogenannten Sicherheitstests, Lagerungstest bei Schwindel, okulomotorische Tests, Beweglichkeitstests, sensorische und motorische Tests des Bewegungsapparates sowie Stand- und Gangproben dazu. Aus dieser Testbatterie wählt der Therapeut nach der Anamnese und Inspektion und in Abhängigkeit von einer ärztlichen Diagnose die Einzeltests individuell für den Patienten aus. Ziel der Testung ist es, herauszufinden in welchen Systembereichen funktionelle Dysfunktionen vorliegen, die wir als Therapeuten beeinflussen können. Oft bedingen sich Dysfunktionen in den Systembereichen gegenseitig. Vestibuläre Dysfunktionen ziehen zum Beispiel

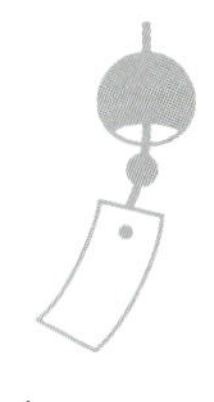

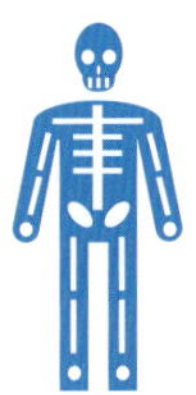

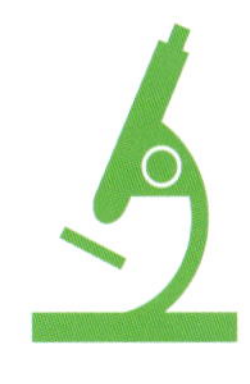

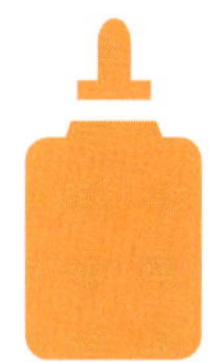

Abbildung 8-1: Elemente des therapeutischen Prozesses bei Craniocervicalen Syndromen

Tabelle 8-1: Liste codierter funktioneller Tests der Testbatterie

Test-code	Name des funktionellen Tests	Hinweis auf	Untersuchter Schwerpunkt/ Systembereich
01	Blutdruckmessung	Hypertensive Krise	Sicherheit
02	Gehaltene Einstellungen der HWS	Kompensationsmöglichkeiten der neurovaskulären Versorgungs-strukturen des Gehirns	
03	Ligamentum-transversum-atlantis-Test	Integrität des Ligamentum transversum atlantis	
04	Ligamentum-alare-Tests	Integrität der Ligamenta alaria rechts und links	
05	Neurologische Tests der unteren Hirnnerven	Zentrale Ischämie	
06	Tests der HWS	Dysfunktion der HWS	Neuromuskuloskelet-tale Systembereiche
07	Tests des craniomandibulären Systems	CMD	
08	HWS-Kiefer-Bewegungen	Zusammenhang zwischen Dysfunktion der HWS und des CMS	
09	Tests des Schultergürtels	Dysfunktion im Bereich des Schultergürtels	
10	Tests der Arme	Dysfunktion im Bereich der Arme	
11	HWS-Kiefer-Schultergürtel-Bewegungen	Zusammenhang zwischen Dysfunktion von HWS, Kiefer, CMS und Schultergürtel	
12	HWS-Kiefer-Arm-Bewegungen	Zusammenhang zwischen Dysfunktion von HWS, Kiefer, CMS und Arm	
13	Tests von Brustwirbelsäule/ Brustkorb	Dysfunktion im Bereich Brustwirbel-säule/Rippen/Sternum	
14	Neurodynamische Provokationen	Neurodynamische Dysfunktion	
15	Empfindlichkeitstests gegenüber Kopfstellungen/-be-wegungen	Periphere oder zentrale vestibuläre Dysfunktion	Vestibuläres System
16	Dix-Hallpike-Test oder Semont-Test	Posteriorer benigner paroxysmaler Lagerungsschwindel	
17	Pagnini-McClure-Test	Horizontaler benigner paroxysmaler Lagerungsschwindel	
18	Schellong-Test	Orthostatische Dysregulation	Herz-Kreislauf-System

Tabelle 8-1: *Fortsetzung*

Test-code	Name des funktionellen Tests	Hinweis auf	Untersuchter Schwerpunkt/ Systembereich
19	Okuläre Fixation/ Blickhaltefunktion	Zentrale oder periphere okulomotorische Dysfunktion, Strabismus (Schielerkrankung)	Visueller Systembereich in Zusammenarbeit mit vestibulären, zervikalen und zentralen Elementen
20	Vergenzbewegungen der Augen	Konvergenz-/Divergenz-Insuffizienz der Augen	
21	Langsame Blickfolgebewegungen (Smooth-Pursuit-Test)	Zentrale oder periphere okulomotorische Dysfunktion	
22	Sakkadische Bewegungen der Augen	Zentrale oder periphere okulomotorische Dysfunktion	
23	Test des optokinetischen Nystagmus	Dysfunktion des optokinetischen Reflexes	
24	Test vestibulookulärer Reflex – oder Kopfimpulstest	Dysfunktion des Vestibulookulären Reflexes, typisch für peripher-vestibuläre Störung	
25	Dynamischer Sehschärfetest	Vestibulookuläre Dysfunktion	
26	Blickstabilisierung mit aktiver Kopfbewegung	Zervikovestibulookuläre Dysfunktion	
27	Sequenzielle Augen-Kopf-Bewegungen	Zervikovestibulookuläre Dysfunktion	
28	Zervicaler Joint-Position-Error-Test	Mangelnde Zielsensomotorik der HWS	Sensomotorische Systembereiche des Körpers: Zielsensomotorik einzelner Regionen Stand- und Gangsicherheit in Zusammenarbeit mit vestibulären und visuellen Elementen
29	Bewegungssinn der HWS	Mangelnde Zielsensomotorik der HWS	
30	Rydel-Seiffer-Stimmgabeltest an der unteren Extremität	Sensorische Dysfunktion der Füße/ unteren Extremitäten	
31	Gleichgewichttests im Stand	Mangelnde statische Stützsensomotorik	
32	Gangbild	Mangelnde dynamische Stützsensomotorik	
33	Tandemgang	Mangelnde dynamische Stützsensomotorik	
34	Fukuda-Stepping-Test	Mangelnde dynamische Stützsensomotorik	

wegen der engen reflektorischen Verknüpfung zu den Augen Bewegungsstörungen in Form von Nystagmen nach sich. Augenbewegungsstörungen wiederum führen oft zu unbewussten stereotypen Mitbewegungen der HWS oder des Kiefers. Im Anhang des Buches findet sich ein vierseitiges Formblatt zur Dokumentation der vielfältigen Ergebnisse aus der Testbatterie.

Zum einem Teil sind die Ergebnisse der Testbatterie nicht ausreichend, sodass weiterführende fallspezifische Assessmentverfahren oder manualtherapeutische Untersuchungen angeschlossen werden müssen, bevor der Therapeut angepasste Maßnahmen und Übungen für den Patienten ableitet. Auch spielen die Erfahrung und Expertise bei der Auswertung oder Interpretation der Testergebnisse und der Therapieauswahl eine Rolle. Wir betonen an dieser Stelle ausdrücklich, dass die Tests explizit für abzuleitende Behandlungsschritte erforderlich sind. In den folgenden Beschreibungen sind verlässliche Gütekriterien der Tests angegeben, sofern sie darüber verfügen.

Die Funktionstests der Testbatterie sind ein wesentliches Element innerhalb des therapeutischen Prozesses (Abbildung 8-1). Ihre Ergebnisse ermöglichen es, zusammen mit der ärztlichen Diagnose, der Anamnese und Inspektion therapeutische Maßnahmen und Übungen abzuleiten. Weiterführend setzt der Therapeut fallspezifische Fragebögen und validierte Assessmentverfahren ein. Und bei einer muskuloskelettalen Funktionsstörung führt er zusätzliche manualtherapeutische Techniken durch, die in den Folgekapiteln erläutert sind.

8.1 Sicherheitstests vor der Therapie

Insbesondere die Symptome Kopfschmerz und Schwindel oder ein vorausgegangenes Trauma sowie damit in Zusammenhang stehende Red Flags sind als Hinweise zu werten, ernsthafte Erkrankungen des Herz-Kreislauf-Systems und des zentralen Nervensystems zu überprüfen. Für den Therapeuten empfehlen sich hierfür die sogenannten Sicherheitstests, die eine Blutdruckmessung, zeitdefinierte gehaltene endgradige Einstellungen der HWS, manualtherapeutische Stabilitätsteste der HWS und eine orientierende neurologische Untersuchung der Hirnnerven enthalten. Sind die Ergebnisse der Tests positiv, muss der Therapeut in Abhängigkeit von der bisherigen Diagnostik die Einschätzung treffen, ob der Patient in eine ärztliche Betreuung geschickt und nicht weiter untersucht oder behandelt wird.

8.1.1 Blutdruckmessung: Testcode 01

Testauswahl: Kopfschmerzen und eine rote Gesichtsverfärbung in Zusammenhang mit anamnestischen Hinweisen auf eine akute Herz-Kreislauf-Erkrankung bzw. ein Schlaganfallrisiko veranlassen den Therapeuten, eine Blutdruckmessung durchzuführen. Sie liefert einen verlässlichen Parameter zur Beurteilung von Bluthochdruck.

Ausführung und Bewertung richten sich nach den Europäischen Leitlinien für das Management von arteriellem Bluthochdruck (Williams et al., 2018). Bevor mit der Blutdruckmessung begonnen wird, sollten die Patienten bequem für mehrere Minuten in einer ruhigen Umgebung sitzen. Die Manschette wird auf der Höhe des Herzens am linken Arm positioniert, wobei Rücken und Arm gestützt sind, um Blutdruckerhöhungen bedingt durch Muskelarbeit zu vermeiden.

Es sollten wenigsten zwei, besser drei Blutdruckmessungen im Abstand von ein bis zwei Minuten erfolgen. Diese sollten nicht mehr als 10 mmHg differieren. Blutdruck-Normwerte beim Erwachsenen (ab 16 Jahre) liegen bei 120–129 mmHg in der Systole und 80–84 mmHg in der Diastole (**Tabelle 8-2**). Eine Hypertonie ist definiert ab einem systolischen Wert größer 140 mmHg und/oder einem diastolischen Wert von mehr als 90 mmHg. Ab einem Wert von 180 mmHg systolisch und 110 mmHg diastolisch,

Tabelle 8-2: Klassifikation von Blutdruckwerten und Gradeinteilung von Bluthochdruck

Bewertung des Blutdruckwertes	Systolischer Wert		Diastolischer Wert
Optimal	< 120 mmHg	und	< 80 mmHg
Normal	120–129 mmHg	und/oder	80–84 mmHg
Normal erhöht	130–139 mmHg	und/oder	85–89 mmHg
Bluthochdruck Grad 1	140–159 mmHg	und/oder	90–99 mmHg
Bluthochdruck Grad 2	160–179 mmHg	und/oder	100–109 mmHg
Bluthochdruck Grad 3	≥ 180 mmHg	und/oder	≥ 100 mmHg
Isolierter systolischer Bluthochdruck	≥ 140 mmHg	und	< 90 mmHg

handelt es sich um eine Hypertension Grad 3, die auch als hypertensive Krise bezeichnet wird.

Abzuleitende therapeutische Maßnahmen: Nicht erkannte sehr hohe Blutdruckwerte treten nicht selten als Komplikation bei bereits diagnostiziertem Bluthochdruck auf. Sie werden deshalb nicht erkannt, weil Betroffene lediglich moderate Kopfschmerzen empfinden können, selbst wenn es sich um Grad 3 handelt. In so einem Fall gibt es zwei mögliche Vorgehensweisen für den Therapeuten. Sprechen hinreichende Anzeichen für eine ernsthafte Gesundheitsgefährdung wie ein Herzinfarkt oder Schlaganfall, sprich Hypertension Grad 3 in Verbindung mit zerebralen, kardialen oder okulären Symptomen, dann sollte sofort ein Notarzt gerufen werden. Für den häufigeren Fall, dass keine weiteren Zeichen für eine akute Erkrankung vorhanden sind, empfiehlt es sich - auch bei Grad 3 - den Patienten zu beruhigen und ihn zum Hausarzt zu verweisen (Holzgreve, 2016). Eine Begleitperson kann benachrichtigt werden. Der Patient sollte, wenn er sich noch einen Moment vor Ort ausruhen möchte, nicht allein bleiben und mit erhöhtem Oberkörper und tiefen Beinen gelagert werden.

8.1.2 Gehaltene Einstellungen der HWS: Testcode 02

Testauswahl: Bei Kopf- und Nackenschmerzen haben sich manualtherapeutische Interventionen an der HWS etabliert, deren Wirksamkeit bei segmentalen Dysfunktionen signifikant ist. Allerdings gehen sie mit einem potenziellen - wenn auch geringem - Risiko hinsichtlich der Schädigung neurovaskulärer Strukturen, die das Gehirn versorgen, einher (Hutting et al., 2018). Das Erkennen einer möglichen schwerwiegenden gefäßbedingten oder anderen ernsthaften Erkrankung an der HWS vor einer manualtherapeutischen Intervention unterliegt einem Prozess aus Anamnese und Untersuchung und der Bewertung der darin gefundenen Zeichen. Gehaltene Einstellungen am Bewegungsende der HWS sind ein Baustein in diesem Prozess und werden von uns vor jeder therapeutischen Intervention an der HWS empfohlen (siehe Kapitel 3).

Ausführung und Bewertung: Die gehaltenen Einstellungen (**Abbildung 8-2**) dauern bis zu zehn Sekunden und umfassen isolierte Rotationen, Kombinationen aus Rotation und Extension oder eine Position, die im Anschluss als Einstellung der therapeutischen Intervention beabsichtigt ist (Kerry & Taylor, 2006). Diese gehaltenen Einstellungen führt der Untersucher zu beiden Seiten durch. Sie geben Aufschluss über die Kompensationsmöglichkeit, das Gehirn in der gewählten Position ausreichend zu versorgen. Ursachen für eine verminderte Kompensationsfähigkeit liegen in zervikogenen, vestibulären und vaskulären Strukturen (Hain, 2015).

Zu den Leitsymptomen aufgrund einer verminderten Kompensationsfähigkeit gehören

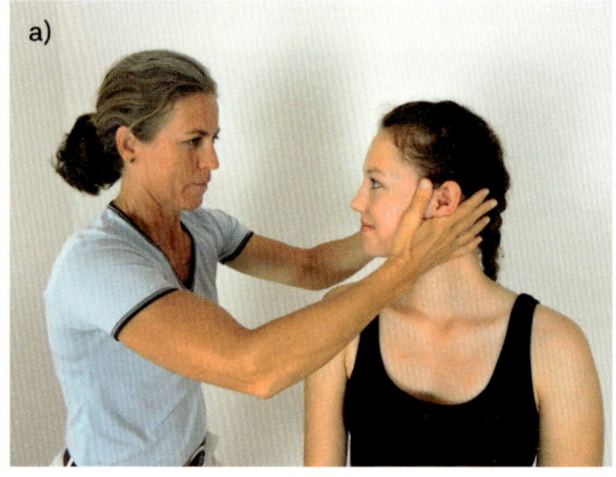

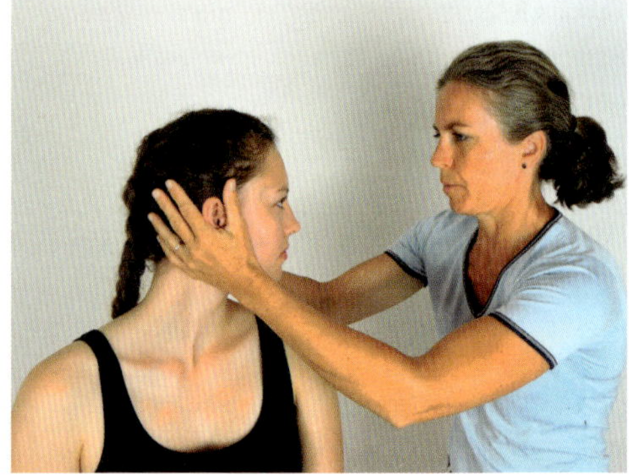

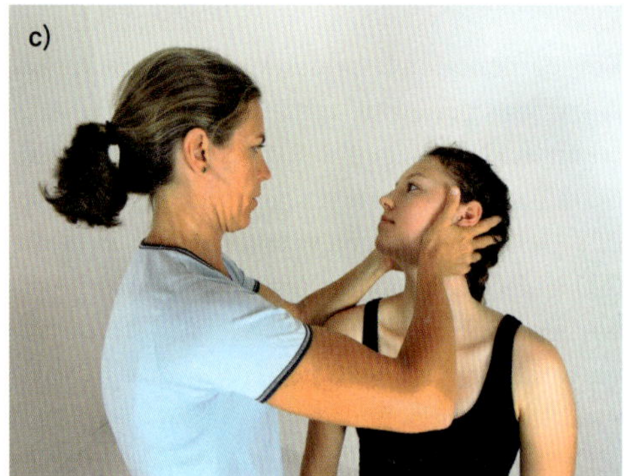

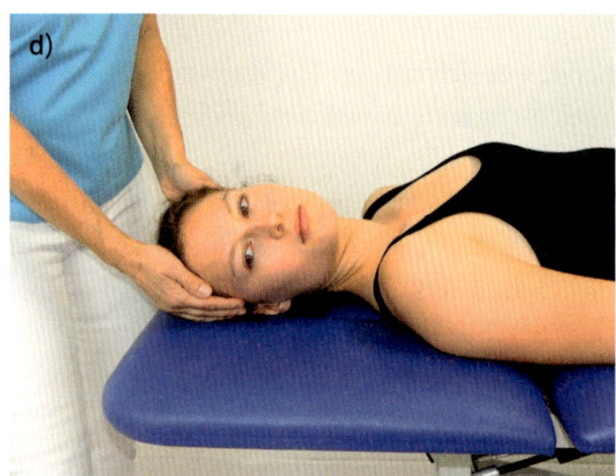

Abbildung 8-2: Gehaltene endgradige Positionen der Halswirbelsäule in a) isolierter Rotation rechts, b) isoliertere Rotation links, c) einer Kombination aus Rotation und Extension und d) einer Einstellung, in der die Therapie erfolgen soll

Kopf- und Nackenschmerzen, die eine muskuloskelettale Dysfunktion vortäuschen können (Kerry & Taylor, 2009). Sie können zum Beispiel bereits in einem frühen Stadium einer Dysfunktion der hirnzuführenden Arterien auftreten, während Anzeichen einer Hirnstammischämie dies möglicherweise noch nicht tun (Kerry & Taylor, 2006; Thanvi et al., 2005) Bei Affektionen der A. vertebralis sind zudem Nervenwurzelreizungen in einem frühen Stadium möglich und bei einer Carotisaffektion kann es zu einem partiellen ipsilateralen Horner Syndrom mit Ptosis (hängenden Augenoberlid) und Miosis (Pupillenverengung) kommen (siehe Tabelle 3-5 in Kapitel 3).

Zu den erst später auftretenden Hirnstammzeichen durch Ischämie gehören vielfältige Symptome, die in Kapitel 3 erläutert werden. Ein ansteigender Charakter von Symptomen während der gehaltenen Einstellungen aufgrund einer zunehmenden Ischämie, erhärtet den Verdacht einer ernsthaften Pathologie. Die Symptome dürfen nur kurz zugelassen werden und der Therapeut muss aus der gehaltenen Position unmittelbar wieder herausgehen.

Wir Autorinnen schätzen die gehaltenen Einstellungen der HWS als einen wertvollen Teil in der Untersuchung. Sie werden weiterhin als nützlich angesehen und nehmen einen wichtigen Platz in der Differenzierung von Patienten mit Schwindel oder Gleichgewichtsproblemen ein (Thomas & Treleaven, 2019). Jedoch sollten sie nicht als Tests der arteriellen Integrität angesehen werden. Eine Beurteilung hinsichtlich Risiko einer Schädigung der A. vertebralis beziehungsweise der A. carotis interna oder Vorhandensein einer zervikalen arteriellen Dissektion ist nicht möglich. Denn es existieren keine verlässlichen Aussagen hinsichtlich Reliabilität, Sensitivität oder Spezifität. Das Nicht-Vorhandensein typischer Zeichen schließt eine Pathologie keineswegs aus.

Abzuleitende therapeutische Maßnahmen: Passen anamnestische Hinweise und die Symptome während der Tests zu einer dekompensierten Versorgung des Gehirns, sollten therapeutische Maßnahmen in endgradigen Rotations- oder Extensionseinstellungen der HWS unterlassen werden und bei fehlender Diagnose muss der Patient an den Facharzt verwiesen werden.

Im Falle einer Dekompensation gehirnversorgender Systeme weisen wir Autorinnen explizit darauf hin, dass gehaltene Einstellungen der HWS mit großer Amplitude in Rotation, Extension oder einer Kombination daraus wie sie sowohl in der Manuellen Therapie als auch bei Lagerungsmanöver beim benignen paroxysmalen Lagerungsschwindel angewendet werden, ein erhöhtes Risiko darstellen.

8.1.3 Ligamentum-transversum-atlantis-Test/Ligamentum-alare-Test: Testcode 03/04

Testauswahl: Bei einer Krankheitsgeschichte mit einem schwereren Halswirbelsäulen-Schädel-Trauma, dem Eindruck des Nachgebens oder des Blockierens der HWS, einer ungenügenden Muskelkontrolle, Zeichen einer Hypermobilität im Röntgen, einem übermäßig freien Endgefühl bei passiven Bewegungstests oder bei unerwartet ausgelösten Symptomen - wie Kopfschmerz oder Hirnstammzeichen - sollten Therapeuten die Möglichkeit einer mangelnden bandhaften Stabilität der Halswirbelsäule in Betracht ziehen (Niere & Torney, 2004). Unbedingt zu ergänzen ist an dieser Stelle, dass manchmal auch scheinbar banale Stürze unter Mitbeteiligung von Schädel oder Nacken zu ligamentären Verletzungen führen. Darüber hinaus sollte der Therapeut in der Patientengeschichte eine mögliche gewebeverändernde Langzeit-Kortison-Einnahme eruieren. Die Tests zur Integrität ligamentärer Strukturen sind abgeleitet von biomechanischen Grundlagen (siehe Kapitel 2). Zwei spezifische Test, die vor jeder therapeutischen Intervention an der HWS durchgeführt werden sollen, haben wir in der Testbatterie mit dem Focus auf die Sicherheit des Patienten aufgenommen (**Abbildung 8-3**). Weitere Tests können, wenn sich der Verdacht einer fehlenden bandhaften Stabilität bestätigt, in der spezifischen manualtherapeutischen Funktionsuntersuchung erfolgen.

Ligamentum-transversum-atlantis-Test (Test nach Sharp und Purser)
Ausführung und Bewertung: Ein intaktes Ligamentum transversum atlantis limitiert bei

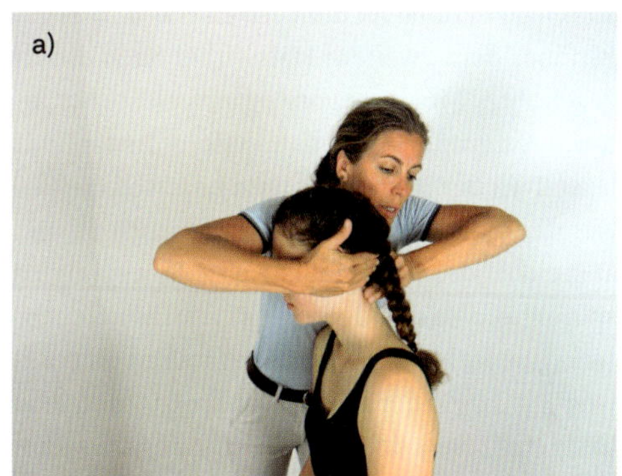

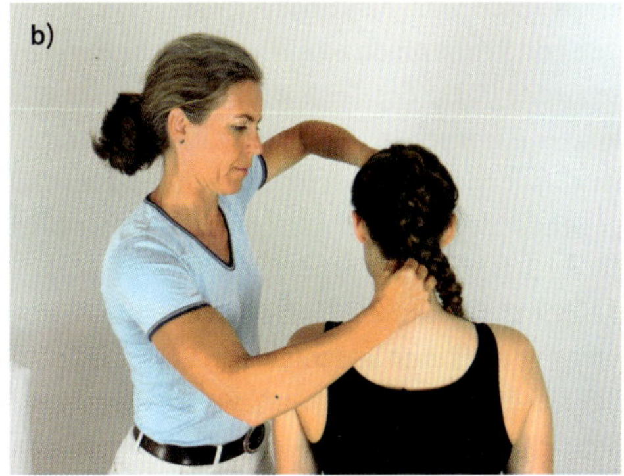

Abbildung 8-3: Stabilitätstests der HWS, a) Ligamentum-transversum-atlantis-Test, b) Ligamentum-alare-Test

der HWS-Flexion die Verlagerung des Dens axis gegenüber dem ersten Halswirbel nach dorsal und verhindert dadurch die Einengung des Rückenmarkskanals. Beim Test nach Sharp und Purser (Sharp & Purser, 1961) nimmt der Patient eine sitzende Position ein. Dann stellt der Untersucher mithilfe seines Rumpfes und des einen Arms am Patientenkopf eine passive Flexion in der oberen HWS ein. Die zweite Untersucherhand liegt flächig mit Zeigefinger und Daumen zur Fixation am Dornforstsatz und den Bögen des zweiten Halswirbels. Dabei achtet der Untersucher auf mögliche entstehende Symptome wie Nacken- und Kopfschmerzen, Parästhesien, Sehstörungen, motorische Defizite oder Übelkeit und Unwohlsein, die durch eine übermäßige Annäherung des Dens axis an die Dura und Medulla ausgelöst werden könnten.

In der anschließenden Phase des Tests, wird das Occiput mitsamt dem ersten Halswirbel gegenüber dem zweitem Halswirbel nach dorsal geschoben. Mögliche vorweg ausgelöste Symptome aufgrund einer bandhaften Instabilität lassen wieder nach. Jetzt wird haptisch die Bewegungsquantität und -qualität beurteilt. Bei ausreichender Stabilität ist keine Bewegung zu spüren und das Endgefühl ist fest. Im Gegensatz dazu ist bei mangelnder Stabilität eine Bewegung nach dorsal wahrnehmbar und das Endgefühl ist weich. Der Test ist positiv, wenn ein Bewegungsweg oder möglicherweise auch ein Klicken wahrnehmbar ist. Das Verschwinden von Symptomen ist ein weiteres Indiz. Diese zweite Phase des Tests wurde in unterschiedlichen Konzepten der Manuellen Therapie modifiziert, so dass auch der zweite Halswirbel gegenüber dem ersten nach ventral bewegt wird (Dahl & Rößler, 2000).

Der Sharp-Purser-Test weist bei rheumatoider Arthritis eine Spezifität von 96 % und eine Sensitivität von 69 % auf, wenn das Atlas-Dens-Intervall (Abstand zwischen Dens axis und vorderem Atlasbogen) mehr als 4 mm in der Röntgenkontrolle beträgt (Uitvlugt & Indenbaum, 1988). Jedoch führen andere Studien eine weit weniger gute diagnostische Genauigkeit an. So liegt die Sensitivität des Tests zwischen 0,19 bis 1,00 und die Spezifität zwischen 0,71 bis 0,98. Folglich kann der Test aufgrund der aktuellen Evidenzlage mit widersprüchlicher Gültigkeit, schlechter Zuverlässigkeit zwischen den Bewertern und potenziell schädigendem Effekt unangemessen sein (Mansfield et al., 2019).

Ligamentum-alare-Test (engl.: Side Bending Stress Test)

Ausführung und Bewertung: Die Ligamenta alaria tragen entscheidend zur Begrenzung der Rotation und der Lateralflexion in den Kopfgelenken bei. Eine mögliche Testung der Integrität der Ligamenta allaria besteht in einer einachsigen passiven Lateralflexion der oberen HWS im Sitzen (engl. „Side Bending Stress Test"). Der Untersucher palpiert und beurteilt währenddessen die initiierte Rotationbewegung des Dornfortsatz des zweiten Halswirbels. Bei Integrität der ligamentären Strukturen bewegt sich der Dornfortsatz sofort mit. Bei einer beispielhaften Lateralflexion nach links, spannt sich das Ligamentum alare rechts und der zweite Halswirbel erfährt unmittelbar eine Rotation nach links. Diese Rotation nimmt der Untersucher durch eine Seitverlagerung des zugehörigen Dornfortsatzes nach rechts wahr. Bei fehlender oder verzögerter Rotation ist die Integrität des Ligamentum alare rechts gestört. Der Test ist somit positiv. In einer qualitativ guten Studie mit allerdings relativ kleiner Fallzahl wurden die Gütekriterien diverser spezifischer Tests zur Integrität des Ligamentum alare überprüft. Der „Side Bending Stress Test" erhielt eine Sensitivität von 80 % und eine Spezifität von 76.9 % (Piekartz et al., 2019).

Abzuleitende therapeutische Maßnahmen bei Bänderinstabilität an der HWS: Eine verminderte passive Stabilität der HWS führt zu vergrößerten unphysiologischen Bewegungsausschlägen, die Irritationen oder bei höher einwirkenden Kräften Verletzungen neurovaskulärer Strukturen zur Folge haben können. Therapeutisch lässt sich der passive Stabilitätsverlust durch Verbesserung der aktiven Ansteuerung und Training der lokalen Muskelausdauer zumindest teilweise kompensieren.

Der Therapeut darf Bänderinstabilitäten an der Halswirbelsäule nicht außer Acht lassen. Im Zweifelsfall muss er auf eine Intervention mit hoher Krafteinwirkung und/oder Geschwindigkeit verzichten.

8.1.4 Neurologische Tests der unteren Hirnnerven: Testcode 05

Testauswahl: Bei akuten Symptomen wie Kopfschmerzen, Sehstörungen, Gangstörungen, Schwindel oder einer Krankengeschichte mit Schlaganfall stellt sich dem Therapeuten möglicherweise zu Beginn der Untersuchung die Frage, ob der Patient mit seinen Beschwerden zum aktuellen Zeitpunkt funktionelle Anzeichen einer akuten oder bevorstehenden zentralen Ischämie aufweist, sodass eine Aufnahme in einer Akutklinik notwendig wird. Hierzu dienen neben anamnestischen und inspektorischen Hinweisen und anderen funktionellen Tests (siehe Kapitel 3) auch neurologische Tests der unteren Hirnnerven (Arnold & Bousser, 2005; Kerry & Taylor, 2009), die der Therapeut zur Orientierung durchführt.

Ausführung und Bewertung: In der **Tabelle 8-3** finden sich die Tests zum achten bis zwölften Hirnnerv und welche Dysfunktionen als positive Zeichen zu bewerten sind.

Abzuleitende therapeutische Maßnahmen: Beim Vorliegen von Red Flags, die für eine akute neurovaskuläre ernsthafte Erkrankung sprechen und positiven neurologischen Hirnnerventests, muss der Patient sofort ins Akutkrankenhaus. Eine solche Notfallsituation wird mit großer Wahrscheinlichkeit einem Therapeuten in der freien Praxis nicht begegnen. Nichtsdestotrotz begegnen dem Therapeuten Teilparesen der Hirnnerven. Entweder sind es erste Anzeichen einer zentralen Erkrankung und eine ärztliche Abklärung ist empfehlenswert, oder dahinter verbergen sich alte Krankheitsgeschichten, die in der Therapieplanung zu berücksichtigen sind. Letzteres ist aus unserer Erfahrung sehr häufig der Fall. So erinnern sich zum Beispiel Patienten mit Schwindel an die Diagnose eines ischämischen Insults, der über viele Jahre zurückliegt und bisher keine Verbindung zu den aktuellen Beschwerden darstellte. Oder Migräneschmerzpatienten berichten von lange zurückliegenden Unfällen mit Halswirbelsäulen-Kopf-Verletzungen und damit in Verbindung stehenden Beschwerden wie Schluck- oder Gleichgewichtsstörungen als auch Hörverlusten, die entweder die Kopfschmerzen gleichzeitig auslösten oder verschlechterten.

Tabelle 8-3: Auflistung orientierender neurologischer Tests der unteren Hirnnerven

Zu testender Hirnnerv	Ausführung und Bewertung (positives Zeichen)
Test VIII. HN: N. vestibulocochlearis	Gleichgewicht beim Romberg-Test im Stand (siehe späterer Test) oder Wahrnehmung von Flüsterprobe oder Fingerreiben am Ohr nicht ausreichend
Test IX./Test X. HN: N. glossopharyngeus/N. vagus	Inspektion der geöffneten Mundhöle („A-Sagen"): Gaumenzäpfchen hängt zur gesunden Seite
Test XI. HN: N. accessorius	Krafttest/einseitiger Kraftverlust M. sternocleidomastoideus/ M. trapezius pars descendens
Test XII. HN: N. hypoglossus	Zunge herausstrecken: Zunge verlagert sich zur gesunden Seite

8.2 Neuromuskuloskelettale Bewegungsprüfung

Bei einem Craniocervicalen Syndrom überprüft der Therapeut die neuromuskuloskelettalen Strukturen – zumindest in der Aktivität – immer mit.

Testauswahl: Während der anamnestischen Befragung findet er Anhaltspunkte auf welche Region/Regionen wie HWS, Kiefer oder eine andere Region der Schwerpunkt der neuromuskuloskelettalen Tests zu legen ist.

Allgemeine Hinweise zur Ausführung und Bewertung der Bewegungstests neuromuskuloskelettaler Strukturen: Zeigen sich Auffälligkeiten in Bewegungsausmaß, -qualität, -motivation, -kompensationen, Geräuschen oder Schmerz, so sind die Tests als positiv zu werten. Wenn die aktiven Tests bei einmaliger Wiederholung negativ sind, lässt der Therapeut die Bewegungen mehrfach aktiv wiederholen. Sind weiterhin keine Zeichen als positiv einzustufen, entscheidet der Therapeut je nach vorausgehender Befundlage, ob er in dieser Phase der Untersuchung auch Hand anlegt, um passive Bewegungen zu überprüfen oder Widerstandstests durchzuführen. In der Passivität können Bewegungen endgradig Symptome verstärken oder erst hervorrufen. Bei Widerstandstests rücken Auffälligkeiten der aktiven statischen oder dynamischen Komponente der Muskulatur in den Vordergrund.

Abzuleitende Maßnahmen: Bei Hinweisen auf eine Dysfunktion des neuromuskuloskelettalen Systems sind obligatorische weiterführende Untersuchungen, die über die Tests der Testbatterie hinausgehen durchzuführen, um eine adäquate Therapie für den Patienten ableiten zu können (siehe Kapitel 9 und 10).

8.2.1 Tests der HWS: Testcode 06

Ausführung: In seiner Gewohnheitshaltung und in seiner bestmöglichen aufgerichteten Position im Sitz wird der Patient zuerst aufgefordert, die Kardinalbewegungen der HWS – Flexion/Extension, Rotation und Lateralflexion zu beiden Seiten – aktiv durchzuführen (**Abbildung 8-4**). Je nach Diagnose und anamnestischen und inspektorischen Zeichen schließt der Therapeut in dieser Phase der Untersuchung eine passive Untersuchung oder Widerstandstests an (siehe Kapitel 10).

8.2.2 Tests des CMS: Testcode 07

Kieferöffnung
Ausführung und Bewertung: Der Patient sitzt auf der Behandlungsbank mit Fußkontakt auf dem Boden. Der Behandler informiert den Pa-

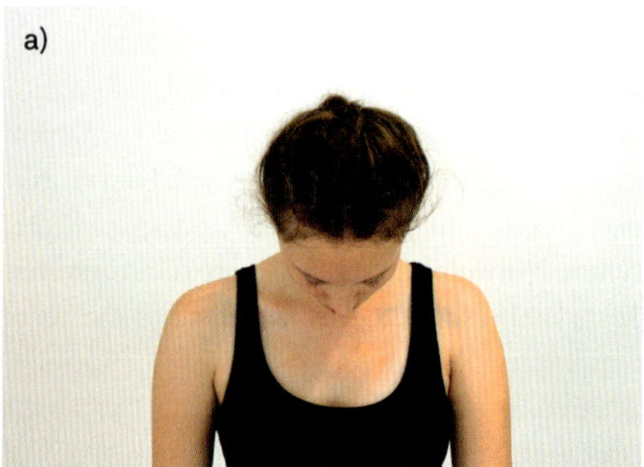

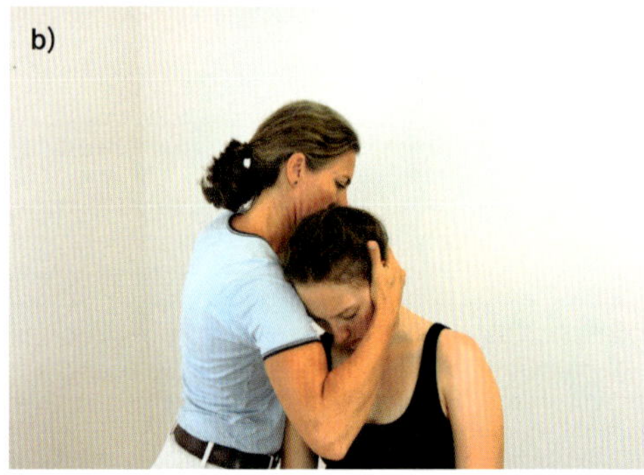

Abbildung 8-4: Exemplarische Bewegungstests der Halswirbelsäule, a) aktive Flexion, b) passive Flexion

tienten, welche Parameter bei den folgenden aktiven Kiefergelenkbewegungen getestet werden – Beweglichkeit der Kiefergelenke, Auftreten von Schmerzen und/oder Geräusche. Die Inspektion der aktiven Kieferbewegungen erfolgt in der Gewohnheitshaltung des Patienten und in seiner bestmöglichen aufgerichteten Haltung. Der Therapeut steht bei der Untersuchung vor dem Patienten und dieser wird zuerst gebeten, den Mund, so weit wie es ihm möglich ist, zu öffnen (**Abbildung 8-5a**). Nach dreimaligem Öffnen beurteilt der Behandler das Bewegungsausmaß (**Abbildung 8-5b** und **Abbildung 8-6a**), die Bewegungsspur des Unterkiefers, wie zum Beipiel eine Dyskoordination (**Abbildung 8-6b**) und ob der Patient dabei Schmerzen und Geräusche angibt (siehe auch Kapitel 9).

Das normale Bewegungsausmaß der Kieferöffnung liegt bei 40–60 mm Schneidekantendistanz. Geräusche werden als reziprokes Knacken, teilweise mit sprunghaften Bewegungen oder Reibegeräuschen wahrgenommen. Schmerzen können bei der Kieferöffnung und -schließung entweder ein- oder beidseitig angegeben werden. Unter folgenden Bedingungen kann es sich um eine CMD handeln, die weiterer muskuloskelettaler Untersuchungen bedarf:

- Das Ausmaß der Kieferöffnung beträgt weniger als 40 mm oder der Patient hat weniger als drei fingerbreite Mundöffnungskapazität: Dies gilt mit und ohne Schmerzen, mit und ohne Geräusche und mit und ohne Abweichung von der Spur.
- Der Patient gibt an, seine Kieferöffnung habe sich verschlechtert, selbst wenn er aktuell mehr als 40 mm oder mehr als dreifingerbreite Mundöffnungskapazität hat.

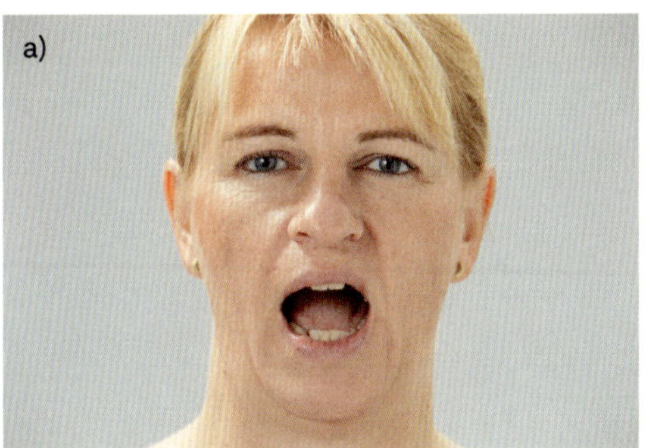

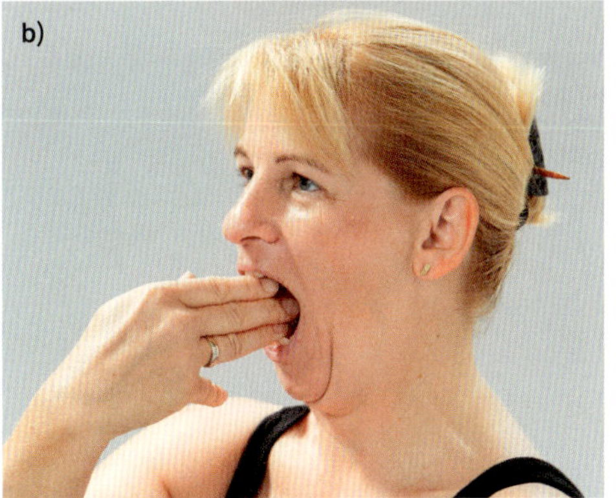

Abbildung 8-5: a) Test der aktiven Kieferöffnung, b) Die Normkieferöffnungskapazität beträgt grob drei Querfinger

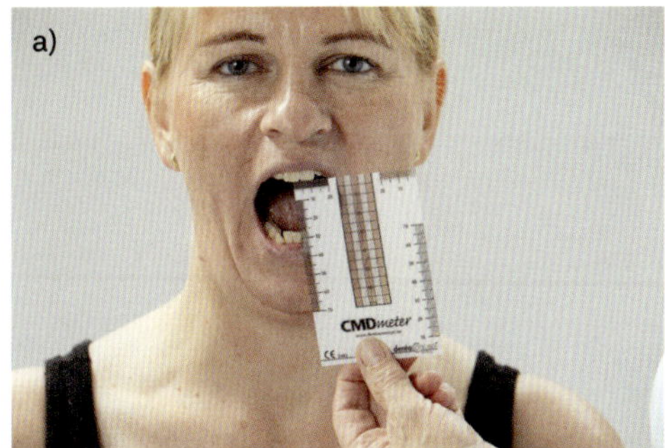

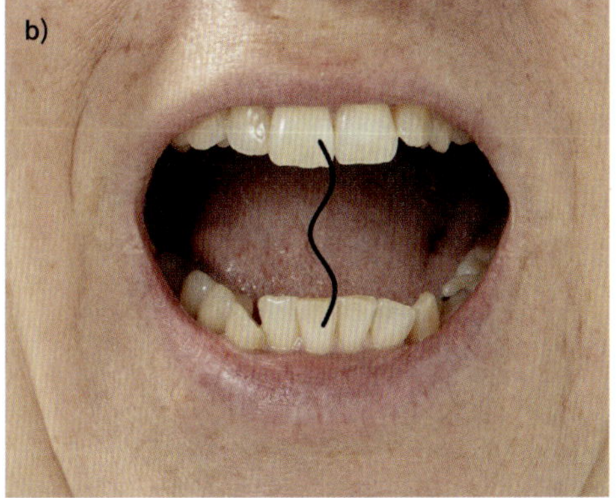

Abbildung 8-6: a) Messung des Ausmaßes der Kieferöffnung mit dem CMD Meter (www.dentaconcept.de) b) Beurteilung der Bewegungsspur

- Die Mundöffnung beträgt deutlich mehr als eine drei Finger breite Öffnungskapazität und ein- oder beidseitige Subluxationen mit Blockierungen treten mit und ohne Schmerzen auf.

Kann der Patient vier oder mehr Querfinger hochkant zwischen die Zahnreihen bringen, spricht das für eine sehr gute bis hypermobile Bewegungsfähigkeit. Hypermobile Kieferbewegungen allein sind kein Hinweis auf eine CMD. Geräusche und Abweichungen von der Spur sind nur im Zusammenhang mit Beeinträchtigungen der Unterkieferbewegung und/oder Schmerzen als CMD-Symptome zu bewerten. Kann der Patient seine Kiefergelenke in der aufgerichteten Körperhaltung besser oder symptomärmer bewegen, als in seiner Gewohnheitshaltung, ist das ein Hinweis für den Behandler, den Patienten in seiner Körperaufrichtung zu schulen.

Laterotrusion, Protrusion und Retrusion

Ausführung und Bewertung: In seiner Gewohnheitshaltung und seiner aufgerichteten sitzenden Position wird der Patient gebeten, seinen Unterkiefer maximal in Laterotrusion rechts, links, in Protrusion und Retrusion zu bewegen (**Abbildung 8-7**). Der Behandler beurteilt das Bewegungsausmaß und ob Schmerzen, Geräusche und/oder Spurabweichungen oder Dyskoordinationen auftreten. Spezifischere Bewertungkriterien hierzu findet der Leser im Kapitel 9.

Adduktion-Wattebausch-Press-Test

Ausführung und Bewertung: Beim Adduktion-Wattebausch-Press-Test wird der Patient aufgefordert, eine isometrische Anspannung der Mundschließer durch Pressaktivität auf zwei Watterollen auszuführen (**Abbildung 8-8**). Die maximale Belastung der Mundschließer wird laut EMG Studie erreicht, wenn die Watterollen

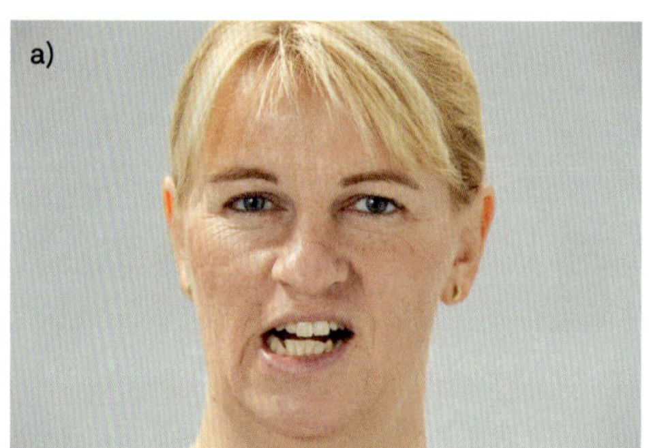

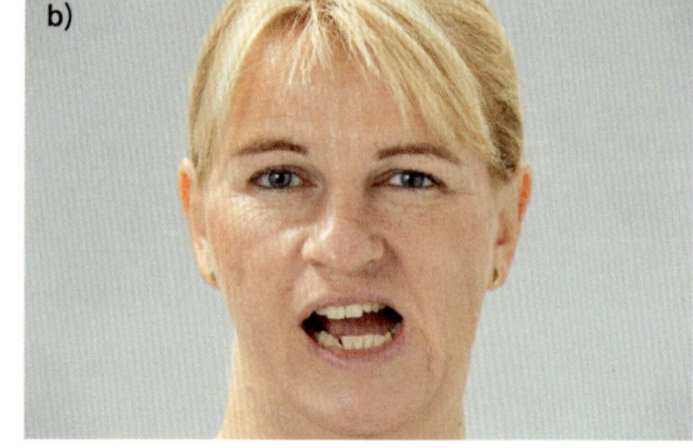

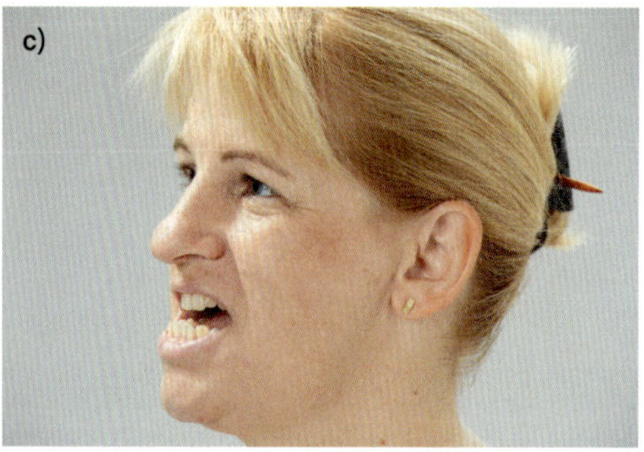

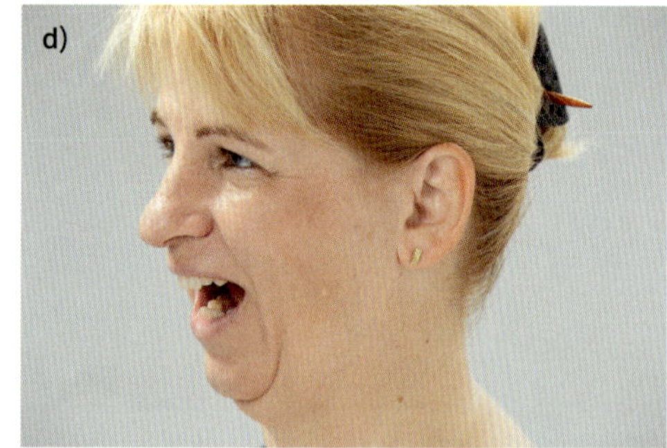

Abbildung 8-7: Bewegungen des Unterkiefers maximal in a) Laterotrusion rechts und b) links, in c) Protrusion und d) Retrusion

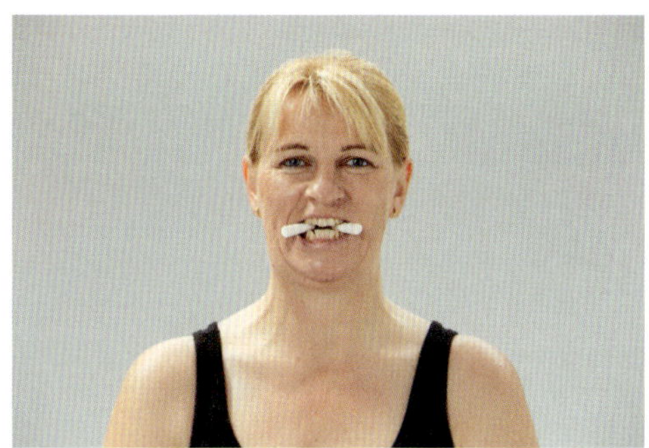

Abbildung 8-8: Adduktion Wattebausch-Press Test

zwischen dem 2. Prämolaren und dem 1. Molaren positioniert werden und die Dauer der Anspannung zwischen 20 und 80 s beträgt (Bumann et al., 2000). Wenn der Patient dabei Schmerzen hat, können diese lokal in den ausführenden Kaumuskeln angegeben werden oder sie gehen darüber hinaus und strahlen in die Gesicht-, Ohr- oder Zahnregion oder in den Kopf aus. Weiterführende Teste zur Differenzierung sind notwendig.

Kriterien einer CMD

Aus den Ergebnissen der Tests zu Kieferöffnung, Laterotrusion, Protrusion und Retrusion und dem Adduktion Wattebausch-Test schlussfolgert der Untersucher, ob eine CMD wahrscheinlich ist oder nicht. Die Beurteilung der aktiven Tests ist in Anlehnung an den CMD-Kurzbefund nach Ahlers und Jakstat aufgestellt und ergänzt (Ahlers & Jakstat, 2015). In **Tabelle 8-4** finden sich Parameter der aktiven Tests und der zugehörigen Symptome. Treffen für den individuellen Patient wenigstens zwei Parameter zu, dann ist eine CMD wahrscheinlich und weiterführende neuromuskuloskelettale Untersuchungen schließen sich an.

8.2.3 HWS-Unterkiefer-Bewegungen: Testcode 08

Ausführung und Bewertung: Schmerzen, die der kraniomandibulären oder kraniozervikalen Region entstammen, können sich in ihrer Ausprägung im lateralen Gesicht überlappen. In diesem Fall sollte der Therapeut die Differenzierung zwischen den Regionen anschließen. Hierzu bringt der Patient seine HWS in die beeinträchtigte Bewegung. Dabei ändert sich auch physiologisch die Belastung der Kiefergelenke auf beiden Seiten. Zwei Testvarianten haben sich in der Praxis bewährt.

Testvariante 1: Die Beschwerden werden auf der bewegungszugewandten Seite angegeben. In Rechtsseitneigung der Kopfgelenke zum Beispiel werden die Kopfgelenke rechts sowie das rechte Kiefergelenk mechanisch belastet. Treten hierbei Schmerzen in der rechten Gesichtshälfte, also der bewegungszugewandten Seite auf, dann muss differenziert werden, ob die Schmerzen vom Innervationsgebiet der oberen HWS oder der Kieferregion herstammen. Die anschließende Laterotrusion des Unterkiefers nach rechts führt zu einer Mehrbelastung der rechten Gelenkstrukturen (**Abbildung 8-9**). Wohingegen bei der Mediotrusion sich der Druck auf die Gelenkstrukturen und die bilaminäre Zone der rechten Seite reduziert. Wenn sich die Schmerzen durch die Bewegung des Unterkiefers verändern, wird vermutet, dass sie aus der Kieferregion kommen und weitere neuromuskuloskelettalen Untersuchungen schließen sich an.

Testvariante 2: Die Beschwerden werden auf der bewegungsabgewandten Seite des Gesichtes, zum Beispiel als Schmerzen links bei Rotation rechts, angegeben (**Abbildung 8-10**). Der Patient rotiert seine HWS in die symptomgebende Richtung in seiner Gewohnheitshaltung und in einer bestmöglichen aufgerichteten Position. Treten dabei Symptome auf der rotationsabgewandten linken Seite auf, wird der Patient gebeten, eine Laterotrusion des Unterkiefers zur betroffenen Seite (links) anzuschließen. Verändern sich die Symptome, werden sie im neuralen und oder muskulären Bereich erwartet. Weiterführende Tests hierzu werden angeschlossen.

Tabelle 8-4: Übersicht der Kriterien für eine CMD: Sind zwei Parametern positiv, ist eine CMD wahrscheinlich.

Parameter der aktiven Bewegung	Symptome
Kieferöffnung 40–60 mm oder drei Querfinger hochkant zwischen den Zahnreihen	Deviation od. Deflexion > 2 mm Spurabweichung
Kieferöffnung > 40 mm	Schmerzen bei Kieferöffnung und/oder -schließung
Kieferöffnung > 40 mm	Mit Geräuschen (reziprokes Knacken, Reiben)
Kieferöffnung < 40 mm	Deviation oder Deflexion Geräusche, oder Geräusche plötzlich weg Schmerzen in Kieferöffnung und/oder -schließung
Subjektive Einschränkung der Kiefergelenke auch bei > 40 mm	Angabe des Patienten, dass seine Kieferöffnung schlechter geworden ist
Laterotrusion des Unterkiefers nach rechts und nach links	Bewegungseinschränkung zu einer Seite verbunden mit Schmerzen und/oder Geräuschen auf der Laterotrusionssseite und/oder auf der Mediotrusionsseite.
Protrusion und Retrusion des Unterkiefers	Schmerzen und/oder Geräusche an einem oder beiden Kiefergelenken in die Protrusion und/oder Retrusion.
Kiefergelenksubluxation ein- oder beidseitig mit Blockierung	Mit und ohne Schmerzen
Adduktion-Wattebausch-Press-Test	Schmerzen lokal in den Kaumuskeln oder darüber hinaus (bekannter Schmerz) und/oder Kopfschmerzen

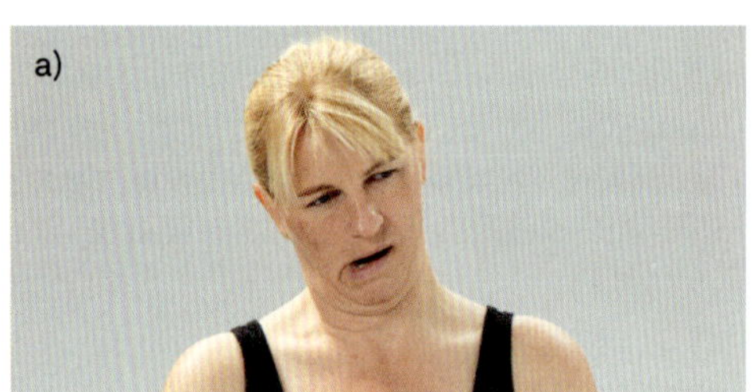

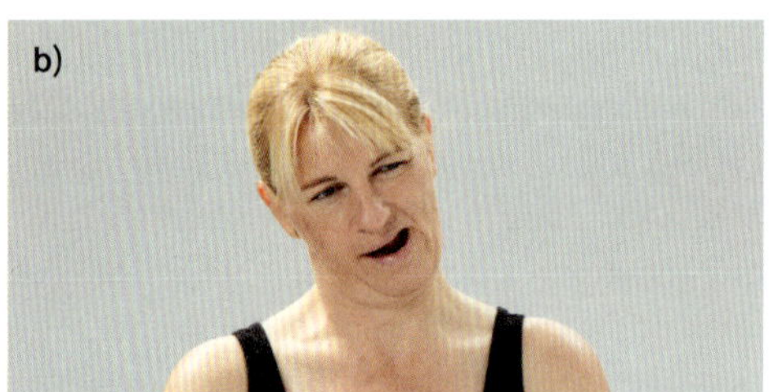

Abbildung 8-9: HWS-Kiefer-Bewegungen. Beispiel einer Seitneigung der HWS nach rechts mit Symptomauslösung auf der rechten Seite mit
a) einer im Anschluss durchgeführten Laterotrusion rechts zur Belastungsverstärkung
b) mit einer Mediotrusion rechts zur Belastungsreduktion

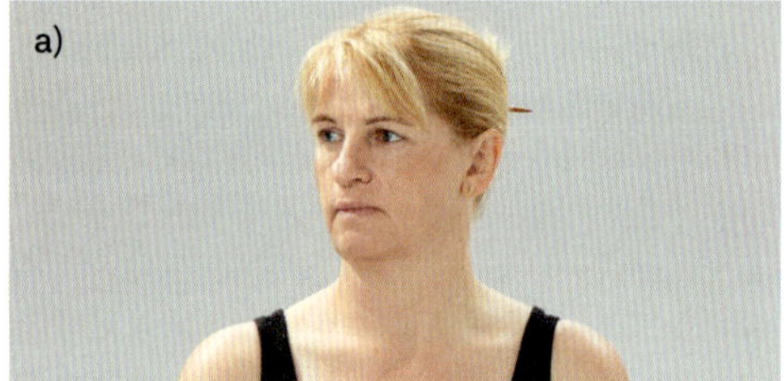

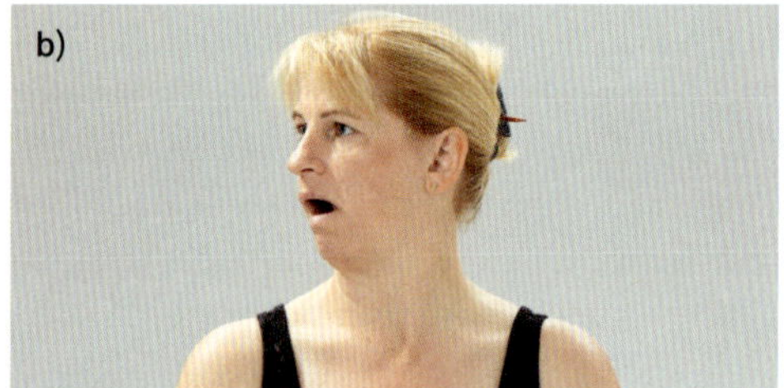

Abbildung 8-10: HWS-Kiefer-Bewegungen.
a) Beispiel einer Rotation der HWS nach rechts mit Symptomauslösung auf der linken Seite
b) Schmerzreduktion bei der Laterotrusion links

Zur Symptomreproduktion werden die Tests der Halswirbelsäulen-Kiefer-Bewegungen zuerst aktiv druchgeführt. Sollte die Belastung zur Reproduktion nicht ausreichen, kann der Therapeut mittels Handanlegen die Bewegungskomponenten verstärken.

8.2.4 Tests des Schultergürtels: Testcode 09

Ausführung: In seiner Gewohnheitshaltung und in einer bestmöglichen aufgerichteten Position im Sitz wird der Patient aufgefordert die vier Kardinalbewegungen des Schultergürtels – Elevation und Depression sowie Protraktion und Retraktion – aktiv durchzuführen (**Abbildung 8-11**). Je nach Diagnose, anamnestischen und inspektorischen Zeichen und Symptomreproduktion schließt der Therapeut eine weiterführende neuromuskuloskelettale Untersuchung an (siehe auch Insuffizienz der Schultergürtelmuskeln im Kapitel 10).

8.2.5 Tests der Arme: Testcode 10

Ausführung: In seiner Gewohnheitshaltung und seiner bestmöglichen aufgerichteten sitzenden Position wird der Patient gebeten, die Kardinalbewegungen des Arms – Flexion/Extension, Innen- und Außenrotation sowie Abduktion und Adduktion – aktiv durchzuführen (**Abbildung 8-12**). Je nach Diagnose, anamnestischen und inspektorischen Zeichen und Symptomreproduktion schließt der Therapeut in dieser Phase der Untersuchung eine passive Untersuchung oder Widerstandstests an und führt weiterführende neuromuskuloskelettale Untersuchungen durch (siehe Kapitel 10).

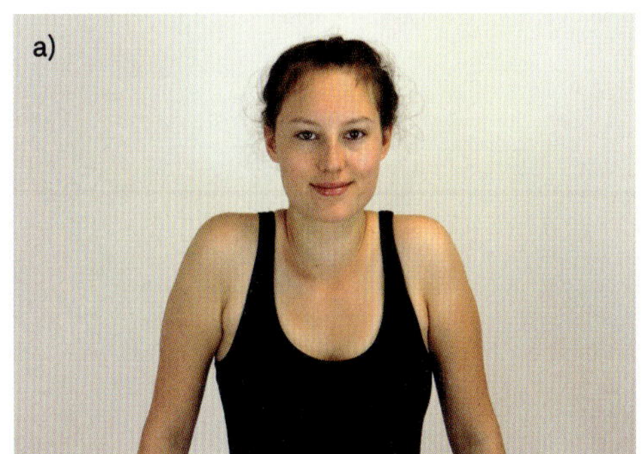

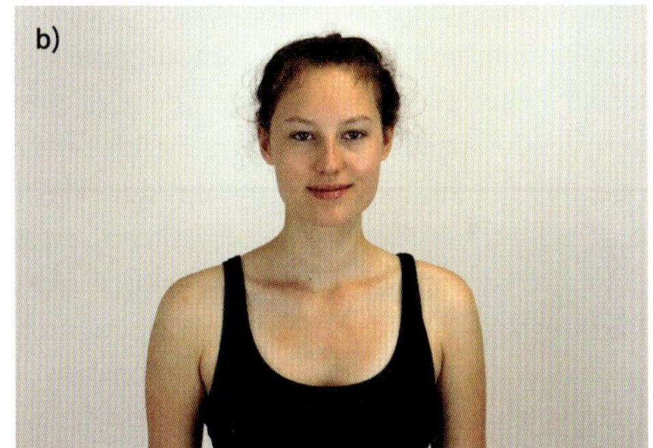

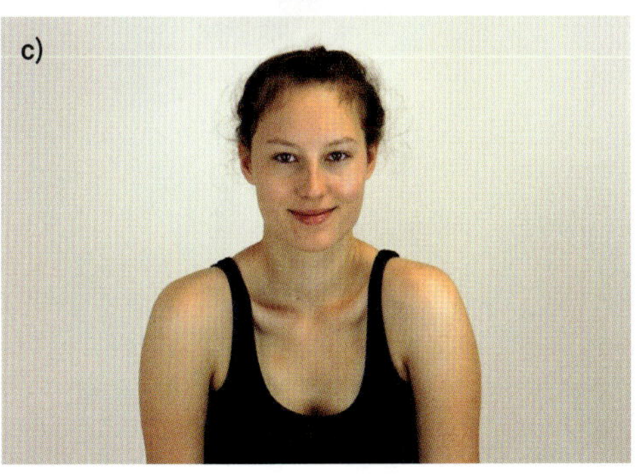

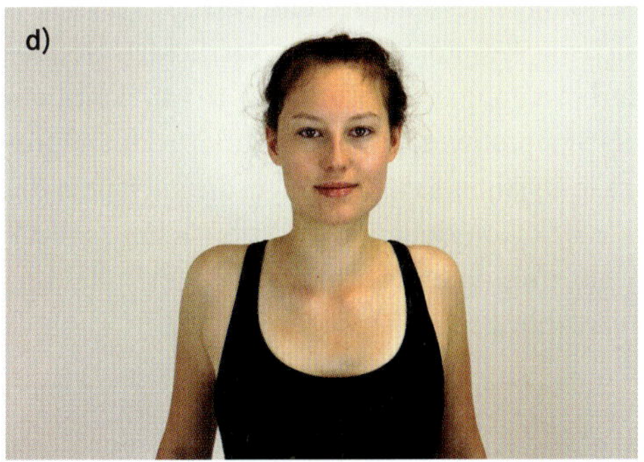

Abbildung 8-11: Aktive Schultergürtelbewegungen, a) Elevation, b) Depression, c) Protaktion und d) Retraktion

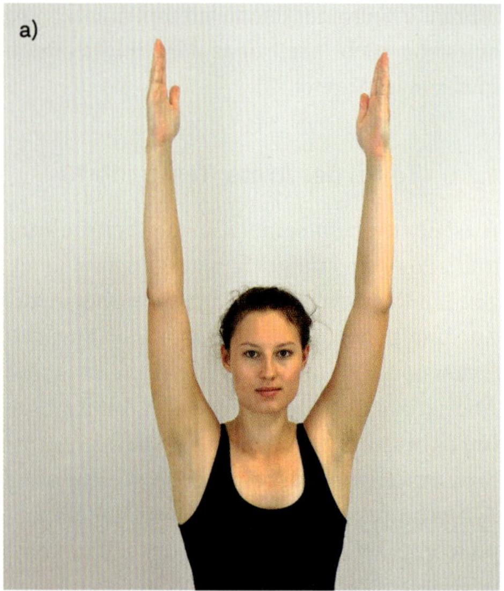

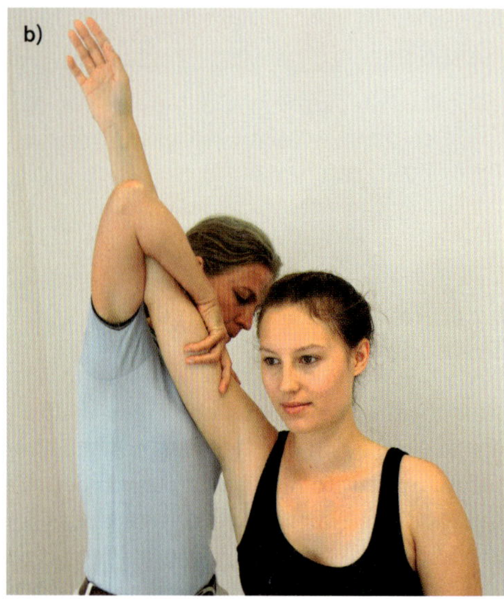

Abbildung 8-12: a) Aktiver Tests der Schulter, b) passiver Tests der Schulter hier die beispielhafte Flexionsbewegung

8.2.6 HWS-Schultergürtel-Kiefer-Bewegungen: Testcode 11

Ausführung und Bewertung: In der Gewohnheitshaltung und bestmöglichen aufgerichteten sitzenden Position des Patienten wird eine aktive oder passive symptomgebende und/oder eingeschränkte Bewegung der HWS durchgeführt, um daran eine zusätzliche Bewegung des Schultergürtels anzuschließen (**Abbildung 8-13**). Werden die Symptome dadurch verändert oder erfolgen Kompensationsbewegungen, spricht es für eine muskuläre oder neurogene Dysfunktion, die die Region HWS und Schultergürtel übergreifend betrifft. Verändern sich die Symptome durch zusätzliche Unterkieferbewegungen (**Abbildung 8-14**), kommen als Symptomverstärker muskuläre oder neurogene Dysfunktionen in Frage, die auch über die Kieferregion ziehen. Der Untersucher schließt weiterführende neuromuskuloskelettale Untersuchungen an (siehe Kapitel 9).

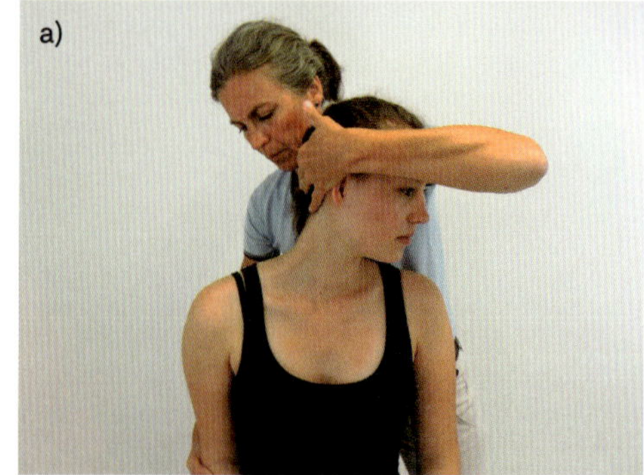

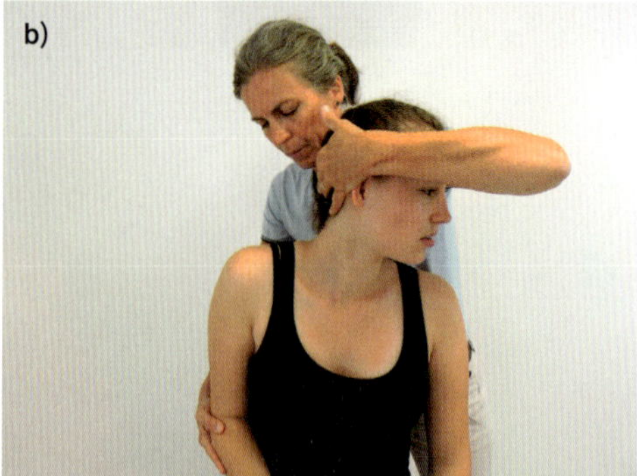

Abbildung 8-13: Halswirbelsäulen-Schultergürtelbewegungen, a) zuerst Durchführung der Halswirbelsäulenbewegung und b) im Anschluss der Schultergürtelbewegung

8.2.7 HWS-Arm-Kiefer-Bewegungen: Testcode 12

Ausführung und Bewertung: In der Gewohnheitshaltung und bestmöglichen aufgerichteten sitzenden Position des Patienten wird eine aktive oder passive symptomgebende Bewegung der HWS durchgeführt, um daran eine zusätzliche Bewegung des Arms anzuschließen (**Abbildung 8-15**). Werden die Symptome dadurch verändert oder erfolgen Kompensationsbewegungen, spricht es für eine Dysfunktion, die Region übergreifend HWS, Schulter und Arm betreffen können. Verändern sich die Symptome insbesondere durch zusätzliche Unterkieferbewegungen, sind möglicher weise Strukturen verantwortlich, die auch über die Kieferregion ziehen. Vermutlich liegen die Dysfunktionen in solchen Fällen an neuralen und/oder muskulären Elementen.

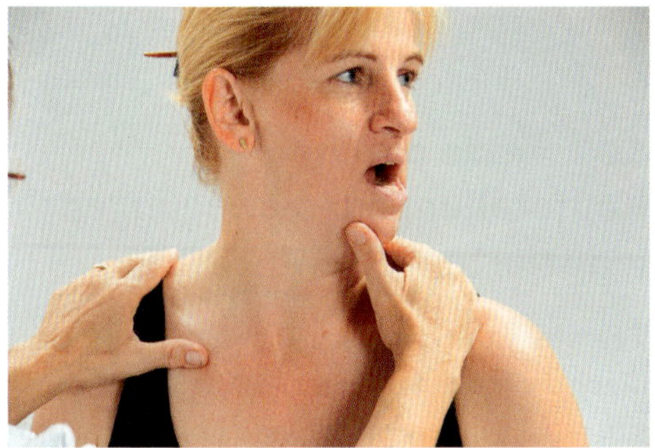

Abbildung 8-14: HWS-Unterkiefer-Schultergürtel-Bewegungen, zuerst Durchführung der HWS-Kiefer-Bewegung und im Anschluss der Schultergürtelbewegung

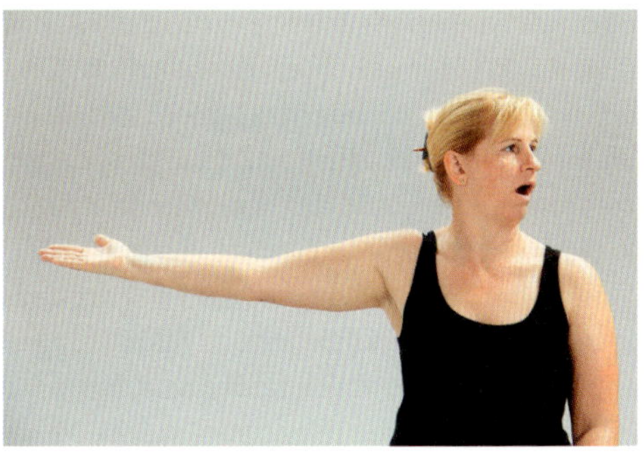

Abbildung 8-15: HWS-Arm-Kiefer-Bewegungen

8.2.8 Tests von BWS und Brustkorb: Testcode 13

Ausführung und Bewertung: Aus einer aufgerichteten sitzenden Position wird der Patient gebeten, die Kardinalbewegungen der BWS (Flexion/Extension, Rotation und Lateralflexion) zu beiden Seiten sowie eine Ein- und Ausatembewegung aktiv durchzuführen (**Abbildung 8-16**). Je nach Diagnose, anamnestischen

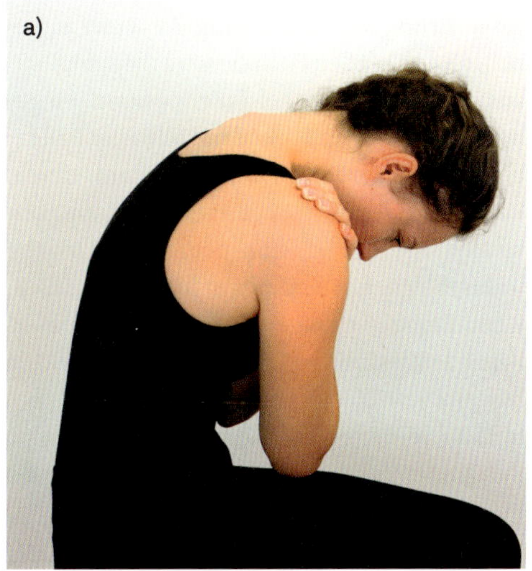

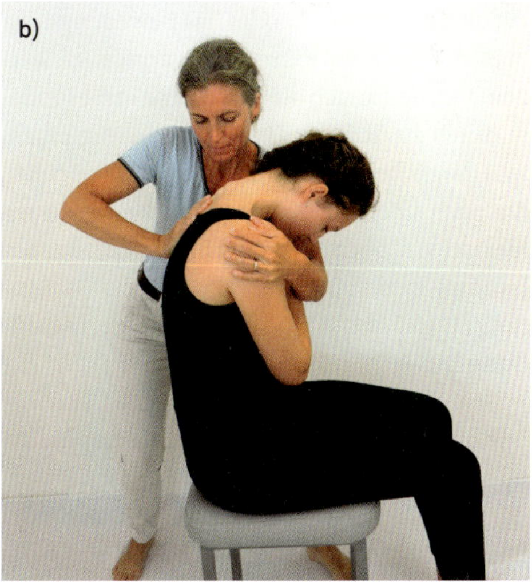

Abbildung 8-16: Aktive und passive Tests der BWS hier beispielhaft a) aktive Flexion und b) passive Flexion

Zeichen und Symptomreproduktion schließt der Therapeut in dieser Phase der Untersuchung eine passive Untersuchung an der Brustwirbelsäule oder Widerstandstests am Brustkorb oder HWS-Bewegungen in Verbindung mit BWS-Bewegungen an oder führt noch weiterführende neuromuskuloskelettale Untersuchungen durch (siehe Kapitel 10).

8.2.9 Neurodynamische Provokationen: Testcode 14

Ausführung und Bewertung: Aus einer aufgerichteten sitzenden Position wird die symptomauslösende Halswirbelsäulenposition eingenommen. Daran anschließend führt der Patient eine aktive Extension im Kniegelenk durch. Verstärken sich die Symptome in der kraniozervikalen Region, ist eine neurogene Ursache wahrscheinlich. Allerdings ist hier anzumerken, wenn Beinbewegungen bereits ohne Halswirbelsäulenflexion im Sitzen craniocervicale Symptome auslösen, eine neuroge Störung bereits zu vermuten ist. Lassen sich aktiv keine Symptome auslösen oder verstärkten sich die Symptome durch Zusammensinken des Rumpfes nicht, so kann der Untersucher zur Provokation Hand anlegen. Damit kann die Belastung auf die HWS verstärkt oder das Bewegungsausmaß der unteren Extremität vergrößert werden. Verändern sich die Symptome insbesondere durch zusätzliche Unterkieferbewegungen, sind möglicherweise Strukturen verantwortlich, die auch über die Kieferregion ziehen. Auch hier ist es möglich, dass der Untersucher zur Belastungs- beziehungsweise Provokationssteigerung Hand am Unterkiefer anlegt (**Abbildung 8-17**).

Je nach Diagnose, anamnestischen und inspektorischen Zeichen und Symptomreproduktion schließt der Therapeut eine weiterführende Untersuchung mit dem Fokus auf eine Dysfunktion neurogener Strukturen an (siehe Kapitel 9 und 10).

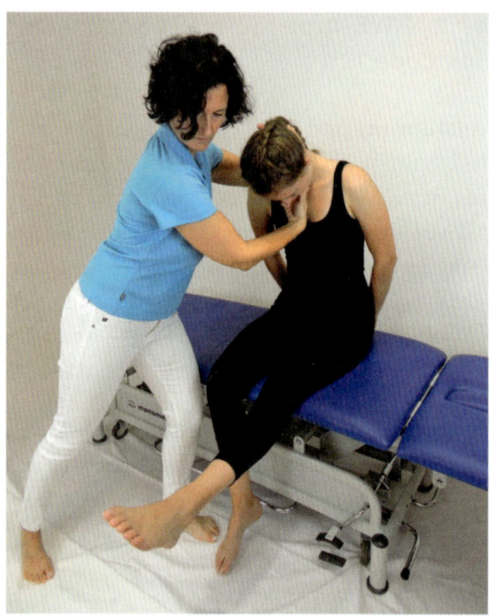

Abbildung 8-17: Neurogene Provokationen in symptomauslösenden Positionen von HWS und/oder Kiefer und entfernten Bewegungen an der unteren Extremität wie eine Knieextension

8.3 Tests durch Kopfstellungen/-bewegungen induziertem Schwindel

Testauswahl: Attackenschwindel ausgelöst durch die Einnahme einer bestimmten Kopfposition oder durch wiederholte Kopflagerungen beziehungsweise -bewegungen im Raum gehören zu den Leitsymptomen für die folgenden Tests. Sie orientieren sich an alltäglichen Manövern des Kopfes, wie zum Beispiel das Legen ins oder das Drehen im Bett aber auch das Bücken oder das Wiederaufrichten, das plötzliche Umdrehen beim Gehen oder das Gehen und Schauen im Supermarkt. Häufige Erkrankungen, die zugrunde liegen, sind der benigne paroxysmale Lagerungsschwindel oder die vestibuläre Migräne, aber auch andere periphere oder zentrale vestibuläre Dysfunktionen und Erkrankungen wie eine periphere unilaterale beziehungsweise bilaterale vestibuläre Hypofunktion, eine Vestibularisparoxysmie, eine Kleinhirnerkrankung oder auch Erkrankungen der Augen oder des Herz-Kreislauf-Systems.

Allgemeine Hinweise zur Bewertung von Kopflagerungs- oder Kopfbewegungstests: Für den Behandler sind Parameter wie Symptomauslösung, -qualität, -intensität oder -dauer in der Bewertung der Tests von Bedeutung, um im Abschluss die Therapie festzulegen. Zudem liefert ein möglicherweise sichtbarer provozierter Nystagmus wertvolle Hinweise (**Kasten 8-1**, **Kasten 8-2** und **Kasten 8-3**).

Kasten 8-1: Nystagmus

Unter Nystagmus versteht man rhythmische, in der Regel unwillkürliche Augenbewegungen, die meist aus einer langsamen Augendrift und einer schnellen Rückstellbewegung bestehen. Die Nystagmusrichtung wird nach der schnellen Phase angegeben, die sich besser erkennen lässt (Strupp, M. et al. 2011). So ergibt sich in dem nachfolgenden Beispiel eine Nystagmusrichtung nach links bei vorausgehender Augendrift nach rechts:

Langsamer Drift der Augen nach rechts

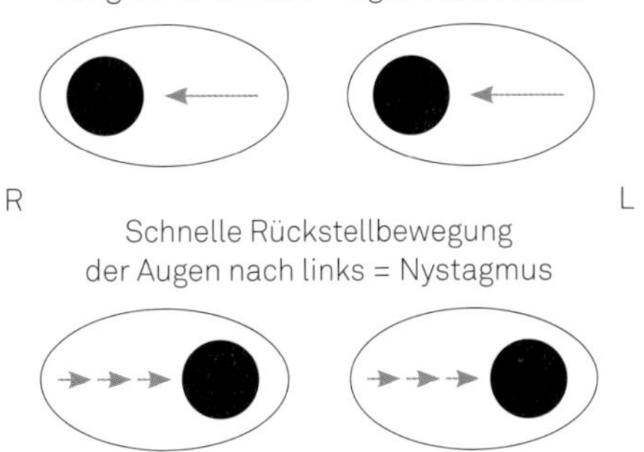

Es gibt physiologische und pathologische Nystagmusformen in diversen Bewegungsebenen. Mit der Testung von Kopflagerungen und -bewegungen wird bei diversen Erkrankungen ein pathologischer Nystagmus provoziert. Das Verhaltensmuster dieses Nystagmuses ermöglicht es einem versierten Diagnostiker zusammen mit anderen Kriterien auf die Ursache rückzuschließen.

8.3.1 Empfindlichkeitstests gegenüber Kopfstellungen/-bewegungen: Testcode 15

Testausführung und Bewertung: Die in **Tabelle 8-5** aufgeführten **Empfindlichkeitstests** gegenüber Kopf- und Körperbewegungen sind dem Motion Sensivity Test (Shepard & Telian, 1995) entnommen, der eine gute Validität aufweist (Akin & Davenport, 2003) . Diese 16 Einzeltests stellen aus unserer Erfahrung eine gute Basisuntersuchung dar, um das vestibuläre System mit Kopf- und Körperbewegungen zu reizen und Symptome zu reproduzieren. Einen ins Deutsche übersetzter und überprüfter Test, der nachweislich valide Ergebnisse liefert, gibt es nicht. Deshalb führen wir alle 16 Einzeltests, die der Patient durchführen soll, in **Tabelle 8-5** auf und beschreiben die qualitativen Bewertungsparameter.

Auch muss dem Untersucher bewusst sein, dass andere Systeme wie das propriozeptive, visuelle, zentrale oder Herz-Kreislauf-System mit stimuliert werden und eine zuverlässige, isolierte Testung des peripheren vestibulären Systems nicht erfolgt. Bei positiven Testergebnissen stehen dafür weitere verifizierende Tests zur Verfügung. Für einige davon finden sich in der Tabelle 8-5 in Klammern geschriebene Anmerkungen.

Treten bereits beim Hinlegen aus dem Sitz (Testcode 15-01/05/07) positive Zeichen auf, so ist die Verifizierung des häufig vorkommenden posterioren benignem paroxysmalen Lagerungsschwindel (p-BPLS) notwendig. Die positiven Zeichen für den Dix-Hallpike oder den Semont-Test (Testcode 16) müssen dann weiter eruiert werden. Schwindel beim Drehen von der Rückenlage in die Seitlage (Testcode 15-02/03) ist ein Hinweis auf den seltener vorkommenden horizontalen benignem paroxysmalen Lagerungsschwindel (h-BPLS), den der Untersucher mit dem Pagnini-McClure-Test (Testcode17) überprüft. Bei allen schwindelauslösenden länger gehaltenen endgradigen Einstellungen der HWS muss zudem an eine dekompensierte Gehirnversorgung gedacht werden (Testcode 02).

Tabelle 8-5: Übersicht der typischen schwindelauslösenden Kopflagerungen oder -bewegungen

	Tests schwindelauslösender Kopflagerungen oder -bewegungen, siehe Motion Sensivity Test (Shepard & Telian, 1995)
15-01	Vom Sitz in die Rückenlage (Differenzierung zum BPLS Testcode 16/17)
15-02	Von der Rückenlage in die Seitenlage rechts (Differenzierung zum h-BPLS mit Pagnini-McClure, Testcode 17)
15-03	Von der Rückenlage in die Seitenlage links (Differenzierung zum h-BPLS mit Pagnini-McClure, Testcode 17)
15-04	Von der Rückenlage in den Sitz (Differenzierung zum HKL-System mit Schellong, Testcode 18)
15-05	Dix-Hallpike-Test links (Kopfhängelage über die Bankkante aus dem Sitz mit 45° links Rotation, siehe auch Testcode 16)
15-06	Wiederaufrichten in den Sitz aus der Kopfhängelage mit 45° links Rotation (Differenzierung zum HKL-System mit Schellong, Testcode 18)
15-07	Dix-Hallpike-Test rechts (Kopfhängelage über die Bankkante aus dem Sitz mit 45° rechts Rotation, siehe auch Testcode 16)
15-08	Wiederaufrichten in den Sitz aus der Kopfhängelage mit 45° rechts Rotation (Differenzierung zum HKL-System mit Schellong, Testcode 18)
15-09	Im Sitz nach vorne bücken und den Kopf auf das linke Knie tippen
15-10	Kopf vom linken Knie wiederaufrichten (Differenzierung zum HKL-System mit Schellong, Testcode 18)
15-11	im Sitz nach vorne bücken und den Kopf auf das rechte Knie tippen
15-12	Kopf vom rechten Knie wiederaufrichten (Differenzierung zum HKL-System mit Schellong, Testcode 18)
15-13	Im Sitz fünf Mal den Kopf horizontal nach rechts und links drehen (Differenzierung zu einer zervikogenen Komponente)
15-14	Im Sitz fünf Mal den Kopf vertikal auf und ab bewegen (Differenzierung zu einer zervikogenen Komponente)
15-15	Aufrecht Stehen, sich nach rechts um 180° drehen und wieder stehen
15-16	Aufrecht Stehen, sich nach links um 180° drehen und wieder stehen

Hat der Patient hauptsächlich Schwindel, wenn er sich aus einer niederen Position aufrichtet (Testcode 15-04/06/08/10/12), kommt auch eine orthostatische Ursache in Frage. Mit etwas Zeitaufwand liefert der Schellong-Test (Testcode 18) Indizien für das Herz-Kreislauf(HKL)-System, sprich eine orthostatische Ursache. Außerdem ist zu beachten, dass bei den wiederholten aktiven Kopfbewegungen im Sitz (z.B. Testcode 15-13) die Sensomotorik der HWS gesteigert mitspielt. Der Untersucher kann bei auftretendem Schwindel eine passive Bewegung zur Differenzierung zum vestibulären System durchführen, die die sensomotorische Komponente der HWS reduziert, die vestibuläre jedoch gleichwertig provoziert (siehe auch **Kasten 8-2**).

Der Patient bestimmt die Geschwindigkeit der Tests. Sollten keine Symptome entstehen, dann kann der Untersucher den Einzeltest in-

Kasten 8-2: Kopfschüttel-Nystagmus

Der „Kopfschüttelnystagmus" – in erster Linie ein diagnostisches Instrument
Beim Kopfschüttel-Nystagmus umfasst ein Diagnostiker den Kopf von beiden Seiten und rotiert ihn 20 Mal schnell (mit ca. 2 Hz) nach rechts und links. Es sind kurze Bewegungsausschläge (Oszillationen), die im individuellen Normbereich der Kopfbewegung des Patienten stattfinden müssen. Der Patient soll beide Augen während der Bewegungen geschlossen halten und anschließend wieder öffnen. Im Anschluss beurteilt der Untersucher das typischerweise provozierte Nystagmus-Verhalten, um zwischen einer zentralnervösen Erkrankung und einer peripheren vestibulären Erkrankung zu differenzieren. So tritt beispielsweise bei Patienten mit einem dynamischen Ungleichgewicht zwischen linkem und rechtem Vestibularapparat, wie bei einer akuten unilateralen peripheren vestibulären Erkrankung, ein Nystagmus auf, der in Richtung des „besseren" Ohrs schlägt (Burgio et al. 1991; Hain et al. 1987). Bei gesunden Probanden wird im Übrigen kein Nystagmus erwartet.
Im Gegensatz zur Diagnostik sind in der Therapie sehr schnelle Kopfschüttelbewegungen mit hoher Wiederholungszahl oftmals ungeeignet, da sie zu einer unnötigen Überreizung und zur kurzfristigen Dekompensation des Gleichgewichtssystems führen. Geschwindigkeit, Wiederholungszahl und Dauer muss der Therapeut immer an den jeweiligen Patienten anpassen.
So reicht in der Untersuchung in der Regel eine aktive Rotation mit einer Wiederholungszahl von 5 in der individuell vom Patienten gewählten Geschwindigkeit wie im Testcode 15-09 aus, um den Schwindel zu reproduzieren.

tensivieren, indem dieser schneller oder mehrmals wiederholt wird. Er notiert Testgeschwindigkeit (langsam, schnell) und Wiederholungszahl. Zudem werden unmittelbar danach auftretende Symptome wie Schwindelqualität, -dauer und -intensität (mit der Visuellen Analogskala von 1–10), auffällige Augenbewegungen oder andere Symptome festgehalten. Daneben wird auf mangelnde Kontrolle von Haltung und Bewegung sowie Kompensationsbewegungen geachtet, um später spezifischer darauf einzugehen.

Abzuleitende therapeutische Maßnahmen: Sprechen die Ergebnisse der Tests für eine vestibuläre Erkrankung, wie zum Beispiel eine peripher vestibuläre Hypofunktion, dann ist sie durch wiederholte Lagerungen oder Bewegungen in bestimmten Fällen effektiv beeinflussbar. Der Behandler passt die Trainingsparameter an den Leistungsstand des einzelnen Patienten an (siehe Kapitel 11).

8.3.2 Dix-Hallpike-Test oder Semont-Test: Testcode 16

Dix-Hallpike-Test und Semont-Test stellen außerordentlich zuverlässige Tests dar, um einen posterioren benignen paroxysmalen Lagerungsschwindel (p-BPLS) festzustellen. Zuerst wird eine relativ schnelle große Kopfbewegung im Raum durchgeführt. Dabei kommt es darauf an, diese Bewegungen so korrekt wie möglich auszuführen, damit die frei beweglichen Otokonien im hinteren Bogengang sich in Bewegung setzen. Deshalb muss sich der zu untersuchende Bogengang genau parallel zur einwirkenden Schwerkraft befinden. Schließlich kommt es in der Endposition darauf an, die Rotationsstellung von 45° und die Lagerung des Kopfes über die Horizontale hinaus korrekt beizubehalten.

Weil der benigne paroxysmale Lagerungsschwindel (BPLS) einer der häufigsten Ursachen überhaupt für Schwindelattacken darstellt und Patienten sich der schwindelauslösenden Bewegungen nicht einmal bewusst sein müssen, gehören die spezifischen Lagerungstest des BPLS zu jeder Untersuchung mit Schwindelsymptomatik dazu.

Dix-Hallpike-Test

Ausführung: Beim Dix-Hallpike-Test (**Abbildung 8-19**) wird der Patient aus dem Langsitz – mit 45° zur untersuchenden Seite rotiertem Kopf – rasch in die Kopfhängelage nach hinten umgelegt (Dix & Hallpike, 1952). Der Kopf ist am Ende der Bewegung zwischen 20° und 30° negativ zur Horizontalen gelagert, am praktikabelsten auf einem dafür negativ eingestellten Kopfteil. Ein Kissen unter dem Brustkorb während der Testlagerung dient ersatzweise und hat über die vermehrte Extension der Wirbelsäule den gleichen Effekt auf die Lage des Kopfes im Raum.

Semont-Test

Ausführung: Im Unterschied zum Test nach Dix-Hallpike hat Semont (**Abbildung 8-20**) eine Variante der Ausgangsstellung gewählt. Im Englischen ist der Test auch unter „Side Lying Test" bekannt. Der Patient sitzt zuerst mit 45° Kopfrotation zur nicht zu untersuchenden Seite an der Langseite der Behandlungsbank – wie in der ersten Phase, des nach Semont ebenfalls benannten Befreiungsmanövers (Semont, Freyss, Vitte, 1988). Anschließend wird der Patient mit raschem Tempo auf die zu untersuchende Seite gelegt.

Achtung: Tücken in der Differenzierung zum zentralen Lageschwindel

Mit einer Lagerung des Kopfes in der rückwärtigen Kopf-Hänge-Lage wird in der Neurologie auch ein auszulösender zentraler Schwindel getestet. Relativ sichere Zeichen für einen zentralen Lageschwindel sind

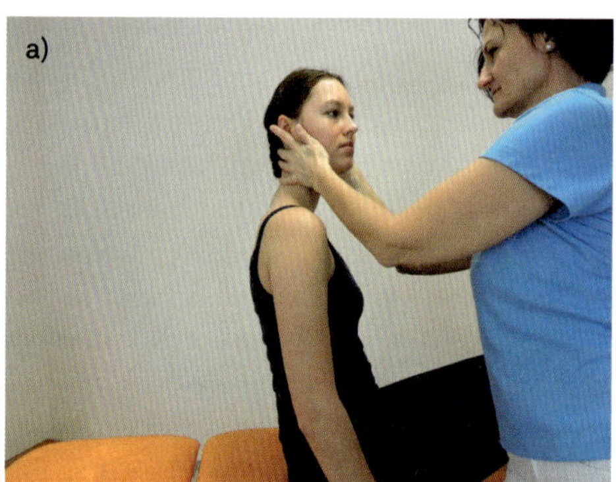

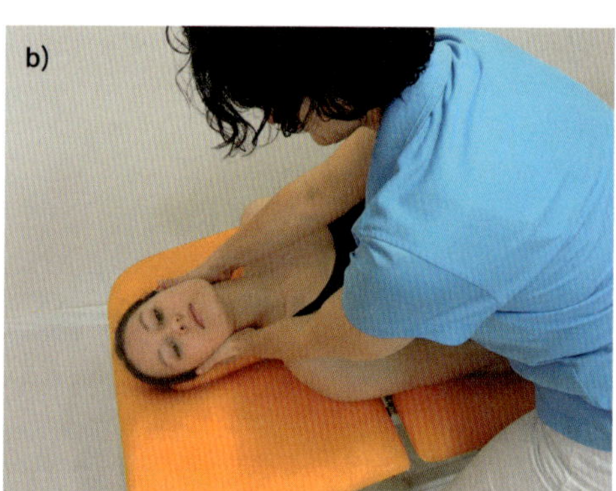

Abbildung 8-19: Dix-Hallpike-Test mit 45° rotiertem Kopf nach rechts zur Untersuchung des rechtsseitigen p-BPLS, a) Ausgangsposition im Langsitz und b) resultierende Endposition in Rückenlage

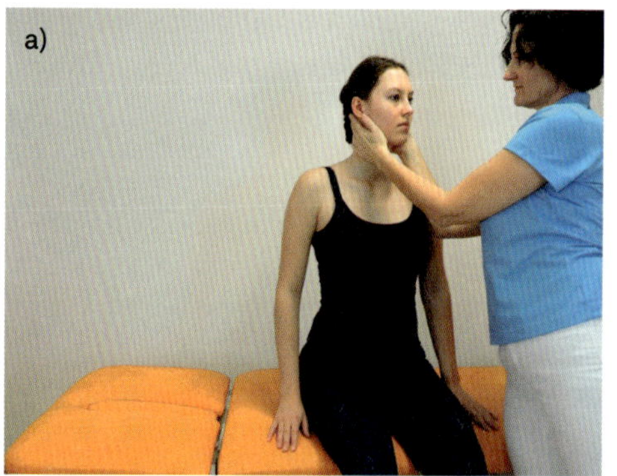

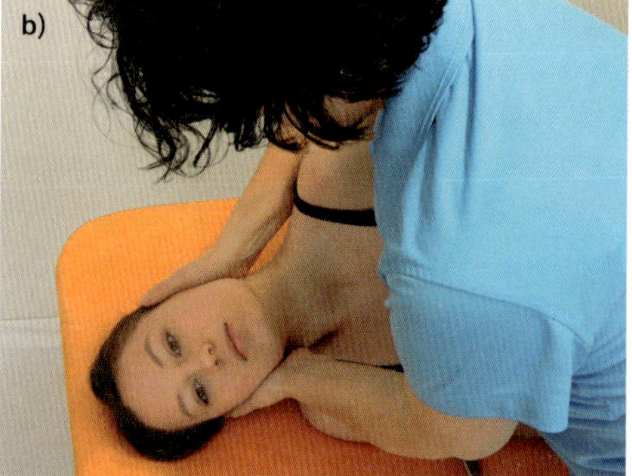

Abbildung 8-20: Semont-Test mit 45° rotiertem Kopf nach links zur Untersuchung des rechtsseitigen p-BPLS, a)Ausgangsposition im Seitsitz an der Bank und b) resultierende Endposition in Seitlage

ein rein rotatorischer Nystagmus oder ein Downbeat- bzw. Upbeat-Nystagmus mit einer rein vertikalen Ausrichtung (**Kasten 8-3**). Hinzu kommt beim zentralen Lageschwindel, dass der Nystagmus nicht mit der Ebene des zu stimulierenden Bogengangs korrespondiert (Strupp, 2018) und dass andere typische neurologische Zeichen auftreten.

Testbewertung: Die Testkriterien, die zu einem positiven Ergebnis von Dix-Hallpike oder Semont-Test führen, sind im Konsensus Papier der Bárány-Gesellschaft detailliert beschrieben (Brevern et al., 2015). Folgende charakteristische Kriterien müssen erfüllt sein: ein ansteigender und danach wieder absteigender Charakter von ausgelöstem Schwindel und Nystagmus, ein Verschwinden der Symptome nach ca. 30 s bis maximal 1 min und ein zum unteren Ohr gerichteter rotatorischer Nystagmus, der eine Up-Beat-Komponente aufweist (**Tabelle 8-6**). Der Untersucher testet stets beide Seiten. Mit einer Nystagmus-Brille nach Frenzel (Kasten 8-3) ist das charakteristische Nystagmus-Muster sehr gut zu erkennen; jedoch lässt es sich bei diesen Lagerungstests auch ohne diese Brille beurteilen (Bornstein & Lempert, 2017).

Dem Untersucher stehen bei Schwindel nur wenige verlässliche Tests ohne Zuhilfenahme von technischen Instrumenten zur Verfügung. Dagegen haben die beiden Lagerungstests für den p-BPLS verhältnismäßig verlässliche Gütekriterien. Nach einer Studie von Halker und Mitarbeiter beträgt die Sensitivität beim Dix-Hallpike-Test 79 % und die Spezifität 75 % und beim Semont-Test wird die Sensitivität mit 90 % und die Spezifität mit 75 % angegeben (Halker et al., 2008). Demnach kann der Untersucher einen der Tests auswählen und sein positives Ergebnis spricht mit einer hohen Wahrscheinlichkeit für einen p-BPLS. Jedoch ist zu bedenken, dass bei einem negativen Ergebnis der p-BPLS nicht vollständig auszuschließen ist (Teixeira & Machado, 2006).

Abzuleitende therapeutische Maßnahmen: Im Abschluss an ein positives Testergebnis sind die Befreiungsmanöver nach Epley oder Semont indiziert (siehe Kapitel 11). Im Übrigen, wer die Ursache des BPLS und seine Auswirkungen auf die Gleichgewichtssteuerung versteht (siehe Kapitel 7), kann nachvollziehen, dass selbstverständlich leichte Restsymptome von Schwindel über Tage oder auch länger noch bestehen bleiben können, bis es zur Neuanpassung des Gleichgewichtssystems kommt. In diesen Fällen ergreift der Therapeut nach einem erfolgreichen Befreiungsmanöver weitere Untersuchungstests aus der Testbatterie und leitet bei positiven Ergebnissen zusätzliche Behandlungsmaßnahmen der vestibulären Rehabilitation ab (siehe Kapitel 11). Hierbei kann es sich um diverse Übungen je nach Zusatzbefund

Tabelle 8-6: Kriterien für ein positives Testergebnis der Lagerungstests des p-BPLS

Testergebnis beim posterioren Benignen Paroxysmalen Lagerungsschwindel
Zunehmendes individuell sehr heftiges Drehschwindelgefühl des Patienten
Beobachtung eines charakteristischen rotatorischen geotropen (zum untenliegenden Ohr schlagenden) Nystagmus, kombiniert mit einer vertikalen Up-Beat-Komponente (zur Stirn schlagend)
Typischerweise Einsetzen von Nystagmus und Schwindel kurz nach der Einnahme der Kopflagerung (mit einer Latenzzeit von 1–5 s)
Anfängliches Zunehmen, Bestehenbleiben und dann langsames Abnehmen von Nystagmus und Schwindel (Crescendo-Decrescendo-Charakter)
Verschwinden der Symptome nach ca. 15–30 s, max. nach 1 min

Kasten 8-3: Physiologisches und pathologisches Nystagmus-Verhalten

Physiologische Nystagmus-Formen, wie der optokinetische Nystagmus, dienen der Sehkonstanz bei Eigen- oder Fremdbewegungen. Auch der sogenannte Endstell-Nystagmus ist ein physiologischer Nystagmus, der bei Gesunden ab ca. 40° Seitblick an beiden Augen auftreten kann (Strupp, 2018). Er ist zumeist in weniger als 10 s erschöpflich. Bei okulomotorischen Tests wird der Endstell-Nystagmus vermieden, indem der Seitblick unter 30° getestet wird.

Zu den nicht-pathologischen Nystagmen zählt auch der Willkür-Nystagmus, der von wenigen Menschen, wie der Name es sagt, willkürlich auslösbar ist. Er ist gekennzeichnet durch einen raschen, kurzschlägigen horizontalen Pendel-Nystagmus (Laux & Krey 1975).

Pathologische Nystagmus-Formen verhindern die Sehkonstanz. In Abhängigkeit von der Störquelle, wie im peripheren Vestibularapparat, in bestimmten Hirnstammgebieten, im Kleinhirn oder multilokal, kommt es zu typischen Richtungsauslenkungen des Nystagmus. Er kann sich in verschiedenen Ebenen – horizontal, vertikal oder torsionell – abspielen. So gibt es beispielsweise einen rechts- oder linksschlagenden Nystagmus, einen Upbeat- oder Downbeat-Nystagmus, einen rotatorischen, einen richtungswechselnden oder einen multidirektionalen Nystagmus. Zudem können beide Augen im Vergleich unterschiedlich schlagen.

Neurologen können aus dem Nystagmus-Verhalten hinsichtlich Richtung, Schlagform und anderen Faktoren, auf die Lokalisation der Störquelle bzw. auf die zugrunde liegende Erkrankung schließen (Strupp, 2018). Für den Therapeuten sind die Nystagmus-Befunde, hinsichtlich Irritierbarkeit, Intensität und Dauer, für die Festlegung der spezifisch auf den Patienten angepassten Übungen von Bedeutung.

Verwendung der Nystagmus-Brille

Die Frenzel-Brille verdeutlicht das Nystagmus-Verhalten. Sie vermindert, aufgrund des hohen Dioptrien-Wertes der Linsen von 12 dpt, die Möglichkeit der visuellen Blickfixation. Nystagmen können deshalb nicht unterdrückt werden. Zudem kann der Nystagmus durch den zusätzlichen Vergrößerungseffekt sehr gut beobachtet werden. Optimale Bedingung finden sich mit Frenzel-Brille inklusive Beleuchtung in einem dunklen Raum ohne jegliche Möglichkeit der Fixation.

Im Gegensatz zu zentralen Läsionen können viele Patienten mit peripher vestibulären Erkrankungen einen Spontan-Nystagmus durch die Fixation der Augen auf ein Ziel hin unterdrücken (Brandt, 2003). Hat ein Betroffener jedoch eine Frenzel-Brille auf, so zeigt oder verstärkt sich die Intensität des Nystagmus deutlich.

In der ärztlichen Diagnostik von Schwindelerkrankungen wird die Videonystagmographie (eine Nystagmus-Brille mit eingebauter Kamera und Anschluss an einen PC) gerne genutzt.

und Patient handeln, von statischen oder dynamischen Gleichgewichtsübung bis zur Therapie an der HWS.

8.3.3 Pagnini-McClure-Test (Supine-Roll-Test): Testcode 17

Testausführung und Bewertung: Beim Pagnini-McClure-Test (engl. „Supine Roll Test“), liegt der Patient in Rückenlage mit 20–30° erhöhter Kopfposition, so dass sich der horizontale Bogengang in der Schwerkraftebene befindet. Dann wird aus der Mittelstellung eine schnelle Kopfbewegungen um bis zu 90° zu einer Seite und danach zur anderen durchgeführt (McClure, 1985) (**Abbildung 8-21**). Um Nackenproblemen entgegen zu wirken, ist es alternativ möglich, den ganzen Körper mitzudrehen (Nuti et al., 2016). Im Falle eines positiven horizontalen benignen paroxysmalen Lagerungsschwindels wird zu beiden Rotationsseiten Schwindel und ein jeweils richtungswechselnder Nystagmus ausgelöst. Grund für die beidseitige Auslösung ist die Lage der horizontalen Bogengänge, die

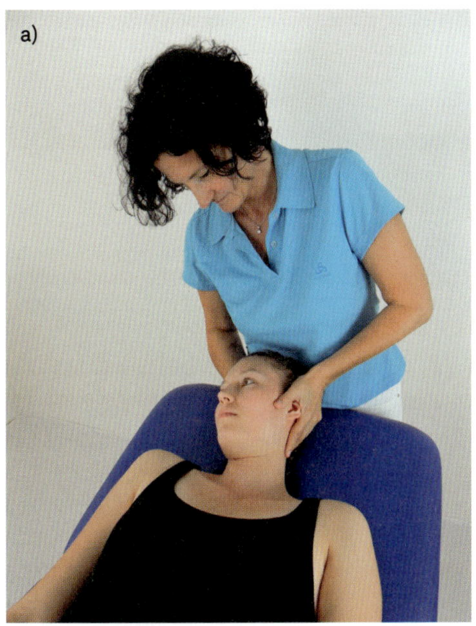

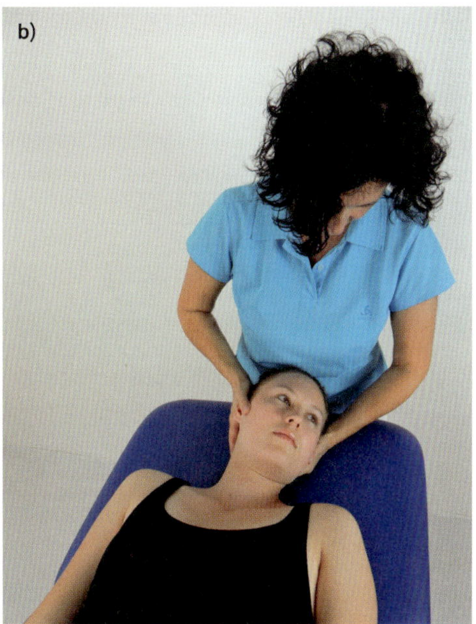

Abbildung 8-21: Pagnini-McClure-Test: Zügige bzw. schnelle Rotation des Kopfes (Lagerung 20–30° erhöhtes Kopfteil) aus der Mittelstellung zur einen und zur anderen Seite

während der gesamten Testung in jeder Rotationsrichtung parallel zur Schwerkraft liegen. Nur, zu einer Seite fallen Schwindel und Nystagmus in der Regel stärker aus. Zur Beurteilung ist eine Nystagmus-Brille von Vorteil. Der Nystagmus kann eine geotrope (zum unteren Ohr schlagende) oder eine apogeotrope (zum oberen Ohr schlagende) Richtung aufweisen (siehe Kapitel 7). Mit Hilfe des Nystagmus-Verhaltens und der anderen positiven Kriterien identifiziert der Untersucher den h-BPLS (Brevern et al., 2015) und schließt auf die betroffene Seite (**Tabelle 8-7** und **Tabelle 8-8**). Entweder befinden sich die Otokonien im hinteren Arm des horizontalen Bogengangs oder im vorderen nah an der Kupula (Vannucchi & Pecci, 2010). Wenn sie sich im hinteren ausgangsnahen Arm befinden, dann bewegen sie sich beim Seitrollen des Kopfes zur betroffenen Seite in Richtung Ampulle. Hierdurch wird die Kupula gemäß der Endolymph-Fließrichtung ausgelenkt und ein in der Regel deutlich sichtbarer geotroper Nystagmus entsteht. Diese geotrope Variante kommt häufiger vor. Demgegenüber bewirken Otokonien-Partikel im vorderen Arm, die in der Nähe oder sogar an der Kupula befestigt sind (= Kupulolithiasis), einen ausgeprägten apogeotropen Nystagmus, wenn der Kopf auf der nichtbetroffenen Seite gelagert ist.

Bei der geotropen Variante des h-BPLS dauert der Schwindel weniger als 60 Sekunden an, wohingegen er bei der selteneren apogeotropen Variante 60 Sekunden oder länger anhält. Darüber hinaus gibt es im letzteren Fall auch die Variante eines persistierenden Nystagmus. Mit anderen Worten, der Nystagmus dauert so lange an, wie die seitliche Lage des Kopfes beibehalten wird. Die Theorie der Kupulolithiasis kommt hier als Erklärung zum Tragen (Schuknecht, 1969) (siehe Kapitel 7). Hierbei hängen die schweren Otokonien-Partikel fest an der Kupula des Bogengangsorgans und bewirken bei Kopf-Seitlage eine Dauerauslenkung der Kupula.

Abzuleitende therapeutische Maßnahmen: An ein positives Testergebnis folgen die Befreiungsmanöver zum h-BPLS, die im Kapitel 11 zur Vestibulären Rehabiliation erläutert sind.

Tabelle 8-7: Kriterien für ein positives Testergebnis des h-BPLS (Canalolithiasis im ausgangsnahen hinteren Bogenarm)

Testergebnis beim horizontalen Benignen Paroxysmalen Lagerungsschwindel und geotropen Nystagmus
Drehschwindelgefühl des Patienten bei beiden Rotationsseiten; mit Kopfrotation zur betroffenen Seite stärker ausgeprägt
Beobachtung eines zu beiden Rotationsseiten charakteristischen geotropen (zum jeweils untenliegenden Ohr schlagendenden) Nystagmus; mit Kopfrotation zur betroffenen Seite stärker ausgeprägt
Typischerweise zeitgleiches Einsetzen von Nystagmus und Schwindel nach der Einnahme der Kopflagerung oder mit einer sehr kurzen Latenzzeit
Anfängliches Zunehmen, Bestehenbleiben und dann langsames Abnehmen von Nystagmus und Schwindel (Crescendo-Decrescendo-Charakter)
Verschwinden der Symptome nach max. 1 min

Tabelle 8-8: Kriterien für ein positives Testergebnis des h-BPLS (Canalolithiasis oder Cupulolithiasis im vorderen Bogenarm)

Testergebnis beim horizontalen benignen paroxysmalen Lagerungsschwindel und apogeotropen Nystagmus
Drehschwindelgefühl des Patienten bei beiden Rotationsseiten; mit Kopfrotation zur gesunden Seite stärker ausgeprägt
Beobachtung eines zu beiden Rotationsseiten charakteristischen apogeotropen (zum jeweils obenliegenden Ohr schlagendenden) Nystagmus; mit Kopfrotation zur gesunden Seite stärker ausgeprägt
Typischerweise zeitgleiches Einsetzen von Nystagmus und Schwindel nach der Einnahme der Kopflagerung oder mit einer sehr kurzen Latenzzeit
Anfängliches Zunehmen, Bestehenbleiben und dann langsames Abnehmen von Nystagmus und Schwindel (Crescendo-Decrescendo-Charakter); mit Ausnahme der persistierenden Form
Verschwinden der Symptome länger als 1 min oder persistierend, solange die Kopflage beibehalten wird

Achtung: Tücken des h-BPLS

Für den Anfänger ergeben sich Schwierigkeiten in der Beurteilung des Pagnini-McClure-Tests beziehungsweise ob es sich um einen h-BPLS oder p-BPLS handelt. Da der h-BPLS in der freien Praxis wesentlich weniger vorkommt, geht der Untersucher womöglich anfänglich von einem p-BPLS aus. Eine teilweise Symptomreproduktion durch den Dix-Hallpike oder Semont-Test ist nicht auszuschließen. Im Vergleich jedoch sind die Symptome, wenn es sich um einen h-BPLS handelt, beim Pagnini-McClure-Test viel deutlicher auslösbar. Kleine Unterschiede zum p-BPLS zeigen sich zudem vorher in der Anamnese (siehe Kapitel 7).

Im Gegensatz zum p-BPLS können beim h-BPLS wegen der horizontalen Lage der Bogengänge zur Schwerkraft sogenannte pseudospontane Nystagmen in aufrechten Kopfpositionen bzw. -drehungen auftreten. Sie stellen ein weiteres Differenzierungsmerkmal dar (Nuti, D. et al. 2016). Der Untersucher kann deshalb zusätzlich einen vorhandenen Spontan-Nystagmus beim Geradeausblick (siehe Kapitel 8.4.1) überprüfen. Eine weitere Schwierigkeit kann auftauchen, wenn die Seite mit dem stärkeren Nystagmus nicht eindeutig zu identifizieren ist, also beide Seiten nahezu gleiche Symptome auslösen. Hier ist eine Frenzel-Brille hilfreich. In größeren klinischen Einrichtungen stehen videookulare Messverfahren zusammen mit weiteren Testvarianten, wie dem Bow-und-Lean-Test (Choung et al. 2006), zur Verfügung, um die richtige Seite verlässlich bestimmen zu können, sodass der Patient im weiteren Zweifelsfall an eine solche Spezialeinrichtung zu verweisen ist.

8.3.4 Schellong-Test bei orthostatischer Dysregulation: Testcode 18

Bei der orthostatischen Dysregulation ist der menschliche Körper nicht in der Lage, während und nach dem Übergang von einer niederen Position wie dem Liegen zu einer aufgerichteten Position wie dem Stehen, die notwendigen schwerkraft bedingten Blutumverteilungen ausreichend zu gewährleisten. Ursache hierfür können diverse pathologische Mechanismen wie eine orthostatische Hypotonie, eine posturales orthostatisches Tachykardie-Syndrom oder eine neurokardiogene Synkope sein (Freeman et al., 2011), die hier nicht weiter ausgeführt werden und deren Feststellung einer weiterführenden ärztlichen Diagnostik bedarf. Der Test ist nach dem deutschen Internisten Fritz Schellong (1891–1953) benannt.

Testauswahl: Wird dem Patienten beim Hochkommen vom Liegen in den Sitz oder vom Sitz in den Stand sowie beim Hochkommen aus einer vorgebückten Haltung oder der Hocke schwindelig, so ist im Zweifelsfall bzw. bei fehlender Diagnose eine Differenzierung des vestibulären Schwindels zu einer orthostatischen Dysregulation notwendig. Die Symptome reichen dabei von leichtem Schwindel bis hin zum unerwarteten Sturz wegen einer kurzfristigen Bewusstlosigkeit (**Tabelle 8-9**) (Diehl & Linden, 1999).

Wenn der Schwindel oder andere Begleitsymptome wie Sehstörungen, Atem-, Bein- oder Hinterkopf-Nacken-Beschwerden im Stehen vorhanden sind, jedoch im Sitzen oder Liegen verschwinden oder wenn der Schwindel typischerweise nach den Mahlzeiten auftritt, deutet das auf eine Fehlregulation des Blutdrucks hin (Gibbons et al., 2017).

Ausführung und Bewertung: In der ersten Phase des Schellong-Tests liegt der Patient für 10 min. Dann werden Herzfrequenz und Blutdruck unmittelbar vor dem Aufstehen gemessen und notiert. Jetzt darf der Patient zügig aus dem Liegen hochkommen und neben der Liege stehen. Unmittelbar, 1, 2 und 5 min nach dem Aufstehen werden Herzfrequenz und Blutdruck erneut gemessen und notiert und anschließend bewertet (Winker et al., 2005). Zudem achtet der Untersucher auf Symptome und notiert sie. Sollte während des Tests eine Synkope drohen, darf der Patient sich festhalten bzw. hinsetzen und der Test wird gegebenenfalls beendet. Physiologisch erhöht sich beim Erwachsenen die Herzfrequenz nach dem Aufstehen aus dem Liegen um 10–20 Schläge/min. Beim Blutdruck beträgt die mittlere Erhöhung des diastolischen Wertes 5 mmHg bei praktisch gleichbleibendem systolischem Wert (+/– 5 mmHg).

Im Falle der orthostatischen Hypotonie verändert sich das Blutdruckverhalten nach dem Aufstehen. Der systolische Wert fällt um ≥ 20 mmHg oder der diastolische Wert um ≥ 10 mmHg (Freeman et al., 2011). Zumeist findet dieser Blutdruckabfall zusammen mit den Schwindelsymptomen innerhalb der ersten drei Minuten nach dem Aufstehen statt. Das posturale orthostatische Tachykardie-Syndrom äußert sich in der zehnminütigen Stehphase durch einen Anstieg der Herzfrequenz um ≥ 30 HF/min oder auf absolute ≥ 120 HF/min, wobei der Blutdruck um nicht mehr als 20 mmHg systolisch und 10 mmHg diastolisch abfällt. Ein drohender

Tabelle 8-9: Typische Symptome der orthostatischen Dysregulation

Anamnestische Hinweise einer orthostatischen Dysregulation	
• Zunehmendes Benommenheitsgefühl	• Verstärkung der Symptome bei längerem Stehen
• Schwarzwerden vor Auge	• Standunsicherheit
• Leere im Kopf	• Übelkeit
• Verschwommensehen	• Herzklopfen
• Ohrensausen	• Zittern
• Müdigkeit	• Hitzewallungen
• Denkbeeinträchtigung	• Mund- und Augentrockenheit
• Schulter-Nacken-Schmerzen	• Bewusstseinsverlust und Sturz
• Schwächegefühl	• Bedürfnis, sich zu setzen oder hinzulegen
• Kopfschmerzen	

oder tatsächlicher Bewusstseinsverlust, also eine Präsynkope oder Synkope, tritt bei einem Abfall des systolischen Wertes um ≥ 50 mmHg ein. Der Bewusstseinsverlust allerdings muss in der therapeutischen Untersuchung durch frühzeitiges Wiederhinsetzen oder -legen auf jeden Fall vermieden werden. Bei einem positiven Testergebnis bestätigt der Schellong-Test sehr zuverlässig eine orthostatische Dysregulation. Unabhängig von der Ursache liegt nach Winker et al. (2005) die Sensitivität bei 100 %. Im Falle eines negativen Testergebnisses jedoch, kann sie nicht ausgeschlossen werden, weil die Spezifität je nach zugrundeliegender Erkrankung nur mit 31–61 % angegeben wird.

Abzuleitende therapeutische Maßnahmen: Nicht abgeklärte Fälle einer orthostatischen Intoleranz sollten in jedem Fall ärztlich untersucht werden. Bei älteren Patienten wirken nicht selten Medikamente auslösend oder verschlimmernd wie Blutdrucksenker oder Diuretika. Zudem erhöhen neurologische Erkrankungen wie Diabetes, Parkinson, Multiple Sklerose und autonome Neuropathien die Wahrscheinlichkeit der orthostatischen Dysregulation (Low, 2008). Auch im Kindes- und Jugendalter treten orthostatisch bedingte Regulationsstörungen des Herz-Kreislauf-Systems verbunden mit Hypotonie bis hin zu Synkopen auf, die zumeist gutartig sind (McLeod, 2003). Eine ärztliche Abklärung ist hier dennoch angezeigt. Moderates Ausdauertraining, das von der Schwerkraft wenig beeinflusst ist, wie Rudern, Radfahren oder Schwimmen oder ein dosiertes Krafttraining der unteren Extremität, sind bei orthostatischen Dysregulationen empfehlenswert und können die Herz-Kreislauf-Regulation verbessern (Gibbons et al., 2017).

8.4 Okulomotorische Tests

Funktionieren die Augenmuskeln und deren Ansteuerung, dann sind exakte Platzierung eines Objektabbildes auf der Netzhaut und Blickstabilisierung, sprich die Vermeidung von Blickverschiebungen, gewährleistet. Eine Blickstabilisierung hin auf ein festes oder sogar auf ein sich bewegendes Sehziel während sich gleichzeitig Kopf und Körper bewegen, ist nur durch ein komplexes Zusammenspiel der intakten okulomotorischen Funktionen gewährleistet (**Tabelle 8-10**).

Tabelle 8-10: Funktionen der Okulomotorik

Okulomotorische Funktion	Erläuterung
Okuläre Fixation bzw. Blickhaltefunktion	Eine stabile Augenposition bei der Fixation eines Objektes ist durch ein stetes aktives Zusammenspiel der Augenmuskeln normalerweise möglich.
Vergenzbewegungen	Der Sehachsenwinkel ändert sich beim Fixieren eines Gegenstandes, der sich den Augen annähert oder sich davon entfernt, damit er scharf und ohne Doppelbild gesehen wird.
Langsame Blickfolgebewegungen	Langsam bewegte Bilder werden willkürlich mit einer angemessenen stabilen Augenbewegung in alle Richtungen verfolgt und in jeder Position scharf gesehen.
Sakkadische Augenbewegungen	Sakkaden bestehen aus einer schnellen Augenbewegung in eine neue Position zur Erfassung des und dem anschließenden Halten der Augen auf den neuen Fixpunkt.
Optokinetischer Nystagmus	Ein physiologischer optokinetischer Nystagmus entsteht, wenn man schnell bewegte Gegenstände mit den Augen verfolgt oder selbst als bewegtes Objekt (z. B. aus einem Zug) fixe Gegenstände betrachtet.
Vestibulookulärer Reflex	Vom vestibulären System wird eine Augenbewegung während einer Kopfbewegung reflektorisch ausgelöst, die dieser entgegengerichtet ist und dafür sorgt, dass ein fixiertes Objekt im Blickfeld bleibt.
Zervikookulärer Reflex	Die reflektorischen Funktionen zwischen HWS und Augen sind beim Gesunden soweit zurückgedrängt, dass der zervikookuläre Reflex nicht isoliert analysierbar ist (Reker, 1983). In bestimmten Fällen allerdings, wie beim beidseitigen Vestibularis-Ausfall, ist in einer Rotationsstellung des Kopfes gegenüber dem Rumpf der zervikookuläre Reflex deutlich nachweisbar.

Störungen zeigen sich für den Untersucher in vielfältiger Form wie Augenfehlstellungen, Asymmetrien der Augenbewegungen, Nystagmen, unwillkürliche Blicksprünge, zu kurze verlangsamte oder überspringende Augenbewegungen mit Korrektursakkaden oder Fehlstellung bzw. Mitbewegungen des Kopfes oder auch des Kiefers. Horizontale oder vertikale Achsabweichungen der Augen können angeboren oder erworben und zentral sowie peripher verursacht sein. Ferner äußern die Patienten unterschiedliche Symptome, die mit der visuellen Dysfunktion in Verbindung stehen (**Tabelle 8-11**), gleich zu Beginn in der Anamnese. So manche Symptome und Defizite geben sich erst auf Nachfragen oder mit der Funktionsuntersuchung der Augen zu erkennen.

Okulomotorische Tests in der Therapie dienen der Feststellung von funktionellen Defiziten im okulomotorischen System (**Tabelle 8-12**). Dabei stehen die Augen in enger reflektorischer Verbindung mit anderen sensomotorischen Systemen zur Aufrechterhaltung des menschlichen Körpers wie Innenohr oder HWS. Bestehen an ihnen Störungen oder an deren zentraler Verarbeitung, führt das zwangsweise zu Auswirkungen auf die Augen und umgekehrt. Störungen in einem System haben also immer auch Einfluss auf die anderen.

In der neurologischen Untersuchung dienen okulomotorische Tests der Diagnosestellung von peripheren und zentralen Schwindelerkrankungen (Heide, 2011; Strupp et al., 2011) oder Augenerkrankungen (Diener, 2012). In der vestibulären Therapie hingegen werden die Tests in

Tabelle 8-11: Anamnestische Gesichtspunkte einer Sehfunktionsstörung in Verbindung mit einer okulomotorischen Dysfunktion.

Typische Symptome bei Sehfunktionsstörungen/okulomotorischer Dysfunktion	Beispiele für symptomverstärkende Tätigkeiten/Auslöser
• Doppelbilder • Verschwommensehen • Lichtempfindlichkeit (Photophobie) • Zittern/Bewegen des Bildes (Oszillopsien) • Unscharfes Sehen • Fehlen von Bildteilen • Grauschleiersehen • Schwinden des Bildes beim Fixieren • Bild verändert seine Tiefenschärfe • Erscheinen grauer Flecken im Bild • Schwindende Farbintensität • Schwankendes Sehvermögen zu bestimmten Tagen/Tageszeiten	• Lesen • Lange Computerarbeit • Fernsehen/Kino (3 D Filme/schnelle Bildfolgen) • Bei oder nach Regen Auto fahren • Ermüdung oder Erschöpfung • Scrollen über Computerbildschirme • Aus dem fahrenden Zug schauen • Durch den Supermarkt/eine Menschenmenge gehen • Nachts an einer befahrenen Straße entlang gehen • Durch den Herbstwald (flatternde Blätter) gehen • Emotionaler Stress/psychische Belastung

Tabelle 8-12: Beurteilungskriterien okulomotorischer Tests

Kriterium	Erläuterung
Korrektursakkaden	Wird ein Blickziel nicht erreicht, erfolgt ein Blicksprung (= Korrektur-Sakkade)
Nystagmen	Unwillkürliche sehr schnelle Rückstellbewegungen (= Nystagmen) erfolgen nach einem Augendrift
Kopfstellungen oder -bewegungen	Änderungen der Kopfstellung stehen mit Dysfunktionen der Augenmotorik in Verbindung
Symptom-reproduktion	Ausgelöste typische Symptome okulomotorischer Störungen bestätigen das positive Testergebnis

der Befunderhebung genutzt und Symptome reproduziert, um sie in abgewandelter Form und angepasster Dosierung erfolgreich in einem anschließenden Training einzusetzen (Hall et al., 2016). Wichtige Beurteilungskriterien der Tests für den Therapeuten sind auftretende Korrektursakkaden, Nystagmen, Kopfstellungen oder -bewegungen und ausgelöste Symptome (Tabelle 8-67). Bei chronischen Nackenbeschwerden, insbesondere nach Schleudertraumata, treten neben diversen Symptomen auch häufig Augenbewegungsstörungen auf (Della Casa et al., 2014; Treleaven et al., 2011). Deshalb sind die Tests der Augenbewegungen nicht allein bei Schwindelerkrankungen oder Augenerkrankungen, sondern auch bei zervikalen Dysfunktionen aufschlussreich und deshalb zu überprüfen.

Merke: Weil die Tests in dieser Testbatterie in erster Linie der Therapieplanung dienen, sind sie nicht hinreichend für die Differenzialdiagnostik von vestibulären, visuellen oder zentralen Erkrankungen geeignet.

8.4.1 Blickfixation und Blickhaltefunktion: Testcode 19

Die Fixation eines Ziels kann für Patienten mit Craniocervicalen Syndromen in Abhängigkeit von zentralen oder peripheren Erkrankungen bereits schwierig oder unmöglich sein. Nystagmen, Korrektursakkaden und typische Sehbeeinträchtigungen sind die Folge. Die Nutzung der Nystagmus-Brille in der Untersuchung bringt Defizite in der Blickhaltefunktion der Augen deutlicher hervor.

Der Geradeausblick

Bevor der Therapeut die okulomotorische Testreihe beginnt, ist es empfehlenswert die Motilität der Augen einmal im Überblick zu überprüfen. Der Patient wird hierzu aufgefordert, ausgehend von der Primärposition (der Mittelstellung der Augen) die vier Kardinalbewegungen der Augen nach oben, unten, links, rechts durchzuführen. Sollten dabei bereits Schwächen oder koordinative Probleme der Augen auffällig werden, die nicht vollständig diagnostiziert sind, so sind ein Neurologe, Augenarzt oder Orthoptist hinzuzuziehen, um Ursachen der Augenmotilitätsstörungen abzuklären und eine adäquate Behandlung gegebenenfalls mit ihnen abzustimmen.

Ausführung und Bewertung: Beim Geradeausblick, der Primärposition der Augen, wird der Patient aufgefordert, geradeaus nach vorne zu schauen (**Abbildung 8-22a**). Normalerweise ist die Augenposition beim Geradeausblick auf ein Ziel hin gerichtet stabil. Sie erfordert ein aktives Zusammenspiel der Augenmuskeln und ist nicht nur ein Weglassen von Augenbewegungen. Der Untersucher beurteilt zum einen die Augenstellung im Hinblick auf horizontale oder vertikale Achsabweichungen, zum zweiten mögliche auftretende Nystagmen oder Korrektursakkaden. Des Weiteren achtet er auf eine kompensatorische Haltung der HWS oder auftretende Symptome wie Schwindel oder Anstrengung. Horizontale Achsabweichungen der Augen deuten auf ein latentes oder manifestes Schielen hin. Die vertikale Divergenz, also wenn die Augen in der vertikalen Ebene abweichen, ist ein Zeichen einer zentralen Dysfunktion (Tarnutzer et al., 2016) (siehe auch Kapitel 3). Darüber hinaus erkundet der Untersucher mit Hilfe der Frenzel-Brille die Blickhaltefunktion und auftretende Nystagmen (**Abbildung 8-22b**). Spontan-Nystagmen beim Geradeausblick sind insbesondere typisch bei zentralen Dysfunktionen. Sie können auch bei einer peripheren Dysfunktion auftreten, werden jedoch durch visuelle Fixation zumeist unterdrückt (Brandt, 2003). Die Nystagmus-Brille nach Frenzel unterstützt die Beurteilung eines Nystagmus, denn mit ihr ist die Fixation des Blickes auf ein Zielobjekt hin nicht möglich.

Alternierender Abdecktest

Ausführung und Bewertung: Der Patient wird beim alternierenden Abdecktest (**Abbildung 8-22c** und **8-22d**), (engl. „Alternate Cover Test"), aufgefordert, ein Objekt vor sich – wie zum Beispiel den Untersucherfinger – mit den Augen zu fixieren. Der Test offenbart nach dem jeweiligen kurz hintereinander wechselndem Ab- und Wiederaufdecken des einen und des anderen Auges vertikale oder horizontale Einstellbewegungen der Augen. Bei Anzeichen auf Achsabweichungen der Augen setzt der Untersucher den alternierenden Abdecktests gerne ein, um durch den schnellen Wechsel der Zielfixation des einen Auges und des anderen Auges Schwächen oder Koordinierungsprobleme deutlich zu machen. Besteht eine vertikale Achsabweichung – typisch bei zentralen Störungen (siehe Kapitel 3) – macht das eine Auge beim Wiederaufdecken, sprich in der Refixationsphase, eine Bewegung nach unten und das andere Auge eine Bewegung nach oben.

Exzentrischer Blick

Ausführung und Bewertung: Nach dem Geradeausblick wird der Patient aufgefordert, aus der Mitte heraus die Blickrichtung zu ändern und zu halten, zum Beispiel: „Halten Sie den Blick bitte nach rechts gerichtet! Und dann nach links! Und jetzt nach oben! Nun nach unten!" Der Untersucher achtet bei den Blickpositionen darauf, dass die Augen nicht mehr als 30° von der Mittellinie abweichen, um einen physiologischen Endstell-Nystagmus zu vermeiden. Die Blickhaltefunktion der Augen kann am besten mit dem zusätzlichen Einsatz der Frenzel-Brille beurteilt werden.

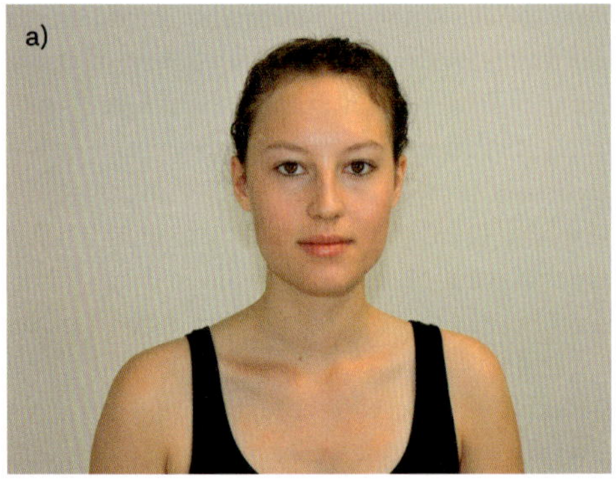

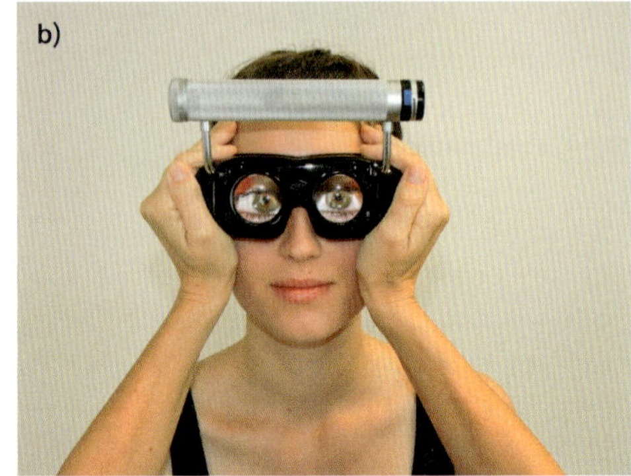

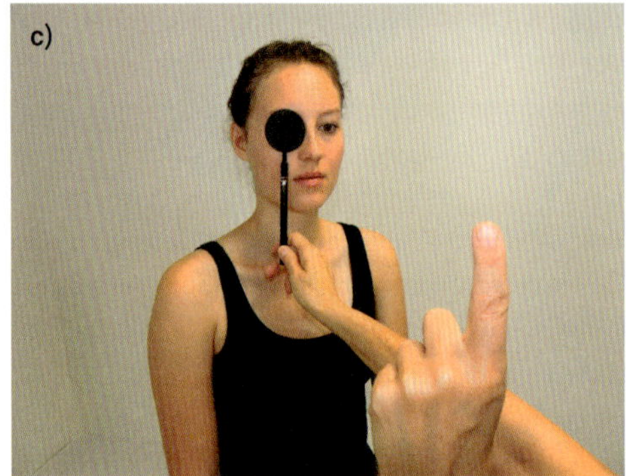

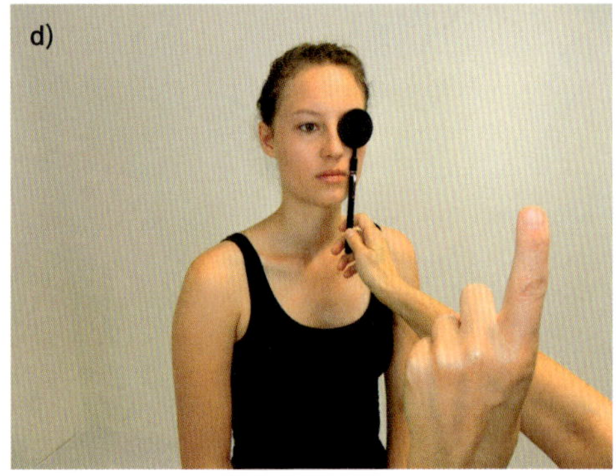

Abbildung 8-22: Blickfixation: Geradeausblick a) ohne, b) mit Nystagmus-Brille, c-d) mit dem alternierender Abdecktest

Hauptbeurteilungskriterien sind Stellung der Augenachsen, auftretende Nystagmen oder Korrektursakkaden und ob der Patient Symptome äußert. Bezüglich eines positiven Nystagmus gibt es folgende Interpretationsmöglichkeiten (siehe auch **Kasten 8-3**): Ein isolierter richtungsbestimmter unilateraler horizontaler torsioneller Blickrichtungs-Nystagmus, der vor allem mit der Nystagmus-Brille erkennbar ist, ist typisch bei einer peripher vestibulären Dysfunktion, wie bei der akuten peripheren unilateralen Vestibulopathie und oft verbunden mit starkem Schwindel. Bei zentralen Dysfunktionen ist keine Fixationssuppression möglich, das bedeutet der Nystagmus ist auch ohne Brille gut zu erkennen. Bilateraler horizontaler oder unilateraler/bilateraler vertikaler Nystagmus sind typisch für eine Hirnstamm- oder Kleinhirn-Dysfunktion. Multidirektionaler Nystagmus ist bei diversen zentralen Dysfunktionen, auch bei Alkohol oder Medikamenten, möglich.

Abzuleitende therapeutische Maßnahmen bei Dysfunktionen der okulären Fixation und Blickhaltefunktion: Zeigen sich Auffälligkeiten der Augen, die zur Diagnose des Patienten passen wie zum Beispiel eine Migräne, eine akute periphere Schwindelerkrankung oder eine Augenerkrankung, dann stellen der Geradeausblick und der exzentrische Blick den Anfang einer Reihe von okulomotorischen Funktionsprüfungen dar, die Aufschluss über einen effektiven Therapieansatz geben. Blickfixations-Übungen sind oft erste grundlegende Übungen in einer Therapie. Ohne eine ausreichende Differenzialdiagnostik hingegen, gehören Patienten mit Auffälligkeiten bei der okulären Fixation in Zusammenhang mit Craniocervicalen Syndromen zur Abklärung in eine ärztliche Betreuung.

8.4.2 Vergenzbewegungen der Augen: Testcode 20

Es gibt konvergierende und divergierende Augenbewegungen. Bei einer intakten Konvergenz führen rechter und linker medialer Rektusmuskel beider Augen eine koordinierte Bewegung in Richtung der Mittellinie, sprich zur Nase hin, durch. Konvergenzbewegungen entstehen beim Fixieren eines Objektes, das sich den Augen nähert, um das Objekt als ein zusammengeführtes Bild auf den Netzhautpunkten einzufangen (**Abbildung 8-23**). Im Gegensatz kommt es bei sich entfernenden Objekten durch die koordinierte Kontraktion der lateralen Rektusmuskeln zur Divergenzbewegung der Augen. Der Sehachsenwinkel ist umso kleiner, je weiter das Zielobjekt entfernt ist. Parallel stehen die Sehachsen nur bei unendlichem Abstand eines Sehziels (Straumann, 2002). Dyskoordination der medialen und lateralen Rektusmuskeln führt zu kraniozervikalen Beschwerden, vornehmlich zu Kopfschmerz, Verschwommensehen, Doppelbildern, visueller Ermüdung oder Bewegung beziehungsweise Flackern beim Lesen von Wörtern in der Nahsicht (García-Muñoz et al., 2014).

Ausführung und Bewertung: Der Patient wird aufgefordert ein Objekt oder den Therapeutenzeigefinger, der sich von einem entfernten Punkt (mindestens ein Meter) auf die Nase des Patienten zu- und wieder wegbewegt, mit beiden Augen zu folgen. Ein Abstand von zehn Zentimetern zum Fixationsobjekt wird dabei nicht unterschritten. Oder der Patient fixiert im Wechsel einen entfernten Punkt im Raum bzw. an der Wand und dann seinen eigenen Zeigefinger mit 10–20 cm Abstand von den Augen. Der Untersucher achtet auf Instabilitäten oder Asymmetrien bei den Konvergenz- und Divergenzbewegungen der Augen, ob die jeweilige Endposition der Augen gehalten werden kann und ob der Patient von Symptomen berichtet. Um die Belastbarkeit des okulomotorischen

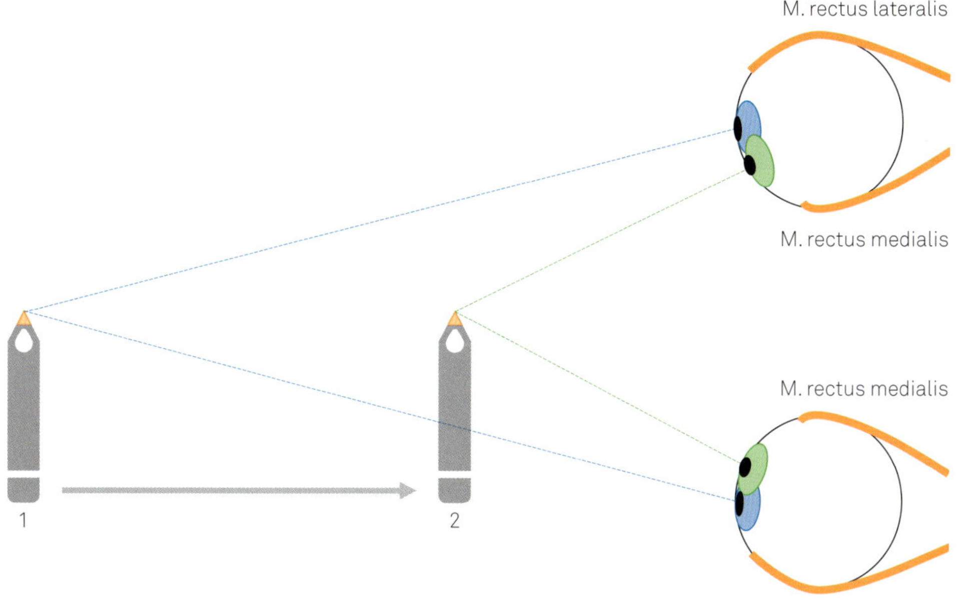

Abbildung 8-23: Ein Sehziel wie die Spitze eines Stiftes, das sich von Position 1 auf Position 2 bewegt, geht mit einer Konvergenzbewegung der Augen einher, die über die Mm. recti medialis und lateralis koordiniert wird

Systems zu testen, überprüft der Untersucher, ob sich Symptome oder Koordination nach mehrmaligen Wiederholungen verschlechtern. Zu beachten ist, dass die Vergenzbewegungen in physiologischer Weise zusammen mit einer beidseitigen Einstellung der Pupillengröße und der Linsenkrümmung (auch Linsen-Akkommodation bezeichnet) einhergehen, deren Dysfunktionen das Ergebnis der Testung beeinflussen können (Straumann, 2002).

Abzuleitende therapeutische Maßnahmen: Es gibt Erkenntnisse für die Wirksamkeit des okulomotorsichen Trainings bei blickmotorischen Dysfunktionen (Cacho-Martínez et al., 2009). So wirkt sich ein Training zum Beispiel bei milden traumatischen Kopfverletzungen positiv auf Vergenzbewegungen aus, reduziert Symptome und verbessert die visuelle Aufmerksamkeit (Thiagarajan & Ciuffreda, 2013). Bei einem auffälligem Befund der Vergenzbewegungen der Augen schließt der Therapeut ein Konvergenztraining an, wie zum Beispiel mit einer Konvergenzkette (siehe Kapitel 11). Die Abstimmung in der Therapie mit einem Facharzt bzw. Orthopisten wird bei Dysfunktionen an den Pupillen, der Linsen-Akkommodation oder in Verbindung mit einer anderen Augenerkrankung notwendig.

8.4.3 Langsame Folgebewegungen der Augen: Testcode 21

Das System langsamer Folgebewegungen kann die Abbildung eines Objektes auf der Netzhaut bis zu einer Geschwindigkeit von 100°/s stabil abbilden. Im Alltag ist die Geschwindigkeit von Objekten allerdings oft deutlich geringer, bei 30–40°/s (Thömke, 2016). Die Augen verfolgen dabei das Objekt mit genau der gleichen Geschwindigkeit. Diese langsamen Folgebewegungen erfordern zwischen der Netzhaut und den Augenmuskeln ein gut funktionierendes neuronales Netzwerk verschiedenster zentraler Steuerungsebenen, wie Hirnstamm, Kleinhirn und Großhirn. Durch dieses weit verbreitete Netzwerk reagieren langsame Folgebewegungen sehr empfindlich auf zentrale Läsionen.

Ausführung und Bewertung: Beim Blickfolgetest, (engl. „Smooth Pursuit Test“), sitzt der Patient in einer aufrechten stabilen Haltung und folgt einem Blickziel, das langsam horizontal und vertikal oder auch diagonal bewegt wird (siehe **Abbildung 8-24**). Das Blickziel befindet sich in einem Abstand von ca. 40 cm und kann ein Therapeutenfinger oder ein Gegenstand wie ein Kugelschreiber sein, den der Untersucher in der Hand hält.

Der Untersucher achtet auf Korrektursakkaden des Patienten, um die Bewegungsbahn einzuhalten, auf Nystagmen, auf kompensierende Kopfbewegungen und auf etwaige Symptome. Bei der Bewertung des Blickfolgetests ist zu beachten, dass Korrektursakkaden gegen Ende der Bewegungsbahn ebenso wie beim Richtungswechsel als normal bewertet werden. Dies ist besonders bei älteren Patienten der Fall. Treten jedoch in der Bewegungsbahn Korrektursakkaden oder Nystagmen auf, d. h., die Augenfolgebewegung läuft nicht glatt ab, weist dies auf eine gestörte Okulomotorik hin. Das Verfolgen eines Objekts mit den Augen unterliegt zentralen Funktionen und eine Störung spricht deshalb für eine Läsion im zentralen Nervensystem. Allseits sakkadierende Blickfolgestörungen sind typisch bei der Beteiligung mehrerer zentraler Strukturen. Wohingegen richtungsspezifische Sakkaden ein Zeichen für eine bestimmte zentrale Struktur sind. Bei peripher-vestibulären Erkrankungen ist die Blickfolge in der Regel unauffällig.

Darüber hinaus ist es wichtig beim Test der langsamen Folgebewegungen, den Provokationsreiz individuell an den Patienten zu adaptieren. Das bedeutet, die Ausgangstellung des Patienten und auch die Wiederholungsanzahl werden an die individuelle Beanspruchung des Systems im Patientenalltag angepasst. Der Test wird entsprechend schwerer gemacht, demnach zuerst im Sitzen, bei Unauffälligkeit im

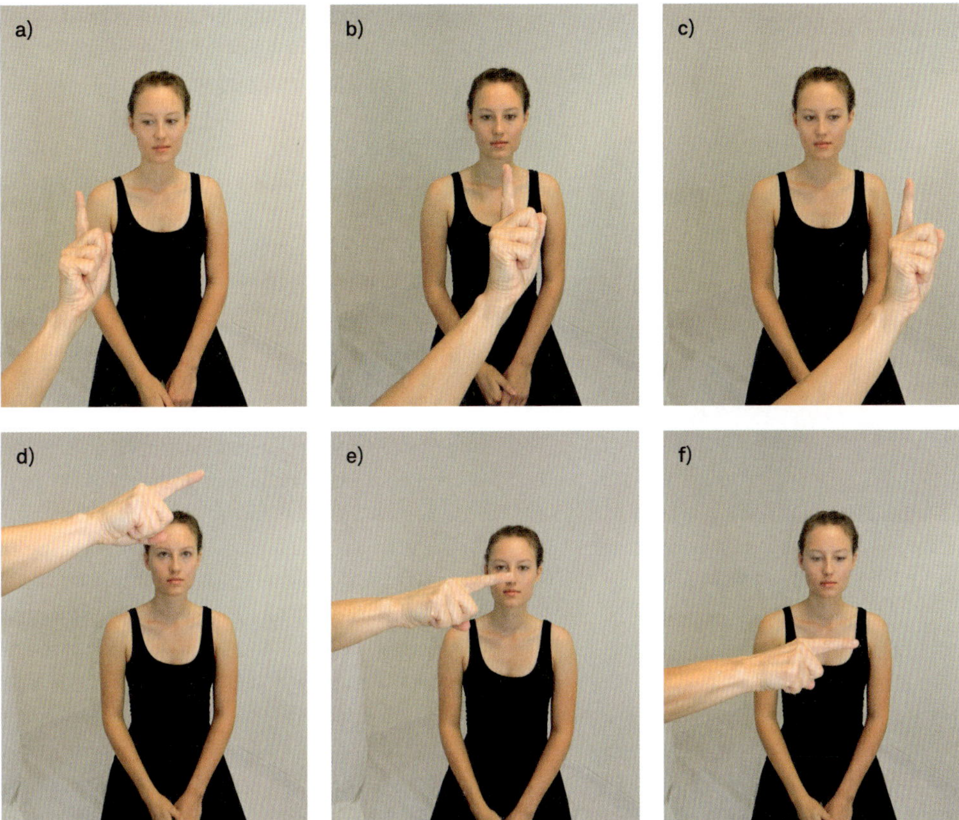

Abbildung 8-24: Langsame Blickfolgebewegungen: a) – c) in der horizontalen und d) – f) in der vertikalen Ebene

Stehen auf festen Untergrund oder als weitere Steigerung auf einer weichen Matte.

Nackenbeschwerden oder Schleudertraumata nehmen Einfluss auf Blickfolgebewegungen (Ischebeck et al., 2016; Janssen et al., 2015). Insbesondere in rotierter Kopfstellung zum Rumpf helfen Blickfolgebewegungen zur Aufdeckung okulomotorischer Störungen bei Patienten mit Schleudertrauma, die möglicherweise durch einen gestörten sensorischen Input aus der HWS verursacht sind (Treleaven et al., 2005). Deshalb wird der Patient bei Verdacht eines Einflusses der HWS aufgefordert, seinen Rumpf beim Test um ca. 30° zu einer Seite und im Anschluss auch zur anderen Seite zu drehen (**Abbildung 8-25**). Tritt eine Verschlechterung der Folgebewegungen der Augen im Vergleich zu einer neutralen Rotationsstellung ein, spricht dies für eine zervikale Komponente. Der Blickfolgetest mit rotierter Kopfstellung (engl. „Smooth Pursuit Neck Torsion Test"), weist bei Patienten nach Beschleunigungstrauma eine Sensitivität von 72% und eine Spezifität von 92% auf (Tjell et al., 2002).

Abzuleitende therapeutische Maßnahmen: Es ist abhängig von der Expertise des Therapeuten, wie er die Funktion bzw. Dysfunktion der Blickfolgebewegungen einschätzt: Ist eine auffällige Augenfolgebewegung auf mangelnde, aber trainierbare Koordination zurückzuführen oder muss eine weitere medizinische Untersuchung zur weiteren Abklärung der zentralen

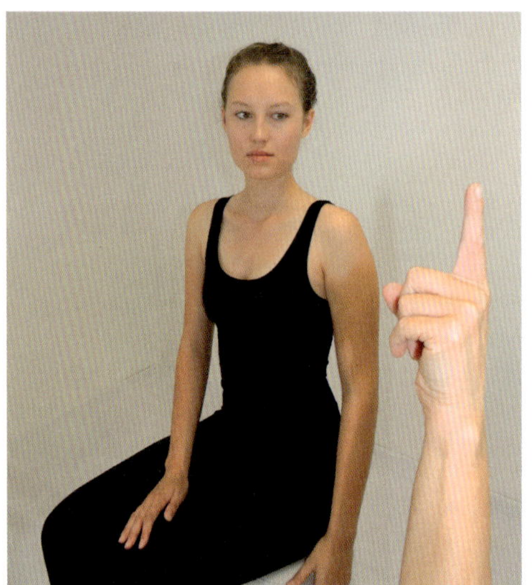

Abbildung 8-25: Blickfolgebewegungen mit rotierter Kopfstellung zum Rumpf, hier: rechtsrotierte Rumpfstellung mit resultierender links rotierter Kopfstellung

Störung in Erwägung gezogen werden (Bornstein & Lempert, 2017; Herdman et al., 2014)? Sind die Störungen der Folgebewegung bei veränderten Kopfrotationsstellung sehr viel auffälliger, dann ist eine zervikogene Beteiligung oder Ursache in Betracht zu ziehen und die Sensomotorik bzw. muskuloskelettale Funktion der HWS muss weiterführend untersucht werden.

8.4.4 Willkürliche sakkadische Augenbewegungen: Testcode 22

Sakkaden bestehen aus zwei Phasen von Augenbewegungen, zum einen aus der schnellen Augenbewegung in eine neue Position zur Erfassung eines neuen Fixpunktes und zum anderen aus dem anschließenden Halten der Augen in dieser Position (Thömke, 2016). Wie die langsamen Folgebewegungen, so benötigt es auch für willkürliche sakkadische Augenbewegungen ein weit verbreitetes funktionierendes zentrales Netzwerk von Verbindungen. Es gibt normalerweise eine Verzögerung von ungefähr 200 ms vom Stimulus für eine Sakkade bis zu deren Inkrafttreten, und diese Zeit umfasst die neurale Verarbeitung in der Netzhaut, der Großhirnrinde, den oberen Hügel der Vierhügelplatte, den Basalganglien, dem Thalamus und dem Kleinhirn (Leigh & Zee, 2015). Sind Sakkaden einmal initiiert, so sind sie nicht mehr zu unterbrechen oder in ihrer Richtung veränderbar.

Ausführung und Bewertung: Für die Testung sakkadischer Augenbewegungen wird der Patient aufgefordert, bei stabiler Kopfhaltung in verschiedenen Ebenen ein neues Blickziel möglichst schnell zu erfassen, indem er von einem Zielpunkt (Untersucherfinger oder Stift) möglichst rasch zu einem anderen blickt und diesen fixiert (**Abbildung 8-26**). Der Untersucher achtet darauf, dass die Augen nicht mehr als 30° von der Mittellinie abweichen, da sonst ein physiologischer End-Range-Nystagmus ausgelöst werden kann. Das Testen der Sakkaden kann in einer stabilen, sitzenden Position oder auch adaptiert an die Belastbarkeit der Patientin in labileren Ausgangsstellungen, stehend auf festem bzw. labilem Untergrund, stattfinden.

Normale Sakkaden sind schnell, kurz und exakt, so dass sie das Sehvermögen nicht beeinträchtigen. Im Gegensatz führen Krankheiten dazu, dass sie langsamer, länger oder ungenau werden und Sehbehinderungen verursachen (Leigh & Zee, 2015). Bei Verfehlen des Zielpunktes können demnach vom Untersucher überschießende, zu kurze oder verlangsamte Augenbewegungen, Korrektursakkaden, Nystagmen oder zeitlich bzw. örtlich versetzte Bewegungen beider Augen festgestellt werden. Der Patient äußert möglicherweise Symptome. Verlangsamte oder zielungenaue sakkadische Augenbewegungen sind typisch für zentrale Dysfunktionen. Sie sind – wie langsame Augenfolgebewegungen auch – unauffällig bei peripher-vestibulären Erkrankungen. Interessanterweise findet man auch bei Patienten mit chronischen Nackenbeschwerden Auffälligkeiten bei den sakkadischen Augenbewegungen. Hier zeigt sich häufig eine mangelnde sensomotorische Kontrolle der

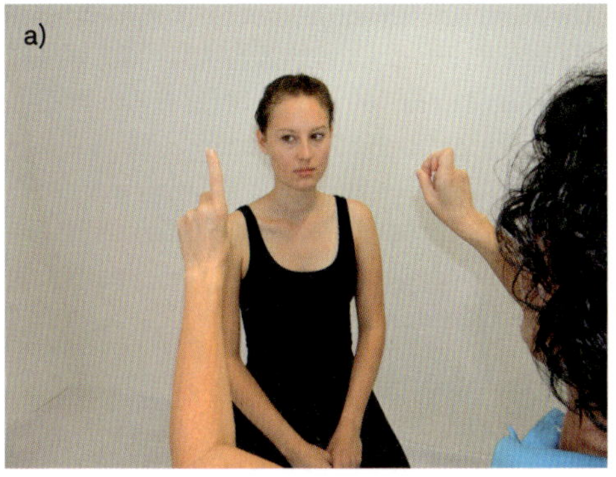

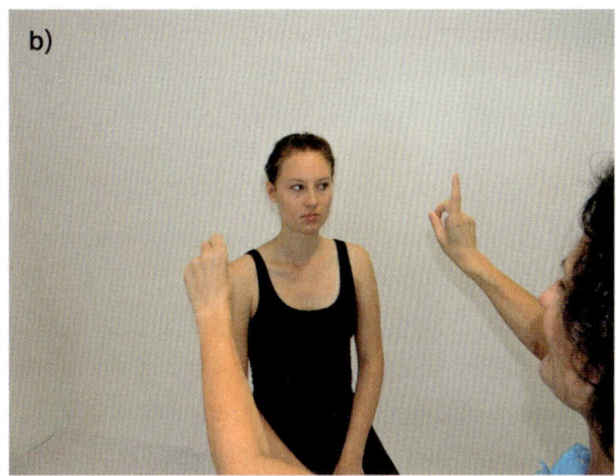

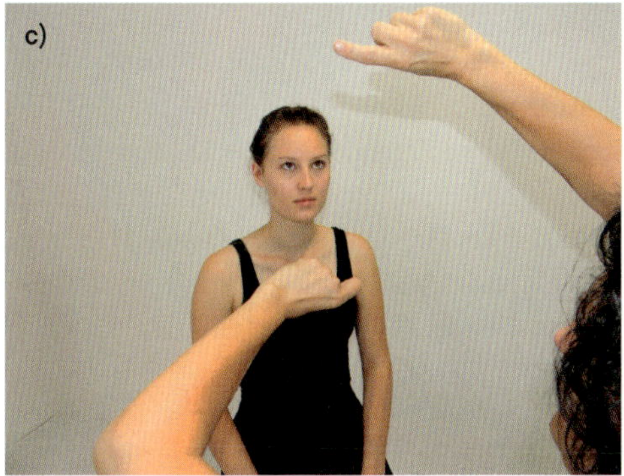

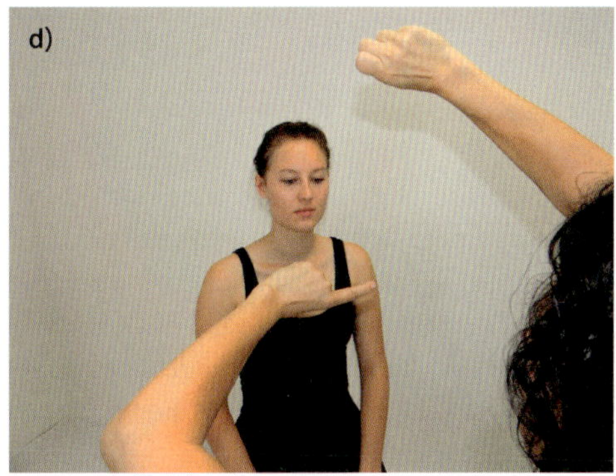

Abbildung 8-26: Willkürliche sakkadische Augenbewegungen in verschiedenen Ebenen

HWS, die sich durch kleine Mitbewegungen derselben ausdrückt (Della Casa et al., 2014).

Abzuleitende therapeutische Maßnahmen: Nach unserer Erfahrung zeigen Patienten mit Migräne, Nacken- und Kopfschmerzen oder nach Kopfverletzungen oft und vor allem in schwierigeren Ausgangstellungen mit höheren Gleichgewichtsanforderungen, wie einem Tandemstand, Probleme in der schnellen korrekten Erfassung neuer Sehziele. Hier lassen sich durch adaptiertes okulomotorisches Training die Symptome reduzieren.

8.4.5 Test des optokinetischen Nystagmus: Testcode 23

Der optokinetische Nystagmus (OKN) ist ein natürlicher Bewegungsreflex der Augen, der beim Verfolgen von schnellen Objekten in allen Ebenen entsteht. Auf visuelle Reize reagieren überempfindliche Menschen mit einer Dysfunktion des optokinetischen Reflexes verbunden mit Unbehagen, Orientierungslosigkeit, Schwindel und Haltungsschwankungen, vor allem wenn sie sich (fort)bewegen und gleichzeitig ein hoher visueller Input von schnell bewegenden Objekten erfolgt. Zum Beispiel stellt das Gehen an einer vielbefahrenen Straße, durch die Gänge eines Supermarktes oder durch eine Menschenmenge, das Öffnen der Augen im Karussell oder das Autofahren auf Autobahnen oder durch einen beleuchteten Tunnel ein Problem dar. Zudem kann das Ansehen von sich schnell bewegenden Filmszenen oder das Schauen aus dem fahrenden Zug symptomauslösend sein.

Ausführung und Bewertung: Der OKN ist zum Beispiel durch eine vor den Augen des Patienten relativ langsam drehende OKN-Trommel (**Abbildung 8-27**) – die optimale Drehgeschwindigkeit liegt bei 60° pro Sekunde – oder durch das Betrachten eines Videofilms mit vorbeiziehenden Streifen auf dem Bildschirm sowohl in der horizontalen als auch in der vertikalen Ebene auslösbar.

Bei dieser kontinuierlichen Stimulierung des Blickfolgesystems kommt es zum optokinetischen Nystagmus, der in die Gegenrichtung des vorbeiziehenden Objektes schlägt. Der Therapeut beurteilt die Intensität und Geschwindigkeit des Nystagmus, Asymmetrien und entstehende Symptome wie Schwindel, Anstrengung der Augen bis hin zu Kopfschmerz. In Zusammenhang mit zentralen Erkrankungen wie Multiple Sklerose oder Migräne oder nach Kopftraumata ist die Reflextestung oft auffällig und zudem ist eine Richtungsumkehr des optokinetischen Nystagmus im Falle höherer Geschwindigkeiten bei kindlichen oder angeborenen Erkrankungen häufig anzutreffen (Diener, 2012). Auch Patienten mit rein peripher-vestibulären Erkrankungen berichten gelegentlich von einer Verschlimmerung oder Auslösung ihrer Symptome durch visuelle Reize. Eine mögliche Erklärung könnte ein zentrales Verarbeitungsdefizit von gleichzeitig eintreffenden visuellen und vestibulären Reizen sein (van Ombergen et al., 2016).

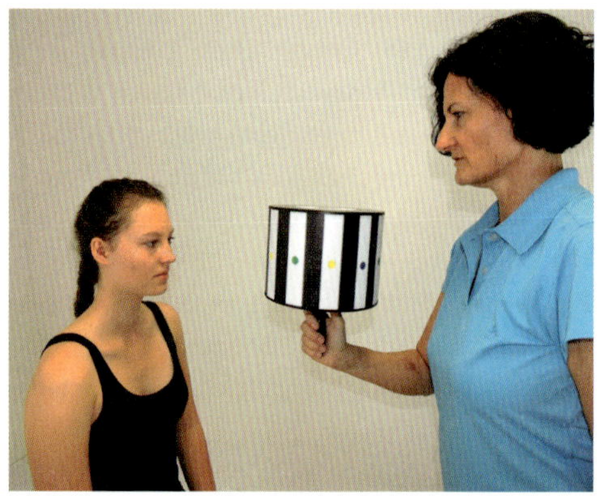

Abbildung 8-27: Test des optokinetischen Nystagmus (OKN)

Abzuleitende therapeutische Maßnahmen: Die Wirksamkeit einer optokinetischen Stimulation als Therapieform ist beim individuellen Patienten zu überprüfen, indem er sich dieser aussetzt, also sich zum Beispiel vor einen Bildschirm mit vorbeiziehenden Streifen und Mustern setzt oder den Spaziergang an einer befahrenen Straße durchführt.

8.4.6 Test des Vestibulookulären Reflexes (Halmagyi und Curthoys): Testcode 24

Der VOR dient der Blickstabilisierung durch kompensatorische Augenbewegungen bei gleichzeitiger Veränderung der Kopfposition im Raum. Mit dem Kopfimpulstest (KIT), (engl. „Head-Impulse Test“, HIT), nach Halmagyi und Curthoys wird der horizontale vestibulookuläre Reflex (VOR) beurteilt (Halmagyi & Curthoys, 1988).

Ausführung und Bewertung: Der Untersucher sitzt dem Patienten gegenüber, umfasst dessen Kopf beiderseits und wendet aus der Nullstellung heraus im Wechsel mit einem kurzen, passiven Drehimpuls den Kopf um maximal 20° nach rechts und links (**Abbildung 8-28**). Der Patient soll dabei die Augen auf die Nase des Therapeuten fixiert halten. Im Besonderen achtet der Untersucher auf auftretende Sakkaden. Weichen nämlich die Augen bei der Blickfixation auf die Untersuchernase während des Kopfimpulses ab, dann muss der Patient nach dem Kopfimpuls eine Refixationssakkade durchführen, um die Nasenspitze des Untersuchers wieder zu fixieren. Der Test ist dann positiv. Bei einer Unterfunktion des horizontalen Bogengangs auf der Seite der Kopfdrehung bleiben die Augen zuerst in der Orbita stehen und das visuelle System des Patienten reagiert verzögert mit einer Korrektursakkade (Tarnutzer et al., 2016). Die Sakkaden-Amplitude korreliert dabei mit dem Ausmaß der peripher-vestibulären Unterfunktion.

Akute unilaterale periphere Vestibulopathien sind so inspektorisch sehr gut identifizierbar

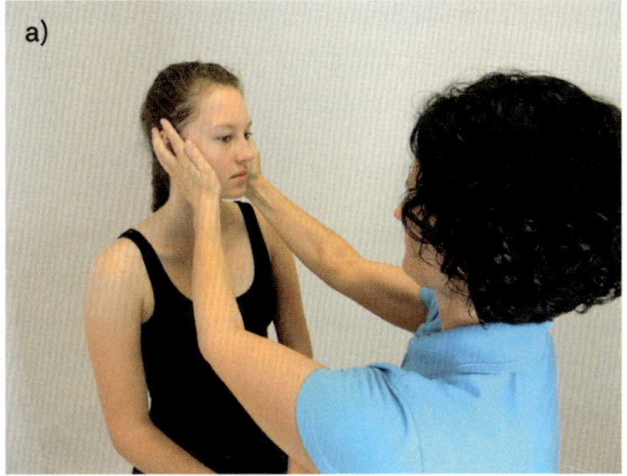

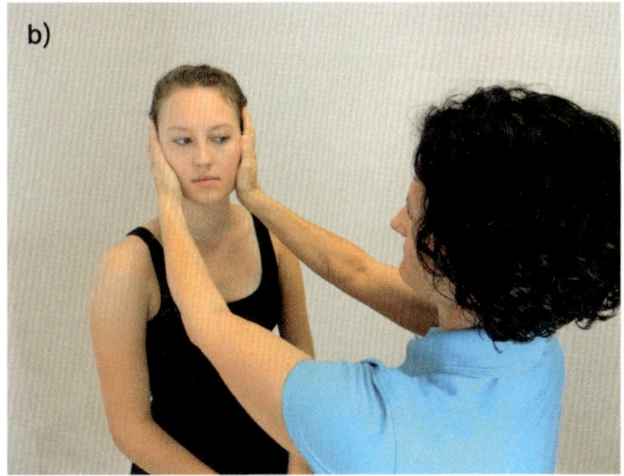

Abbildung 8-28: Kopfimpulstest (KIT) oder engl. „Head-Impulse Test“ (HIT) zur Testung des vestibulookulären Reflexes (VOR)

(Brandt et al., 2013). Insofern der KIT in beide Richtungen auffällig ist, weist er auf eine bilaterale periphere Unterfunktion hin. Der KIT hat eine moderate Gesamt-Sensitivität für die Erkennung von Defiziten des VOR, die nach Yip und Kollegen bei der unilateralen Unterfunktion 69,6 % und bei der bilateralen Vestibulopathie 66,3 % beträgt (Yip et al., 2016). Liegt jedoch eine schwere bilaterale oder auch unilaterale Hypofunktion vor, weist der KIT eine sehr gute Sensitivität von über 86 % auf. In der ärztlichen Diagnostik von vestibulären Erkrankungen ist der Video-Kopfimpulstest dem sogenannten „bedside“ KIT mit einer Sensitivität und Spezifität von 100 % bei schweren Hypofunktionen allerdings überlegen (Bartolomeo et al., 2014).

Abzuleitende therapeutische Maßnahmen: Für die Therapie ist es von Bedeutung, wie viele Restbeschwerden nach einer akuten vestibulären Erkrankung noch vorhanden sind. Hierzu zählt auch die Einschätzung einer mehr oder minder funktionierenden Steuerung zwischen Vestibularapparat und den Augenbewegungen. Je weniger deutlich der KIT positiv ausfällt, umso besser ist der Patient schon wieder in der Lage, Objekte zu fixieren, während er seinen Kopf gleichzeitig im Raum bewegt. Bei längeren Krankheitsgeschichten mit vestibulären bilateralen Hypofunktionen kann es zu einer „schleichenden“ Verschlechterung des KIT kommen. In jedem Fall gibt es Anhaltspunkte, dass Blickstabilisations-Übungen, während der Kopf bewegt wird, wirksam sind. Und das ist sowohl nach akuten als auch bei chronischen und bei unilateralen wie bilateralen vestibulären Hypofunktionen der Fall (Hall et al., 2016).

8.4.7 Dynamischer-Sehschärfe-Test mit schnellen Kopfbewegungen: Testcode 25

Der dynamische Sehschärfe-Test (engl. „Dynamic Visual Acuity Test“), zeigt signifikante Veränderungen der Sehschärfe bei schnellen Kopfbewegungen auf, die auf die Beeinträchtigung des vestibulookulären Reflexes zurückzuführen sind (Demer et al., 1994) . Das ist zum Beispiel bei akuter peripherer unilateraler Vestibulopathie (Herdman et al., 2003) oder bilateralen Vestibulopathien (Strupp et al., 2017) der Fall. Die Patienten geben bei entsprechender Beeinträchtigung als ein Hauptsymptom Oszillopsien an, sprich Wackelbewegungen der Umwelt. Auch das Lesen während der Kopf sich leicht bewegt wie im fahrenden Zug oder beim Gehen ist beispielsweise erschwert.

Ausführung und Bewertung: Zuerst wird der Patient aufgefordert, eine Sehtafel im Sitzen in einer statischen aufrechten Haltung von links nach rechts bis zur untersten lesbaren Reihe laut vorzulesen. Der vorgeschriebene Abstand, der von der verwendeten Sehtafel abhängt und genormt ist, muss dabei eingehalten werden. Wir empfehlen die ETDRS Wand Sehtafel mit SLOAN Buchstaben (**Abbildung 8-29**). Dann wird der Patient aufgefordert die Sehtafel erneut zu lesen - diesmal von rechts nach links - wobei der Kopf mit 2 Hz schnell um jeweils 10–15° in der Horizontalebene passiv hin und her rotiert wird (Michael Strupp et al., 2017). Zur Einhaltung der Geschwindigkeit von 2 Hz verwendet der Untersucher am besten ein Metronom.

Gesunde sind in der Lage bis auf die letzte Buchstabenreihe, die sie mit statischer Kopfhaltung lesen können, alle darüber liegenden Reihen während der Kopfrotation genauso gut zu lesen. Bei einer nicht kompensierten vestibulären Hypofunktion sind es drei bis vier Buchstabenreihen oberhalb der statisch lesbaren Reihe, die nicht mehr gelesen werden können. Gerade bei unilateralen und bilateralen peripheren Vestibulopathien sind Tests zur dynamischen Sehschärfe sehr aufschlussreich (Herdman et al., 2003; van Dooren et al., 2019; Vital et al., 2010).

Bei zentralen Erkrankungen wie Migräne, Multiple Sklerose oder nach Schleudertrauma ist der dynamische Sehschärfe-Test auch auffällig. Und im Fall einer zervikogenen Komponente verschlechtert sich der Test mit aktiver HWS-Rotation erheblich im Vergleich zur passiven. Er ist allerdings im Einzelfall wegen der HWS-Bewegungsstörung nicht mit der vorgeschriebenen Frequenz durchführbar (siehe auch Testcode 26).

Abzuleitende therapeutische Maßnahmen: Wie der KIT liefert der positive dynamische Sehschärfe-Test Anhaltspunkte dafür, die Blickstabilisation, während der Kopf bewegt wird, zu trainieren. Im Alltag kommen oft Wackelbilder während der Fortbewegung zu Stande, sodass es sich im Training lohnt die dynamische Sehschärfe bis hin zu unvorhersehbaren Kopfbewegungen in labilen Situationen zu steigern. Der Test dient darüber hinaus als ein Messinstrument, um einen Therapieerfolg objektivierbar zu machen, indem der Untersucher dokumentiert, wieviel Reihen Differenz zwischen der statischen und der dynamischen Sehschärfe zu Beginn und am Ende der Therapie bestehen.

8.4.8 Blickstabilisierung mit aktiver Kopfbewegung: Testcode 26

Ausführung und Bewertung: Bei den Blickstabilisierungs-Tests mit aktiver Kopfbewegung führt der Patient in verschiedenen Tempi von langsam bis schnell (2 Hz) und in verschiedenen Ebenen Kopfbewegungen durch. Die Augen fixieren dabei einen Fixpunkt (**Abbildung 8-30**), wie einen Finger, Leuchtpunkt, Buchstabe oder

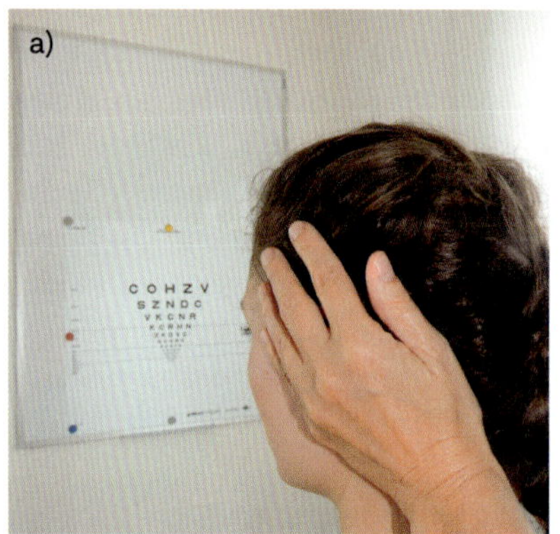

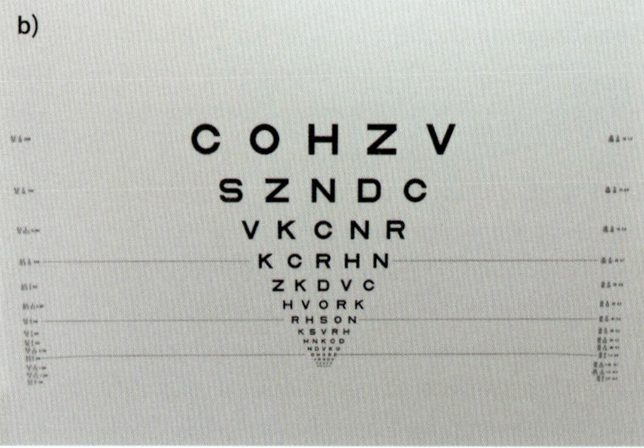

Abbildung 8-29: Dynamischer Sehschärfe-Test mit schnellen Kopfbewegungen an der ETDRS Wand Sehtafel mit SLOAN Buchstaben

die Therapeutennase. Beurteilt werden auftretende Nystagmen, Korrektursakkaden, Schwindelsymptome und die Qualität der Halswirbelsäulen-Bewegung.

Im Gegensatz zum KIT (Testcode 24) kommt bei diesem Test die Sensomotorik der HWS dazu. Zum einen kann die funktionierende HWS bei einer vestibulären Störung kompensatorisch wirken und die Okulomotorik ist vergleichsweise unauffälliger. Zum anderen trägt eine zervikogene Dysfunktion zu den Beschwerden des Patienten bei und liefert typische Defizite bei der aktiven Blickstabilisierung. Bei Patienten mit chronischen Nackenbeschwerden oder/und Schleudertraumata findet sich eine mangelnde Ansteuerung der HWS und der Augenbewegungen, was sich zuverlässig in einer verlangsamten Bewegung und in kleineren Bewegungsausschlägen im Vergleich zur Kontrollgruppe auswirkt (Della Casa et al., 2014) (Treleaven et al., 2011).

Variationen des Tests bestehen darin, dass sich das Zielobjekt gleichzeitig zu den HWS-Bewegungen simultan oder entgegengesetzt bewegt. Hieran lässt sich ablesen, je nach Funktion oder Dysfunktion, ob Interaktionen von langsamen Folgebewegungen der Augen und vestibulookulärem Reflex beziehungsweise dessen Unterdrückung durch übergeordnete Zentren gut gesteuert werden können.

Abzuleitende therapeutische Maßnahmen: Ein Training der Blickstabilisation bei gleichzeitigen aktiven Bewegungen des Kopfes ist bei einem positiven Testergebnis angezeigt. Progressionen des Trainings erreicht der Therapeut zum Beispiel über die Erhöhung der Frequenz oder der Wiederholungszahl der Kopfbewegungen, über eine gesteigerte labile Ausgangsstellung oder über einen bewegten Zielpunkt.

8.4.9 Sequenzielle Augen-Kopf-Bewegungen: Testcode 27

Sequenzielle Augen-Kopf-Bewegungen vereinen die Funktion zervikaler, vestibulärer und visueller Komponenten. Über die Halsafferenzen werden zervikokollischer Reflex und zervikookulärer Reflex versorgt. Diese Reflexe wiederum wirken zusammen mit weiteren vestibulären und visuellen Reflexen. Eine intakte zentrale Steuerung letztendlich gewährleistet die koordinierte Bewegungskontrolle von Kopf und Augen.

Ausführung und Bewertung: Um sequenzielle Augen-Kopf-Bewegungen durchzuführen, nimmt der Patient eine aufrechte Sitzhaltung ein. Ohne eine Kopfbewegung zu machen, wird der Patient gebeten, seine Augen in der Horizontalen zu einem angezeigten Fixpunkt (Therapeutenzeigefinger) zum Beispiel nach links zu bewegen und diesen Punkt zu fixieren (**Abbildung 8-31**). Dann dreht er den Kopf in die Links-Rotation, während sein Blick auf den Punkt fixiert bleibt. Nun wird der Patient angewiesen,

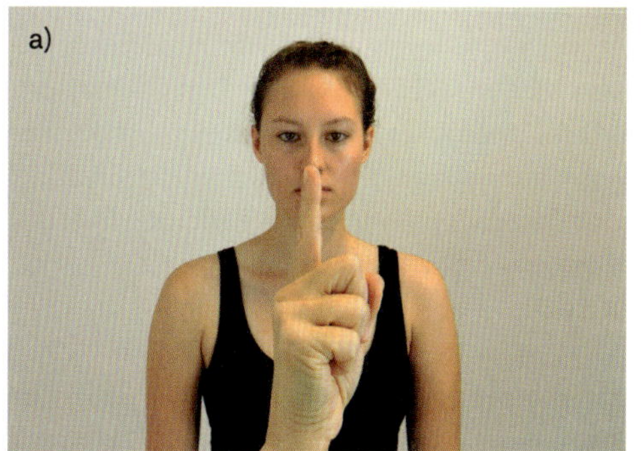

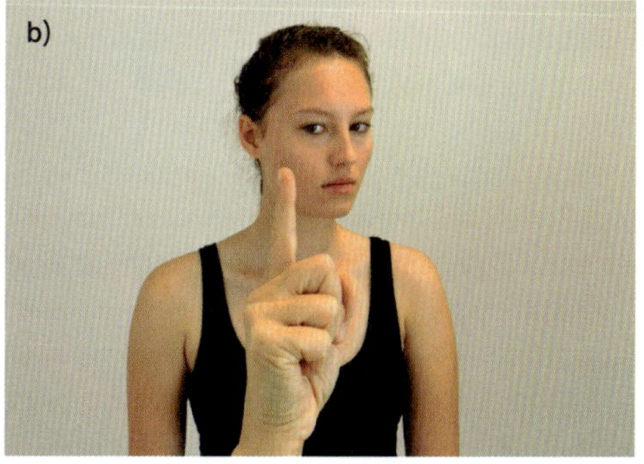

Abbildung 8-30: Blickstabilisierung mit aktiver Kopfbewegung

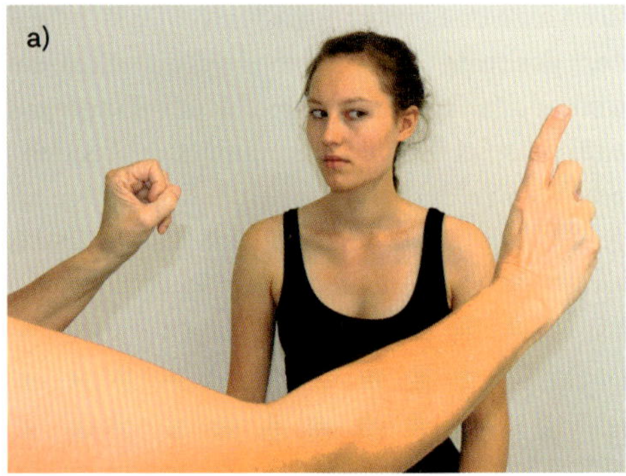

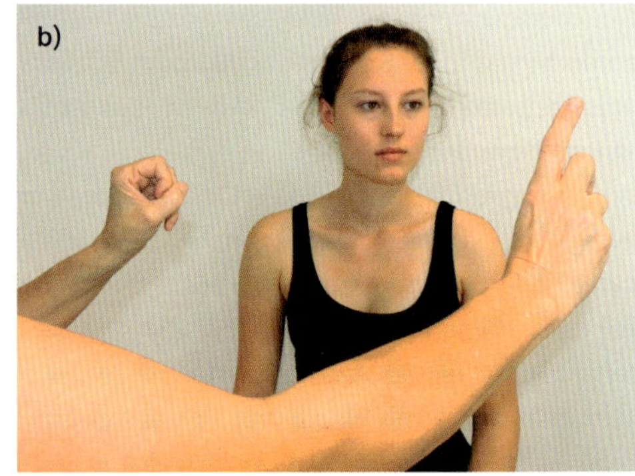

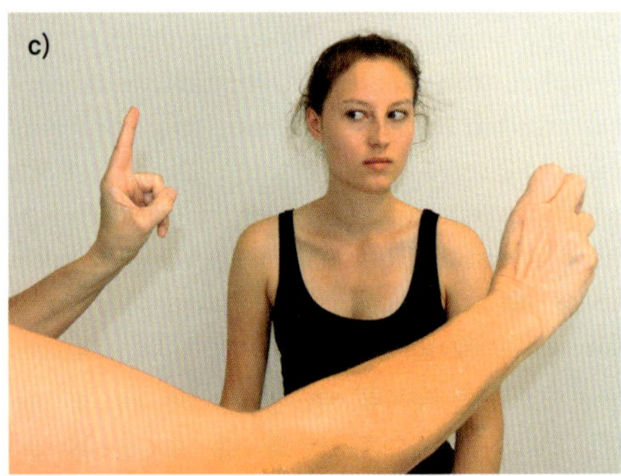

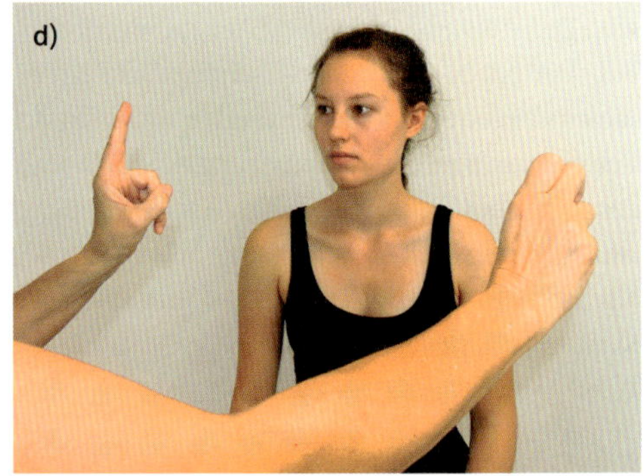

Abbildung 8-31: Sequenzieller Ablauf der Augen-Kopf-Bewegungen: a) ohne gleichzeitige Kopfrotation Blickfixation auf ein linksseitiges Objekt, b) dann Kopfrotatin nach links, c) ohne gleichzeitige Kopfrotation Blickfixation auf ein rechtsseitiges Objekt, b) dann Kopfrotatin nach rechts

die Augen zu einem neuen Fixpunkt auf der rechten Seite zu bewegen und ihn zu fixieren, während der Kopf wiederum erstmal ruhig bleibt. Schließlich richtet der Patient seinen Kopf in die Rechts-Rotation auf den neuen Punkt aus, ohne die Blickfixation zu unterbrechen. Der Winkel zwischen den zu fixierenden Objekten und den Augen beträgt ca. 30°. In jede Bewegungsrichtung, nach links und rechts, wird die Bewegung dreimal wiederholt (Treleaven et al., 2011).

Normalerweise zeigt ein Gesunder einen koordinierten und symptomfreien sequenziellen Ablauf der Augen-Kopf-Bewegungen. Für eine Dysfunktion hingegen sprechen, Wackelbewegungen der HWS während der Augenbewegung, unkoordinierte Kopfrotation, Schwierigkeiten der Blickstabilisation während der Kopfrotation oder erhöhte Aktivität in der oberflächlichen Halswirbelsäulenmuskulatur. Bei Patienten nach Schleudertrauma ist der Test in manchen Fällen je nach ausgelöster Symptomatik nicht durchführbar, oder er muss abgebrochen werden.

Studien zeigen auf, dass Patienten mit chronischen Nackenbeschwerden von einer symptomfreien Kontrollgruppe durch Sequenzielle Augen-Kopf-Bewegungen sehr zuverlässig unterschieden werden können. Das Gütekriterium der Interobserver-Reliabilität weist bei diesen Untersuchungen exzellente Werte auf. In einer sitzenden Position des Patienten liegt der Kappawert bei k = 0,86 (Della Casa et al., 2014).

Abzuleitende therapeutische Maßnahmen: Bei einem positiven Testergebnis kann der Test in der beschriebenen Ausführung als Training benutzt werden. Ist die sitzende Position zu wenig herausfordernd, kann das Training stehend oder auch auf wackligen oder weichen Unterlagen durchgeführt werden. Auch Wiederholungszahl Wiederholungszahl passt der Therapeut an den Patienten an. Sollten die sequenziellen Bewegungen noch zu schwierig sein, können zuerst simultane Augen- und Kopfbewegungen geübt werden.

8.5 Tests der Sensomotorik einzelner Regionen

Sowohl die afferenten sensorischen Informationen von der HWS als auch von Rumpf und Extremitäten sind wesentlich an der Aufrechterhaltung des menschlichen Körpers und der Gleichgewichtsregulierung beteiligt. Nicht weniger wichtig ist die Rolle der efferenten, motorischen Funktionen. Die folgenden Tests beurteilen die Leistungsfähigkeit der Zielsensomotorik in der Halswirbelsäulenregion und das Vibrationsempfinden der unteren Extremität beziehungsweise der Fußregion.

Testauswahl: Die Zielsensomotorik ist ein Teilaspekt der Sensomotorik, nämlich die Komponente, die „der Aufgabe bzw. der Zielstellung der Bewegungshandlung dient" (Laube & Anders, 2009, S. 42). Die zielsensomotorischen Funktionen der HWS sind besonders wichtig für deren Bewegungsgenauigkeit und Gelenkstabilität, für die Koordination von Kopf- und Augenbewegungen sowie für die Haltungs- und Gleichgewichtssteuerung. Durch Störungen am Bewegungsapparat aufgrund von Schmerzen, Verletzungen oder Müdigkeit sind diese Funktionen beeinflusst (Chen et al., 2006; Jull et al., 2008; Stanton et al., 2016; Vries et al., 2015; Vuillerme et al., 2005). Die zervikalen Afferenzen sind über das zentrale Nervensystem mit den visuellen und vestibulären Systemen, sowie dem sympathischen Nervensystem, den Eingeweiden und den Sensoren der Haut vernetzt (Jull et al., 2008; Laube, 2004; Treleaven, 2008). Schließlich sind die Halswirbelsäulenmuskeln wiederum über efferente Bahnsysteme mit dem zentralen Netzwerk verbunden.

Ist die Sensomotorik der Halswirbelsäule gestört, treten deshalb verschiedenste Symptome auf, die den Strukturelementen der Sensomotorik – mehr oder weniger voneinander trennbar – zugeordnet werden können. Zu den Symptomen gehören neben neuromuskuloskelettalen auch visuelle, vestibuläre oder vegetative. Kennzeichnend sind zum Beispiel Schwindel, Gang- und Gleichgewichtsstörungen, Unsicherheit, Sehstörungen oder eine veränderte Kontrolle der Augen- und Kopfbewegungen (Treleaven, 2017). In **Tabelle 8-13** findet sich eine Liste von typischen anamnestischen Angaben.

Zusätzliche Faktoren wie höheres Alter, vestibuläre Pathologien und Medikamente können das Ausmaß der Störungen bei den Patienten noch erhöhen (Poole et al., 2008). Auch Stress wird als ein beeinflussender Aspekt auf die Sensomotorik der HWS gesehen (Jull et al., 2008; Passatore & Roatta, 2006). In der Inspektion, so unsere Erfahrung, zeigt sich häufig ein verkleinerter craniovertebraler Winkel. Wenn der Patient die HWS aktiv bewegt, beobachet der Untersucher eine charakteristische Dyskoordination bzw. ein regionales auf ein oder mehrere Segmente auffälliges „Abknicken". Korrigiert der Patient auf Anweisung des Therapeuten die Position der HWS während der Bewegung, dann ist er nicht in der Lage, sie beizubehalten oder sie erneut wieder einzunehmen. Die Patienten haben also das Gefühl für die Position und Bewegung ihrer HWS verloren (Kristjansson & Treleaven, 2009).

Was die Sensorik der Füße betrifft, so ist sie ein wichtiger Inputfaktor für den sicheren Stand und Gang. Es gibt Indizien, dass sie besonders für die Steuerung der Größe der Körperneigung und für die Stabilisierung bei höherfrequenten Körperschwingungen wichtig ist (Hayashi et al., 1988). Das Vibrationsempfinden hat dabei eine wesentliche Funktion inne. Wenn also die Sensorik der Füße gestört ist, führt das zwangsläufig zum Schwanken und zu Gleichgewichtspro-

Tabelle 8-13: Typische anamnestische Angaben bei sensomotorischen Defiziten der HWS

Symptome bei zervikalen sensomotorischen Dysfunktionen	Vorrangig zuordenbares Element der Sensomotorik	Symptomverstärkende Tätigkeiten/Auslöser
(Schwank-)Schwindel, Stand- und Gangstörungen	Vestibuläres Element	Statische Positionen über längere Zeit (z.B. Position zum Lesen, Fernsehen, Bedienen des Mobiltelefons), Computerarbeit, langes konzentriertes Lesen, Fernsehschauen, Kinobesuch, Autofahren, konzentrierte sportliche Aktivität (z.B. Golf spielen etc.), Situationen mit vielen Bewegungen im Umfeld (z.B. Menschenansammlungen auf dem Bahnsteig, Einkauf im Supermarkt)
Wackeliges oder abbrechendes Gefühl der HWS, Nacken-/Kopfschmerzen, Nicht-Auffinden einer guten Schlafposition, häufiges Anlehnen oder Abstützen des Kopfes, schnellere Muskelermüdbarkeit, Muskelverspannungen	Afferente und efferente Elemente der HWS	
Sehstörungen (unscharf oder doppelt Sehen), Augenbewegungsstörungen	Okulomotorisches Element	
Schweißausbrüche, Unruhe	Vegetatives Element	
Unsicherheit, Konzentrationsschwierigkeiten, Angstzustände bezüglich einer ernsthaften Schädigung, Panikattacken	Psychischer Faktor	

blemen. In der klinischen Praxis zeigen sich zum Beispiel Probleme beim Hose anziehen im Einbeinstand sowie die Angst zu fallen. Bei Erkrankungen, die eine sensorische Neuropathie der unteren Extremitäten zur Folge haben, beispielsweise Altersdiabetes, wirkt sich der Verlust der Sinneswahrnehmung deutlich nachteilig auf die Haltungskontrolle aus. Die größten Defizite zeigen sich, wenn darüber hinaus die visuelle oder vestibuläre Unterstützung fehlen oder beeinträchtigt sind (Simoneau et al., 1994). Ältere Menschen mit einer sensorischen Neuropathie haben eine eingeschränkte Fähigkeit, ihren Körper beim Gehen auf unebenen Oberflächen zu stabilisieren (Menz et al., 2004).

8.5.1 Zervicaler Joint-Position-Error-Test (JPE-Test): Testcode 28

Der Joint-Position-Error-Test (JPE-Test) der HWS, wurde erstmals von Revel und Kollegen beschrieben (Revel et al., 1991). Die englische Bezeichnung für den Test hat sich im Deutschen etabliert, wobei auch die Begriffe „Winkelreproduktionstest“ (Beinert, 2013) oder „zervikozephaler Relokationstest“ (Meise et al., 2019) existieren. Der Test kann sensorische Kontrolldefizite zum Beispiel bei Patienten mit traumatisch oder nicht-traumatisch verursachten Nackenschmerzen aufdecken (Vries et al., 2015).

Ausführung und Bewertung: Aufgabe im Test ist es, mit dem Leuchtpunkt eines Laserpointers, der waagerecht auf dem Kopf fixiert ist, einen Zielpunkt aus einer veränderten Stellung der HWS ohne visuelle Kontrolle möglichst exakt wieder zu treffen. Seit 1991 wurde dieser Test verschiedenfach modifiziert und beschrieben, sowohl hinsichtlich der Testbezeichnung, als auch hinsichtlich der Kriterien für die Ausführung und Bewertung oder der technischen Ausrüstung (Chen & Treleaven, 2013; Heikkilä & Wenngren, 1998; Kristjansson et al., 2003; Pinsault et al., 2008; Swait et al., 2007; Woodhouse & Vasseljen, 2008).

In unserem Praxisalltag hat sich die folgende Durchführung des JPE-Tests bewährt. Zum technischen Equipment des Tests gehört ein Punktlaser-Modul und ein einstellbares Kopfband zum Befestigen des Lasermoduls, wie es für das Radfahren im Outdoorbereich erhältlich ist. Oder es steht eine Stirnlampe mit bereits eingebautem Lasermodul zur Verfügung. Des Weiteren gehört zu dem Test eine Zielscheibe an der Wand auf Kopfhöhe vor dem Patienten mit einem Mittelpunkt und mindestens einen darauf abgebildeten Kreis, der einen Radius von 7 cm aufweist (**Abbildung 8-32**). Der Patient wird zuerst aufgefordert, einen aufrechten Sitz angelehnt an eine Stuhllehne mit Neutralstellung der HWS in 90 cm Abstand von der Leuchtquelle zur Wand einzunehmen. Dabei richtet er seinen Blick und den Laserstrahl auf den Mittelpunkt der Zielscheibe aus. Der Therapeut hilft dabei, indem er den Abstand zur Wand überprüft, den Laser und das Kopfband entsprechend justiert bzw. die Zielschiebe ausrichtet und die aufrechte neutrale Körper-Kopf-Haltung mit beurteilt beziehungsweise korrigiert. Nun soll sich der Patient für einige Sekunden auf diese Position des Kopfes konzentrieren.

Anschließend darf er mit geschlossenen Augen eine volle aktive Bewegung in eine Bewegungsrichtung und wieder möglichst genau zurück zum Zielscheibenmittelpunkt durchführen. Dabei gibt es keine Geschwindigkeitsanweisung. Für jede Bewegungsrichtung in Flexion, Extension und in Rotation nach rechts und links

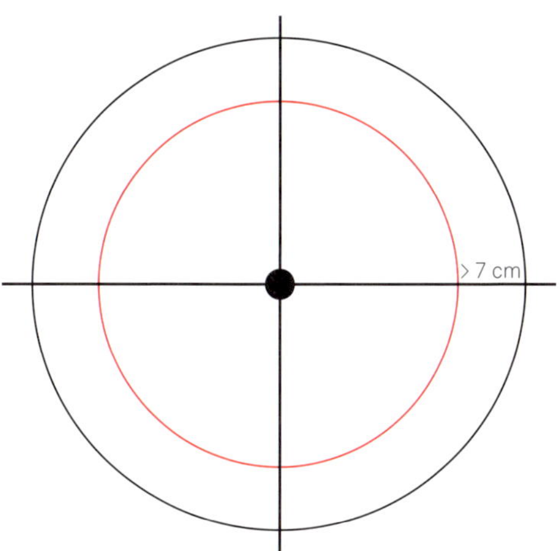

Abbildung 8-32: Zielscheibe für den JPE-Test Mittelpunkt und einem Kreis mit 7 cm Radius (roter Kreis)

hat er einen Probeversuch. Anschließend wiederholt er die Bewegung jeweils mindestens sechsmal für den Test (Vries et al., 2015). Jedes Mal, wenn der Patient denkt, sich wieder in der neutralen Startposition zu befinden, gibt er durch ein „Jetzt" Bescheid. Der Untersucher markiert nach jeder Bewegung die Position des Laserstrahls auf der Zielscheibe und misst im Anschluss den Unterschied des Abstandes zwischen dem Laserpunkt (Endposition) und dem Mittelpunkt der Zielscheibe (Startposition) mit Hilfe eines Lineals.

Gesunde können relativ genau die neutrale Position des Kopfes reproduzieren und den Mittelpunkt der Zielscheibe wieder treffen. Eine fortwährende Fehlerabweichung von 7,1 cm oder mehr – zwischen Start- und Endpunkt – wird als ein bedeutender Fehler gewertet (Kristjansson & Treleaven, 2009). In Grad umgerechnet entsprechen 7,1 cm einer Winkelabweichung von 4,5° und ergeben den Winkelwert, ab dem von einer kraniozervikalen propriozeptiven Störung ausgegangen wird (**Abbildung 8-33**).

Zu bedenken ist bei der Bewertung, dass bereits bei asymptomatischen Probanden das zunehmende Alter in signifikantem Zusammenhang mit einer zunehmenden Fehlerabweichung des JPE-Tests einhergeht (Alahmari et al., 2017). Unabhängig davon, kommen jedoch verschiedene Studien des JPE-Test zum Ergebnis, dass die Fehlerabweichung bei Patienten mit traumatisch oder nicht-traumatisch verursachten Nackenschmerzen im Vergleich zu Gesunden signifikant höher ist (Vries et al., 2015). Neben der messbaren Diskrepanz nimmt der Untersucher auch andere Beobachtungskriterien wahr (**Tabelle 8-14**).

Für beide Varianten, dem ursprünglich erstbeschriebenen Test von Revel von 1991 und einem softwaregestützten dreidimensionalen Ultraschall Test, zeigen sich verlässliche Gütekriterien wie eine gute Test-Re-Test-Reliabilität (Intraclass Correlation Coefficient [ICC] = 0,68) und eine exzellente Korrelation zu einer validen Messmethode der Winkelreproduktti-

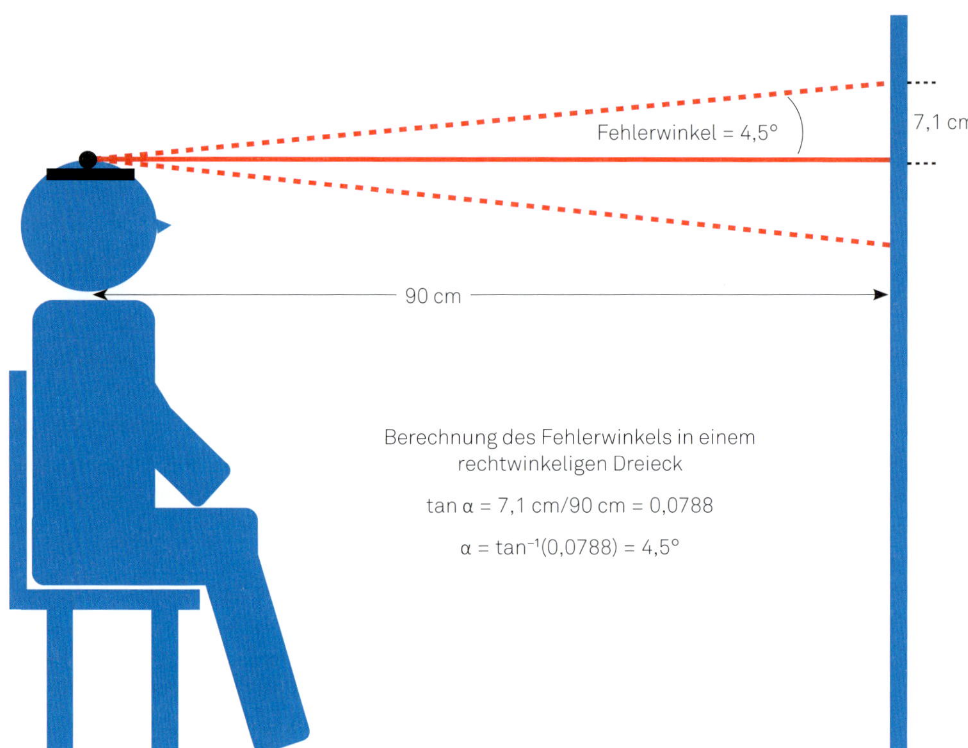

Abbildung 8-33: Angelehnte sitzende Ausgangsstellung des Patienten und rechnerische Ermittlung der graduellen Abweichung beim JPE-Test

Tabelle 8-14: Bewertungsergebnisse des positivem JPE-Test

Kriterien des positiven Joint-Position-Error-Test im Falle einer propriozeptiven Störung	
Objektive Messparameter	Subjektiv: Beobachtungen/Patientenangaben
Abstand zwischen Laserpunkt (Endposition) und Mittelpunkt der Zielscheibe (Startposition) größer als 7,1 cm oder errechneter Fehlerwinkel größer als 4,5°	Nicht-Auffinden der Startposition Auffällige unkoordinierte Bewegungsqualität mit Wackelbewegungen oder Abknicken während der aktiven Halswirbelsäulenbewegung Reproduktion von Symptomen bis hin zur Nicht-durchführbarkeit

on (Roren et al., 2009). Außerdem stimmen beide Messverfahren mit einem Kappawert von k = 0,65 überein, um Patienten mit Nackenbeschwerden von einer gesunden Population differenzieren zu können.

Patienten mit Kopfschmerzen sind beim JPE-Test im Vergleich zu Gesunden ebenfalls auffällig, was eine dementsprechende Therapie sinnvoll macht. Hinweise für Defizite der zervikalen Zielsensomotorik zeigen sich sowohl bei Patienten mit Kopfschmerzen vom Spannungstyp (Marchand et al., 2014) als auch bei chronischen Migräne-Patienten(Meise et al., 2019). Der Grad der Chronifizierung dieser Migräne-Patienten, die Therapieresistenz oder die Intensität scheinen eine Rolle zu spielen.

Interessant ist, dass beim JPE-Test – obwohl der Kopf im Raum bewegt wird – das peripher vestibuläre System keinen merklichen Einfluss zu nehmen scheint. Dieser Rückschluss kommt zustande, weil Patienten mit Bilateraler Vestibulopathie keine signifikanten Unterschiede zu Gesunden zeigen (Pinsault et al., 2008). Das kann zum einen daran liegen, dass der vestibuläre Input bei dem JPE-Test tatsächlich von geringerer Bedeutung ist oder zum anderen ist es möglich, dass die somatosensorische Steuerung über die HWS als Ausgleich nach einer bilateralen vestibulären Hypofunktion hochreguliert wurde (Malmström et al., 2009).

Abzuleitende therapeutische Maßnahmen: Bei einem positiven Testergebnis nutzt der Therapeut den JPE-Test hinsichtlich seiner Durchführung zu Trainingszwecken oder er adaptiert ihn für eine Progression (siehe Kapitel 11).

Im Falle eines positiven Testergebnisses ist des Weiteren anzumerken, dass der Untersucher die Stabilität der Halswirbelsäule immer mit überprüfen sollte, denn funktionelle Instabilitäten lösen häufig sensomotorische Symptome aus.

8.5.2 Test des Bewegungssinns der HWS: Testcode 29

Der vorher beschriebene JPE-Test überprüft die Fähigkeit des Patienten, bewusst anzuzeigen, wann eine vorgegebene Kopf-Halswirbelsäulenposition wieder eingenommen wurde. Hingegen beschäftigt sich der im Original von 2004 beschriebene „The Fly“ Test (Kristjansson et al., 2004) mit einer weiteren propriozeptiven Fähigkeit des Patienten, nämlich die HWS während ihrer Bewegung „von Moment zu Moment zu korrigieren“ (Kristjansson & Treleaven, 2009). Oder anders ausgedrückt, beurteilt der Test die möglichst exakte motorische Ansteuerung der HWS während mehrdimensionaler Bewegungen unterschiedlicher Geschwindigkeiten.

Beim originalen „The Fly“ läuft eine vom Patienten zu verfolgende virtuelle Fliege über einen Computer-Bildschirm. Ausgestattet ist der Test mit einem elektromagnetischen Messgerät, Sensoren und einem entsprechenden Softwareprogramm. Der Proband verfolgt die Fliege in einfachen und komplexeren Linienführungen unterschiedlicher Geschwindigkeit. Mit Hilfe der Software lässt sich die Fehlergröße bestimmen. So durchgeführte Tests zeigen bei Patienten nach Schleudertrauma mit chronischen Beschwerden signifikante Unterschiede zu Gesunden auf (Kristjansson et al., 2004; Oddsdóttir et al., 2015). Relativ hohe Werte in der Sensitivität (79,4 %) und Spezifität (67,7 %) bestätigen die Gütequalität des „The Fly“ (Oddsdóttir et al., 2015). Allerdings ist er wegen dem technischen Aufwand im klinischen Alltag schwer umsetzbar.

Deshalb entwickelten neuere Studien eine einfachere alternative Testvariante, bei der ein auf dem Kopf befestigter Laserpointer, eine Videoaufzeichnung und zu verfolgende Zickzack- oder liegende Achter-Linien an einer Tafel verwendet werden (Werner et al., 2018). Als Bewertungsparameter eignen sich hierbei besonders „Zeit bis zum Ziel“ und „Fehleranzahl“, die in der Zeitlupe besonders zuverlässig zählbar ist. Mit diesem Test konnten signifikante Unterschiede zwischen Patienten mit Nackenschmerzen und Gesunden dargestellt werden (Ernst et al., 2019).

Eine nochmals vereinfachte Variante stellt der von uns Autorinnen vorgeschlagene Test des Bewegungssinns der HWS (**Abbildung 8-34**) dar, der ergänzende subjektive Beurteilungskriterien heranzieht (Kubat & Schulze, 2020). Er ist nach unserer Erfahrung bis zur Weiterentwicklung für den Praxisalltag am besten geeignet, um darüber zu entscheiden ob und wie Übungen davon abzuleiten sind.

Ausführung und Bewertung: Zuerst wird der Patient gebeten, sich in einem Meter Abstand von der Wand auf einem Stuhl mit Lehne aufrecht in neutraler Stellung der HWS zu platzie-

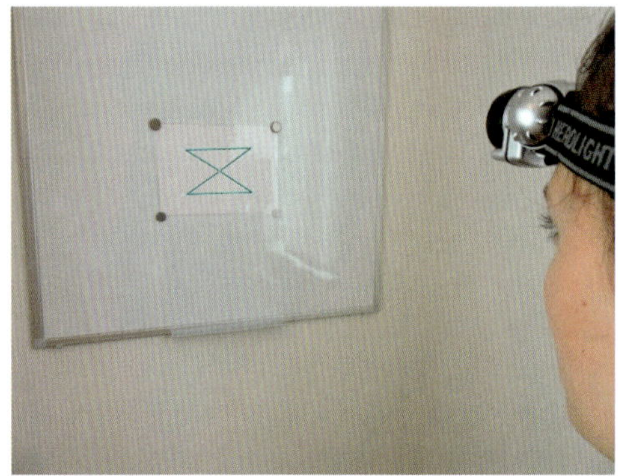

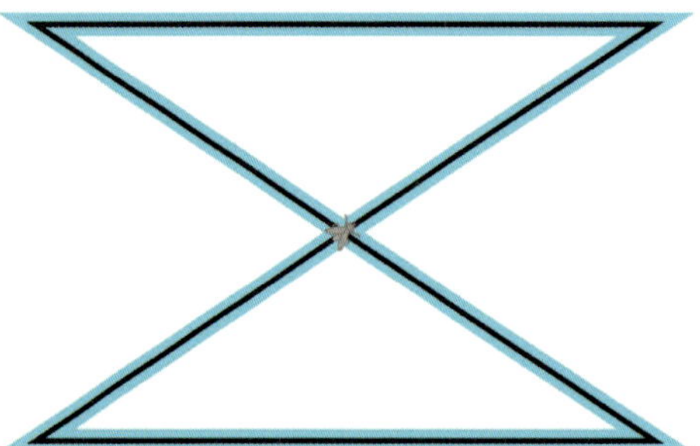

Abbildung 8-34: Test des Bewegungssinns der HWS mit Laserpointer auf dem Kopf und einer nachzufahrenden Zickzack-Linie

ren. Der Laserpointer, bestehend aus einem Punktlaser Modul und einem einstellbaren Kopfband oder einer Stirnlampe mit bereits eingebautem Lasermodul (siehe auch Testcode 28), ist auf dem Kopf befestigt. Es wird eine 2 mm dünne schwarze Zickzack-Linie auf einer 1 cm dicken blauen Linie in Anlehnung an die oben genannte Studie verwendet(Werner et al., 2018). Die Linie hat eine Gesamtlänge von 1 m. Sie ist auf einem DIN-A-4-Blatt ausgedruckt, das auf Kopfhöhe vor dem Patient an der Wand ausgerichtet und befestigt ist. Am besten eignet sich dafür eine Magnet-Wand.

Nun startet der Patient an der abgebildeten kleinen Fliege im Zentrum der Zickzack-Linie die Bewegung mit dem Laserpunkt. Er verfolgt die schwarze Linie so genau wie möglich. Sollte er die blauen Ränder verlassen, so kehrt er so schnell wie möglich zur schwarzen Linie zurück und setzt die Verfolgung fort. Er führt zwei Runden durch, eine Proberunde und die eigentliche Testrunde. Die Bewertungskriterien sind in der **Tabelle 8-15** aufgelistet. Neben objektiven Kriterien „Rundenzeit“ und „Fehleranzahl“, geben Beobachtungen des Untersuchers und Patientenangaben wertvolle Hinweise auf eine Dysfunktion des Bewegungssinns.

Abzuleitende therapeutische Maßnahmen: Zeigen sich positive Hinweise bei dem Test, so leitet der Therapeut davon Übungen ab (siehe Kapitel 11). In der Therapie werden dem Patienten vielfältige Linienführungen oder Formen präsentiert, denn bei mehrmaligem Wiederholen wären die unveränderten Linien vorhersehbar beziehungsweise „vorprogrammiert“.

8.5.3 Stimmgabeltest nach Rydel-Seiffer an der unteren Extremität: Testcode 30

Der „altbewährte“ Stimmgabeltest (Rydel & Seiffer, 1903) bedient sich der Tatsache, dass das Vibrationsempfinden bei Schädigungen peripherer Nerven mit als erstes beeinträchtigt ist. Diese treten vor allem bei peripheren Neuropathien idiopathischer Natur oder in Folge von Diabetes, Guillain-Barré-Syndrom, diversen Ursachen für Nervenentzündungen, Vitamin-B-12-Mangel oder Alkoholismus auf.

Ausführung und Bewertung: Für den Test liegt der Patient so entspannt wie möglich in Rückenlage. Der Untersucher versetzt nun die Rydel-Seiffer Stimmgabel durch Anschlagen an seinem fest angespannten Daumenballen in Schwingungen (64 Hz). Unmittelbar danach setzt er die Gabel so senkrecht wie möglich am Interphalangealgelenk der Großzehe an (**Abbildung 8-35**). Die Schwingungsamplituden nehmen langsam ab. Der Patient wird aufgefordert, den Zeitpunkt anzugeben, an dem er die Schwingungen nicht mehr wahrnimmt und der Untersucher liest zu diesen Zeitpunkt auf der Skala der Stimmgabel die Schwingungsintensität ab. Hierzu sind an den beiden End-Armen der Gabel Gewichte mit einem weißen und ei-

Tabelle 8-15: Bewertungsergebnisse für einen positiven Test des Bewegungssinns der HWS

Kriterien für einen Test des Bewegungssinns der Halswirbelsäule	
Objektive Messparameter	Subjektive positive Beobachtungen/Patientenangaben
Zeitdauer für eine Runde Fehleranzahl (Abweichungen über die blauen Ränder hinaus), soweit in Echtzeit zählbar	Sehr auffällige Zielungenauigkeit mit großen Abweichungen von der schwarzen Linie Auffällige unkoordinierte Bewegungsqualität mit Wackelbewegungen oder Abknicken der HWS Reproduktion von Symptomen bis hin zur Nichtdurchführbarkeit Sehstörungen (unscharfes oder doppeltes Sehen) Sichtbare erhöhte Muskelanspannung in der oberflächlichen Nackenmuskulatur

nem schwarzen Dreieck und je einer Skala mit Werten von 0 (Mindestwert) bis 8 (Höchstwert) angebracht, die es ermöglichen eben diese Schwingungsintensität beziehungsweise Vibrationsstärke abzulesen.

Wenn die Stimmgabel schwingt, erscheinen dem Untersucher das weiße und das schwarze Dreieck auf den Arm-Gewichten doppelt. Mit abnehmender Schwingungsamplitude bewegt sich der Schnittpunkt der beiden virtuellen Dreiecke – als die Spitze eines dritten virtuellen Dreiecks in der Mitte – vom Wert 0 auf der Skala nach oben bis zum Wert 8. Sobald der Patient äußert, nichts mehr zu spüren, liest der Untersucher den Wert an der Spitze des mittleren Dreiecks ab. Das Mitteln von drei wiederholten Messwerten erhöht die Reliabilität des Tests (Merkies et al., 2000). Der Normalwert bei jüngeren Menschen liegt in den Gebrauchsanweisung zur Rydel-Seiffer-Stimmgabel bei 8 und bedeutet: Es gibt keine Anzeichen einer periphere Nervenschädigung. Mit zunehmendem Alter gelten Vibrationswerte von 6/8 als normal. Über 60-Jährige haben einen Mindestnormalwert von 4/8 (siehe **Tabelle 8-16**). Kleinere Werte sollten vom Neurologen abgeklärt werden, da es sich um eine Frühform einer ernst zu nehmenden Nervenschädigung handeln kann. Bei schwereren Schädigungen erfolgt die Testung weiter proximal. Ein gestörtes Vibrationsempfinden auf Höhe der Interphalangen wird mit Grad 1, der Malleolen mit Grad 2, der Patella mit Grad 3 und der Spina iliaca anterior superior mit Grad 4 bewertet (Merkies et al., 2000).

Abzuleitende therapeutische Maßnahmen: Eine Therapiemöglichkeit bei somatosensorischen Defiziten an der unteren Extremität bezie-

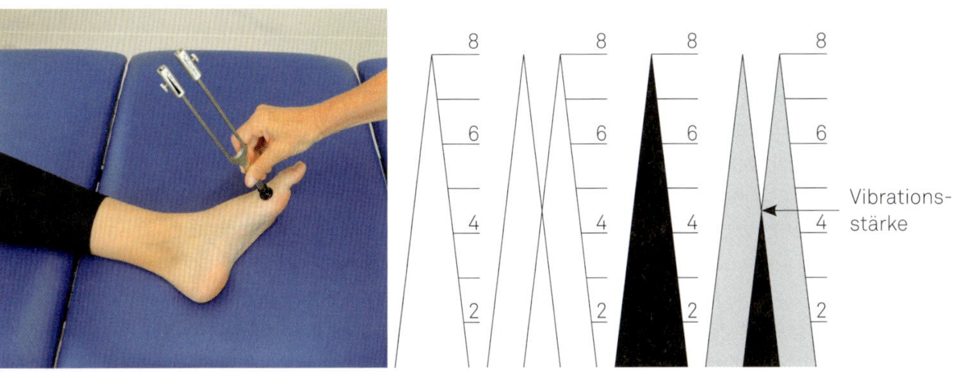

Abbildung 8-35: a) Stimmgabeltest nach Rydel-Seiffer (1903) und b) Bewertungsskalen.

Tabelle 8-16: Normwerte-Tabelle für den Vibrationstest mit der Rydel-Seiffer-Stimmgabel

Normwerte der unteren Extremität beim Test des Vibrationsempfindens mit der Rydel-Seiffer Stimmgabel	
Alter	Wert
≤ 40 Jahre	≥ 4,5
41–60 Jahre	≥ 4,0
61–85 Jahre	≥ 3,5
> 85 Jahre	≥ 3,0

hungsweise am Fuß geht von der Annahme aus, dass eine periphere Stimulation eine zentrale Veränderung der Wahrnehmung und der neuronalen Verarbeitung bewirkt. Aus der Erfahrung wissen wir, dass zum Beispiel eine Stimulierung der Fußsohlen mit diversen Gerätschaften und Techniken wie Noppenmatten, Vibrationsgeräten oder Massagen, Einfluss auf die Stand- und Gangsicherheit der Patienten nimmt (siehe auch nächste Tests und Kapitel 11).

8.6 Tests der statischen und dynamischen Stützsensomotorik

Ein zweiter wesentlicher Teilaspekt der Tests der Sensomotorik, ist die Überprüfung der Stützsensomotorik, die die Körperhaltung in statischen und dynamischen Situationen – sprich im Stand und in der (Fort-)Bewegung – sichert und das Gleichgewicht reguliert. Das Verständnis für die vielen zugrunde liegenden peripheren und zentralen Elemente der Haltungskontrolle sind Voraussetzung für die Beurteilung und die erfolgreiche Behandlung von Gleichgewichtsstörungen (Horak, 2006).

Bei intaktem vestibulären, visuellen sowie propriozeptiven Input (von Muskeln, Gelenken und Haut) aus Rumpf, unterer Extremität und HWS und deren zentraler Verarbeitung funktioniert die Haltungskontrolle. Bis zu einem gewissen Grad können Störungen in nur einem der Input-Systeme durch die anderen kompensiert werden (Khasnis & Gokula, 2003). So zeigen zum Beispiel Gesunde mit geschlossenen Augen sowie auch Menschen mit einer kompensierten unilateralen peripheren Hypofunktion eine sichere Haltungskontrolle von Kopf und Körper.

Das vestibuläre System hat über die vestibulospinale Verbindung eine weitere wichtige Funktion inne. Es ist unmittelbar an der Kontrolle des Körperschwerpunktes und der motorischen Ansteuerung von Körper- und Extremitätenmuskeln beim Stehen und Gehen beteiligt. Die fortwährende labile Gleichgewichtssituation des Menschen in der Vertikalen fordert ständige dreidimensionale Haltungsanpassungen. Dafür wendet der Mensch bestimmte voraussehbare Bewegungsmuster an – bei geringen Störreizen des Gleichgewichts eine Fußstrategie und bei größeren Störungen eine Hüftstrategie beziehungsweise eine Kombination aus Fuß- und Hüftstrategie (Horak & Nashner, 1986; Runge et al., 1999). Zu diesen Strategien tritt ab einer ausreichenden Auslenkung des menschlichen Körpers schließlich eine dritte Strategie in Kraft, die Strategie der veränderten Unterstützungsfläche mittels Ausgleichsschritt (Maki & McIlroy, 1997). Bestehen jedoch gravierende periphere und/oder zentrale Dysfunktionen, kann es bereits in statischen Gleichgewichtssituationen zu großen beziehungsweise schnellen Körperschwankungen- und Schwerpunktverlagerungen bis hin zum Sturz und damit verbundenen Schwindelsymptomen kommen. Der Betroffene kann die Strategien zur Aufrechterhaltung nicht mehr hinreichend abrufen.

Ist schon das Stehen an komplexe Mechanismen geknüpft, so ist es das Gehen umso mehr. Einschließlich Loslaufen, Geschwindigkeits- und Richtungsänderungen, Stehenbleiben und Reagieren auf Störreize, verlangt das Gehen ein gleichzeitiges und vielsichtiges Zusammenspiel von motorischen, sensorischen und kognitiven Prozessen (Jahn et al., 2010). Auf Rückenmarksebene beeinflussen autonome Rhythmusgeber das Gehen. Übergeordnete prämotorische und motorische Bereiche auf Kortexebene wirken über die Basalganglien auf Lokomotionszentren im Hirnstamm und Kleinhirn ein. Kognitive Funktionen wie Aufmerksamkeit, Gedächtnis und räumliche Repräsentationen sind beteiligt. Wegen der vielfältigen Störmöglichkeiten der Prozessabläufe beim Gehen, ist es eine Herausforderung, einen Gang zu beurteilen und Gangstörungen zu klassifizieren.

Gangstörungen treten in Zusammenhang mit Craniocervicalen Syndromen und mit zunehmendem Alter häufiger auf. Sie führen zu einer eingeschränkten Lebensqualität. Hinzu kommen Bedenken und Ängste der Betroffenen, zu stürzen oder wie das Umfeld sie wahrnimmt. Womöglich werden sie stigmatisiert und zum Beispiel für betrunken gehalten. Oft akzeptieren die Betroffenen nur ungern, und nur, wenn es nicht anders geht ein Hilfsmittel wie einen Gehstock. Umso mehr liegt es in der Verantwortung der Therapeuten, die kompensierbaren oder trainierbaren Defizite und Elemente in der Gleichgewichtssteuerung zu entlarven und eine adäquate Therapie durchzuführen.

Merke: Das Gleichgewichtsverhalten unterscheidet sich im Stehen und beim Gehen. Deshalb testet der Untersucher die Patienten in beiden Situationen, um die Wahrscheinlichkeit zu erhöhen, Defizite aufzudecken. Zudem ist es dabei wichtig altersgerechte Normen zu beachten und sie im Vergleich zu den Patientendaten heran zu ziehen (Cohen 2019).

8.6.1 Statische Gleichgewichtstests im Stand: Testcode 31

Der Goldstandard für die Bewertung der Aufrechterhaltung des Gleichgewichts im Stand ist ein computergesteuerter Test mit dynamischer Kraftmessplatte, sprich die Posturographie (Diener et al., 1984; Nashner et al., 1982). Parameter wie Standzeitwerte, Ausprägung der Körperschwerpunktverlagerungen und Körperschwankungen oder Fallreaktionen werden gemessen und analysiert. Die Posturographie wird unter anderem für gutachterliche Beurteilungen herangezogen (Schwab et al., 2004), ist jedoch für die therapeutische Anwendung zu system-, zeit- und kostenaufwendig. Deshalb sind einfachere Tests in den vergangenen Jahren genutzt, modifiziert und in ihrer Anwendbarkeit, sowohl für den diagnostischen als auch für den therapeutischen Gebrauch überprüft worden. Sie können bereits am Krankenbett eines Patienten durchgeführt werden, beispielsweise der „altherkömmliche" Romberg-Test.

Der Romberg-Test erschien bereits 1853 in einem Fachbuch des gleichnamigen Neurologen. Beim Test geht es um die Aufrechterhaltung eines geschlossenen Stands mit zuerst offenen und im Anschluss mit geschlossenen Augen (**Abbildung 8-36**). Der Romberg-Test etablierte sich und wird bis in die heutige Zeit hinein noch angewendet. Er wird mit positiv

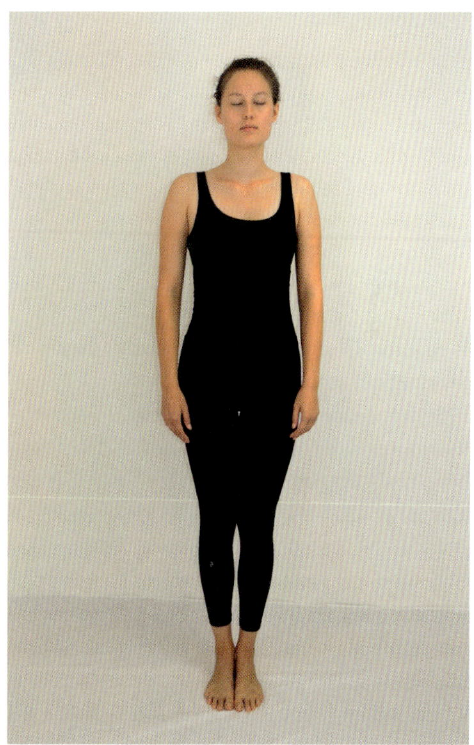

Abbildung 8-36: Der original Romberg-Test im aufrechten Stand mit eng aneinander gestellten Füßen auf festem Untergrund, wie abgebildet mit geschlossenen Augen.

oder negativ beurteilt, ohne dass es eine ausreichende Standardisierung der Durchführung, einheitliche Parameter oder eine diagnostische Wertigkeit dafür gibt (Rogers, 1980).

Einige Standzeit-Normwerte wurden durchaus gesammelt. Demnach stehen zum Beispiel gesunde junge Probanden nach Angaben von Khasnis und Kollegen sowohl mit offenen als auch mit geschlossenen Augen für mindestens 30 s und zeigen mit geschlossenen Augen nur leicht vermehrte Schwankungen (Khasnis & Gokula, 2003). Die Autoren berichten auch von einem „falsch positiven Romberg-Test" bei ängstlichen Patienten. Sie zeigen große Schwankungen, ohne wirklich zu stürzen, wollen sich gerne festhalten und werden besser bei Ablenkung. Auch alternde Probanden bis zu 79 Jahren stehen mit geschlossenen Augen bis zu 30 s, benötigen dafür jedoch mehr als einen Versuch (Bohannon et al., 1984).

Der Romberg-Test allein besitzt keine ausreichend verlässlichen Kriterien und stellt nach unserer Ansicht eher einen „Vortest" vor einem eigentlichen Test zur Überprüfung des statischen Gleichgewichts dar, um zu beurteilen, inwieweit weitere Tests ohne Sicherheitsrisiko für den Patienten ausführbar sind.

Statischer Gleichgewichtstest auf einer dicken Schaumstoffmatte

1986 wurden in einer Physiotherapie-Fachzeitschrift veränderte Konditionen für den Romberg-Test vorgeschlagen. Sie beruhten auf der Tatsache, dass bei Gesunden der bevorzugte sensorische Input zur Aufrechterhaltung des Gleichgewichts im Stand von den somatosensorischen Informationen der Füße kommt, die mit dem Untergrund in Kontakt stehen (Shumway-Cook & Horak, 1986). Um diesen somatosensorischen Input von den Füßen effektiv zu reduzieren und den vestibulären zu erhöhen, wurden die Probanden im Anschluss an den festen Untergrund auf eine nachgiebige dicke Schaumstoffunterlage gestellt. Wenn sie nun noch die Augen schlossen, musste der vestibuläre Input aus dem Innenohr vorrangig für die Gleichgewichtserhaltung genutzt werden. Daraufhin reduzierten sich die Standzeiten. In einer weiteren Testkondition bekamen die Probanden den Auftrag, statt die Augen zu schließen, einen Leuchtschirm mit einer Markierung überzustülpen. So konnten sie zwar die Markierung mit den Augen fixieren, aber die Umwelt nicht visuell mit einbeziehen. Daraus folgte ein visuell-vestibulärer Konflikt, den Gesunde im Vergleich zu Patienten mit vestibulären Erkrankungen besser kompensierten. Der Test mit den genannten verschiedenen sensorischen Testkonditionen bekam im Englischen einen eigenen Namen, „Clincal Test of Sensory Interaktion on Balance" (CTSIB). Er wurde Gegenstand wissenschaftlicher Überprüfungen.

Insbesondere die Testkonditionen auf dem Schaumstoff erweisen sich in der Untersuchung von Gleichgewichtsstörungen als nützlich. Die ermittelten vergleichbaren Standzeitwerte des CTSIB von Gesunden und Patienten mit vestibulären Störungen zeigen signifikante Unterschiede (H. Cohen et al., 1993). Aktuelle Werte liegen bei einer Sensitivität von 44 % und einer Spezifität von 90 % (H. Cohen et al., 1993; Horn et al., 2015). Wegen des technischen Aufwands, der Beschaffung oder Herstellung eines über den Kopf stülpbaren Lampenschirms verzichten wir Autorinnen auf diese Testkondition in der alltäglichen Praxis, denn auch ohne sie zeigen sich vergleichbare Werte zur Unterscheidung von Gesunden und Patienten mit vestibulären Erkrankungen.

Ausführung und Bewertung: Vor dem Test überprüft der Untersucher, die Stützsensomotorik des Patienten im Stand ohne Schaumstoff, sprich den Romberg-Test. Für den Gleichgewichtstest auf der Schaumstoffmatte wird der Patient nun aufgefordert, mit eng aneinander stehenden und mit Socken bekleideten Füßen aufrecht stehen zu bleiben (**Abbildung 8-37**). Die Hände liegen fest an den Oberschenkeln seitlich an oder sind vor dem Körper gekreuzt.

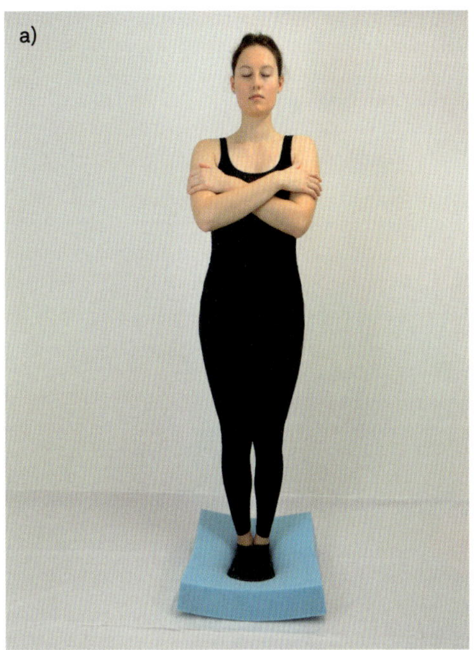

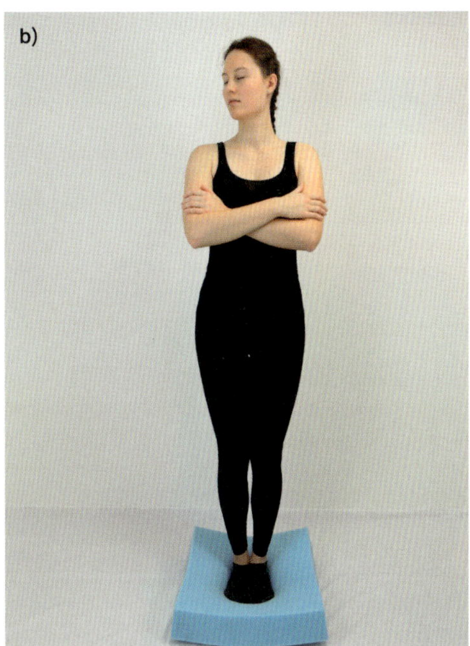

Abbildung 8-37: Statischer Gleichgewichtstest im Stand auf einer dicken Schaustoffmatte, zuerst mit geöffneten, dann wie abgebildet mit geschlossenen Augen und dann mit Kopfbewegungen

Zu Beginn soll der Patient die Augen für mindestens 10 s offenhalten und dann schließen. Der Patient wird zudem darüber aufgeklärt, dass er bei einem drohenden Fall die Augen wieder öffnen darf und wenn nötig, vom Untersucher gehalten wird oder sich selbst festhalten kann. Für letzteres eignen sich zum Beispiel die Wände einer Zimmerecke, an der der Patient rücklinks steht oder eine erreichbare Behandlungsbank beziehungsweise Sprossenwand.

Die Zeitmessung beginnt, wenn der Patient einen für sich „guten Stand" gefunden hat und die Augen schließt. Die Testdauer mit geschlossenen Augen beträgt maximal 30 s und wird mit einer Stoppuhr gemessen. Sie ist kürzer, wenn der Proband die Augen öffnet, die Arme löst, eine Fußposition verändert, einen Schritt macht oder droht zu fallen und vom Untersucher gehalten wird oder sich selbst festhält. Aus drei Versuchen wird der Mittelwert herangezogen.

Mehrere Studien ermittelten die altersentsprechenden Zeitwerte bei Gesunden für die Standzeit vor dem drohenden Fall auf verschiedensten Schaumstoffmatten (Agrawal et al., 2011; Bermúdez Rey et al., 2017). Aktuelle Zeitwerte und der Vergleich zu Patienten mit vestibulären Erkrankungen für eine standardisierte Testkondition auf einer Schaumstoffmatte (71/62/10 cm^3) mit mittlerer Dichte (SunMate, medium density) und einer Stauchhärte (SH) von 0.93 Pound per Square Inch (PSI), das dem europäischen Maß von 6,4 KPa entspricht, wurden kürzlich veröffentlicht (Cohen et al., 2019) (**Tabelle 8-17** und **Tabelle 8-18**). Die handelsüblichen Balancekissen im deutschsprachigen Raum erfüllen diese Anforderungen nicht.

Hinzu fügten Cohen und Kollegen neue Testkonditionen mit zusätzlichen Kopfbewegungen. Dabei betrug die Geschwindigkeit der Kopfbewegung 0,33 Hz (Cohen et al., 2019). Das entspricht einer Bewegungsdauer in eine Richtung von 3,03 s, sprich der Patient zählt 21, 22, 23 in die eine Richtung und 21, 22, 23 in die andere Richtung. Gesunde hatten in allen Altersgruppen und bei allen Tests signifikant höhere Standzeitwerte als die Patienten mit vestibulären Er-

Tabelle 8-17: Altersspezifische Mittelwerte des statischen Gleichgewichtstest im Stand auf einer 10 cm dicken Schaumstoffmatte mittlerer Dichte und Stauchhärte (SH)

Mittlere Standzeit in Sekunden und Standardabweichung des statischen Gleichgewichtstests im Stand mit geschlossenen Augen auf einer 10 cm dicken Schaumstoffmatte (mittlere Dichte/SH 6.4 kPa) ohne und mit Kopfbewegungen (v = 0.33 Hz) (H. S. Cohen et al., 2019)

Alter	Still gehaltener Kopf	Rechts-links Kopfrotation	Kopfinklination und -reklination
20–29 Jahre	29,3 ± 2,8	23,4 ± 0,1	23,2 ± 9,3
30–39 Jahre	26,7 ± 8,3	24,2 ± 9,3	24,7 ± 9,2
40–49 Jahre	26,5 ± 7,5	21,4 ± 9,9	21,9 ± 9,4
50–59 Jahre	24,3 ± 9,7	19,5 ± 3,9	19,3 ± 10,2
60–69 Jahre	17,5 ± 12,9	11,6 ± 9,0	14,3 ± 9,4
70–79 Jahre	15,9 ± 11,6	13,2 ± 10,5	12,1 ± 9,5
80–89 Jahre	6,7 ± 7,1	6,4 ± 4,7	5,2 ± 3,2

Tabelle 8-18: Mittelwerte von Patienten mit vestibulärer Erkrankung im Vergleich zu einer Kontrollgruppe beim statischen Gleichgewichtstest im Stand auf der 10 cm dicken Schaumstoffmatte

Mittelwerte (Zeit in s) für vergleichende Kontrollgruppen und Patienten mit vestibulären Erkrankungen bei still gehaltenem Kopf, Rechts-links Rotation und Inklination-Reklination des Kopfes (v = 0.33 Hz) (Cohen et al., 2019)

Kopf-Kondition	Kontrollgruppe	Patienten
Still gehaltener Kopf	20,98	11,85
Rechts-links-Kopfrotation	16,85	8,42
Inklination-Reklination des Kopfes	16,92	8,95

krankungen. Die zusätzlichen Kopfbewegungen erschweren den Test, womit es möglich ist, sonst verborgene Gleichgewichtsstörungen aufzudecken (Cohen, 2019).

Um eine vestibuläre Dysfunktion zu erkennen sind die Tests bei jungen Erwachsenen weniger verlässlich als bei älteren (Cohen et al., 2019). Bei den Probanden ab 40 Jahren allerdings sind die Kriterien hinsichtlich Sensitivität und Spezifität vor allem mit den Kopfbewegungen gut. So ergibt sich bei den 40–59-Jährigen eine Sensitivität von 93 % und ein Spezifität von 62 %. Für uns Autorinnen steht allerdings die Frage im Raum, inwieweit bei der Mitbewegung des Kopfes eine vestibuläre Erkrankung allein oder auch eine zusätzliche zervikogene Dysfunktion wie bei Patienten nach Schleudertrauma oder mit Nackenschmerzen (Poole et al., 2008) das Testergebnis beeinflusst.

Besondere Anforderungen an die Schaumstoffeigenschaften

Dem Untersucher muss bewusst sein, dass die Standzeit-Werte je nach Qualität und Dicke des Schaumstoffs abweichen (Chaikeeree et al. 2015; Liu et al. 2018) und nicht auf den in der eignen Praxis verwendeten Balancekissen eins zu eins übertragbar sind. Im deutschsprachigen Raum werden die Eigenschaften eines Schaumstoffs mit dem Raumgewicht (RG) in kg/m³und mit der Stauchhärte (SH) in Kilo Pascal (KPa) angegeben. Für die bisherigen Studien zum statischen Gleichgewicht wurden mittlere Schaumstoffqualitäten benutzt. Liu und Kollegen verwendeten einen Schaumstoff von RG 40/SH 5.0, was in etwa auch den Anforderungen des Schaumstoffs in der Studie von Cohen und Kollegen in Tabelle 8-17 entspricht (Cohen et al. 2019).

Zudem konnte aufgezeigt werden, dass es ab einer Dicke von 7,5 cm bereits mit offenen Augen zu besonderen Haltungsschwankungen kam. Folglich kann selbst der visuelle Input die erhöhten Haltungsschwankungen aufgrund der beeinträchtigten vestibulären Funktion und des ausgeschalteten somatosensorischen Inputs nicht mehr kompensieren. Wegen dieser Tatsache ist ein besonderes Augenmerk auf die Dicke des Schaumstoffs zu richten. Ab einer Dicke von 10 cm oder dicker zeigten sich keine weiteren Veränderungen mehr, sodass eine 10 cm dicke Matte mit der entsprechenden Qualität als optimal erscheint, um die vestibuläre Funktion zu testen.

Neben dem objektiven Bewertungskriterium der gemessenen Standzeitdauer achtet der Untersucher auf beobachtbare Kriterien. Hierzu gehören Unterschiede zwischen offenen und geschlossenen Augen, auffällig starkes oder schnelles Hin- und Herschwanken und die angewendeten Strategien zur Gleichgewichtserhaltung in Fuß und Hüfte oder in Form eines Ausgleichsschritts (**Tabelle 8-19**).

Merke: Der statische Gleichgewichtstest im Stand mit einem 10 cm dicken Schaumstoff mittlerere Qualität lässt folgenden klinisch bedeutenden Schluss zu: Hat ein Patient eine Vorgeschichte von Schwindel und zeigt er bei dem Test in der entsprechenden Altersgruppe eine mehr als doppelte Standardabweichung der Standzeit unter dem Mittelwert (siehe Tabelle 8-17), so ist das ein Indiz für eine vestibuläre Erkrankung (Cohen et al. 2019). So ein Ergebnis spricht für ein notwendiges Training der vestibulären Funktion. Die Durchführung von Re-Tests während des Therapieverlaufs kann den Erfolg aufzeigen.

Statischer Gleichgewichtstest im Tandemstand oder Einbeinstand

Zu den Varianten bzw. Schwierigkeitssteigerungen der Gleichgewichtstests im Stand zählen auch der Tandemstand (engl. „Sharpened Romberg") und der Einbeinstand. Wiederum sollte der Untersucher vor den Tests, die Stützsensomotorik im engen Zweibeinstand mit dem original Romberg-Test überprüft haben.

Ausführung und Bewertung: Beim Tandemstand wird der Patient aufgefordert, ein Bein unmittelbar vor das andere zu stellen, im sogenannten Zehen-an-Ferse-Kontakt (**Abbildung 8-38a**). Dabei kann er wählen und ausprobieren, welches Bein vorne steht und welche Armhaltung er einnimmt. Die Armhaltung darf der Patient frei wählen (Vereeck et al., 2008). Beim Einbeinstand stellt der Patient sich auf das dominante Bein (Franchignoni et al., 1998) (Abbildung 8-38b). Beide Tests werden auf festem Untergrund und zuerst mit offenen Augen durchgeführt. Die Standzeitmessung beginnt mit dem Schließen der Augen.

Ein Vorteil des festen Untergrunds besteht darin, dass er sich im Gegensatz zur Schaumstoffmatte (Cohen, 2019) auch zum Testen von Patienten mit peripherer Polyneuropathie eig-

Tabelle 8-19: Objektive und subjektive Beurteilungskriterien der Gleichgewichtstests im Stand

Allgemeine Bewertungskriterien der Gleichgewichtstests im Stand	
Objektive zeitliche Messparameter	Subjektive beobachtbare Parameter
Messung der Standzeit vor dem Fall Berücksichtigung altersentsprechender Mittelwerte	Unterschiede zwischen offenen/geschlossenen Augen Ausmaß und Geschwindigkeit der Körperschwankungen in den verschiedenen Ebenen Angewendete Strategien zur Gleichgewichtserhaltung in Fuß und Hüfte oder in Form eines Ausgleichsschritts

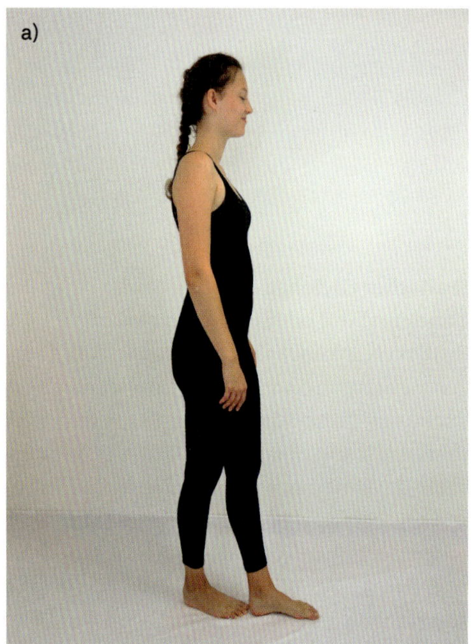

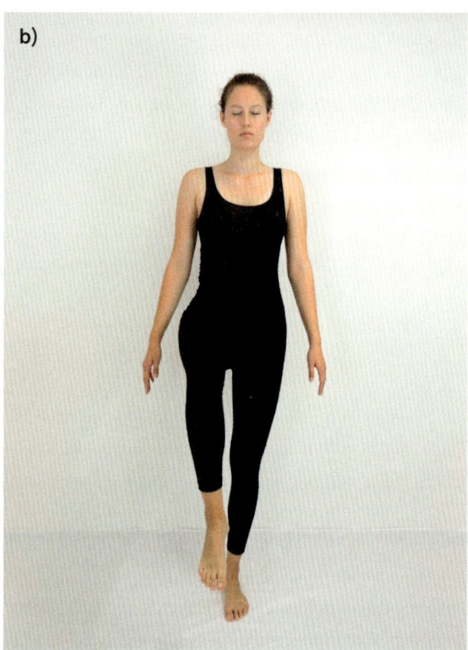

Abbildung 8-38: a) Tandemstand und b) Einbeinstand in der Phase mit geschlossenen Augen

net. Denn die Schaumstoffmatte würde den Input von der unteren Extremität reduzieren. Patienten mit Polyneuropathie weisen aufgrund der peripheren Nervenschädigung typische Zeichen bei den Tests im Stehen auf. Vor allem ist die mangelnde Fußstrategie offensichtlich. In so einem Fall liefert die Testung mit der Stimmgabel (Testcode 29) einen weiteren Hinweis.

Für eine Bewertung der Tests misst der Untersucher die Standzeitdauer. Er bildet einen Mittelwert aus drei Versuchen. Weiterhin beurteilt er den Unterschied zwischen offenen und geschlossenen Augen, auffälliges Hin- und Herschwanken sowie die angewendeten Strategien zur Gleichgewichtserhaltung (Tabelle 8-19). Beim Test im Einbeinstand kommt ein weiteres Beurteilungskriterium hinzu: das Absetzen des freien Fußes.

Nach Vereeck und Kollegen kann der asymptomatische Erwachsene den Tandemstand mit geöffneten Augen in jedem Alter für 30 s durchführen und mit geschlossenen Augen bis zum Alter von 49 Jahren normalerweise auch (**Tabelle 8-20**). Dann nimmt die Leistung langsam ab. Bei den über 60-Jährigen schaffen deutlich weniger als 50 % die 30 s. In der 7. Altersdekade sind es etwas mehr als die Hälfte, die gerade noch 10 s stehen können (Vereeck et al., 2008).

Die Zeitdauer im Einbeinstand nimmt im Alter signifikant ab. 100 % der unter 45-Jährigen stehen mit geöffneten Augen für 30 s auf einem Bein. Und mehr als 75 % der 20–39-Jährigen schaffen das auch mit geschlossenen Augen. Allerdings kann keiner der über 70-Jährigen mit geschlossenen Augen mehr als 13 s den Einbeinstand durchführen (Bohannon et al., 1984). Hier liegen vermutlich ein Zusammenhang zu altersbedingten zunehmenden Dysfunktionen der visuellen, propriozeptiven und vestibulären Elemente der Stützsensomotorik und weitere Einflussfaktoren zugrunde.

Hat der Untersucher das Ziel, die vestibulären Funktionen in einer gesteigerten Form zu überprüfen, kann er den Patienten im Tandemstand oder Einbeinstand auf einen Schaumstoff stellen oder zusätzliche Kopfbewegungen ein-

Tabelle 8-20: Altersspezifische Mittelwerte des statischen Gleichgewichtstests im Tandem- und Einbeinstand

Mittlere Standzeit in Sekunden und Standardabweichung (Vereeck et al., 2008)				
Alter	Tandemstand		Einbeinstand	
	Augen offen	Augen geschlossen	Augen offen	Augen geschlossen
30–39 Jahre	30,0 ± 0,0	29,9 ± 0,4	30,0 ± 0,0	27,5 ± 6,5
40–49 Jahre	30,0 ± 0,0	30,0 ± 0,0	30,0 ± 0,0	27,5 ± 6,5
50–59 Jahre	30,0 ± 0,0	28,8 ± 4,7	29,6 ± 2,1	21,8 ± 9,1
60–69 Jahre	30,0 ± 0,0	28,0 ± 4,9	30,0 ± 0,0	19,9 ± 9,8
70–79 Jahre	30,0 ± 0,0	18,0 ± 10,3	27,7 ± 5,3	8,9 ± 7,5
80–89 Jahre	30,0 ± 0,0	13,2 ± 9,5	21,4 ± 10,1	4,9 ± 5,5

setzen, wobei bei letzteren an den Einfluss einer möglichen zervikogenen Komponente gedacht werden sollte.

8.6.2 Beurteilung der Gangstörung: Testcode 32

Vor allem Schwindelerkrankungen gehen mit Veränderungen des Gangbildes einher. Bereits bei Gesunden gibt es Veränderungen mit zunehmendem Alter, im Besonderen hinsichtlich der sich verringernden Geschwindigkeit. Bis zu einem Alter von 60 Jahren liegt die Maximalgeschwindigkeit bei 2 m/s oder darüber. Danach nimmt sie langsam ab und bei über 80-Jährigen liegt sie unter 1,5 m/s (Jahn et al., 2010). Die Überprüfung und Klassifizierung von Gangstörungen stellen in der ärztlichen Untersuchung einen ersten Schritt dar, hin zur Entscheidung weiterer notwendiger Diagnoseverfahren (Jahn et al., 2010; Pirker & Katzenschlager, 2017; Snijders et al., 2007). Häufige Schwindelerkrankungen und deren typische Gangstörungen beim Erwachsenen und alternden Menschen sollten Therapeuten zuordnen können.

Ausführung und Bewertung: Der Patient wird aufgefordert über eine ausreichende Distanz wie auf einem Flur in seinem frei gewählten Tempo vorwärts zu gehen. Geschwindigkeit des Gangs, Spurbreite, Fußstellung, Koordination der Schritte, variable oder konstante, normallange oder kurze Schritte und das Vorhandensein eines ataktischen Gangs gehören zu wichtigen qualitativen Beobachtungskriterien (**Tabelle 8-21**). Im Anschluss entscheidet der Untersucher, den Patienten weitere Gangvarianten durchführen zu lassen, wobei die Geschwindigkeit individuell gesteigert oder verlangsamt wird. Zu den Varianten gehören Rückwärtsgehen, Gehen mit Richtungswechsel oder das Gehen mit geschlossenen Augen. Sie können zusätzliche Anhaltspunkte für die Beurteilung einer Gangstörung ergeben.

8.6.3 Tandem-Walk-Test: Testcode 33

Der Tandem-Walk hat sich als Test der dynamischen Stützmotorik bewährt. In Ergänzung zu einem statischen Test im Stand und einer Beurteilung des Gangbildes führt der Untersucher ihn durch.

Ausführung und Bewertung: Beim Tandem-Walk wird der Patient aufgefordert, ohne Schuhe sich zuerst mit offenen und dann mit geschlossenen Augen auf einer Linie – zum Beispiel auf einer Stoßlinie in einem Linoleumboden (Vereeck 2008) – vorwärts zu gehen, wobei er abwechselnd die eine Ferse unmittelbar ohne Zwischenraum vor die Zehen des anderen Fußes stellt (Fregly und Graybiel 1970; Graybiel und Fregly 1966) (**Abbildung 8-39**). Der Proband darf einen Übungs-

Tabelle 8-21: Den Schwindelerkrankungen zugeordnete Störungen des Gangbildes

Typische qualitative Parameter der Gangstörung bei Erkrankungen mit Schwindelsymptomen	
Erkrankung/Ursache	Positive Beobachtungskriterien der Gangstörung
Polyneuropathie Bilaterale vestibuläre Hypofunktion oder dekompensierte unilaterale vestibuläre Hypofunktion Sehstörungen Zervikogene Dysfunktionen oder Schmerzen, oft als zusätzliches Element zu einem der oben genannten	Sensorische Gangstörung infolge betroffener Elemente oder deren Verarbeitung: Breitbeinig schwankend, unsicher Variable Schritte Fußauswärtsdrehung Verminderte Schwungbeinphase Verschlimmerung bei Dunkelheit und unebenem Boden
Akute periphere unilaterale Vestibulopathie	Große Unsicherheit Fallneigung zur betroffenen Seite
Vestibuläre Migräne, Migräne mit Aura	Auffällig schwankend, während einer Attacke ataktisch
Parkinson Syndrom	Hypokinetisch, starr Tremor Verminderte Haltungsstabilität
Zerebellärer Ataxie	Ataktisch, wackelig Breitbeinig, unsicher Variable Schritte, dyskoordiniert
Demenz	Verlangsamt
Normaldruckhydrozephalus Vaskuläre Enzephalopathie	Kleinschrittig und schlurfend Vermindertes Abrollverhalten
Hemiparese	Verlangsamt, breite Basis, asymmetrisch Arm adduziert, Unterarm poniert, Hand und Finger flektiert Verkürzte Standbeinphase auf paretischer Seite, fehlende Extension in Hüfte und Knie Zirkumduktion und /oder Plantarflexion Fuß in der Schwungbeinphase
Myelopathie	Infolge Spinalkanaleinengung: Steif und paraparetisch spastisch Oder auch ataktisch spastisch
Ängstlicher Gang	Fokussiert auf den Bewegungsablauf, „Gehen wie auf Eis“ Übermäßige visuelle Aufmerksamkeit Langsame breitbeinige kurze Schritte Markante Verbesserung mit externer Unterstützung oder Ablenkung Zusatzaufgabe wie beispielsweise das Aufsagen aller Tiere mit dem Anfangsbuchstaben „E“ ohne negativen Einfluss auf das Gangbild
Psychogene Gangstörung	Bizarr wie übermäßig langsam, stumpfes Zittern oder Zucken Selten mit Sturz verbunden, i. d. R. keine Verletzungen

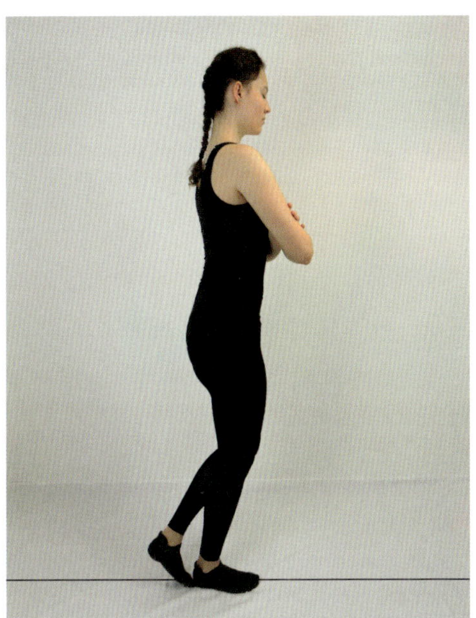

Abbildung 8-39: Tandem-Walk mit geschlossenen Augen

versuch mit drei bis fünf Schritten durchführen, um sich ein Bild von der Bewegung zu machen (Cohen et al., 2018). Dann macht er zehn Schritte mit geöffneten Augen und anschließend zehn mit geschlossenen Augen. Das Zählen durch den Untersucher der Schritte mit geschlossenen Augen dient als quantitativer Messparmeter, wobei zwei Bedingungen bewertet werden können.

Zum einen zählt der Untersucher die Anzahl korrekter aufeinanderfolgender Schritte. Er beginnt mit dem Zählen, sobald der Patient die Augen schließt und den ersten vollen Schritt „Ferse an Zehen" gemacht hat. Das Zählen endet, wenn ein Fuß auf dem Boden abgesetzt wird, bevor die Ferse die Zehen wieder berührt. Das Limit der Schritte liegt bei 20 Schritten. Vereeck und Kollegen empfehlen, von maximal drei Versuchen den besten Versuch zu werten (Vereeck et al., 2008). Diese erste Möglichkeit des Zählens bis zu einem Fehler, erweist sich als besonders nützlich für das Identifizieren von Patienten mit einer peripheren Polyneuropathie (Cohen, 2019).

Zum anderen besteht die Möglichkeit, nach dem ersten Fehler die verbleibenden Schritte mit geschlossenen Augen – bis es zehn Schritte sind – fortführen zu lassen und die Gesamtzahl der korrekten Tandemschritte zu zählen. Als Fehler ist ein Seitschritt, ein mehr als zwei Zentimeter großer Zwischenraum zwischen den Füßen oder das Öffnen der Augen zu bewerten. Durch die Auswertung des Tests lassen sich vestibuläre Defizite aufdecken (**Tabelle 8-22**). Nach Cohen und Kollegen ergeben sich bei dieser Art der Testung mäßig gute Reliabilitäts-Werte für vestibuläre Störungen mit einem Receiver-Operating-Characteristics Wert von ROC ≤ 0,8, einer Sensitivität ≤ 0,77 und einer Spezifität ≤ 0,72 (Cohen et al., 2018).

Zu bedenken ist bei der zweiten Testvariante allerdings, dass zusätzliche Beeinträchtigungen wie eine periphere Polyneuropathie, Fußdeformitäten, Endoprothesen oder das Alter die Werte beeinflussen. Weitere qualitative Bewertungskriterien sind auffallende Hüft- und Rumpfbewegungen, die auch für eine Dysfunktion des vestibulären Systems sprechen (Allum et al. 2001). Zur Steigerung kann der Patient aufgefordert werden, den Kopf mit zu bewegen, zum Beispiel den Kopf alle zwei Schritte von einer zur anderen Seite zu rotieren. Hier gibt es noch keine Richtwerte. Wie bei den statischen Tests auch, muss der Untersucher diese Testbedingung hinsichtlich der beteiligten Systeme richtig einordnen und solange es keine Werte oder Gütekriterien gibt, subjektiv beurteilen.

8.6.4 Bewertung der Stand- und Gangproben

In Abhängigkeit von der Diagnose, der Standzeit von Tests, der Schrittzahl, ob Auffälligkeiten bereits ohne oder erst mit Kopfbewegungen vorhanden sind und den Hinweisen aus den subjektiven Beobachtungskriterien entwickelt der Therapeut für den Patienten ein Training. So sprechen große Defizite zwischen offenen und geschlossenen Augen für eine

Tabelle 8-22: Vergleichsgruppen beim Tandemwalk mit verschränkten Armen und Socken

Mittlere Anzahl korrekter Tandemschritte und Standardabweichung bei einer Kontrollgruppe und Patienten mit peripheren vestibulären Erkrankungen				
Gruppe	Augen offen	Augen geschlossen Versuch 1	Augen geschlossen Versuch 2	Augen geschlossen Versuch 3
Asymptomatische Kontrollgruppe	9 (2,2)	7 (3,3)	10 (5,2)	7 (3,4)
Unilaterale vestibuläre Hypofunktion	7 (3,7)	4 (3,6)	4 (3,5)	4 (3,7)
Benigner paroxysmaler Lagerungsschwindel	7 (3,5)	4 (3,2)	4 (3,6)	4 (3,6)

dominierende Rolle der Augen in der Gleichgewichtssteuerung, die sowohl vestibuläre und/oder propriozeptive Elemente in ihrer Nutzung zurückstellt. Menschen mit Nackenerkrankungen sind vermutlich mehr auf visuelle oder andere somatosensorische Elemente als die der HWS angewiesen, um das Gleichgewicht aufrecht zu erhalten. Deshalb zeigen sich Gleichgewichtsdefizite besonders, wenn diese Elemente zusätzliche Störungen aufweisen oder bei Tests gestört werden (Treleaven, 2008).

Akute unilaterale peripher vestibuläre Defizite offenbaren sich mit immer derselben Schwank- und Fallrichtung. Bei bilateralen vestibulären Defiziten zeigen sich besonders große Schwankungen. Zeichen zentraler vestibulärer Defizite sind multidirektionale Schwankungen. Sehr auffällige Schwierigkeiten im Stand auf dem Schaumstoff (Cohen et al., 1993) und eine auffällig defizitäre Hüftstrategie (Horak et al., 1990) sind weitere Indizien für eine vestibuläre Dysfunktion. Eine auffällige Fußstrategie und deutliche Defizite auf ebenem Boden, zum Beispiel im Tandemstand oder Tandemgang, die sich auf weicher Unterlage nicht schwerwiegend verändern, deuten auf periphere Störungen der unteren Extremitäten wie eine periphere Polyneuropathie hin.

Sind die Stand- und Gangproben mit den zusätzlichen Kopfbewegungen am auffälligsten, so ist neben einer vestibulären eine mögliche zervikogene Komponente weiter abzuklären und gegebenenfalls zu therapieren.

Menschen mit Migräne, insbesondere die mit Aura, zeigen im Vergleich zu Gesunden größere Schwankungen (Akdal et al., 2009; Carvalho et al., 2013; Power et al., 2018). Ebenso haben Patienten mit Schwindel, bei denen die Psyche großen Einfluss nimmt, erhebliche Schwankungen (Goto et al., 2012), wobei zum Beispiel Ablenkung zu einer spontanen Besserung führen kann (siehe Kapitel 11).

Gerade die statischen Gleichgewichtstests im Stand eignen sich auch als Re-Tests für ein effektives Therapieergebnis. Mit dem Test im Stand auf dem Schaumstoff konnten zum Beispiel in einer Studie signifikante Verbesserungen nach einem erfolgreichen Epley-Manöver beim benignen paroxysmalem Lagerungsschwindel nachgewiesen werden (Lotfi et al., 2018).

8.6.5 Fukuda-Stepping-Test: Testcode 34

Als ein weiterer dynamischer Test, um speziell peripher-vestibuläre Störungen zu identifizieren, wurde Ende der 1960er Jahre eine Verifizierung des Unterberger Tretversuchs (Unterberger, 1938) als Fukuda-Stepping Test vorgeschlagen (Fukuda, 1959) (**Abbildung 8-40**). Studienergebnisse der letzten Jahre zeigen auf, dass der Test nicht verlässlich genug ist, um eine vestibuläre Beeinträchtigung tatsächlich festzustellen, allerdings bei einem akuten vestibulären Syndrom, nämlich im Falle einer akuten peripheren unilateralen Vestibulopathie, schon einen brauchbaren Hinweis liefern kann (Bonanni & Newton, 1998; Honaker et al., 2009; Zhang & Wang, 2011).

Ausführung und Bewertung: Der Patient steht in der Mitte eines ruhigen Raumes mit genügend Platz um sich herum. Auf Höhe der Zehenspitzen, die als Referenz dienen, wird auf dem Boden eine Markierung angebracht, zum Beispiel mit einem Klebeband, um die Startposition zu markieren. Nun wird der Patient aufgefordert, die Arme mit den Handinnenflächen nach vorne oben zu strecken und beide Augen zu schließen. Dann beginnt er in einem angenehmen flotten und konstanten Tempo 50 Schritte auf der Stelle mit hochgezogenen Knien durchzuführen (Abbildung 8-40). Wenn sich die Kniehöhe oder das Tempo während dem Test verringert, gibt der Untersucher einen verbalen Hinweis, diese wieder zu steigern. Der Untersucher zählt die Schritte stumm mit. Beim 50. Schritt wird die Position der Zehenspitzen mit einem zweiten Klebeband auf dem Boden markiert.

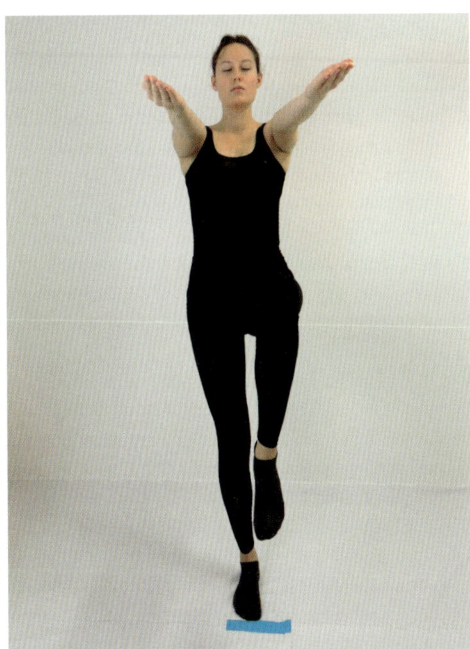

Abbildung 8-40: Fukuda-Stepping-Test

Zu bewertende Parameter sind Winkelabweichung von der sagittalen Mittellinie, die Drehrichtung und die Entfernung, die vorwärts oder seitwärts zurückgelegt wurde. Nach Fukuda ist eine Winkelabweichung von 30° bei 50 Schritten als positiv zu werten und zudem soll die Rotationsrichtung die betroffene Seite identifizieren (Fukuda, 1959). Eine Winkelabweichung von 45° bei 100 Schritten wäre ebenso positiv. Der Test weist allerdings schon bei gesunden Probanden eine hohe Variabilität bezüglich der Winkelabweichung auf. Zudem zeigen sich bei 100 Schritten höhere Variationen, sodass die 50 Schritte zu empfehlen sind (Paquet et al., 2016). Ebenso spielt das Alter bei den Abweichungen eine Rolle (Paquet et al., 2017). Auch hängt die Rotationseite bei Gesunden in der Regel vom dominanten Bein ab (Paquet et al., 2014).

Abzuleitende therapeutische Maßnahmen: Der Fukuda-Stepping-Test ist nicht wie ursprünglich gedacht, ein isolierter Test des peripheren vestibulären Systems auf der Grundlage des vestibulospinalen Reflexes, sondern er spiegelt die neuronale Komplexität während dieses dynamischen Tests wider. Vestibulärer, propriozeptiver und taktiler Input, zentrale Verarbeitung, motorische Ansteuerung sowie kognitive und emotionale Funktionen fließen ein. Im Verlauf einer vestibulären Rehabilitation bzw. bei Abklingen von akuten Symptomen sollte sich der Test im Ergebnis hinsichtlich des Winkelwerts und der lateralen beziehungsweise longitudinalen Verschiebungen verbessern. Deshalb ist er als Re-Test gut zu verwenden.

Literatur

Agrawal, Y., Carey, J.P., Hoffman, H.J., Sklare, D.A. & Schubert, M.C. (2011). The modified Romberg Balance Test: Normative data in U.S, Adults. *Otology & Neurotology, 32*(8), 1309–1311. https://doi.org/10.1097/MAO.0b013e31822e5bee

Ahlers, M. & Jakstat, H. (2015). CMD-Screening mit dem „CMD-Kurzbefund". *ZWR – Das Deutsche Zahnärzteblatt, 124*(03), 102–106. https://doi.org/10.1055/s-0035-1545264

Akdal, G., Dönmez, B., Oztürk, V. & Angin, S. (2009). Is balance normal in migraineurs without history of vertigo? *Headache, 49*(3), 419–425. https://doi.org/10.1111/j.1526-4610.2008.01256.x

Akin, F.W. & Davenport, M.J. (2003). Validity and reliability of the Motion Sensitivity Test. *Journal of Rehabilitation Research and Development, 40*(5), 415–421. https://doi.org/10.1682/JRRD.2003.09.0415

Alahmari, K.A., Reddy, R.S., Silvian, P.S., Ahmad, I., Kakaraparthi, V.N. & Alam, M.M. (2017). Association of age on cervical joint position error. *Journal of Advanced Research, 8*(3), 201–207. https://doi.org/10.1016/j.jare.2017.01.001

Allum, J.H.J., Adkin, A.L., Carpenter, M.G., Held-Ziolkowska, M., Honegger, F. & Pierchala, K. (2001). Trunk sway measures of postural stability during clinical balance tests: effects of a unilateral vestibular deficit. *Gait & Posture, 14*(3), 227–237.

Arnold, M. & Bousser, M.-G. (2005). Carotid and vertebral artery dissection. *Practical Neurology, 5*(2), 100–109. https://doi.org/10.1111/j.1474-7766.2005.t01-1-00292.x

Bartolomeo, M., Biboulet, R., Pierre, G., Mondain, M., Uziel, A. & Venail, F. (2014). Value of the video head impulse test in assessing vestibular deficits following vestibular neuritis. *European Archives of Oto-Rhino-Laryngology and Head and Neck Surgery, 271*(4), 681–688. https://doi.org/10.1007/s00405-013-2451-y

Beinert, K. (2013). Chronische Nackenschmerzen. *Physiopraxis, 11*(07/08), 28–35. https://doi.org/10.1055/s-0033-1353403

Bermúdez Rey, M.C., Clark, T.K. & Merfeld, D.M. (2017). Balance Screening of Vestibular Function in Subjects Aged 4 Years and Older: A Living Laboratory Experience. *Frontiers in Neurology, 8*, 631. https://doi.org/10.3389/fneur.2017.00631

Bohannon, R.W., Larkin, P.A., Cook, A.C., Gear, J. & Singer, J. (1984). Decrease in timed balance test scores with aging. *Physical Therapy, 64*(7), 1067–1070. https://doi.org/10.1093/ptj/64.7.1067

Bonanni, M. & Newton, R. (1998). Test-retest reliability of the Fukuda Stepping Test. *Physiotherapy Research International: The Journal for Researchers and Clinicians in Physical Therapy, 3*(1), 58–68. https://doi.org/10.1002/pri.122

Bornstein, A. & Lempert, T. (2017). *Schwindel – Praktischer Leitfaden zur Diagnose und Therapie*. Stuttgart: Schattauer.

Brandt, T. (2003). *Vertigo – its multisensory syndromes* (3. Aufl.). Berlin: Springer.

Brandt, T., Dieterich, M. & Strupp, M. (2013). *Vertigo – Leitsymptom Schwindel* (2. Aufl.). Berlin: Springer. http://site.ebrary.com/lib/alltitles/docDetail.action?docID=10640288 https://doi.org/10.1007/978-3-642-24963-1

Brevern, M. von, Bertholon, P., Brandt, T., Fife, T., Imai, T., Nuti, D. & Newman-Toker, D. (2015). Benign paroxysmal positional vertigo: Diagnostic criteria. *Journal of Vestibular Research: Equilibrium & Orientation, 25*(3–4), 105–117. https://doi.org/10.3233/VES-150553

Bumann, A., Lotzmann, U. & Rateitschak, K.-H. (2000). *Funktionsdiagnostik und Therapieprinzipien* (Farbatlanten der Zahnmedizin, Bd. 12). Leipzig: Thieme.

Burgio, D.L., Blakley, B.W., & Myers, S.F. (1991). An evaluation of the head-shaking nystagmus test. *Official Journal of American Academy of Otolaryngology-Head and Neck Surgery, 105*(5), 708–713.

Cacho-Martínez, P., García-Muñoz, A. & Ruiz-Cantero, M.T. (2009). Treatment of accommodative and nonstrabismic binocular dysfunctions: A systematic review. Optometry *(St. Louis, Mo.), 80*(12), 702–716. https://doi.org/10.1016/j.optm.2009.06.011

Carvalho, G.F., Chaves, T.C., Dach, F., Pinheiro, C.F., Gonçalves, M.C., Florencio, L.L., ... Bevilaqua-Grossi, D. (2013). Influence of migraine and of migraine aura on balance and mobility – a controlled study. *Headache, 53*(7), 1116–1122. https://doi.org/10.1111/head.12135

Chaikeeree, N., Saengsirisuwan, V., Chinsongkram, B. & Boonsinsukh, R. (2015). Interaction of age and foam types used in Clinical Test for Sensory Interaction and Balance (CTSIB). *Gait & Posture, 41*(1), 313–315.

Chen, C., Lu, Y., Kallakuri, S., Patwardhan, A. & Cavanaugh, J.M. (2006). Distribution of A-delta and C-fiber receptors in the cervical facet joint capsule and their response to stretch. *The Journal of Bone and Joint Surgery, American Volume, 88*(8), 1807–1816. https://doi.org/10.2106/JBJS.E.00880

Choung, Y.-H., Shin, Y.R., Kahng, H., Park, K. & Choi, S.J. (2006). „Bow and lean test" to determine the affected ear of horizontal canal benign paroxysmal positional vertigo. *The Laryngoscope, 116*(10), 1776–1781.

Chen, X. & Treleaven, J. (2013). The effect of neck torsion on joint position error in subjects with chronic neck pain. *Manual Therapy, 18*(6), 562–567. https://doi.org/10.1016/j.math.2013.05.015

Cohen, H., Blatchly, C.A. & Gombash, L.L. (1993). A study of the clinical test of sensory interaction and balance. *Physical Therapy, 73*(6), 346–51. https://doi.org/10.1093/ptj/73.6.346

Cohen, H.S. (2019). A review on screening tests for vestibular disorders. *Journal of Neurophysiology, 122*(1), 81–92. https://doi.org/10.1152/jn.00819.2018

Cohen, H.S., Mulavara, A.P., Stitz, J., Sangi-Haghpeykar, H., Williams, S.P., Peters, B.T. & Bloomberg, J.J. (2019). Screening for Vestibular Disorders Using the Modified Clinical Test of Sensory Interaction and Balance and Tandem Walking with Eyes Closed. *Otology & Neurotology: Official Publication of the American Otological Society, American Neurotology Society and European Academy of Otology and Neurotology, 40*(5), 658–665. https://doi.org/10.1097/MAO.0000000000002173

Cohen, H.S., Stitz, J., Sangi-Haghpeykar, H., Williams, S.P., Mulavara, A.P., Peters, B.T. & Bloomberg, J.J. (2018). Tandem walking as a quick screening test for vestibular disorders. *The Laryngoscope, 128*(7), 1687–1691. https://doi.org/10.1002/lary.27022

Dahl, H. & Rößler, A. (2000). *Grundlagen der manuellen Therapie für den Unterricht an Physiotherapieschulen* (2. Aufl.). Leipzig: Thieme.

de Vries, J., Ischebeck, B.K., Voogt, L.P., van der Geest, J.N., Janssen, M., Frens, M.A. & Kleinrensink, G.J. (2015). Joint position sense error in people with neck pain: A systematic review. *Manual Therapy, 20*(6), 736–744. https://doi.org/10.1016/j.math.2015.04.015

Della Casa, E., Affolter Helbling, J., Meichtry, A., Luomajoki, H. & Kool, J. (2014). Head-Eye movement control tests in patients with chronic neck pain; Inter-observer reliability and discriminative validity. *BMC Musculoskeletal Disorders, 15*(1), 16. https://doi.org/10.1186/1471-2474-15-16

Demer, J.L., Honrubia, V. & Baloh, R.W. (1994). Dynamic visual acuity: A test for oscillopsia and vestibulo-ocular reflex function. *The American Journal of Otology, 15*(3), 340–347.

Diehl, R.R. & Linden, D. (1999). Differentialdiagnose der orthostatischen Dysregulationen. *Der Nervenarzt, 70*(12), 1044–1051. https://doi.org/10.1007/s001150050538

Diener, H.C., Dichgans, J., Bacher, M. & Gompf, B. (1984). Quantification of postural sway in normals and patients with cerebellar diseases. *Electroencephalography and Clinical Neurophysiology, 57*(2), 134–142. https://doi.org/10.1016/0013-4694(84)90172-X

Diener, H.-C. (2012). *Leitlinien für Diagnostik und Therapie in der Neurologie* (5. Aufl.). Leipzig: Georg Thieme Verlag.

Dix, M.R. & Hallpike, C.S. (1952). The Pathology, Symptomatology and Diagnosis of Certain Common Disorders of the Vestibular System. *Proc Soc Med,* (45), 341–354.

Ernst, M.J., Williams, L., Werner, I.M., Crawford, R.J. & Treleaven, J. (2019). Clinical assessment of cervical movement sense in those with neck pain compared to asymptomatic individuals. *Musculoskeletal Science & Practice, 43*, 64–69. https://doi.org/10.1016/j.msksp.2019.06.006

Franchignoni, F., Tesio, L., Martino, M.T. & Ricupero, C. (1998). Reliability of four simple, quantitative tests of balance and mobility in healthy elderly females. *Aging Clinical and Experimental Research, 10*(1), 26–31. https://doi.org/10.1007/BF03339630

Freeman, R., Wieling, W., Axelrod, F.B., Benditt, D.G., Benarroch, E., Biaggioni, I., ... van Dijk, J.G. (2011). Consensus statement on the definition of orthostatic hypotension, neurally mediated syncope and the postural tachycardia syndrome. *Clinical Autonomic Research, 21*(2), 69–72. https://doi.org/10.1007/s10286-011-0119-5

Fregly, A.R., Smith, M.J. & Graybiel, A. (1973). Revised normative standards of performance of men on a quantitative ataxia test battery. *Acta Oto-Laryngologica, 75*(1), 10–16.

Fukuda, T. (1959). The stepping test: Two phases of the labyrinthine reflex. *Acta Oto-Laryngologica, 50*(2), 95–108. https://doi.org/10.3109/00016485909129172

García-Muñoz, Á., Carbonell-Bonete, S. & Cacho-Martínez, P. (2014). Symptomatology associated with accommodative and binocular vision anomalies. *Journal of Optometry, 7*(4), 178–192. https://doi.org/10.1016/j.optom.2014.06.005

Gibbons, C.H., Schmidt, P., Biaggioni, I., Frazier-Mills, C., Freeman, R., Isaacson, S., ... Kaufmann, H. (2017). The recommendations of a consensus panel for the screening, diagnosis, and treatment of neurogenic orthostatic hypotension and associated supine hypertension. *Journal of Neurology,*

264(8), 1567–1582. https://doi.org/10.1007/s00415-016-8375-x

Goto, F., Tsutsumi, T., Kabeya, M. & Ogawa, K. (2012). Outcomes of autogenic training for patients with chronic subjective dizziness. *Journal of Psychosomatic Research, 72*(5), 410–411. https://doi.org/10.1016/j.jpsychores.2012.01.017

Graybiel, A. & Fregly, A.R. (1966). A New Quantitative Ataxia Test Battery: APPENDIX A. Postural Equilibrium Tests and Clinical-Type Ataxia Tests: Apparatus, Administration, and Scoring Procedures. *Acta Oto-Laryngologica, 61*(1–6), 292–312.

Hain, T.C., Fetter, M. & Zee, D.S. (1987). Headshaking nystagmus in patients with unilateral peripheral vestibular lesions. *American Journal of Otolaryngology, 8*(1), 36–47.

Hain, T.C. (2015). Cervicogenic causes of vertigo. *Current Opinion in Neurology, 28*(1), 69–73. https://doi.org/10.1097/WCO.0000000000000161

Halker, R.B., Barrs, D.M., Wellik, K.E., Wingerchuk, D.M. & Demaerschalk, B.M. (2008). Establishing a diagnosis of benign paroxysmal positional vertigo through the dix-hallpike and side-lying maneuvers: A critically appraised topic. *The Neurologist, 14*(3), 201–204. https://doi.org/10.1097/NRL.0b013e31816f2820

Hall, C.D., Herdman, S.J., Whitney, S.L., Cass, S.P., Clendaniel, R.A., Fife, T.D., ... Woodhouse, S.N. (2016). Vestibular Rehabilitation for Peripheral Vestibular Hypofunction: An Evidence-Based Clinical Practice Guideline: From the American Physical Therapy Association Neurology Section. *Journal of Neurologic Physical Therapy, 40*(2), 124–155. https://doi.org/10.1097/NPT.0000000000000120

Halmagyi, G.M. & Curthoys, I.S. (1988). A clinical sign of canal paresis. *Archives of Neurology, 45*(7), 737–739. https://doi.org/10.1001/archneur.1988.00520310043015

Hayashi, R., Miyake, A. & Watanabe, S. (1988). The functional role of sensory inputs from the foot: stabilizing human standing posture during voluntary and vibration-induced body sway. *Neuroscience Research, 5*(3), 203–213. https://doi.org/10.1016/0168-0102(88)90049-1

Heide, W. (2011). Augenbewegungsstörungen und Schwindel. In P. Berlit (Hrsg.), *Klinische Neurologie: Mit 363 Tabellen und 227 Übersichten* (3 Aufl., S. 425–453). Berlin: Springer.

Heikkilä, H.V. & Wenngren, B.-I. (1998). Cervicocephalic kinesthetic sensibility, active range of cervical motion, and oculomotor function in patients with whiplash injury. *Archives of Physical Medicine and Rehabilitation, 79*(9), 1089–1094. https://doi.org/10.1016/S0003-9993(98)90176-9

Herdman, S., Clendaniel, R. & Steele, R. (2014). *Vestibular Rehabilitation. Contemporary Perspectives in Rehabilitation* (4th ed.). Philadelphia: F.A. Davis Company.

Herdman, S.J., Schubert, M.C., Das, V.E. & Tusa, R.J. (2003). Recovery of dynamic visual acuity in unilateral vestibular hypofunction. *Archives of Otolaryngology – Head & Neck Surgery, 129*(8), 819–824. https://doi.org/10.1001/archotol.129.8.819

Holzgreve, H. (2016). Hypertensive Krise auch ambulant beherrschbar. *MMW Fortschritte der Medizin, 158*(18), 51. https://doi.org/10.1007/s15006-016-8833-5

Honaker, J.A., Boismier, T.E., Shepard, N.P. & Shepard, N.T. (2009). Fukuda stepping test: Sensitivity and specificity. *Journal of the American Academy of Audiology, 20*(5), 311–4; quiz 335. https://doi.org/10.3766/jaaa.20.5.4

Horak, F.B. & Nashner, L.M. (1986). Central programming of postural movements: Adaptation to altered support-surface configurations. *Journal of Neurophysiology, 55*(6), 1369–1381. https://doi.org/10.1152/jn.1986.55.6.1369

Horak, F.B., Nashner, L.M. & Diener, H.C. (1990). Postural strategies associated with somatosensory and vestibular loss. *Experimental Brain Research, 82*(1), 167–177. https://doi.org/10.1007/BF00230848

Horak, F.B. (2006). Postural orientation and equilibrium: What do we need to know about neural control of balance to prevent falls? *Age and Ageing, 35*(2), 7–11. https://doi.org/10.1093/ageing/afl077

Horn, L.B., Rice, T., Stoskus, J.L., Lambert, K.H., Dannenbaum, E. & Scherer, M.R. (2015). Measurement Characteristics and Clinical Utility of the Clinical Test of Sensory Interaction on Balance (CTSIB) and Modified CTSIB in Individuals with Vestibular Dysfunction. *Archives of Physical Medicine and Rehabilitation, 96*(9), 1747–1748. https://doi.org/10.1016/j.apmr.2015.04.003

Hutting, N., Kerry, R., Coppieters, M.W. & Scholten-Peeters, G.G.M. (2018). Considerations to improve the safety of cervical spine manual therapy. *Musculoskeletal Science & Practice, 33*, 41–45. https://doi.org/10.1016/j.msksp.2017.11.003

Ischebeck, B.K., de Vries, J., van der Geest, J.N., Janssen, M., van Wingerden, J.P., Kleinrensink,

G. J. & Frens, M. A. (2016). Eye movements in patients with Whiplash Associated Disorders: A systematic review. *BMC Musculoskeletal Disorders, 17*(1), 441. https://doi.org/10.1186/s12891-016-1284-4

Jahn, K., Zwergal, A. & Schniepp, R. (2010). Gait disturbances in old age: Classification, diagnosis, and treatment from a neurological perspective. *Deutsches Ärzteblatt International, 107*(17), 306–15; quiz 316.

Janssen, M., Ischebeck, B. K., de Vries, J., Kleinrensink, G.-J., Frens, M. A. & van der Geest, J. N. (2015). Smooth Pursuit Eye Movement Deficits in Patients with Whiplash and Neck Pain are Modulated by Target Predictability. *Spine, 40*(19), E1052-7. https://doi.org/10.1097/BRS.0000000000001016

Jull, G. A., Sterling, M., Falla, D., Treleaven, J. & O'Leary, S. (2008). *Whiplash, headache, and neck pain: Research-based directions for physical therapies*. London: Churchill Livingstone.

Kerry, R. & Taylor, A. J. (2006). Cervical arterial dysfunction assessment and manual therapy. *Manual Therapy, 11*(4), 243–253. https://doi.org/10.1016/j.math.2006.09.006

Kerry, R. & Taylor, A. J. (2009). Cervical Arterial Dysfunction: Knowledge and Reasoning for Manual Physical Therapists. *Journal of Orthopaedic Sports Physical Therapy, 39*(5), 378–87. https://doi.org/10.2519/jospt.2009.2926

Khasnis, A. & Gokula, R. M. (2003). Romberg's test. *Journal of Postgraduate Medicine, 49*(2), 169–172.

Kristjansson, E., Dall'Alba, P. & Jull, G. (2003). A study of five cervicocephalic relocation tests in three different subject groups. *Clinical Rehabilitation, 17*(7), 768–774. https://doi.org/10.1191/0269215503cr676oa

Kristjansson, E., Hardardottir, L., Asmundardottir, M. & Gudmundsson, K. (2004). A new clinical test for cervicocephalic kinesthetic sensibility: "the fly". *Archives of Physical Medicine and Rehabilitation, 85*(3), 490–495. https://doi.org/10.1016/S0003-9993(03)00619-1

Kristjansson, E. & Treleaven, J. (2009). Sensorimotor function and dizziness in neck pain: Implications for assessment and management. *The Journal of Orthopaedic and Sports Physical Therapy, 39*(5), 364–377. https://doi.org/10.2519/jospt.2009.2834

Kubat, H. & Schulze, E. (2020). Testsequenzen für den Praktiker. *Manuelletherapie, 24*(01), 36–42. https://doi.org/10.1055/a-1084-5763

Laube, W. (2004). Das sensomotorische System, die Bewegungsprogrammierung und die sensomotorische Koordination beim Gesunden und Verletzten. *Österreichische Zeitschrift für Physikalische Medizin und Rehabilitation, 14*(1), 35–49.

Laube, W. & Anders, C. (Hrsg.). (2009). *Physiofachbuch. Sensomotorisches System: Physiologisches Detailwissen für Physiotherapeuten* (1. Aufl.). Leipzig: Thieme.

Laux, U. & Krey, H. (1975). Willkürlich auslösbarer Nystagmus. In W. Jaeger (Hrsg.), *Deutsche Ophthalmologische Gesellschaft. Erkrankungen der Macula* (Vol. 73, S. 629–630). Munich: J. F. Bergmann-Verlag.

Leigh, R. J. & Zee, D. S. (2015). *The neurology of eye movements* (5 Aufl.). Oxford: Oxford University Press. https://doi.org/10.1093/med/9780199969289.001.0001

Liu, B., Leng, Y., Zhou, R., Liu, J., Liu, D., Liu, J., Zhang, S.-L. & Kong, W.-J. (2018). Foam pad of appropriate thickness can improve diagnostic value of foam posturography in detecting postural instability. *Acta Oto-Laryngologica, 138*(4), 351–356.

Lotfi, Y., Javanbakht, M., Sayaf, M. & Bakhshi, E. (2018). Modified clinical test of sensory interaction on balance test use for assessing effectiveness of Epley maneuver in benign paroxysmal positional vertigo patient's rehabilitation. *Auditory and Vestibuar Research, 27*(1), 12–18.

Low, P. A. (2008). Prevalence of orthostatic hypotension. *Clinical Autonomic Research: Official Journal of the Clinical Autonomic Research Society, 18*(1), 8–13. https://doi.org/10.1007/s10286-007-1001-3

Maki, B. E. & McIlroy, W. E. (1997). The role of limb movements in maintaining upright stance: The "change-in-support" strategy. *Physical Therapy, 77*(5), 488–507. https://doi.org/10.1093/ptj/77.5.488

Malmström, E.-M., Karlberg, M., Fransson, P.-A., Lindbladh, J. & Magnusson, M. (2009). Cervical proprioception is sufficient for head orientation after bilateral vestibular loss. *European Journal of Applied Physiology, 107*(1), 73–81. https://doi.org/10.1007/s00421-009-1097-3

Mansfield, C. J., Domnisch, C., Iglar, L., Boucher, L., Onate, J. & Briggs, M. (2019). Systematic review of the diagnostic accuracy, reliability, and safety of the sharp-purser test. *The Journal of Manual & Manipulative Therapy, 28*(2), 1–10. https://doi.org/10.1080/10669817.2019.1667045

Marchand, A.-A., Cantin, V., Murphy, B., Stern, P. & Descarreaux, M. (2014). Is performance in goal-oriented head movements altered in patients with tension type headache? *BMC Musculoskeletal Disorders, 15*(1), 179. https://doi.org/10.1186/1471-2474-15-179

McClure, J.A. (1985). Horizontal canal BPV. *The Journal of Otolaryngology, 14*(1), 30–35.

McLeod, K.A. (2003). Syncope in childhood. *Archives of Disease in Childhood, 88*(4), 350–353. https://doi.org/10.1136/adc.88.4.350

Meise, R., Lüdtke, K., Probst, A., Stude, P. & Schöttker-Königer, T. (2019). Zervikaler „joint position error" bei Kopfschmerzen: Systematische Literaturübersicht und empirische Daten bei chronischer Migräne. *Schmerz, 33*(3), 204–211. https://doi.org/10.1007/s00482-019-0369-z

Menz, H.B., Lord, S.R., St George, R. & Fitzpatrick, R.C. (2004). Walking stability and sensorimotor function in older people with diabetic peripheral neuropathy. *Archives of Physical Medicine and Rehabilitation, 85*(2), 245–252. https://doi.org/10.1016/j.apmr.2003.06.015

Merkies, I.S., Schmitz, P.I., van der Meché, F.G. & van Doorn, P.A. (2000). Reliability and responsiveness of a graduated tuning fork in immune mediated polyneuropathies. The Inflammatory Neuropathy Cause and Treatment (INCAT) Group. *Journal of Neurology, Neurosurgery, and Psychiatry, 68*(5), 669–671. https://doi.org/10.1136/jnnp.68.5.669

Nashner, L.M., Black, F.O. & Wall, C. (1982). Adaptation to altered support and visual conditions during stance: Patients with vestibular deficits. *The Journal of Neuroscience, 2*(5), 536–544. https://doi.org/10.1523/JNEUROSCI.02-05-00536.1982

Niere, K.R. & Torney, S.K. (2004). Clinicians' perceptions of minor cervical instability. *Manual Therapy, 9*(3), 144–150. https://doi.org/10.1016/S1356-689X(03)00100-0

Nuti, D., Masini, M. & Mandalà, M. (2016). Benign paroxysmal positional vertigo and its variants. *Handbook of Clinical Neurology, 137*, 241–256. https://doi.org/10.1016/B978-0-444-63437-5.00018-2

Oddsdóttir, G.L., Kristjansson, E. & Gislason, M.K. (2015). Sincerity of effort versus feigned movement control of the cervical spine in patients with whiplash-associated disorders and asymptomatic persons: A case-control study. *Physiotherapy Theory and Practice, 31*(6), 403–409.

Paquet, N., Jehu, D.A. & Lajoie, Y. (2016). Impact of the Number of Steps on the Fukuda Stepping Test in Older Adults. *Physical & Occupational Therapy in Geriatrics, 34*(1), 104–111. https://doi.org/10.3109/02703181.2015.1128510

Paquet, N., Jehu, D.A. & Lajoie, Y. (2017). Age-related differences in Fukuda stepping and Babinski-Weil tests, within-day variability and test-retest reliability. *Aging Clinical and Experimental Research, 29*(2), 223–230. https://doi.org/10.1007/s40520-016-0544-3

Paquet, N., Taillon-Hobson, A. & Lajoie, Y. (2014). Fukuda and Babinski-Weil tests: Within-subject variability and test-retest reliability in nondisabled adults. *Journal of Rehabilitation Research and Development, 51*(6), 1013–1022. https://doi.org/10.1682/JRRD.2013.09.0206

Passatore, M. & Roatta, S. (2006). Influence of sympathetic nervous system on sensorimotor function: Whiplash associated disorders (WAD) as a model. *European Journal of Applied Physiology, 98*(5), 423–449. https://doi.org/10.1007/s00421-006-0312-8

Piekartz, H. von, Maloul, R., Hoffmann, M., Hall, T., Ruch, M.M. & Ballenberger, N. (2019). Diagnostic accuracy and validity of three manual examination tests to identify alar ligament lesions: Results of a blinded case-control study. *The Journal of Manual & Manipulative Therapy, 27*(2), 83–91.

Pinsault, N., Vuillerme, N. & Pavan, P. (2008). Cervicocephalic relocation test to the neutral head position: Assessment in bilateral labyrinthine-defective and chronic, nontraumatic neck pain patients. *Archives of Physical Medicine and Rehabilitation, 89*(12), 2375–2378. https://doi.org/10.1016/j.apmr.2008.06.009

Pirker, W. & Katzenschlager, R. (2017). Gait disorders in adults and the elderly: A clinical guide. *Wiener Klinische Wochenschrift, 129*(3–4), 81–95. https://doi.org/10.1007/s00508-016-1096-4

Poole, E., Treleaven, J. & Jull, G. (2008). The influence of neck pain on balance and gait parameters in community-dwelling elders. *Manual Therapy, 13*(4), 317–324. https://doi.org/10.1016/j.math.2007.02.002

Power, L., Shute, W., McOwan, B., Murray, K. & Szmulewicz, D. (2018). Clinical characteristics and treatment choice in vestibular migraine. *Journal of Clinical Neuroscience, 52*, 50–53. https://doi.org/10.1016/j.jocn.2018.02.020

Reker, U. (1983). Zervikalnystagmus durch Propriozeptoren der Halswirbelsäule. *Laryngo-Rhino-*

Otologie, 62(07), 312–314. https://doi.org/10.1055/s-2007-1008439

Revel, M., Andre-Deshays, C. & Minguet, M. (1991). Cervicocephalic Kinesthetic Sensibility in Patients with Cervical Pain. *Archives of Physical Medicine and Rehabilitation, (72)*, 288–291.

Rogers, J.H. (1980). Romberg and his test. *The Journal of Laryngology and Otology, 94*(12), 1401–1404. https://doi.org/10.1017/S002221510009023X

Roren, A., Mayoux-Benhamou, M.-A., Fayad, F., Poiraudeau, S., Lantz, D. & Revel, M. (2009). Comparison of visual and ultrasound-based techniques to measure head repositioning in healthy and neck-pain subjects. *Manual Therapy, 14*(3), 270–277. https://doi.org/10.1016/j.math.2008.03.002

Runge, C.F., Shupert, C.L., Horak, F.B. & Zajac, F.E. (1999). Ankle and hip postural strategies defined by joint torques. *Gait & Posture, 10*(2), 161–170. https://doi.org/10.1016/S0966-6362(99)00032-6

Rydel, A. & Seiffer, W. (1903). Untersuchungen über das Vibrationsgefühl oder die sog. „Knochensensibilität" (Pallästhesie). *Archiv Für Psychiatrie Und Nervenkrankheiten, 37*(2), 488–536. https://doi.org/10.1007/BF02228367

Schwab, B., Lattmann, P., Heermann, R., Issing, P.R., Lenarz, T. & Mack, K.F. (2004). Der Stellenwert der dynamischen Posturographie (Equitest) bei gutachterlichen Beurteilungen. *Laryngo-rhino- otologie, 83*(10), 669–679. https://doi.org/10.1055/s-2004-814554

Semont, A., Freyss, G. & Vitte, E. (1988). Curing the BPPV with a liberatory maneuver. *Advances Oto-Rhino-Laryngology,* (42), 290–293. https://doi.org/10.1159/000416126

Schuknecht, H.F. (1969). Cupulolithiasis. *Archives of Otolaryngology, 90*(6), 765–778. https://doi.org/10.1001/archotol.1969.00770030767020

Sharp, J. & Purser, D.W. (1961). Spontaneous Atlanto-Axial Dislocation in Ankylosing Spondylitis and Rheumatoid Arthritis. *Annals of the Rheumatic Diseases, 20*(1), 47–77. https://doi.org/10.1136/ard.20.1.47

Shepard, N.T. & Telian, S.A. (1995). Programmatic vestibular rehabilitation. *Otolaryngology – Head and Neck Surgery: Official Journal of American Academy of Otolaryngology-Head and Neck Surgery, 112*(1), 173–182. https://doi.org/10.1016/S0194-5998(95)70317-9

Shumway-Cook, A. & Horak, F.B. (1986). Assessing the influence of sensory interaction of balance. Suggestion from the field. *Physical Therapy, 66*(10), 1548–1550. https://doi.org/10.1093/ptj/66.10.1548

Simoneau, G.G., Ulbrecht, J.S., Derr, J.A., Becker, M.B. & Cavanagh, P.R. (1994). Postural instability in patients with diabetic sensory neuropathy. *Diabetes Care, 17*(12), 1411–1421. https://doi.org/10.2337/diacare.17.12.1411

Snijders, A.H., van de Warrenburg, B.P., Giladi, N. & Bloem, B.R. (2007). Neurological gait disorders in elderly people: clinical approach and classification. *The Lancet Neurology, 6*(1), 63–74. https://doi.org/10.1016/S1474-4422(06)70678-0

Stanton, T.R., Leake, H.B., Chalmers, K.J. & Moseley, G.L. (2016). Evidence of Impaired Proprioception in Chronic, Idiopathic Neck Pain: Systematic Review and Meta-Analysis. *Physical Therapy, 96*(6), 876–887. https://doi.org/10.2522/ptj.20150241

Straumann, D. (2002). Efferente Neuroophthalmologie (Okulomotorik). *Neurologie-Kompendium,* (12), 389–402.

Strupp, M., Hüfner, K., Sandmann, R., Zwergal, A., Dieterich, M., Jahn, K. & Brandt, T. (2011). Zentrale Augenbewegungsstörungen und Nystagmus – Blick in Hirnstamm und Kleinhirn. *Deutsches Ärzteblatt, 108* (12), 197–204.

Strupp, M., Kim, J.-S., Murofushi, T., Straumann, D., Jen, J.C., Rosengren, S.M., Della Santina, C.C. & Kingma, H. (2017). Bilateral vestibulopathy: Diagnostic criteria Consensus document of the Classification Committee of the Bárány Society. *Journal of Vestibular Research: Equilibrium & Orientation, 27*(4), 177–189. https://doi.org/10.3233/VES-170619

Strupp, M. (2018). Nystagmus – Schritt für Schritt. *Neurologie Up2date, 1*(01), 17–21.

Swait, G., Rushton, A.B., Miall, R.C. & Newell, D. (2007). Evaluation of cervical proprioceptive function: Optimizing protocols and comparison between tests in normal subjects. *Spine, 32*(24), 692–701. https://doi.org/10.1097/BRS.0b013e31815a5a1b

Tarnutzer, A.A., Holy, J., Straumann, D. & Büki, B. (2016). Die aktuellsten Entwicklungen in der Schwindeldiagnostik. *Swiss Medical Forum, 16*(16), 369–374. https://doi.org/10.4414/smf.2016.02646

Teixeira, L.J. & Machado, J.N.P. (2006). Manobras para o tratamento da vertigem posicional paroxística benigna: Revisão sistemática da literatura. *Revista Brasileira De Otorrinolaringologia, 72*(1),

130–139. https://doi.org/10.1590/S0034-72992006000100021

Thanvi, B., Munshi, S.K., Dawson, S.L. & Robinson, T.G. (2005). Carotid and vertebral artery dissection syndromes. *Postgraduate Medical Journal, 81*(956), 383–388. https://doi.org/10.1136/pgmj.2003.016774

Thiagarajan, P. & Ciuffreda, K.J. (2013). Effect of oculomotor rehabilitation on vergence responsivity in mild traumatic brain injury. *Journal of Rehabilitation Research and Development, 50*(9), 1223–1240. https://doi.org/10.1682/JRRD.2012.12.0235

Thomas, L. & Treleaven, J. (2019). Should we abandon positional testing for vertebrobasilar insufficiency? *Musculoskeletal Science & Practice, 46*, 102095. https://doi.org/10.1016/j.msksp.2019.102095

Thömke, F. (2016). *Augenbewegungsstörungen* (3. Aufl.). Bad Honnef: Hippocampus.

Tjell, C., Tenenbaum, A. & Sandström, S. (2002). Smooth Pursuit Neck Torsion Test – A Specific Test for Whiplash Associated Disorders? *Journal of Whiplash & Related Disorders, 1*(2), 9–24. https://doi.org/10.3109/J180v01n02_02

Treleaven, J. (2008). Sensorimotor disturbances in neck disorders affecting postural stability, head and eye movement control. *Manual Therapy, 13*(1), 2–11. https://doi.org/10.1016/j.math.2007.06.003

Treleaven, J. (2017). Dizziness, Unsteadiness, Visual Disturbances, and Sensorimotor Control in Traumatic Neck Pain. *The Journal of Orthopaedic and Sports Physical Therapy, 47*(7), 492–502. https://doi.org/10.2519/jospt.2017.7052

Treleaven, J., Jull, G. & Grip, H. (2011). Head eye coordination and gaze stability in subjects with persistent whiplash associated disorders. *Manual Therapy, 16*(3), 252–257. https://doi.org/10.1016/j.math.2010.11.002

Treleaven, J., Jull, G. & LowChoy, N. (2005). Smooth pursuit neck torsion test in whiplash-associated disorders: Relationship to self-reports of neck pain and disability, dizziness and anxiety. *Journal of Rehabilitation Medicine, 37*(4), 219–223.

Uitvlugt, G. & Indenbaum, S. (1988). Clinical assessment of atlantoaxial instability using the Sharp-Purser test. *Arthritis and Rheumatism, 31*(7), 918–922. https://doi.org/10.1002/art.1780310715

Unterberger, S. (1938). Neue objektiv registrierbare Vestibularis-Körperdrehreaktion, erhalten durch Treten auf der Stelle. Der „Tretversuch“. *Archiv Für Ohren-, Nasen- Und Kehlkopfheilkunde, 145*(3–4), 478–492. https://doi.org/10.1007/BF01583067

Van Dooren, T.S., Lucieer, F.M.P., Duijn, S., Janssen, A.M.L., Guinand, N., Pérez Fornos, A., ... van de Berg, R. (2019). The Functional Head Impulse Test to Assess Oscillopsia in Bilateral Vestibulopathy. *Frontiers in Neurology, 10*, 365. https://doi.org/10.3389/fneur.2019.00365

Van Ombergen, A., Lubeck, A.J., van Rompaey, V., Maes, L.K., Stins, J.F., van de Heyning, P.H., ... Bos, J.E. (2016). The Effect of Optokinetic Stimulation on Perceptual and Postural Symptoms in Visual Vestibular Mismatch Patients. *PloS One, 11*(4), e0154528. https://doi.org/10.1371/journal.pone.0154528

Vannucchi, P., & Pecci, R. (2010). Pathophysiology of lateral semicircular canal paroxysmal positional vertigo. *Journal of Vestibular Research, 20*(6), 433–438. https://doi.org/10.3233/VES-2010-0387

Vereeck, L., Wuyts, F., Truijen, S. & van de Heyning, P. (2008). Clinical assessment of balance: Normative data, and gender and age effects. *International Journal of Audiology, 47*(2), 67–75. https://doi.org/10.1080/14992020701689688

Vital, D., Hegemann, S.C.A., Straumann, D., Bergamin, O., Bockisch, C.J., Angehrn, D., ... Probst, R. (2010). A new dynamic visual acuity test to assess peripheral vestibular function. *Archives of Otolaryngology – Head & Neck Surgery, 136*(7), 686–691. https://doi.org/10.1001/archoto.2010.99

Vuillerme, N., Pinsault, N. & Vaillant, J. (2005). Postural control during quiet standing following cervical muscular fatigue: Effects of changes in sensory inputs. *Neuroscience Letters, 378*(3), 135–139. https://doi.org/10.1016/j.neulet.2004.12.024

Werner, I.M., Ernst, M.J., Treleaven, J. & Crawford, R.J. (2018). Intra and interrater reliability and clinical feasibility of a simple measure of cervical movement sense in patients with neck pain. *BMC Musculoskeletal Disorders, 19*(1), 358. https://doi.org/10.1186/s12891-018-2287-0

Williams, B., Mancia, G., Spiering, W., Agabiti Rosei, E., Azizi, M., Burnier, M., ... Desormais, I. (2018). 2018 ESC/ESH Guidelines for the management of arterial hypertension. *European Heart Journal, 39*(33), 3021–3104. https://doi.org/10.1093/eurheartj/ehy339

Winker, R., Prager, W., Haider, A., Salameh, B. & Rüdiger, H.W. (2005). Schellong test in orthostatic dysregulation: a comparison with tilt-table testing. *Wiener Klinische Wochenschrift, 117*(1–2), 36–41. https://doi.org/10.1007/s00508-004-0288-5

Woodhouse, A. & Vasseljen, O. (2008). Altered motor control patterns in whiplash and chronic neck pain. *BMC Musculoskeletal Disorders, 9*(90), S. 1–10. https://doi.org/10.1186/1471-2474-9-90

Yip, C.W., Glaser, M., Frenzel, C., Bayer, O. & Strupp, M. (2016). Comparison of the Bedside Head-Impulse Test with the Video Head-Impulse Test in a Clinical Practice Setting: A Prospective Study of 500 Outpatients. *Frontiers in Neurology, 7*(58), 1–7. https://doi.org/10.3389/fneur.2016.00058

Zhang, Y.B. & Wang, W.Q. (2011). Reliability of the Fukuda stepping test to determine the side of vestibular dysfunction. *The Journal of International Medical Research, 39*(4), 1432–1437. https://doi.org/10.1177/147323001103900431

9 Untersuchung und Behandlung des Craniomandibulären Systems (CMS)

Da eine Craniomandibuläre Dysfunktion (CMD) als primäre Funktionsstörung, aber auch assoziiert mit anderen Krankheitsbildern vorkommt (siehe Kapitel 5), ist es die Aufgabe des zuständigen Behandlers sowohl Ursachen im Craniomandibulären System (CMS) als auch Komorbiditäten zu erkennen und zu entscheiden, welche Faktoren vorrangig beeinflusst werden sollen. Gleichzeitig hat er die Verantwortung, sein eigenes Handeln im Bezug zu den Veränderungen der Symptome stets im Auge zu behalten. Passen die Testergebnisse noch zur identifizierten Dysfunktion? Die ständigen Überprüfungen der Befundergebnisse schützen ihn vor einerseits unnötigen Therapieanwendungen, und andererseits helfen sie ihm Unvorhergesehenes nicht zu übersehen.

Nachfolgend werden die **Funktions- und Strukturuntersuchungen** und weiterführend die Bewertung der Untersuchungsergebnisse, u. a. auch bezüglich der Therapiebedürftigkeit dargestellt. Nicht bei jedem Patienten müssen alle Tests durchgeführt werden und manche Tests ergeben sich auch erst während der Behandlungen. Es ist nicht Ziel, viele Tests zu sammeln, sondern die Auswahl richtet sich nach den symptomgebenden, auffälligen Gelenkbewegungen und den dazugehörigen Strukturen. So dienen die ausgewählten Untersuchungsergebnisse dem Behandler und dem Patienten gleichermaßen auch zur Beurteilung, ob und wie sich die Symptome durch die Therapie verändern.

9.1 Wesentliche Aspekte der Inspektion

In der **Inspektion** sucht der Behandler nach charakteristischen Merkmalen, z. B. im Bewegungsverhalten sowie nach Haltungsabweichungen von der Symmetrie in der Frontal-, Sagittal- und Transversalebene, die im Zusammenhang mit CMD stehen oder als Triggerfaktoren in Frage kommen könnten. Manche Auffälligkeiten sieht ein erfahrener Therapeut bereits bei der Begrüssung des Patienten. Kann der Patient freistehen oder sucht er im Stand nach Halt an einer Wand oder an einem Möbelstück? Letzteres wird nicht selten beobachtet. Wie ist seine Haltung beim Ausfüllen des Anamnesebogens und während des Anamnesegespräches? Wie ist seine Stimme im Verhältnis zu seiner Körperhaltung? Der Untersucher ermittelt dabei, ob die Abweichungen von der Norm einen Bezug zu einer bestehenden Symptomatik haben und welche Veränderungen sich daraus womöglich für die Gelenk-, Muskel- und Nervenbelastung ergeben.

Im Gegensatz zu einer symmetrischen Haltung (**Abbildung 9-1a**) ist beispielsweise in der **Abbildung 9-1b** die Halswirbelsäule in einer Rechtsseitneigung und der Schultergürtel rechtsseitig deutlich höher als auf der linken Seite, was auch an der schrägen Schultergürtellinie ersichtlich ist. Augen- und die Okklusallinien sind allerdings parallel zueinander. Dahinter können diverse Ursachen stecken,

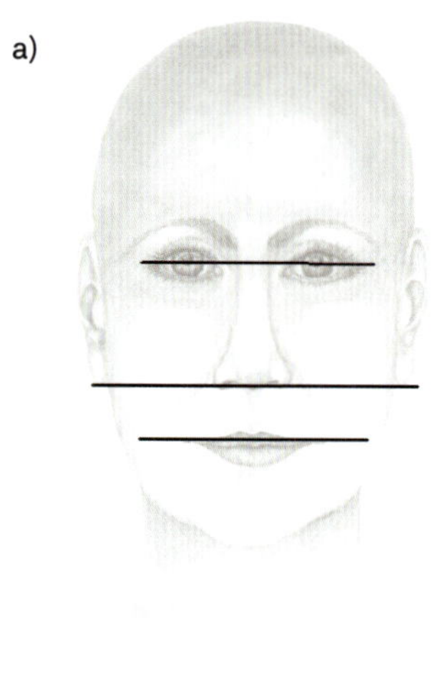

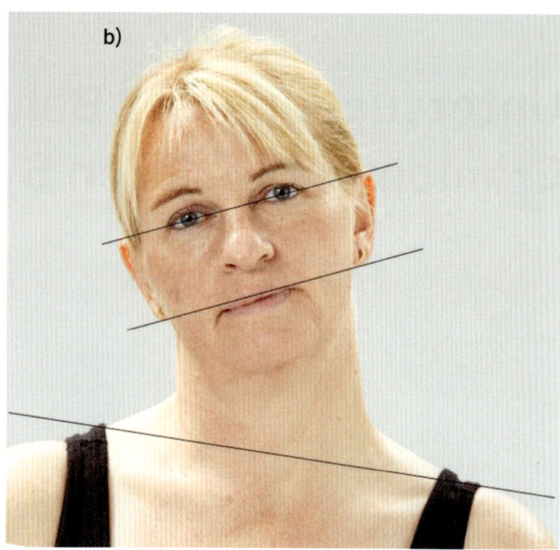

Abbildung 9-1: Inspektion a) Symmetrie der Gesichtslinien in der Frontalebene b) Rechtsseitneigung der Halswirbelsäule und Schulterhochstand rechts

wie eine Gewohnheitshaltung, eine Anpassung an Haltungsbedingungen bei der Arbeit, eine Schmerzschonhaltung als auch eine Anpassung auf Asymmetrien entfernterer Körperregionen, z. B. durch eine Skoliose. Zu bedenken ist bei jeder Beurteilung: Nicht jede Auffälligkeit und Asymmetrie bedeutet Krankheit, genauso wenig bedeutet Symmetrie Gesundheit.

Spannungserhöhungen in der Muskulatur stellen einen Risikofaktor für Überlastungen dar. Im aufgerichteten Stand fällt das Lot in der Sagittalebene vom Okziput/Atlas – respektive vom äußeren Gehörgang – über das Schulter- und Hüftgelenk bis zum Cuboid (**Abbildung 9-2b**). Der Untersucher eruiert: Ist der Patient in der Lage sich aufzurichten, oder ergeben sich hierbei bereits Hinweise, die ihm die Aufrichtung erschweren? Liegen womöglich Bewegungseinschränkungen der Facettengelenke der Wirbelsäule vor? Oder können muskuläre Spannungserhöhungen nicht ausreichend nachgeben? Oder hat der Patient hierfür zu wenig Kraft?

Die auffälligen Parameter in der **Ruheinspektion** bewertet der Behandler erst zusammen mit den Angaben in der Anamnese und dann mit den Befunden aus der Funktions- und Strukturanalyse. Hat der Patient in der Anamnese beispielsweise von Schmerzen im Kiefergelenkbereich oder im lateralen Gesicht berichtet, ist ein wichtiger Aspekt auszuschließen oder zu bestätigen, ob diese von Ausstrahlungen der Halswirbelsäule oder aus Triggerpunkten der Schultergürtel- und Nackenmuskulatur stammen.

Bei der Inspektion im Stehen erkennt der Untersucher wie in Abbildung 9-2b eine lotgerechte Körperhaltung in der Sagittalebene. Im Gegensatz dazu steht, wie in **Abbildung 9-2a** dargestellt, der Kopf und das Becken nach ventral translatiert, sprich vor der Lotlinie. Daraus ergibt sich zum einen eine Dorsalrotation des Schädels und zum anderen – mit der Anpassung der Mandibula in eine retrale Lage – eine vermehrte Druckbelastung im dorsalen Kiefergelenkanteil (siehe Kapitel 5).

Die muskulären Konsequenzen, die sich mit der Zeit bei Dauerbelastungen in dieser Haltung ergeben, können beträchtlich sein. Abgeschwächte ventrale Nackenflexoren und Schulterblattstabilisatoren einerseits und Spannungserhöhungen der Schultergürtel-, Nacken und

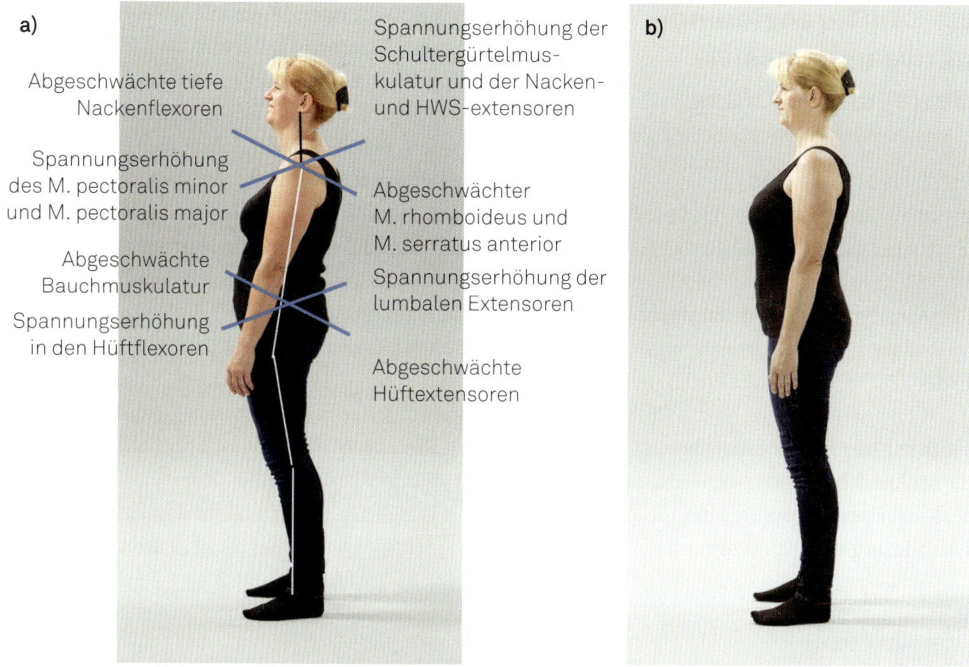

Abbildung 9-2: Inspektion: a) Muskelreaktionen auf Grund von insuffizienter Haltung im Stehen, b) Lotgerechte Körperhaltung in der Sagittalebene

Halswirbelsäulenextensoren andererseits sind mögliche Folgen. Die Gelenke vom Atlantookzipitalgelenk bis zu den Fußgelenken stehen in Grenzpositionen, was für alle Strukturen auch Grenzbelastung bedeutet. Das Gleiche gilt bei Asymmetrien in der Frontalebene. Zeigen sich in der nachfolgenden Funktionsuntersuchung empfindliche Druckbelastungen im dorsalen Kiefergelenkbereich, müssen diese Haltungsauffälligkeiten als Triggerfaktoren weiter untersucht werden.

Zeichen von **Parafunktion** entdeckt der Untersucher bereits im anamnestischen Gespräch (siehe Kapitel 5.4.3). Während der Inspektion des Mundraumes und wenn der Patient die angulären Unterkieferbewegungen durchführt, eruiert er diese weiter. Hinweise von Parafunktionen sind:

- Wangensaugen
- Wangenimpressionen
- Knabberspuren an den Lippen
- Abgekaute Fingernägel
- Hyperaktivitätszeichen/Hypertrophien der Kaumuskulatur
- Zungengirlande
- Abrasionszeichen/Absplitterungen an den Zähnen

Diese Parafunktionszeichen deuten auf orale Hyperaktivitäten hin und sind dem Patienten meist nicht bewusst. Abrasionen auf den Zähnen, ggf. mit Attritionen – darunter wird der Abrieb der Zähne durch den Kontakt zwischen den Zähnen verstanden – können Zeichen von vergangenem oder von aktuell noch bestehendem Zähneknirschen und Zähnepressen (Bruxismus) sein.

Anhand der Kongruenz der Schneidekanten analysiert der Untersucher die Richtung der Press- und Knirschbewegungen. Die Knirschrichtung wiederum gibt dem Behandler Hinweise auf die ausführenden Muskeln und die Belastung auf jedes der Kiefergelenke. In der Parafunktionsanamnese lässt sich klären, ob die Knirschgewohnheit aktuell immer noch besteht.

9.2 Differenzierende aktive und passive Bewegungsprüfung

9.2.1 Isolierte und zusammengesetzte Kiefer-/HWS-/Schultergürtelbewegungen

Die Angaben aus der Anamnese, der Inspektion und die reproduzierten Symptome der Tests in der Testbatterie (**Tabelle 9-1**) geben dem Behandler einen Hinweis, ob das CMS an der Symptomatik des Patienten mitbeteiligt ist.

Im Anschluss daran werden die **aktiven Unterkieferbewegungen** detailliert beurteilt (**Abbildung 9-3a-c**). Während bei den exkursiven Bewegungen (Abduktion, Protrusion, Retrusion, Laterotrusion rechts und links) die Bewegungsspur, ausgelöste Geräusche und/oder Schmerzen und das Bewegungsausmaß interessiert, werden bei den inkursiven Bewegungen (Adduktion, Protraktion, Retraktion, Latero- und Mediotraktion), die Bewegungsspur und auftretende Geräusche und/oder Schmerzen bewertet. Aufgrund dieser aktiven Bewegungsuntersuchungen der Kiefergelenke schätzt der Behandler ein, ob und wie das CMS weiterführend untersucht werden muss. Folgende Fragestellungen sollte er sich dabei stellen:

- Welche Strukturen schränken das Bewegungsausmaß ein?
- Welche Faktoren sind für das Abweichen von der Spur verantwortlich? (**Tabelle 9-2**)

Tabelle 9-1: Testcodes und Ergebnisse aus der Testbatterie sowie Überlegungen zu weiterführenden Untersuchungen

Testcode aus der Testbatterie und positive Testergebnisse	Weiterführende Untersuchung
Testcode 07 Die aktive Mobilität der Unterkieferbewegungen ist auffällig (Hypomobilität, Hypermobilität, Dyskoordination).	Beurteilung der passiven Bewegung, des Endgefühls und der Koordination
Die aktive Kieferbewegung provoziert Schmerzen.	Beurteilung der passiven Bewegung, Widerstandstests der Muskulatur, Spannungszeichen der Neuralstrukturen, Kompressionstests der Gelenkflächen
Die aktive Kieferbewegung reproduziert Geräusche.	Bestmögliche Differenzierung der geräuschprovozierenden Struktur: Diskus, Ligamente in dynamischer Kompression und Translation
Der Adduktion-Wattebausch-Press-Test führt zu Schmerzreproduktion lokal oder ausstrahlend.	Differenzierung und spezifische Untersuchung der Kaumuskeln
Testcode 08 Der Schmerz, der in der Kieferregion wahrgenommen wird, kann in das CMS provoziert werden.	Weiterführende Untersuchung des CMS und Zuordnung der Symptome zu Dysfunktionen und betroffenen Strukturen sowie obligatorische aktive Bewegungsuntersuchung der Halswirbelsäule zur Überprüfung von Schmerz und Beweglichkeit
Testcode 06 Es zeigen sich Dysfunktionen der Halswirbelsäule.	Funktions-/Strukturdifferenzierung der HWS (Kapitel 10)
Testcode 09, 10, 11,12 Es bestehen Bewegungsbeeinträchtigungen und/oder Schmerzen der Schultergelenke/des Schultergürtels.	Funktions-/Strukturdifferenzierung der Schultergelenke und des Schultergürtels (Kapitel 10)
Testcode 13 Es bestehen Dysfunktionen von Brustwirbelsäule und Brustkorb.	Funktions-/Strukturdifferenzierung der Brustwirbelsäule (Kapitel 10)

- Mit welchen Tests können die Schmerzen reproduziert werden?
- Wie sind auftretende Gelenkgeräusche zu bewerten?

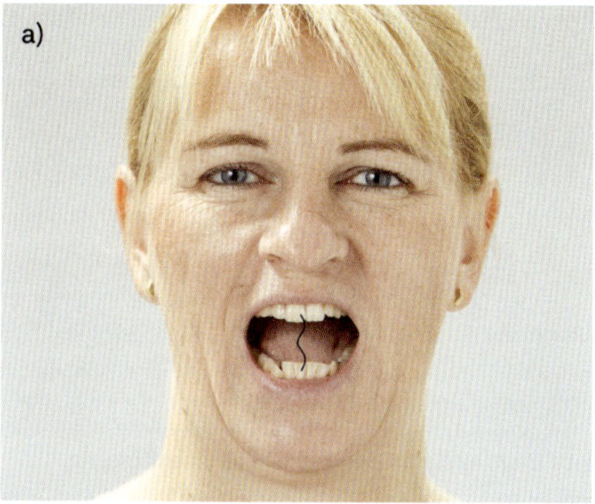

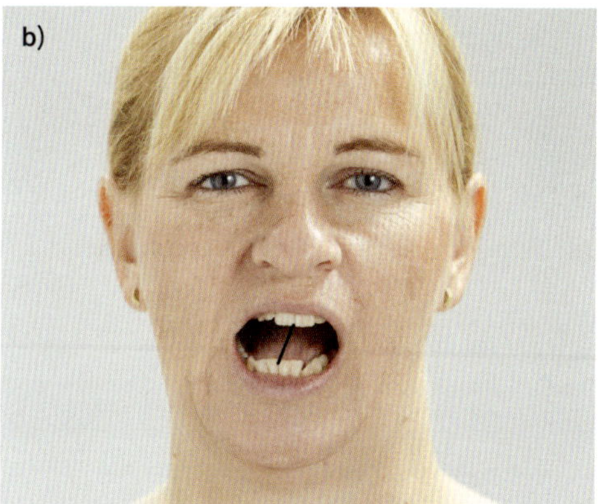

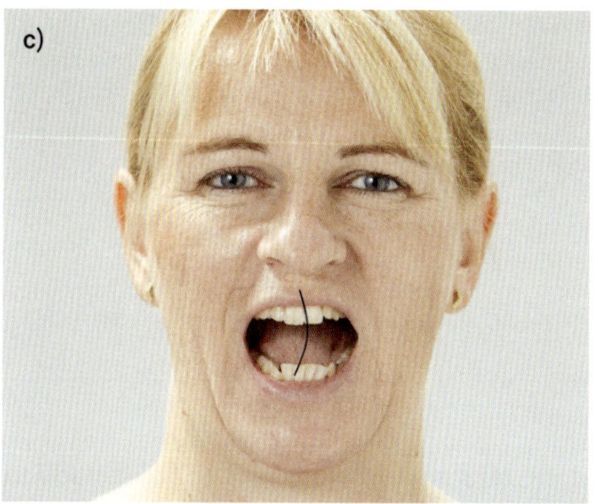

Abbildung 9-3: Anguläre Unterkieferbewegungen in Abduktion, a) Dyskoordination, b) mit Deflexion rechts, c) Deviation links

Zu den Beurteilungskriterien der aktiven Unterkieferbewegungen gehören:

- Bewegung: Ausmaß, Spur, Bewegung des Unterkiefers und/oder des Oberkiefers
- Geräusche: Reiben, Knacken, Tinnitus
- Schmerzen: Intensität, verantwortliche Bewegung

Bei der Durchführung der **Stellungs- und Bewegungspalpation der Capita mandibulae**, steht der Behandler vor dem Patienten und appliziert seine Zeigefinger seitlich auf dem rechten und linken Caput mandibulae. Beurteilt wird zum einen deren Stellung in Ruhe zueinander in der Frontal-, Sagittal- und Transversalebene sowie deren Bewegungsverhalten bei den exkursiven aktiven Unterkieferbewegungen (**Abbildung 9-4**) und inspiziert währenddessen die Bewegungsspur.

Die klinische Relevanz der Stellungs- und Bewegungspalpation beider Kieferköpfchen hat nur im Zusammenhang mit anderen Befunden eine Bedeutung und darf nicht als alleiniges Untersuchungskriterium bewertet werden. Warum wird die Palpation dennoch hier hervorgehoben? Wenn der Palpationsbefund dysfunktionell ist, wird er sich nach erfolgter Therapie verbessert haben. Der Palpationsbefund kann als Re-Test verwendet werden.

Zur Beurteilung der dorsokranialen Bewegung der Capita mandibulae bei der Adduktion, Laterotrusion und Retrusion können die Palpationsfinger des Behandlers im äußeren Ohr des Patienten platziert werden. Bei den symmetrischen Bewegungen der Kiefergelenke wie Abduktion, Adduktion, Retrusion und Protrusion vergleicht der Behandler, ob die Kiefergelenke gleichzeitig die Bewegung starten, ob sie in die gleiche Richtung laufen und ob sie gleichzeitig am Bewegungsende ankommen. Wenn der Untersucher sich die Knochenbewegungen im Raum (Osteokinematik) und die dazugehörigen

Tabelle 9-2: Definition: Deviation, Deflexion, Dyskoordination und Ursachen

Deviation (Abbildung 9-3c)	
Definition	Als Deviation wird die Abweichung des Inzisalpunktes des Unterkiefers bei Mundöffnung und -schließung von mehr als 2 mm zur Seite mit Rückkehr zur Mittellinie bezeichnet.
Mögliche Ursachen	• Gewohnheit oder überwindbares Hindernis in der Spur (z. B. ventrale Diskusverlagerung mit Reposition) • Vorlauf/besseres Bewegungsvermögen des Caput mandibulae auf der Gegenseite der Deviation • Nachlauf/langsameres Bewegungsvermögen des Caput mandibulae auf der Deviationsseite, • Dyskoordination
Deflexion (Abbildung 9-3b)	
Definition	Die Deflexion wird definiert als eine Abweichung des Inzisalpunktes des Unterkiefers bei Mundöffnung, Mundschließung, Protrusion und/oder Retrusion von der Bewegungsspur von mehr als 2 mm zur Seite *ohne* Rückkehr zur Mittellinie.
Mögliche Ursachen	**Wenn die Ursache auf der Deflexionsseite liegt und mit Bewegungseinschränkung einhergeht:** • Akute anteriore Diskusverlagerung ohne Reposition • Einschränkung der Kapsel • Einschränkung der Kaumuskulatur • Einschränkung des Nervengewebes • Einschränkung durch Narbenzug • Hypoplasie des Ramus mandibulae auf der Deflexionsseite • Verlängerung des Proc. coronoideus auf der Deflexionsseite
	Wenn die Ursache auf der Gegenseite der Deflexion liegt und ohne Bewegungseinschränkung einhergeht: • Subluxation, Kondylushypermobilität • Hyperplasie des Ramus mandibulae auf der Gegenseite der Deflexion
Dyskoordination (Abbildung 9-3a)	
Definition	Unter Dyskoordination versteht man das Unvermögen der Kiefermuskeln, das volle Bewegungsausmaß der Unterkieferbewegungen spurgerecht zu steuern. Die symmetrischen Kiefergelenkbewegungen in Abduktion, Adduktion, Protrusion und/oder Retrusion führt der Patient mit mehreren Deviationen (Schlängelbewegungen zu beiden Seiten) aus. In der Laterotrusion kann die Dyskoordination funktionell in drei Grade eingeteilt werden: **Grad I:** Volles Bewegungsausmaß in Laterotrusion unter Mitbeteiligung der Gesichts-, Augen-, Kopf-, und/oder Halsmuskulatur **Grad II:** Scheinbar eingeschränktes Bewegungsausmaß in Laterotrusion und vorwiegender Einsatz von Lippenbewegungen, Gesichts-, Augen-, Kopf-, und/oder Halsmuskulatur **Grad III:** Scheinbar kein Bewegungsausschlag zur Seite mit ausschließlichem Einsatz von Lippenbewegungen, Gesichts-, Augen-, Kopf-, und/oder Halsmuskulatur
Mögliche Ursache	Ursache ist ein unzureichendes Zusammenspiel der synergistisch und antagonistisch arbeitenden Muskeln

translatorischen Bewegungen (Arthokinematik) der Kiefergelenke vorstellt, dann erleichtert das die Beurteilung. Hierzu sind in der Tabelle 9-3 die jeweiligen angulären und resultierenden translatorischen Bewegungen detailliert aufgelistet. Abweichungen von der Norm sagen als alleiniger Parameter noch nichts über eine Dysfunktion aus. Sie dienen als Puzzlestein zu-

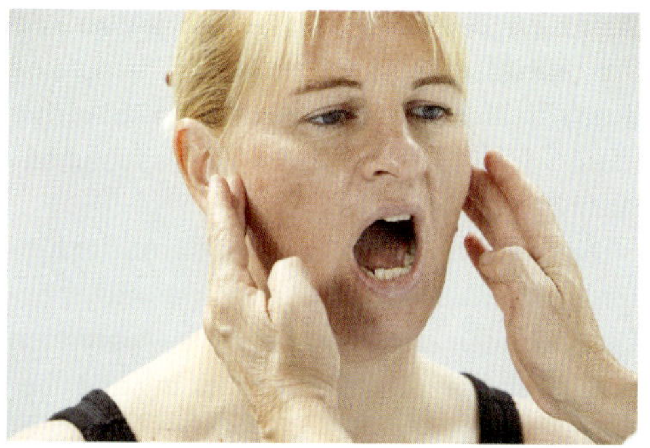

Abbildung 9-4: Bewegungspalpation der Kiefergelenke

sammen mit anderen Befundaussagen. Abbildung 9-3b zeigt beispielhaft ein Abweichen von der Spur in der Abduktion im Sinne einer Deflexion rechts: entweder bewegt sich das linke Caput mandibulae schneller oder das rechte Caput mandibulae langsamer nach kaudoventral. Wenn gleichzeitig Schmerzen auf der Deflexionsseite auftreten, wird analysiert, welche Struktur auf dieser Seite dafür verantwortlich sein könnte. Eine Hypermobilität links bzw. eine Trägheit des rechten Gelenkkopfes könnten ebenso vorliegen. Zur weiteren Bewertung der Beweglichkeit beider Kiefergelenke ist die Beurteilung der passiven Bewegung und des Gelenkspiels notwendig. Gleichzeitig werden während der Bewegungspalpation Reibe- und/oder Knackgeräusche auf beiden Seiten der Kiefergelenke wahrgenommen.

Therapeutisch entscheidend ist: Die Abweichung des Unterkiefers von der Spur bei der aktiven Bewegung ist nicht zwangsläufig eine Funktionsbeeinträchtigung. Sie kann auch als normale Gegebenheit vorliegen. Wenn sie eine Funktionsbeeinträchtigung ist, kann sie durch die Therapie verändert werden.

Die Kiefergelenke sind paarig angelegt. Die Bewertung der Beweglichkeit wird in jedem Gelenk jedoch isoliert betrachtet und dann mit der Gegenseite verglichen. In der Abduktion, Adduktion, Protrusion und Retrusion laufen beide Capita mandibulae im Idealfall jeweils symmetrisch in die gleiche Richtung, d.h. sie starten gleichzeitig, bewegen sich gleich schnell und kommen gleichzeitig am Ende der angulären Bewegung an (**Tabelle 9-3**). Dadurch wird gewährleistet, dass der Unterkiefer „in der Spur" läuft. Der Untersucher berücksichtigt, dass Abweichungen von der Spur auch anatomisch bedingt sein können. So beschreiben Türp und Kollegen asymmetrisch ausgeprägte Capita und Rami mandibulae als biologische Variationen, die nicht unbedingt als „unphysiologisch" zu bewerten sind (Türp et al., 1998). Deswegen ist die Beurteilung des Bewegungsverhaltens der beiden Kiefergelenke nur im Zusammenhang mit anderen Befunden gerechtfertigt.

Tabelle 9-3: Osteokinematik und Arthrokinematik der Kiefergelenke

Osteokinematik	**Arthrokinematik**	
Bewegungen	Rechtes Caput mandibulae bewegt sich nach:	Linkes Caput mandibulae bewegt sich nach:
Abduktion	Ventrokaudal	Ventrokaudal
Adduktion	Dorsokranial	Dorsokranial
Protrusion	Ventrokaudal	Ventrokaudal
Retrusion	Kraniodorsal	Kraniodorsal
Laterotrusion rechts	Dorsal, kranial und lateral	Ventral, kaudal und medial
Laterotrusion links	Ventral, kaudal und medial	Dorsal, kranial und lateral

Regionsdifferenzierende und strukturdifferenzierende Bewegungstests

Zur genauen Einschätzung der für die Symptomatik verantwortlichen Regionen und Strukturen bedarf es weiterführender differenzierender Tests, denn in vielen Fällen ist das CMS von regionsübergreifenden Strukturen beeinflusst. Diese differenzierenden Tests schließen Bewegungen der HWS und/oder dem Schultergürtel mit ein. So werden beispielsweise die bei der Rotation des Kopfes nach rechts auf der Gegenseite u. a. folgende Strukturen, die massgeblich an einer CMD beteiligt sein können, in Verlängerung gebracht:

- N. trigeminus
- N. facialis
- M. digastricus venter posterior
- M. stylohyoideus
- M. sternocleidomastoideus
- M. omohyoideus
- M. trapezius pars descendens
- Platysma
- Plexus cervicalis und Plexus brachialis
- Fascia cervicalis

In der Rotationsstellung der HWS nach rechts wird daraufhin zusätzlich eine Laterotrusion des Unterkiefers nach links ausgeführt. Wenn die in der HWS- Rotation nach rechts entstandenen Spannungszeichen durch die Laterotrusion nach links nachlassen und bei Mediotrusion links zunehmen, dann kann auf eine Mitbeteiligung der Strukturen der Kiefergelenke geschlossen werden (Abbildung 9-5). Sollten sich die Symptome durch die Unterkieferbewegungen nicht verändern, wird die Halswirbelsäule weiter untersucht (siehe Kapitel 10.1).

Nervale und muskuläre Strukturen der Kiefergelenke, die bei Mediotrusion vermehrt belastet werden, erfahren über die Depression des Schultergürtels eine Verstärkung und über die Elevation des Schultergürtels eine Abschwächung der Längenspannung. Zur Differenzierung umfasst der Behandler, mit der HWS in einer Rotationstellung rechts, beispielsweise den Unterkiefer und überprüft, ob sich die Spannung gegen die Mediotrusion des Unterkiefers und/oder gegen die Rechtsrotation der Halswirbelsäule verändert, während der linke Schultergürtel des Patienten in Elevation oder in Depression gebracht wird (Abbildung 9-5b). Verstärken sich die Spannungszeichen bei der Depression des Schultergürtels, können der M. sternocleidomastoideus, der M. omohyoideus, der M. trapezius descendens, das Platysma, die Fascia cervicalis und das Nervengewebe als spannungsgebende Struktur in Frage kommen und werden bestmöglich gegeneinander differenziert.

Selbst wenn die Symptome primär in die kraniomandibuläre Region provoziert werden können, wird die Halswirbelsäule dennoch obligatorisch auf ihre Beweglichkeit und ihre Belastungsfähigkeit untersucht. Armijo-Olivio

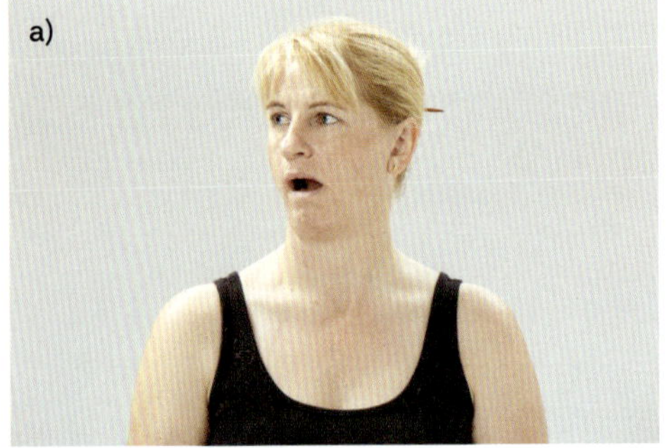

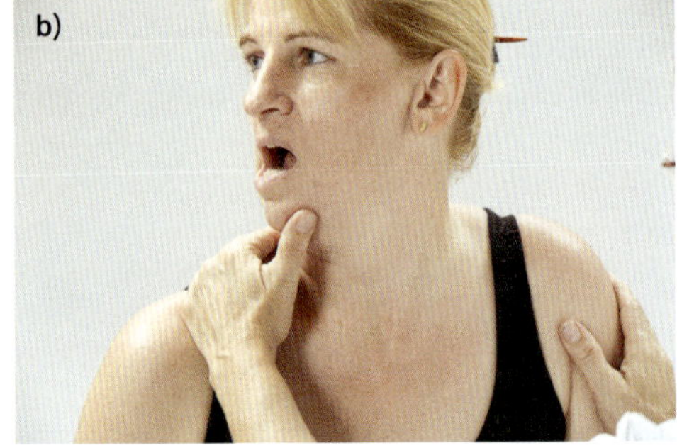

Abbildung 9-5: a) Aktive Rechtsrotation der HWS und Laterotrusion des linken Kiefergelenkes, b) Einschätzung der Rechtsrotation der HWS mit Mediotrusion des linken Kiefergelenkes bei Elevation des Schultergürtels links

und Kollegen fanden eine starke Korrelation (r = 0.82) zwischen HWS- Dysfunktionen und Dysfunktionen des craniomandibulären Systems (oder CMS) verglichen mit einer gesunden Kontrollgruppe. Deshalb sollen beide Bereiche in die Untersuchung und Behandlung miteinbezogen werden (Armijo-Olivo et al., 2010). Die Besserung der Dysfunktion in einer Region könnte auch zur Verbesserung der anderen Region beitragen. Wenn sich Schmerzen bzw. Spannungszeichen bei den Bewegungen der Halswirbelsäule ergeben, muss in der weiterführenden Untersuchung nach der Region und der Struktur gesucht werden, die für diese Beeinträchtigung in Frage kommt.

Zur **Prüfung der passiven Unterkieferbewegung** und für alle weiteren differenzierenden Untersuchungen der Kiefergelenke wird der Patient in Rückenlage gelagert. Dies hat Vor- und Nachteile gegenüber der sitzenden Position. Der Vorteil ist, dass der Patient eine größere Unterstützungsfläche hat und die Lagerung des Patienten bestmöglich standardisiert erfolgen kann. Der Nachteil besteht darin, dass diese Ausgangsstellung nicht der physiologischen Belastungshaltung des Patienten im Alltag entspricht. Durch die Rückenlage wird die Positionierung des Unterkiefers in eine retrale Lage beeinflusst.

Der Therapeut untersucht den Patienten bei jedem Behandlungstermin immer in denselben Ausgangsstellungen, die von der Lagerung **bestmöglich standardisiert** werden sollen. So sitzt oder steht der Untersucher bei symmetrischen Tests am Kopfende des Patienten, an der 12-Uhr-Position. Wird eine Kiefergelenkseite bewertet, steht der Behandler auf der 3-Uhr-Position und für das linke Kiefergelenk auf der 9-Uhr-Position zum Patienten.

Die Aussagen der passiven Bewegungsprüfung im Verhältnis zur aktiven Bewegung ergeben entscheidende Hinweise, ob und wie sich die Symptome verändern, die bei der aktiven Bewegung aufgetreten sind. Eine reine passive Bewegung ist bei den Unterkieferbewegungen wegen der hohen Ruhespannung der Kiefermuskeln meist nicht möglich. Deswegen übernimmt der Behandler das maximale aktive Bewegungsausmaß des Patienten und ermuntert ihn, mit in die Bewegungsrichtung zu gehen. **Tabelle 9-4** und die **Abbildungen 9-6, 9-7, 9-8, 9-9** und **9-10** demonstrieren die Techniken der passiven Bewegungsprüfung der Unterkieferbewegungen.

Das Endgefühl wird von der Struktur vermittelt, die den angulären Bewegungsstopp limitiert. Eine Struktur, die durch ihre Verlängerung das Bewegungsausmaß bremst, vermittelt je nach Mobilität ein physiologisches fest-elastisches Endgefühl (Kapsel-Band-Apparat, Muskulatur), ein laxeres Endgefühl wie bei Hypermobilität und hart elastisch bei Knochenlimitation. Durch Dysfunktionen/Pathologien kann das Endgefühl verändert wahrgenommen werden: z.B. verspätet, verfrüht, fester, widerstandsloser, gummiartig, federnd oder schmerzbedingt nicht testbar.

Überlegungen zur Beurteilung der passiven Bewegungsuntersuchung:

1. Ist das passive Bewegungsausmaß gleich oder größer als das aktive Bewegungsausmaß?
2. Ist der Schmerz passiv gleich, größer oder kleiner als bei der aktiven Bewegung?
3. Wie ist das Endgefühl?
   - Das zu erwartende Endgefühl bei Abduktion, Laterotrusion, Retrusion ist fest elastisch.
   - Der Untersucher vergleicht und bewertet das tatsächliche Endgefühl mit dem zu erwartenden Endgefühl.
   - Bei Hypermobilität in Abduktion fühlt sich das Endgefühl gummiartig oder federnd an.

Tabelle 9-4: Passive Prüfung der Unterkieferbewegungen

Passive Bewegungsprüfung der Unterkieferbewegungen		
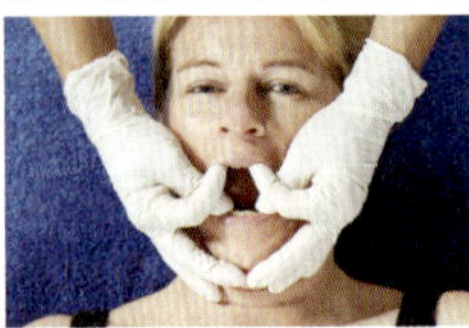 **Abbildung 9-6:** Passive Abduktion 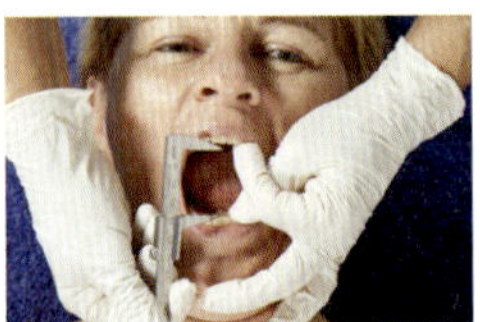 **Abbildung 9-7:** Messen der Schneidekantendistanz am Ende der passiven Abduktion mit einer Schieblehre	Passive Abduktion Der Patient liegt in Rückenlage mittig auf der Behandlungsbank. Der Kopf ist in neutraler Stellung gelagert. Der Behandler steht in der 12-Uhr-Position und übernimmt die maximale aktive Kieferöffnung des Patienten, indem er seine Finger zwischen die Schneidekanten der Ober- und Unterkieferzähne legt. Mit leichtem Überdruck prüft er am Ende der Bewegung das Endgefühl (normal ist fest elastisch). Am Ende der passiven Kieferöffnung wird die Schneidekantendistanz (SKD) in Millimeter gemessen und mit der aktiven Kieferöffnungsfähigkeit verglichen.	Besonderheiten Hat der Patient in der Anamnese angegeben, dass er Stiftzähne, Provisorien im Frontbereich oder schmerzhafte Schneidezähne hat, sollen die Zähne nicht zur Abstützung der Therapeutenfinger bei der passiven Bewegungsprüfung genutzt werden. Das Ausmaß der passiven Mundöffnung wird gemessen und dokumentiert.
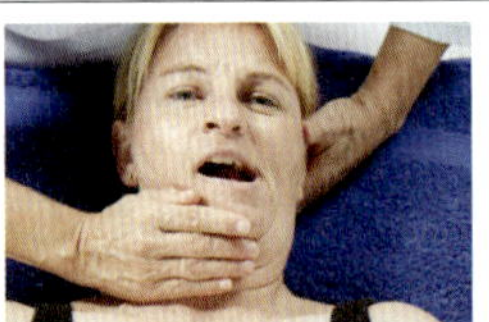 **Abbildung 9-8:** Passive Laterotrusion links/Mediotrusion rechts 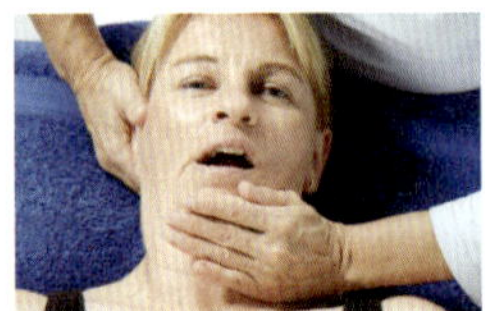 **Abbildung 9-9:** Passive Laterotrusion rechts/Mediotrusion links	Passive Laterotrusion links/Mediotrusion rechts Der Behandler steht auf der 11-Uhr-Position und kann mit seinem Rumpf und der Hand am Os temporale des Patienten sowohl den proximalen Gelenkanteil der Kiefergelenke als auch die Position der Halswirbelsäule gut kontrollieren, während die bewegende Hand lateral am Unterkieferrand die passive Laterotrusion ausführt. Am Ende der Bewegung prüft er das Endgefühl (normal ist fest elastisch) Bei der **passiven Laterotrusion rechts/ Mediotrusion links** steht der Behandler auf der 13-Uhr-Position. Diese Position des Körpers erlaubt dem Behandler, seine Hand optimal in der Druckrichtung einzustellen.	Besonderheiten Nach der aktiven Laterotrusion wird der Patient gebeten, der passiven Laterotrusion noch weiter zu folgen. Wichtig: Eine Hypermobilität in Laterotrusion gibt es nicht. Die aktive und auch passive Laterotrusion kann durch muskuläre Gegenaktivitäten und Dyskoordinationen erschwert werden, so dass keine Bewertung der Bewegung stattfinden kann. Der Patient bewegt den Unterkiefer entlang einer Führungslinie (Spatel oder Zeigefinger des Behandlers) in die Laterotrusion
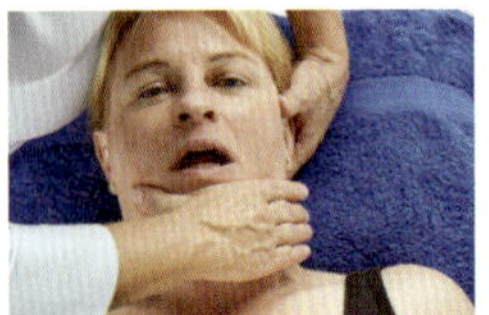 **Abbildung 9-10:** Passive Retrusion	Passive Retrusion Der Behandler steht seitlich auf der 9-Uhr-Position und fixiert mit der linken Hand das Os temporale und kontrolliert mit seinem Rumpf die Position der Halswirbelsäule. Die rechte Hand legt sich mit gespreiztem Zeigefinger/Daumen auf die ventrale Unterkieferregion unterhalb der Lippen.	Besonderheiten Der Patient wird gebeten, aus der aktiven Protrusionsbewegung der passiven Retrusion zu folgen Wichtig: Hierbei werden die M. pterygoideus lateralis und pterygoideus medialis auf Länge gebracht. Diese Muskeln setzen der passiven Bewegung oft einen Widerstand entgegen, ohne dass der Patient willkürlich ausreichend nachgeben kann. Der Behandler darf in diesem Fall seinen Druck in die passive Retrusion nicht verstärken.

Wie in **Tabelle 9-5** dargestellt, wird das Bewegungsausmaß und die Schmerzintensität bei der **Kieferöffnung (Abduktion)** aufgrund der aktiven und passiven Unterkieferbewegung gegeneinander verglichen. Die Bewertung des Endgefühls lässt Rückschlüsse auf die bremsende Struktur zu, die das Bewegungsausmaß limitiert. Bei mehreren bremsenden Strukturen erscheint das Endgefühl jedoch sehr ähnlich, so dass nur im Zusammenhang mit den anamnestischen Angaben und den Ergebnissen der weiterführenden Untersuchungen die relevante Struktur ermittelt werden kann.

Steht im Vordergrund eine symptomgebende **Laterotrusion bzw. Mediotrusion** so werden diese Bewegungsrichtungen weiterführend untersucht. Schmerzen und Geräusche können sowohl auf der Laterotrusionsseite als auch auf der Mediotrusionsseite auftreten. Die anschließende passive-assistive Bewegung in die laterale Richtung beginnt am Ende des aktiven Bewegungsausmaßes. Hierbei übernimmt der Behandler den Unterkiefer des Patienten und bittet ihn, die weitere seitliche Bewegung zuzulassen (Abbildung 9-8 und Abbildung 9-9). Der Therapeut prüft, ob die Bewegung passiv-assistiv größer ist als die aktive Bewegung, bittet den Patienten anzugeben, ob sich der Schmerz verstärkt oder verringert und prüft das Endgefühl. Bei der Laterotrusion rechts arbeiten der rechte M. masseter superficialis konzentrisch, und der rechte M. pterygoideus medialis sowie der rechte M. ptergygoideus lateralis geben exzentrisch nach. Während der Mediotrusion links arbeiten der linke M. pterygoideus medialis sowie der linke M. pterygoideus lateralis konzentrisch und der linke M. masseter superficialis exzentrisch.

Wenn sich die Schmerzen, die der Patient bei der **aktiven** seitlichen Bewegung angegeben hat, *passiv-assistiv* verringern, überprüft der Therapeut die konzentrisch arbeitenden Strukturen bei der seitlichen Bewegung durch Widerstandstestung. Tritt der Schmerz auf der Laterotrusionsseite links auf, dann untersucht er den linken M. masseter superficialis. Bei einer Schmerzangabe auf der Mediotrusionsseite links, prüft er hingegen den linken M. pterygoideus lateralis und den linken M. pterygoideus medialis. Eine Differenzierung zwischen den beiden Muskeln *in dieser Funktion* ist nicht möglich. Allerdings kann der M. pterygoideus lateralis in seiner Funktion als Kieferöffner und der M. pterygoideus medialis in seiner Funktion als Kieferschließer isometrisch auf Schmerz getestet werden. Zu bedenken ist, dass nicht immer Aktivitätsschmerzen in allen Funktionen vorliegen. Außerdem bestehen nicht zwangsläufig Dehn- und Aktivitätsschmerzen zugleich. Die therapeutischen Überlegungen zu den passiven Bewegungsprüfung sind in **Tabelle 9-6** erläutert.

Die muskulären, kapsulären oder neurogen bedingten Begrenzungen der Mundbewegungen zeigen in der passiven Bewegungsprüfung alle ein ähnliches fest elastisches Endgefühl. Mit diesem Kriterium allein kann also nicht eine bestimmte Struktur als bewegungseinschränkendes Hindernis erkannt werden. Deswegen sind zur Differenzierung, welche Struktur die anguläre Bewegung bremst, Zusatzbelastungen notwendig. Um zu differenzieren, ob das Nervengewebe die Kieferbewegung bremst, sind folgende Angaben hilfreich:

1. Die Anamnese weist auf Spannungszeichen und beitragende Faktoren hin, die auf eine mögliche Irritation des Nervengewebes hindeuten z. B. nach Operationen oder Unfällen, durch Narbengewebe oder nach Zahnextraktionen.
2. In der aktiven und passiven Bewegungsprüfung bewegt der Patient seinen Unterkiefer in die beeinträchtigende Richtung, bis die Spannungszeichen auftreten, die der Patient in der Anamnese angegeben hat. Daraufhin hält der Behandler den Kiefer am Bewegungsende passiv in der Position und führt passive Zusatzbewegungen über den Schädel aus. Mit hochzervikaler Passiver-Nacken-Flexion (PNF) und Seitneigung zur Gegenseite wird das kraniale Nervengewebe zusätzlich auf Spannung gebracht (**Abbildung 9-11**). Wenn

Tabelle 9-5: Bewertung des Bewegungsausmaßes und der Schmerzangaben im Bezug zur Struktur bei der aktiven und passiven Kieferöffnung

Ursachen für eingeschränkte Kieferöffnung	Bewegungsausmaß aktiv zu passiv (>, <)	Zu erwartendes Endgefühl Veränderung der Symptome durch Zusatzbewegungen	Mögliche anamnestische Angaben
Flexibilitätseinschränkung der Kaumuskeln	Die Kieferöffnung ist passiv größer als aktiv. Spannungsschmerzen verstärken sich passiv. Passiv > aktiv	Fest elastisch am Ende einer hypomobilen Kieferöffnung Keine Zunahme der Schmerzen durch hochzervikale Flexion zu erwarten	Ermüdung der Kaumuskeln beim Kauen Morgens erschwerte Kieferöffnung Bruxismus und Parafunktion Schleichender Krankheitsverlauf Ziehende Schmerzqualität Vorkommen auch bei neurologischen Erkrankungen: z.B. Parkinson
Flexibilitätseinschränkung der Kapsel	Die Kieferöffnung ist passiv größer als aktiv Spannungsschmerzen verstärken sich passiv. Passiv > aktiv	Fest elastisch am Ende einer hypomobilen Kieferöffnung keine Zunahme der Schmerzen durch hochzervikale Flexion	Hypomobilität mit langsamem Verlauf, ggf. vorangegangene od. entzündliche Erkrankungen der Kiefergelenke Zustand nach Immobilisierung durch Unfall oder Operationen Vorkommen auch bei neurologischen Erkrankungen: z.B. Parkinson
Verringerte Mechanosensitivität des Nervengewebes	Die Kieferöffnung ist passiv größer als aktiv Spannungsschmerzen verstärken sich passiv. Passiv > aktiv	Fest elastisches Endgefühl Zunahme der Schmerzen durch hochzervikale Flexion und der Armbewegungen sind zu erwarten	Nach Operationen Ausgelöst durch einen Unfall Folgen von Frakturen Folgen von Zahnextraktionen Schmerzqualität (nicht eindeutig abzugrenzen zu muskulären Spannungszeichen)
Akute anteriore und/oder mediale Diskusverlagerung ohne Reposition	Die Kieferöffnung ist passiv größer als aktiv; Spannungsschmerzen verstärken sich passiv. Passiv > aktiv	Fest elastisch am Ende einer hypomobilen Kieferöffnung Evt. Zunahme der Schmerzen durch hoch-zervikale Flexion bei der eine ventrale Kompression des Kondylus gegen den Diskus erfolgt	Plötzliche starke Kieferöffnungseinschränkung Plötzlich keine Knackgeräusche mehr, davor u.U. Knackgeräusche vorhanden
Narben	Das Bewegungsausmaß ist passiv und aktiv ähnlich oder passiv etwas größer. Passiv > aktiv	Sehr strammes Endgefühl	Sichtbefund Operationen Unfälle Strahlentherapie
Ankylose	Das Ausmaß der aktiven und passiven Kieferöffnung ist gleich. Keine Schmerzen Passiv = aktiv	Sehr festes bis hartes Endgefühl	Zusatzerkrankungen, rheumatische Disposition Keine Verbesserung durch Mobilisation möglich Nur mit bildgebenden Verfahren festzustellen

Tabelle 9-5: *Fortsetzung*

Ursachen für eingeschränkte Kieferöffnung	Bewegungsausmaß aktiv zu passiv (>, <)	Zu erwartendes Endgefühl Veränderung der Symptome durch Zusatzbewegungen	Mögliche anamnestische Angaben
Schmerzen des retrodiskalen Gewebes	Die Schmerzen verstärken sich in der passiven Bewegung. Passiv > aktiv	Festes Endgefühl bis leeres Endgefühl wegen Schmerzintensität	Viele Bewegungen können schmerzhaft sein: Öffnen, Kauen, evt. Liegen auf der Seite, evt. mit Extension vom Okziput provozierbar
Kontraktionsschmerzen der Abduktoren	Das Ausmaß der passiven Kieferöffnung ist deutlich größer als aktiv. Passiv >>aktiv Passiv wird der Schmerz nicht provoziert	Festes Endgefühl am normalen Bewegungsende, wenn keine anderen Einschränkungen vorliegen	Öffnungsschmerzen in der Anamnese und bei der aktiven Kieferöffnung Schmerz provozierbar durch konzentrische Aktivität der Kieferöffner
Vergrößerung des Processus coronoideus (selten)	Das Ausmaß der passiven und aktiven Kieferöffnung ist ähnlich. Passiv = > aktiv	Sehr festes Endgefühl am Bewegungsende	Keine Verbesserung durch Mobilisation möglich Durch funktionelle Tests allein nicht feststellbar
Kalzifizierung der Ansätze am Processus styloideus (selten)	Das Ausmaß der passiven und aktiven Kieferöffnung ist ähnlich. Passiv= > aktiv	Sehr festes Endgefühl am Bewegungsende	Keine Verbesserung durch Mobilisation möglich Durch funktionelle Tests allein nicht feststellbar
Motivation	Das Ausmaß der passiven Kieferöffnung ist größer als der aktiven. Passiv >>>aktiv	Fest elastisches Endgefühl u. U. normales Bewegungsausmaß	Ggf. vergesellschaftet mit psychischen und neurologischen Erkrankungen
Hypermobilität, ggf. mit Subluxation des Caput mandibulae	Das passive Bewegungsausmaß ist deutlich größer als das aktive Passiv >>>aktiv	Endgefühl ist auf der hypermobilen Kiefergelenkseite elastischer als auf der Gegenseite Bei beidseitiger Hypermobilität wird das Endgefühl nicht immer erreicht, es kann weich elastisch oder federnd sein.	Überprüfen, ob eine systemische Hypermobilität vorliegt

der Patient eine Zunahme der Spannungszeichen angibt und/oder der Behandler eine Gegenabwehr zur passiv gehaltenen Unterkieferbewegung, spürt werden diese Symptome als eine erhöhte Mechanosensitivität des Nervengewebes interpretiert.

3. Weitere neurodynamische Tests (Slump-Test) im hochzervikalen Bereich, die hier eine wertvolle Ergänzung sein könnten für eine zusätzliche Spannungserhöhung werden in der Testbatterie, Testcode 14 dargestellt und im Kapitel 10.3 detailliert beschrieben.

Tabelle 9-6: Interpretation der Schmerzen bei aktiver und passiver Bewegungsprüfung der Laterotrusion und Mediotrusion

Passive Bewegung und Seitenangabe der Schmerzen	Schmerz aktiv zu passiv (>, <)	Zu erwartende Struktur reagiert mit Schmerzen	Weiterführende Tests
Laterotrusion re Schmerz re	Passiv > aktiv	Rechte bilaminäre Zone M. pterygoideus medialis und M. pterygoideus lateralis rechts reagieren mit Längenschmerz	Statische Kompression nach dorso-kranial rechts provoziert die bilaminäre Zone Schmerzantwort des rechten M. pterygoideus medialis und M. pterygoideus lateralis in Verlängerung (passive Laterotrusion rechts und ggf. in Retrusion) Ein gleichzeitiger Aktivitätsschmerz dieser Muskeln durch Widerstandstests gegen die Mediotrusion rechts und in Protrusion ist nicht immer zu erwarten
Laterotrusion re Schmerz re	Passiv < aktiv	Bewegungsausführende Muskulatur: M. masseter superficialis und M. digastricus venter posterior auf der rechten Seite	Spezifische Untersuchung des M. masseter superficialis und des M. digastricus venter posterior rechts
Mediotrusion li Schmerz li	Passiv > aktiv	Medialer Gelenkdruck links Verlängernde Muskulatur: M. masseter superficialis Spannungszeichen des N. trigeminus, des N. facialis, des N. hypoglossus	Statische Kompression der linken medialen Gelenkflächen Spezifische Untersuchung des M. masseter superficialis Nervenspannungstest
Mediotrusion li Schmerz li	Passiv < aktiv	Bewegungsausführende Muskulatur: Die linksseitigen M. pterygoideus medialis und M. pterygoideus lateralis	Schmerzreproduktion der linken M. pterygoideus medialis u. M. pterygoideus lateralis mit Widerstandstest gegen die Mediotrusion links und ggf. auch in Protrusion zu erwarten und Verlängerung durch passive Laterotrusion links, ggf. in Retrusion Es sind nicht immer Provokationen in allen Aktivitäten und in Dehnung der Muskulatur zu erwarten

Mit der hochzervikalen Flexion und der Seitneigung zur Gegenseite der symptomatischen Seite kann die Dynamik des Nervengewebes in der Nähe des Hirnstamms beeinflusst werden. Piekartz beschreibt die Testung des N. mandibularis bezüglich einer Längenzunahme bei einer Mundöffnung von 1.5 cm mit einer Einstellung der HWS in einer hochzervikalen

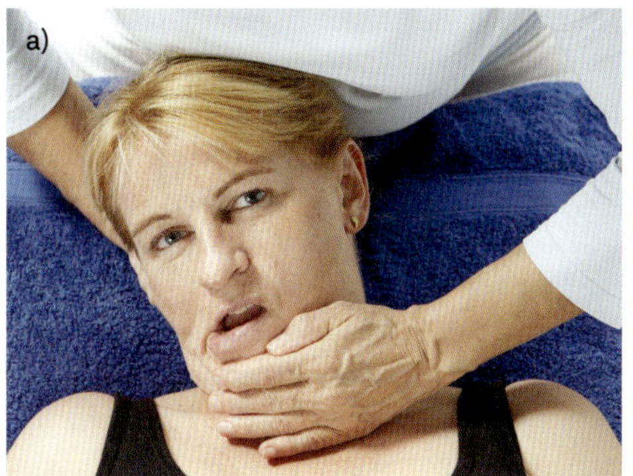

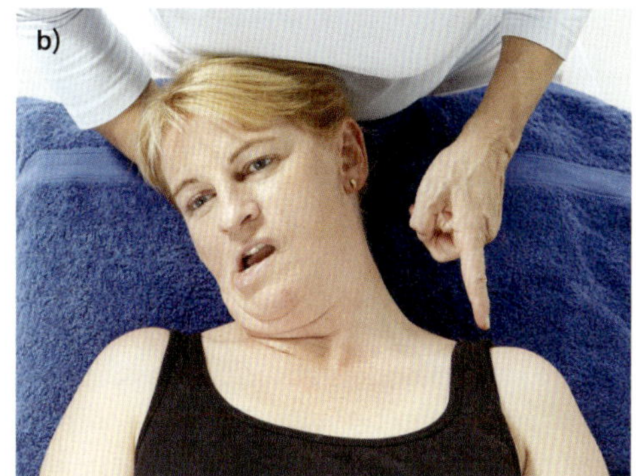

Abbildung 9-11: Spannungserhöhung des linksseitigen Nervengewebes: a) bei der Mediotrusion links mit Zusatzbewegung in hochzervikaler Flexion und Gegenseitneigung, b) bei der Mediotrusion links mit Zusatzbewegung in hochzervikaler Flexion, Gegenseitneigung und Depression des gleichseitigen Schultergürtels

Flexion und einer kontralateralen Seitneigung (Piekartz, 2015). Treten bei der Zusatzbewegung der passiven Nackenflexion und Gegenseitneigung keine zusätzlichen Spannungszeichen auf, lautet die Aussage: für *diese* Bewegungseinschränkung können keine Spannungsintoleranzen des Nervengewebes reproduziert werden. Zur Differenzierung, ob Kapsel- oder Muskelstrukturen die Bewegung limitieren, lässt der Behandler die Kaumuskulatur zwei- bis dreimal gegen einen isometrischen Widerstand in Adduktion anspannen und nach 30 s wieder entspannen. Nach wiederholter Anspannung ergibt sich eine höhere Entspannungsfähigkeit der Muskulatur, womit eine vergrößerte Kieferöffnung zugelassen werden kann. Ein verändertes Kapselgewebe kann auf wiederholte Anspannung nicht mit Entspannung reagieren. Vergrößert sich der Bewegungsausschlag in Abduktion oder verringert sich der Spannungsschmerz in aktiver und passiver Bewegung nach wiederholter Anspannung/Entspannung, kann angenommen werden, dass Muskulatur für die Bewegungseinschränkung oder Schmerzen verantwortlich ist. Dann muss die weiterführende Untersuchung der Kaumuskulatur erfolgen. Im **Kasten 9-1** werden die wesentlichen Merkmale der passiven Bewegungsprüfung nochmals zusammengefasst.

Kasten 9-1: Beurteilung der passiven Unterkieferbewegungen

Beurteilung der Bewegungsveränderung

1. Ist das Bewegungsausmaß passiv größer als aktiv, bremst eine Struktur, die sich verlängern muss bzw. komprimiert wird.
2. Ist die Schmerzintensität bei einer passiven Bewegungsausführung größer als in der aktiven, wird eine Struktur provoziert, die sich verlängern muss oder komprimiert ist:
3. Kaumuskulatur, Nervengewebe, Kapsel/Ligamente, Stratum posterius superius; ventral verlagerter Diskus, wenn das Caput mandibulae den Discus articularis gegen die Eminentia articularis einklemmt, Narben.
4. Ist die Schmerzintensität bei der passiven Kieferöffnung geringer als bei der aktiven Kieferöffnung, spricht dies für Schmerzen in den konzentrisch arbeitenden Kieferöffnern:
5. M. pterygoideus lateralis inferior und Mm. suprahyoidales.
6. Der Widerstand gegen die Kieferöffnung könnte den Schmerz reproduzieren.
7. Ist das Bewegungsausmaß passiv gleich groß wie das aktive, können knöcherne Gegebenheiten einschränken: Hyperplasie oder Ankylose.

Bei neurologischen Erkrankungen können der Antrieb oder die Motivation des Patienten für die Kieferöffnungseinschränkung verantwortlich sein oder sie vortäuschen.

9.2.3 Messen und Dokumentieren

Um die Ergebnisse der aktiven und passiven Bewegungsprüfung für eine Verlaufskontrolle nutzbar zu machen, braucht es praktikable Messinstrumente und Dokumentationshilfen. Für die Ausführung der Bewegungsmessungen wird die zu untersuchende Person gebeten, den Kiefer in eine komfortable Position zu bringen. Die Messung mit einem Millimeterlineal oder einer Schieblehre gilt für die klinische Beurteilung des Bewegungsausmaßes als valide (Dworkin et al., 1990; Türp & Schindler, 2019). Jede Bewegung soll dreimal wiederholt werden, bevor gemessen und dokumentiert wird. Hat der Patient bei der Mundöffnung Schmerzen angegeben, erfolgt die **Messung der Mundöffnung in drei Phasen** (**Tabelle 9-7**).

Besonderheit bei der passiven Bewegungsmessung: Eine rein passive Bewegung der Kiefergelenke ist nur schwer möglich, denn die Gegenaktivität der Kaumuskeln ist passiv nicht zwangsläufig zu überwinden. Daher wird der Patient aufgefordert, der passiven Bewegung zu folgen. Der Untersucher übernimmt die maximal aktive Kieferöffnung des Patienten, indem er seine Finger an den Ober- und Unterkieferzähnen, die Daumen auf den unteren mittleren Inzisivi und die Zeigefinger überkreuz auf den oberen platziert. In dieser Position wird der Patient gebeten und ermuntert, die passive Bewegung „zuzulassen", bzw. mit in die passive Bewegung zu gehen. Der Therapeut übt einen mäßigen Druck in die Bewegungsrichtung aus, um den Unterkiefer weiter bis zur Grenzposition zu bewegen. Dabei beurteilt er erstens, ob die Bewegung weiter geht und zweitens das Endgefühl. Dazu befragt er den Patienten, ob und wie sich seine Beschwerden ändern. Die Öffnungsfähigkeit und die Intensität des Schmerzes werden dokumentiert. Zur Beurteilung der Laterotrusion wird der Patient gebeten, seinen Unterkiefer nach rechts und nach links zu bewegen. Der Untersucher orientiert sich an dem Punkt des Unterkiefers, der dem Interinzisalpunkt des Oberkiefers genau gegenüberliegt, und misst, wieweit sich dieser Punkt des Unterkiefers vom Interinzisalpunkt des Oberkiefers zur Seite bewegt (**Abbildung 9-12b**).

Tabelle 9-7: Phasen der Messung der Mundöffnung

Messung	Erläuterung
Erste Messung: Wie weit kann der Patient den Mund öffnen, ohne dass die Bewegung ihm Schmerzen verursacht?	Zur Messung des Bewegungsausmaßes legt der Therapeut das Lineal an die Inzisalkante des ersten Schneidezahnes des Oberkiefers. Gemessen wird vertikal an der Schneidekante des unteren Antagonisten mit Hilfe einer Schieblehre oder des CMD Meters (**Abbildung 9-12a**).
Zweite Messung: Wie weit kann der Patient seinen Mund aktiv schmerzbedingt öffnen?	Der Abstand der Interinzisalpunkte von Ober- und Unterkiefer wird in Millimeter gemessen und die Schmerzintensität, die der Patient angibt, dokumentiert.
Dritte Messung: Welche Befunde ergeben sich beim Testen und Messen der passiven maximalen Mundöffnung?	Beurteilt wird die Bewegungsquantität im Verhältnis aktiv zu passiv in Millimeter, das Endgefühl und die Schmerzintensität im Verhältnis aktiv zu passiv.

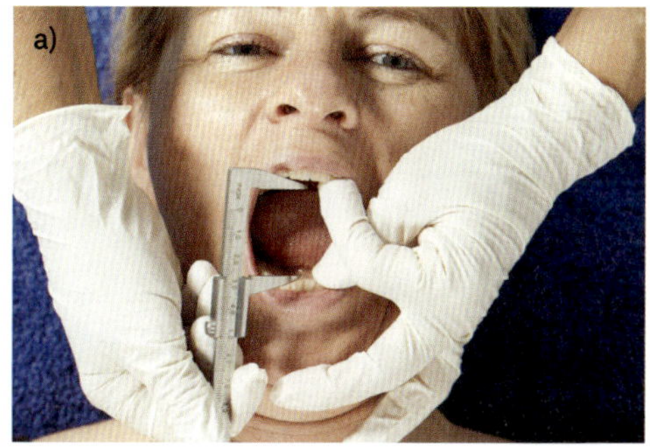

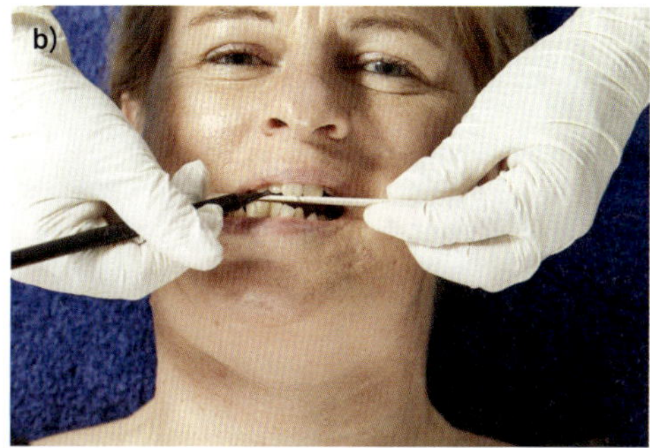

Abbildung 9-12: a) Messen der Schneidekantendistanz (SKD) mit einer Schieblehre, b) Messung der Laterotrusion mit Spatelführung

Ausgeprägte Dyskoordinationen der seitlichen Unterkieferbewegungen erschweren die Beurteilung des Bewegungsausmaßes und natürlich auch die Reproduktion von Schmerzen bzw. Geräuschen. Auf der schmalen Seite des Spatels wird eine Markierung eingetragen, die an die Mittellinie der Oberkieferschneidezähne angelegt wird. Dann wird der Patient gebeten, seinen Unterkiefer entlang der Führungslinie des Spatels zur Seite zu bewegen (**Abbildung 9-12b**). Wenn diese Führungslinie dem Patienten als Koordinationshilfe ausreicht, eine anguläre Laterotrusion auszuüben, wird nach dreimaligem Bewegen der beobachtete Unterkieferpunkt am Ende der Laterotrusion eingezeichnet. Wenn die Führungshilfe für eine ausreichend koordinative Bewegung unzureichend ist, kann der Patient zusätzlich in einen Spiegel schauen. Alle Parameter der Bewegungsmessung dienen dazu, Veränderungen während der fortlaufenden Behandlungen zu überprüfen.

Beurteilungskriterien aller Kieferbewegungen:

- Spur (Deviation, Deflexion, Dyskoordination) und ob die Kieferbewegungen mit dem Unterkiefer und/oder mit den Kopfgelenken erfolgt
- Bewegungsausmaß ohne Schmerzen, aktiv bis zur Schmerzgrenze und passiv darüberhinaus
- Schmerzintensität bei der aktiven und passiven Bewegungsprüfung, rechts/links (VAS oder NRS)
- Geräusche (Knacken K, Reiben R, Tinnitus, T) und deren Veränderungen in der Lautstärke

Für die **Dokumentation der angulären Kieferbewegung und ihre Bewertung** nutzt der Therapeut einen **Dokumentationsbogen** (siehe Befundbogen CMD im Anhang). Angaben bezüglich der angulären aktiven und passiven Bewegungsmessung mit Endgefühl werden in das Befundschema eingetragen. Im **Kasten 9-2** sind die im Dokumentationsbogen verwendeten Abkürzungen zusammengefasst. Die Pfeile, die außerhalb des Koordinatengitters angebracht sind, zeigen die Bewegungsrichtung des Unterkiefers an (Mediotrusion re, Laterotrusion li (Pfeil von rechts nach links), Laterotrusion re, Mediotrusion li (Pfeil von links nach rechts), Abduktion (Pfeil nach unten), Adduktion (Pfeil nach oben) (**Kasten 9-3**). Auf diesen Pfeilen werden die Symptome Schmerzen, Geräusche und Dyskoordinationen eingetragen. Die Dokumentation der Symptome und der Bewegungsausmaße im Befundschema erleichtert dem Behandler durch Visualisieren das Ablesen der Befunde und deren Beurteilung. Die Befundergebnisse aus den Beispielen 1–3 führen zu folgenden **Bewertungen:**

Im **Beispiel 1** (S. 369) wird das Bewegungsausmaß in Abduktion und Laterotrusion zu beiden Seiten als normal bewertet. Auffallend ist die Dyskoordination aller Unterkieferbewegun-

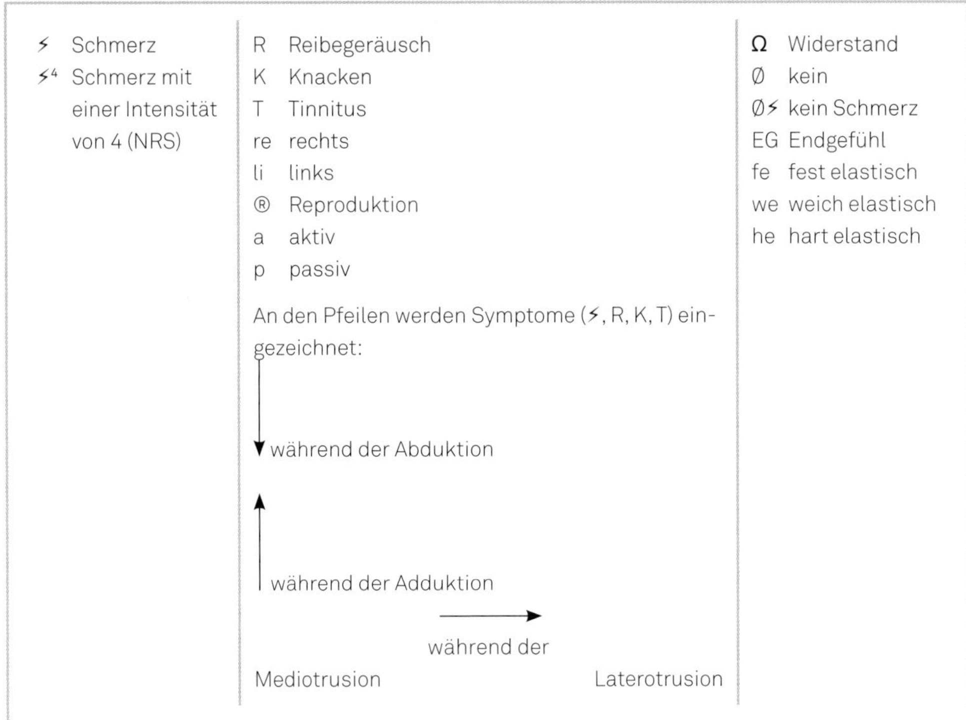

Kasten 9-2: Legende zur Dokumentation der angulären Kieferbewegungen

gen. In der Widerstandstestung der Muskulatur läßt sich ermitteln, welche Muskelgruppen konzentrisch und/oder exzentrisch für die Dyskoordination verantwortlich sind. Daraus ergeben sich die Behandlungsmaßnahmen zur Verbesserung der koordinativen Unterkieferbewegungen. Die Reibegeräusche auf der rechten Kiefergelenkseite in Abduktion und Mediotrusion weisen auf eine Aufrauung hin. Osteoarthrotische Gegebenheiten könnten hierfür verantwortlich sein. Über die dorsokraniale Kompression im rechten Kiefergelenk wird überprüft, ob die Schmerzen bei der Adduktion im rechten Kiefergelenk mit einer Intensität von 4 (NRS) bestätigt werden können.

Im **Beispiel 2** ist die aktive Kieferöffnung von 40 mm im Verhältnis zu den Laterotrusionsbewegungen von 12 bzw. 13 mm zu gering. Passiv lässt sich die Kieferöffnung bis 50 mm vergrößern, was als Normmobilität der Kieferöffnungsfähigkeit bewertet wird. Der Schmerz mit Intensität von 3 (NRS) in der aktiven Kieferöffnung ist bei der passiven Unterstützung nicht mehr vorhanden. Daraus stellt der Untersucher die Hypothese auf, dass der Schmerz aus einem aktiven Kieferöffner provoziert wird. Bestätigen läßt sich diese Annahme mit dem Widerstandstest gegen die Kieferöffner.

Die aktive Kieferöffnung ist mit unter 27 mm im **Beispiel 3** ausgeprägt hypomobil. Die Deflexion nach rechts weist auf eine Struktur hin, die die Bewegung des rechten Caput mandibulae nach ventral beeinträchtigt. Die Laterotrusion nach links ist mit 5 mm stark eingeschränkt. Da der Schmerz bei der Mediotrusion rechts auftritt, nimmt der Untersucher an, dass das rechte Caput mandibulae in der Bewegung nach ventral, medial und kaudal beeinträchtigt wird. Passiv lässt sich die Bewegung um wenige Millimeter vergrößern, aber auch der Schmerz nimmt zu. In diesem Beipiel 3 sind zur Beurteilung der Ursache für die Bewegungseinschrän-

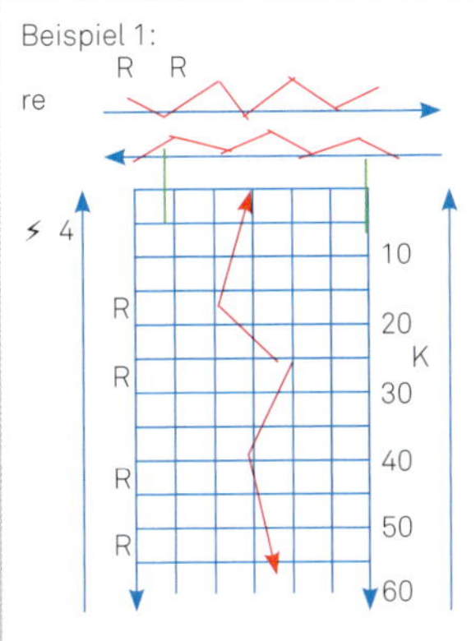

- Die aktive Kieferöffnungsfähigkeit beträgt 60 mm
- Sowohl die Kieferöffnung als auch die -schließung ist dyskoordiniert
- Die aktive Laterotrusion nach links beträgt 15 mm, nach rechts 13 mm, in beide Richtungen auffallende Dyskoordination
- In Abduktion tritt im mittleren Bewegungsbereich ein Knackgeräusch links auf
- Reibegeräusche in Mediotrusion rechts
- Reibegeräusche in intermediärer und terminaler Abduktion rechts
- Schmerz mit Intensität von 4 (NRS) tritt in der terminalen Kieferschließung rechts auf

Schlussfolgerungen für die weiterführende Untersuchung:

- Artikuläre Tests: Statische dorsokraniale Kompression (siehe 9.3)
- Überprüfung der Kaumuskulatur auf der rechten Seite (siehe 9.4).
- Überprüfung der Dyskoordination

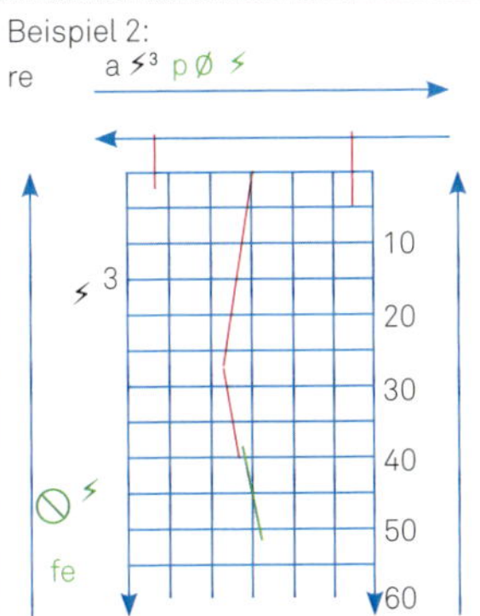

- Die aktive Kieferöffnungsfähigkeit geht mit einer Deviation nach rechts einher und das Ausmaß beträgt 40 mm
- In der initialen Kieferöffnung tritt ein Schmerz auf der rechten Seite auf mit Intensität 3 (NRS)
- Die passive Kieferöffnung ist größer als aktiv mit fest elastischem Endgefühl, ohne Schmerzprovokation
- Die Laterotrusionsfähigkeit zu beiden Seiten beträgt 12–13 mm
- Bei der aktiven Mediotrusion rechts tritt ein Schmerz auf mit einer Intensität von 3/10 (NRS)
- Die passive Mediotrusion rechts ist schmerzfrei

Schlussfolgerungen für die weiterführende Untersuchung:

- Reproduktion des Schmerzes durch Widerstand gegen die aktive Kieferöffnung und aktive Laterotrusion links für die Mediotrusion rechts. (siehe 9.3)

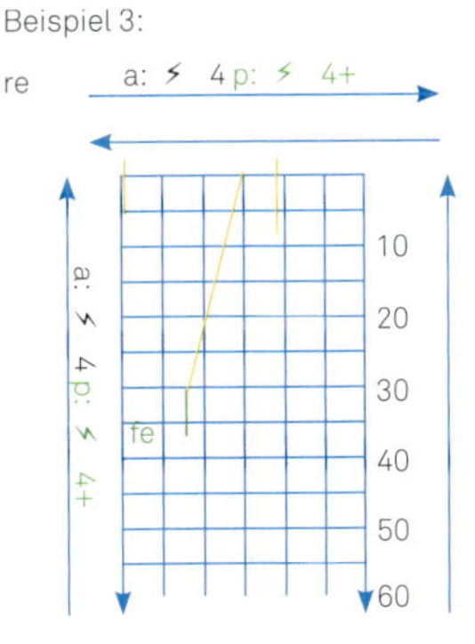

- Die aktive Kieferöffnung beträgt 27 mm mit Deflexion nach rechts und Schmerzangabe von 4 (NRS) auf der rechten Seite.
- Die passive Kieferöffnung beträgt knapp 35 mm, mit fest elastischem Endgefühl und Schmerzverstärkung auf 4+ auf der rechten Seite.
- Die aktive Laterotrusion nach links beträgt 5 mm mit Schmerzangabe auf der Mediotrusionsseite rechts von 4 (NRS), passiv auf 4+ (NRS).
- Die aktive Laterotrusion nach rechts beträgt 15 mm.

Kasten 9-3: Skizze aus der Dokumentation und Formulierung bzw. Schlussfolgerungen des Befundes mit Worten

kungen anamnestische Angaben mitentscheidend. Dieser Patient hat von einer plötzlichen Bewegungseinschränkung der Mundöffnung berichtet. Vor der Bewegungseinschränkung bestanden Knackgeräusche, die mit der Bewegungseinschränkung auch plötzlich nicht mehr auftraten. Dieser Hinweis spricht für eine anteriore Diskusverlagerung ohne Reposition. Andere Ursachen für die Bewegungseinschränkung wie Operationen, Unfälle, Frakturen hat der Patient nicht bestätigt. Als weitere Ursache käme eine morphologische Beeinträchtigung der Kieferbewegungen z. B durch eine Ankylose in Frage. Hiergegen spricht, dass das Bewegungsverhalten passiv größer als aktiv und dass die Bewegungseinschränkung plötzlich aufgetreten ist.

Der Behandler lässt den Patienten an seiner Beurteilung der bisherigen Untersuchungsergebnisse teilnehmen. Er klärt den Patienten sachlich und verständlich auf. Der Patient wird informiert, welche Therapien und Eigenübungen zum jetzigen Zeitpunkt bereits angedacht werden können und wird in die weiteren Untersuchungsschritte mit einbezogen. Für beide Parteien bedeuten sachliche Informationen Sicherheit. Der Patient hat jederzeit die Möglichkeit sich für oder gegen weitere Untersuchungs- oder Behandlungsschritte zu entscheiden.

9.3 Funktionsuntersuchung artikulärer Strukturen des CMS

In der Gelenkuntersuchung werden intra- und extraartikuläre Strukturen in erster Linie auf die Kriterien Schmerzen, passive Beweglichkeit und Verstärkung bzw. Abnahme von Geräuschen getestet (**Tabelle 9-8**).

Als intraartikuläre Strukturen gelten die Gelenkflächen, der Knorpel, der subchondrale Knorpel, der Diskus und die bilaminäre Zone und deren Befestigungsbänder. Zu den extraartikulären Strukturen zählen die Kapsel und ihre verstärkenden Bänder. Die Tests für die Untersuchung dieser intra- und extraartikulären Strukturen sind in **Tabelle 9-9** zusammengefasst.

9.3.1 Äußere Druckprovokation der Kiefergelenke

Für die Druckprovokation der Kiefergelenke von außen öffnet der Patient wenige Millimeter den Mund. Die Zähne haben dabei keinen Kontakt. Anschließend führt der Untersucher mit dem Zeigefinger die äußere Druckprovokation des Kiefergelenks aus und mit der anderen Hand stabilisiert er die Halswirbelsäule auf der kontralateralen Seite (**Abbildung 9-13**). Nun

Tabelle 9-8: Zuordnung der zu testenden Symptome zu den artikulären Tests

Artikulärer Test	Symptome			
	Hypo-/ Hypermobilität	Schmerz	Geräusche	Dyskoordination
Druckprovokation der Gelenke von außen		X		
Gapping der Gelenke		X		
Statische Kompression dorsokranial, lateral, medial und ventral		X		
Dynamische Kompression		X	X	X
Dynamische Translation		X	X	
Gelenkspieltests	X	X		

Tabelle 9-9: Artikuläre Tests und Zuordnung zu untersuchten Strukturen/Funktionen der Kiefergelenke

Artikulärer Test	Strukturen/Funktionen
Druckprovokation der Gelenke von außen	Extraartikuläre Strukturen
Gapping der Gelenke	
Statische Kompression dorsokranial	Intraartikuläre Strukturen
Statische Kompression lateral, medial und vental	
Dynamische Kompression	
Dynamische Translation	
Gelenkspiel	Translatorische passive Bewegungsfähigkeit

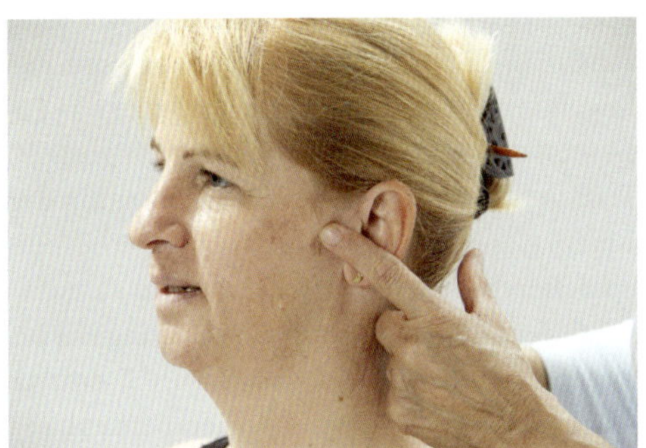

Abbildung 9-13: Druckprovokation um das Caput mandibulae

beurteilt der Untersucher mit einer Druckstärke von 0.5 kg für zwei bis fünf Sekunden auf dem lateralen Pol und dorsal des Condylus articularis und mit bis zu 1.0 kg Druck bei den umgebenden Druckprovokationen von ventral, kranial und kaudal (Schiffman et al., 2014), ob dabei Schmerzen reproduziert und strukturell zugeordnet werden können (**Tabelle 9-10**). Entzündliche Gelenke reagieren bereits auf wenig Druck mit Schmerzen. Zudem nimmt der Untersucher unter Umständen Temperaturerhöhung und/oder Schwellungen wahr. Wenn der dorsale Bereich des Caput mandibulae empfindlich auf Druck reagiert, kann angenommen werden, dass die bilaminäre Zone vermehrt Druckbelastungen im Alltag ausgesetzt ist, eventuell durch einen dorsal verlagerten Condylus mandibularis.

9.3.2 Statische Kompression und Gapping

Mit dem Test der **dorsokranialen Kompression** wird die bilaminäre Zone spezifisch auf Schmerz provoziert. Um das linke Kiefergelenk zu testen, steht der Therapeut an der rechten Seite des Patientenkopfes auf der 9-Uhr-Position (**Abbildung 9-14**). Die linke Therapeutenhand liegt auf der linken Seite am Os temporale und kontrolliert mit seinem Daumen das Os zygomaticum und mit seinen Fingern das Os mastoideum. Mit dieser Griffhaltung hat er die Möglichkeit, zugleich die Schädelposition zu kontrollieren, die nicht aus der Linksseitneigung, Extension und Rechtsrotation ausweichen soll. Der Patient bewegt nun die Mandibula aktiv in die Laterotrusion links. Dabei wird das linke Caput mandibulae in eine aktuelle dorsokraniale Richtung eingestellt. Nun führt die rechte Therapeutenhand, die im Schneuzgriff um die rechte Kinnspitze gelegt ist – der Unterarm des Therapeuten ist in Schubrichtung zum linken Kiefergelenk ausgerichtet – einen langsamen zunehmenden Druck nach dorsokranial in Richtung der bilaminären Zone links aus.

Bei Gesunden ist die dorsokranialen Kompression nie schmerzhaft (Bumann & Lotzmann, 2000). Besteht eine ventrale Diskusverlagerung, dann sind die Strukturen der bilaminären Zone in habitueller Okklusion bereits vermehrt ge-

Tabelle 9-10: Lage der Strukturen um das Caput mandibulae herum, die mit äußerer Druckprovokation getestet werden

Lage in Bezug auf das Caput mandibulae	Mit äußerer Druckprovokation zu testende Strukturen um das Caput mandibulae
Lateral	Kapsel und kapselverstärkende Bänder
Ventral	M. masseter profundus
Kranial	Gelenkfläche und Kapsel
Kaudal	Kapsel und M. masseter superficialis
Dorsal	Bilaminäre Zone

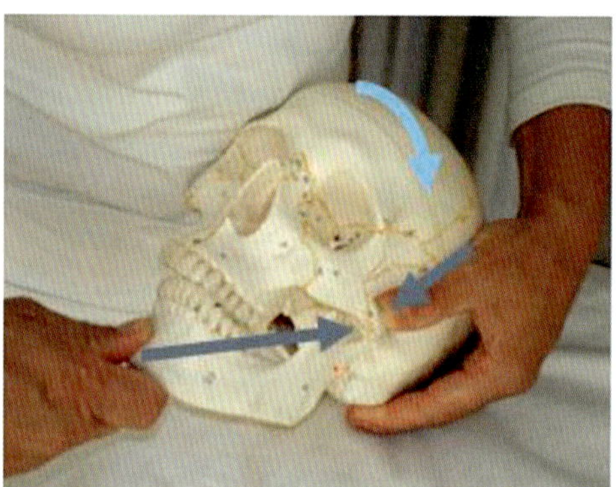

Abbildung 9-14: Test der dorsokranialen Kompression

spannt. Die Schmerzantwort des Patienten kann wie folgt sein. Entweder tritt eine Spontanreproduktion des Schmerzes im dorsokranialen Gelenkbereich bereits bei initialem Druck auf, die für entzündliche Gelenke spricht oder die Schmerzreproduktion erfolgt verzögert (delayed stretch pain), wenn die dorsalen Bänder des rechten Kiefergelenkes auf Spannung mit Schmerz reagieren. Hierbei kommen das Stratum posterius inferius und das Genu vasculosum für den Spannungsschmerz in Frage. In der exemplarischen Befunddokumentation (Patientenbeispiel 1 im Kasten 9-3) reagiert die linke Kiefergelenkseite bei der statischen dorsokranialen Kompression mit einer Schmerzintensität von 4 (NRS).

Beim Test der **statischen lateralen Kompression** wie in **Abbildung 9-15a** werden beispielsweise das linke Kiefergelenk lateral und das rechte Kiefergelenk medial mit statischem Druck belastet. Hierfür steht der Therapeut in der 12-Uhr-Position zum Kopf des liegenden Patienten. Die Kopfgelenke des Patienten sind in Linksseitneigung eingestellt. Dadurch verlagert sich auch die Position der Maxilla, angegeben mit dem blauen Pfeil, entsprechend der Schädelbasis nach links kaudal. Wichtig ist dabei, dass die Seitneigung nur bis zur fühlbaren Mitbewegung von C2 erfolgt. Dabei kontrolliert die linke Therapeutenhand über das linke Os temporale die proximale Gelenkpfanne des linken Kiefergelenkes und die Schädelposition. Nun führt der rechte Thenar des Untersuchers flächig das rechte Caput mandibulae mit einem Druck transversal im spitzen Winkel zur Okklusalebene des Oberkiefers entsprechend dem roten Pfeil nach links lateral. Hierbei wird die linke Gelenkfläche auf ihrer lateralen Seite und die rechte Gelenkfläche auf der medialen Seite belastet und auf Schmerz provoziert.

Die **statische laterale Kompression** kann zudem **als Gapping-Technik,** sprich zu einem Klaffen bestimmter Gelenkanteile mit resultierender Straffung von Kapsel-Band-Strukturen, verwendet werden. In Abbildung 9-15b zum Beispiel erfolgt das Gapping außen am linken Kiefergelenk. Mit der Neigung des Schädels in den Kopfgelenken nach rechts verlagern sich die Ebenen der Maxilla und der Schädelbasis gleichmäßig im Raum, so wie es der blaue Pfeil darstellt. Die linke Therapeutenhand

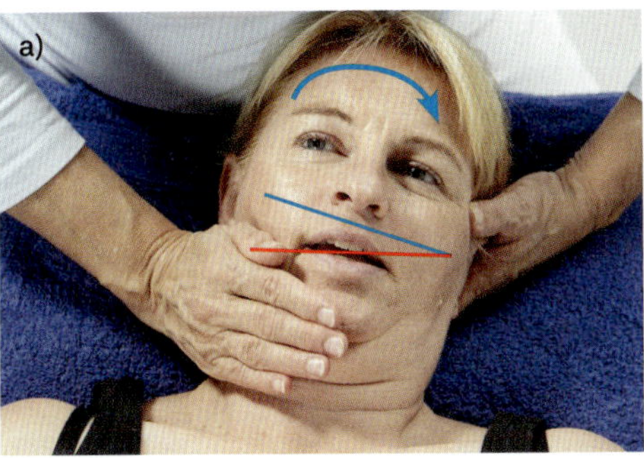

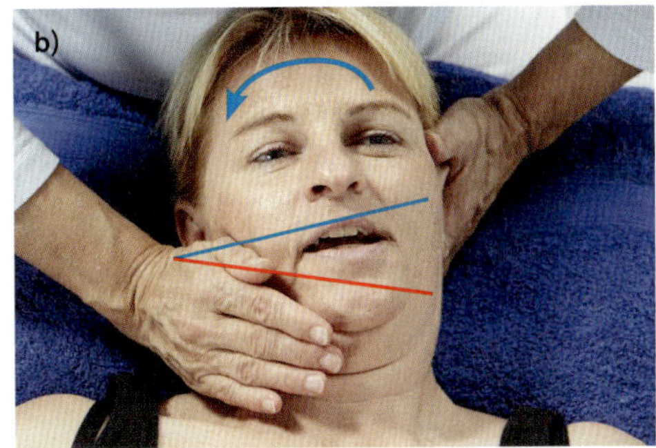

Abbildung 9-15: a) Statische Kompression links lateral und rechts medial, b) Gapping links lateral und rechts medial.

kontrolliert über das linke Os temporale sowohl die proximale Gelenkpfanne des linken Kiefergelenkes als auch die Schädelposition. Nun führt der rechte Thenar des Therapeuten flächig das rechte Caput mandibulae mit einem Druck transversal im offenen Winkel zur Oberkieferokklusalebene, entsprechend dem roten Pfeil, nach links. Hierbei werden die Kapsel- und Bandstrukturen lateral am linken Kiefergelenk auf Spannung gebracht und provoziert. Ein Delayed Stretch Pain kann nach einigen Sekunden auftreten. Zudem ist zu beachten, dass gleichzeitig am rechten Kiefergelenk eine Kapsel-Band-Straffung auf der Medialseite entsteht, die ebenso symptomatisch werden kann.

Für die **statische ventrale Gelenkkompression,** z. B. des rechten Kiefergelenks, steht der Behandler seitlich am liegenden Patienten auf der 3-Uhr-Position (**Abbildung 9-16**). Der Schädel des Patienten wird in Flexion eingestellt. Somit verlagert sich die Eminentia articularis nach ventrokaudal. Mit dem Daumen der rechten Hand beeinflusst der Therapeut das Os zygomaticum nach kaudal und mit den Fingern das Os mastoideum nach kranial, sodass der Schädel in der Flexionsstellung fixiert ist. Nun umfasst die linke Therapeutenhand flächig den Angulus mandibulae und übt einen Druck nach ventral aus. Durch Annäherung beider Gelenkpartner ergibt sich eine Druckerhöhung vom Caput mandibulae zur Eminentia articularis.

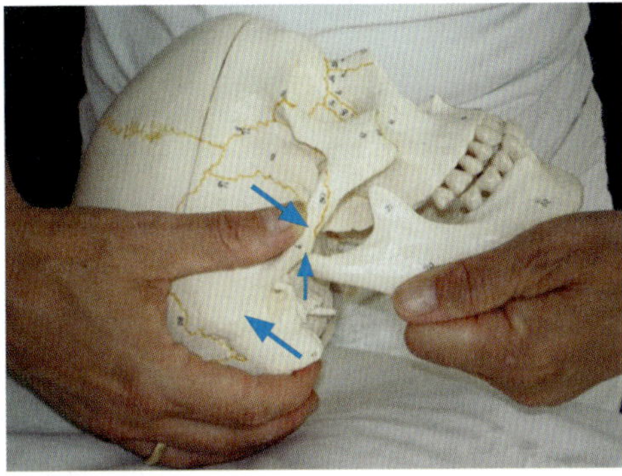

Abbildung 9-16: Darstellung der ventralen Gelenkkompression am Skelettmodell

9.3.3 Gelenkspiel

Zu den Techniken des Gelenkspiels gehören Traktions- und Translationstechniken. Um beispielsweise die **unilaterale longitudinale Traktion** des rechten Kiefergelenkes durchzuführen, steht der Behandler seitlich zum Patienten auf der 3-Uhr-Position (**Abbildung 9-17a**). Die rechte Therapeutenhand umfasst mit dem Daumen das Os zygomaticum und mit den Fingern den Processus mastoideus als auch die obere Halswirbelsäule. Zudem hat der Rumpf des Therapeuten Kontakt mit der linken Patientenschläfe. Die linke Daumenkuppe des Therapeuten liegt auf der rechten unteren Zahnreihe des Patienten und führt eine longitudinale Traktion in Verlängerung des Ramus mandibulae nach kaudal durch. Dabei ist die Intensität der Traktion zwar so gering wie möglich, aber auch so intensiv wie nötig, um das Lösen der Gelenkpartner zu erreichen und die Nachgiebigkeit des passiven Gewebes bewerten zu können. Für die **bilaterale longitudinale Traktion (Abbildung 9-17b)** steht der Therapeut auf der 12-Uhr-Position. Hier liegen seine Daumen weitmöglichst auf den unteren und die Zeigefinger weitmöglichst auf den oberen Molaren. Der Gelenkspieltest erfolgt beidseitig longitudinal nach kaudal.

Während der Traktion nimmt der Untersucher Unterschiede der Gewebespannung und des Traktionsweges rechts bzw. links wahr und vergleicht sie miteinander. Dabei sind folgende Fragestellungen und Anmerkungen für die Bewertung der longitudinalen Traktion zu beachten:

- Lösen sich die beiden Gelenkpartner entsprechend der Traktionsrichtung voneinander?
- Wie groß ist der Traktionsweg, den der distale Gelenkpartner nach kaudal zurücklegt, bis sich die Kapsel-Band-Strukturen straffen? Je nach Ergebnis kommt der Untersucher zu folgenden Schlussfolgerungen: Ein kurzer Traktionsweg mit frühzeitigem fest elastischen Endgefühl spricht für Hypomobilität. Kein Traktionsweg mit hartem Endgefühl ist ein Indiz für eine knöcherne Einschränkung, z.B. eine Ankylose. Hingegen ist bei einem langen Traktionsweg und verspätetem festen oder auch laxen Endgefühl eine Hypermobilität wahrscheinlich.
- Treten Schmerzen bei der Traktion auf? Hier kann eine Kapsulitis dahinterstecken.
- Ist eine hohe Grundspannung in den Kaumuskeln wahrzunehmen? Das kommt nicht selten vor. Denn durch den leichten Überdruck am Ende des Traktionsweges – um das Endgefühl wahrnehmen zu können – werden auch sämtliche Kaumuskeln mit in die Verlängerung gebracht. Im Falle einer hohen muskulären Spannung ist Vorsicht bei der Beurteilung geboten, weil es zu einer falsch positiven Testaussage kommen kann, bei der das Gelenkspiel irrtümlicherweise als hypomobil bewertet wird.
- Hinsichtlich der Muskelspannung lässt sich grundsätzlich feststellen: Wenn eine hohe Grundspannung bei einer longitudinalen Traktionstechnik auftritt, nützt es nichts, den Patienten aufzufordern, „locker zu lassen“, denn für ihn fühlt sich diese hohe Muskelspannung vermutlich normal an und er kann die Aufforderung nicht nachvollziehen. Stattdessen lässt der Untersucher den Patienten aktiv mit geringem Widerstand gegen die lon-

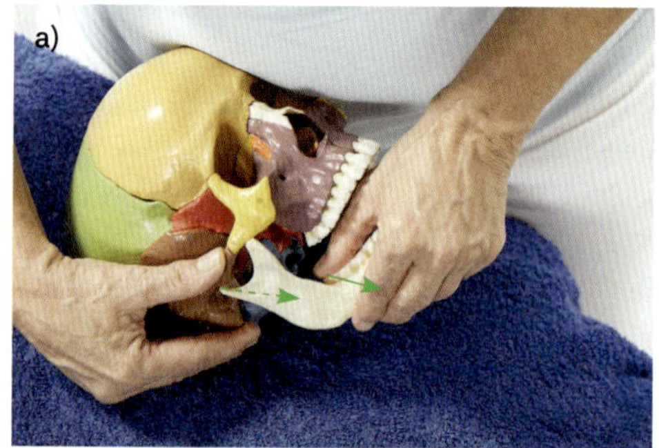

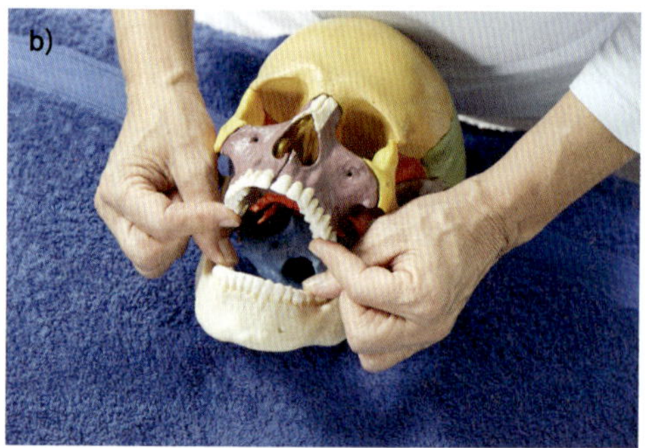

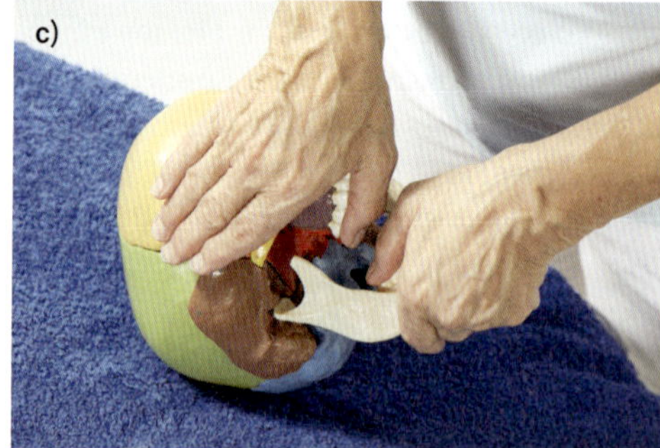

Abbildung 9-17: Gelenkspieltests: a) unilaterale longitudinale Traktion b) bilaterale longitudinale Traktion am Skelett, c) beidhändige unilaterale longitudinale Traktion am Skelett

gitudinale Traktion ein- oder mehrmals in Richtung Adduktion anspannen. Nach einer kurzen Halteaktivität löst der Patient jeweils die Spannung wieder. Mit dieser Technik der sogenannten postisometrischen Relaxation ist es möglich, die Spannung in der Kaumuskulatur zu reduzieren (Lewit & Simons, 1984). So wird der Gelenkspieltest in Bezug auf Seitenvergleich, Traktionsweg und Qualität der bremsenden Struktur aussagekräftiger.

Eine weitere Technik der unilateralen Traktion ist die beidhändige unilaterale longitudinale Traktion (**Abbildung 9-17c**). Ihr Vorteil liegt darin, dass sie gleichzeitig einen Kontakt sowohl auf den Oberkiefer- als auch auf den Unterkiefermolaren ermöglichen. Damit kann die Fixation des einen Kieferteils erreicht werden, während die bewegungserweiternde Traktion mit dem anderen Kieferteil erfolgt.

Bei der **Translation nach ventrokaudal** führt der Untersucher mit der Daumenkuppe auf der Unterkieferleiste des gegenüberliegenden Kiefers den Unterkiefer parallel zur Fläche der Eminentia articularis nach ventrokaudal. Hierbei wird das Kapselgewebe und die bilamināre Zone auf Spannung gebracht. Zu beachten ist, dass sowohl bei einer eingeschränkten Kapsel als auch bei einem ventral verlagerten Diskus die Translation nach ventrokaudal gleichermaßen eingeschränkt sein kann. Auch die Beurteilung des jeweiligen Endgefühls kann ähnlich sein und gibt wenig Aufschlüsse über die bremsende Struktur. Eine weitere Differenzierung wird demnach nötig.

Für die **Translation nach lateral** im rechten Kiefergelenk, legt der Therapeut seine linke Daumenkuppe auf die mediale Unterkieferleiste der zu testenden Seite und übt mit dem Daumen einen lateralen Druck gegen die Unterkieferleiste aus. Nun palpiert der Therapeut von außen die Translationsbewegung des Caput mandibulae und vergleicht sie mit der Gegenseite. Die **Translation** des Caput mandibulae **nach medial** erfordert eine von außen applizierte Technik.

Dabei wird der Kopf des Patienten in der Mittelstellung eingestellt. Nun erfolgt die Translationsbewegung von außen am Caput mandibulae nach medial. Wenn Schmerzen beim Gelenkspieltest auftreten, ist das ein Hinweis auf eine Entzündung im Gelenk, z. B. auf Grund einer Osteoarthritis, einer rheumatischen Arthritis oder einer posttraumatischen Ursache. Sowohl die Synovia als auch das umliegende Gewebe können empfindlich auf Zug und Druck reagieren (**Tabelle 9-11**).

Für die Behandlung weisen wir Autorinnen an dieser Stelle bereits darauf hin, dass sich ein eingeschränktes Kapselgewebe sowohl mit den beschriebenen Traktions- als auch Translationstechniken beeinflussen lässt. Hierbei passt der Therapeut Intensität und Dauer der Technik an die zu behandelnde Struktur an.
Mit der gleichen Handfassung wie bei den Tests kann die **longitudinale Traktion** zur Mobilisation von eingeschränkter Gelenkkapsel sowie zur Erweiterung des Gelenkspalts eingesetzt werden. Das ist möglich, selbst wenn gleichzeitig eine anteriore Diskusverlagerung sowohl mit als auch ohne Reposition vorliegt. Die **Techniken der beidhändigen uni- oder bilateralen Traktion** sind gezielt in der Therapie zur Dehnung von Kapsel- und Muskelgewebe einsetzbar, wobei ein besonders lang einwirkender Dehnungsreiz notwendig wird. Gerade bei diesen Techniken erweist sich die Möglichkeit der direkten Fixierung des kranialen Kiefers als effektiv und kraftsparend. Auch die **Translation nach ventrokaudal** kann in der Therapie als Mobilisationstechnik ihren Einsatz finden. Liegt allerdings eine ventrale Diskusverlagerung ohne Reposition vor, ist diese Translationstechnik kontraindiziert.
Neben ihrem Effekt auf passive Strukturen, ist ergänzend anzumerken, dass translatorische Gelenktechniken in der Therapie auch in Kombination mit einer muskulären Anspannung zur Verbesserung der aktiven Gelenkstabilität eingesetzt werden.

Tabelle 9-11: Interpretation der schmerzgebenden Strukturen bei den Gelenkspieltests

Interpretation der schmerzgebenden Strukturen bei den Gelenkspieltests und der dorsokranialen Kompression	
Schmerzhafte Gelenkspieltechnik	Mögliche schmerzgebende Struktur
Longitudinale Traktion	• Kapsulitis • Entzündlich oder mechanisch belastetes retrodiskales Gewebe • Dorsokraniales Band • Proximaler Sehnenansatz der Kaumuskulatur
Ventrokaudale Translation	• Gelenkkapsel • M. temporalis pars posterior • Lig. stylomandibulare
Mediale Translation (Beachte: es ergibt sich zugleich eine laterale Translation des kontralateralen Gelenkes)	• Durch Druck verursachter Schmerz an der medialen Gelenkfläche • Durch Druck verursachter Schmerz im kontralateralen Gelenk lateral auf Kapsel, Lig. collaterale laterale und Lig. temporomandibulare • Durch Zug verursachter Schmerz im kontralateralen Gelenk medial auf Lig. collaterale mediale, Ansätze der M. pterygoideus medialis und M. pterygoideus lateralis • Durch Zug verursachter Schmerz an lateraler Gelenkkapsel, Lig. collaterale laterale und Ansatz des M. masseter superficialis
Dorsokraniale Kompression	• Bilaminäre Zone mit den dorsokranialen Bandstrukturen

9.3.4 Dynamische Kompression und dynamische Translation

Für die Durchführung der **dynamischen Kompression** übt der Untersucher über den Kieferwinkel einen Druck auf die temporalen und mandibulären Gelenkflächen aus, während aktive Kieferbewegungen durchfgeführt werden (Bumann & Lotzmann, 2000). Bei gesunden Gelenken ist diese Belastung schmerz- und geräuschfrei. Der Behandler steht auf der 12-Uhr-Position zum Patienten und platziert seine Finger am horizontalen Anteil des Kieferwinkels (**Abbildung 9-18a**). Hier übt er einen Druck nach kranial aus, während der Patient aufgefordert wird, seinen Unterkiefer zuerst in Protrusion und anschließend in maximale Mundöffnung zu bewegen. Folgende Schlussfolgerungen wären je nach Befund möglich: Während Reibegeräusche bei der Protrusionsbewegung auf osteoarthrotische Veränderungen der temporalen Gelenkflächen hinweisen, sprechen Reibegeräusche bei der Öffnungsbewegung für Affektionen am Kondylus. Treten Schmerzen auf, ist das ein Zeichen einer möglichen Osteoarthritis.

Neben der Druckerhöhung auf die Gelenkstrukturen entsteht bei der dynamischen Kompression während der aktiven Kieferöffnung auch gleichzeitig Widerstand gegen die Bewegungsrichtung. Wenn also bei diesem Test Schmerzen auftreten, kann auch die bewegungsausführende Muskulatur als Schmerzursache verantwortlich sein und muss zwingend ausdifferenziert werden (siehe Kapitel 9.4). Gleichzeitig treten womöglich unkoordinierte Unterkieferbewegungen in die Bewegungsrichtung auf. Deswegen wird bei diesem Test die Koordination zusätzlich mit bewertet.

Mit der **dynamischen Translation** (**Abbildung 9-18b**) setzt der Behandler beide Kiefergе-

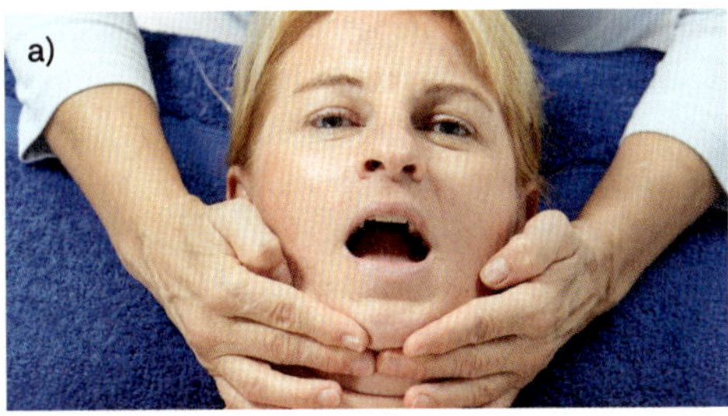

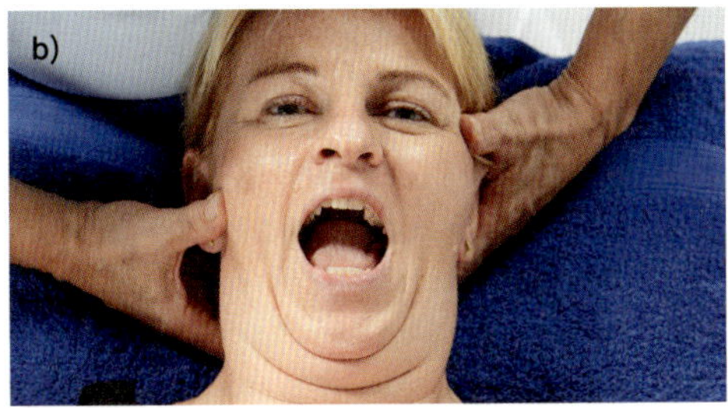

Abbildung 9-18: a) dynamische Kompression, b) dynamische Translation rechts medial/links lateral

lenke des Patienten auf die laterale bzw. mediale Spur der jeweiligen Gelenkflächen. Während der Patient seinen Mund aktiv öffnet und schließt, bewegen sich die Gelenkköpfe auf diesen Spuren. Wurden bei der dynamischen Kompression Reibegeräusche provoziert, prüft nun der Untersucher mit der dynamischen Translation, ob die medialen und/oder lateralen Gelenkflächen daran beteiligt sind. Bei einer Osteoarthrose sind Reibegeräusche möglich, aber es werden keine Schmerzen provoziert. Dagegen können bei einer Osteoarthritis sowohl Reibegeräusche als auch Schmerzen provoziert werden (Bumann & Lotzmann, 2000). In der Abbildung 9-18b wird der Test für die dynamische Translation der Kiefergelenke rechts medial und links lateral demonstriert. Der Patient liegt in Rückenlage und der Behandler steht in der 12-Uhr-Position. Die linke Hand des Therapeuten fixiert das rechte Os temporale und sein rechter Daumen liegt flächig kaudal am rechten Caput mandibulae. Nun führt er auf der rechten Kieferseite in der habituellen Okklusionsstellung eine mediale Translation aus. Gleichzeitig erfolgt dabei auf der linken Kiefergelenkseite eine laterale Translation. Während der Therapeut diese Translationsstellung hält, wird der Patient für den Test aufgefordert, seinen Mund zu öffnen und zu schließen.

Bei der dynamischen Translation werden während aktiver Mundöffnung und -schließung sowohl die lateralen und medialen Gelenkflächenanteile als auch die Bandstrukturen auf Schmerz und Geräusche getestet.

Wenn der Gelenkkopf bei der dynamischen Translation auf mechanische Hindernisse trifft, wie es bei einer Hypertrophie des Knorpels oder einer partiellen Diskusverlagerung auf der lateralen bzw. medialen Spur der Fall sein kann, sind folgende Befundergebnisse zu erwarten: Entweder „hakt" das Caput mandibulae kurz vor Überwinden des Hindernisses, bevor es mit einem hörbar lauten Knackgeräusch weiterläuft. Oder der Schub des Caput mandibulae auf die laterale Spur bringt das Lig. collaterale laterale vermehrt unter Spannung. Ein verursachtes Knackgeräusch, aufgrund der Bewegung des Kondylus articularis am Lig. laterale vorbei, wird damit deutlicher. Für letzteres Befundergebnis, bei dem die Grenzflächen der Gelenke medial bzw. lateral belastet werden, hat sich für den entsprechenden Test die sinnbildhafte Bezeichnung „Leitplankentest" etabliert.

9.3.5 Aspekte zur Behandlung der artikulären Strukturen des Kiefers

In der Behandlung lassen sich die Gelenkstrukturen mit den oben beschriebenen Gelenktechniken, zumeist in ähnlicher oder abgewandelter Form, beeinflussen. Hierbei passt der Therapeut Intensität, Dauer und Richtung der Technik an die zu behandelnde Struktur und den aktuellen Zustand an.

Wie in Tabelle 9-8 aufgeführt, wählt der Behandler die spezifischen Gelenktests danach aus, welches oder welche Symptome er provozieren möchte. Hierbei zeigt die jeweilige schmerzhafte Provokationsrichtung den Belastungsvektor in dem jeweiligen Bereich des Gelenkes auf. Zum Beispiel kann eine dorsokraniale schmerzhafte Belastung auf einer Kieferseite bei einem entzündlich veränderten Gelenk aber auch auf Grund einer langanhaltenden mechanischen Verlagerung des Kondylus in diese Richtung provoziert werden. In beiden Fällen gehören zu den geeigneten Behandlungstechniken sowohl eine **longitudinale Traktion** als auch eine Translation mit einer Behandlungsrichtung, die der schmerzhaften Testrichtung entgegenwirkt, im geschilderten Fall also die nach ventrokaudal. Bezüglich der Dosierung werden bei akuten und subakuten Schmerzzuständen zuerst die Traktions- und Translationstechniken intermittierend und so, dass keine Schmerzen auftreten, durchgeführt. Bei Abnahme der Schmerzen kann eine moderate Kompression in die Belastungsrichtung dazu kommen. Dann, mit Nachlassen der Schmerzen erfolgen zunehmend anguläre Bewegungen. Ein wichtiger Faktor, der zu einer Behandlungsentscheidung bei der Schmerzbehandlung beiträgt, ist allerdings zu berücksichtigen. Denn geht eine **dorsale Kondylusverlagerung** mit einem ventral verlagerten Diskus einher, sowohl mit als auch ohne Reposition, ist sowohl zur Mobilisation einer eingeschränkten Gelenkkapsel und Erweiterung des Gelenkspaltes als auch zur schmerzlindernden Behandlung die **longitudinale Traktion** angezeigt.

Die Techniken der beidhändigen uni- oder bilateralen Traktion sind gezielt in der Therapie zur Dehnung von Kapsel- und Muskelgewebe einsetzbar, wobei durch sie ein besonders lang einwirkender Dehnungsreiz erfolgen kann. Denn gerade bei diesen Techniken erweist sich die Möglichkeit der direkten Fixierung des kranialen Kiefers als effektiv und kraftsparend. Auch die **Translation nach ventrokaudal** findet in der Therapie als Mobilisationstechnik ihren Einsatz. Wiederum ist ein Dehnreiz in das Kapselgewebe hinein mit entsprechend hoher Spannung und langer Dauer notwendig. Liegt allerdings eine ventrale Diskusverlagerung ohne Reposition vor, ist diese Translationstechnik kontraindiziert. Anguläre Gelenktechniken finden ihren Einsatz, wie bei der Schmerzbehandlung auch, erst nach den vorher beschriebenen Mobilisationstechniken. Neben ihrem Effekt auf passive Strukturen, ist ergänzend anzumerken, dass **translatorische Gelenktechniken** in der Therapie auch in Kombination mit einer muskulären Anspannung zur Verbesserung der aktiven Gelenkstabilität sowie der muskulären Ansteuerung eingesetzt werden.

Achtung: Liegt eine Hypomobilität aufgrund eines ventral verlagerten Diskus mit und ohne Reposition vor, dann müssen Behandlungstechniken appliziert werden, die den Diskus in seiner Verlagerung nicht weiter provozieren und die Schmerzen verhindern bzw. nicht verstärken. Rückgang der Schmerzen und Verbesserung der Mobilität sind realistisch erreichbare Ziele, eine „Rückführung des Diskus in seine physiologische Lage zum Kondylus“ jedoch nicht. Die Hauptmaßnahmen bestehen in longitudinaler Traktion von kaudal über den Unterkiefer oder von kranial und/oder von beiden Seiten, in der Detonisierung der Kaumuskulatur, in der Korrektur einer ungünstig einwirkenden Haltung des Patienten und im Erlernen von Koordinationsübungen.

9.4 Funktionsuntersuchung der muskulären Strukturen im CMS

Die in diesem Abschnitt erläuterten weiterführenden Untersuchungstechniken der Kiefermuskeln haben das Ziel, deren Belastbarkeit und Funktionsfähigkeit zu überprüfen. Zu ihnen gehören die Palpation, isometrische, konzentrische und exzentrische Aktivitäten sowie Dehnungen längs und quer zum Faserverlauf. In **Tabelle 9-12** ist aufgelistet, welche Aussagen über welche Techniken der Kiefermuskulatur getroffen werden können.

Tabelle 9-12: Aussagen und zugehörige Tests zur Funktionsuntersuchung der Kiefermuskeln

Zu treffende Aussage hinsichtlich	Adäquate muskuläre Funktionstests
Reproduzierbarkeit von Schmerzen Schmerzintensität (NRS oder VAS)	Druckpalpation der oberflächlich liegenden Muskeln Isometrische Anspannung in die Muskelfunktion Muskellängs- oder -querdehnungen
Normale/zu feste/lockere Konsistenz Normaler/zu hoher/niedriger Muskelwiderstand	Palpation im entspannten und angespannten Zustand der Muskulatur
Eingeschränkte Flexibilität/verändertes Endgefühl	Längsdehnung bzw. endgradige anguläre Bewegung
Gute Koordination/Dyskoordination Grad I–III	Konzentrische und exzentrische Aktivität
Kraft (Aussage nur, wenn kein Schmerz vorliegt)	Isometrische Aktivität

So verwendet der Untersucher zur Schmerzprovokation Druckpalpationen, Längs- oder Querdehnungen sowie konzentrische bzw. exzentrische Aktivitäten. Neben der Einschätzung der Muskelspannungen wird ein ausstrahlender Muskelschmerz, provoziert durch die Stimulation von Triggerpunkten, differenziert (Fernández-de-Las-Peñas & Piekartz, 2020; Travell & Simons, 2002). Dabei ist anzumerken, dass Aussagen zu Schmerzauslösung oder auch zu Konsistenz über die Druckpalpation nur an den oberflächlichen Kiefermuskeln getroffen werden können, denn die tiefliegenden, sprich M. pterygoideus medialis und der M. pterygois lateralis sind schlecht bzw. gar nicht darüber zu erreichen (Johnstone & Templeton, 1980; Türp & Minagi, 2001). Zur Durchführung der Druckprovokation finden sich weitere Hinweise im **Kasten 9-4**. Die tieferliegenden Muskeln können konzentrisch und exzentrisch in ihrer Funktion getestet werden. Zu bedenken ist desweiteren, dass Schmerzen, die im Kiefergelenks- bzw. Gesichtsbereich wahrgenommen werden, von den Kau- und Zungenbeinmuskeln, allerdings auch von anderen Strukturen wie den Muskeln der Halswirbelsäule sowie des Schultergürtels, stammen können. Bei den Untersuchungen ist es demnach entscheidend, den Schmerz des Patienten über eine oder mehrere definierte Strukturen zu reproduzieren.

Bei der Untersuchung der Zungenbeinmuskulatur achtet der Untersucher insbesondere darauf, ob der Patient gleichzeitig Erkältungsanzeichen zeigt. Denn dann können geschwollene, teils auch empfindliche Lymphknoten im submandibulären Bereich dafür verantwortlich sein. Interpretiert der Untersucher, woher die Schmerzen stammen, fällt es ihm womöglich schwer, eine eindeutige strukturelle Zuordnung zur Muskulatur vorzunehmen. Darüber hinaus können Abszesse im Unterkieferbereich im Anfangsstadium ähnliche ausstrahlende Schmerzen wie Muskeln verursachen. Auch können unter Umständen sogar typische Zeichen einer Muskeldysfunktion präsent sein. Verbesserungen durch eine Behandlung sind nur bei einer tatsächlichen muskulären Funktionsstörung zu erwarten, wohingegen Schmerzen, die sich innerhalb eines Tages oder weniger Stunden schnell und heftig verstärken für eine ernsthafte Erkrankung sprechen. Hier ist schnelles Handeln angezeigt und der Patient muss zum überweisenden Arzt zurückgeschickt werden.

Hinsichtlich einer Aussage zur Koordination beachtet der Therapeut, dass Dyskoordinationen der Unterkieferbewegungen sowohl bei konzentrischer als auch in exzentrischer Arbeit auftreten können und deshalb in beiden Situationen getestet werden müssen. Darüberhinaus ist es dem Untersucher bewusst, dass die Tests

Kasten 9-4: Wie verlässlich ist der palpatorische Druck?

Druckprovokationen in der Muskulatur sollen mit bis zu 10 N (gerundet 1 kg) bei 2–5 s Dauer erreicht sein (Dworkin & LeResche, 1992; Schiffman et al., 2014). Speziell für die Beurteilung der Druckschmerzempfindlichkeit des Gelenks, insbesondere bei der Druckprovokation am lateralen Pol des Gelenkkopfes werden Druckprovokation bis zu 5 N/cm² (500 g) empfohlen (Dworkin & LeResche, 1992; Schiffman et al., 2014). Die Anwendung eines Algometers oder die Kalibrierung des Palpationsdruckes auf einer Waage sind hierfür zur Bestimmung der Druckstärke geeignet. Das Algometer als reliable Methode findet insbesondere bei der Untersuchung der Muskulatur Anwendung. Die Kalibrierung des Palpationsdruckes mit einer Waage hingegen braucht Geschick und Zeit. Aber auch hierbei wird die Reliabilität der Testaussage verbessert (Goulet et al., 1993). Ein Vorteil, den Palpationsdruck händisch auszuüben, liegt in der zusätzlichen Wahrnehmung von Muskelkonsistenz und Abwehrspannung der schmerzhaften Muskulatur sowie im Ertasten von Knötchenbildungen oder Triggerpunkten.
Um die Schmerzwahrnehmung des Patienten einschätzen zu können, wird als Referenz mit der gleichen Stärke an einer anderen Stelle des Körpers die Druckprovokation durchgeführt, die in der Regel nicht schmerzhaft ist. Dennoch lassen sich mit den Palpationsbefunden von Muskulatur oder Gelenk keine zuverlässigen Vorhersagen treffen, ob tatsächlich eine Myalgie oder Arthralgie vorliegt (Kirveskari, 2001; Slade et al., 2014). Bezüglich der intraoralen Palpation der Muskulatur besteht geringe Reliabilität (Türp & Minagi, 2001; Visscher et al., 2009). Es bleibt festzustellen, dass dynamische und statische Testungen des CMS hinsichtlich der Befundergebnisse aussagefähiger sind als die Palpation, um eine CMD zu identifizieren (Visscher et al., 2007).

jeweils auf Muskelgruppen mit gemeinsamer Funktion, nicht auf einzelne Muskeln zielen. Zur Testung von konzentrischer und exzentrischer Arbeit bietet sich eine Erweiterung der Technik der dynamischen Kompression an. Denn ursprünglich werden mit diesem Test vorrangig Gelenkflächen während der aktiven Unterkieferbewegung provoziert (Abbildung 9-18a). Daneben sind daraus abgewandelte Techniken für die Testung der Muskulatur gut geeignet. Wir haben sie zu muskulären Widerstandstests entsprechend erweitert, so dass alle Unterkieferbewegungen sowohl konzentrisch als auch exzentrisch auf Funktion und Symptome überprüft werden können. Der Untersucher bewertet das Auftreten von Schmerzen (S), Knacken (K), Reiben (R), Haken (H) und Dyskoordinationen.

In der **Abbildung 9-19** ist eine exemplarische Befunddokumentation aufgezeigt. In diesem Beispiel werden bei der konzentrischen und exzentrischen Adduktion und konzentrischen Laterotrusion links auf der linken Kieferseite Schmerzen (S) mit der Stärke 4/10 (NRS) provoziert. Das Knacken (K) wird lauter bei konzentrischer und exzentrischer Adduktion und der Abduktion und konzentrischer Mediotrusion links. Zudem hakt (H) es auf dem exzentrischen Adduktionsweg links. Dyskoordinationen werden sowohl in konzentrischer Adduktion, Protrusion in Laterotrusionsbewegung nach rechts als auch in exzentrischer Adduktion auffällig und mit Grad II beurteilt. Der Untersucher kann aus dem dargestellten Befund folgende Schlüsse ziehen: Es zeigen sich Funktions- und Strukturzeichen auf der linken Kiefergelenkseite in Adduktion, Abduktion, Protrusion und bei den seitlichen Bewegungen. Nun muss er differenzieren, inwieweit muskuläre und/oder arthrogene Stukturen für den Schmerz eine Rolle spielen. Hierzu provoziert er mittels statischer Kompression dorsokranial, lateral und medial die Gelenkstrukturen und achtet auf Schmerzreproduktion, Die lauter werdenden Knackgeräusche bei den konzentrischen und exzentrischen Widerstandstesten weisen den Untersucher auf mögliche Diskus-

Dynamische Kompression Widerstandstest	konzentrisch	Dys	exzentrisch	Dys
Abduktion	S K_{lt} R H li S K R H re		S K_{lt} R H li S K R H re	
Adduktion	S K_{lt} R H li 4 S K R H re	II	S K_{lt} R H li 4 S K R H re	II
Protrusion	S K R H reli S K R H reli	II	S K R H li S K R H re	
MT li LT re	S K_{lt} R H li S K R H re	II	S K R H li S K R H re	
MT re LT li	S K R H re S K R H li 3–4		S K R H re S K R H li	

Abbildung 9-19: Exemplarische Befunddokumentation: Dynamische Kompression/muskulärer Widerstandstest, Dyskoordination

verlagerungen und / oder Knorpelhypertrophien hin (Bumann & Lotzmann, 2000). Die mit Dyskoordination reagierenden Muskelgruppen ergeben sich bereits aus den ermittelten Kieferbewegungen.

9.4.1 Funktionsuntersuchung der Kieferschließer

Beim Adduktion-Wattebausch-Press-Test (siehe Testcode 07 der Testbatterie) gewinnt der Untersucher einen ersten Eindruck hinsichtlich Funktion und Schmerzauslösung der Kieferschließer. Mit diesem Test können Schmerzen lokal in der Kaumuskulatur und/oder ausstrahlende Schmerzen in die Zähne, den Zahnhalteapparat, in weite Teile des Gesichtes oder auch Kopfschmerzen reproduziert werden. Eine weitere Differenzierung der schmerzverusachenden Strukturen wird notwendig. Grundlage der weiteren **Untersuchung von M. masseter superficialis, M. profundus und M. pterygoideus medialis** sind die Schlüsse, die der Untersucher aus der **Tabelle 9-13** ziehen kann und die darauf folgende spezifische Palpation der Strukturen.

Zur Palpation des M. masseter superficialis wird dieser in drei Abschnitte mit je drei Palpationspunkten aufgeteilt, die in jedem Abschnitt von ventral nach dorsal angeordnet sind (**Abbildung 9-20a**). Mit einem kalibrierten Palpationsdruck (Kasten 9-4) beginnt die Provokation gemäß der Darstellung in **Abbildung 9-20b** an den Punkten 1–9. Diese Druckprovokationen werden unter drei unterschiedlichen Aktivitätszuständen der Muskulatur überprüft:

1. Im Muskelbauch des nicht aktiven Muskels
2. Im Muskelbauch bei gleichzeitiger konzentrischer Anspannung des Muskels
3. Im Muskel-Sehnen- und Sehnen-Knochenübergang in Verlängerung des Muskels

In einem veränderten Muskel ist die Konsistenz während der drei Aktivitätszustände oft ähn-

Tabelle 9-13: Typische Überlastungszeichen der Kieferschließer (Travell & Simons, 2002)

Angaben und Befunde des Patienten	Typische zuordenbare symptomatische Muskelstruktur
• Langanhaltende Adduktion (z. B. Pressen als eine Form von Parafunktion) • Dorsale Kopfrotation begünstigt das Pressen auf den Backenzähnen. • Okklusionsstörung durch Zahnverlust (keine ausreichende Abstützung) • Langanhaltende Abduktion (z. B. Zahnbehandlung)	Überlastungszeichen der Mm. masseter superficialis, pterygoideus medialis und temporalis
• Lokaler Muskelschmerz bei oder nach dem Kauen • Bewegungseinschränkung (ggf. Abweichung zur betroffenen Seite) • Schmerzausstrahlung zum Unterkiefer, zum Oberkiefer, zu den Molaren, zum Zahnfleisch • Überempfindlichkeit von Zähnen • Druck im Ohr	Symptome des M. masseter superficialis und profundus
• Schmerzausstrahlung in die Zunge, den Rachen, den harten Gaumen, unter und hinter das Kiefergelenk, tief in das Ohr (nicht zu den Zähnen) • Wahrnehmung eines dumpfen Gefühls	Symptome des M. pterygoideus medialis
• M. temporalis pars anterior: durch parafunktionelle Aktivitäten wie Fingernägelkauen, Lippenkauen, Kauen auf einem Stift • M. temporalis pars posterior: durch Zähneknirschen	Überlastungszeichen des M. temporalis
• Schmerzen am Kiefergelenk • Ohrschmerzen, -druck • Posteriorer Zahnschmerz • Ausstrahlender Schmerz: zum Os zygomaticum, über dem gleichseitigen Auge • Temporaler Kopfschmerz, hinter dem Auge, zum Okziput, zum Hals • Schmerz im Muskelbauch oder am Ansatz des M. temporalis • Hyperaktiver M. temporalis bei anteriorer Diskusverlagerung • Schmerzreproduktion bei Aktivität/bei Verlängerung	Symptome des M. temporalis
• Eingeschränkte aktive Kieferöffnung • Bestätigung von Längendefzit und Spannungsschmerz bei passiver Bewegung • Aktivitätsschmerz durch Wattebausch-Press-Test mit Reproduktion der Schmerzen	Zeichen aller Kieferschließer

lich. Liegt demnach ein erhöhter Palpationswiderstand vor, so fühlt er sich quer zur Muskelfaser in einem entspannten Muskel ähnlich an wie in einem angespannten Muskel. Durch die Druckprovokation im gedehnten Muskel kann v. a. im Sehnen-Knochen- und Sehnen-Muskelübergang am Ramus zygomaticus der Schmerz provoziert werden. Wenn die Druckprovokation im entspannten Muskel durchgeführt wird, können in diesem Bereich nicht immer positive Schmerzbefunde gefunden werden, weil die Belastungsgrenze nicht erreicht wird. Die Punkte 1–3 entsprechen dem Ansatzbereich des M. masseters am Ramus zygomaticus, dem Über-

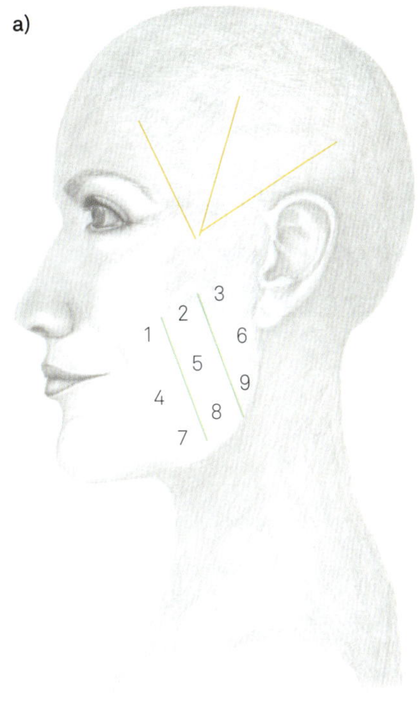

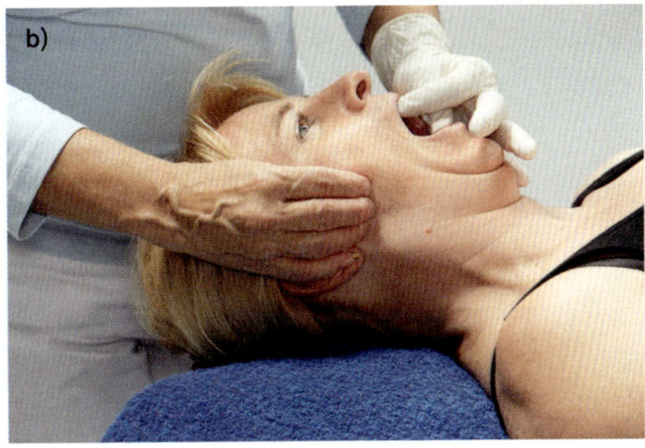

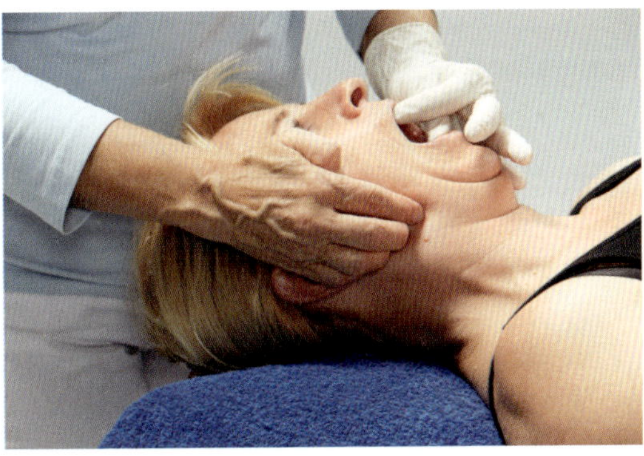

Abbildung 9-20: Druckprovokation des M. masseter superficialis und der drei Anteile des M. temporalis anterior, medius und posterior: a) Darstellung der Palpationspunkte, b) Palpation des M. masseter superficialis im kranialen und kaudalen Bereich

gang vom Sehnen-Knochen in den Sehnen-Muskelbauch (Abbildung 9-20a). Wenn foglich in diesem Bereich Schmerzen provoziert werden, spricht das eher für eine Insertionstendopathie als für einen Triggerpunkt (Travell & Simons, 2002).

Für die **Untersuchung von M. temporalis pars anterior, medius und posterior** werden wiederum typische zuordenbare Zeichen herangezogen. Die anschließende Druckprovokation erfolgt in allen drei Anteilen des Muskels im entspannten Zustand, mit Aktivität gegen einen Adduktionswiderstand und bei Dehnung (**Abbildung 9-21a**). Intraoral erreicht der Palpationsdaumen die Sehne des M. temporalis medial am gleichseitigen aufsteigenden Ast des Processus coronoideus (**Abbildung 9-21b**). Vorsicht ist bei Patienten nach Extraktion der Weisheitszähne am Unterkiefer geboten, die häufig eine vorübergehende Beeinträchtigung der Mundöffnung beklagen. Denn die Fasern des M. temporalis ragen an der Innenfläche des Processus coronoideus nach kaudal bis an den medialen Rand des Weisheitszahnes und können bei Extraktion des Zahnes gestresst werden.

9.4.2 Funktionsuntersuchung der Kieferöffner

Zuerst findet der Untersucher entsprechende Zeichen des M. perygoideus lateralis und/oder der Zungenbeinmuskulatur in der Anamnese und bisherigen Befunderhebung (**Tabelle 9-14** und **Tabelle 9-15**) und dann führt er weitere spezifische Tests durch. Weil der **M. pterygoideus lateralis pars inferior** der direkten Palpation nicht zugänglich ist, wird er in seinen Funk-

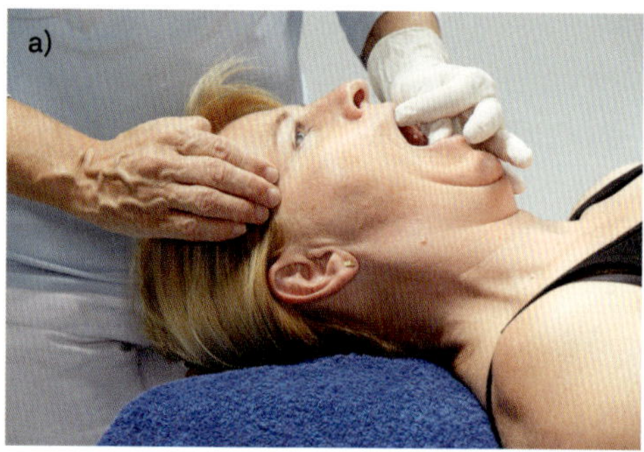

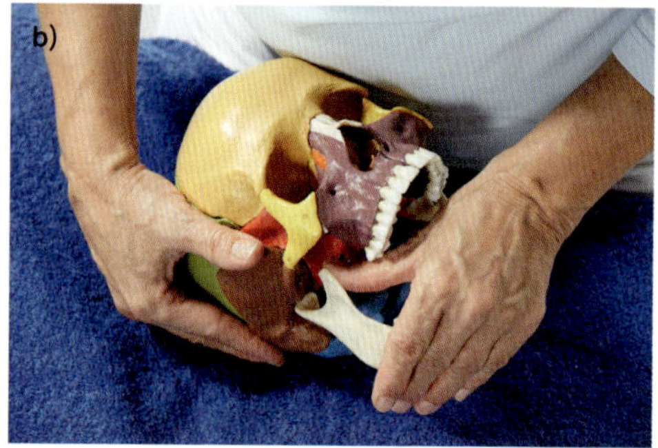

Abbildung 9-21: Druckprovokation des M. temporalis a) von außen und b) intraoral medial am Proc. coronoideus

Tabelle 9-14: Typische Überlastungszeichen und Symptome des M. pterygoideus lateralis (Travell & Simons, 2002)

Angaben und Befunde des Patienten	Typische zuordenbare Zeichen
• Bruxismus und Parafunktionen • Überaktivität, wie Druck der Mandibula gegen die Geige; übermäßiges Vorschieben des Unterkiefers als Parafunktion oder beim Spielen eines Blasinstrumentes • Satellitenreaktion auf Triggerpunkte des M. sternocleidomastoideus der gleichen Seite • Malokklusion • Erkrankungen der Kiefergelenke (Travell & Simons, 2002)	**Überlastungszeichen des M. perygoideus lateralis**
• Schmerzen können an der Maxilla und zum Kiefergelenk hin auf der gleichen Seite auftreten • Schmerzen bei aktiver Kieferöffnung, bei passiver Kieferöffnung keine Schmerzreproduktion • Knackgeräusche • Übermäßige Sekretion aus dem Sinus maxillaris • Schmerzbedingte Inhibition der Kieferbewegung	Schmerzen vom M. perygoideus lateralis
• Positive Widerstandstests in Abduktion, Mediotrusion und Protrusion auf Schmerz, Koordination und Kraft	Diverse Symptome des M. perygoideus lateralis

tionen getestet: in Abduktion, in Mediotrusion und Protrusion gegen einen statischen und dynamischen Widerstand. Dabei ist es nicht zwingend, dass der Muskel in allen Funktionen mit Widerstandstests schmerzhaft reagiert. Ein Dehnungsschmerz kann bei der passiven Laterotrusion und der passiven Retrusion erwartet werden.

Bei Überlastungszeichen und Symptomen der **Zungenbeinmuskulatur** (Mm. suprahyoidales und Mm. infrahyoidales) (**Tabelle 9-15**) geben die Patienten in der Anamnese eine typische Krankheitsgeschichte an. Denn meistens führen sie ihre Beschwerden zuerst zum Hals-Nasen-Ohren-Arzt, insbesondere wenn Schluckbeschwerden oder Heiserkeit im Vordergrund stehen. Letztendlich, wenn der Patient in der therapeutischen Praxis eintrifft, sind die Untersuchungen der Zungenbeinmuskulatur mit den Palpationstechniken, einschließlich Verschiebungen der individuellen Muskelinsertionen und ihre Differenzierung untereinander und zu anderen Erkrankungen gut möglich. An der Oberfläche befinden sich Platysma und Fascia

Tabelle 9-15: Überlastungszeichen und Symptome der Zungenbeinmuskulatur

Angaben und Befunde des Patienten	Typische zuordenbare Zeichen
• Druck der Zunge gegen den Gaumen oder gegen die Zähne • Zähneknirschen, insbesondere bei der Retrusionsaktivität des M. digastricus venter posterior • Flexions-Extensionsverletzungen • Habituelle Mundatmung • Strumaoperationen • Einseitige Haltungsgewohnheiten der Halswirbelsäule • Torticollis • Satellitenreaktion auf Triggerpunkte des M. masseter superficialis der Gegenseite	**Überlastungszeichen der Zungenbeinmuskulatur**
• Schmerzen an der Zunge (M. mylohyoideus) • Schmerzen an den Unterkieferschneidezähnen (M. digastricus venter anterior) • Schluckbeschwerden • Kloßgefühl, Heiserkeit, Räusperzwang	Schmerzen und diverse andere Symptome der Zungenbeinmuskulatur

cervicalis, die die Zungenbeinmuskulatur überdecken. Aus diesen oberflächlichen Strukturen können auch Spannungszeichen im submandibulären und infrahyoidalen Bereich stammen. Darüberhinaus werden Triggerpunktausstrahlungen ins Platysma typischerweise auch als nadelstichartige Schmerzen oberhalb der Klavikula beschrieben (Travell & Simons, 2002).

Für die **Differenzierung der supra- und infrahyoidalen Muskeln** wendet der Untersucher palpatorische Untersuchungstechniken an, mit denen er auftretende Spannungszeichen am Hyoid den verschiedenen Zungenbeinmuskeln zuordnen kann. So führt der Untersucher in der **Abbildung 9-22a** mit seinem rechten Zeige- und Mittelfinger das Hyoid von links nach rechts. Dabei beurteilt er zum einen den Spannungswiderstand, den das Gewebe ihm entgegensetzt und zum anderen den Weg, den er mit dem Hyoid nach rechts zurücklegen kann. Anschließend vergleicht er es mit der Gegenseite.

Es können folgende Verifizierungen und Schlüsse aus den Ergebnissen der Tests der Zungenbeinmuskeln daraus resultieren:

Treten Spannungszeichen ohne oder mit Schmerzen auf, hält der Behandler die Spannung am Hyoid konstant weiter und differenziert bestmöglich, welche Gruppe der Zungenbeinmuskulatur für diese Symptome verantwortlich ist. Wenn er eine zusätzliche Gegenseitneigung des Schädels einstellt, erreicht er die Muskeln, die zum Os temporale ziehen, sprich M. digastricus pars posterior und M. stylohyoideus (Abbildung 9-22a). Wenn er stattdessen eine Verschiebung des Sternums nach kaudal durchführt, werden die sternohyoidalen Muskeln erreicht. Und über die Depression der Skapula wiederum kommt es zu vermehrter Spannung und möglichen Schmerzen im M. omohyoideus links.

Wenn in erster Linie Schmerzen auftreten, die zumeist auch mit Spannungserhöhung verbunden sind, wird der Patient gebeten, über den Druck der Zunge gegen den Gaumen die oberen Zungenbeinmuskeln zu aktivieren. Dadurch ausgelöste lokale Schmerzen im Bereich des Palpationsfingers sprechen für die Mundbodenmuskulatur.

Die **Abbildung 9-22b** zeigt den Längentest der Zungenbeinmuskulatur. Vor dieser Untersuchung muss der Untersucher möglichst sicherstellen, dass keine vaskulären Versorgungsengpässe des Gehirns bei gehaltener Extension der Halswirbelsäule provoziert werden. Auf Zeichen einer A. carotis interna Dysfunktion muss er achten (siehe Testcode 02 in der Testbatterie). Für die Längsdehnung stellt der Pati-

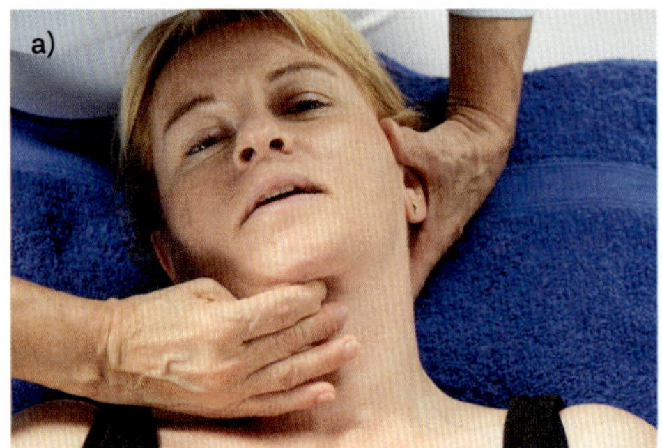

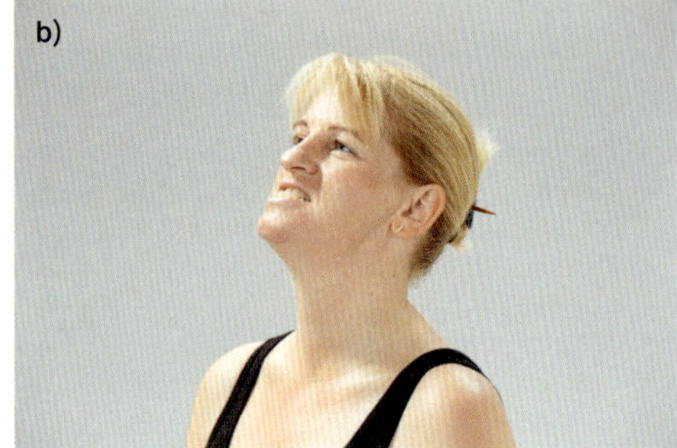

Abbildung 9-22: a) Spannungszeichen in den Mm. suprahyoidales, b) Längentest der Mm. supra- und infrahyoidales

ent die Schneidezähne seines Ober- und Unterkiefers mit den Schneidekanten aufeinander und bringt die Mm. suprahyoidales über eine hochzervikale Extension in eine Dehnposition. Danach führt der Patient eine Extension der gesamten Halswirbelsäule durch. Das hat auch eine Längsdehnung der infrahyoidalen Muskeln zur Folge. Symptome, die auftreten können und für eine Flexibilitätseinschränkung der supra- und infrahyoidalen Muskulatur sprechen, sind wie folgt. Zum einen nimmt der Patient während der Extension der Halswirbelsäule unmittelbar Spannung im ventralen Halsbereich wahr, die sich spontan verbessert, wenn er den Mund öffnet. Oder es ist die Extensionsfähigkeit der Halswirbelsäule, die während des Schneidekantenkontaktes eingeschränkt ist und sich spontan, wenn der Mund geöffnet wird, verbessert. Ein weiteres Indiz für den Flexibilitätsverlust der Zungenbeinmuskulatur ist eine kompensatorische entlastende Unterkieferbewegung in Retrusion.

Im submandibulären Bereich liegen neben lymphatischen und anderen Gefäßstrukturen auch Nerven, die ebenfalls auf Druckprovokation reagieren können. Zur Differenzierung zwischen muskulären und neurogenen Strukturen, die als Schmerzauslöser in Frage kommen, dienen Zusatzmanöver, die nicht das Muskelgewebe jedoch das Nervengewebe vermehrt provozieren (siehe Kapitel 9.5).

9.4.3 Aspekte bei der Behandlung der Kiefermuskeln

Der Therapeut wird durch die Bewertung der Testergebnisse befähigt, eine adäquate Behandlung für die Muskeln abzuleiten. Dabei stellen die Behandlungstechniken Modifikationen der Untersuchungstechniken dar und ähneln ihnen sehr. Auswahl und Dosierung passt der Behandler dem Befundergebnis an. Hierzu berücksichtigt er folgende Fragestellungen:

1. Zeigt der Muskel einen Aktivitätsschmerz bzw. ist er zu wenig belastbar?
2. Ist der Muskel ausreichend flexibel?
3. Ist der Muskel widerstandsfähig genug und bleibt er schmerz- und symptomfrei bei einer hohen Belastung, z. B. ist er pressresistent oder ist er das nicht? Oder muss die Entspannung geübt werden?
4. Braucht der Muskel zunächst eher eine Entlastung oder eine adäquate Belastung?
5. Welche Faktoren unterhalten die Muskelsymptomatik, die vorrangig oder begleitend mit in die Therapie integriert werden müssen?
   a. War oder ist das Gelenk immobil oder schmerzhaft?
   b. Reagiert der Muskel mit erhöhter Aktivität zum Schutz einer anderen Struktur, z. B. auf Grund eines schmerzhaften Gelenkes oder eines verlagerten Diskus?
   c. Sind parafunktionelle Aktivitäten hierbei beteiligt?

d. Ist der Stresspegel des Patienten daran beteiligt?
e. Welchen Einfluss hat die Haltung?
6. Reagiert die Muskelgruppe mit Dyskoordination?
7. Besteht eine andere symptomgebene Komorbidität, z. B. eine Fibromyalgie?

Bei lokalen Behandlungsmaßnahmen der Muskulatur ist Grundlegendes zu beachten. So richten sich die Behandlungstechniken, die -dauer und -intensität nach dem Grad der muskulären Beeinträchtigungen. Diese reichen von einer händelbaren lokalen Myalgie bis hin zur chronischen oft persistierenden Muskelsymptomatik, die über eine längere Zeit, vielleicht sogar über Jahre hinweg entstanden ist (Schindler et al., 2007; Schindler et al., 2013). Die therapeutische Intervention beinhaltet unterschiedliche Maßnahmen wie Edukation, lokale thermische Reize, funktionelle Weichteiltechniken, Längsdehnungen, aktives koordinatives Training sowie Beeinflussen von haltungsbedingten Begleitfaktoren oder parafunktionellen Hyperaktivitäten.

Alle Therapiemaßnahmen an den Muskeln gehen mit Aufklärung, Wahrnehmungsübungen sowie mit Instruktionen des Patienten zur Selbstbehandlung einher. Vorbereitend lassen sich Muskelschmerzen mit physikalischen Maßnahmen wie Kühlung oder feuchter Hitze beeinflussen. Außerdem wird die lokale funktionelle Weichteiltechnik (FWTT) zur Reduktion des Schmerzes als auch zur Verbesserung der Konsistenz angewendet (siehe auch Tabelle 9-20).

Die funktionelle Weichteiltechnik wird vom Behandler mittels Druck in den Muskel quer zu seiner Faserrichtung appliziert, während das dazugehörige Gelenk angulär bewegt wird. Die FWTT ist nur an oberflächlich liegenden Muskeln des CMS direkt anwendbar. Von einer indirekten Wirkung auch auf die tieferliegenden inneren Muskeln (M. pterygoideus medialis und M. pterygoideus lateralis) wird zudem ausgegangen. Zu beachten ist, dass im Fall von initialen Gelenkgeräuschen, die FWTT nur durchgeführt wird, nachdem es reponierend geknackt hat oder deutlich bevor ein Repositionsknacken erfolgt. So wird Sorge getragen, dass die geräuschprovozierenden Strukturen, z. B. verlagerte Disken, während der angulären Bewegungen nicht vermehrt belastet werden. **Längsdehnungen** können nur dann durchgeführt werden, wenn kein ventral verlagerter Diskus den Weg behindert. Ansonsten wird die Muskellänge über die lokale Querdehnung bzw. FWTT erarbeitet. Darüber hinaus werden in der Behandlung Triggerfaktoren wie **parafunktionelle Hyperaktivitäten oder Haltungsinsuffizienzen**, die zur Entstehung der muskulären Überlastung führen können, ermittelt und beeinflusst. Wenn eine schmerzadaptierte Anpassung des Kaudruckes erwirkt werden kann, dann trägt dies auch dazu bei, dass die Bewegungsmuster beim Kauen symmetrischer ablaufen. Last but not least sind das Erlernen schmerzadaptierter aktiver Bewegungsübungen und im Fall der Dyskoordination das Anbahnen und Koordinieren der Unterkieferbewegungen wesentliche Interventionen, die die Behandlung vervollständigen (siehe Anleitung zu Eigenübungen im Kapitel 9.6).

9.5 Funktionsuntersuchung neuraler Strukturen des CMS

Mit neurodynamischen Tests lässt sich eine erhöhte neurale Mechanosensitivität feststellen (Shacklock, 2008; Tampin & Schmid, 2020). Klinisch zeigt sich eine neurale Mechanosensitivität, wenn ein Nerv schmerzhaft auf Palpation oder auf Bewegungen, die ihn verlängern, reagiert (Fingleton et al., 2014; Walsh & Hall, 2009). Schmerzen, die der Patient auf Grund von erhöhter neuraler Mechanosensitivität angibt, treten bei den gleichen Bewegungen des Körpers auf, die auch auf Grund von muskuloskelettalen Beeinträchtigungen auffällig sind. Einer schmerzhaft eingeschränkten Kieferöffnung kann sowohl eine veränderte Kaumuskulatur als auch eine erhöhte Mechanosensitivität des N. mandibularis zu Grunde liegen. Nur durch die Differenzierung der verschiedenen Gewebe lässt sich die Struktur ermitteln, die primär für eine schmerzhafte oder eingeschränkte Beweglichkeit verantwortlich ist. Erst daraufhin kann der Behandler die notwendige Behandlungstechnik für diese Struktur auswählen. Flexibilitätseingeschränkte Muskulatur erträgt länger einwirkende Dehnung, das Nervengewebe ist nicht dehnbar und kann bei vorliegender erhöhter Mechanosensitivität in länger andauernden Dehnpositionen irritiert oder sogar verletzt werden. Nervengewebe reagiert auf mechanische, chemische oder entzündliche Beeinträchtigungen wie durch Entzündungen, Operationen, Zahn- und Zahnfleischproblemen, Traumata im Gesicht oder länger anhaltendem Druck. Auf einen zusätzlichen mechanischen Stimulus des bereits beeinträchtigten Nervengewebes reagiert es mit erhöhter Empfindlichkeit, es wird mechanosensitiv und symptomatisch. Nicht zwangsläufig geht hierbei eine verminderte elektrische Leitgeschwindigkeit mit einher.

Die Untersuchungen der Nerven erfolgen haptisch. Barral und Croibier analysieren eine auffällige Sensibilität neuraler Gewebsschichten der austretenden Hirnnerven in der Gesichts-, Hals und Mundregion mit dem Therapeutenfinger (Barral & Croibier, 2008). Auf der Grundlage globaler Bewegungen des kranialen Nervengewebes wenden Piekartz und Kollegen darüber hinaus neurodynamische Tests der Hirnnerven an (Piekartz, 2015; Piekartz, H. J. M. von & Ootmarsum, 2001). In der **Tabelle 9-16** werden ausgewählte Hirnnerven (HN), deren Besonderheiten sowie deren Palpation und neurodynamische Techniken zur Untersuchung und Behandlung im Überblick vorgestellt, die bei der CMD eine wesentliche Rolle spielen können. Hierzu sind ergänzend die allgemeinen Prinzipien neurodynamischer Tests im Kapitel 10.4 zu finden. Berücksichtigt sind die drei Äste des N. trigeminus (V. HN), der N. facialis (VII. HN), der N. glossopharyngeus (IX. HN) sowie der N. hypoglossus (XII. HN). Besondere Vorsicht ist hinsichtlich der Tests kranialer Nerven geboten, wenn der Verdacht auf intrakraniellen Bluthochdruck oder intrakranielle Gefäßpathologien vorliegt (Barral & Croibier, 2008).

Palpationstechniken an den Austrittstellen des N. trigeminus sollen den Nerv in seiner Beweglichkeit zum umgebenden Gewebe beeinflussen (**Abbildung 9-23 bis Abbildung 9-30**). Dabei führt der Palpationsfinger, der auf dem Nervenaustrittspunkt liegt, eine leichte Kompression oder Rotation auf dem Nerv aus. Zur Differenzierung kann die Halswirbelsäule zusätzlich in hochzervikale Flexion mit Gegenseitneigung eingestellt werden. Der Untersucher überprüft, ob ein Unterschied in der Spannungszunahme bzw. der ausgelösten Symptomatik in der neutralen Stellung versus der eingestellten Kopfstellung auftritt. Als Behandlung kann eine sanfte Kompression und Rotation des Nervens an der Austrittstelle erfolgen. Die manuelle Beeinflussung der Hirnnerven hat lokale und regionale Wirkung sowohl auf ihre eigene Schmerzempfindlichkeit als auch auf das begleitende und umliegende Gewebe des Nerven (Barral & Croibier, 2008) (**Tabelle 9-17**).

9.6 Patientenzentrierte Behandlungsstrategien bei CMD

Wenn man die vielfältigen Störungen und Beeinträchtigungen der CMD und ihre multiplen Einflussfaktoren in der Zusammenschau (**Abbildung 9-31)** betrachtet, stellt sich berechtigt die Frage: Was sind die effektivsten Therapien? Eindeutige Antworten können darauf nicht gegeben werden. Jedoch gibt es Nachweise, dass viele CMD-Patienten von multimodalen Therapieansätzen am besten profitieren (Dalewski et al., 2019; Hugger et al., 2007; Knust et al., 2007; Nagata et al., 2015; Schindler et al., 2007; Stelzenmueller et al., 2015; Tuncer et al., 2013).

Tabelle 9-16: Beeinflussung von N. trigeminus (V. HN), N. facialis (VII. HN), N. glossopharyngeus (IX. HN) und N. hypoglossus (XII. HN)

Nerv und Indikationen für die Untersuchung	Neurodynamischer Test auf Mechanosensitivität und Besonderheiten	Palpationsstellen	Techniken
N. mandibularis (N3) aus N. trigeminus (V. HN): Sinusitis Kiefer- und Gesichtschirurgie Facialisparesen Schädel,-Gesichtstraumata Erkrankungen der Speicheldrüse	Mobilisation des Ganglion trigeminale Test und Mobilisation am Foramen mentale Kombinationsbehandlung mit dem N. facialis und dem Plexus cervicalis (auf Grund der Anastomose über den trigeminalen Nucleus caudalis)	Foramen mentale 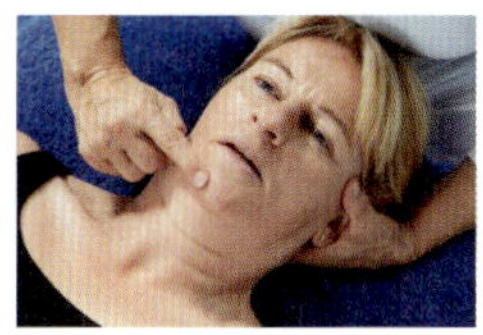 **Abbildung 9-23:** Palpation und Mobilisation des N. mentalis (aus N. mandibularis) am Foramen mentale in Mittelstellung der HWS	**Abbildung 9-24:** Mobilisation des N. mentalis (aus N. mandibularis) am Foramen mentale in hochzervikaler Flexion und Gegenseitneigung der HWS
N. maxillaris (N2) aus N. trigeminus (V. HN): Facalislähmung Sinusitis maxillaris Folgen von Kiefer- und Gesichtschirurgie Schädel- und Gesichtstrauma	Test und Mobilisation am Foramen infraorbitale in Mittelposition der Halswirbelsäule und in gespannter Position des Nerven mit hochzervikaler Flexion und Gegenseitneigung	Foramen infraorbitale 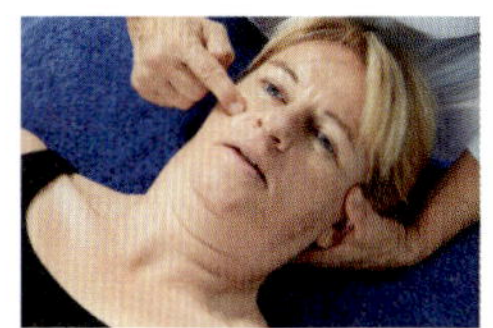 **Abbildung 9-25:** Palpation und Mobilisation des N. maxillaris am Foramen infraorbitale in Mittelposition der HWS	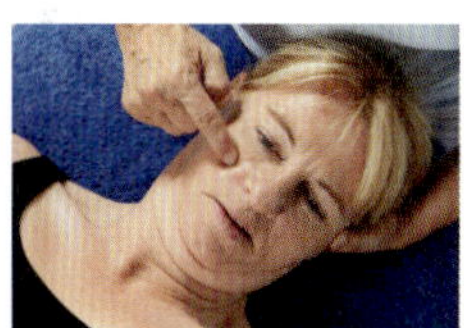 **Abbildung 9-26:** Mobilisation des N. maxillaris am Foramen infraorbitale in hochzervikaler Flexion und Gegenseitneigung der HWS
N. ophthalmicus (N3 aus N. trigeminus (V. HN): Facialislähmungen Kopfschmerzen Migräne Sinusitis Kraniofaziales Trauma	Anastomose mit N. occipitalis major Es wird empfohlen, die Mobilisationstechniken des N. ophthalmicus und des N. occipitalis major zu kombinieren.	Sulcus supraorbitale 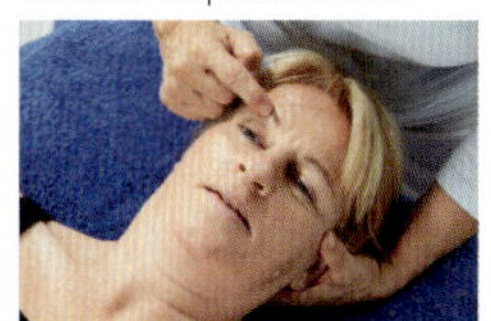 **Abbildung 9-27:** Palpation und Mobilisation des N. ophthalmicus am Sulcus supraorbitalis aus Neutralstellung der HWS	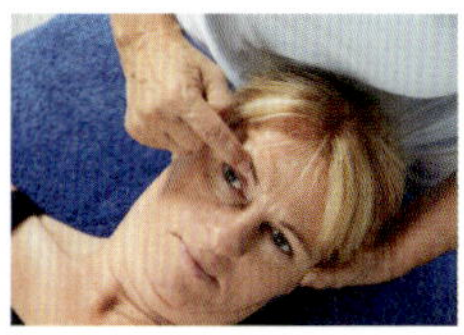 **Abbildung 9-28:** Mobilisation des N. ophthalmicus am Sulcus supraorbitalis aus hochzervikaler Flexion und Gegenseitneigung der HWS

Tabelle 9-16: *Fortsetzung*

Nerv und Indikationen für die Untersuchung	Neurodynamischer Test auf Mechanosensitivität und Besonderheiten	Palpationsstellen	Techniken
N. facialis (VII. HN) mit einem Veraluf durch den Canalis facialis im Innenohr: Tinnitus, Hörstörungen Kopfschmerzen, Migräne Facialislähmungen Zahnproblemen	Halswirbelsäule: Hochzervikale Flexion und Gegenseitneigung und Rotation zur gleichen Seite (entspricht auch der Dehnposition des gleichseitigen M. sternocleidomastoideus)	Hinter dem Ohr treffen mehrere nervale Strukturen zusammen: N. facialis N. occipitalis minor und major N. auricularis magnus (C3)	**Abbildung 9-29:** Mobilisation des N. facialis
N. hypoglossus (XII. HN): Schluckstörungen, Begleitend bei kieferorthopädischer Behandlung, nach chirurgischen Eingriffen im Halsbereich, bei Schwindel, bei Störungen der Nervenwurzeln C1–C3 über die Ansa cervicalis	Halswirbelsäule: Hochzervikale Flexion und Gegenseitneigung, evt. Zusatzbewegung über Depression des Schultergürtels zur Spannungszunahme des Plexus cervicalis	Verlauf: zwischen dem Vorderrand des M. sternocleidomastoideus und des Kieferwinkels medial der A. carotis externa	**Abbildung 9-30:** Palpation und Mobilisation des N. glossopharyngeus über die Zunge
N. glossopharyngeus (IX. HN): Fazialislähmungen Sprachstörungen Trauma mit nachfolgender Geschmacksstörung	Anastomosen: N. vagus, N. facialis, N. trigeminus, Sympathikus		

Tabelle 9-17: Lokale und regionale Wirkung der manuellen Beeinflussung von Hirnnerven

Lokale Wirkung	Regionale Wirkung
• Der intraneurale Druck wird vermindert • Die nozizeptive Komponente der Neri nervorum wird reduziert • Verbesserung der intraneuralen Vasomotorik	• Auf die Menigen • Auf die Strukturen • Auf den intrakraniellen Druck • Auf die Wurzeln der Hirnnerven und ihren intrakraniellen Verlauf

Wertvolle Hilfe für die Therapieentscheidung erhält der Behandler in *Leitlinien*. Sie werden von wissenschaftlichen medizinischen Fachgesellschaften erarbeitet, in regelmäßigen Abständen aktualisiert und unterstützen den Therapeuten, sowohl die Gefahr der Übertherapie als auch eine Vernachlässigung des Patientenproblems zu vermeiden. So stellen beispielsweise die S3-Leitlinien zur Kiefergelenkluxation und zur Diagnostik und Behandlung des Bruxismus wertvolle Unterstützung für den Therapeuten dar (Neff et al., 2016; Peroz et al., 2019).

Die Therapie einer CMD umfasst Interventionen mit ärztlichen, psycho- und physiotherapeutischen Schwerpunkten. Hierzu gehören beispielsweise die ärztliche Beratung, Schienentherapie, medikamentöse Versorgung, Verhaltenstherapie, Biofeedback-Methoden, Entspannungstherapie, Manuelle Therapie oder körperliches Training. Die Maßnahmen aus der

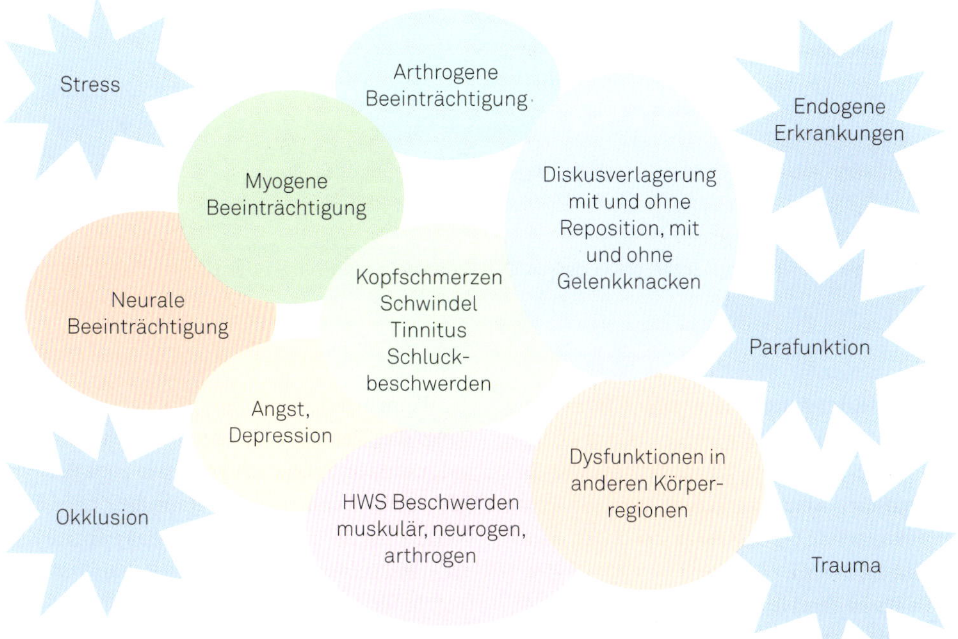

Abbildung 9-31: Multiple Symptome und beitragende Faktoren der CMD

Physiotherapie nehmen dabei neben der Schienentherapie einen hohen Stellenwert ein (Wieckiewicz et al., 2015). Die Physiotherapie ist als „wahrscheinlich nebenwirkungsfreie" Therapie einzustufen. Neben lokalen strukturellen und funktionellen Verbesserungen liegt der Schwerpunkt der physiotherapeutischen Behandlung auf der Integrität des CMS in weitere Systembereiche und auf dem Patientenmanagement (Brantingham et al., 2013; Wright et al., 2000). CMD ist kein isoliertes Problem der Kiefergelenke. Hier kommt die Rolle angrenzender Körperregionen wie der Halswirbel- und Brustwirbelsäule als auch der Schultergürtel- und Armregion (Brantingham et al., 2013) zum tragen. Zudem spielt die Unterweisung des Patienten in Achtsamkeits- und Eigenübungen eine wichtige Rolle.

So ist die Einbindung des Patienten in die Untersuchung und Behandlung seiner kraniomandibulären Störung einer der wichtigsten Aspekte der Therapie (**Kasten 9-5**). Dies zeigt sich sowohl in der Praxis als auch wird es in der Literatur vielfach nachgewiesen (Pimentel et al., 2018) . Nach bestmöglicher Einschätzung der Untersuchungsbefunde sowie aus dem Ergebnis der Probebehandlung formulieren der Behandler und der Patient gemeinsam die ersten Behandlungsstrategien. Diese richten sich nach den bisherigen Befundergebnissen und nach dem Behandlungsziel.

Schmerzreduktion, Funktionsverbesserung und Instruktionen

Nach der Diagnosestellung der CMD durch den Zahnmediziner werden Okklusionsschienen und andere Aufbissbehelfe entweder primär oder auch begleitend zur Physiotherapie eingesetzt. Sie werden abhängig vom Behandlungsziel angefertigt und dienen sowohl der Schmerzreduktion zum Beispiel durch Tonus mindernde Wirkung in der Kaumuskulatur und durch Positionierung der Gelenke in schmerzfreie Areale als auch zur Funktionsverbesserung. Hierzu werden sie unter anderem zur Beseitigung okklusaler Störungen eingesetzt

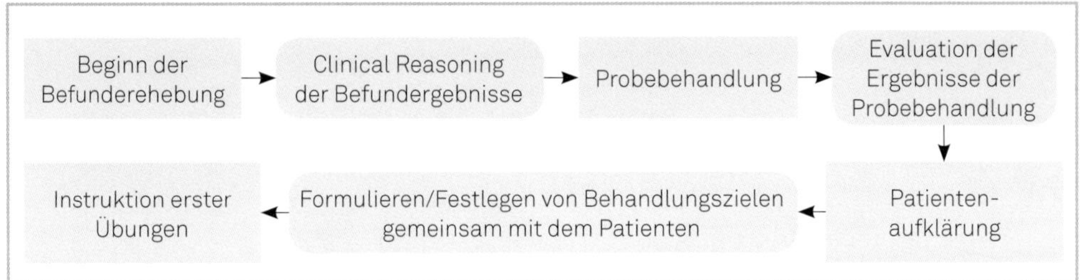

Kasten 9-5: Flow Chart zur Integration der CMD-Patienten in die Phasen der Untersuchung und Behandlung

sowie zur Erlangung einer stabilen Beziehung von Diskus, Kondylus und der Okklusalfläche und zum Schutz der Zahnhartsubstanz bei übermäßiger Abnutzung zum Beispiel durch Zähneknirschen (Ahlers & Jakstat, 2011; Ash & Bernhardt, 2006).

Als Basistherapie unmittelbar nach der Diagnosestellung werden folgende Maßnahmen einer sogenannten **Initialtherapie** empfohlen (Durham et al., 2016):

1. Gute Aufklärung des Patienten
2. Unterkieferbewegungsübungen
3. Eigenbehandlung
4. Physikalische Therapie mit Wärme
5. Ernährungshinweise
6. Wahrnehmung der parafunktionellen Aktivität

Weitere Sofortmaßnahmen haben sich nach unseren Erfahrungen bei CMD-Patienten in der Physiotherapie bewährt. Denn wenn der Patient wegen seiner Symptome ängstlich oder sehr besorgt ist, hilft es ihm, wenn er so bald wie möglich einen ersten Behandlungstermin und erste Anweisungen erhält, in denen er gezeigt bekommt, was er selbst in Eigenverantwortung tun kann. Dabei ist das wichtigste Ergebnis die Angstminderung was u. U. auch zur Schmerzreduktion beitragen kann. Abhängig von schmerzhafter Struktur, zugrundliegenden Schmerzmechanismen, Schmerzerleben und Aktualität des Schmerzes werden weitere unterschiedliche Maßnahmen eingesetzt als Einzelanwendung oder in Kombination.

Wenn in der physiotherapeutischen Behandlung die **Versorgung einer akut verletzten oder entzündeten Struktur**, wie zum Beispiel eine akute Synovitis, eine Kapsulitis oder eine Verletzung nach einem Trauma das primäre Ziel ist, dann gelten die spezifischen Rehabilitationsregeln für den Heilungsverlauf von Kapsel- und Bindegewebe. In den ersten Tagen dominieren Schwellung, Schmerz und Funktionsverlust. Der Patient lernt die Anwendung von physikalischen Therapiemaßnahmen wie kühlende Packungen oder feuchte Hitze, deren Wirkung vorher in der Therapie ausprobiert werden konnte.

Die informative Aufklärung des Patienten zielt darauf ab, wie er sich selbst helfen kann, um die Symptome zu lindern. In **Tabelle 9-18** sind exemplarische Behandlungsbeispiele aufgeführt, welche Maßnahmen und Instruktionen bei bestimmten Funktionsstörungen notwendig sind.

Darüber hinaus werden gemeinsam mit dem Patienten Gewohnheiten evaluiert, die eine verstärkte Kiefergelenkbelastung nach sich ziehen, z. B. Pressaktivität der Zähne und der Zunge im wachen Zustand (Wachbruxismus, Zungendruck, Wangensaugen etc.). Eine wichtige Aufgabe für den Patienten ist es, seine Press- oder Parafunktionen wahrzunehmen. Damit er diese auch im Alltag erkennt, werden ihm farbige Aufkleber in Form von Punkten als Erinnerungshilfe angeboten. Diese klebt der Patient an Gegenstände, die er tagsüber oft benutzt. Schaut er diese Gegenstände an oder arbeitet mit ihnen, erinnern ihn

Tabelle 9-18: Symptomzugeordnete Behandlungsübersicht physiotherapeutischer Interventionen

Schmerzbehandlung der Gelenke und der Muskulatur	
Anwendung durch den Therapeuten	Instruktion für den Patienten
• Longitudinale Traktion bzw. Translation entgegen der schmerzhaften Belastungsrichtung intermittierend, ohne dass Schmerzen auftreten • Bei Abnahme der Schmerzen moderate Kompression in die Belastungsrichtung • Mit Nachlassen der Schmerzen zunehmende anguläre Bewegungen • Applikation von feuchter Hitze oder Kühlung • Funktionelle Weichteilbehandlung der äußeren Muskulatur quer zum Faserverlauf (Kau- und Zungenbeinmuskulatur, Schultergürtel- und Halswirbelsäulenmuskulatur) mit indirekter Wirkung auch auf die inneren Muskeln (M. pterygoideus medialis und M. pterygoideus lateralis) • Befähigen des Patienten, dass er seine Haltung ändern kann, die zu den Symptomen beitragen oder sie unterhalten • Den Patienten angemessen zur Therapie einplanen. Zu Beginn eher häufige Termine, bis sichergestellt ist, dass der Patient seine Eigenübungen sicher und erfolgreich anwenden kann	• Erarbeiten von Verbesserungsstrategien, nicht von Vermeidungsstrategien • Anleitung zur Eigentraktion (Abbildung 9-33) • Schmerzlinderung mit thermischen Maßnahmen wie Wärme oder Kühlung mehrmals am Tag (Abbildung 9-34) • Instruktionen für das Kauen: Kleinschneiden großer und harter Speisen, wenn möglich Nutzen beider Kieferseiten, Anpassen des Kaudrucks an den Schmerz • Nutzen von Kieferöffnungsbewegungen im schmerzarmen Bereich • Erarbeiten von Lagerungen beim Liegen auf der schmerzhaften Seite zur Linderung von Kompressionen der Gelenke • Haltungsinstruktionen bei der Arbeit, in der Schule, beim Bücken und Heben zur zusätzlichen Entlastung vom kranialen Hebel für das schmerzhafte Gelenk • Wahrnehmung von parafunktionellen Überaktivitäten und Anleitung zur *Ruhe im Mund und der Zungenruhelage* • Eigenübungen für die funktionellen Weichteiltechniken der schmerzhaften Muskulatur (Abbildung 9-35 und 9-36)
Hypomobilität bei Kapseleinschränkung	
Anwendung durch den Therapeuten	Instruktion für den Patienten
• Traktion, Translation und/oder anguläre Mobilisation in die eingeschränkte Richtung mit längerem Dehnreiz in die Spannung der Kapsel hinein und mit längerer Dauer	• Anleitung zur Eigenmobilisation mit angulären Kieferbewegungen und mit Hilfsmitteln (z. B. mit einem Korken) (Abbildung 9-40)
Hypomobilität bei ventral verlagertem Diskus mit und ohne Reposition	
Anwendung durch den Therapeuten	Instruktion für den Patienten
• Hauptziel: Schmerzvermeidung bzw. Schmerzlinderung, nicht die „Rettung des Diskus“ • Longitudinale Traktion von kaudal, von kranial und/oder von beiden Seiten • Detonisierung der Kaumuskulatur • Haltungskorrektur • Koordinationsübungen	• Anleitung zur Eigentraktion (Abbildung 9-33) • Wahrnehmung und Beeinflussung von parafunktionellen Überaktivitäten und Anleitung zur *Ruhe im Mund* und *der Zungenruhelage* • Eigenübungen für die funktionellen Weichteiltechniken der Muskulatur

Tabelle 9-18: *Fortsetzung*

Schmerzbehandlung der Gelenke und der Muskulatur	
Dyskoordination der Unterkieferbewegungen	
Anwendung durch den Therapeuten	Instruktion für den Patienten
• Anbahnen und koordinieren der Unterkieferbewegungen	• Isometrische und weiterführend konzentrische Widerstandsübungen bei Unterkieferbewegungen • Seitliche Koordinationsbewegungen mit Hilfe eines Spatels als Führungshilfe (Abbildung 9-38) • Spurtraining für die Abduktion und Adduktion entlang der Führungslinie auf dem Spiegel (Abbildung 9-39)
Hypermobilität mit Subluxation	
Anwendung durch den Therapeuten	Instruktion für den Patienten
• Aktives Stabilisieren der hypermobilen Gelenkseite • Ggf. Mobilisieren der hypomobilen Gegenseite • Anbahnen und Koordinieren der Kieferbewegungen mit einer Führungslinie	• Anleitung zur Eigenmobilisation und Eigenstabilisation (Abbildung 9-37) • Lernen das Ausmaß der Kieferöffnung zu nutzen, ohne dass eine Subluxation auftritt z. B. beim Gähnen • Große Speisen kleinschneiden statt abbeißen

die Punkte daran, die Pressaktivität der Zähne und der Zunge wahrzunehmen und diese zu lösen. Die spontane Unterbrechung der oralen Hyperaktivität verringert zumindest für diesen Augenblick die Belastungsdauer der beteiligten Strukturen. Diese Erinnerungspunkte werden in ihrer Wirkung aber genauso verblassen, wie die Wahrnehmung anderer regelmäßig wiederkehrender Geräusche, z. B. das Schlagen der Wanduhr.

Deswegen erarbeitet der Behandler mit dem Patienten zusätzlich **Entspannungsstrategien**, die er in Alltagssituationen einsetzen kann (Tabelle 9-19) (Feurer, 2019).

„Ruhe im Mund" und „Zunge am Platz"

In der Parafunktionsanamnese wurde der Patient gebeten wahrzunehmen, ob ihm auffällt, dass er seine Zähne tagsüber zusammenpresst oder mit seiner Zunge im Mundraum gegen den Gaumen oder die Zähne drückt. Wenn dies der Fall sein sollte, wird er aufgefordert weiter zu beobachten, wie stark der Pressdruck ist und in welchen Situationen ihm dies besonders auffällt. Ihm ist u. U. in stressigen Situationen, bei anstrengender Tätigkeit und/oder sogar in Ruhe seine Pressaktivität aufgefallen. Die „Übung: Ruhe im Mund" und die Übung: „Zunge am Platz" (**Tabelle 9-19**) haben sich zur Reduktion der Pressaktivitäten der Zähne und der Zunge in der Praxis bewährt. Dabei sitzt der Patient in einer aufgerichteten, aber möglichst für ihn komfortablen Haltung und schließt die Augen. Der Behandler instruiert ihn mit ruhiger und langsamer Stimme und der Patient erhält den Auftrag, diese Übung mehrmals täglich zu Hause zu üben, so dass er sie im Alltag gut und sicher anwenden kann. In den weiteren Behandlungen geht der Therapeut mit dem Patienten in Gedanken strategisch die Situationen durch, in denen er angegeben hat, besonders pressaktiv zu sein.

Tabelle 9-19: Anleitung zur Reduktion der Pressaktivität der Zähne und der Zunge.

Anleitung zur Reduktion von Pressaktivität der Zähne und der Zunge
1. Übung: Ruhe im Mund „Ihre Lippen haben leichten Kontakt: Sie berühren sich, aber es entsteht kein Druck. Sie atmen ruhig durch die Nase. Heben Sie Ihren Unterkiefer soweit zum Oberkiefer, so dass sich die Zähne leicht berühren. Jetzt lassen Sie den Unterkiefer wieder sinken. Er entfernt sich vom Oberkiefer. Spüren Sie, wie weit der Unterkiefer sinken kann, ohne dass sich die Lippen öffnen."
2. Übung: Zunge am Platz „Ihre Lippen haben leichten Kontakt. Sie berühren sich, aber es entsteht kein Druck. Sie atmen ruhig durch die Nase. Ihre Zungenspitze tupft an die Position, wo das Wort „Nein" beginnt. Drücken Sie jetzt bitte fest Ihre Zungenspitze gegen diese Stelle. Nun saugen Sie die Zunge bitte fest gegen den Gaumen. Jetzt nehmen Sie bitte so viel Druck von der Zunge weg, dass sie gerade nicht runterfällt von der „Nein" Position. Spüren Sie, wieviel Druck Sie wegnehmen können. Der Rest der Zunge fällt wie eine Hängematte runter."

Der Patient bekommt den Auftrag in diesen Situationen mit den beiden Übungen fortzufahren.

Behandlungsablauf

Ziele der CMD-Behandlung sind, wie in den vorherigen Abschnitten erläutert, Schmerzlinderung und Verbesserung der Funktion des CMS, gleich ob Störungen durch Verletzung, Überlastung oder einer anderen Grunderkrankung entstanden sind. Allerdings kann nicht jede Funktionsstörung vollständig behoben werden, nämlich dann, wenn multimorbide Faktoren mit im Spiel sind. Durch stetige Evaluation der Behandlungsergebnisse sollten alle Beteiligten gemeinsam rechtzeitig einschätzen können, ob die Behandlung effektiv, nachhaltig und zukunftsweisend verläuft. Die **Abbildung 9-32** veranschaulicht diesen Prozess.

Es gibt zahlreiche Hinweise, die auf einen Zusammenhang zwischen der Halswirbelsäule, dem stomatognathen System und den kraniofazialen Schmerzen hindeuten. Allerdings sind viele davon noch nicht schlüssig genug (Armijo-Olivo et al., 2006). Das Kiefergelenk ist in seiner Positionierung und Funktion maßgeblich durch die Körperhaltung beeinflusst, so wie es auch die Bedeutung einer genauen Inspektion im Kapitel 9.1 aufgezeigt hat. Über die weitreichende neuro-, pathophysiologische und biomechanische Rolle einer ventral translatierten Kopfhaltung auf das CMS wurde in den Kapitel 2, 4 und 5 bereits eingegangen. Damit der Patient seine Körperhaltung bestmöglich einnehmen kann, muss der Behandler vorher sicherstellen, dass strukturelle Dysfunktionen anderer Körperregionen ihn nicht daran hindern. Die Anweisung an den Patienten, seine Haltung aufzurichten, wäre sonst bereits im Ansatz zum Scheitern verurteilt. Das Ziel der **Haltungsanpassung** ist, dass der Patient wieder lernt, seinen ventral verlagerten Schädel in der Körperlängsachse einzuordnen, damit die ventralen und dorsalen Kräfte der Wirbelsäule bestmöglich äquilibriert sind. Der Patient lernt in belastenden Alltagsbewegungen (z.B. beim Bücken, Tragen, Heben, Gehen auf Unebenheiten) seinen Schädel auf dem Brustkorb einzuordnen sowie dabei die Pressaktivität seiner Kieferstrukturen wahrzunehmen und zu kontrollieren. Alle Übungen werden in einer bestmöglichen aufgerichteten Körperhaltung durchgeführt. Die Positionierung des Schädels in die Körperlängsachse erfolgt vornehmlich über die Extension der Brustwirbelsäule und nicht über die retrale Verlagerung des Kopfes.

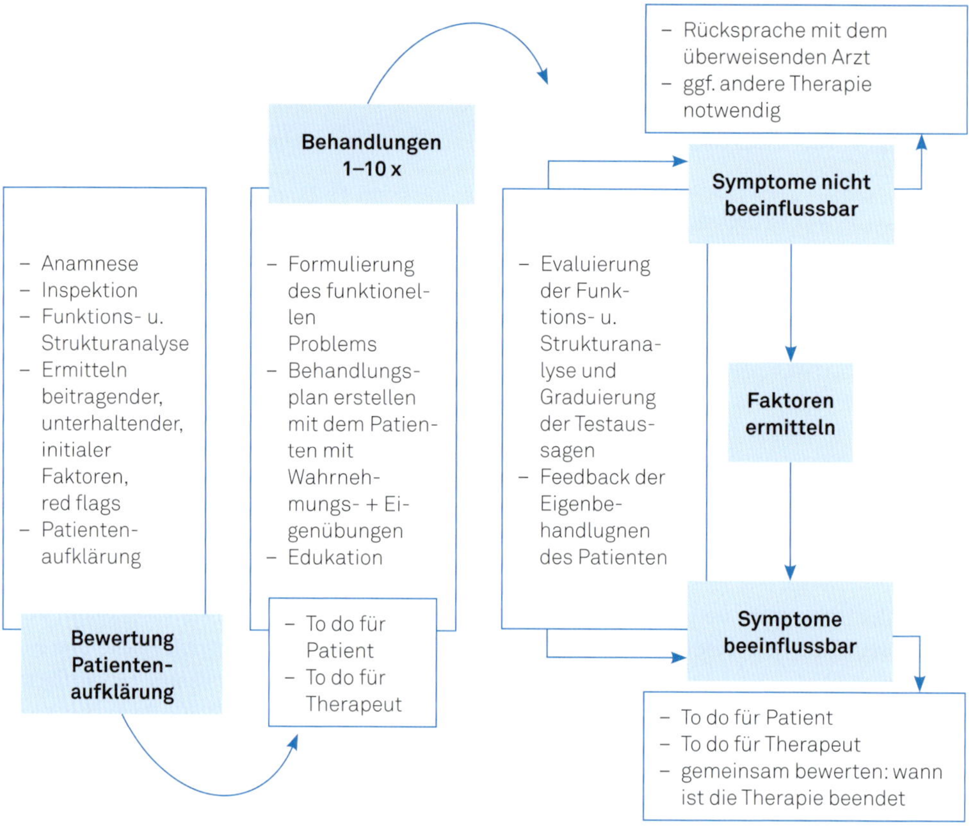

Bewertung Patienten-aufklärung

- Anamnese
- Inspektion
- Funktions- u. Strukturanalyse
- Ermitteln beitragender, unterhaltender, initialer Faktoren, red flags
- Patienten-aufklärung

Behandlungen 1–10 x

- Formulierung des funktionellen Problems
- Behandlungs-plan erstellen mit dem Patienten mit Wahrnehmungs- + Eigenübungen
- Edukation

- To do für Patient
- To do für Therapeut

- Evaluierung der Funktions- u. Strukturanalyse und Graduierung der Testaussagen
- Feedback der Eigenbehandlugnen des Patienten

Symptome nicht beeinflussbar

- Rücksprache mit dem überweisenden Arzt
- ggf. andere Therapie notwendig

Faktoren ermitteln

Symptome beeinflussbar

- To do für Patient
- To do für Therapeut
- gemeinsam bewerten: wann ist die Therapie beendet

Abbildung 9-32: Veranschaulichung des Behandlungsablaufs

Tabelle 9-20: Eigenübungen des Patienten

Eigenübung	Erläuterung
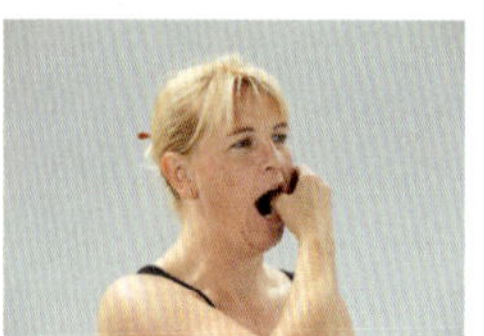 **Abbildung 9-33:** Eigentraktion des Kiefergelenkes	Hier beispielhafte Eigentraktion des linken Kiefergelenkes in longitudinaler Richtung nach kaudal
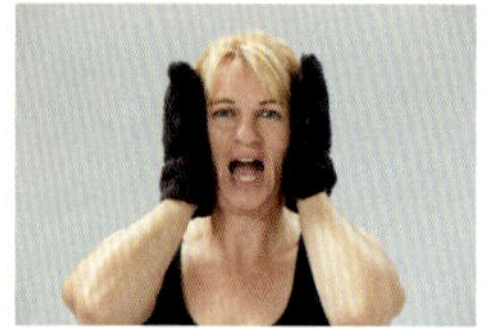 **Abbildung 9-34:** Thermische Maßnahme	Instruktionen für den Patienten zum Anwenden von thermischen Maßnahmen: Die schmerzhafte Kiefergelenkseite kühlen oder mit feuchter Hitze erwärmen

Tabelle 9-20: *Fortsetzung*

Eigenübung	Erläuterung
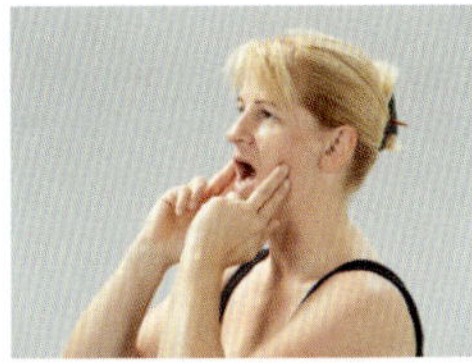 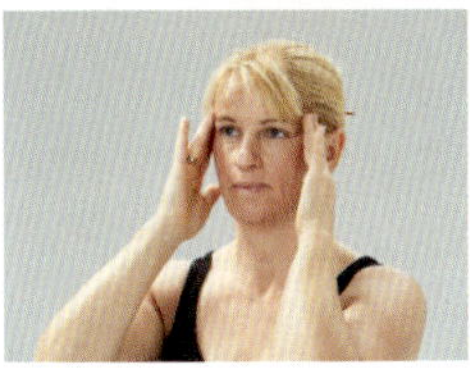 **Abbildung 9-35:** Eigenbehandlung an der Muskulatur	Obers Bild: Beidseitige Eigenbehandlung des M. masseter superficialis mit funktioneller Weicheiltechnik als Querdehnung während der Abduktion und Adduktion Unteres Bild: Beidseitige Eigenbehandlung des M. temporalis mit funktioneller Weicheiltechnik als Querdehung während der Abduktion und Adduktion
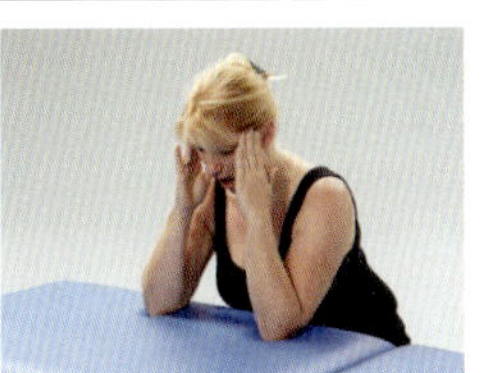 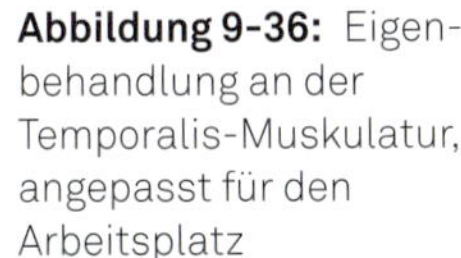 **Abbildung 9-36:** Eigenbehandlung an der Temporalis-Muskulatur, angepasst für den Arbeitsplatz	Eigenbehandlung des M. temporalis beidseitig mit funktioneller Weichteiltechnik, angepasst für den Arbeitsplatz am Schreibtisch: Die Finger liegen quer zum Faserverlauf des Muskels und durch die Flexion des Kopfes erfolgt die Querdehnung des Muskels.
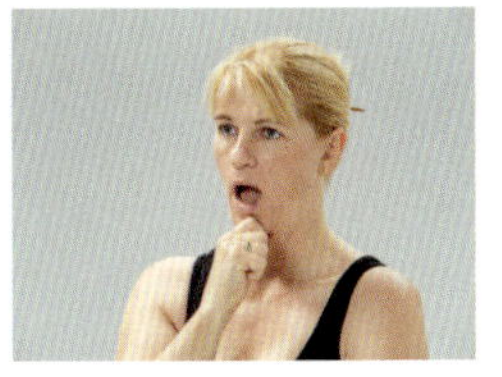 **Abbildung 9-37:** Übung mit moderatem Widerstand	Bei dieser Eigenbehandlung setzt der Patient seiner Kieferöffnung mit der Hand unter dem Kinn einen moderaten Widerstand entgegen. Die Übung eignet sich als Spurtraining für die Mundöffnung und als reziproke Hemmung für empfindliche Kaumuskeln. Sie wird in einer bestmöglichen Aufrichtung des Körpers durchgeführt
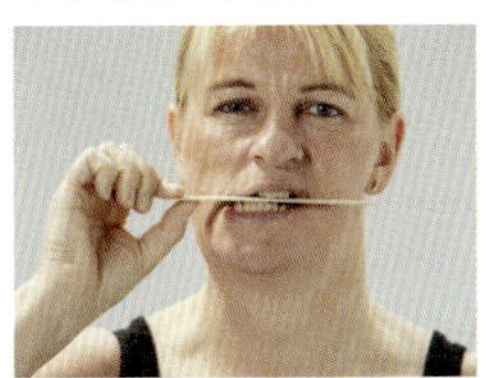 **Abbildung 9-38:** Übung zur verbesserten Koordination der Seitwärtsbewegungen	Der Patient übt koordinative Seitwärtsbewegungen des Unterkiefers entlang dem Spatel. Dieser dient dem Unterkiefer als Führungshilfe. Diese Übung eignet sich nur, wenn bei den seitlichen Bewegungen **keine** Gelenkgeräusche auftreten.

Tabelle 9-20: *Fortsetzung*

Eigenübung	Erläuterung
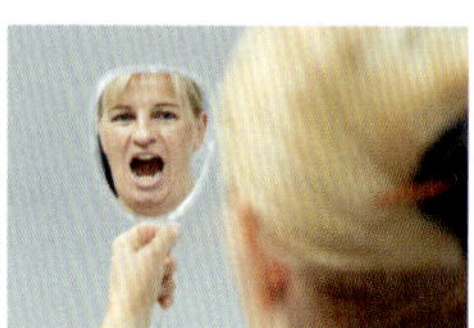 **Abbildung 9-39:** Mundöffnung und -schließung mit Hilfe eines Spiegles	Eigenbehandlung: Der Patient übt die Kieferöffnung und -schließung entlang der eingezeichneten vertikalen Führungslinie auf dem Spiegel in der Spur. Der Blick in den Spiegel erleichtert dem Patienten diese koordinativen Bewegungen
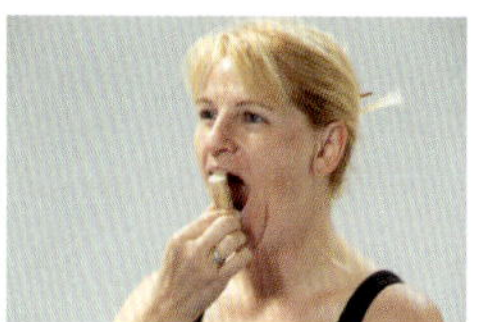 **Abbildung 9-40:** Mobilisation mit Hilfe eines Korkens	Eigenmobilisation und Eigendehnung der Kiefergelenkkapsel und der Kaumuskulatur in die Kieferöffnung mit Hilfe eines Korkens. Diese Übung **eignet sich nicht bei ventraler Diskusverlagerung ohne Reposition.**
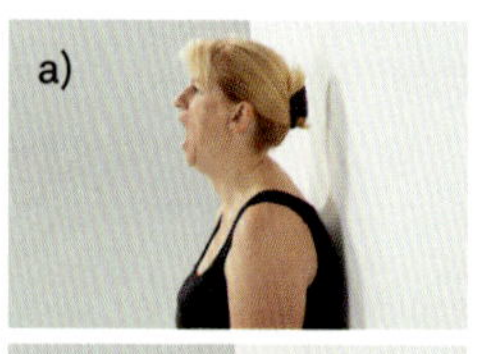 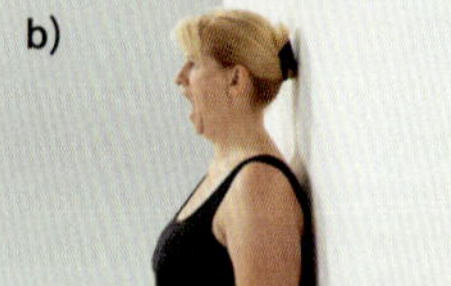 **Abbildung 9-41:** a) und b): Widerlagernde Kieferöffnungsübung mit HWS-Bewegung	Der Patient steht mit dem Rücken an der Wand in seiner Gewohnheitshaltung. Während er den Mund öffnet, flektiert er seinen Kopf hochzervikal bis in die Mittelstellung Mögliche Fehler: Der Patient flektiert hochzervikal zu stark über die Mittelstellung hinaus.
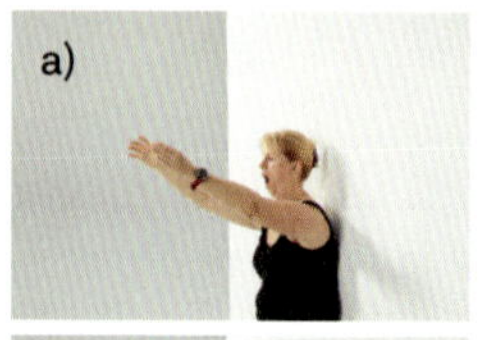 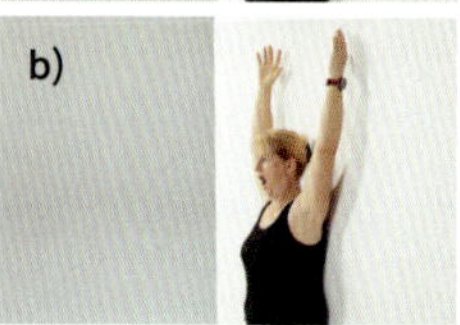 **Abbildung 9-42:** Widerlagernde Kieferöffnungsübung mit Armhebung	Der Patient führt die Übung aus der Abbildung 9-41 fort, indem er beide Arme hochhebt. Mögliche Fehler: Der Patient flektiert seinen Kopf zu stark über die Mittelstellung hinaus.

Weiterhin erlernt der Patient die Kieferöffnung bei flektorischer Widerlagerung der HWS (Abbildung 9-41) und bei Hebelveränderung über die Arme (Abbildung 9-42) (**Tabelle 9-20**).

Die Aufgabenverteilung für den Therapeuten und den Patienten bei der Behandlung ist in der **Abbildung 9-43** graphisch dargestellt. Zu Behandlungsbeginn liegt die Hauptaufgabe auf der Seite des Therapeuten, die sich im weiteren Behandlungsverlauf mehr auf die Patientenseite hin verlagert. Der Patient lernt seine Funktionsstörung einzuschätzen und abzuwägen, wie er zur Verbesserung und/oder zur Vermeidung von Verschlechterung beitragen kann.

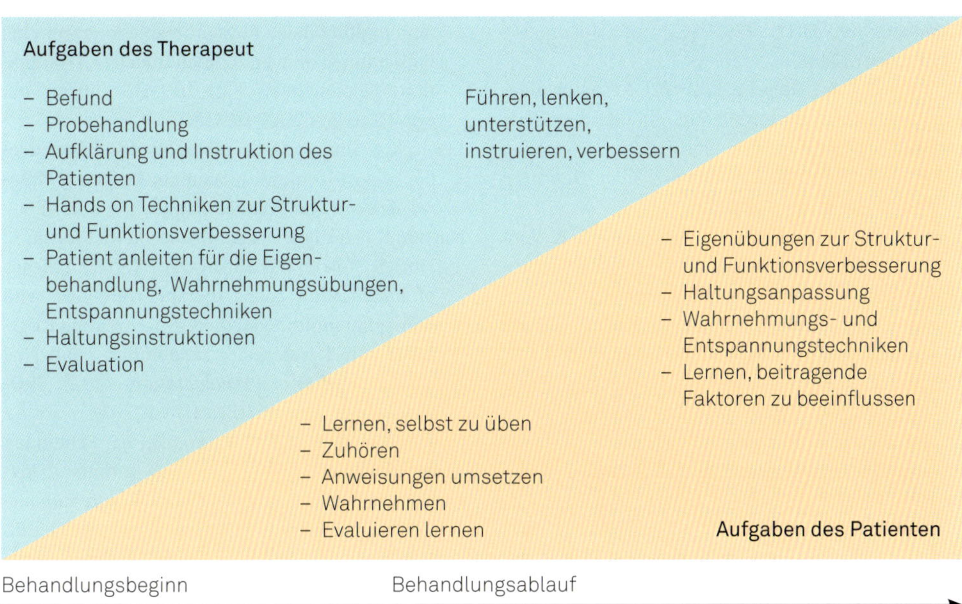

Abbildung 9-43: Die Aufgabenverteilung für den Therapeuten und den Patienten

Literatur

Ahlers, M.O. & Jakstat, H.A. (2011). *Klinische Funktionsanalyse: Manuelle Strukturanalyse; interdisziplinäre Diagnostik* (4. Aufl.). Hamburg: Denta-Concept-Verl.

Armijo-Olivo, S.L., Fuentes, J.P., Major, P.W., Warren, S., Thie, N.M. & Magee, D.J. (2010). Is Maximal Strength of the Cervical Flexor Muscles Reduced in Patients With Temporomandibular Disorders? *Archives of Physical Medicine and Rehabilitation, 91*(8), 1236–1242. https://doi.org/10.1016/j.apmr.2010.05.003

Armijo-Olivo, S.L., Magee, D.J., Parfitt, M. & Major, P. (2006). The Association Between the Cervical Spine, the Stomatognathic System, and Craniofacial Pain: A Critical Review. *Journal of orofacial pain, 20*(4), 271–287.

Ash, M.M. & Bernhardt, O. (2006). *Schienentherapie: Evidenzbasierte Diagnostik und Behandlung bei TMD und CMD* (3. Aufl.). München/Jena: Elsevier Urban & Fischer. http://www.elsevier.de/ash

Barral, J.-P. & Croibier, A. (2008). *Manipulation kranialer Nerven* (1. Aufl.). München/Jena: Elsevier Urban & Fischer. http://deposit.d-nb.de/cgi-bin/dokserv?id=3117095&prov=M&dok_var=1&dok_ext=htm

Brantingham, J.W., Cassa, T.K., Bonnefin, D., Pribicevic, M., Robb, A., Pollard, H. ... Korporaal, C. (2013). Manipulative and multimodal therapy for upper extremity and temporomandibular disorders: a systematic review. *Journal of manipulative and physiological therapeutics, 36*(3), 143–201. https://doi.org/10.1016/j.jmpt.2013.04.001

Bumann, A. & Lotzmann, U. (2000). *Funktionsdiagnostik und Therapieprinzipien* (Farbatlanten der Zahnmedizin, Bd. 12). Stuttgart: Thieme.

Dalewski, B., Kamińska, A., Szydłowski, M., Kozak, M. & Sobolewska, E. (2019). Comparison of Early Effectiveness of Three Different Intervention

Methods in Patients with Chronic Orofacial Pain: A Randomized, Controlled Clinical Trial. *Pain Research and Management, 2019*, 1–9. https://doi.org/10.1155/2019/7954291

Durham, J., Al-Baghdadi, M., Baad-Hansen, L., Breckons, M., Goulet, J.P., Lobbezoo, F., ... Ohrbach, R. (2016). Self-management programmes in temporomandibular disorders: results from an international Delphi process. *Journal of Oral Rehabilitation, 43*(12), 929–936. https://doi.org/10.1111/joor.12448

Dworkin, S.F. & LeResche, L. (1992). Research diagnostic criteria for temporomandibular disorders: review, criteria, examinations and specifications, critique. *Journal of Craniomandibular Disorders: Facial & Oral Pain, 6*(4), 301–355.

Dworkin, S.F., LeResche, L., DeRouen, T. & Von, K.M. (1990). Assessing clinical signs of temporomandibular disorders: reliability of clinical examiners. *The Journal of Prosthetic Dentistry, 63*(5). https://doi.org/10.1016/0022-3913(90)90079-R

Fernández-de-Las-Peñas, C. & Piekartz, H. von (2020). Clinical Reasoning for the Examination and Physical Therapy Treatment of Temporomandibular Disorders (TMD): A Narrative Literature Review. *Journal of Clinical Medicine, 9*(11), 3686. https://doi.org/10.3390/jcm9113686

Feurer, I. (2019). Bruxism and Physiotherapy – Scope of influence of physiotherapists in bruxism treatment and evaluation approaches. *Journal of Craniomandibular Function, 11*(2), 151–162.

Fingleton, C.P., Dempsey, L., Smart, K. & Doody, C.M. (2014). Intraexaminer and Interexaminer Reliability of Manual Palpation and Pressure Algometry of the Lower Limb Nerves in Asymptomatic Subjects. *Journal of manipulative and physiological therapeutics, 37*(2), 97–104. https://doi.org/10.1016/j.jmpt.2013.12.006

Goulet, J.P., Clark, G.T. & Flack, V.F. (1993). Reproducibility of examiner performance for muscle and joint palpation in the temporomandibular system following training and calibration. *Community dentistry and oral epidemiology, 21*(2), 72–77. https://doi.org/10.1111/j.1600-0528.1993.tb00724.x

Hugger, A., Schindler, H.J., Böhner, W., Nilges, P., Sommer, C., Türp, J.C. & Hugger, S. (2007). Therapie bei Arthralgie der Kiefergelenke: Empfehlungen zum klinischen Management. *Schmerz, 21*(2), 116–130. https://doi.org/10.1007/s00482-007-0532-9

Johnstone, D.R. & Templeton, M.C. (1980). The feasibility of palpating the lateral pterygoid muscle. *The Journal of Prosthetic Dentistry, 44*(3), 318–323. https://doi.org/10.1016/0022-3913(80)90020-7

Kirveskari, P. (2001). Prediction of demand for treatment of temporomandibular disorders. *Journal of Oral Rehabilitation, 28*(6), 572–575. https://doi.org/10.1046/j.1365-2842.2001.00704.x

Knust, M., Piekartz, H. & Zalpour, C. (2007). Wirkung von Manueller Therapie im Vergleich zu einem multimodalen Physiotherapieprogramm bei Patientinnen mit kraniomandibulärer Dysfunktion. *physioscience, 3*(3), 109–116. https://doi.org/10.1055/s-2007-963380

Lewit, K. & Simons, D.G. (1984). Myofascial pain: relief by post-isometric relaxation. *Archives of Physical Medicine and Rehabilitation, 65*(8), 452–456.

Nagata, K., Maruyama, H., Mizuhashi, R., Morita, S., Hori, S., Yokoe, T. & Sugawara, Y. (2015). Efficacy of stabilisation splint therapy combined with non-splint multimodal therapy for treating RDC/TMD axis I patients: a randomised controlled trial. *Journal of oral rehabilitation, 42*(12), 890–899. https://doi.org/10.1111/joor.12332

Neff, A., Hell, B., Kolk, A., Pautke, C., Schneider, M. & Prechel, U. (2016). *S3-Leitlinie Kiefergelenkluxation: AWMF-Leitlinie-Registernummer 007/063.* Hofheim am Taunus: Deutsche Gesellschaft für Mund-, Kiefer- und Gesichtschirurgie (DGMKG). https://www.awmf.org/leitlinien/detail/ll/007-063.html

Peroz, I., Bernhardt, O., Kares, H., Korn, H.J., Kropp, P., Lange, M., ... Wolowski, A. (2019). *S3-Leitlinie Diagnostik und Behandlung von Bruxismus: AWMF-Registernummer 083/027.* Düsseldorf: DGFDT, DGZMK. https://www.awmf.org/uploads/tx_szleitlinien/083-027l_S3_Bruxismus-Diagnostik-Behandlung_2019-06.pdf

Piekartz, H.J.M. von. (2015). Untersuchung und Behandlung des kranialen Nervengewebes. In H.J.M. von Piekartz, & D. Andreotti (Hrsg.), *Physiofachbuch. Kiefer, Gesichts- und Zervikalregion: Neuromuskuloskeletales Assessment und Behandlungsstrategien* (2. Aufl., S. 392–474). Stuttgart: Georg Thieme Verlag.

Piekartz, H.J.M. von & Ootmarsum, H. (2001). Vorschlag für neurodynamischen Test des N. mandibularis – Reliabilität und Referenzwerte. *Manuelle Therapie, 5*(56), 56–66.

Pimentel, G., Bonotto, D. & Hilgenberg-Sydney, P.B. (2018). Self-care, education, and awareness of the patient with temporomandibular disorder: a systematic review. *Brazilian Journal Of Pain, 1*(3),

263-269. https://doi.org/10.5935/2595-0118.20180050

Schiffman, E., Ohrbach, R., Truelove, E., Look, J., Anderson, G., Goulet, J.-P., ... Dworkin, S.F. (2014). Diagnostic Criteria for Temporomandibular Disorders (DC/TMD) for Clinical and Research Applications: recommendations of the International RDC/TMD Consortium Network and Orofacial Pain Special Interest Group. *Journal of oral & facial pain and headache, 28*(1), 6–27.

Schindler, H.J., Türp, J.C., Nilges, P. & Hugger, A. (2013). Therapie bei Schmerzen der Kaumuskulatur: Aktualisierung der Empfehlungen. *Schmerz, 27*(3), 243–252. https://doi.org/10.1007/s00482-013-1329-7

Schindler, H.J., Türp, J.C., Sommer, C., Kares, H., Nilges, P. & Hugger, A. (2007). Therapie bei Schmerzen der Kaumuskulatur: Empfehlungen zum klinischen Management. *Schmerz, 21*(2), 102–115. https://doi.org/10.1007/s00482-006-0514-3

Shacklock, M. (2008). *Angewandte Neurodynamik: Neuromuskuloskeletale Strukturen verstehen und behandeln* (1. Aufl.). München: Elsevier, Urban & Fischer.

Slade, G.D., Sanders, A.E., Ohrbach, R., Fillingim, R.B., Dubner, R., Gracely, R.H., ... Greenspan, J.D. (2014). Pressure pain thresholds fluctuate with, but do not usefully predict, the clinical course of painful temporomandibular disorder. *Pain, 155*(10), 2134–2143. https://doi.org/10.1016/j.pain.2014.08.007

Stelzenmueller, W., Kopp, S. & Lisson, J. (2015). Evidenz von Physiotherapie bei kraniomandibulärer Dysfunktion. *Manuelle Medizin, 53*(4), 270–276. https://doi.org/10.1007/s00337-015-1250-5

Tampin, B. & Schmid, A. (2020). Neurodynamik – Was wissen wir heute? *manuelletherapie, 24*(01), 9–14. https://doi.org/10.1055/a-1080-7945

Travell, J.G. & Simons, D.G. (2002). *Handbuch der Muskel-Triggerpunkte: Obere Extremität, Kopf und Thorax* (2. Aufl.). München: Urban & Fischer.

Tuncer, A.B., Ergun, N., Tuncer, A.H. & Karahan, S. (2013). Effectiveness of manual therapy and home physical therapy in patients with temporomandibular disorders: A randomized controlled trial. *Journal of bodywork and movement therapies, 17*(3), 302–308. https://doi.org/10.1016/j.jbmt.2012.10.006

Türp, J.C., Alt, K.W., Vach, W. & Harbich, K. (1998). Mandibular condyles and rami are asymmetric structures. *Cranio – the journal of craniomandibular practice, 16*(1), 51–56. https://doi.org/10.1080/08869634.1998.11746038

Türp, J.C. & Minagi, S. (2001). Palpation of the lateral pterygoid region in TMD – where is the evidence? *Journal of Dentistry, 29*(7), 475–483. https://doi.org/10.1016/S0300-5712(01)00042-2

Türp, J.C. & Schindler, H.J. (2019). Screening für kraniomandibuläre Dysfunktionen: Eine sinnvolle Maßnahme? *Schmerz, 34*(1), 13–20. https://doi.org/10.1007/s00482-019-00432-1

Visscher, C.M., Lobbezoo, F. & Naeije, M. (2007). A reliability study of dynamic and static pain tests in temporomandibular disorder patients. *Journal of orofacial pain, 21*(1), 39–45.

Visscher, C.M., Naeije, M., Laat, A. de, Michelotti, A., Nilner, M., Craane, B., ... Lobbezoo, F. (2009). Diagnostic accuracy of temporomandibular disorder pain tests: a multicenter study. *Journal of orofacial pain, 23*(2), 108–114.

Walsh, J. & Hall, T. (2009). Reliability, validity and diagnostic accuracy of palpation of the sciatic, tibial and common peroneal nerves in the examination of low back related leg pain. *Manual therapy, 14*(6), 623–629. https://doi.org/10.1016/j.math.2008.12.007

Wieckiewicz, M., Boening, K., Wiland, P., Shiau, Y.Y. & Paradowska-Stolarz, A. (2015). Reported concepts for the treatment modalities and pain management of temporomandibular disorders. *The journal of headache and pain, 16*, 106. https://doi.org/10.1186/s10194-015-0586-5

Wright, E.F., Domenech, M.A. & Fischer, J.R. (2000). Usefulness of posture training for patients with temporomandibular disorders. *Journal of the American Dental Association, 131*(2), 202–210. https://doi.org/10.14219/jada.archive.2000.0148

10 Untersuchung und Behandlung der HWS/BWS und Schulter-Arm-Region

In der Anamnese, der Inspektion und der Testbatterie werden verschiedene Hinweise gesammelt, die den Therapeuten dazu veranlassen, die HWS/BWS oder/und die Schulter-Armregion weiter zu untersuchen. Gab es anamnestische Zeichen, die auf eine Problematik der HWS/der Brustwirbelsäule oder der Schulter-Arm-Region hinweisen? Welche Aussagen konnten aufgrund der Testbatterie getroffen werden (**Tabelle 10-1**)?

In der weiterführenden Untersuchung kristallisieren sich die Strukturen und Regionen heraus, die für die Symptomatik (mit)verantwortlich gemacht werden. Welche Struktur oder Region kann ihre Aufgaben und Anforderungen nicht mehr erfüllen? Dies geschieht als erstes im Testen der Beweglichkeit mit dem Fokus auf beteiligte Regionen und/oder Strukturen, die nicht beweglich genug sind oder zu beweglich sind oder ein unkoordiniertes Bewegungsverhalten zeigen.

10.1 Weiterführende Untersuchung der HWS

Um die Bewegungsfähigkeit in der HWS bewerten zu können, werden sowohl achsengerechte Bewegungen (Flexion/Extension, Seitneigung und Rotation) wie auch zusammengesetzte Bewegungen genutzt. Damit eruiert der Therapeut zum einen das maximale Bewegungsausmaß, zum anderen differenziert er damit Strukturen und Regionen (**Abbildung 10-1**).

10.1.1 Differenzierende aktive und passive Bewegungsprüfung

Die Kopfgelenke erreichen in einer zusammengesetzten Bewegung bestehend aus einer Rotation und gegensinniger Seitneigung unabhängig von Extension und Flexion das maximale Bewegungsausmaß. Der Patient führt eine Rotation rechts mit Seitneigung links aus (**Abbildung 10-2a** und **Abbildung 10-2b**). Diese Bewegungskombination ist erforderlich für einen maximalen Bewegungsausschlag, der in den Kopfgelenken initiiert wird, in diesem Beispiel beim Schauen nach rechts oben. Der Therapeut führt zum Prüfen des Bewegungsausmaßes und des Endgefühles die Kopfgelenke vermehrt in eine Rotation bzw. Seitneigung. Kann der Patient wie in Abbildung 10-2a und 10-2b die Rotation bzw. gegensinnige Seitneigung nicht seitengleich symptomfrei ausführen, ist ein Hinweis auf eine Dysfunktion der Kopfgelenke gegeben, welcher weitere Tests verlangt.

Ab dem Segment C2/3 ist das maximale Bewegungsausmaß durch eine **gleichsinnige Seitneigung zur Rotation** unabhängig von Extension und Flexion geprägt. Physiologisch bedeuten die verschiedenen biomechanischen Bewegungsabläufe der Kopfgelenke und der mittleren HWS folgendes: Führt der Patient eine Rotation durch, so verbleiben die Augen

Tabelle 10-1: Ergebnisse aus der Testbatterie

Testcode aus der Testbatterie	Weiterführende Untersuchung
Testcode 01–05: Sicherheitstests/Red Flags unauffällig?	Weitere medizinische Abklärung notwendig? Vorsicht bei weiteren Manövern
Testcode 06: Tests der HWS, Auffälligkeiten in aktiven und passiven Bewegungen der HWS	Weiterführende Untersuchung HWS
Testcode 08: Regionsdifferenzierung HWS-Kiefer: Der Schmerz kann mit diesem Manöver in die HWS reproduziert werden.	Weiterführende Untersuchung der HWS
Testcode 09/10: Auffälligkeiten in der Schulter-Arm-Region	Weiterführende Untersuchung der Schulter-Arm-Region
Testcode 11/12: Regionsdifferenzierung HWS-Kiefer-Schultergürtel-Arm	Zusammenhänge zwischen den Regionen, welche Region ist hauptsächlich betroffen
Testcode 13: Auffälligkeiten in der BWS	Weiterführende Untersuchung BWS
Testcode 14. Auffälligkeiten in den neuralen Strukturen	Weiterführende Untersuchung der neuralen Strukturen

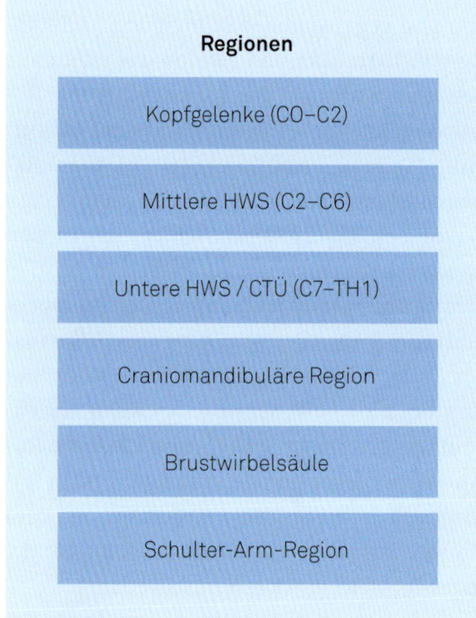

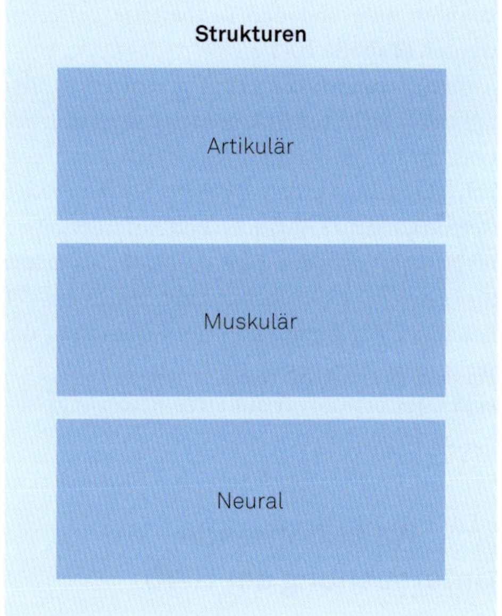

Abbildung 10-1: Relevante neuromuskuloskelettale Regionen und Strukturen

während der Rotation bis zum Ende der Bewegung auf einer Höhe und stehen achsengerecht horizontal. Bei einer links Rotation ist dies biomechanisch mit einer Seitneigung links in den Segmenten C2–TH4 und mit einer Gegenseitneigung in den Kopfgelenken nach rechts gewährleistet. Ist die ausgleichende Seitneigung der Kopfgelenke nach rechts eingeschränkt, so

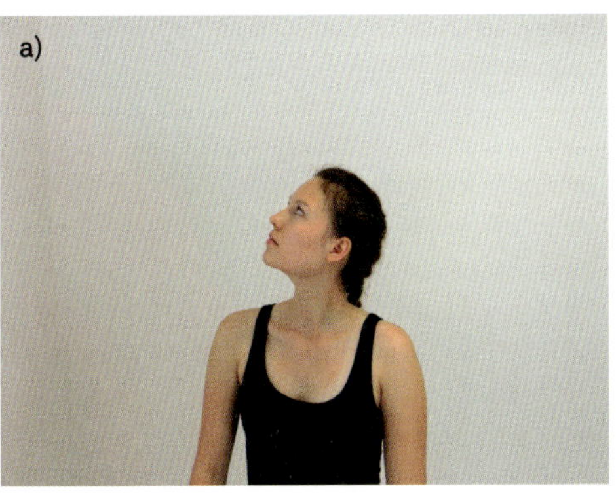

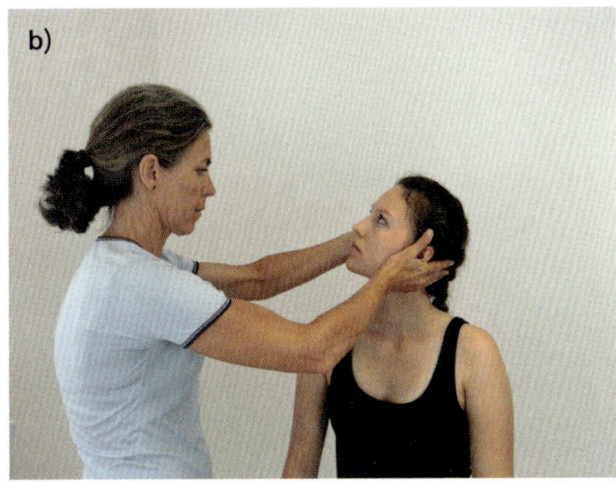

Abbildung 10-2: a) und b): Aktive und passive gekoppelte Bewegung der Kopfgelenke

Tabelle 10-2: Achsengerechte und zusammengesetzte Bewegungen für HWS, Kopfgelenke, mittlere HWS und zervikothorakalen Übergang

Aktive und passive Bewegung	Bewegungskomponente	Ziele
Achsengerechte Bewegungen	Rotation rechts und links Seitneigung rechts und links Flexion und Extension	Symptomreproduktion: • bei welchen Bewegungen passiv und/oder aktiv werden die Symptome reproduziert? • Regionszuordnung • Strukturzuordnung
Gekoppelte Bewegung der Kopfgelenke	Seitneigung gegensinnig zur Rotation unabhängig von Flexion und Extension	
Gekoppelte Bewegung von C2–TH4	Seitneigung gleichsinnig zur Rotation unabhängig von Flexion und Extension	
Kombinierte Bewegung von C2–TH4	Seitneigung gegensinnig zur Rotation unabhängig von Flexion und Extension	

entsteht eine Kippbewegung nach links. Eine Dysfunktion der Kopfgelenke kann zugrunde liegen. Auch können dadurch die Augen nicht mehr horizontal gehalten werden. Dies bedeutet für den Patienten eine ständige visuelle Korrektur bei Kopfrotationen, wodurch eine Überbelastung der Okulomotorik entstehen kann.

Anguläre Bewegungsüberprüfungen können sowohl im Sitz als auch im Liegen durchgeführt werden. Dies liegt im Ermessen des Therapeuten. Es müssen Techniken und Ausgangsstellungen gewählt werden, die für den Patienten und Therapeuten zielführend zu handhaben sind. Prinzipiell werden zur Beweglichkeitstestung die achsengerechten und zusammengesetzten Bewegungskomponenten aus **Tabelle 10-2** durchgeführt und bewertet. Ziel ist es hier, die problematische, symptomgebende Bewegung herauszufiltern. Im **Kasten 10-1** wird beispielhaft eine symptomgebende Extension mit den Überlegungen des Therapeuten, welche Strukturen betroffen sein könnten, beschrieben. Im **Kasten 10-2** wird am Beispiel einer symptomgebenden Flexion dargestellt, welche Ursachen in Betracht gezogen werden müssen. Diese müssen in den Gesamtkontext (Symptomatik, anamnestische Zeichen etc.) eingefügt und weiter differenziert werden.

Kasten 10-1: Strukturen, die für eine symptomgebende Extension mitverantwortlich sein können

Zeigt sich z. B eine symptomgebende Extension könnten folgende Strukturen als Ursache in Betracht kommen, die weiter differenziert werden müssen:

- Aa. carotiden = Gehaltene Einstellung der HWS-Extension (siehe Kapitel 8, Testbatterie Testcode 02) und anamnestischen Angaben (siehe Kapitel 3)
- Gelenkstrukturen der HWS (Konvergenzgleiten der Facetten/Kompression der Facetten, Atlantookzipitalgelenke) = weitere artikuläre anguläre und translatorische Tests (siehe Kapitel 10.2)
- Ventrale muskuläre Weichteilstrukturen (inkl. Faszien) = Weiterführende muskuläre Untersuchung siehe Kapitel 10.3
- Ventrale neurale Strukturen (z.B. N. vagus)/Kompression dorsal der Foramina intertransversarii = Weiterführende neurale Untersuchung (siehe Kapitel 10.4)

Immer müssen die provozierten und reduzierten Symptome auf die Symptomatik, weswegen der Patient den Therapeuten aufgesucht hat, abgestimmt werden. Löst der Therapeut ein Symptom aus, folgt unweigerlich die Frage: Kennen Sie dieses Symptom? Kommt Ihnen dieses Symptom bekannt vor? Ist dies das Symptom, weswegen Sie mich aufgesucht haben?

Strukturdifferenzierende Bewegungstests

Hat der Therapeut eine auffällige Bewegung (z. B. eine eingeschränkte Linksrotation) aufgefunden, so wird diese auf eventuell beteiligte Regionen und Strukturen untersucht. Bei einer Linksrotation (**Abbildung 10-3a und Abbildung 10-3b**) zeigt sich bei der aktiven bzw. passiven Bewegung eine Bewegungseinschränkung nach links. Mit eine Schulterelevation werden muskuläre und neurale Strukturen rechtsseitig angenähert. Damit wird offensichtlich, ob die Linksrotation in der HWS eingeschränkt ist oder ob eine Weichteilspannung, die den Schulterbereich einschließt, für die Einschränkung mit verantwortlich gemacht werden kann.

Kasten 10-2: Strukturen, die für eine symptomgebende Flexion mitverantwortlich sein können

Zeigt sich eine symptomgebende Flexion könnten folgende Ursachen in Betracht kommen, die, wie beispielhaft dargstellt wird, weiterer Tests bedürfen:

- Lig. transversum atlantis: Instabilitätstest Lig. Transversum atlantis (siehe Kapitel 8, Testbatterie, Testcode 03)
- Kopfgelenke: weitere artikuläre anguläre und translatorische Tests, insbesondere Prüfen des Dorsalgleitens des Occiputs
- Facettengelenke (Divergenz): segmentale Gelenkprovokation, Beweglichkeitsprüfung mittels translatorischer Tests und Bewegungspalpationen der angulären Bewegung
- Muskuläre dorsale Strukturen: Differenzierung der kurzen und längeren muskulären HWS-Strukturen und der Schultergürtelmuskeln
- Neurale Strukturen: neurodynamische Tests (Abbildung 10-5)
- Kiefergelenke: spezifische Untersuchung craniomandibulär (siehe Kapitel 9)

Wird weiterführend der Arm im Schultergelenk in eine Abduktion/Außenrotation und Ellenbogenextension eingestellt, wird ein vermehrter Längenreiz auf die neuralen Strukturen gesetzt und erste Eindrücke können bezüglich einer neuralen Mitbeteiligung aufgenommen werden (**Abbildung 10-4a**). Für eine erhöhte Spannung beispielhaft im N. medianus kann das Handgelenk zusätzlich in Dorsalextension eingestellt werden (**Abbildung 10-4b**).

Steht im Vordergrund eine eingeschränkte flektorische Bewegungsfähigkeit, so wird zur Differenzierung der Beteiligung neuraler Strukturen mit der eingestellten HWS-Flexion

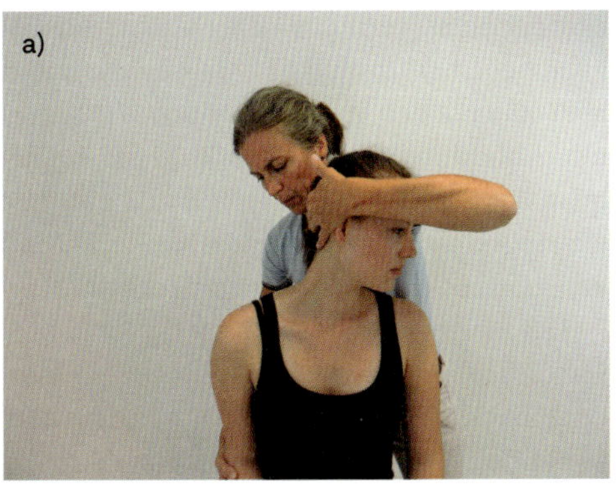

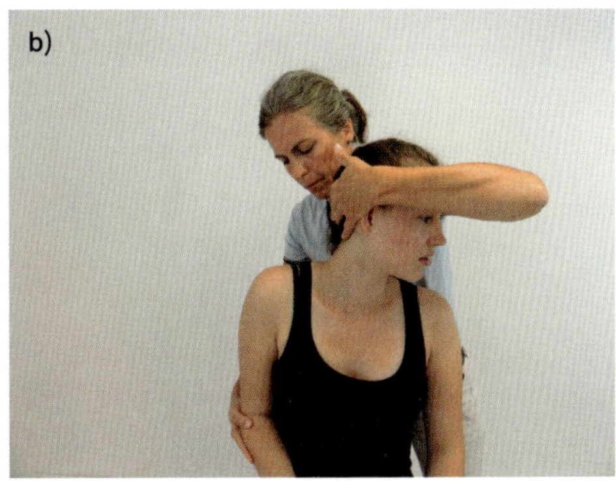

Abbildung 10-3: a) und b): Strukturdifferenzierung über eine Schulterdepression und – elevation

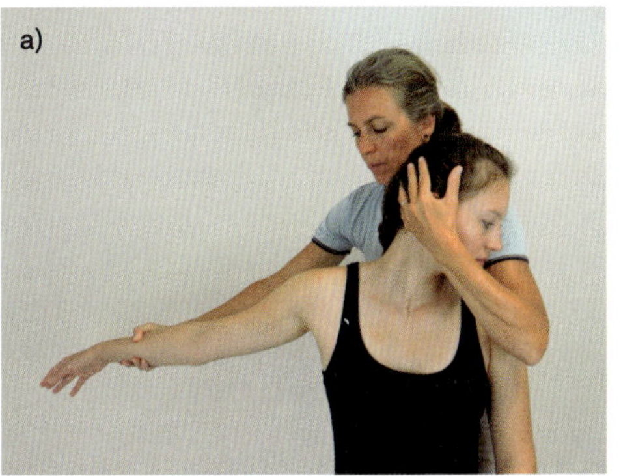

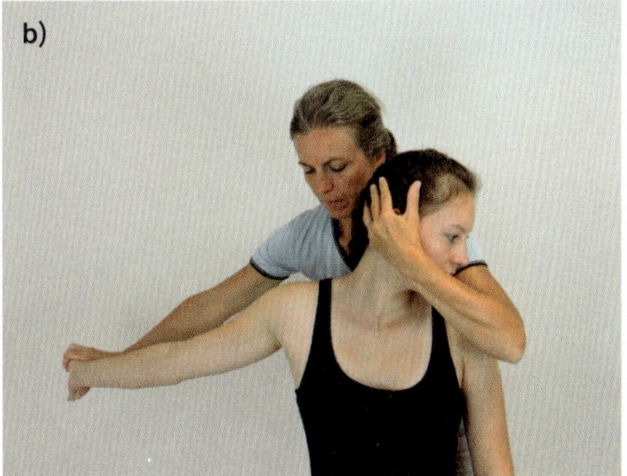

Abbildung 10-4: a) und b): Strukturdifferenzierung der neuralen Struktur (am Beispiel N. medianus)

(**Abbildung 10-5**) das rechte bzw. das linke Bein gestreckt zur Erhöhung der neuralen Gewebespannung. Mit Dorsalextension im Sprunggelenk wird diese vermehrt erhöht und durch eine Extension der oberen HWS von kranial wieder beeinflusst. Immer steht beim Ausdifferenzieren das Kontinuum der nervalen Strukturen im Vordergrund: Verändere ich zum Beispiel mit der Fußstellung eine craniocervicale Symptomatik, so weist dies auf eine beteiligte neurale Struktur hin.

Regionsdifferenzierende Bewegungstests

Neben Tests, die zur Strukturdifferenzierung angewendet werden, werden ebenso Tests zu Hilfe genommen, die einen Eindruck über die betroffene Region geben. Bei einer eingeschränkten Rotation (**Abbildung 10-6**) wird mit einer Aufrichtung der HWS (Auftrag an den Patienten eine Nickbewegung „Chin in" durchzuführen) eine Rotation durchgeführt. Damit wird der rotatorische Bewegungsimpuls in Richtung des zervikothorakalen Übergangs geleitet. Treten nun Beschwerden beziehungsweise Bewegungseinschränkungen auf, ist der zervikothorakale Übergang weiter in die Untersuchung einzuschließen.

Wird die Rotation in einer verstärkten extensorischen Einstellung der mittleren HWS durchgeführt, so wird das Ineinandergleiten der Facettengelenke (Konvergenzgleiten) forciert im Vergleich zu einer Rotation in einer aufgerichteten Position (**Abbildung 10-7**). Dies kann eine Bewegungseinschränkung in der mittleren HWS augenscheinlich machen, beziehungsweise Symptome reproduzieren. Auch werden in dieser Position die Foramina der ipsilateralen Rotationsseite verengt.

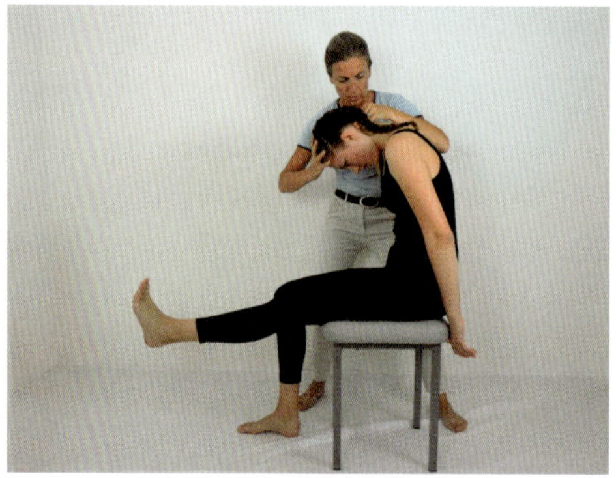

Abbildung 10-5: Strukturdifferenzierung der neuralen Strukturen

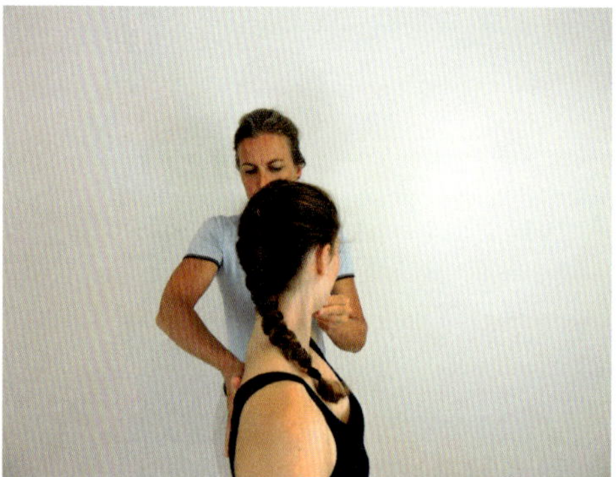

Abbildung 10-6: Regionsdifferenzierung des zervikothorakalen Überganges

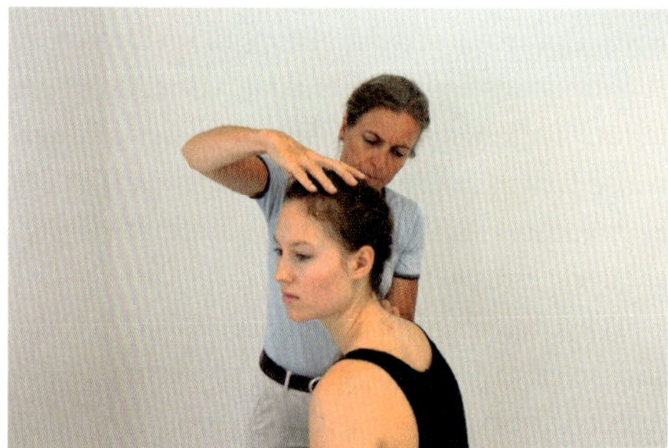

Abbildung 10-7: Regionsdifferenzierung der mittleren HWS

Für ein Fokusieren der Rotationsbewegung in die Kopfgelenke wird die HWS in eine Flexion gebracht. Der Therapeut umgreift den Processus spinosus des C2-Wirbels und kann hier zum einen eine verfrühte weiterlaufende Bewegung bei einer Dysfunktion wahrnehmen und zum anderen den Processus spinosus C2 fixieren (**Abbildung 10-8**). Damit wird die Rotation in das Segment C1 provoziert und eine Bewegungseinschränkung mit einer eventuell ausgelösten Schmerzantwort aufgedeckt.

Der Flexions-Rotations-Test (Hall & Robinson, 2004) gibt ebenso Aufschluss über eine Dysfunktion zwischen dem Atlas und dem Axis (**Abbildung 10-9**). Der Therapeut führt die gesamte HWS des Patienten in eine endgradige Flexion. Aus dieser Position heraus wird der Kopf langsam in eine Rotation nach rechts und nach links bewegt. Das Bewegungsausmaß im Seitenvergleich und ausgelöste Symptome werden aufgenommen. Als auffällig wird eine Differenz von mehr als 10° bewertet. Mit einer hohen Intertester-Reliabilität (Interclass correlation index ICC > 0.88) (Ogince et al., 2007) weist der Flexion-Rotations-Test eine Dysfunktion zwischen C1 und C2 in Rückenlage auf. Sensitivität und Spezifität des Flexions-Rotations-Test als diagnostischer Test bei einer zervikogenen Kopfschmerzpopulation lagen bei 90 % und 88 % ($P < .001$)(T.M. Hall et al., 2008). Verschiedene Kopfschmerzpopulationen wiesen vermehrt positive Flexions-Rotations-Tests auf im Vergleich zu asymptomatischen Kontrollgruppen (Bravo Petersen & Vardaxis, 2015; T.M. Hall et al., 2010).

Nach den angulären Bewegungstests müssen folgende Überlegungen angestellt werden: Kann der Therapeut eine Aussage treffen, welche Strukturen und Regionen hauptsächlich betroffen sind? Reichen diese Bewegungstests für das Feststellen einer Dysfunktion? Konnte die Symptomatik des Patienten (Kopfschmerzen, Schwindel etc.) ausgelöst werden? In der Praxis hat sich gezeigt, dass dies manchmal nicht ausreichend ist für eine endgültige Interpretation: weitere Tests sind nötig, um eine segmentale Dysfunktion erkennen zu können, bzw. weitere Provokationstests, um eine Symptomreproduktion zu erreichen.

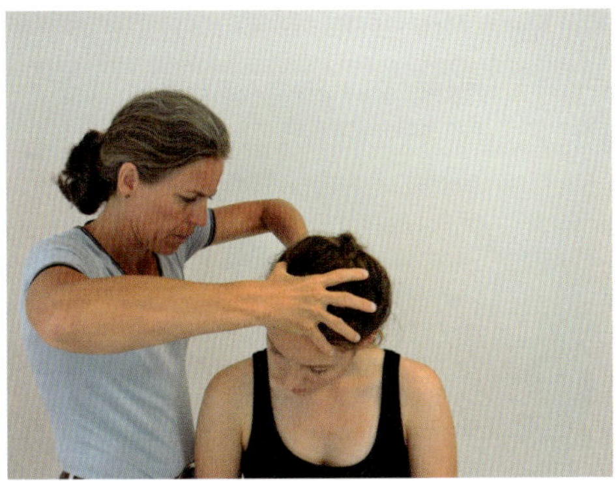

Abbildung 10-8: Regionsdifferenzierung der Kopfgelenke in Rotation

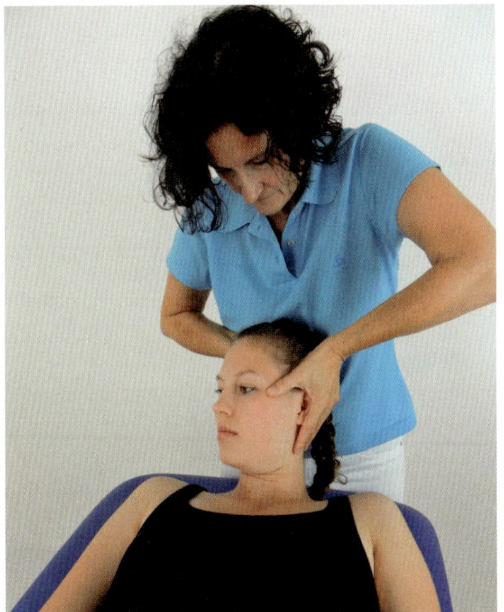

Abbildung 10-9: Flexion-Rotations-Test

10.2 Funktionsuntersuchung artikulärer Strukturen der HWS

Eine Störung der artikulären Strukturen kann im Sinne einer symptomgebenden Hypomobilität oder einer symptomgebenden Hypermobilität bzw. einem Verlust der Bewegungskontrolle auftreten. **Tabelle 10-3** zeigt, wie sich die verschiedenen Problematiken in der Anamnese und dem weiteren Untersuchungsgang präsentieren können.

Weitere Aussagen über eine funktionierende bzw. nicht funktionierende Gelenkmechanik können mit translatorischen Bewegungstests getroffen werden. Dafür lohnt sich zum einen ein segmentales Testen im Sinne eines Gelenkspieles, zum anderen eine Symptomreproduktion im Sinne einer Druckprovokation in verschiedenen provozierenden Manövern in Bauch- und Rückenlage (**Abbildung 10-10a** und **Abbildung 10-10b**) (Maitland, 1985; Watson & Drummond, 2012). Eine Druckerhöhung segmental mit verschiedenen angulären Einstellungen (Linksrotation/Rechtsrotation/Flexion/Extension) verhilft häufig zu deutlichen Symptomreproduktionen.

Ebenso werden artikuläre Dysfunktionen mit translatorischen Tests aufgedeckt. Zwischen dem Okziput und dem Atlas ist für eine Flexionsbewegung ein Dorsalgleiten der Okziputkondylen im Verhältnis zum Atlas notwendig (**Abbildung 10-11**), für eine Seitneigung ein Lateralgleiten (**Abbildung 10-12**). Dem Patienten wird bei den Druckprovokationen wie auch mit den translatorischen Manövern bewusst, dass seine Problematik möglicherweise exakt segmental zu identifizieren ist. Dies kann der teilweise schwer einzuschätzenden Symptomatik, sei es ein Tinnitus, Kopfschmerz oder auch ein Schwindel- oder ein Benommenheitsgefühl, eine auslösende beteiligte Struktur und Region zuordnen. Dort kann demnach Einfluss auf die Problematik genommen werden.

Das Segment C2/C3 zeichnet sich funktionell als das Basissegment für die Kopfgelenke aus, zum anderen bildet es nach kaudal das erste Facettengelenk mit dem dritten Wirbelkörper. Diese anatomische Übergangsregion zeigt sich als anfällig für Dysfunktionen in der Praxis und sollte in eine Untersuchung stets mit einbezogen werden. Mithilfe von zusammengesetzten angulären Bewegungen kann eine Dysfunktion deutlich gemacht werden. Außerdem nutzt der Untersucher translatorische Techniken, um das Gleitverhalten im Sinne eines dorsokaudalen oder ventrokranialen Gleitens bewerten zu können.

Tabelle 10-3: Hinweise im Untersuchungsgang auf eine artikuläre Hypomobilität bzw. Hypermobilität

Funktionsstörung	Artikuläre Hypomobilität/symptomgebende Bewegungseinschränkung	Artikuläre Hypermobilität/Verlust der Bewegungskontrolle
Anamnese	Bewegungsabhängiger Schmerz Eingeschränkte Bewegung (z. B. Kopfdrehen nach rechts beim Autofahren) Endgradige Schmerzen Lokaler oder ausstrahlender Schmerz Nackensteifigkeit	Statische Positionen über längere Zeit (z. B. Leseposition in HWS-Flexion) „Der Kopf ist zu schwer" Abbrechgefühl Mangelndes Koordinationsgefühl in der HWS bei Bewegungen Schnellere Muskelermüdbarkeit Schmerzhafte Verspannungen der HWS-Muskeln Nicht-Auffinden einer guten Schlafposition, häufiges Anlehnen oder Abstützen des Kopfes.
Testbatterie	Bewegungseinschränkung in eine oder mehrere Richtungen mit Symptomauslösung	Große Bewegungsexkursionen Sensomotorische Auffälligkeiten Evtl. positive Instabilitätstests (Lig. transversum, Ligg.alaria)
Bewegungsprüfung: Aktiv versus passiv	Aktives Bewegungsausmaß ist gleich dem passiven Bewegungsausmaß	Große Bewegungsausschläge aktiv und passiv, Symptomreproduktion beim Verbleiben am Bewegungsende (z. B. in Ext)
Endgefühl	Festes verändertes Endgefühl	Kein klar definiertes Endgefühl: gummihaft, verspätet, widerstandslos

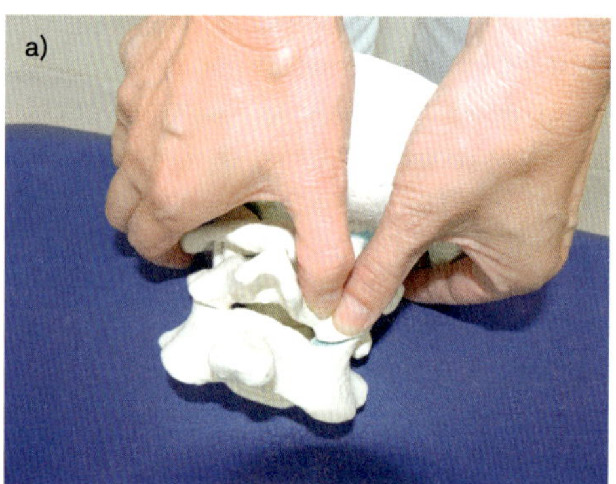

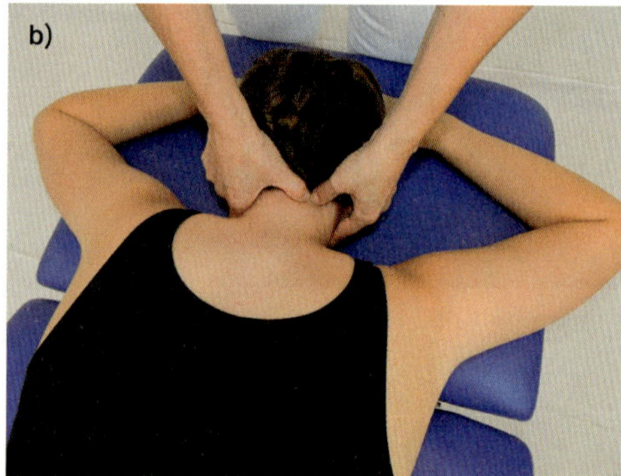

Abbildung 10-10: a) und b): Druckprovokationen an den Kopfgelenken

Watson (Watson & Drummond, 2012) setzte die einzelnen Segmente mit einer segmentspezifischen Schmerzantwort und vergesellschafteten Symptomen in einen Zusammenhang. Dabei wurde durch Druckprovokationen bei:

- C0-C1 (Okziput-Atlas) eine Schmerzreproduktion oberhalb der Augenbrauen mit Ohrensensationen (Tinnitus, Ohrgeräusche) und Nackenschmerzen ausgelöst
- C1-C2 zeigte eine Schmerzantwort in der Augenbrauenregion unilateral oder bilateral mit Nackenschmerzen
- C2-C3 konnte eine Schmerzprovokation auf Augenhöhe auslösen eventuell zusammen

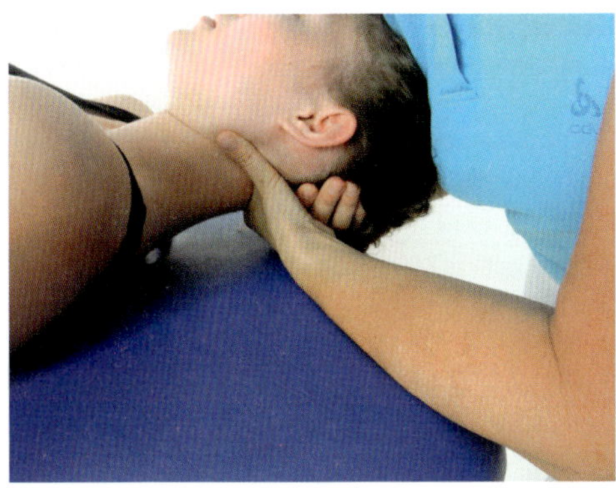

Abbildung 10-11: Test der dorsalen Gleitfähigkeit des Okziputes im Verhältnis zum Atlas

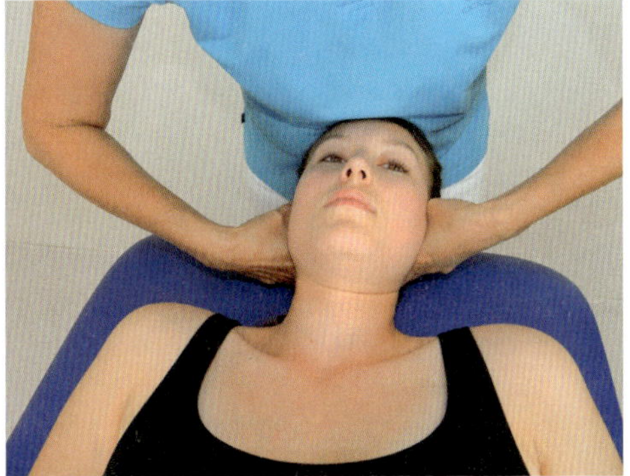

Abbildung 10-12: Test der lateralen Gleitfähigkeit des Okziputes zum Atlas

mit einem Schmerzband, dass sich von okzipital bis frontal zieht, von Übelkeit und Schwindel und zentralen Nackenschmerzen begleitet. Ein Seitenwechsel der Schmerzen wäre hier möglich.

Artikuläre Zeichen wie Steifigkeitsgefühle, eine eingeschränkte Beweglichkeit (C1-C2), mögliche Schmerzprovokationen (C0–C3) zeigen sich bei Patienten mit Spannungskopfschmerzen oder Migräne im Verhältnis zu asymptomatischen Kontrollgruppen vermehrt (Ashina et al., 2015; Bravo Petersen & Vardaxis, 2015; Dugailly et al., 2017; Ferracini et al., 2016; Horwitz & Stewart, 2015; Luedtke & May, 2017; Oliveira-Souza et al., 2019; Watson & Drummond, 2012).

Aufgrund der angulären und translatorischen Bewegungsuntersuchung kann nun eine Bewertung bezüglich der Gelenkbeweglichkeit im Sinne von einer Hypomobilität oder Hypermobilität getroffen werden. Liegt eine Minderbeweglichkeit vor, so werden mobilisierende Techniken gewählt. Findet der Therapeut eine ausreichende Beweglichkeit oder sogar eine vermehrte Beweglichkeit mit einem Verlust der Bewegungskontrolle, so wird ein Behandlungsplan zur Verbesserung der Stabilität, der Bewegungskontrolle und der Belastbarkeit aufgestellt (siehe Kapitel 10.3.3). Auch treten hierbei häufig sensomotorische Dysfunktionen auf, denen ebenso Beachtung geschenkt werden muss (Siehe Kapitel 8 und 11).

10.3 Funktionsuntersuchung muskulärer Strukturen der HWS

In der Anamnese, der Testbatterie und bei ersten angulären Tests können Hinweise auf eine Mitbeteiligung muskulärer Strukturen gegeben sein. Immer steht die Entscheidung im Raum, ob der Muskel die kraniozervikale Problematik allein auslöst oder (nur) eine mitbeteiligte Verantwortung hat. Reagiert der Patient auf einen Schmerz mit einer Muskelschwäche oder/und mit einer erhöhten Muskelspannung? Resultiert die muskuläre Dysfunktion aufgrund des Schmerzes reaktiv oder ist die entstandene Dysfunktion auf eine Adaptation zurückzuführen im Sinne protektiver Schutzmechanismen (z.B. Schonhaltung zum Öffnen der Foramen intertransversarii) oder im Sinne nicht protektiver Stellungs- oder Bewegungsanpassungen (z.B. die ständige Suche nach entlastenden Stellungen, Abstützen des Kopfes in die Hände). Um langanhaltende Schutzmechanismen zu verhindern, müssen Strukturen eventuell wieder vermehrt belastbar gemacht werden. Ist zum Beispiel ein Schutzmechanismus mit einer erhöhten Muskelspannung der Schultergürtelmuskulatur verbunden, so muss diese reduziert werden, um eine gute funktionelle HWS- und Schulterbiomechanik wiederherzustellen. Vermeidet der Patient bestimmte Bewegungen und Stellungen, da er sie schmerzverstärkend einschätzt, so muss der Therapeut das Bewegungsvermeidungsverhalten thematisieren. Auch bedenkt der Therapeut den Zustand des Gewebes: wie funktionstüchtig und belastbar sind die Strukturen (Chimenti et al., 2018). Steht die Dysfunktion im direkten Zusammenhang mit dem Schmerz, so resultiert über eine Schmerzreduktion auch eine Funktionsverbesserung.

Untersuchungen muskulärer HWS-Strukturen spielen bei Patienten mit Kopfschmerzen (Fernández-de-las-Peñas et al., 2007; Varatharajan et al., 2016) wie auch bei Patienten mit zervikogenem Vertigo (D.K. Cho & Jang, 2011) oder Tinnitus (Oostendorp et al., 2016) und auch bei CMD (da Costa et al., 2015) eine entscheidende Rolle. Neben physikalischen Anwendungen haben sich aus medizinischer Sicht bei Kopfschmerzen und Migräne auch Botox-Infiltrationen zur Muskelentspannung etabliert. Onabotulinumtoxin-A-Infiltrationen der HWS-Muskulatur wird nach den anerkannten NICE-Leitlinien (National Institute of Health and Care Excellence, 2012), mit einer 30%-igen Schmerzreduktion bei chronischer Migräne empfohlen (Khalil et al., 2014; Odell et al., 2019). Bei welchen Migräne-Patienten Botulinum-Infiltrationen laut den NICE-Leitlinien angedacht werden sollten, ist in **Kasten 10-3** zusammengefasst. Bei episodischer Migräne wie auch bei Patienten mit Kopfschmerzen des Spannungstyps ist die Beweislage noch inkonsistent (Freund & Rao, 2019; Herd et al., 2018). Neben der Beeinflussung der Muskulatur durch Botox-Infiltration werden ebenso ergänzende oder alternative Behandlungen wie Manuelle Therapie/Triggerpunkt-Behandlungen angewendet (Odell et al., 2019). Zeigt sich bei den Patienten in der Praxis eine Verbesserung durch Botox-Anwendungen, so liegt die Vermutung nahe, dass ebenso eine manualtherapeutische Beeinflussung der Muskulatur sinnvoll ist. Auch muss geprüft werden, inwieweit die Funktionalität der HWS durch die Muskellähmungen nach Botox-Anwendungen beeinflusst ist. In der Praxis hat es sich bewährt, die Patienten im Umgang mit einem Halskragen zu instruieren (**Abb. 10-13**).

Kasten 10-3: NICE-Empfehlungen zur Anwendung von Infiltrationen von Botulinumtoxin Type A

Voraussetzung zur Anwendung von Botulinumtoxin Type A bei chronischer Migräne (Nice- Leitlinien (https://www.nice.org.uk/guidance/ta260/resources/botulinum-toxin-type-a-to-prevent-chronic-migraine-headaches-pdf-425132029):

- Chronische Migräneform: mindestens 15 Kopfschmerztage im Monat, wovon 8 Tage die Migränekriterien erfüllen.
- Erfolglose Anwendung von drei verschiedenen medikamentösen Behandlungsformen zur Migräneprophylaxe.
- Ausschluss eines Medikamentenübergebrauchs von Schmerzmitteln.
- Botulinuminjektionen sollten gestoppt werden, wenn nicht nach zwei Anwendungen eine 30%-ige Schmerzreduktion erfolgt ist oder die chronische Migräneform in eine episodische Migräneform übergegangen ist, das heißt weniger als 15 Kopfschmerztage pro Monat über eine dreimonatige Dauer.

Das **Ermessen der Schmerzreizschwelle** des jeweiligen Patienten ist immer Teil der Bewertung bei Patienten mit craniocervicalen Symptomen. Werden Druckprovokationen durchgeführt, reagieren Patienten häufig sehr schmerzempfindlich, insbesondere Patienten, die unter einer chronischen Form leiden (Bernstein & Burstein, 2012; Castien et al., 2018; Fumal & Schoenen, 2008) oder auch einer CMD (siehe Kapitel 9) (Fernández-de-las-Peñas, Galán-del-Río, et al., 2009). Eine erhöhte Empfindlichkeit im trigeminovaskulären Nukleus wird hiermit in einen Zusammenhang gebracht (Bernstein & Burstein, 2012). Vorsicht ist geboten bei Patienten mit einer herabgesetzten Schmerzschwelle in der Dosierung (zentralisierte Schmerzen).

Finden sich in der Voruntersuchung (**Tabelle 10-4**) positive Zeichen für eine muskuläre Dysfunktion, so wird in der weiterführenden Untersuchung das spezifische Problem herauskristallisiert.

Werden in der Behandlung ständig Schmerzen provoziert, so könnte dies kontraproduktiv auf die Schmerzwahrnehmung des Patienten wirken. Nicht umsonst klagen viele Patienten über vermehrte Schmerzen nach physiotherapeutischen Behandlungen und brechen Behandlungsserien deshalb ab. Sie haben den Eindruck, dass ihnen die massiven Reize nicht guttun.

Ist der Muskel genügend belastbar auf die individuellen Anforderungen?
Ist der Muskel ausreichend flexibel?
Kann er die Kraftübertragung gewährleisten?
Ist er widerstandsfähig? Bleibt er schmerz- und symptomfrei bei einer hohen Belastung?
Ist er in seinen koordinativen Leistungen dem Bedarf entsprechend trainiert?

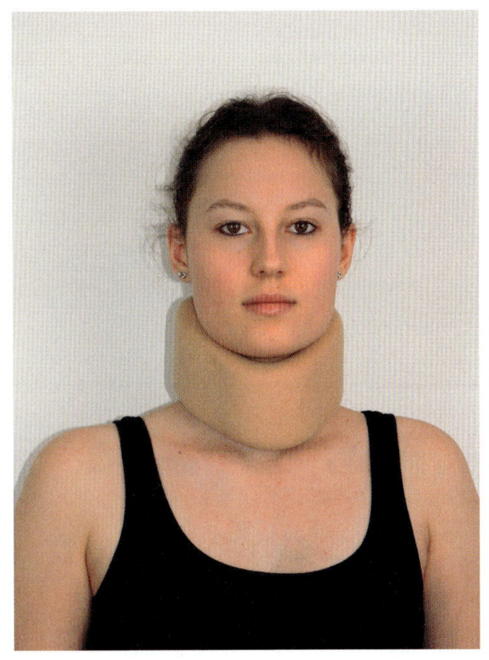

Abbildung 10-13: Halskragen als Hilfsmittel

Wie in **Abbildung 10-14** dargestellt ist, führt der Therapeut im Hinblick auf die gestellten Fragen eine vollumfängliche Funktionsuntersuchung im

Tabelle 10-4: Hinweise im Untersuchungsgang auf eine Beteiligung muskulärer Strukturen

Muskuläre Dysfunktion	Auffälligkeiten	Bemerkungen
Anamnese	Schmerzen: ziehend, oberflächlich oder in der Tiefe, lokal oder ausstrahlend, belastungsabhängig, zunehmend im Tagesverlauf, kein Nachtschmerz. Wärme, Ruhe lindert Eventl. Morgensteifigkeit Verspannungsgefühl	Hinweise auf Probleme bezüglich der Beweglichkeit (Verkürzung, Verspannungen, Muskelfaserrisse, Konsistenzveränderungen) oder/und auf eine Überbelastung/Minderbelastbarkeit (Schwäche, Koordinationsprobleme, Kraftverlust, reduzierte Ausdauer)
Testbatterie	Bewegungs-/belastungsabhängiger Schmerz	Liegt eine Bewegungseinschränkung oder eine reduzierte Belastbarkeit vor?
Anguläre Bewegungsprüfung	Strukturdifferenzierung aus Übersichtstests positiv	Welche(r) Muskel/Muskelgruppe ist betroffen?
Aktiv versus passiv	Passiv größere Bewegungsausschläge als aktiv, passiv ist schmerzfreier	Dysfunktion bezüglich Spannung, Beweglichkeit, Gewebeverschieblichkeit?
Endgefühl	Festes verändertes Endgefühl	Symptomreproduktion auf Längenveränderung?

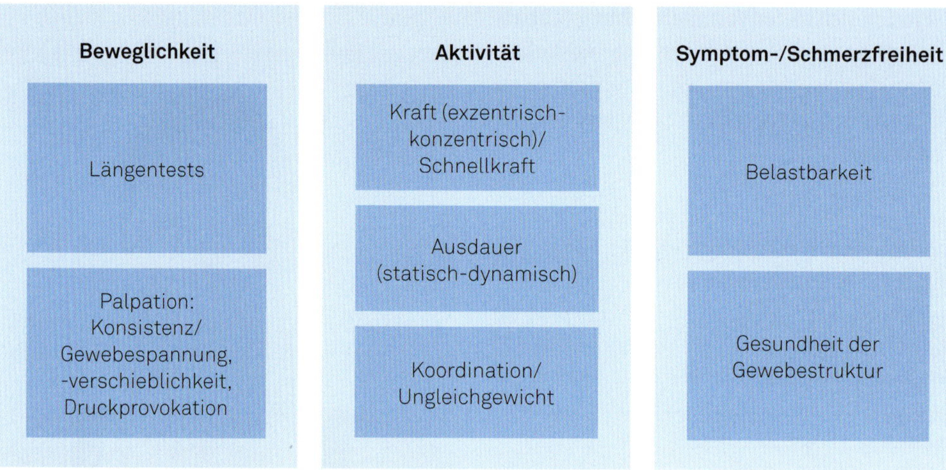

Abbildung 10-14: Funktionsuntersuchung der muskulären Strukturen

Sinne von Längentests und Palpationen aus zur Testung der Beweglichkeit des betroffenen Muskels. Auch wird der Muskel auf seine Fähigkeiten zur exzentrischen und konzentrischen Kraftentwicklung geprüft. Hier muss eine genaue Bedarfsanalyse bezüglich der individuellen Anforderungen (Beruf, Sport, Alltag) erfolgen. Betreibt der Patient einen Sport, für den er ein hohes Maß an Schnellkraft benötigt (z.B. Kickboxen), so muss er diesbezüglich untersucht und behandelt werden. Welche Ausdauerleistung muss der Muskel aufzeigen? Welche koordinativen Anforderungen werden an ihn gestellt? Die Muskulatur der HWS ist im Alltag im Sinne des Kopftragens ständig statisch gefordert (langes Sitzen am Computer, lesen), ebenso ermöglicht die Anatomie der HWS aber auch große Bewegungsausschläge, die gleichfalls koordiniert und kraftvoll funktionieren müssen. Zeitweise wäre die Möglichkeit die HWS entlasten zu können durch Abnahme des Kopfgewichtes für den Patienten angenehmer. Die differenzierte Anwendung eines Halskragens ist auch hier anzudenken (Abbildung 10-13). Erzählt ein Patient mit Kniebeschwerden von einem langen, bevorstehenden Marsch bergab, so wird häufig als Hilfsmittel zur Vorbeugung von Reizzuständen eine Kniebandage empfohlen. Warum kann eine Architektin, die noch eine Arbeit am Computer fertig zu stellen hat und ihren Kopf kaum mehr halten kann und eine erhöhte Spannung bereits in der Muskulatur verspürt, nicht zur Entlastung einen Halskragen anlegen? Auch gibt es Hinweise, dass bei vermehrter Spannung der oberflächlichen Nackenmuskulatur die tiefen Muskeln in ihrer Aktivität gehemmt werden(Gwendolen Jull & Falla, 2016).

Aufgrund der aktiven und passiven Untersuchungsmöglichkeiten zieht der Therapeut Rückschlüsse über die vorliegende Dysfunktion der muskulären Struktur: Wie gesund ist das Gewebe? Wie belastbar ist das Gewebe? Konnten die Symptome, weswegen der Patient den Therapeuten aufgesucht hat, ausgelöst werden? Die Vorgehensweise der muskulären Untersuchung mit dem Beantworten der gestellten Fragen gilt für alle möglichen beteiligten Muskeln. Angelehnt an die Abbildung 10-14 zeigen wir beispielhaft einige mögliche Untersuchungs- bzw. Behandlungstechniken der muskulären Strukturen.

10.3.1 Palpationen und Druckprovokationen an der Muskulatur

Abbildung 10-15 zeigt die Untersuchung am M. trapezius, Pars descendens und **Abbildung 10-16** am M. sternocleidomastoideus

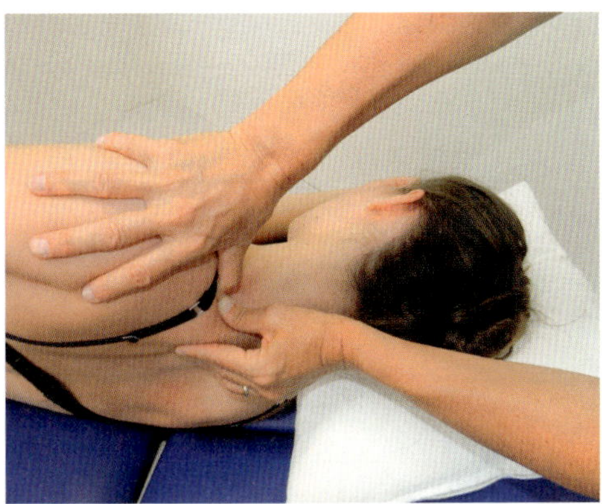

Abbildung 10-15: Palpation und Druckprovokation M. trapezius, Pars descendens

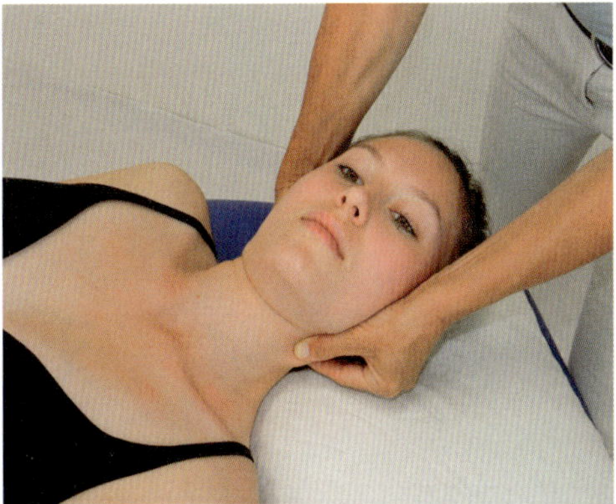

Abbildung 10-16: Palpation und Druckprovokation M. sternocleidomastoideus

zum einen als Druckprovokation und zum anderen zur Überprüfung der Gewebespannung im Insertionsbereich. So kann der gesamte Muskel vom Ursprung bis zum Ansatz abpalpiert werden zur Beurteilung von Konsistenzveränderungen, wie auch als Druckprovokation verwertet werden. Auch kann der Therapeut den Muskel im Sinne eines „Kneifens" zwischen die Finger nehmen und darüber den Gewebezustand bewerten wie auch eine Schmerzprovokation auslösen. Durch Palpationen des Gewebes können aktive und latente Triggerpunkte ausfindig gemacht werden, die in ihrer Bedeutsamkeit in den Gesamtkontext der Symptomatik einzugliedern sind.

Kann der lokale und/oder auch der ausstrahlende Schmerz reproduziert werden? Entspricht der ausgelöste Schmerz dem Schmerz, weshalb der Patient den Therapeuten aufsucht?

Aktive und latente Triggerpunkte zeigten sich bei Patientengruppen mit Migräne (Do et al., 2018; Fernandez-de-las-Penas et al., 2006b; Ferracini et al., 2016; Luedtke & May, 2017; Tali et al., 2014), Spannungskopfschmerz (Alonso-Blanco et al., 2012; Arendt-Nielsen et al., 2016; Ashkenazi et al., 2010; Fernandez-de-las-Penas et al., 2006a; Fernández-de-las-Peñas et al., 2007), zervikogenem Kopfschmerz (Fernández-de-las-Peñas & Cuadrado, 2014; Gadotti et al., 2008) signifikant häufiger vorhanden als bei kopfschmerzfreien Kontrollgruppen. Darüber hinaus konnte bei Migräne-Patienten, Patienten mit Kopfschmerzen vom Spannungstyp und zervikogenen Kopfschmerzen im Vergleich zu Gesunden der bekannte Kopfschmerz ausgelöst werden (Do et al., 2018; Fernández-de-las-Peñas & Cuadrado, 2016). Castien et al. (2018) entdeckten in ihrer systematischen Übersichtsarbeit eine herabgesetzte Schmerzreizschwelle bei Menschen mit Kopfschmerzen im Vergleich zu kopfschmerzfreien Gruppen. Damit stellt sich die Frage, inwieweit latente Triggerpunkte bei Menschen mit Kopfschmerzen „empfindlicher" sind und überdies inwieweit neben peripheren Schmerzmechanismen zentralisierte Phänomene involviert sind (Palacios-Ceña et al., 2016). Darauf basierend wurde nach wissenschaftlichen und praktischen Erkenntnissen ein Schmerzmodel entwickelt: Aktive Triggerpunkte, die von den Segmenten C1-3 und dem N. trigeminus versorgt werden, werden für die periphere Nozizeption verantwortlich gemacht. Damit wird über einen langanhaltenden Zeitraum der Nukleus trigeminalis caudalis stets befeuert, wodurch das zentrale Nervensystem gereizt wird. Dies führt wiederrum zu persistierenden, verstärkten und weiter verbreiteten Schmerzen und eventuell zu einer Chronifizierung (Alonso-Blanco et al., 2012; Fernández-de-las-Peñas, 2015). **Tabel-**

Tabelle 10-5: Ausstrahlungsgebiete der Muskulatur

Muskeln	Ausstrahlungsgebiet
M.sternocleidomastoideus (sternal)	Scheitelschmerz
M.sternocleidomastoideus (sternal), M. trapezius, M. temporalis, M. semispinalis capitis/cervicis	Hinterkopfschmerz
M.sternocleidomastoideus (sternal), M. trapezius, M. temporalis, M. semispinalis capitis	Schläfenschmerzen
M.sternocleidomastoideus (claviculär), M. sternocleido-mastoidues, (sternal), M. frontalis, M. zygomaticus major	Stirnschmerzen
M.pterygoideus lat., M. masseter, M. pterygoideus med., M. sternocleidomastoideus (claviculär)	Ohren- und Kiefergelenkschmerzen
M.sternocleidomastoideus (sternal), M. temporalis, M. splenius cervicis, M. masseter (superficial), M. occipitalis, M. orbicularis occuli	Augenschmerzen
M.sternocleidomastoideus (sternal), M. masseter (superficial), M. pterygoideus lat., M. orbicularis oculi, M. trapezius	Wangen- und Kieferschmerzen
M.temporalis, M. masseter (superficial), M. digastricus ant.	Zahnschmerzen
M.trapezius, Mm. multifidii	HWS-Schmerzen dorsal
M. sternocleidomastoideus (sternal), M. digastricus	HWS-Schmerzen ventral

le 10-5 zeigt einen Überblick der Ausstrahlungsgebiete der Triggerpunkte der einzelnen Muskeln in die jeweiligen Kopfregionen (Simons, D.G., Travell, J.G., & Simons, L.S., 1999).

10.3.2 Längentests der Muskulatur

Bewertet wird häufig auch die Länge und die Dehnbarkeit des Muskels. Muskeldehnungen werden in den Behandlungen wie auch als Hausaufgaben ausgeführt. Der Untersucher eruiert, ob eine symptomrelevante Verkürzung vorliegt, die adäquat mit Dehnungen und Eigenübungen behandelt werden muss. Ein Längentest kann demnach als Schmerzprovokationstest genutzt werden. Lässt der Muskel schmerzfrei eine adäquate Verlängerung zu? So kann ein Dehnreiz auch als Provokation des Schmerzes dienen, weswegen der Patienten den Therapeuten aufsucht. Im Gegensatz zu den vielfältigen Studien betreffend der Einflussnahme von Triggerpunkten, sind Studien zu Längentests, Stretching- und Dehnreizen selten und befassen sich eher mit HWS-Beschwerden und zervikogenen Kopfschmerzen und empfehlen Dehntechniken lediglich als Zugabe bei Bewegungseinschränkungen der HWS (Blanpied et al., 2017; Groß et al., 2016; Park et al., 2017). Auch aus unserer Erfahrung heraus, ist die Bewertung, ob der Muskel nun wirklich verkürzt ist, wenig relevant. Vielmehr spricht für eine nachhaltige Beeinflussung das Zusammenspiel der Agonisten und Antagonisten und die funktionelle Belastbarkeit der Muskulatur, wie auch die Inanspruchnahme der jeweiligen Muskeln bedingt durch Atemfunktionen, Schonhaltungen und reflektorische Mechanismen. Dies deckt sich mit Studien, die Dehntechniken mit aktiven Methoden verglichen haben (Park et al., 2017). Auch die Vorhalteposition („Forward head posture“) im Zusammenhang mit Verkürzungen des M. sternocleidomastoideus konnte über eine aktive Methode (Training der tiefen Nackenflexoren adaptiert nach dem kraniozervikalen Flexionstest) nachhaltiger bei Patienten mit Spannungskopfschmerzen beeinflusst werden als lediglich mit passiven, manualtherapeutischen Techniken und Stretching (Lee & Lee, 2019). Eine Muskelentspannung und auch -verlängerung des M. trapezius, Pars descendens erfolgt zum Beispiel durch eine Aktivierung der interskapulären Muskulatur (M. trapezius, Pars ascendens, Mm. rhomboideen etc.). Über eine Antagonistenhemmung kann der M. trapezius, Pars descendens in einem entspannten Zustand verlängert werden (**Abbildung 10-17**). Nichtsdestotrotz sollten Längentests und auch Dehnbehandlungen nicht komplett außer Acht gelassen werden. Über eine Längenstimulation kann Einfluss auf zentrale Schmerzprozesse genommen werden. Der Patient fühlt sich wohl und entspannt mit angeleiteten Dehnübungen, die er zwischendurch in seinen Alltag integrieren kann und gibt damit einen positiven Stimulus auf schmerzverarbeitende Prozesse. Auch kann eine muskuläre Behandlung zur Verbesserung der Gewebeverschieblichkeit mit vorsichtigen Dehnungen begonnen werden, insbesondere wenn durch Behandlungen von empfindlichen Triggerpunkten der Schmerz eher zunimmt. Als hilfreich hat sich die Technik zur Dehnung der kurzen Nackenmuskulatur erwiesen (**Abbildung 10-18**). Hierbei wird mit Fixation des Processus spinosus am zweiten Wirbel (Axis) eine Flexion hochzervikal initiiert. Über die Therapeutenschulter an der Patientenstirn und mit der Hand am Okziput wird die Flexionsbewegung ausgeführt. Somit entsteht eine Verlängerung des M. rectus capitis minor und major. Durch Einstellung der Kopfgelenke in eine zusätzliche Rotation kann ein vermehrter Dehnreiz auch auf den M. capitis obliquus inferior und superior gegeben werden.

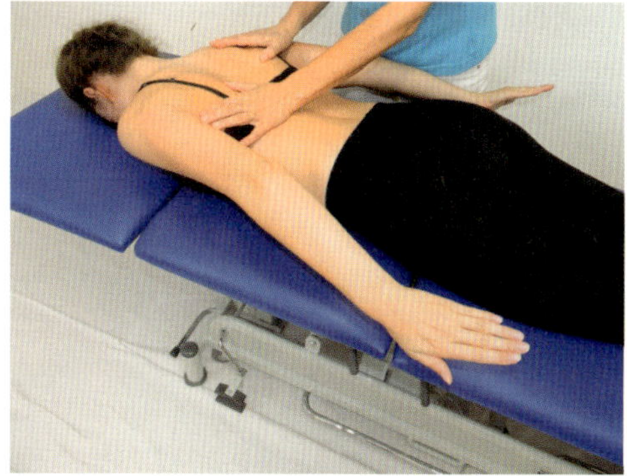

Abbildung 10-17: Aktivierung der interskapulären Muskulatur zur Entspannung des M. trapezius, Pars descendens

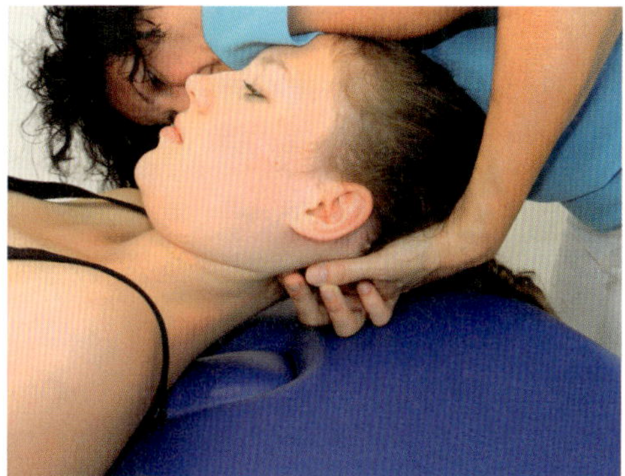

Abbildung 10-18: Längentest und Dehnung der kurzen Nackenmuskulatur dorsal

10.3.3 Bewertung von muskulären Belastungsdefiziten

Nach der Untersuchung der muskulären Strukturen stellt sich immer die Frage, inwieweit es sich bei der symptomgebenden Muskulatur um den primären Schmerzauslöser handeln könnte oder er als sekundärer Faktor hinzukommt. Motorische Adaptationen lösen häufig muskuläre Imbalancen und reflektorische, sekundäre Reaktionen aus. Viele Studien untersuchten in diesem Zusammenhang die Rolle der oberen Nackenflexoren und stellten fest, dass die isometrische Kraft und die Ausdauer der oberen Nackenflexoren bei Patienten nach einem Schleudertrauma (Jull et al., 2004; Jull et al.,

2013; Sterling, 2014) und bei Kopfschmerzpatienten (Bragatto et al., 2019; Carnevalli et al., 2018; Ferracini et al., 2016; Jull & Falla, 2016; Watson & Drummond, 2012) signifikant vermindert ist. Neben dem Aufsuchen von Triggerpunkten und dem Überprüfen der Länge und der Gewebeverschieblichkeit, ist ein Prüfen der Ausdauerleistung und der Kraft für die tiefe, ventrale HWS-Muskulatur notwendig. Der kraniozervikale Flexionstest (**Kasten 10-4**) untersucht die Aktivität und isometrische Ausdauerfähigkeit der tiefen zervikalen Flexoren, d.h. des Mm. longi capitis und colli sowie deren Interaktion mit den oberflächlich gelegenen Mm. sternocleidomastoidei und scalenus anterior (Jull et al., 2008). Er wird auch als ein Test der neuromotorischen Kontrolle bezeichnet. Elsig et al. (2014) untersuchten die Muskelaktivität der tiefen Nackenflexoren bei Patienten mit wiederkehrenden Nackenschmerzen mithilfe des kraniozervikalen Flexionstests (CCFT). Patienten mit Nackenschmerzen zeigten im Vergleich zu einer gesunden Kontrollgruppe eine reduzierte Aktivierung der tiefen Nackenflexoren. Eine reduzierte Aktivität der tiefen und erhöhte Aktivität der oberflächlichen Nackenflexoren konnte in weiteren Studien bestätigt werden (Falla et al., 2004; Jull et al., 2004). Arbeitet die oberflächliche Muskulatur verstärkt, so scheint die tiefe Muskulatur die Meldung zu bekommen, nicht mehr arbeiten zu müssen (Jull & Falla, 2016).

Der kraniozervikale Flexionstest hat sich als valider, praktikabler Test für die isometrische Ausdauerleistung der tiefen Flexoren bewährt, nichtsdestotrotz muss die Muskulatur spezifisch, patientenorientiert weiter untersucht werden und dem Alltag des Patienten entsprechend gekräftigt werden. Der Test wird mit Hilfe einer Blutdruckmanschette ausgeführt. Wir empfehlen den Test auch mit taktilen Stimuli über die Therapeutenhände zu erweitern (**Tabelle 10-6**). Damit kann die Gewebespannung und die segmentale Stabilität qualitativ besser bewertet werden, außerdem können hier unilaterale und bilaterale Widerstände in Richtung

Kasten 10-4: Kraniozervikaler Flexionstest

Kraniozervikaler Flexionstest (**Abbildung 10-19**)
Der Proband liegt in Rückenlage und der Kopf steht in Neutralposition, d.h. die Linie Stirn-Kinn ist horizontal. Falls nötig wird ein gefaltetes Handtuch unter den Kopf gelegt. Eine handelsübliche Blutdruckmanschette wird unter den subokzipitalen Bereich platziert und mit 20 Millimeter Quecksilbersäule (mmHg) aufgepumpt. Der Test besteht aus zwei Phasen. Während der Ausführung sollten keine Kopf- oder Nackenschmerzen ausgelöst werden. Entsteht durch die Nickbewegung eine erhöhte Spannung der Neuralstrukturen, die Schmerzen oder Symptome auslöst, so sollten im Vorfeld diese Strukturen behandelt werden.

Phase 1: Der Untersucher fordert den Probanden auf, eine sanfte Nickbewegung (kraniozervikale Flexion) zu machen, soweit bis durch den entstandenen Druck auf die Manschette die erste Stufe bei 22 mmHg erreicht ist und diese für 2–3 Sekunden gehalten werden kann. Im Anschluss entspannt der Proband und wiederholt den Test in der gleichen Art für die nächsten vier Stufen, d.h. 24, 26, 28 und 30 mmHg. Der Therapeut analysiert zum einen die Bewegung und die Muskelaktivität der oberflächlichen Muskeln durch Beobachtung und Palpation: Die Flexionsbewegung nimmt zu mit vermehrtem Druck, die oberflächliche Muskulatur sollte bis zu den letzten ein bis zwei Stufen nicht aktiviert werden. Zeichen einer unausgewogenen Aktivität der tiefen Muskulatur zeigen sich

- in einer nicht zunehmenden Flexionsbewegung. Ausweichbewegungen entstehen in Richtung einer Retraktion des Kopfes, der Patient hebt seinen Kopf ab oder führt die Bewegung schneller aus
- in einer erhöhten Aktivität der oberflächlichen Muskulatur und der hyoidalen Muskeln bzw. wird beim Zurückgehen in die Startposition der Ausgangswert von 20 mmHg nicht erreicht, ein Zeichen, dass die Muskulatur nicht entspannen kann.

Phase 2: Die isometrische Ausdauerfähigkeit der tiefen Nackenmuskulatur in den verschiedenen Druckphasen 22–30 mmHg, in denen der Patient die Bewegung und die Muskelaktivierung korrekt ausführen kann, wird getestet. Begonnen mit einem Druckaufbau bis 22 mmHG wird der Patient aufgefordert, die Position 10 Sekunden zu halten. Wenn der Patient drei Wiederholungen → 10 Sekunden halten kann, wird der Druck auf 24 mmHg erhöht und das gleiche Prozedere wird in dieser Position durchgeführt. Der Therapeut observiert die korrekten Bewegungsabläufe. Zeichen einer reduzierten Ausdauerfähigkeit zeigen sind, indem der Patient die Position nicht kontinuierlich für 10 Sekunden halten kann bzw. der Druck abnimmt (obwohl es so aussieht, als ob der Patient den Kopf in der Nickbewegung hält) und/oder die oberflächliche Muskulatur vermehrt aktiviert wird. Der Druck wird so weit erhöht bis die Ausdauerleistung nicht mehr erbracht werden kann. Das Level der letzten korrekten Ausführung wird dokumentiert.

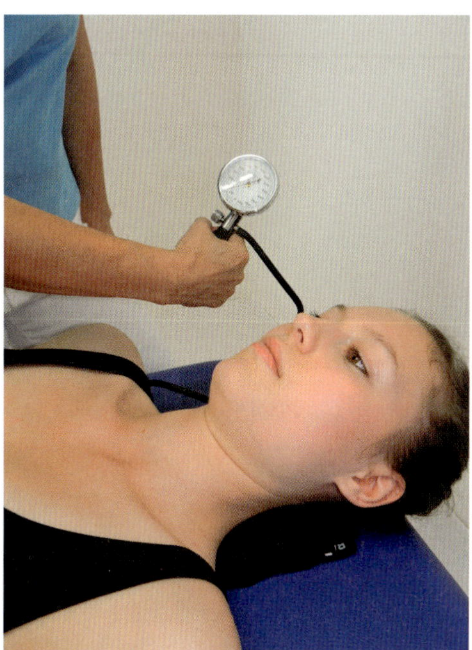

Abbildung 10-19: Kraniozervikaler Flexionstest

Extension und Rotation an den Arci der Wirbelkörper gegeben werden. Zu beachten ist, dass die Widerstände nicht zu stark sind, damit kompensatorische Anspannungen der langen Muskulatur vermieden werden. Werden die Anforderungen erhöht, indem die Arme als Hebel eingesetzt werden (**Abbildung 10-21**) oder die Beine, so können mit den geübten taktilen Reizen Ausweichbewegungen und Spannungsveränderungen wahrgenommen werden (**Abbildung 10-22**). Häufig ist die kinästhetische Wahrnehmung in Rückenlage durch den Bodenkontakt für den Patienten einfacher, als wenn Bewegungen im freien Raum abverlangt werden, die seinen alltäglichen Bedürfnissen entsprechen. Die Ausgangsstellung in Rückenlage kann in eine Ausgangstellung im Sitz (**Abbildung 10-23**) bzw. im Stand an der Wand modifiziert (**Abbildung 10-24**) und dann zur Progression in eine Position ohne Kontakt zur Wand oder zum Boden angepasst werden (**Abbildung 10-25** und **Abbildung 10-26**). Der Therapeut sollte aufgrund eines positiven kraniozervikalen Flexionstest ein individuelles Training mit angepassten Hebelverhältnissen, labileren Unterstützungsflächen und verschiedenen Widerständen zur Belastungssteigerung aufbauen (**Tabelle 10-6**: Variationen von Stabilisationsübungen).

10.4 Funktionsuntersuchung neuraler Strukturen der HWS

In der Anamnese, der Testbatterie und bei ersten angulären Bewegungsüberprüfungen können Hinweise auf eine Mitbeteiligung neuraler Strukturen gegeben sein (**Tabelle 10-7**). Neurale Dysfunktionen verstecken sich teilweise hinter im Vordergrund stehenden Verspannungen von muskulären Strukturen oder aber andersherum werden ausstrahlende Schmerzen als neurale Schmerzen fehlinterpretiert. In der kraniozervikalen Region kommen nervale Verbindungen bis in die obere und untere Extremität zum Tragen sowie mannigfaltige Verästelungen der Spinal-

Tabelle 10-6: Variationen von Stabilisationsübungen aus dem Liegen bis in den Stand

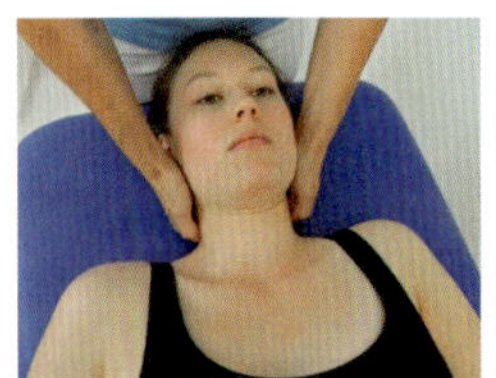	Modifizierter kraniozervikaler Flexionstest mit taktilen Reizen segmentspezifisch in Richtung Extension bzw. Rotation (Finger des Therapeuten geben arcual Druck nach ventral unilateral oder bilateral) (Abb. 10-20)
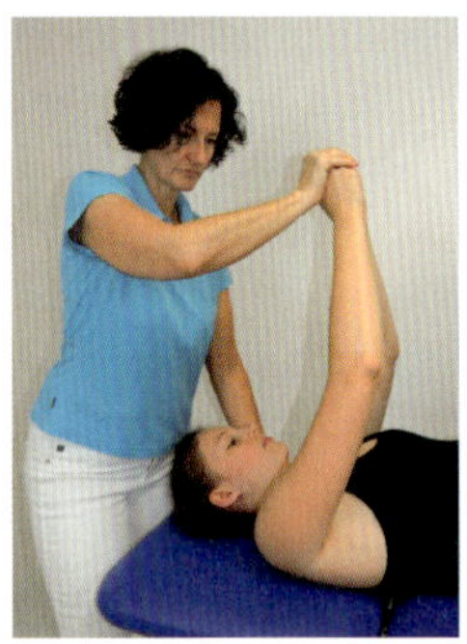	Segmentale Stabilisationsübung mit Widerständen an den Armen und taktiler Kontrolle an der HWS (Abb. 10-21)
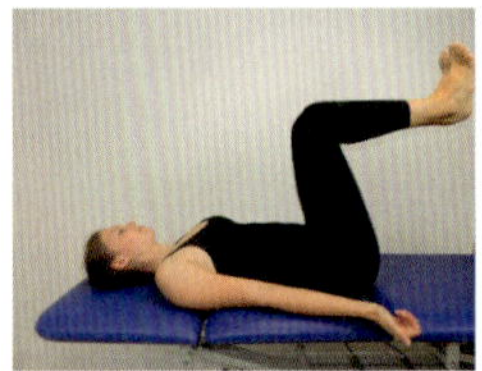	Segmentale Stabilisationsübung mit Beinhebel (Aktivierung von ventraler LWS und HWS Muskulatur, Verhindern der weiterlaufenden Bewegung, die durch den Beinhebel ausgelöst wird) (Abb. 10-22)
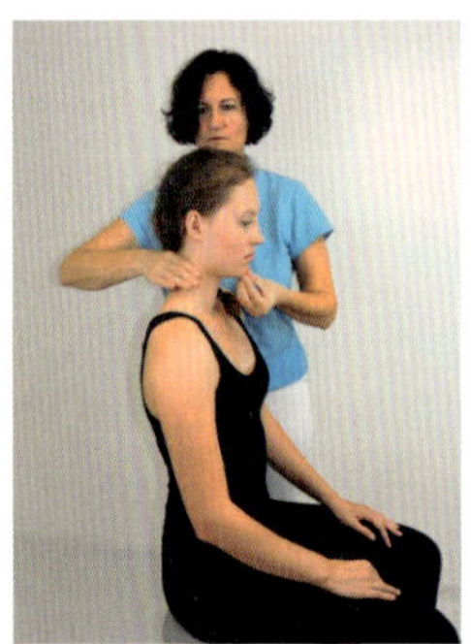	Segmentale Stabilisation im Sitz mit taktilen Reizen Übungsprogression: Armbewegungen in Richtung Flexion alternierend oder abwechselnd die Knie anheben (Abb. 10-23)
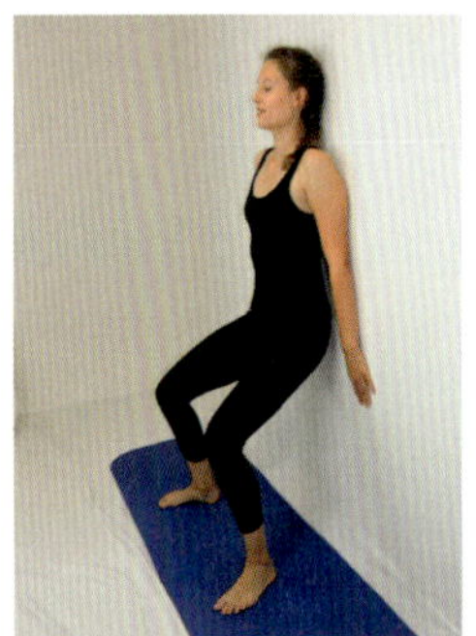	Segmentale Stabilisation an der Wand HWS-Stabilisation, Schulteraußenrotation, interskapuläre Anspannung, Lordoseausgleich über ventrale LWS-Muskelanspannung (Abb. 10-24)

Tabelle 10-6: *Fortsetzung*

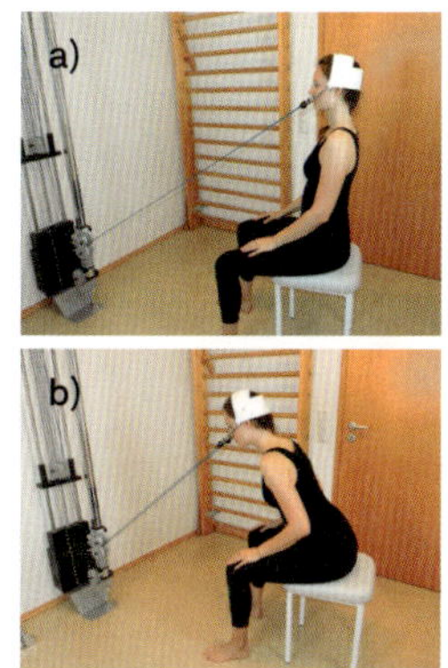	Segmentale Stabilisation der HWS bei Körperbewegungen im Raum mit Zugapparat (Abb. 10-25)
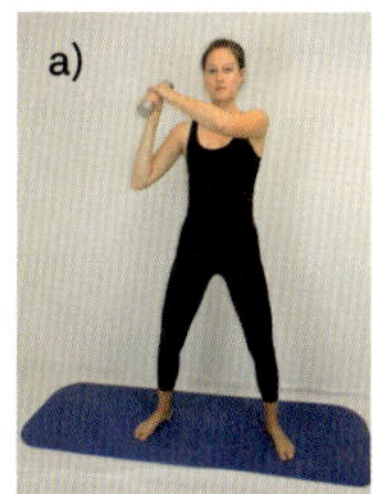 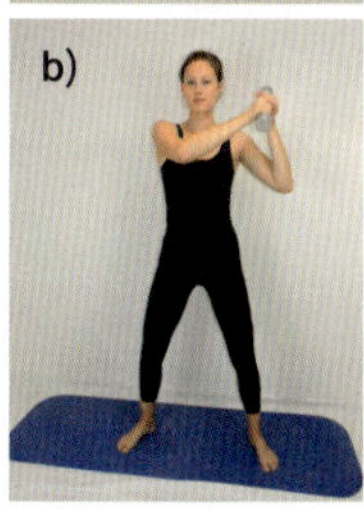	Segmentale Stabilisation der HWS im Stand mit Armbewegungen und Gewicht (Abb. 10-26)

nerven mit den Hirnnerven. So können neurale Symptome von Zehenbewegungen bis zu Bewegungen des Kiefergelenkes ausgelöst werden. Zum einen müssen die nervalen Strukturen auf ihr Informationsleitsystem (Kraft, Sensibilität, Reflexe) geprüft werden sowie auf ihre mechanosensitive Funktion der nervumgebenden, bindegewebigen Hüllen, die nozizeptiv versorgt sind (Nn. nervori, N. recurrens). Forschungsergebnisse unterstreichen die Notwendigkeit, Nerven wie in **Abbildung 10-27** differenziert auf ihre Funktionen zu untersuchen (Liebert et al., 2013; Szikszay et al., 2018). Wissenschaftlichen Erkenntnissen zufolge werden vermehrt neurale Dysfunktionen bei zervikogenen Kopfschmerzen, unilateraler Migräne und Nackenbeschwerden festgestellt (Caamaño-Barrios et al., 2019; Fernández-de-las-Peñas, Arendt-Nielsen, et al., 2009; Nee et al., 2013; Szikszay et al., 2018). Caamaño-Barrios et al., (2019) fanden bei Patientinnen mit Kopfschmerzen vom häufigen episodischen Spannungstyp eine herabgesetzte mechanische Reizschwelle und verringerte Bewegungsausmaße aufgrund von Dysfunktionen neuraler Strukturen im Vergleich zur asymptomatischen Kontrollgruppe. Es scheint, dass nicht nur muskuläres Gewebe eine Rolle bei Spannungskopfschmerzen spielt, sondern auch neurale Strukturen (Ferragut-Garcías et al., 2017). Auch scheinen periphere Sensibilisierungen von

Tabelle 10-7: Hinweise im Untersuchungsgang auf eine Beteiligung neuraler Strukturen

Neurale Dysfunktion	Auffälligkeiten	Bemerkungen
Anamnese	Segmentzugehöriger Schmerz nach distal, oder undifferenzierter ausstrahlender Schmerz, brennend, ziehend, bohrend, Parästhesien, Schwäche/Lähmung. Auslösendes Ereignis: nervale Kompression, Nervenverletzung Schmerzmittel (NSAR) wirken weniger gut als Antiepileptika/Antidepressiva (Lyrica/Amitriptylin)	Hohe Irritierbarkeit, schnell provozierbar, tendenziell längere Erholungszeit nach Provokation als bei muskulären und artikulären Provokationen Bewertung nach LANSS Scale
Testbatterie	Bewegungs-/belastungsabhängiger Schmerz	Bewegungsabhängiger Schmerz bei Kompression oder Zug des Nervens Reduzierte Beweglichkeit, abhängig von Mechanosensitivität
Anguläre Bewegungsprüfung	Strukturdifferenzierung aus Übersichtstests positiv	Nervale Längentests symptomprovozierend
Aktiv versus passiv	Passiv gleich große Bewegungsausschläge wie aktiv, Symptome tendenziell gleichbleibend	Dysfunktion bezüglich Spannung, Beweglichkeit, nervale Symptome
Endgefühl	Nicht zu testendes Endgefühl, muskuläre Gegenspannung hemmt die Bewegung	Symptomreproduktion auf Längenveränderung?

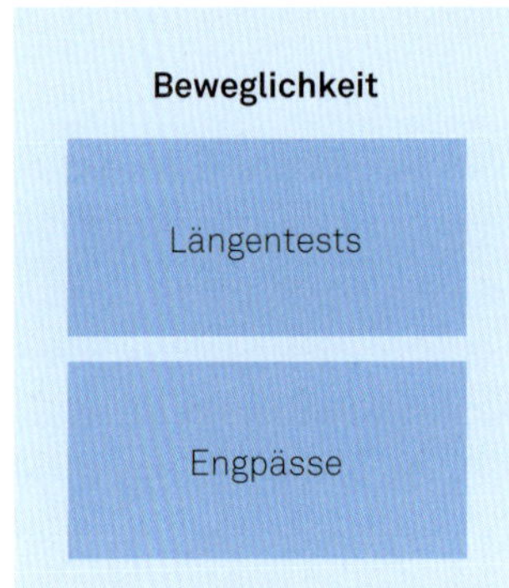

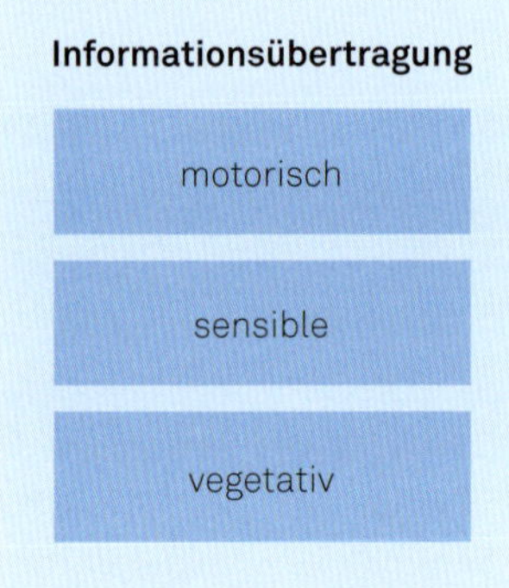

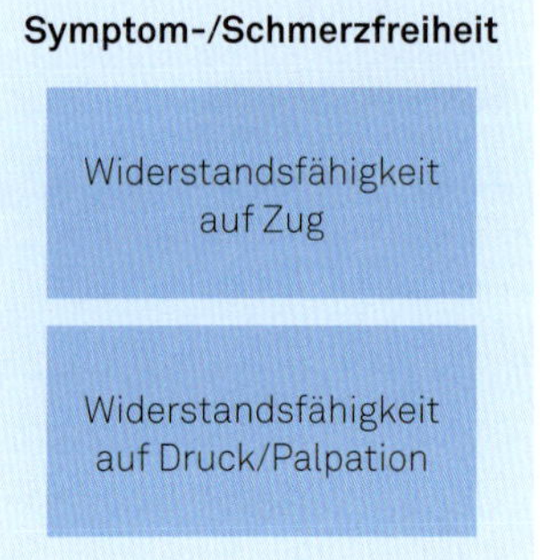

Abbildung 10-27: Funktionsuntersuchung neurale Strukturen

neuralem Gewebe als Katalysator zum zentralen Nervensystem und damit zu veränderten Schmerzmechanismen zu führen. Schmid et al. (2018) vermuten, dass Patienten mit neuralen Engpasssymptomen neben strukturellen und funktionellen Zeichen auch Hinweise auf zentrale Sensibilisierungsprozesse aufweisen. Darüber hinaus raten die Autoren, dass periphere Trigger behandelt werden, auch wenn zentrale Prozesse involviert sind (Schmid et al., 2018). Neurale Mobilisationen induzieren antientzündliche Vorgänge im Läsionsbereich, aber auch im dorsalen Wurzelbereich und in übergeordneten Schmerzregionen (Giardini et al., 2017). Endogene opioide analgetische Wege in das Mittelhirn werden angebahnt und helfen bei der Regeneration des peripheren Nervengewebes (da Silva et al., 2015). Finden sich in der Voruntersuchung positive Zeichen für eine neurale Dysfunktion, so wird in der weiterführenden Untersuchung das spezifische Problem herauskristallisiert.

Ist der Nerv genügend gut vaskulär versorgt?
Können mit Druckprovokationen oder Zugreizen Parästhesien oder Schmerzen ausgelöst werden?
Wird der Nerv durch umgebendes Gewebe komprimiert?
Gibt der Nerv genügend Beweglichkeit?
Kann er die Informationsübertragung gewährleisten?
Ist er widerstandsfähig? Bleibt er schmerz- und symptomfrei auf Druck und Zug?

Wie in Abbildung 10-27 dargestellt ist, führt der Therapeut im Hinblick auf die gestellten Fragen eine vollumfängliche Funktionsuntersuchung im Sinne von Längentests aus zur Testung der Beweglichkeit des betroffenen Nervens. Auch werden Engstellen untersucht, die den Nerven aufgrund ihrer anatomischen oder funktionellen Beschaffenheit komprimieren, irritieren und verletzen können. Des Weiteren wird der Nerv bezüglich seiner Fähigkeit zur Informationsübertragung (motorisch, sensibel, vegetativ) überprüft. Damit eine Symptom- und Schmerzfreiheit gewährleistet ist, muss ein Nerv den Alltagsbelastungen entsprechend Druck- und Zugkräften standhalten können.

Zur Veranschaulichung sind hier, bezogen auf die Funktionsprüfung verschiedene Techniken beispielhaft aufgeführt, die für die kraniozervikale Region prioritär sind. Für detaillierte Untersuchungsbeschreibungen der neuralen Strukturen verweisen wir auf das Werk: Angewandte Neurodynamik: neuromuskuloskelettale Strukturen verstehen und behandeln (Shacklock, 2008).

10.4.1 Untersuchung der nervalen Strukturen: mittlere und untere HWS

Spezifisch für die craniocervicale Symptomatik sind folgende Nervenstrukturen auf ihre Funktion zu prüfen: Beweglichkeits-/Längentest für den N. medianus, den N. radialis, den N. ulnaris (**Tabelle 10-8**), der hochzervikale Slump-Test und der Long-Sitting-Slump-Test sowie Palpationen der relevanten Nerven und ihrer Funktionen (Sensibilitätsmessungen, motorische Funktionen).

Der Therapeut bewertet die neurodynamischen Tests hinsichtlich der Reproduzierbarkeit der Symptome, in der Differenzierung zu anderen Strukturen und ordnet diese Aussagen in das Gesamtbild der Patientensymptomatik ein (**Kasten 10-5**).

Palpationen sind an den Austrittsstellen der Spinalnerven C4–C7 am Foramen intervertebrale und in der Axilla das neurovaskuläre Bündel des Plexus brachialis zu empfehlen. Auch sind Palpationen des N. suprascapularis (C5–C6), N. axillaris (C5–TH1), N. dorsalis scapulae (C5) und des N. thoracicus longus (C5–C7) sinnvoll. Dies wird notwendig, wenn einerseits funktionelle Dysfunktionen der Schulter-Arm-Region deutlich und andererseits, wenn in der HWS-Region – ihrem Ursprungsort- nervale Zeichen vorhanden sind. Palpationen und Druckprovokationen decken zum einen Empfindlichkeiten auf, die auf eine neurale Störung hinweisen. Dies sollte immer im Seitenvergleich getestet werden. Zum anderen entlarvt der Therapeut damit Strukturen und Regionen, die an der häufig diffusen Symptomatik der kraniozervikalen Region beteiligt sein können.

Die erste **Engpasstelle** für die Nerven des Plexus brachialis ist die HWS selbst mit ihren Foramina intertransversarii, durch die die Nerven austreten. Mit einer gleichsinnigen Seitneigung und Rotation mit Extension werden die ipsilateralen Foramina enger gestellt (**Abbildung 10-31**). Die Nervenaustritte vertragen entweder den dadurch ausgelösten Druck nicht

Tabelle 10-8: Neurodynamische Tests N. medianus, N. ulnaris und N. radialis mit Palpations- und Engpassstelle

	Neurodynamischer Test auf Nervenlänge und Beweglichkeit	Palpationsstellen	Engpässe
N. medianus Neurodynamischer Test: N. medianus (**Abbildung 10-28**)	Glenohumerale Abduktion, Glenohumerale Außenrotation, Unterarmsupination, Handgelenksextension, Fingerextension, Ellbogenextension Strukturelle Differenzierung: Auflösen der HWS-Seitneigung (zuvor kontralateral einstellen) wichtig: während dem Test ausreichendes Verhindern der Skapulaelevation	Im Sulcus bicipitalis medialis zwischen den Bicepsanteilen im ventralen Oberarm Ventrale Ellenbogenbeuge medial des M. biceps brachii und der A. brachialis Am Handgelenk unterhalb des M. palmaris im Karpaltunnel	M. pronator teres Unter fibröser Arkade des M. flexor digitorum profundus Karpaltunnel
N. ulnaris Neurodynamischer Test: N. ulnaris (**Abbildung 10-29**)	Schulterdepression, Handgelenksextension, Fingerextension, Unterarmpronation, Ellbogenflexion, Glenohumerale Außenrotation, Glenohumerale Abduktion Strukturelle Differenzierung: geringfügige Verringerung der Skapuladepression, Sensitivierung über kontralaterale Seitneigung der HWS	Proximal im Sulcus N. ulnaris In der Loge de Guyon zwischen dem Os pisiforme und dem Hamulus des Os hamatum	Sulcus N. ulnaris Loge de Guyon
N. radialis Neurodynamischer Test. N. radialis (**Abbildung 10-30**)	Skapuladepression, Ellbogenextension, Glenohumerale Innenrotation, Unterarmpronation, Flexion Handgelenk/Finger Glenohumerale Abduktion Strukturelle Differenzierung: Auflösen Handgelenkflexion geringfügige Verringerung der Skapuladepression	Zwischen den Trizepsanteilen im dorsalen Oberarm Am Caput radii In der Frohse-Arkade beim Eintritt in den M. supinator Im distalen Drittel des Unterarmes zwischen M. extensor und abductor pollicis longus	In der Achselhöhle (langanhaltender Druck z. B. durch Unterarmgehstützen) Sulcus radialis (nach Fraktur oder falscher Lagerung bei Narkose) Supinatorloge Beim Durchtritt durch Fascia antebrachii (durch Handschellen, zu enge Armbänder/Uhren)

und/oder sind durch Gewebeveränderungen z. B. eine Bandscheibenverschiebung irritiert. Die HWS wäre hier als ursächliche Region für eine neurale Störung verantwortlich zu machen. Weitere Irritationen des Plexus brachialis können durch einen erhöhten Druck in der

Kasten 10-5: Bewertung neurodynamischer Tests

Bewertung neurodynamischer Tests:

- Die strukturdifferenzierenden Tests zeigen eine neurale Ursache (Kapitel 10.1.1)
- Reproduzierbarkeit der Patientensymptome
- Differenzen zwischen rechts und links und im Vergleich zu normalen Reaktionen (Bewegungsausmaß kleiner, Gegenspannung früher, Symptomreproduktion auf betroffener Seite)
- Andere Befunddaten unterstützen diese Aussagen (z.B. anamnestische Zeichen, Ausschluss anderer Strukturen) = neurale Dysfunktion

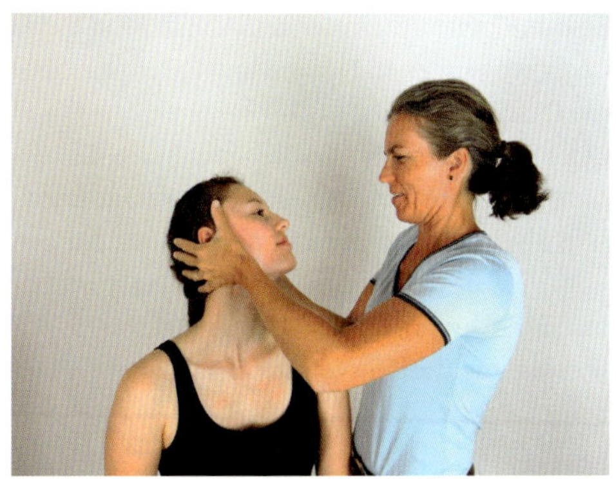

Abbildung 10-31: HWS-Foramenkompressionstest in gleichsinnige Seitneigung und Rotation links mit Extension

Skalenuslücke (zwischen M. scalenus anterius und medius), im kostoklavikulären Raum (Blockierung 1. Rippe) und durch den Verlauf durch den M. pectoralis minor entstehen. Da diese Strukturen häufig in kraniozervikalen Funktionsstörungen involviert sind, sollten diese Untersuchungsschritte insbesondere bei anamnestischen Hinweisen mit einbezogen werden. Reflektorische Reaktionen der Muskulatur maskieren diese Problematik als eine muskuläre Dysfunktion und erst bei genauerem Untersuchen zeigt sich die neurale Problematik.

Ein weiterer wichtiger neurodynamischer Test neben den Tests für die Abzweigungen aus dem Plexus brachialis sind verschiedene Versionen des Slump-Testes (Shacklock, 2008). Für die kraniozervikale Region hat sich die Variante bewährt, bei der der Therapeut den Patientenkopf mit beiden Händen hält (**Abbildung 10-32**). Der Slump-Test besteht aus fünf Phasen: HWS-Flexion mit Flexion der Kopfgelenke, weiterlaufende Flexion im zervikothorakalen Übergang und BWS, Knieextension, Dorsalextension des Fußes (**Abbildung 10-33**). In einem weiteren Schritt erfolgt mittels HWS-Extension oder Auflösung der Dorsalextension die Strukturdifferenzierung bezüglich der neuralen Struktur.

Als Variante des Slump-Testes wurde der Slump-Test im Langsitz für die Untersuchung wie auch für die Behandlung entwickelt (Butler & Rolf, 1998) (**Abbildung 10-34**). Durch die Ausgangsstellung der Beine entsteht eine Vorspannung von kaudal, die andersartige Spannungen im Nervensystem und an seinen Berührungsflächen auslösen. Klagt der Patient über Beschwerden in dieser Langsitzposition, z.B. beim Lesen im Bett, Rudern oder Autofahren, so kann diese Variante gewählt werden. In der Praxis hat sich dieser Test auch bewährt, um Ausweichbewegungen des Patienten besser wahrnehmen zu können bzw. zu verhindern. Der Therapeut stellt eine Kopfgelenkflexion ein, weiterlaufend eine HWS- und BWS-Flexion. Für einen weiteren Spannungsaufbau und für die Differenzierung im Seitenvergleich führt der Patient eine Kniegelenkextension durch. Über die Auflösung der HWS-Flexion erfolgt die Strukturdifferenzierung der neuralen Strukturen. In der Praxis wird häufig beim Testen eine Symptomatik ausgelöst, die fälschlicherweise auf involvierte Neuralstrukturen zurückgeführt wird: viele Patienten klagen während des Tests über Schmerzen, Benommenheit im Kopf, Schwindel oder auch über ein Unwohlsein. Dies entsteht häufig bei Patienten mit Defiziten in der Bewegungskontrolle der HWS, wobei die langanhaltende Flexionsposition der HWS nicht gut toleriert werden kann. Zur Differenzierung sollte unbedingt das Gewicht des Kopfes durch den Therapeuten gehalten wer-

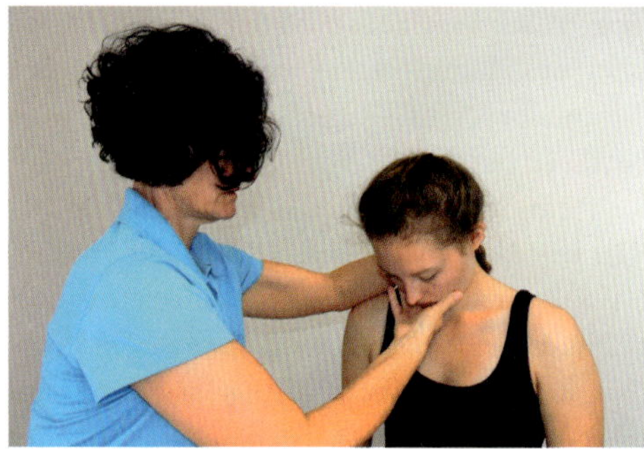

Abbildung 10-32: Handhabung initial bei der Durchführung des Slump-Tests.

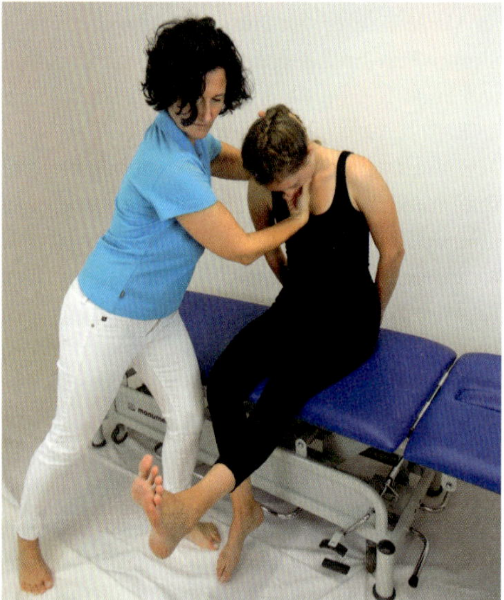

Abbildung 10-33: Slump-Test in fünf Phasen plus strukturelle Differenzierung mittels der Auflösung durch die Dorsalextension im Sprunggelenk

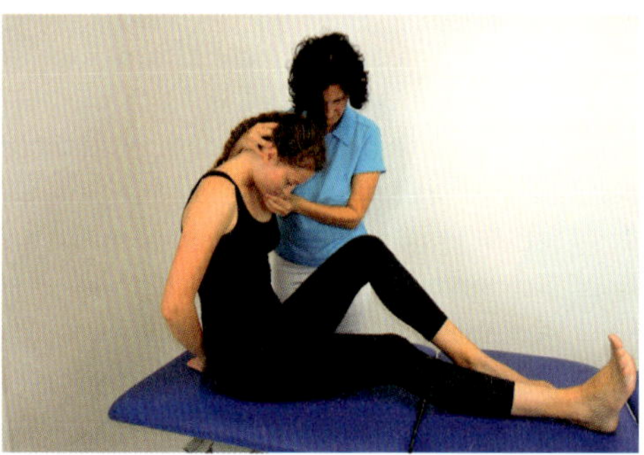

Abbildung 10-34: Long-sitting Slump-Test mit struktureller Differenzierung durch Auflösung der zervikalen Flexion

den. Geht es dem Patienten in dieser passiv/assistiven Position nicht besser, so sind neurale Strukturen involviert. Verspürt der Patient eine Linderung, so sind eher muskuläre Strukturen betroffen, die weniger aktiv stabilisierend arbeiten müssen. Auch wenn der Patient den Slump im Langsitz als Eigenmobilisation durchführt, sollte diese Differenzierung geschehen sein. Des Weiteren eignet sich der Slump-Test im Langsitz auch zur Beeinflussung des vegetativen Nervensystems (siehe Kapitel 10.5).

Eine hilfreiche Alternative als neurodynamische Mobilisation ist die Ausgangstellung in **Abbildung 10-35**: Der Patient ist in Rückenlage mit beiden gestreckten Beinen gegen das hochgestellte Fußteil positioniert. Nun kann der Therapeut gezielt von kranial entstandene Spannungen aufnehmen und kleine Mobilisationsbewegungen in Flexion und Extension über die HWS initiieren. Mit den Beinen an die Wand gelehnt auf dem Boden liegend, kann der Patient diese Ausgangstellung als Eigenmobilisation übernehmen. Er führt kleine Bewegungen über die Füße in Dorsalextension/Plantarflexion oder über den Kopf in HWS-Flexion und -Extension für die Nervenmobilisation aus ohne Symptomprovokation.

10.4.2 Untersuchung nervaler Strukturen aus der oberen HWS und ausgewählter Hirnnerven

Nicht nur Strukturen, die von den drei obersten zervikalen Nerven innerviert werden, haben sich als potenzielle Schmerzquelle gezeigt, auch die spinalen Nerven und mit diesen vergesellschaftete Hirnnerven werden als schmerz- und symptomauslösende Strukturen diskutiert. Der N. occipitalis major und der N. occipitalis minor werden im klinischen Alltag und in wissenschaftlichen Arbeiten als nozizeptiv-aktive Ursache gesehen (Szikszay et al., 2018). Mit anästhetischer Infiltrationen der Nerven konnte eine Schmerzreduktion bei verschiedenen Kopfschmerzarten beobachtet werden. (Cuadrado et al., 2017; Lauretti et al.,

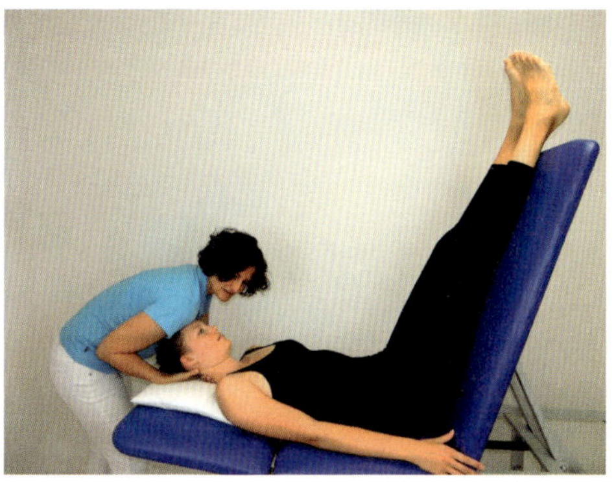

Abbildung 10-35: Nervenmobilisation über HWS-Bewegungen mit Vorspannung von kaudal

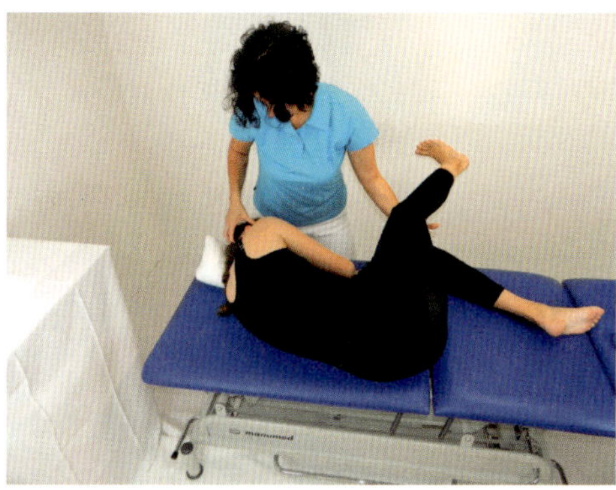

Abbildung 10-36: Slump-Test in Seitenlage mit Palpationen am N. occipitalis major und minor

2015; Özge et al., 2018). Nervale Strukturen reagieren auf Druck und auf Zug. Druckprovokationen am N. occipitalis major zeigten bei seitendominanten Kopf - und Nackenschmerzen eine herabgesetzte Schmerzschwelle auf Druck. Die Studie zeigt hierbei keine Seitenunterschiede , was eventuell auch auf zentralisierte Sensibilisierungsprozesse hinweisen könnte (Szikszay et al., 2018). In der Praxis klagen Patienten häufig über Schmerzen in Rückenlage oder können nachts nicht auf dem Rücken liegen, da sie Kopfschmerzen bekommen und sich unwohl fühlen. Im Untersuchungsgang findet der Therapeut bei diesen Patienten häufig empfindliche Stellen im N. occipitalis major und minor. Ebenso kann nervenumgebendes Gewebe im Sinn eines Engpasses Ursache für eine nervale Symptomatik sein. Der N. occipitalis major erfährt eine erhöhte Mechanosensitivität durch die Verbindung vom M. rectus capitis major mit der dorsalen Dura mater (Alix & Bates, 1999). Forscher zeigten eine Korrelation zwischen einer muskulären Hypertrophie des M. rectus capitis major und chronischen Kopfschmerzen (Cuadrado et al., 2017; de Ru et al., 2019).

So kann der N. occipitalis zum einen vermehrt auf Spannung gebracht werden, wie beispielhaft im Slump-Test in Seitenlage (**Abbildung 10-36**), zudem kann durch Palpation des N. occipitalis major und minor eine Druckprovokation erfolgen, die einen bekannten Schmerz auslösen könnte. Diese Ausgangstellung kann daraufhin auch zur Behandlung genutzt werden (**Kasten 10-6**). **Abbildung 10-37** zeigt die anatomische Lage des N. occipitalis major und minor am Hinterkopf zur Veranschaulichung der Palpationsstellen an oberflächlich liegenden Nervenanteilen.

Um Nervenengpässe, Palpationen und Längenteste der oberen Spinalnerven sowie der ausgewählten Hirnnerven (**Tabelle 10-9**): N. occipitalis mj. und minor, N. accessorius, N. vagus und weitere Hirnnerven in Kapitel 9 durchführen zu können, muss der Therapeut sich ausreichend Wissen über den Verlauf und die Funktion aneig-

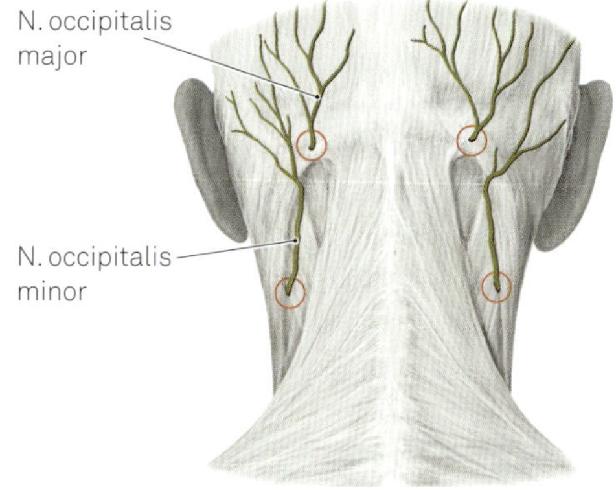

Abbildung 10-37: N. occipitalis major und minor, Palpationsmöglichkeit am Hinterkopf (Quelle: Schünke et al., 2018, S. 245, Abb. C). Mit freundlicher Genehmigung des Thieme Verlags

Tabelle 10-9: Ausgewählte zervikale Nerven und Hirnnerven

Relevante zervikale Nerven und Hirnnerven	Funktionen
N. occipitalis major und minor	Sensible Versorgung der dorsalen Kopfregion
N. accessorius	Motorische Versorgung des M. trapezius und des M. sternocleidomastoideus
N. vagus	Regulierung der inneren Organe, motorische Versorgung Pharynx- und Larynxmuskulatur, sensible Versorgung des äußeren Gehörganges/kleines Hautareal hinter dem Ohr, „parasympathischer Nerv“

Kasten 10-6: Prinzipien der Untersuchung und Behandlung neuraler Strukturen

> Da die nervalen Strukturen von Kopf bis Fuss ein einzigartiges Kontinuum bilden, nehmen Bewegungsveränderungen dementsprechend großen Einfluss auf das gesamte System.
> Das Ausführen neuraler Tests bedarf großer Aufmerksamkeit, da kleine Unachtsamkeit eine Veränderung bringen, die der Therapeut übersehen könnte. Führt der Patient z.B. eine Ausweichbewegung des Kopfes aus, während der Therapeut eine Dorsalextension im Fuß einleitet, die der Therapeut nicht wahrgenommen hat, werden falsche Rückschlüsse in der Testbewertung gezogen.
> Werden neurale Tests als Schnelltests durchgeführt, muss der Therapeut sich immer fragen, ob diese ausreichend waren, um neurale Strukturen als nicht-symptomgebend auszuschließen. Diese Konklusionen sind besonders in der kraniozervikalen Region kritisch.

nen. Auch sei hier auf das Werk von Jean-Pierre Barral: Manipulation kranialer Hirnnerven (Barral et al., 2018) und auf die ausführlichen Beschreibungen des kranialen Nervengewebes und dessen Untersuchungen, herausgegeben von Harry von Piekartz: Kiefer, Gesichts- und Zervikalregion (Andreotti, 2015) verwiesen.

Der N. accessorius, bezeichnet als XI. Hirnnerv, besteht neben dem kranialen Anteil aus einem spinalen Teil, der aus den zervikalen Nervenwurzeln der oberen fünf HWS- Segmenten entspringt. Der kraniale Teil ist in den N. vagus integriert und läuft durch das Foramen jugulare zusammen mit diesem und dem N. glossopharyngeus. Die motorischen Fasern des N. accessorius versorgen den M. trapezius und den M. sternocleidomastoideus (**Abbildung 10-38**). Wie in **Abbildung 10-39** zu sehen, gibt es zwei Palpationsstellen: eine Möglichkeit ist im Caput sternale des M. sternocleidomastoideus auf Höhe C3 und C4, die andere Möglichkeit liegt im M. trapezius ungefähr 2 cm vom vorderen Rand des Muskels entfernt. Palpiert man in diesem Bereich die Muskulatur vorsichtig ab, so berichtet der Patient von einer empfindlichen Stelle. Diese sollte sich im Seitenvergleich ähnlich empfindlich anfühlen. **Abbildung 10-4** zeigt einen neurodynamischen Test des N. accessorius: Der Patient liegt in der Seitenlage. Der Therapeut hält mit seiner Hand am Okziput eine hochzervikale Flexion und führt über die Hand am Schulterdach eine Schulterdepression durch. Spannungsveränderungen, das Bewegungsausmaß und provozierte Symptome werden aufgenommen. Neben den Palpationen und dem neurodynamischen Test untersucht der Behandler die motorische Versorgungsfunktion: so werden Krafttests des M. trapezius und des M. sternocleidomastoideus durchgeführt. Da der N. accessorius bei einer vaskulären Unterversorgung einer der ersten betroffenen Nerven ist, wird hier auch der sicherheitsrelevante Aspekt eingeschlossen (siehe Kapitel 3, Kapitel 8, Testcode 05).

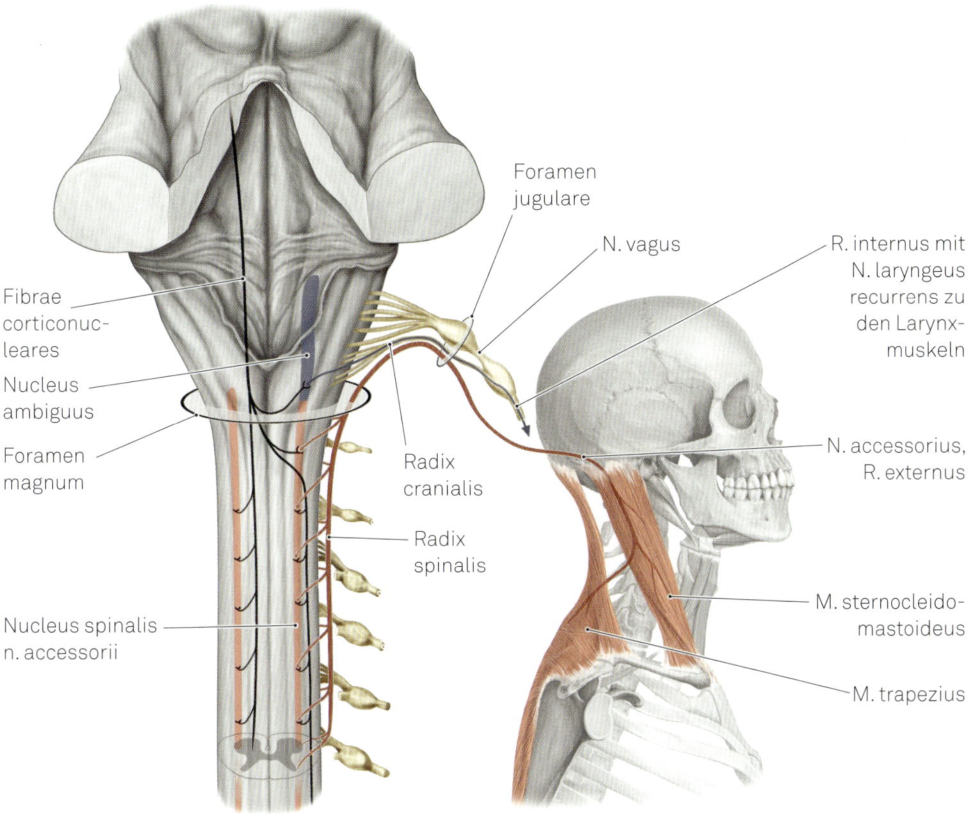

Foramen jugulare
N. vagus
R. internus mit N. laryngeus recurrens zu den Larynxmuskeln
Fibrae corticonucleares
Nucleus ambiguus
Foramen magnum
Radix cranialis
N. accessorius, R. externus
Radix spinalis
M. sternocleidomastoideus
Nucleus spinalis n. accessorii
M. trapezius

Abbildung 10-38: Kerngebiet und Verlauf des N. accessorius (Quelle: Schünke et al., 2018, S. 134). Mit freundlicher Genehmigung des Thieme Verlags

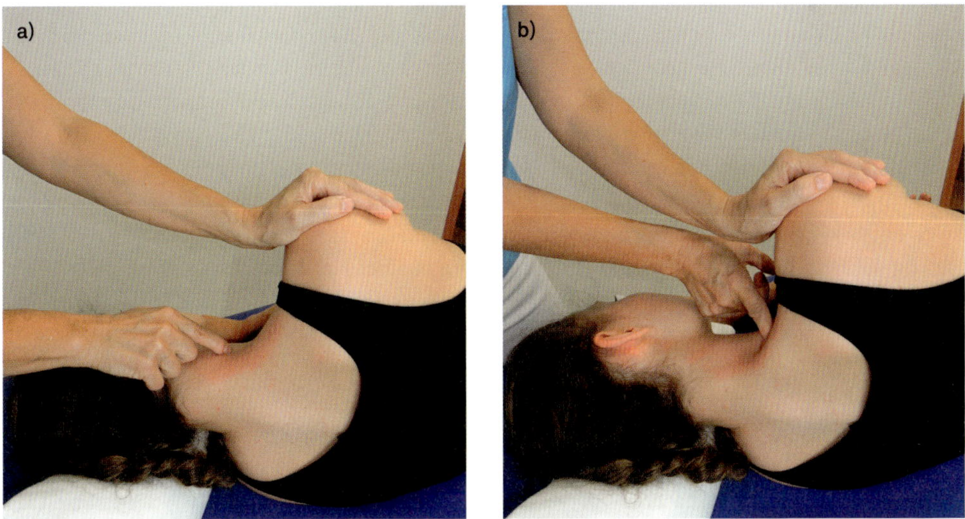

Abbildung 10-39: a) und b): Palpationstelle des N. accesssorius auf Höhe C 3 – 4 und auf Höhe des M. trapezius

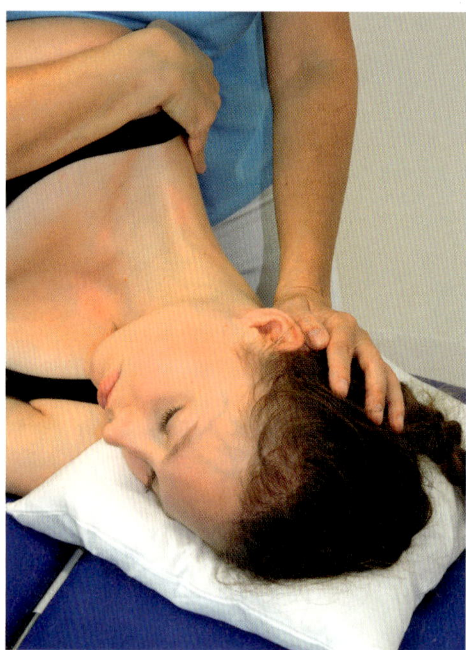

Abbildung 10-40: Neurodynamischer Test des N. accessorius

Der N. vagus als längster Hirnnerv durchläuft nicht nur viele kritische Passagen, sondern gilt auch als der „parasympathische Nerv" und versorgt weitverzweigt viszerales Gewebe vom Hals bis in den Bauchraum. Er trägt zur Regulierung der inneren Organe bei, versorgt motorisch die Pharynx- und Larynxmuskulatur und sensibel den äußeren Gehörgang und ein kleines Hautareal hinter dem Ohr. Möchte der Therapeut Einfluss auf das vegetative Nervensystem nehmen, so sollte auch immer der N. vagus mitbeachtet werden. Durch seine vielen Abzweigungen können verschiedene Bewegungen durchgeführt werden im Sinne einer neurodynamischen Längenveränderung: eine Flexion der oberen und mittleren HWS und eine gegensinnige Seitneigung erhöht die Spannung insbesondere für die kranialen Nervenanteile, eine Extension zervikothorakal vermehrt die Spannung der unteren Anteile, wie in **Abbildung 10-41** präsentiert wird. Mit einer eingestellten Kopfgelenkflexion und einer kontralateralen Seitneigung kann über eine Sternumbewegung dorsal/ventral (Abbildung 10-41a) bzw. eine Hyoidbewegung nach lateral (Abbildung 10-41b) der N. vagus längen- und spannungsverändert werden. Des Weiteren sind in der Grube der A. carotis medial ventral des M. sternocleidomastoideus Symptome über einen leichten Druck am dort verlaufenden N. vagus zu provozieren (Abbildung 10-41c).

10.5 Brustwirbelsäule (BWS): unterschätztes Einflussgebiet

Die Brustwirbelsäule (BWS), die von Forschern als die „Aschenputtel Region" der Wirbelsäule bezeichnet wird (Heneghan & Rushton, 2016; Louw & Schmidt, 2015), ist einerseits als symptomgebende Region zuständig (M. Scheuermann, M. Bechterew, Osteoporose, Osteoarthritis etc.) (Briggs et al., 2009) und andererseits darüber hinaus als „stiller Mitwirkender" bei funktionellen Problemen der HWS-, LWS- und Schulterbereiche involviert (Sueki et al., 2013; Walser et al., 2009). Dies ist bedingt aufgrund einer „regionalen Abhängigkeit" durch ihre anatomische Lage: Bewegungsfunktionen in einer Region hängen von Bewegungen einer anderen Region ab. Das bedeutet, dass Dysfunktionen im System abnormalen Stress und demzufolge Dysfunktionen in einem anderen Gebiet auslösen können (Sueki et al., 2013). Forscher fanden Koexistenzen von thorakalen Beschwerden mit Nacken- und/oder LWS-Beschwerden in 40,7 % Männern und in 36 % Frauen, im Verhältnis zu isolierten thorakalen Schmerzen bei 18,7 % Männern und 16 % Frauen in einer Population von 1886 Arbeitern und Arbeiterinnen aus Industrie- und Dienstleistungsberufen (Roquelaure et al., 2014).

Die Untersuchung und Behandlung der BWS und der angrenzenden Rippen-Wirbelgelenke sollte demnach unter folgenden Gesichtspunkten immer berücksichtigt werden: Zum einen ist die Beweglichkeit der BWS essenziell für eine ausgewogenen Funktionalität der HWS und der Schulterregion, zum anderen nimmt

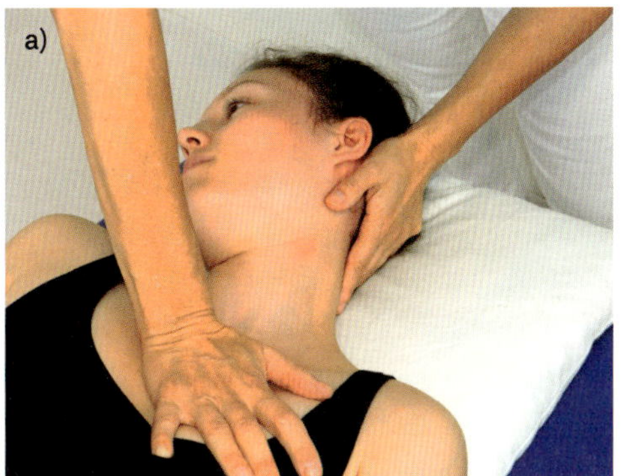

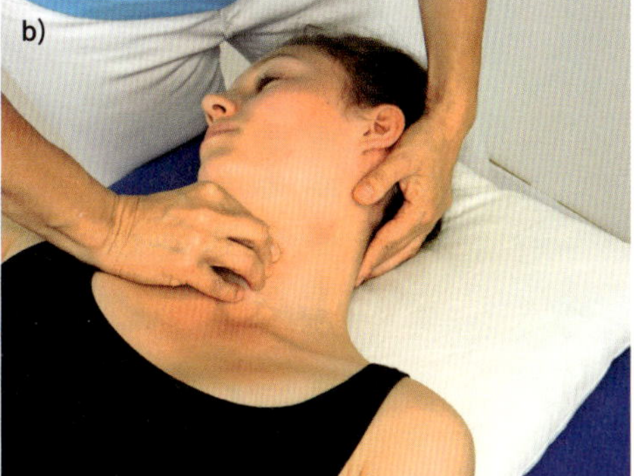

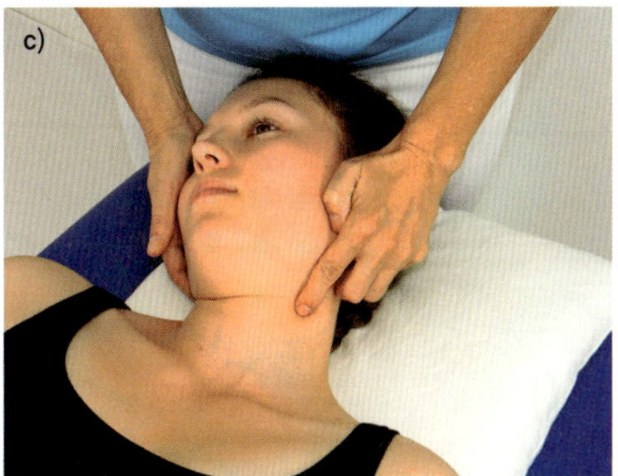

Abbildung 10-41: a) bis c): Neurodynamischer Test N. Vagus mit Sternumbewegung nach dorsal-ventral bzw. mit Hyoidbewegung nach lateral und Palpation der pharyngealen Abzweigung

die BWS reflektorisch bezogen auf die Tonusverhältnisse im Körper eine tragende Rolle ein. Wie im Kapitel 4 beschrieben, ist auch das neurale System- und hier insbesondere das vegetative Nervensystem anatomisch eng mit der BWS-Region verstrickt.

Kasten 10-7: Die Rolle der Brustwirbelsäule

Die Rolle der Brustwirbelsäule:
- Unterstützung der Atemfunktionen in allen Körperpositionen und Belastungen
- Posturale und biomechanische Beeinflussung der HWS
- Reflektorischer Ausgleich der Tonusverhältnisse
- Erhalten des vegetativen Gleichgewichtes
- Beeinflussung der neuralen Beweglichkeit und Funktionalität
- Neurale und vaskuläre Versorgung der oberen Extremität

In der Anamnese, der Inspektion und der Testbatterie werden verschiedene Hinweise gesammelt, die den Therapeuten dazu veranlassen, die BWS weiter zu untersuchen (**Tabelle 10-10**). Nichtsdestotrotz entscheidet der Therapeut dies nicht nur bezüglich symptomgebender Hinweise, sondern auch im Überprüfen der vielfältigen Aufgaben, die die BWS erfüllen muss. Für eine symptomfreie HWS- und Schulterbeweglichkeit muss die Brustwirbelsäule weiterlaufende Bewegungsexkursionen aus der HWS und Schulter aufnehmen können. Eine freie BWS- und Rippenbeweglichkeit ist dafür die Voraussetzung. Patienten mit chronischen Nackenschmerzen zeigten kinematisch zervikale und thorakale Veränderungen bei Funktionsbewegungen in der Bewegungsgenauigkeit und -geschwindigkeit (Moghaddas et al., 2019; Tsang et al., 2014). Darüber hinaus beobachteten Forscher thorakalen Bewegungsmangel im Gangbild bei Patienten mit chronischen Nackenbeschwerden im Vergleich zu einer symptomfreien Kontrollgruppe(Falla et al., 2017).

10.5.1 Aktive und passive Bewegungsprüfung der BWS

Aktive und passive Bewegungsprüfungen führt der Untersucher wie in **Tabelle 10-11** dargestellt, achsengerecht und zusammengesetzt

Tabelle 10-10: Hinweise im Untersuchungsgang auf eine Beteiligung der BWS

Thorakale Dysfunktion	Auffälligkeiten	Bemerkungen
Anamnese/Inspektion	Kraniovertebraler Winkel	Gut möglich ist, dass keine lokalen Schmerzen in der BWS vorhanden sind oder diese nebensächlich erscheinen
Testbatterie Testcode 13	Bewegungs- und belastungsabhängiger Schmerz	Auffälligkeiten, die sich ungünstig auf andere Regionen auswirken könnten (Hypomobilitäten)
Anguläre Bewegungsprüfung	Struktur-, Regionsdifferenzierung aus Übersichtstests positiv	Keine neurale Beteiligung (negativer Slump-Test)
Aktiv versus passiv	Dysfunktion bezüglich Beweglichkeit/Schmerz, Endgefühl	Strukturdifferenzierung muskulär-artikulär

Tabelle 10-11: Aktive und passive Bewegungsprüfung der BWS

Aktive und passive Bewegung (BWS)	Bewegungskomponente	Ziele
Achsengerechte Bewegungen	Rotation rechts und links Seitneigung rechts und links Flexion und Extension	Symptomreproduktion: bei welchen Bewegungen passiv und/oder aktiv Strukturzuordnung Regionzuordnung Bewegungseinschränkungen Abhängig von Atembewegungen
Gekoppelte Bewegung in Extension	Seitneigung gegensinnig zur Rotation	
Gekoppelte Bewegung in Flexion	Seitneigung gleichsinnig zur Rotation	
Kombinierte Bewegung in Extension	Seitneigung gleichsinnig zur Rotation	
Kombinierte Bewegung in Flexion	Seitneigung gegensinnig zur Rotation	

durch, um die Bewegungsfähigkeit der BWS bewerten zu können. Auch sollte in den verschiedenen Bewegungspositionen das Endgefühl getestet werden, wie auch mit Inspirations- und Expirationsbewegungen die Bewegungsprüfung erweitert werden.

Mithilfe der aktiven und passiven Bewegungstests können Bewegungseinschränkungen und Symptome entdeckt werden und darüber hinaus Strukturdifferenzierungen vorgenommen werden. In der weiteren segmentalen Untersuchung wird das artikuläre Bewegungsvermögen der thorakalen Intervertebralgelenke und der Kostotransversalgelenke mit verschiedenen translatorischen und angulären Tests bewertet: Um die segmentale Beweglichkeit in einer angulären Bewegung palpieren zu können, platziert der Therapeut seine Finger an den kranialen und den kaudalen Processus spinosus des zu testenden Segmentes. Angulär wird eine Bewegung aktiv bzw. assistiv durchgeführt. Der Therapeut nimmt in einer Flexion den vergrößerten Abstand der Processi und bei Extension den verkleinerten Abstand zwischen den Processi spinosi wahr. Bei Rotation wandert der obenliegende Processus spinosus nach lateral, erst verzögert folgt der untenliegende Processus spinosus ebenfalls nach lateral (**Abbildung 10-42**). **Abbildung 10-43** zeigt eine Überprüfung des translatorischen Gelenkspieles im Sitz: bei stabilisiertem Oberkörper wird über den Therapeuten-Daumen-Fingergriff ein Schub nach ventrokaudal ausgeübt. In dieser Bewegungsprüfung wird festgestellt, ob zwischen oberem und unterem Wirbelkörper eine Unabhängigkeit besteht, die für eine freie anguläre Beweglichkeit notwendig ist.

Abbildung 10-44 zeigt einen translatorischen Gelenkspieltest im Sinne einer Traktion in Bauchlage. Der Therapeut schiebt mit seinen Fingern den kaudalen Wirbel über die Arci nach ventrokaudal und testet damit die Unabhängigkeit zum obenliegenden Wirbel. Außerdem dokumentiert er auftretende lokale bzw. ausstrahlende Symptome. Abhängig von der Wirbelsäulenkurvatur muss die Handhabung so angepasst werden, dass die Schubrichtung nach ventral gegeben bleibt. Dieser Federungstest oder auch Springing Test genannt wird in jedem Segment durchgeführt. Cleland et al. (2006) maßen eine Interrater Reliabilität von einer schwachen bis zu einer starken Übereinstimmung (Kappa k = 0,13 – 0,82) in der Bewertung von Hypomobilitäten zwischen TH1–TH7.

10.5.2 Behandlung der BWS

Für die Behandlung wählt der Therapeut die Ausgangsstellung für die Mobilisationen wie bei den präsentierten Untersuchungsverfahren oder auch alternative Methoden. **Abbildung 10-45** zeigt eine Möglichkeit in Seitenlage für eine unilaterale translatorische Mobi-

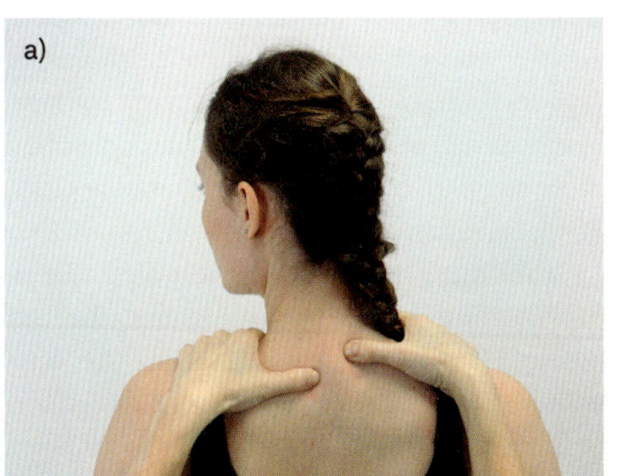

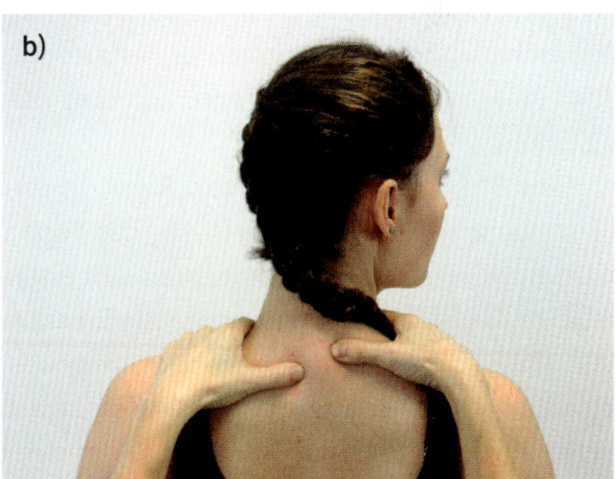

Abbildung 10-42: a) und b): Bewegungsprüfung im Zervikothorakalen Übergang

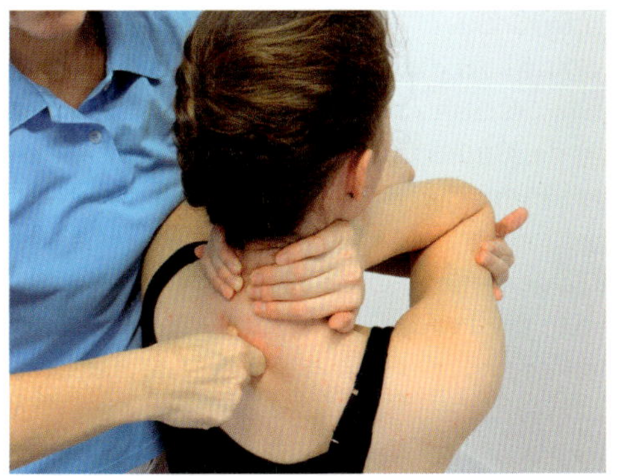

Abbildung 10-43: Translatorische Mobilisation der oberen BWS

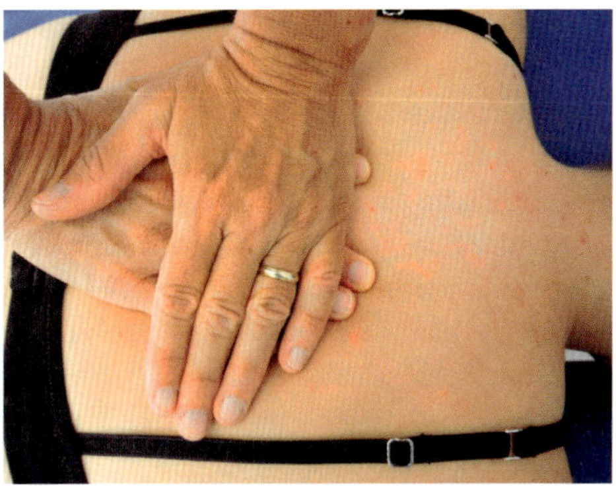

Abbildung 10-44: Translatorische Mobilisationsprüfung BWS

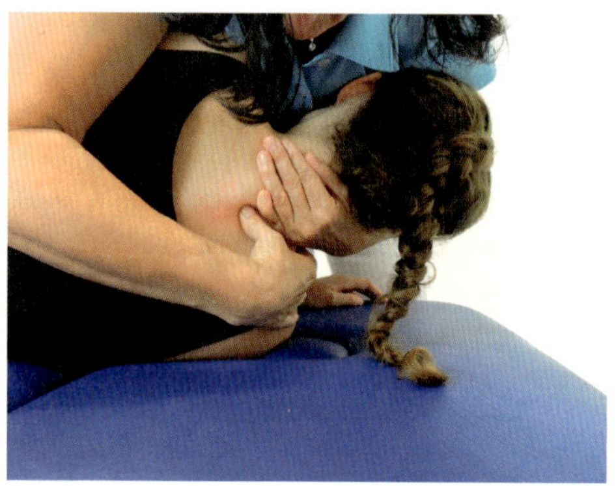

Abbildung 10-45: Mobilisation intervertebral obere BWS

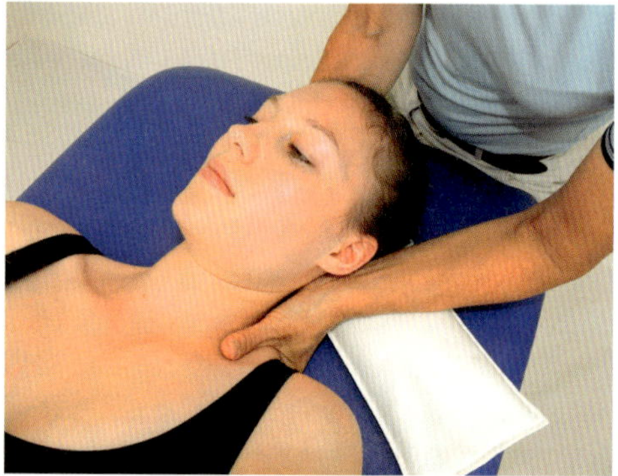

Abbildung 10-46: Mobilisation der ersten Rippe in Rückenlage

lisation intervertebral mit Fixation über den Therapeutendaumen und mit Mobilisation über die Kleinfingerkante. Diese Technik eignet sich für die oberen, thorakalen Segmente. Auch wenn ein Verdacht auf eine osteoporotische Begleiterkrankung besteht oder diese manifest ist, sind Mobilisationen in Seiten- und Rückenlage bei diesem Patientenklientel vorzuziehen.

Eine Mobilisation der ersten Rippe in Rückenlage zeigt **Abbildung 10-46**. Die Rippe wird nach ventrokaudal mobilisiert mit einer inneren Fixation über eine verriegelte Position der HWS in gegensinniger Seitneigung und Rotation (hier: Seitneigung links, Rotation rechts). Über den Therapeutenzeigefinger (hier: linke Hand) wird mithilfe des Sandsackes unter dem Unterarm eine Hebelbewegung mit stabilisiertem Handgelenk durchgeführt- über die Hebelwirkung wird die erste Rippe nach ventral geschoben. Ein Hochstand der ersten Rippe kann einen kostoklavikulären Engpass hervorrufen. Auch trägt diese Fehlstellung häufig zu einer erhöhten Spannung in der Skalenmuskulatur bei, was wiederum zu einer veränderten Kinematik der HWS beisteuert (Fernández-de-las-Peñas et al., 2010). Das Ganglion cervicale inferius oder Ganglion stellatum des sympathischen Grenzstranges ist auf Höhe der ersten Rippe zu finden, so dass das vegetative Nervensystem durch eine Dysfunktion der Rippe gereizt werden kann.

Immer ist es auch hilfreich den Patienten zu Eigenmobilisationen zu motivieren. In der Praxis zeigt sich, dass Patienten mit Nackenbeschwerden und Kopfschmerzen die BWS- Eigenmobilisationen als Favoriten aus ihrem Übungsprogramm auswählen, insbesondere auch in Schmerzphasen. Studien, die thorakale Eigenmobilisationen bei Patienten mit Nackenbeschwerden untersucht haben, unterstreichen diese subjektive Einschätzung (Dunning et al., 2016; Nakamaru et al., 2019).

Abbildung 10-47 präsentiert eine Eigenmobilisation über eine Stuhlkante, die mit einem Handtuch gepolstert wird. Um eine weiterlaufende Bewegung in die Lendenwirbelsäule zu vermeiden, werden die Beine übereinandergeschlagen oder auch auf einen Hocker oder eine Treppenstufe gestellt. Die LWS wird damit in einer Flexionsstellung bewegungslimitiert. Nun lehnt sich der Patient vorsichtig über die Stuhlkante. Dabei ist der kaudale Anteil des zu mobilisierenden Segmentes an der Stuhlkante fixiert, der kraniale Anteil muss unabhängig vom kaudalen Wirbel eine Bewegung durchführen, die die Extension im Segment stimuliert.

In der Praxis fällt auf, dass viele Patienten mit kraniozervikalen Beschwerden Tendenzen zu einem Flachrücken haben. Hier empfehlen wir, Mobilisationen in die Flexion anzudenken, wie in **Abbildung 10-48** zu sehen. Der Patient steuert die Beugebewegung in den thorakalen

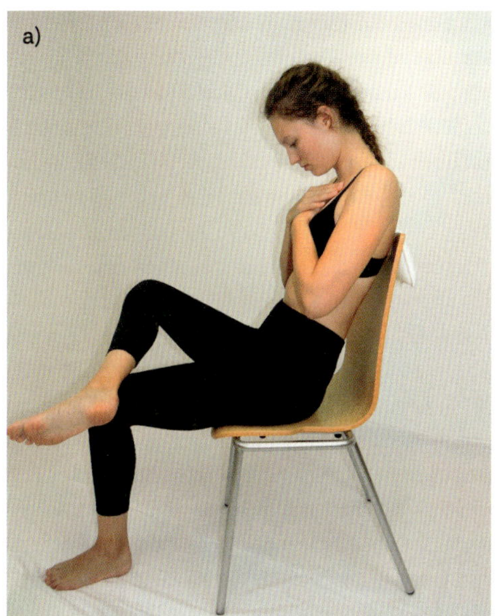

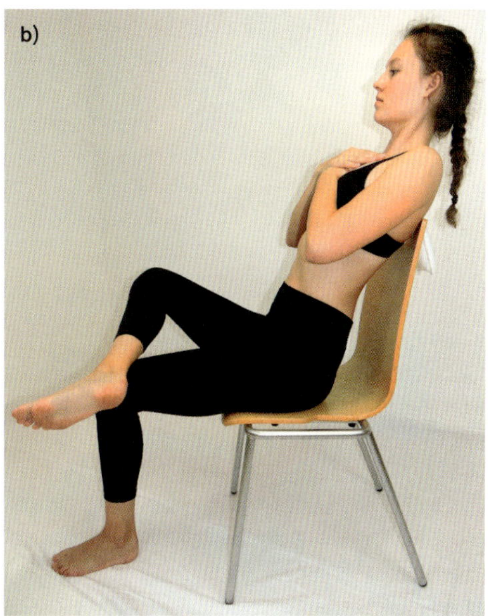

Abbildung 10-47: a) und b): Eigenmobilisation der BWS in Extension

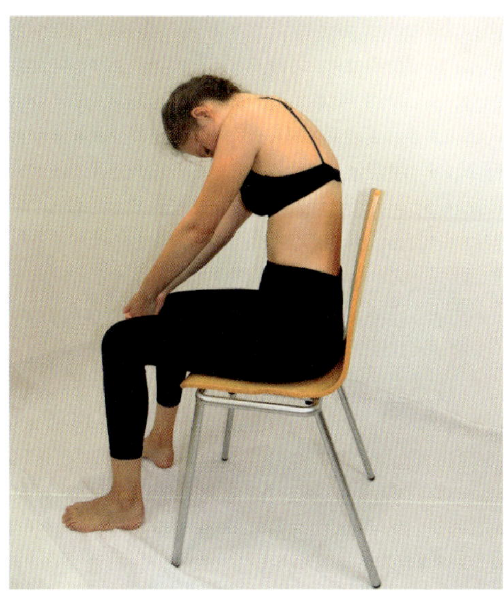

Abbildung 10-48: Eigenmobilisation der BWS in Flexion

Bereich. Der verbale Auftrag lautet: „Versuchen Sie einen Buckel zu machen!“ Ein taktiler Reiz des Therapeuten in der Höhe eines gedachten Scheitelpunktes Th4–Th6 kann richtungsweisend helfen.

Als Bewegungsmobilisation wie auch zur Tonusregulierung der muskulären Situation sind rotatorische Mobilisationen anzuraten. Bei der Mobilisation in Seitenlage (**Abbildung 10-49**) zieht der Patient die Knie weit nach oben, um über eine Flexionsstellung der LWS weiterlaufende Bewegungen zu vermeiden und den Mobilisationsimpuls in die thorakalen Segmente zu fokusieren. Tiefe Inspirationen und Expirationen werden ergänzt. Ebenso können Adaptationen in der Armstellung vermehrt in Abduktion oder Flexion unterschiedliche Spannungen aufzeigen. Haben sich neben Bewegungseinschränkungen der BWS, neurale Symptome in den Arm manifestiert, kann diese Übung auch vorerst mit angelegtem Arm ausgeführt werden, da eine Mobilisierung der BWS im Vordergrund steht. Sind Dehnungen von muskulären Strukturen (z. B. M. pectoralis major) initiiert, so differenziert der Therapeut neurale und muskuläre Beteiligungen. Immer muss auf die Position der Schulter geachtet werden. Bei Schulterinstabilitäten ist die Übung auch ohne Armbewegung auszuführen, um den Fokus auf die BWS-Mobilisation zu behalten.

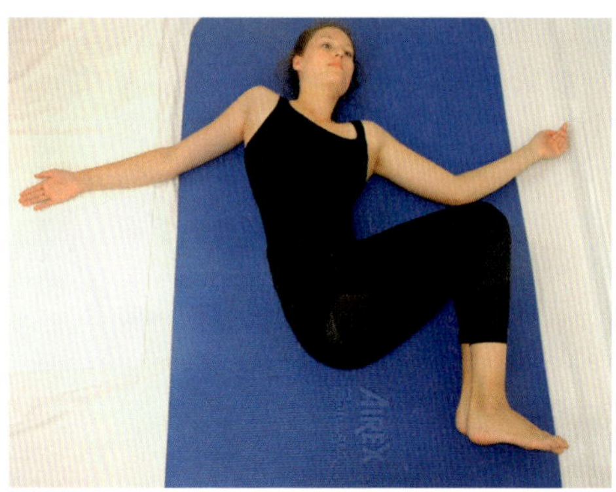

Abbildung 10-49: Eigenmobilisation der BWS in Rotation

Die Effekte von Mobilisationen und Manipulationen der Brustwirbelsäule beinhalten biomechanische Faktoren, wie die Beeinflussung des Bewegungsausmaßes und dem Wiederherstellen einer normalen Biomechanik als auch neurophysiologische Effekte, wie z.B. die Aktivierung von schmerzinhibitorischen Prozessen (Bialosky et al., 2009). Neuere Studien belegen die Effektivität von thorakalen Mobilisationen bei Patienten mit Nackenbeschwerden (Childs et al., 2008; J. Cho et al., 2019; Dunning et al., 2016; Huisman et al., 2013; Masaracchio et al., 2019), bei Schulterproblemen (Boyles et al., 2009; Mintken et al., 2010; Walser et al., 2009) wie auch bei Kopfschmerzen (Dunning et al., 2016; Viti & Paris, 2000). Auch konnten Forscher respiratorische Dysfunktionen durch thorakale Bewegungseinbussen bei Patienten mit chronischen Nackenbeschwerden finden (Dimitriadis et al., 2016; Wirth et al., 2014). **Abbildung 10-50** gibt einen Überblick der Zusammenhänge zwischen chronischen Nackenbeschwerden, funktionellen thorakalen muskulären und/oder artikulären Problemen und respiratorischen Dysfunktionen.

10.5.3 Bedeutung der BWS-Muskulatur

Langes Sitzen und inaktives Alltagsverhalten scheinen ein Risikofaktor für thorakale Beschwerden zu sein (Briggs et al., 2009). Statische Positionen über einen längeren Zeitraum können Veränderungen in den Weichteil- und Bandscheibengeweben hervorrufen (Heneghan & Rushton, 2016). Viele Berufe und Alltagsaktivitäten erfordern eine sitzende Position über längere Zeitperioden. Dies geht häufig mit einer vorgeneigten Kopfhaltung einher. Eine vorgeneigte Kopfhaltung („Forward Head Posture“) wird mit veränderter Muskelaktivität und -spannung der zervikalen und thorakalen Muskulatur in Verbindung gebracht (Cho et al., 2019). Muskulatur, die für eine aufrechte Sitzhaltung benötigt wird, ist häufig zu wenig belastbar für ausgiebige statische Sitzpositionen. Schwäche und ein Verlust der Bewegungskontrolle der mittleren und unterer Anteile des M. trapezius stehen im Zusammenhang mit einer ausgeprägten Schultergürtelelevation. Hypomobilitäten der mittleren und unteren BWS scheinen einen inhibierenden Einfluss auf den unteren Anteil des M. trapezius zu nehmen. Nach Mobilisationen und Manipulationen der unteren und mittleren BWS konnte die muskuläre Anbahnung des M. trapezius, pars ascendens verbessert werden (Cleland et al., 2004). Experimentell induzierte Nackenschmerzen (mit einer hitzeauslösenden Capsaicinstimulierung) verursachten Instabilitäten in der Thorakalregion (Pinto et al., 2019). Mit diesen Forschungsergebnissen könnten Beobachtungen aus der Praxis erklärt werden: thorakale und zervikale Dysfunktionen und Schmerzen beeinflussen sich gegenseitig und führen sowohl thorakal wie auch zervikal zu einer reduzierten Belastbarkeit, wodurch die Symptomatik wiederum verstärkt wird. So ist es neben den Bewegungsprüfungen der BWS unbedingt erforderlich, die Belastungsfähigkeit des Patienten zu testen, z.B. Armergometer in sitzender Position fahren bzw. in sitzender Position Übungen mit dem Zugapparat und/oder Gewichten durchführen. Wie oft kann ein Patient in sitzender Position die Arme mit 1–2 kg Gewichten in 90° Schultergelenkflexion bewegen und zurück, ohne eine weiterlaufende Flexionsbewegung der BWS oder einer Schultergürtelelevation durch-

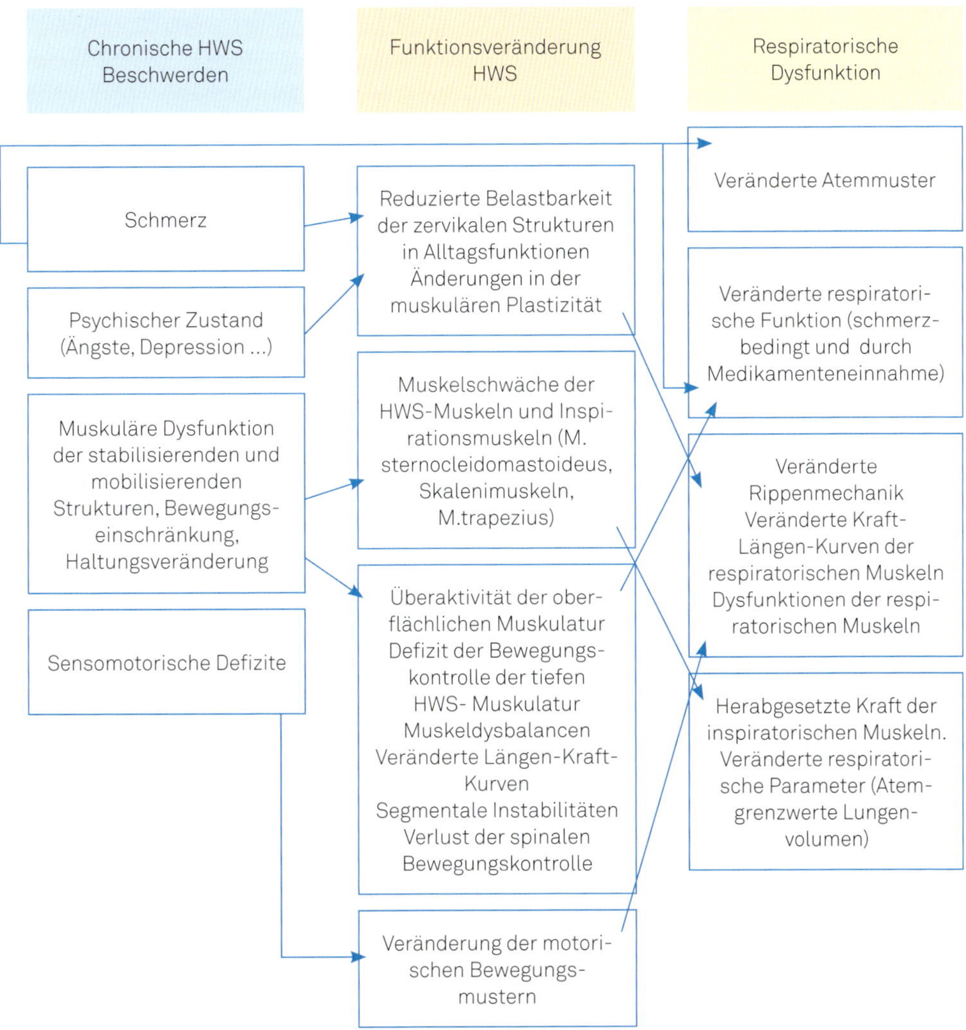

Abbildung 10-50: Zusammenhänge zwischen chronischen Nackenbeschwerden, funktionellen thorakalen muskulären und/oder artikulären Problemen und respiratorischen Dysfunktionen

zuführen sowie ohne einen erhöhten Spannungsaufbau der oberflächlichen HWS-Muskulatur.

10.5.4 Bedeutung der BWS für das vegetative System

Neben den funktionellen mechanischen Verbindungen der BWS ist die BWS ein wichtiges Zentrum für das vegetative Nervensystem. Mobilisationen der BWS tragen nicht nur zu einem verbesserten Bewegungsverhalten in der gesamten Region bei, sondern spielen eine maßgebliche Rolle in der Beeinflussung des vegetativen Nervensystems (da Silva et al., 2015; Kingston et al., 2014; Mamontov et al., 2016). Insbesondere wirken sich Dysfunktionen des zervikothorakalen Übergangsbereiches auf das vegetative Nervensystem aus. Im zervikothorakalen Übergang liegen die sympathischen Ganglien, Ganglion cervicale mediale und Ganglion cervicale inferius auch Ganglion stellatum genannt, sowie das Centrum ciliospinale (Budge), ein wichtiges Zentrum für das Sehvermögen. Verschiedene nervale Verschaltungen von sympathischen Fasern zu der Dura, den Intervertebralgelenken, dem Ligamentum nuchae, Ligamentum flavum, anterius und posterius, den Vertebralarterien, der dorsalen Nackenmuskulatur und den Bandscheiben wurde beobachtet. Das sympathische weit verzweigte Netzwerk, das mit den somatischen Afferenzen gemeinsame Wege benutzt, kann überlappende, ausstrahlende Schmerzmuster bei Patienten mit LWS- und auch HWS-Beschwerden im klinischen Alltag präsentieren und das Lokalisieren der Schmerzursache erschweren (Bogduk, 2003).

Verschiedene primäre Kopfschmerzerkrankungen präsentieren autonome Dysfunktionen, meistens in Korrelation zu kardiovaskulären Reflexmechanismen oder biochemischen Veränderungen, insbesondere sind hier die Migräne und trigeminale autonome Cephalgien wie der Clusterkopfschmerz, die Paroxysmale Hemicrania, Hemicrania continua und SUNCT und SUNA genannt (Cuciureanu et al., 2017). Es ist bekannt, dass verschiedene endogene Mechanismen und Interaktionen zwischen vegetativen Pfaden und dem Gefäßsystem des Hirnes bestehen (Cuciureanu et al., 2017). Studienergebnisse präsentieren sowohl sympathische Überfunktionen und auch parasympathische Unterfunktionen bei Kopfschmerzpatienten (Mamontov et al., 2016).

Mit der Stimulierung der BWS-Beweglichkeit erfolgt eine Schmerzreduktion über eine Aktivierung des sympathischen Nervensystems, die insbesondere chronische Schmerzsymptome wie Allodynien und trophische, vasomotorischen und sudomotorische Mechanismen beeinflussen (Butler & Rolf, 1998; Jowsey & Perry, 2010; da Silva et al., 2018). Verschiedene Verbindungen vom autonomen Nervensystem mit neuromuskuloskeletalen Strukturen geben Möglichkeit, therapeutisch Einfluss auf sympathische und parasympathische Aktionen zu nehmen (La Touche et al., 2013) (**Tabelle 10-12**).

Slater modifizierte bereits 1994 den Slump im Langsitz mit segmentalen thorakalen Stimuli zum sympathischen Langsitz-Slump (sympathetic slump position (Slater et al., 1994) (**Abbildung 10-51**). Durch die Position im Langsitz wird eine Verlängerung der nervalen Strukturen insbesondere der Dura mater eingestellt. Nun kann zum einen über die Füße in Dorsalflexion bzw. Plantarflexion, zum anderen über den Kopf in Flexion und Extension eine neurodynamische Mobilisation ausgeführt werden. Zur verstärkten Stimulierung des sympathischen Nervensystems wird mit der Handhaltung des Therapeuten (Fixation des Processus transversus des Wirbelkörpers, Mobilisation der Rippe nach ventral) kostotransversal mobilisiert zur Beeinflussung der sympathischen Grenzstrangganglien.

10.6 Untersuchung der Schulter

Eine Schulterdysfunktion im Zusammenhang mit einer kraniozervikalen Symptomatik wird aus der klinischen Erfahrung gesehen häufig vernachlässigt. Studien zeigen Zusammenhänge zwischen einer reduzierten Kraftentwicklung der schulterführenden Muskeln bei Patienten mit Spannungskopfschmerzen (Lidegaard & Andersen, 2018; Madsen et al., 2018; Tornoe et al., 2014) und Migräne, insbesondere bei Patienten, die unter einer hohen Attackenfrequenz leiden (Landgraf et al., 2016). Darüber hinaus korrelieren Veränderungen der Schulterausrichtung mit zervikalen Dysfunktionen und HWS-Beschwerden (Helgadottir et al., 2010). Eine reduzierte Schulterretraktion und ein verkleinerter kraniovertebraler Winkel zeigen sich in symptomatischen Probandengruppen mit HWS-Beschwerden auffälliger als in asymptomatischen Probandengruppen (Lluch et al., 2014; O'Leary et al., 2015). Die dynamische Stabilisierungsfähigkeit zeigt sich ebenfalls verändert bei Patienten mit Nackenbeschwerden (Helgadottir et al., 2010). Mit der verminderten Klavikularetraktion und der veränderten Muskelaktivität kann die

Tabelle 10-12: Behandlungsmöglichkeiten zur Beeinflussung des vegetativen Nervensystems

Behandlungsmöglichkeiten zur Beeinflussung des vegetativen Nervensystems	Verbindungen mit dem sympathischen Nervensystem
Mobilisation der oberen HWS	Verbindungen zu Dura mater, M. rectus capitis minor, A. vertebralis, Kopfgelenken, Ganglion cervicale superius
Mobilisation der mittleren HWS	Verbindungen zum Ganglion cervicale mediale
Mobilisation der unteren HWS/CTÜ/ 1. Rippe	Verbindungen zum Ganglion cervicale inferius (Ganglion stellatum) und dem Centrum ciliospinale
Mobilisation der BWS-Beweglichkeit	Verbindungen über lateralen dorsalen periaquaduktalem grauem Trakt nach kranial
Mobilisation der BWS-Kostotransversalgelenke	Anatomische Nähe zu sympathischen Ganglien
Mobilisation des N. vagus	Aktivierung von parasympathischen preganglionären Neuronen im dorsalen motorischen Nukleus des N. vagus beinflusst die Herzfrequenz Aufrechterhalten der sympathovagalen Balance
Beeinflussung des N. phrenicus über Mobilisation der HWS-Segmente C3–C5, Weichteilbehandlung des M. diaphragma	Ursprungsort C3–C5, Versorgung des M. diaphragmas
Mobilisation der Dura mater	Versorgung der Dura durch sympathische Fasern
A. carotis	Verbindungen zum autonomen Nervensystem u.a. über den N. vagus

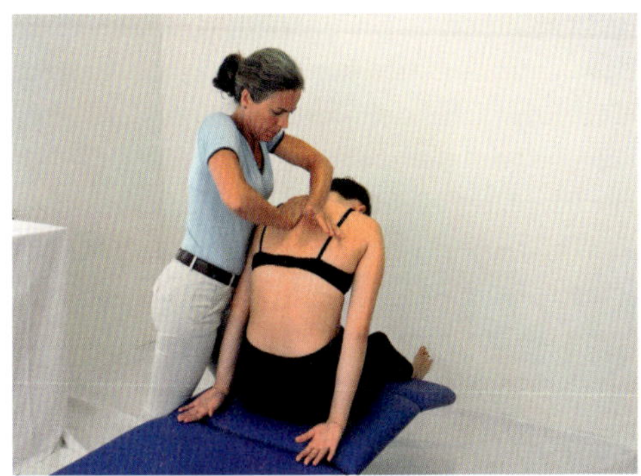

Abbildung 10-51: Sympathischer Langsitz-Slump

Skapula nicht mehr ausreichend koordiniert geführt werden. Mit einer erhöhten Flexionseinstellung der unteren HWS und einer Extensionseinstellung der oberen HWS erhöht sich der Druck auf die Facettengelenke zervikal und thorakal sowie entsteht eine veränderte Muskelaktivität des M. trapezius und M. serratus anterior. Reduziertes Gleiten des N. medianus und Parästhesien im Arm wurden ebenfalls mit einer reduzierten Klavikularetraktion in Zusammenhang gebracht. Auch kann bei einer ventral-kaudalen Instabilität im glenohumeralen Gelenk der Plexus brachialis irritiert werden. Als weitere Möglichkeiten für enge Durchtrittsstellen für den Plexus brachialis sei an den kostoklaviculären Engpass wie auch an den Durchgang durch die Skalenuslücke zwischen dem M. scalenus anterior und medius und an den Engpass im M. pectoralis minor erinnert.

Unser in **Kasten 10-8** beschriebenes Patientenbeispiel Sabine T. zeigt einen Ausschnitt aus der anamnestischen Befragung in der Diagnosefindung einer Migräne mit einer begleitenden Schulterdysfunktion. Im Kapitel 12 werden wir das Beispiel von Sabine T. weiterverfolgen und den darauf aufbauenden therapeutischen Prozess darstellen.

Kasten 10-8: Fallbeispiel, Sabine T.

Seit zehn Jahren rechtsseitige Migräne (diagnostiziert vom Neurologen, Kopfschmerzspezialist), pochend, pulsierend, begleitet von Photophobie und Phonophobie und Übelkeit (bei nicht rechtzeitiger Medikamenteneinnahme bis zum Erbrechen). Vorboten sind eine ausgeprägte Müdigkeit, Augenflimmern, unscharfes Sehen. Das Schauen eines 3D-Filmes wird als Triggerfaktor angesehen, sehr empfindlich auf Gerüche.
Vor zehn Jahren stürzte Sabine beim Snowboardfahren heftig auf den Kopf. Begleiterscheinungen der Attacke sind Sehstörungen und Gleichgewichtsprobleme. Sabine ist ungern auf wackeligem Untergrund unterwegs (Schiff, Karussell), sie wird sehr schnell reisekrank. Nach der Attacke wird eher von einem hyperaktiven Zustand berichtet, in dem angefallene Arbeit aufgeholt werden muss. Dies kann manchmal eine nächste Attacke auslösen. Unbehandelt wäre die Attackendauer ca. 72 Stunden lang. Start der Attacke ist häufig nachts zwischen zwei und drei Uhr, aber auch morgens oder mittags kann eine Attacke beginnen. Sabines Mutter und Großmutter leiden ebenso unter Migräne.
Es treten eine bis drei Attacken pro Woche auf. Sabine hat vor fünf Jahren einen Medikamentenentzug stationär durchführen müssen wegen eines Medikamentenübergebrauches. Auf die Frage nach anderen betroffenen Körperregionen wird ein Einschlafgefühl der rechten Hand beim Autofahren nach 15 min angegeben. Die rechte Hand kann nicht am Lenkrad gehalten werden und muss auf den Oberschenkel abgelegt werden. Häufig kommt es zum nächtlichen Aufwachen mit Kribbeln und Taubheit in der rechten Hand. Vor zehn Jahren hat Sabine aktiv Handball gespielt und dabei über Schulterbeschwerden rechtsseitig geklagt. Die rechte Seitenlage war nicht möglich nachts einzunehmen, schwere Taschen mit der rechten Hand zu tragen ebenso nicht.

Folgende Fragen und Tests sind hilfreich zum Erfassen einer Schulterproblematik:
Welche angulären Bewegungstests der Schulter aus der Testbatterie sind auffällig?
Gibt es Hinweise auf andere involvierte Regionen?
Bestehen funktionelle Zusammenhänge zu anderen involvierten Regionen, die eine Überbelastung einer Region hervorrufen könnten?
Ist die Stabilität und die Belastbarkeit der oberen Extremität – auch der Ellenbogen- und Handregion ausreichend vorhanden (Heben, Tragen, Stützen, Bewegen, statisches Halten?

Werden in der Anamnese, der Inspektion und in der Testbatterie Hinweise auf eine Beteiligung der Schulter-Arm-Region offensichtlich (**Tabelle 10-13**), so muss diesen Beobachtungen Beachtung geschenkt werden. Funktionelle und neurophysiologische Verbindungen lassen keine kraniozervikale Symptomfreiheit zu bei Fortbestehen einer Dysfunktion in dieser Region. Leidet ein Patient z. B. an einer Schulterinstabilität, die er über die Schultergürtelmuskeln kompensieren muss, so wird es hier nicht zu einer ausgewogenen, symptomfreien Bewegungsfunktion kommen können. Besteht eine Schwäche der schulterführenden Muskeln, so wird diese ebenfalls über oberflächliche lange, regionsübergreifende Muskeln, wie dem M. trapezius/M. levator scapulae/M. deltoideus kompensiert. Durch eine vergrößerte Kyphose der mittleren BWS und einer damit verstärkten Skapulaprotraktion steht der Humeruskopf in einer anterioren/inferioren Rotationsstellung, womit auch der Bizepskanal vermehrt nach anterior/medial ausgerichtet wird und zu einer Minderbelastbarkeit führen kann.

Veränderte Aktivitäten im M. trapezius, Pars descendens und im M. serratus anterior stehen in engem Zusammenhang mit schmerzhaften Dysfunktionen in dieser Region. Paralysen des M. trapezius durch den N. accessorius bzw. des M. serratus anterior durch den N.

Tabelle 10-13: Hinweise im Untersuchungsgang auf eine Beteiligung der Schulterregion

Hinweise auf eine Mitbeteiligung der Schulter	Symptome	Tests/Bemerkungen
Anamnese	Auslösendes Ereignis, Verletzung/Trauma/Dysfunktion/Überkopfarbeit,-sport, bewegungs- und belastungsabhängige Schulterschmerzen, Kraftverlust, Funktionsverlust	Explizit sollte der Patient auf eine eventuell bestehende Schulterproblematik befragt werden. In der Anamnese wird diese Region häufig vernachlässigt.
Aktive/Passive Bewegungsprüfung (Regions-/Strukturdifferenzierung)	Bewegungseinschränkung/Disharmonie im Bewegungsablauf/Hypermobilität (Glenohumeralgelenk, Skapulothorakal, Akromioklavikular-, Sternoklavikulargelenk	Alltägliche patientenspezifische Belastungsmomente austesten, Hinweise auf neurale, muskuläre, artikuläre Zeichen.
Arthrogene Funktion	Gelenkspieltests, Provokationstests, Instabilitätstests	Anguläre und translatorische Bewegungsfähigkeit
Neurogene Funktion	Schulterversorgende Nerven (Plexus brachialis, N. axillaris, N. thoracicus longus, N. dorsalis scapulae, N. suprascapularis)	
Muskuläre Funktion	Kraft (M. trapezius ascendens, M. serratus anterior, M. supraspinatus, M. infraspinatus) Spannung und Überaktivität: M. levator scapulae, M. trapezius descendens	

thoracicus longus aufgrund einer Verletzung zeigen die große Mitbeteiligung der Muskeln an einer optimalen Skapulaorientierung. Erhöhte Spannung bzw. Überaktivität des M. levator scapulae und der Mm. rhomboideen adduzieren die Skapula, rotieren sie nach kaudal und heben den medialen Rand ab. Der M. pectoralis minor, der M. biceps brachii (Caput brevis) und der M. coracobrachialis verursachen durch einen Zug am Proc. coracoideus einen anterioren Zug auf die Skapula und eine Klavikulaprotraktion.

Die Untersuchung der Schulter-Armregion basiert auf manualtherapeutischen Kriterien, die hier im Zusammenhang zu kraniozervicalen Symptomen präsentiert wird. Aus Platzgründen ist nicht die komplette, vollständige Schulteruntersuchung dargestellt, dies sei in schulterspezifischen Abhandlungen weiter zu vertiefen.

10.6.1 Aktive und passive Bewegungsprüfung der Schulter

Der Therapeut erfasst in der aktiven und passiven Bewegungsprüfung das Bewegungsausmaß im Glenohumeralgelenk, Akromioklavikular- und Sternoklavikulargelenk und der skapulothorakalen Gleitebene und bewertet die Bewegungsquantität und die -qualität. **Abbildung 10-52** präsentiert am Beispiel der aktiven Flexionsbewegung mit taktiler Kontrolle der Skapulamitbewegung die aktive Bewegungsprüfung der Schulterbewegungen, die in **Abbildung 10-53** anschließend passiv ausgeführt wird. Dabei nimmt der Therapeut das Endgefühl am Ende der Bewegung auf und bewertet den Unterschied des Bewegungsausmaßes, der auftretenden Symptome und der Bewegungsqualität in Richtung der Flexion wie

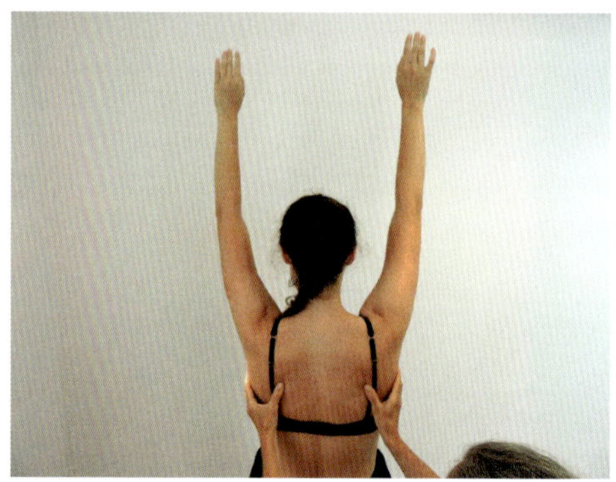

Abbildung 10-52: Aktive Flexionsbewegung mit taktiler Kontrolle der Skapulamitbewegung

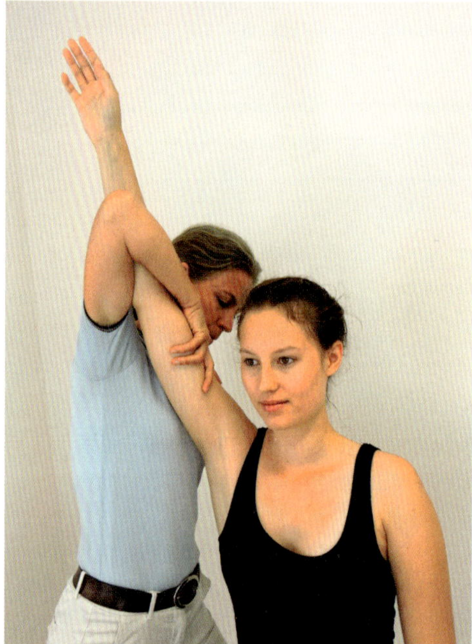

Abbildung 10-53: Passive Bewegungsprüfung der Schulterflexion

auch in der Bewegung zurück in die Ausgangsstellung. Bewegungseinschränkungen und Steifigkeit bzw. Verkürzungen von Weichteilgewebe sind maßgeblich an abnormalen Bewegungsmustern der gesamten Schulter-Nackenregion beteiligt. Besteht z.B. eine posteriore Gewebesteifigkeit in den posterioren Kapselanteilen sowie im M. infraspinatus und M. latisimus dorsi, so konnten hier Zusammenhänge zu Impingementsyndromen und Skapuladysfunktionen entdeckt werden (Cools et al., 2014). Auch kann der Therapeut bei der Flexion die weiterlaufende thorakale Extensionsbewegung beobachten, die bei einer endgradigen Schulterflexion biomechanisch erfolgt. In **Abbildung 10-54** überprüft der Therapeut die skapulothorakale Gleitfähigkeit, die unter anderem für eine freie Flexionsbewegung notwendig ist (Cagnie et al., 2014).

Sowohl symptomgebende Hypomobilitäten und Hypermobilitäten wie auch Dysfunktionen in der Bewegungskontrolle gilt es ausfindig zu machen. Dafür werden Gelenkspieltests, anguläre Bewegungspalpationen und auch Instabilitätstests durchgeführt. **Abbildung 10-55** zeigt beispielhaft die Prüfung der Stabilität durch Ventralisieren des Humeruskopfes in der Abduktion, Außenrotation („verriegelte Stellung") im Glenohumeralgelenk. Hierfür stabilisiert der Therapeut den Arm des Patienten und gibt über den Daumen einen Schub am Humerus nach ventral. Die physiologische Biomechanik lässt hier so gut wie keine Gleitbewegung nach ventral zu. Ist eine passive Instabilität gegeben, so ist ein Ventralisieren des Humeruskopfes in dieser „verriegelten Position" möglich. Eine Instabilität wird dann erst in der Funktion auffällig, wenn der Patient die Instabilität ungenügend muskulär kompensieren kann und wenn Symptome damit verbunden sind. Neben Schmerzen, insbesondere bei größeren und ruckartigen Bewegungsausschlägen (z.B. Jacke anziehen, nach hinten greifen) und Instabilitätsangaben wie: „Ich habe bei bestimmten Bewegungen keine Kontrolle mehr über meine Schulter", kann durch das Ventral-Kaudalstehen des Humeruskopfes auch eine Plexus brachialis Irritation ausgelöst werden, die Ausstrahlungen und Minderversorgungen der oberen Extremität provozieren. Neben der Untersuchung der passiven Hypermobilität sollte der Therapeut die aktive Stabilisierungsfähigkeit in Alltagsfunktionen testen. Dafür könnten in der Aus-

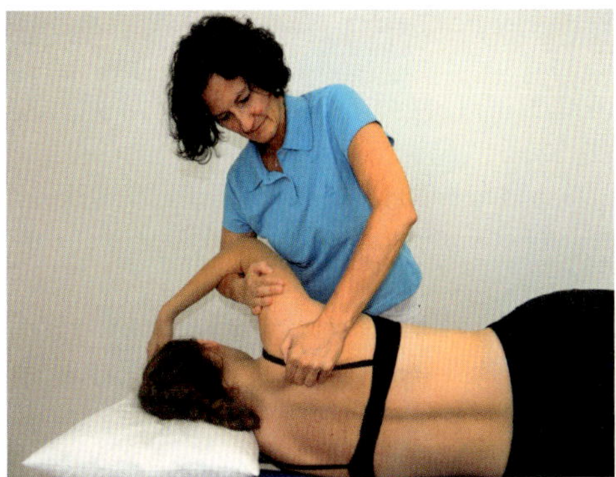

Abbildung 10-54: Beweglichkeitstest der skapulothorakalen Gleitebene

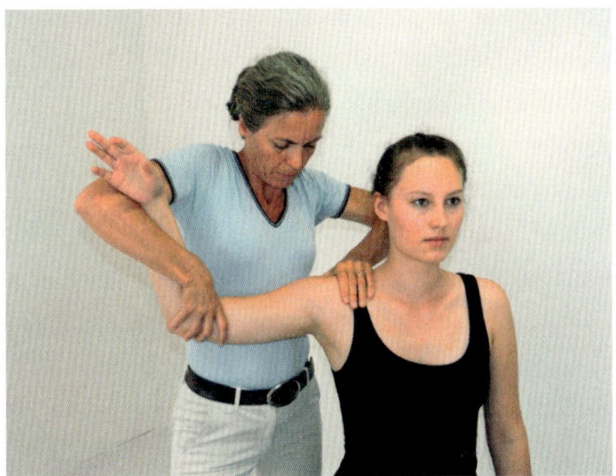

Abbildung 10-55: Instabilitätsprüfung glenohumeral nach ventral

gangsposition wie in Abbildung 10-55 mit der rechten Therapeutenhand eine Bewegung nach dorsal (transversale Abduktion) initiiert werden, gegen die der Patient aktiv Widerstand leisten muss. Werden hierbei bekannte Symptome ausgelöst, muss die Bewegungskontrolle und die Kraft und Ausdauer der bewegungsführenden Muskeln weiter überprüft werden.

10.6.2 Funktionsuntersuchung der Schulter-Arm-Region

Wissenschaft und Praxis weisen auf die Bedeutung einer guten Bewegungskontrolle der beteiligten Schulter-Gelenke für eine funktionstüchtige Hals-Schulter-Arm-Region hin.

Voraussetzungen für eine Bewegungskontrolle der Skapula:
Stabilität/Mobilität glenohumeral
Skapulabewegung im Zusammenhang mit HWS- Bewegung
Skapulaposition, -kontrolle- und mitbewegung bei Armbewegungen
Koordinationsfähigkeit
Kraft und Ausdauer der bewegungsführenden Muskeln

Verschiedene Studien untersuchten die Zusammenhänge zwischen HWS-Dysfunktionen und der Position und Mitbewegung der Skapula (Lluch et al., 2014). Es zeigten sich ähnliche Dysfunktionen im Sinne von Fehlstellungen und Mitbewegungen bei Patienten mit Schulterbeschwerden und Patienten mit Nackenbeschwerden (Zakharova-Luneva et al., 2012). Auch könnte umgekehrt durch das Auftreten von Nackenbeschwerden ein verändertes Verhalten der skapulaführenden Muskeln Schulterprobleme initiieren. Darüber hinaus entdeckten Falla et al. 2004 und 2007 veränderte Aktivitäten im M. trapezius und im M. serratus anterior bei Patienten mit chronischen Nackenbeschwerden, eventuell auch bedingt durch eine Fehlinnervation durch den N. accessorius und den N. thoracicus longus. Um diese Zusammenhänge in der Praxis zu erkennen, untersucht der Therapeut u. a. die weiterlaufende Bewegung der Skapula bei einer Kopfrotation nach rechts bzw. links (**Abbildung 10-56**). Veränderungen in Muskellängen, Muskelkontraktionen und Kräfteeinwirkungen entstehen durch die Veränderungen der Skapulastellung und beeinflussen die Bewegungsmuster der HWS (Takasaki et al., 2009). Kann durch das Korrigieren der Skapula die HWS-Rotation verbessert und schmerzfreier durchgeführt werden, so ist auch für die Behandlung eine Maßnahme zur Korrektur der Skapulaposition indiziert (Ha et al., 2011; Van Dillen et al., 2007). Die Richtung der Korrektur der Skapula ist abhängig von der Skapulaposition in Ruhe und in Bewegung. Zeigt die Skapula

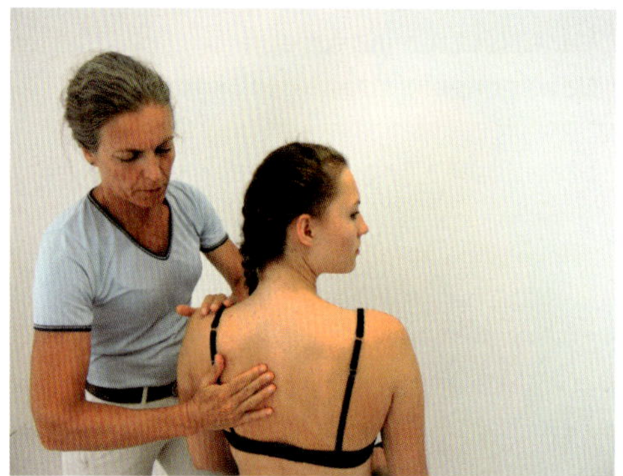

Abbildung 10-56: Inspektion der weiterlaufenden Bewegung der Skapula bei Kopfrotation nach rechts und passiver Stabilisierung der Skapula bei Kopfrotation nach rechts

eine Tendenz nach lateral, anterior und außen gedreht, so korrigiert der Therapeut die Skapula nach medial, posterior und innen (eher in Kombination mit einer BWS-Kyphose zu sehen). Zeigt die Skapula eine Tendenz nach medial, posterior und innen gedreht (eher in Kombination mit einem Flachrücken zu sehen), so erfolgt die Korrektur umgekehrt.

Eine „normale" Kinematik der Skapulabewegung bei einer Flexion des Armes zeichnet sich durch eine initiale **minimale** Mitbewegung bei einer Armflexion (30–40°) aus. Ein zunehmendes Aufwärtsrotieren der Skapula erfolgt mit der weiteren Flexion. Eine posteriore Kippbewegung der Skapula und ein weiteres Aufwärtsrotieren tritt zunehmend ab 90° Flexion auf.

Für Alltagsfunktionen ist die initiale Aufwärtsrotation der Skapula in der Startphase der Flexion von Bedeutung. Insbesondere bei länger gehaltenen und ermüdenden Positionen wie Tätigkeiten am Computer oder mit vorgehaltenen Armen bei Haushaltsarbeiten wird diese benötigt. Ermüdet die schultergürtelführende Muskulatur, so hat dies einen großen Einfluss auf die Skapulakinematik bei der Startphase der Flexion (Tsai et al., 2003). Während der aktiven Bewegungsprüfung evaluiert der Therapeut das Bewegungsmuster des Patienten: Entsteht verfrüht eine weiterlaufende Mitbewegung der Skapula in eine Aufwärtsbewegung im Seitenvergleich oder „hängt" die Skapula nach kaudal und damit zeigt sich der Angulus inferior nach medial gedreht (**Abbildung 10-57a** und **10-57b**).

Ein „Downward Rotation Syndrome" konnte bei Patienten mit HWS-Beschwerden beobachtet werden (Ha et al., 2011): Es zeichnet sich durch eine Abwärtsrotation der Skapula mit einem medialisierten Angulus medialis (weiter medial stehend als der Angulus superior) aus, die Schulter hängt tiefer und zeigt am akromialen Ende nach kaudal. Durch diese Position kann nicht nur ein Impingement der Schulterstrukturen, sondern auch eine nicht mehr kompensierbar Drucklast auf die HWS ausgelöst werden, bedingt durch das Armgewicht und die geforderte Tragkraft der Muskeln (insbesondere des M. trapezius, Pars descendens und des M. levator scapulae). Durch die Verlängerung des M. trapezius, Pars descendens erfolgt die Kraftentwicklung in dieser Position auf den Schultergürtel nicht optimal. Der verkürzte und rigide M. levator scapulae löst eine anhaltende Kompression in den HWS-Segmenten aus. Diese mechanische Reizung wiederum kann zu Mikrotraumen, Bewegungseinschränkungen, Schmerzen und propriozeptiven Dysfunktionen der HWS führen (Ha et al., 2011).

Dysfunktionen in der Positionierung und Führung der Skapula sind zum einen bedingt durch veränderte Bewegungsmuster (z. B. durch veränderte Aktivität des M. serratus anterior) oder zum anderen durch Defizite in der Muskulatur. Stabilisierende wie bewegende Elemente müssen koordiniert, harmonisch, ausdauernd und kraftvoll zusammenarbeiten können. Forscher untersuchten die Aktivität der drei Anteile des M. trapezius (oberer, mittlerer und unterer Anteil) während verschiedenen Tätigkeiten der oberen Extremität, z. B. beim Arbeiten am Computer. Sowohl bei traumatisch ausgelösten wie auch bei nicht-traumatisch ausgelösten HWS-Beschwerden zeigten die Untersuchungen eine herabgesetzte Aktivität des unteren Anteiles und eine erhöhte Aktivität im mittleren Anteil (Wegner et al., 2010; Zakharova-Luneva et al., 2012).

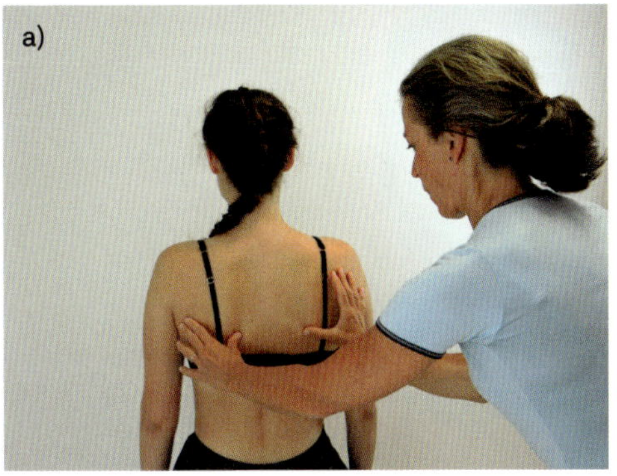

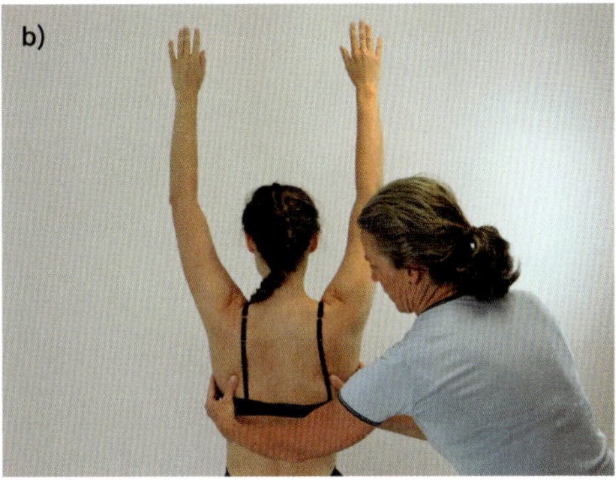

Abbildung 10-57: a) und b): Position der Skapula und Stabilisation in Arm-Neutralstellung und Palpation der Mitbewegung der Skapula im Seitenvergleich bei Armelevation

Zusammenhänge zwischen einer Schulterdysfunktion und HWS-Beschwerden:

Schmerzadaptationen und Schmerzinhibierungen mit Umverteilung der Muskelaktivitäten
Veränderte Muskelaktivierungen (verspätet einsetzende Aktivierungen)
Kräfteungleichgewicht
Muskelermüdbarkeit, mangelnde Ausdauerfähigkeit
BWS- Position/BWS- Beweglichkeit
Veränderungen der Skapulakinematik

Eine Möglichkeit der Prüfung der aktiven Bewegungskontrolle könnte aus einer Position in einer eingestellten 90°-Elevation erfolgen (**Abbildung 10-58**). Die Wahl der Position bezieht sich auf relevante Alltagsfunktionen des Patienten: arbeitet der Patient viel an einem Computer, so wird die Untersuchung und die anschließende Behandlung eher mit den Armen am Körper erfolgen in einer langanhaltenden Position, wogegen ein Überkopfsportler in sportspezifischen Bewegungen (Überkopfbewegungen, Ausholbewegungen etc.) provoziert und trainiert wird.

Wandert die Skapula durch eine Muskelschwäche der Mm. rhomboideen und des M. trapezius, Pars ascendens bedingt, verfrüht nach lateral oder sie ist bereits lateral positioniert, so gibt der Therapeut einen taktilen Reiz nach medial (Abbildung 10-58a). Kann durch eine Schwäche des M. serratus anterior oder durch eine Verkürzung des M. levator scapulae die Auswärtsrotation der Skapula zu wenig erfolgen (Helgadottir et al., 2011), gibt der Therapeut einen taktilen Reiz am lateralen Skapularand (mit dem Daumen des Therapeuten), so dass dort die Skapula aktiv vom Patienten hin korrigiert werden kann (Abbildung 10-58b).

Die skapulothorakalen Muskeln koordinieren die Position der Cavitas glenoidalis im Verhältnis zum Humeruskopf (Kibler et al., 2013). Die Muskeln, die als Rotatorenmanschette bezeichnet werden, sorgen zusammen mit dem M. biceps brachii für die Stabilität und die Zentrierung des Humeruskopfes. Der Therapeut testet die Kraftentwicklung der Außenrotatoren in Seitenlage (**Abbildung 10-59**). Dafür drückt der Patient seinen Oberarm an den Körper (ein Tuch kann als taktile Hilfe genommen werden mit der verbalen Aufforderung: „Halten Sie das Tuch an Ihren Körper gepresst“). Gegen einen minimalen Widerstand der Therapeutenhand führt der Patient eine Außenrotation durch. Dabei kontrolliert der Therapeut mit der anderen Hand die Position der Skapula. Im Sitz prüft der Therapeut die Aktivität des M. infraspinatus (**Abbildung 10-60**): Der Ellenbogen des Patienten gibt wenig Druck auf die Therapeuten-

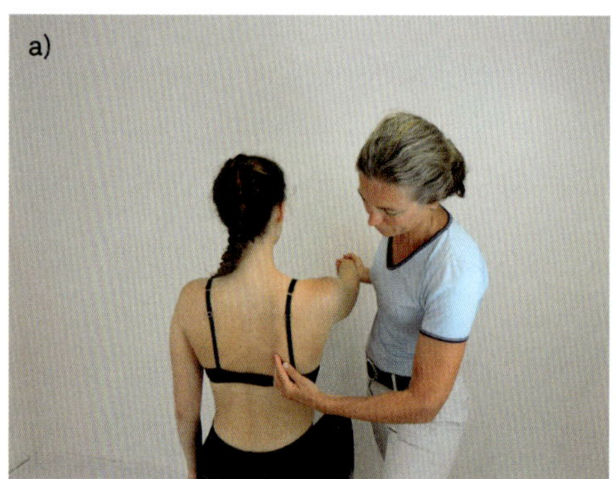

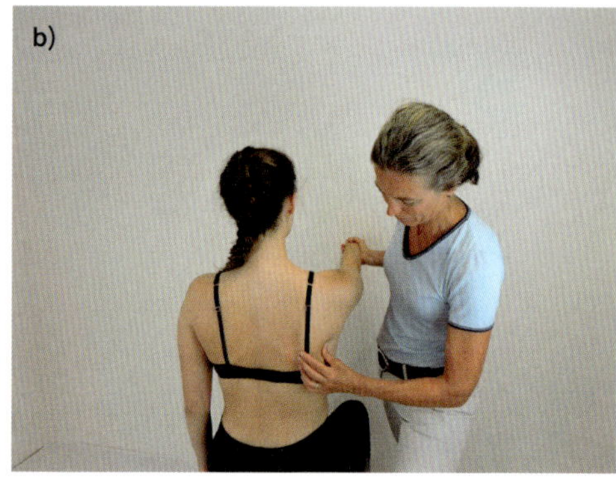

Abbildung 10-58: a) und b): Bewegungskontrolle der Skapula in 90° Elevation

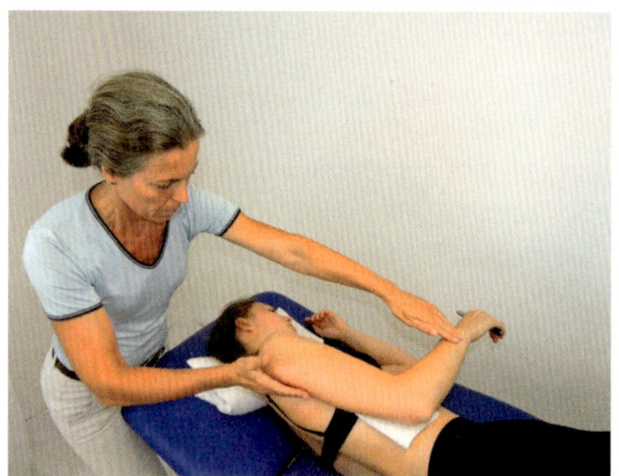

Abbildung 10-59: Prüfung der Kraft der Außenrotatoren mit Hemmung des M deltoideus

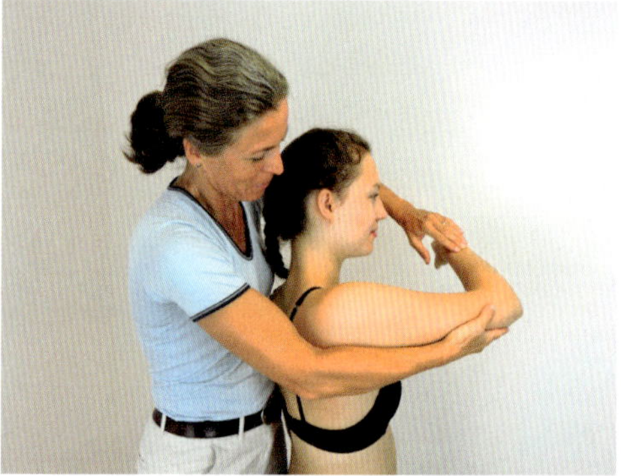

Abbildung 10-60: Prüfung der Kraft des M. infraspinatus mit Hemmung des M. deltoideus

hand – dadurch wird die Aktivität des M. deltoideus gehemmt – und führt eine Außenrotation durch („Bewegen Sie den Unterarm nach oben"). Mit dem Unterarm kann der Therapeut die Skapulabewegung kontrollieren. Im Seitenvergleich wird eine Schwäche oder Dyskoordination in diesem Bewegungsmuster ersichtlich. Der Patient sollte die Aktivität im Oberarm spüren und nicht im Bereich des M. trapezius, Pars descendens. Dieser arbeitet häufig kompensatorisch, da die Schultermuskeln zu schwach sind. In diesem Fall (Abbildung 10-59) wird der Kopf erhöht gelagert zur weiteren Annäherung des M. trapezius bzw. wird das Trainingsgewicht in der Hand der Patienten reduziert. Für die Alltagssituation bedeutet dies, dass der M. trapezius, Pars descendens die Schwäche der Schultermuskeln kompensiert. Während vieler alltäglicher Arbeiten (Computerarbeit, Autofahren, Haushaltsarbeit etc.) kommt dem M. trapezius damit eine weitere Aufgabe zu, die zu Überlastungen und Beschwerden führen kann. Auch konnten Forscher eine reduzierte Entspannungsfähigkeit des M. trapezius descendens nach repetitiven Armbewegungen und auch nach mental anspruchsvolleren Aufgaben feststellen (Cagnie et al., 2014; Falla et al., 2004).

Neben der erhöhten Inanspruchnahme des M. trapezius, Pars descendens wird eine herabgesetzte Aktivität des M. trapezius, Pars ascendens mit einer HWS-Problematik in Verbindung gebracht (Wegner et al., 2010). In Bauchlage wird die Kraftentwicklung des M. trapezius, Pars ascendens getestet (**Abbildung 10-61**). Wird hier eine Schwäche offensichtlich, kann dieser Test als Übung umgewandelt werden. Wichtig ist, dass die Daumen nach außen gedreht sind (Außenrotation der Schul-

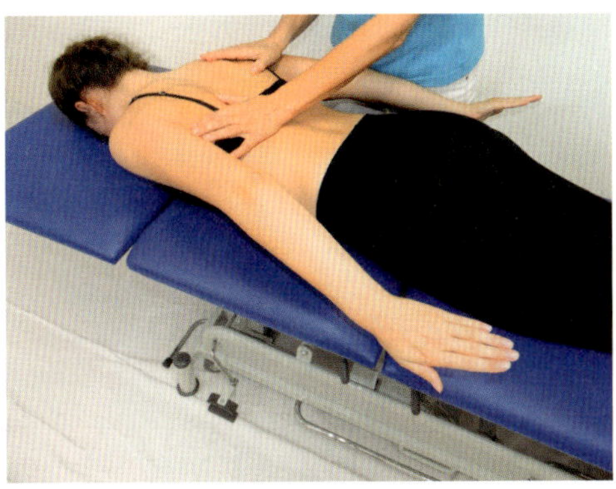

Abbildung 10-61: Prüfung der Kraft des M. trapezius ascendens

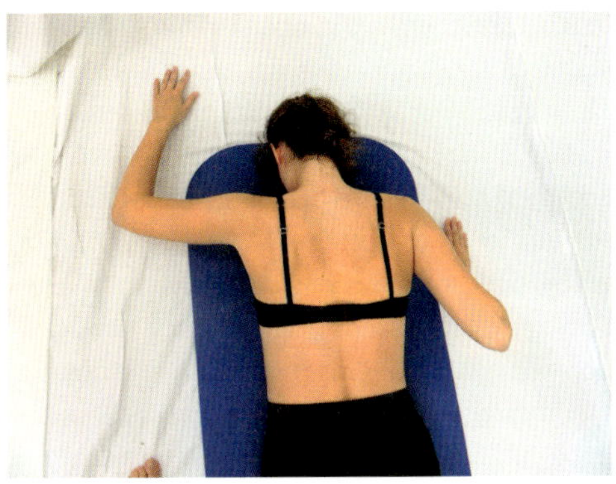

Abbildung 10-62: Test und Training der humeroskapulären Bewegungskontrolle in Abduktion/Elevation

ter) und die Arme nahe am Körper gehalten werden. Die Gefahr besteht, dass die Patienten die Arme weiter abduzieren und damit wieder den M. trapezius desendens aktivieren. Über die Antagonistenhemmung kann der Patient den M. trapezius descendens in einen entspannten Zustand bringen. Hier wird auch die fatale Fehlfunktion im Alltag deutlich: mit häufiger Aktivierung und Kompensation über den M. trapezius, Pars descendens erfährt der M. trapezius, Pars ascendens und die Mm. rhomboideen eine ständige Hemmung. Eine Progression der Übung erfolgt über den Zeitfaktor (länger halten) bzw. den Wechsel aus statischen Positionen in dynamische Bewegungen (**Abbildung 10-62**): der Patient schiebt seine Hände abwechselnd nach oben in eine Abduktion/Elevation der Schultern. Der Therapeut beobachtet die koordinierte Bewegung der beteiligten Gelenke. Eine weitere Aufgabe der oberen Extremität ist die Stützfunktion. **Abbildung 10-63** zeigt das Trainieren der Stützfunktion an der Wand. Stets ist auf eine stabile Skapulaführung und auf Kompensationsmechanismen, wie eine erhöhte Spannung im M. trapezius descendens zu achten. Eine gesteigerte Form ist in **Abbildung 10-64** ersichtlich. Die linke Hand bleibt während der Übung immer in der gleichen Stützposition zentriert, die rechte Hand wird von der Position 12 Uhr oben auf die Position 14 Uhr (rechts oben), dann auf die Position 16 Uhr

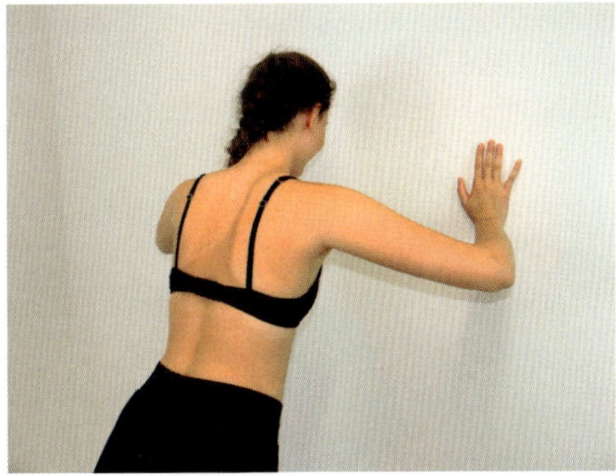

Abbildung 10-63: Übung zur Stabilisierung der Schulter- HWS-Region im Stütz an der Wand

(rechts unten) und auf die Position 18 Uhr (unten) gesetzt. Dies kann mit einem Gummiband mit erhöhtem Widerstand verstärkt werden.

Für alltägliche Tätigkeiten ist es häufig nötig, die Arme längerfristig in einer leichten Flexion zu halten (**Abbildung 10-65**). Hier ist ein Wahrnehmungstraining der Skapulaposition sehr wertvoll. Führt der Patient eine Flexion aus, zeigt sich häufig eine verfrühte weiterlaufende Bewegung der Skapula. Die Flexion wird dabei durch ein Schieben der Schulter nach ventral über die Skapula ausgelöst und nicht wie physiologisch sinnvoll über eine Bewegung im glenohumeralen Gelenk. Diese Mechanik kann in mannigfaltigen Ausgangsstellungen (am Zugapparat, mit Gewichten) den funktionellen Anforderungen des Patienten angepasst werden. Bei den beschriebenen Übungen ist immer auf eine stabile Ausgangsposition der unteren Extremität wie auch der LWS und BWS zu achten.

Für eine funktionstüchtige HWS-/BWS-/Schulter-Arm-Region bedarf es einer belastbaren und kräftigen unteren Extremität, Lendenwirbelsäule und Beckenregion. Koordiniertes Bewegungsverhalten bei alltäglichen Bewegungen wie Bücken, Tragen von Gegenständen, Drehbewegungen stehen in engem Zusammenhang mit der Funktionstüchtigkeit der oberen Extremität und der HWS. Führt der Patient im Stand eine Bückbewegung im Sinne einer Kniebeugung (Squat) aus, so zeigt sich bei nicht-stabilisierter Wirbelsäule eine Flexion in der Brustwirbelsäule und eine weiterlaufende Extension in der HWS. Auch zeigt sich bei dieser Basisübung die Skapulapositionierung. Gleitet die Skapula nach lateral oder kann sie dorsal stabilisiert werden? Weiterführend können nun in dieser Squatposition die Arme in eine Flexion geführt werden. Zur sensomotorischen Förderung kann diese Basisübung auf einem Wackelbrett, weichem Kissen und zusätzlich mit geschlossenen Augen durchgeführt werden.

Eine zweite funktionsorientierte Basisübung zeigt **Abbildung 10-66**: Mit der Aktivierung der abdominalen Muskulatur muss zugleich die HWS- und die Schulterposition stabilisiert werden. Untersuchungen zeigen die enge Zusammenarbeit zwischen Skapulastabilisatoren und der abdominalen Muskulatur (Vega Toro et al., 2016). Mit dieser Übung wird auch die Kraft der abdominalen Muskulatur getestet – schnell ist eine weiterlaufende Bewegung in der HWS in Richtung Extension und eine Protraktion der

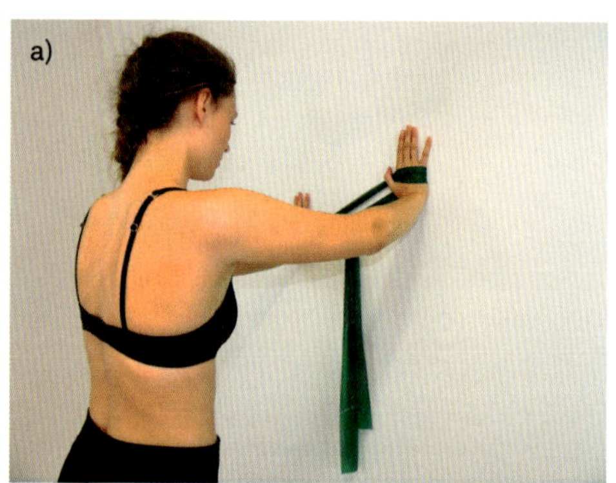

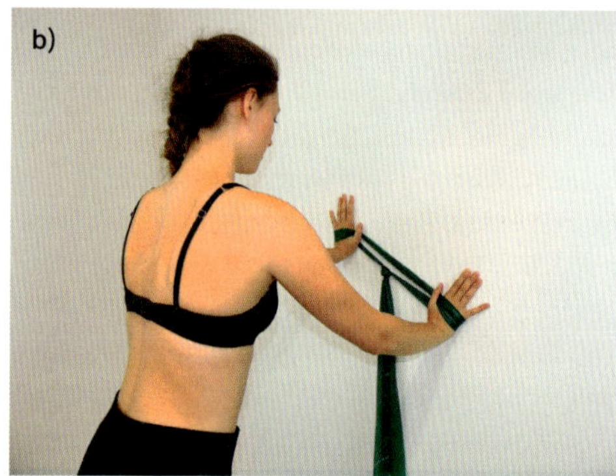

Abbildung 10-64: Dynamische Stützübung an der Wand

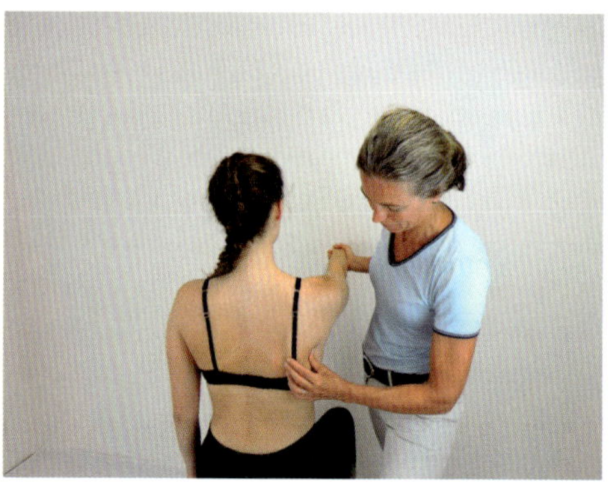

Abbildung 10-65: Dynamische koordinierte Übungen in einer offenen Kette

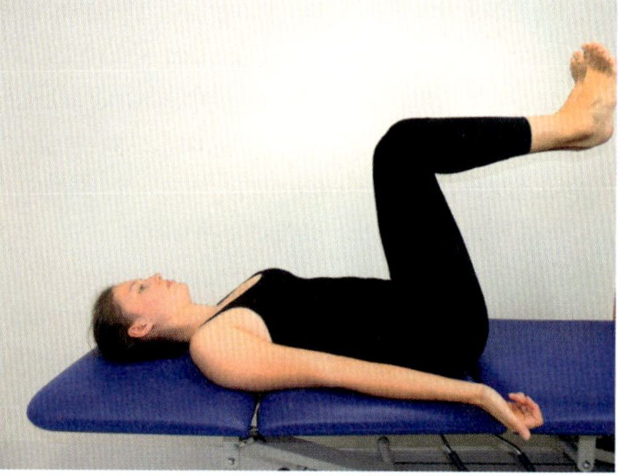

Abbildung 10-66: Zusammenspiel der abdominalen Muskulatur und der HWS-Schulter-Region

Schultern zu beobachten. Tritt dieses Phänomen auf, müssen zur Erleichterung die Beine weiter angebeugt werden. Übungen zur Kräftigung der abdominalen Muskulatur werden in den Behandlungsplan eingebaut.

Literatur

Alix, M.E. & Bates, D.K. (1999). A proposed etiology of cervicogenic headache: The neurophysiologic basis and anatomic relationship between the dura mater and the rectus posterior capitis minor muscle. *Journal of Manipulative and Physiological Therapeutics, 22*(8), 534–539. https://doi.org/10.1016/S0161-4754(99)70006-0

Alonso-Blanco, C., de-la-Llave-Rincón, A.I. & Fernández-de-las-Peñas, C. (2012). Muscle trigger point therapy in tension-type headache. *Expert Review of Neurotherapeutics, 12*(3), 315–322. https://doi.org/10.1586/ern.11.138

Andreotti, D. (Hrsg.). (2015). *Kiefer, Gesichts- und Zervikalregion: Neuromuskuloskeletales Assessment und Behandlungsstrategien* (2. Aufl.). Leipzig: Georg Thieme Verlag.

Arendt-Nielsen, L., Castaldo, M., Mechelli, F. & Fernández-de-las-Peñas, C. (2016). Muscle Triggers as a Possible Source of Pain in a Subgroup of Tension-type Headache Patients? *The Clinical Journal of Pain, 32*(8), 711–718. https://doi.org/10.1097/AJP.0000000000000318

Ashina, S., Bendtsen, L., Lyngberg, A.C., Lipton, R.B., Hajiyeva, N. & Jensen, R. (2015). Prevalence of neck pain in migraine and tension-type headache: A population study. *Cephalalgia, 35*(3), 211–219. https://doi.org/10.1177/0333102414535110

Ashkenazi, A., Blumenfeld, A., Napchan, U., Narouze, S., Grosberg, B., Nett, R., ... Lipton, R.B. (2010). Peripheral Nerve Blocks and Trigger Point Injections in Headache Management – A Systematic Review and Suggestions for Future Research. *Headache: The Journal of Head and Face Pain, 50*(6), 943–952. https://doi.org/10.1111/j.1526-4610.2010.01675.x

Barral, J.-P. & Croibier, A. (2018). *Manipulation kranialer Nerven*. München: Urban & Fischer Verlag.

Bernstein, C. & Burstein, R. (2012). Sensitization of the Trigeminovascular Pathway: Perspective and Implications to Migraine Pathophysiology. *Journal of Clinical Neurology, 8*(2), 89. https://doi.org/10.3988/jcn.2012.8.2.89

Bialosky, J.E., Bishop, M.D., Price, D.D., Robinson, M.E. & George, S.Z. (2009). The mechanisms of manual therapy in the treatment of musculoskeletal pain: A comprehensive model. *Manual Therapy, 14*(5), 531–538. https://doi.org/10.1016/j.math.2008.09.001

Blanpied, P.R., Gross, A.R., Elliott, J.M., Devaney, L.L., Clewley, D., Walton, D.M., ... Robertson, e.K. (2017). Neck Pain: Revision 2017: Clinical Practice Guidelines Linked to the International Classification of Functioning, Disability and Health From the Orthopaedic Section of the American Physical Therapy Association. *Journal of Orthopaedic & Sports Physical Therapy, 47*(7), A1–A83. https://doi.org/10.2519/jospt.2017.0302

Bogduk, N. (2003). The anatomy and pathophysiology of neck pain. *Physical Medicine and Rehabilitation Clinics of North America, 14*(3), 455–472. https://doi.org/10.1016/S1047-9651(03)00041-X

Boyles, R.E., Ritland, B.M., Miracle, B.M., Barclay, D.M., Faul, M.S., Moore, J.H., ... Wainner, R.S. (2009). The short-term effects of thoracic spine thrust manipulation on patients with shoulder impingement syndrome. *Manual Therapy, 14*(4), 375–380. https://doi.org/10.1016/j.math.2008.05.005

Bragatto, M.M., Bevilaqua-Grossi, D., Benatto, M.T., Lodovichi, S.S., Pinheiro, C.F., Carvalho, G.F., ... Florencio, L.L. (2019). Is the presence of neck pain associated with more severe clinical presentation in patients with migraine? A cross-sectional study. *Cephalalgia: An International Journal of Headache, 39*(12), 1500–1508. https://doi.org/10.1177/0333102419854061

Bravo Petersen, S.M. & Vardaxis, V.G. (2015). The flexion-rotation test performed actively and passively: A comparison of range of motion in patients with cervicogenic headache. *Journal of Manual & Manipulative Therapy, 23*(2), 61–67. https://doi.org/10.1179/2042618614Y.0000000085

Briggs, A.M., Bragge, P., Smith, A.J., Govil, D. & Straker, L.M. (2009). Prevalence and Associated Factors for Thoracic Spine Pain in the Adult Working Population: A Literature Review. *Journal of Occupational Health, 51*(3), 177–192. https://doi.org/10.1539/joh.K8007

Butler, D.S. & Rolf, G. (1998). *Mobilisation des Nervensystems* (2. Nachdruck). Berlin: Springer.

Caamaño-Barrios, L.H., Galán-del-Río, F., Fernández-de-las-Peñas, C., Cleland, J.A., Plaza-Manzano, G. & Ortega-Santiago, R. (2019). Evaluation of neurodynamic responses in women with frequent episodic tension type headache. *Musculoskeletal Science and Practice, 44*, 102063. https://doi.org/10.1016/j.msksp.2019.102063

Cagnie, B., Struyf, F., Cools, A., Castelein, B., Danneels, L. & O'leary, S. (2014). The Relevance of Scapular Dysfunction in Neck Pain: A Brief Commentary. *Journal of Orthopaedic & Sports Physical Therapy, 44*(6), 435–439. https://doi.org/10.2519/jospt.2014.5038

Carnevalli, A.P. de O., Bevilaqua-Grossi, D., Oliveira, A.I.S., Carvalho, G.F., Fernández-De-Las-Peñas, C. & Florencio, L.L. (2018). Intrarater and Inter-rater Reliability of Maximal Voluntary Neck Muscle Strength Assessment Using a Handheld Dynamometer in Women With Headache and Healthy Women. *Journal of Manipulative and Physiological Therapeutics, 41*(7), 621–627. https://doi.org/10.1016/j.jmpt.2018.01.006

Castien, R.F., van der Wouden, J.C. & De Hertogh, W. (2018). Pressure pain thresholds over the cranio-cervical region in headache: A systematic review and meta-analysis. *The Journal of Headache and Pain, 19*(1), 9. https://doi.org/10.1186/s10194-018-0833-7

Childs, J.D., Cleland, J.A., Elliott, J.M., Teyhen, D.S., Wainner, R.S., Whitman, J.M., ... Torburn, L. (2008). Neck Pain: Clinical Practice Guidelines Linked to the International Classification of Functioning, Disability, and Health From the Orthopaedic Section of the American Physical Therapy Association. *Journal of Orthopaedic & Sports Physical Therapy, 38*(9), 1–34. https://doi.org/10.2519/jospt.2008.0303

Chimenti, R.L., Frey-Law, L.A. & Sluka, K.A. (2018). A Mechanism-Based Approach to Physical Therapist Management of Pain. *Physical Therapy, 98*(5), 302–314. https://doi.org/10.1093/ptj/pzy030

Cho, D.K., Hyun, J.K., Rhee, C.K., Lee, S.J. & Jang, Y.Y. (2011). Myofascial Pain Syndrome in Patients with Cervical Vertigo. *Annals of Rehabilitation Medicine, 35*(2), 243–249.

Cho, J., Lee, E. & Lee, S. (2019). Upper cervical and upper thoracic spine mobilization versus deep cervical flexors exercise in individuals with forward head posture: A randomized clinical trial investigating their effectiveness. *Journal of Back and Musculoskeletal Rehabilitation, 32*(4), 595–602. https://doi.org/10.3233/BMR-181228

Cleland, J.A., Childs, J.D., Fritz, J.M. & Whitman, J.M. (2006). Interrater Reliability of the History and Physical Examination in Patients With Mechanical Neck Pain. *Archives of Physical Medicine and Rehabilitation, 87*(10), 1388–1395. https://doi.org/10.1016/j.apmr.2006.06.011

Cleland, J., Selleck, B., Stowell, T., Browne, L., Alberini, S., St. Cyr, H. & Caron, T. (2004). Short-Term Effects of Thoracic Manipulation on Lower Trapezius Muscle Strength. *Journal of Manual & Manipulative Therapy, 12*(2), 82–90. https://doi.org/10.1179/106698104790825284

Cools, A.M.J., Struyf, F., De Mey, K., Maenhout, A., Castelein, B. & Cagnie, B. (2014). Rehabilitation of scapular dyskinesis: From the office worker to the elite overhead athlete. *British Journal of Sports Medicine, 48*(8), 692–697. https://doi.org/10.1136/bjsports-2013-092148

Cuadrado, M.L., Aledo-Serrano, Á., Navarro, P., López-Ruiz, P., Fernández-de-las-Peñas, C., González-Suárez, I., Orviz, A. & Fernández-Pérez, C. (2017). Short-term effects of greater occipital nerve blocks in chronic migraine: A double-blind, randomised, placebo-controlled clinical trial. *Cephalalgia, 37*(9), 864–872. https://doi.org/10.1177/0333102416655159

Cuciureanu, D.I., Constantinescu, I., Constantinescu, V., Corciova, C. & Matei, D. (2017). Primary Headaches and their Relationship with the Autonomic Nervous System.In H. Turker (Ed.), *Current Perspectives on Less-known Aspects of Headache* (pp. 45–76). London: IntechOpen. https://doi.org/10.5772/65737

Da Costa, D.R.A., de Lima Ferreira, A.P., Pereira, T.A.B., Porporatti, A.L., Conti, P.C.R., Costa, Y.M. & Bonjardim, L.R. (2015). Neck disability is associated with masticatory myofascial pain and regional muscle sensitivity. *Archives of Oral Biology, 60*(5), 745–752. https://doi.org/10.1016/j.archoralbio.2015.02.009

Da Silva, J.T., Santos, F.M. dos, Giardini, A.C., Oliveira Martins, D. de, Oliveira, M.E. de, Ciena, A.P., ... Chacur, M. (2015). Neural mobilization promotes nerve regeneration by nerve growth factor and myelin protein zero increased after sciatic nerve injury. *Growth Factors, 33*(1), 8–13. https://doi.org/10.3109/08977194.2014.953630

De Ru, J.A., Filipovic, B., Lans, J., van der Veen, E.L. & Lohuis, P.J. (2019). Entrapment Neuropathy: A Concept for Pathogenesis and Treatment of Headaches – A Narrative Review. *Clinical Medicine Insights: Ear, Nose and Throat, 12*,(1–6).

Dimitriadis, Z., Kapreli, E., Strimpakos, N. & Oldham, J. (2016). Respiratory dysfunction in patients with chronic neck pain: What is the current evidence? *Journal of Bodywork and Movement Therapies, 20*(4), 704–714. https://doi.org/10.1016/j.jbmt.2016.02.001

Do, T.P., Heldarskard, G.F., Kolding, L.T., Hvedstrup, J. & Schytz, H.W. (2018). Myofascial trigger points in migraine and tension-type headache. *The Journal of Headache and Pain, 19*(1), 84. https://doi.org/10.1186/s10194-018-0913-8

Dugailly, P.-M., Decuyper, A., Salem, W., De Boe, A., Espí-López, G.V. & Lepers, Y. (2017). Analysis of the upper cervical spine stiffness during axial rotation: A comparative study among patients with tension-type headache or migraine and asymptomatic subjects. *Clinical Biomechanics, 42*, 128–133. https://doi.org/10.1016/j.clinbiomech.2017.01.019

Dunning, J.R., Butts, R., Mourad, F., Young, I., Fernandez-de-las Peñas, C., Hagins, M., ... Cleland, J.A. (2016). Upper cervical and upper thoracic manipulation versus mobilization and exercise in patients with cervicogenic headache: A multicenter randomized clinical trial. *BMC Musculoskeletal Disorders, 17*(1), 64. https://doi.org/10.1186/s12891-016-0912-3

Elsig, S., Luomajoki, H., Sattelmayer, M., Taeymans, J., Tal-Akabi, A. & Hilfiker, R. (2014). Sensorimotor tests, such as movement control and laterality judgment accuracy, in persons with recurrent neck pain and controls. A case-control study. *Manual Therapy, 19*(6), 555–561. https://doi.org/10.1016/j.math.2014.05.014

Falla, D., Bilenkij, G. & Jull, G. (2004). Patients with chronic neck pain demonstrate altered patterns of muscle activation during performance of a functional upper limb task. *Spine, 29*(13), 1436–1440. https://doi.org/10.1097/01.BRS.0000128759.02487.BF

Falla, D., Farina, D. & Graven-Nielsen, T. (2007). Experimental muscle pain results in reorganization of coordination among trapezius muscle subdivisions during repetitive shoulder flexion. *Experimental Brain Research, 178*(3), 385–393. https://doi.org/10.1007/s00221-006-0746-6

Falla, D., Gizzi, L., Parsa, H., Dieterich, A. & Petzke, F. (2017). People With Chronic Neck Pain Walk With a Stiffer Spine. *Journal of Orthopaedic & Sports Physical Therapy, 47*(4), 268–277. https://doi.org/10.2519/jospt.2017.6768

Fernández-de-las-Peñas, C. (2015). Myofascial Head Pain. *Current Pain and Headache Reports, 19*(7), 28. https://doi.org/10.1007/s11916-015-0503-2

Fernandez-de-las-Penas, C., Alonso-Blanco, C., Cuadrado, M.L., Gerwin, R.D. & Pareja, J.A. (2006a). Trigger Points in the Suboccipital Muscles and Forward Head Posture in Tension-Type Headache. *Headache: The Journal of Head and Face Pain, 46*(3), 454–460. https://doi.org/10.1111/j.1526-4610.2006.00288.x

Fernandez-de-las-Penas, C., Alonso-Blanco, C., Cuadrado, M.L., Gerwin, R.D. & Pareja, J.A. (2006b). Myofascial Trigger Points and Their Relationship to Headache Clinical Parameters in Chronic Tension-Type Headache. *Headache: The Journal of Head and Face Pain, 46*(8), 1264–1272. https://doi.org/10.1111/j.1526-4610.2006.00440.x

Fernández-de-las-Peñas, C., Arendt-Nielsen, L., Cuadrado, M.L. & Pareja, J.A. (2009). Generalized Mechanical Pain Sensitivity Over Nerve Tissues in Patients With Strictly Unilateral Migraine. *The Clinical Journal of Pain, 25*(5), 401–406. https://doi.org/10.1097/AJP.0b013e31819655b3

Fernández-de-las-Peñas, C., Arendt-Nielsen, L. & Gerwin, R. (Hrsg.). (2010). *Tension-type and cervicogenic headache: Pathophysiology, diagnosis, and management*. Burlington: Jones and Bartlett Publishers.

Fernández-de-las-Peñas, C. & Cuadrado, M.L. (2014). Therapeutic options for cervicogenic headache. *Expert Review of Neurotherapeutics, 14*(1), 39–49. https://doi.org/10.1586/14737175.2014.863710

Fernández-de-las-Peñas, C. & Cuadrado, M.L. (2016). Physical therapy for headaches. *Cephalalgia, 36*(12), 1134–1142. https://doi.org/10.1177/0333102415596445

Fernández-de-las-Peñas, C., Cuadrado, M.L. & Pareja, J.A. (2007). Myofascial Trigger Points, Neck Mobility, and Forward Head Posture in Episodic Tension-Type Headache. *Headache: The Journal of Head and Face Pain, 47*(5), 662–672. https://doi.org/10.1111/j.1526-4610.2006.00632.x

Fernández-de-las-Peñas, C., Galán-del-Río, F., Fernández-Carnero, J., Pesquera, J., Arendt-Nielsen, L. & Svensson, P. (2009). Bilateral Widespread Mechanical Pain Sensitivity in Women With Myofascial Temporomandibular Disorder: Evidence of Impairment in Central Nociceptive Processing. *The Journal of Pain, 10*(11), 1170–1178. https://doi.org/10.1016/j.jpain.2009.04.017

Ferracini, G.N., Chaves, T.C., Dach, F., Bevilaqua-Grossi, D., Fernández-de-las-Peñas, C. & Speciali, J.G. (2016). Relationship Between Active

Trigger Points and Head/Neck Posture in Patients with Migraine. *American Journal of Physical Medicine & Rehabilitation, 95*(11), 831–839. https://doi.org/10.1097/PHM.0000000000000510

Ferragut-Garcías, A., Plaza-Manzano, G., Rodríguez-Blanco, C., Velasco-Roldán, O., Pecos-Martín, D., Oliva-Pascual-Vaca, J., ... & Oliva-Pascual-Vaca, Á. (2017). Effectiveness of a Treatment Involving Soft Tissue Techniques and/or Neural Mobilization Techniques in the Management of Tension-Type Headache. *Archives of Physical Medicine and Rehabilitation, 98*(2), 211–219.

Freund, B. & Rao, A. (2019). Efficacy of Botulinum Toxin in Tension-Type Headaches: A Systematic Review of the Literature. *Pain Practice, 19*(5), 541–551. https://doi.org/10.1111/papr.12773

Fumal, A. & Schoenen, J. (2008). Tension-type headache: Current research and clinical management. *The Lancet Neurology, 7*(1), 70–83. https://doi.org/10.1016/S1474-4422(07)70325-3

Gadotti, I.C., Olivo, S.A. & Magee, D.J. (2008). Cervical musculoskeletal impairments in cervicogenic headache: A systematic review and a meta-analysis. *Physical Therapy Reviews, 13*(3), 149–166. https://doi.org/10.1179/174328808X252082

Giardini, A.C., Santos, F.M. dos, da Silva, J.T., de Oliveira, M.E., Martins, D.O. & Chacur, M. (2017). Neural Mobilization Treatment Decreases Glial Cells and Brain-Derived Neurotrophic Factor Expression in the Central Nervous System in Rats with Neuropathic Pain Induced by CCI in Rats. *Pain Research and Management*, 1–9. https://doi.org/10.1155/2017/7429761

Gross, A.R., Paquin, J.P., Dupont, G., Blanchette, S., Lalonde, P., Cristie, T., ... & Bronfort, G. (2016). Exercises for mechanical neck disorders: A Cochrane review update. *Manual Therapy, 24*, 25–45. https://doi.org/10.1016/j.math.2016.04.005

Ha, S., Kwon, O., Yi, C., Jeon, H. & Lee, W. (2011). Effects of passive correction of scapular position on pain, proprioception, and range of motion in neck-pain patients with bilateral scapular downward-rotation syndrome. *Manual Therapy, 16*(6), 585–589. https://doi.org/10.1016/j.math.2011.05.011

Hall, T.M., Briffa, K., Hopper, D. & Robinson, K. (2010). Comparative analysis and diagnostic accuracy of the cervical flexion-rotation test. *The Journal of Headache and Pain, 11*(5), 391–397. https://doi.org/10.1007/s10194-010-0222-3

Hall, T.M., Robinson, K.W., Fujinawa, O., Akasaka, K. & Pyne, E.A. (2008). Intertester Reliability and Diagnostic Validity of the Cervical Flexion-Rotation Test. *Journal of Manipulative and Physiological Therapeutics, 31*(4), 293–300. https://doi.org/10.1016/j.jmpt.2008.03.012

Hall, T. & Robinson, K. (2004). The flexion-rotation test and active cervical mobility – A comparative measurement study in cervicogenic headache. *Manual Therapy, 9*(4), 197–202. https://doi.org/10.1016/j.math.2004.04.004

Helgadottir, H., Kristjansson, E., Einarsson, E., Karduna, A. & Jonsson, H. (2011). Altered activity of the serratus anterior during unilateral arm elevation in patients with cervical disorders. *Journal of Electromyography and Kinesiology, 21*(6), 947–953. https://doi.org/10.1016/j.jelekin.2011.07.007

Helgadottir, H., Kristjansson, E., Mottram, S., Karduna, A. & Jonsson, H. (2010). Altered Scapular Orientation During Arm Elevation in Patients With Insidious Onset Neck Pain and Whiplash-Associated Disorder. *Journal of Orthopaedic & Sports Physical Therapy, 40*(12), 784–791. https://doi.org/10.2519/jospt.2010.3405

Heneghan, N.R. & Rushton, A. (2016). Understanding why the thoracic region is the 'Cinderella' region of the spine. *Manual Therapy, 21*, 274–276. https://doi.org/10.1016/j.math.2015.06.010

Herd, C.P., Tomlinson, C.L., Rick, C., Scotton, W.J., Edwards, J., Ives, N., ... & Sinclair, A. (2018). Botulinum toxins for the prevention of migraine in adults. *The Cochrane database of systematic reviews, 6*(6), CD011616. https://doi.org/10.1002/14651858.CD011616.pub2

Horwitz, S. & Stewart, A. (2015). An Exploratory Study to Determine the Relationship between Cervical Dysfunction and Perimenstrual Migraines. *Physiotherapy Canada, 67*(1), 30–38. https://doi.org/10.3138/ptc.2012-47

Huisman, P.A., Speksnijder, C.M. & de Wijer, A. (2013). The effect of thoracic spine manipulation on pain and disability in patients with non-specific neck pain: A systematic review. *Disability and Rehabilitation, 35*(20), 1677–1685. https://doi.org/10.3109/09638288.2012.750689

Jowsey, P. & Perry, J. (2010). Sympathetic nervous system effects in the hands following a grade III postero-anterior rotatory mobilisation technique applied to T4: A randomised, placebo-controlled trial. *Manual Therapy, 15*(3), 248–253. https://doi.org/10.1016/j.math.2009.12.008

Jull, G.A., O'Leary, S.P. & Falla, D.L. (2008). Clinical assessment of the deep cervical flexor muscles: The craniocervical flexion test. *Journal of Manipulative and Physiological Therapeutics, 31*(7), 525-533. https://doi.org/10.1016/j.jmpt.2008.08.003

Jull, G., Kristjansson, E. & Dall'Alba, P. (2004). Impairment in the cervical flexors: A comparison of whiplash and insidious onset neck pain patients. *Manual Therapy, 9*(2), 89–94. https://doi.org/10.1016/S1356-689X(03)00086-9

Jull, G. & Falla, D. (2016). Does increased superficial neck flexor activity in the craniocervical flexion test reflect reduced deep flexor activity in people with neck pain? *Manual Therapy, 25*, 43–47. https://doi.org/10.1016/j.math.2016.05.336

Jull, G., Kenardy, J., Hendrikz, J., Cohen, M. & Sterling, M. (2013). Management of acute whiplash: A randomized controlled trial of multidisciplinary stratified treatments. *Pain, 154*(9), 1798–1806. https://doi.org/10.1016/j.pain.2013.05.041

Khalil, M., Zafar, H.W., Quarshie, V. & Ahmed, F. (2014). Prospective analysis of the use of OnabotulinumtoxinA (BOTOX) in the treatment of chronic migraine; real-life data in 254 patients from Hull, UK. *The Journal of Headache and Pain, 15*(1), 54. https://doi.org/10.1186/1129-2377-15-54

Kibler, W.B., Ludewig, P.M., McClure, P.W., Michener, L.A., Bak, K. & Sciascia, A.D. (2013). Clinical implications of scapular dyskinesis in shoulder injury: The 2013 consensus statement from the 'scapular summit'. *British Journal of Sports Medicine, 47*(14), 877–885. https://doi.org/10.1136/bjsports-2013-092425

Kingston, L., Claydon, L. & Tumilty, S. (2014). The effects of spinal mobilizations on the sympathetic nervous system: A systematic review. *Manual Therapy, 19*(4), 281–287. https://doi.org/10.1016/j.math.2014.04.004

La Touche, R., París-Alemany, A., Mannheimer, J.S., Angulo-Díaz-Parreño, S., Bishop, M.D., Lopéz-Valverde-Centeno, A., ... Fernández-Carnero, J. (2013). Does Mobilization of the Upper Cervical Spine Affect Pain Sensitivity and Autonomic Nervous System Function in Patients With Cervico-craniofacial Pain? A Randomized-controlled Trial. *The Clinical Journal of Pain, 29*(3), 205–215. https://doi.org/10.1097/AJP.0b013e318250f3cd

Landgraf, M.N., von Kries, R., Heinen, F., Langhagen, T., Straube, A. & Albers, L. (2016). Self-reported neck and shoulder pain in adolescents is associated with episodic and chronic migraine. *Cephalalgia, 36*(8), 807–811. https://doi.org/10.1177/0333102415610875

Lauretti, G.R., Corrêa, S.W.R.O. & Mattos, A.L. (2015). Efficacy of the Greater Occipital Nerve Block for Cervicogenic Headache: Comparing Classical and Subcompartmental Techniques. *Pain Practice, 15*(7), 654–661. https://doi.org/10.1111/papr.12228

Lee, E. & Lee, S. (2019). Impact of Cervical Sensory Feedback for Forward Head Posture on Headache Severity and Physiological Factors in Patients with Tension-type Headache: A Randomized, Single-Blind, Controlled Trial. *Medical Science Monitor: International Medical Journal of Experimental and Clinical Research, 25*, 9572–9584. https://doi.org/10.12659/MSM.918595

Lidegaard, M. & Andersen, L.L. (2018). Association Between Trapezius Muscle Tenderness and Tension-Type Headache in Female Office Workers: A Cross-sectional Study. *Journal of Manipulative and Physiological Therapeutics, 41*(6), 483–487. https://doi.org/10.1016/j.jmpt.2017.10.016

Liebert, A., Rebbeck, T., Elias, S., Hawkins, D. & Adams, R. (2013). Musculoskeletal physiotherapists' perceptions of non-responsiveness to treatment for cervicogenic headache. *Physiotherapy Theory and Practice, 29*(8), 616–629. https://doi.org/10.3109/09593985.2013.783894

Lluch, E., Arguisuelas, M.D., Calvente Quesada, O., Martínez Noguera, E., Peiró Puchades, M., Pérez Rodríguez, J.A. & Falla, D. (2014). Immediate Effects of Active Versus Passive Scapular Correction on Pain and Pressure Pain Threshold in Patients With Chronic Neck Pain. *Journal of Manipulative and Physiological Therapeutics, 37*(9), 660–666. https://doi.org/10.1016/j.jmpt.2014.08.007

Louw, A. & Schmidt, S.G. (2015). Chronic pain and the thoracic spine. *Journal of Manual & Manipulative Therapy, 23*(3), 162–168. https://doi.org/10.1179/2042618615Y.0000000006

Luedtke, K. & May, A. (2017). Stratifying migraine patients based on dynamic pain provocation over the upper cervical spine. *The Journal of Headache and Pain, 18*(1), 97. https://doi.org/10.1186/s10194-017-0808-0

Madsen, B.K., Søgaard, K., Andersen, L.L., Skotte, J., Tornøe, B. & Jensen, R.H. (2018). Neck/shoulder function in tension-type headache patients and the effect of strength training. *Journal of Pain Research*, (11), 445–454. https://doi.org/10.2147/JPR.S146050

Maitland, G.D. (1985). Passive Movement Techniques for Intra-Articular and Periarticular Disorders. *Australian Journal of Physiotherapy, 31*(1), 3–8. https://doi.org/10.1016/S0004-9514(14)60614-0

Mamontov, O.V., Babayan, L., Amelin, A.V., Giniatullin, R. & Kamshilin, A.A. (2016). Autonomous control of cardiovascular reactivity in patients with episodic and chronic forms of migraine. *The Journal of Headache and Pain, 17*(1), 52. https://doi.org/10.1186/s10194-016-0645-6

Masaracchio, M., Kirker, K., States, R., Hanney, W.J., Liu, X. & Kolber, M. (2019). Thoracic spine manipulation for the management of mechanical neck pain: A systematic review and meta-analysis. *PLOS ONE, 14*(2), e0211877. https://doi.org/10.1371/journal.pone.0211877

Mintken, P.E., Cleland, J.A., Carpenter, K.J., Bieniek, M.L., Keirns, M. & Whitman, J.M. (2010). Some Factors Predict Successful Short-Term Outcomes in Individuals With Shoulder Pain Receiving Cervicothoracic Manipulation: A Single-Arm Trial. *Physical Therapy, 90*(1), 26–42. https://doi.org/10.2522/ptj.20090095

Moghaddas, D., de Zoete, R.M.J., Edwards, S. & Snodgrass, S.J. (2019). Differences in the kinematics of the cervical and thoracic spine during functional movement in individuals with or without chronic neck pain: A systematic review. *Physiotherapy, 105*(4), 421–433. https://doi.org/10.1016/j.physio.2019.01.007

Nakamaru, K., Aizawa, J., Kawarada, K., Uemura, Y., Koyama, T. & Nitta, O. (2019). Immediate effects of thoracic spine self-mobilization in patients with mechanical neck pain: A randomized controlled trial. *Journal of Bodywork and Movement Therapies, 23*(2), 417–424. https://doi.org/10.1016/j.jbmt.2018.05.008

National Institute of Health and Care Excellence. (2012). *Botulinum toxin type A for the prevention of headaches in adults with chronic migraine*. Verfügbar unter: https://www.nice.org.uk/guidance/ta260/resources/botulinum-toxin-typea-for-the-prevention-of-headaches-in-adults-with-chronic-migraine-pdf-82600545273541

Nee, R.J., Vicenzino, B., Jull, G.A., Cleland, J.A. & Coppieters, M.W. (2013). Baseline Characteristics of Patients With Nerve-Related Neck and Arm Pain Predict the Likely Response to Neural Tissue Management. *Journal of Orthopaedic & Sports Physical Therapy, 43*(6), 379–391. https://doi.org/10.2519/jospt.2013.4490

Odell, J., Clark, C., Hunnisett, A., Ahmed, O.H. & Branney, J. (2019). Manual therapy for chronic migraine: A pragmatic randomised controlled trial study protocol. *Chiropractic & Manual Therapies, 27*(1), 11. https://doi.org/10.1186/s12998-019-0232-4

Ogince, M., Hall, T., Robinson, K. & Blackmore, A.M. (2007). The diagnostic validity of the cervical flexion-rotation test in C1/2-related cervicogenic headache. *Manual Therapy, 12*(3), 256–262. https://doi.org/10.1016/j.math.2006.06.016

O'Leary, S., Christensen, S.W., Verouhis, A., Pape, M., Nilsen, O. & McPhail, S.M. (2015). Agreement between physiotherapists rating scapular posture in multiple planes in patients with neck pain: Reliability study. *Physiotherapy, 101*(4), 381–388. https://doi.org/10.1016/j.physio.2015.01.005

Oliveira-Souza, A.I.S., Florencio, L.L., Carvalho, G.F., Fernández-De-Las-Peñas, C., Dach, F. & Bevilaqua-Grossi, D. (2019). Reduced flexion rotation test in women with chronic and episodic migraine. *Brazilian Journal of Physical Therapy, 23*(5), 387–394. https://doi.org/10.1016/j.bjpt.2019.01.001

Oostendorp, R.A.B., Bakker, I., Elvers, H., Mikolajewska, E., Michiels, S., De Hertogh, W. & Samwel, H. (2016). Cervicogenic somatosensory tinnitus: An indication for manual therapy? Part 1: Theoretical concept. *Manual Therapy, 23*, 120–123. https://doi.org/10.1016/j.math.2015.11.008

Özge, A., Uludüz, D., Yalın, O.Ö., Demirci, S., Karadaş, Ö., Uygunoğlu, U. & Siva, A. (2018). Chronic Migraine: Burden, Comorbidities and Treatment. *Turkish Journal Of Neurology, 24*(2), 117–125. https://doi.org/10.4274/tnd.55563

Palacios-Ceña, M., Lima Florencio, L., Natália Ferracini, G., Barón, J., Guerrero, Á.L., Ordás-Bandera, C., … Fernández-de-las-Peñas, C. (2016). Women with Chronic and Episodic Migraine Exhibit Similar Widespread Pressure Pain Sensitivity. *Pain Medicine, 17*(11), 2127–2133. https://doi.org/10.1093/pm/pnw056

Park, S.K., Yang, D.J., Kim, J.H., Kang, D.h., Park, S.H. & Yoon, J.H. (2017). Effects of cervical stretching and cranio-cervical flexion exercises on cervical muscle characteristics and posture of patients with cervicogenic headache. *Journal of Physical Therapy Science, 29*(10), 1836–1840. https://doi.org/10.1589/jpts.29.1836

Pinto, B.L., Beaudette, S.M., Graham, R.B. & Brown, S.H.M. (2019). Experimentally induced neck pain causes a decrease in thoracic but not lumbar spine stability. *Journal of Biomechanics, 90*, 78–83. https://doi.org/10.1016/j.jbiomech.2019.04.031

Roquelaure, Y., Bodin, J., Ha, C., Le Marec, F., Fouquet, N., Ramond-Roquin, A., ... Imbernon, E. (2014). Incidence and Risk Factors for Thoracic Spine Pain in the Working Population: The French Pays de la Loire Study: Thoracic Spine Pain in a French Working Population. *Arthritis Care & Research, 66*(11), 1695–1702. https://doi.org/10.1002/acr.22323

Schmid, A.B., Hailey, L. & Tampin, B. (2018). Entrapment Neuropathies: Challenging Common Beliefs With Novel Evidence. *Journal of Orthopaedic & Sports Physical Therapy, 48*(2), 58–62. https://doi.org/10.2519/jospt.2018.0603

Schünke, M., Schulte, E. & Schumacher, U. (2018). *PROMETHEUS Allgemeine Anatomie und Bewegungssystem: LernAtlas der Anatomie*. Stuttgart: Thieme.

Shacklock, M.O. (2008). *Angewandte Neurodynamik: Neuromuskuloskeletale Strukturen verstehen und behandeln*. München: Urban & Fischer.

Silva, D.R., da Osório, R.A.L. & Fernandes, A.B. (2018). Influence of neural mobilization in the sympathetic slump position on the behavior of the autonomic nervous system. *Research on Biomedical Engineering, 34*(4), 329–336. https://doi.org/10.1590/2446-4740.180037

Simons, D.G., Travell, J.G. & Simons, L.S. (1999). *Travell & Simons' myofascial pain and dysfunction: The trigger point manual*. Baltimore: Williams & Wilkins

Slater, H., Vicenzino, B. & Wright, A. (1994). 'Sympathetic Slump': The Effects of a Novel Manual Therapy Technique on Peripheral Sympathetic Nervous System Function. *Journal of Manual & Manipulative Therapy, 2*(4), 156–162. https://doi.org/10.1179/jmt.1994.2.4.156

Sterling, M. (2014). Physiotherapy management of whiplash-associated disorders (WAD). *Journal of Physiotherapy, 60*(1), 5–12. https://doi.org/10.1016/j.jphys.2013.12.004

Sueki, D.G., Cleland, J.A. & Wainner, R.S. (2013). A regional interdependence model of musculoskeletal dysfunction: Research, mechanisms, and clinical implications. *Journal of Manual & Manipulative Therapy, 21*(2), 90–102. https://doi.org/10.1179/2042618612Y.0000000027

Szikszay, T.M., Luedtke, K. & Harry von, P. (2018). Increased mechanosensivity of the greater occipital nerve in subjects with side-dominant head and neck pain – a diagnostic case-control study. *Journal of Manual & Manipulative Therapy, 26*(4), 237–248. https://doi.org/10.1080/10669817.2018.1480912

Takasaki, H., Hall, T., Kaneko, S., Iizawa, T. & Ikemoto, Y. (2009). Cervical Segmental Motion Induced by Shoulder Abduction Assessed by Magnetic Resonance Imaging. *Spine, 34*(3), E122–E126. https://doi.org/10.1097/BRS.0b013e31818a26d9

Tali, D., Menahem, I., Vered, E. & Kalichman, L. (2014). Upper cervical mobility, posture and myofascial trigger points in subjects with episodic migraine: Case-control study. *Journal of Bodywork and Movement Therapies, 18*(4), 569–575. https://doi.org/10.1016/j.jbmt.2014.01.006

Tornoe, B., Andersen, L.L., Skotte, J.H., Jensen, R., Gard, G., Skov, L. & Hallström, I. (2014). Reduced neck-shoulder muscle strength and aerobic power together with increased pericranial tenderness are associated with tension-type headache in girls: A case-control study. *Cephalalgia, 34*(7), 540–547. https://doi.org/10.1177/0333102413515341

Tsai, N.-T., McClure, P.W. & Karduna, A.R. (2003). Effects of muscle fatigue on 3-dimensional scapular kinematics. *Archives of Physical Medicine and Rehabilitation, 84*(7), 1000–1005. https://doi.org/10.1016/S0003-9993(03)00127-8

Tsang, S.M.H., Szeto, G.P.Y. & Lee, R.Y.W. (2014). Altered spinal kinematics and muscle recruitment pattern of the cervical and thoracic spine in people with chronic neck pain during functional task. *Journal of Electromyography and Kinesiology, 24*(1), 104–113. https://doi.org/10.1016/j.jelekin.2013.10.011

Van Dillen, L.R., McDonnell, M.K., Susco, T.M. & Sahrmann, S.A. (2007). The Immediate Effect of Passive Scapular Elevation on Symptoms With Active Neck Rotation in Patients With Neck Pain. *The Clinical Journal of Pain, 23*(8), 641–647. https://doi.org/10.1097/AJP.0b013e318125c5b6

Varatharajan, S., Ferguson, B., Chrobak, K., Shergill, Y., Côté, P., Wong, J.J., ... Taylor-Vaisey, A. (2016). Are non-invasive interventions effective for the management of headaches associated with neck pain? An update of the Bone and Joint Decade Task Force on Neck Pain and Its Associated Disorders by the Ontario Protocol for Traffic Injury Management (OPTIMa) Collaboration. *European Spine Journal, 25*(7), 1971–1999.

Vega Toro, A.S., Cools, A.M.J. & de Oliveira, A.S. (2016). Instruction and feedback for conscious contraction of the abdominal muscles increases the scapular muscles activation during shoulder exercises. *Manual Therapy, 25*, 11–18. https://doi.org/10.1016/j.math.2016.05.331

Viti, J. A. & Paris, S. V. (2000). The Use of Upper Thoracic Manipulation in a Patient With Headache. *Journal of Manual & Manipulative Therapy, 8*(1), 25–28. https://doi.org/10.1179/106698100790811409

Walser, R. F., Meserve, B. B. & Boucher, T. R. (2009). The Effectiveness of Thoracic Spine Manipulation for the Management of Musculoskeletal Conditions: A Systematic Review and Meta-Analysis of Randomized Clinical Trials. *Journal of Manual & Manipulative Therapy, 17*(4), 237–246. https://doi.org/10.1179/106698109791352085

Watson, D. h. & Drummond, P. D. (2012). Head Pain Referral During Examination of the Neck in Migraine and Tension-Type Headache. *Headache: The Journal of Head and Face Pain, 52*(8), 1226–1235. https://doi.org/10.1111/j.1526-4610.2012.02169.x

Wegner, S., Jull, G., O'Leary, S. & Johnston, V. (2010). The effect of a scapular postural correction strategy on trapezius activity in patients with neck pain. *Manual Therapy, 15*(6), 562–566. https://doi.org/10.1016/j.math.2010.06.006

Wirth, B., Amstalden, M., Perk, M., Boutellier, U. & Humphreys, B. K. (2014). Respiratory dysfunction in patients with chronic neck pain – Influence of thoracic spine and chest mobility. *Manual Therapy, 19*(5), 440–444. https://doi.org/10.1016/j.math.2014.04.011

Zakharova-Luneva, E., Jull, G., Johnston, V. & O'Leary, S. (2012). Altered Trapezius Muscle Behavior in Individuals With Neck Pain and Clinical Signs of Scapular Dysfunction. *Journal of Manipulative and Physiological Therapeutics, 35*(5), 346–353. https://doi.org/10.1016/j.jmpt.2012.04.011

11 Sensomotorische Anpassung und Vestibuläre Rehabilitation

Müheloses, harmonisches, stabiles und ausdauerndes Sich-Halten und Bewegen in seiner Umwelt erfordert vom Menschen ein intaktes sensomotorisches System. Erst bei einer Störung von Funktionen innerhalb des sensomotorischen Systems, wie zum Beispiel durch eine peripher vestibuläre Erkrankung, wird das dem Menschen bewusst. Aufrichten, Stehen und Gehen oder auch zielgerichtete Bewegungen von Augen, Kopf oder Körper, also alltägliche Handlungen, werden anstrengend und sind keineswegs mehr selbstverständlich. In der Folge entstehen charakteristische Symptome eines Craniocervicalen Syndroms. Dem Menschen bleibt die Chance, durch eine gezielte Therapie, Neuanpassungen und Kompensationen im sensomotorischen System herbeizuführen.

11.1 Vestibuläre Rehabilitation (VR): Zum Begriff

Die vestibuläre Rehabilitation (VR) steht zugleich für ein umfangreiches Konzept rund um ein generelles Verstehen zu Haltungsinstabilität und Schwindel als auch im eher pragmatischen Sinn für bestimmte therapeutische Übungen. Auf der einen Seite liefert die vestibuläre Rehabilitation umfassende wissenschaftlich gestützte Abhandlungen zu Schwindelerkrankungen und deren Therapiemöglichkeiten. So arbeiten Herdman und Kollegen in ihrem Fachbuch (Herdman & Clendaniel, 2014) anatomische, physiologische und pathologische Grundlagen, evidenzbasierte Assessmentverfahren sowie allumfängliche Therapiemaßnahmen und deren Effekte auf. Zudem zielt die VR – neben den körperlichen Funktionen – auf Aktivität und Teilhabe in der Gesellschaft und Verhinderung der sozialen Isolation (Herdman & Whitney, 2014).

Auf der anderen Seite findet sich unter dem Begriff vestibuläre Rehabilitation (VR) der spezifische Einsatz von Therapieverfahren. Während des Zweiten Weltkriegs bereits erkannten zwei britische Ärzte, Sir Terence Cawthorne und Harold Cooksey, dass nach einer Kopfverletzung mit vestibulärer Hypofunktion, sich die Soldaten schneller erholten, wenn sie sich frühzeitig bewegten und nicht im Bett liegen blieben (Cawthorne, 1946; Cooksey, 1946). Mittlerweile hat sich die VR stark weiterentwickelt und ist „von den Übungen nach Cawthorne und Cooksey weit entfernt“ (Schubert & Whitney, 2010).

Heutzutage wird die VR angepasst an den individuellen Patienten. Sie wird bei zentralen Ursachen wie vestibuläre Migräne oder multiple Sklerose, bei peripher vestibulärer unilateraler als auch bilateraler Hypofunktion, bei benignem paroxysmalem Lagerungsschwindel sowie bei weiteren Ursachen für Schwindel wie anhaltender postural-perzeptueller Schwindel oder Schädelhirn-Trauma eingesetzt (Dunlap, Holmberg, & Whitney, 2019). Dabei kommt es zu einer Reorganisation des zentralen Nervensystems. Verbleibende Sinnesleistungen werden soweit möglich funktionell wiederhergestellt und Neuanpassungen bzw. Kompensationen innerhalb des sensomotorischen Systems werden in Gang gesetzt. Zur VR gehören (McDonnell & Hillier, 2015):

- Befreiungsmanöver beim benignem paroxysmalem Lagerungsschwindel
- Adaptation: Schulung der neuronalen Aktivitäten zwischen den gleichgewichtserhaltenden Systemen
- Habituation: Anpassungsschulung durch Wiederholung der symptomauslösenden Bewegungen oder Situationen
- Substitution: Ersetzen von Dysfunktionen durch Schulung anderer kompensatorisch wirkender Mechanismen, die im sensorischen Bereich aber auch im verhaltensbezogenen und kognitiven Bereich liegen

Zur Substitution zählt die Vermeidung einer übergewichtigen Abhängigkeit von einem System. Patienten mit vestibulärer Hypofunktion neigen dazu vestibuläre Defizite mit der verstärkten Verarbeitung visueller Informationen auszugleichen. Das kann sich negativ auf verbleibende Gleichgewichtsreaktionen auswirken (Deveze et al., 2014).

11.2 Anpassungsfähiges sensomotorisches System

Das sensomotorische Gesamtsystem reguliert die Stütz- und Zielsensomotorik unseres Körpers (Wolfgang Laube & Anders, 2009). Ein Teil dieses übergeordneten komplexen Systems ist das vestibuläre System, das für die Regulation von Haltung und Bewegung besonders wichtig ist. Laube erklärt das sensomotorische System als „Sensoren, aufsteigende Leitungsbahnen, zentrale neuronale Netzwerke, absteigende Leitungsbahnen, Muskulatur“ (Laube, 2004). Neben dem Vestibularapparat gehören zu den sensorischen Strukturen die Augen, die HWS mit ihren Propriozeptoren, die Sensoren der Haut, die Muskelspindeln und andere Propriozeptoren von Muskeln, Bänder, Gelenkkapseln und Sehnen des Bewegungsapparats sowie die Sensoren der Eingeweide (**Abbildung 11-1**). Das zentrale neuronale Netzwerk besteht zum einen aus Steuerungssystemen auf Rückenmarks- und Hirnstammebene, die zusammen und in Kooperation mit dem Kleinhirn die Körperhaltung und Bewegung automatisch kontrollieren. Und des Weiteren gehören dazu übergeordnete Zentren wie die Basalganglien und der Kortex, die die Feinabstimmung von Körper- und Augenbewegungen übernehmen. Zudem finden dort die Wahrnehmung und kognitive als auch emotionale Leistungen wie Antrieb und Motivation, Erkennen von Mustern oder Entscheidungen statt.

Peripheres und zentrales vestibuläres System sind die umfängliche Grundlage für die Regulation von Stehen und Gehen. Jedoch nur durch die enge Verknüpfung zum visuellen und propriozeptiven System ist es möglich, angemessen auf die einwirkende Schwerkraft zu reagieren, sich räumlich zu orientieren sowie Kopf, Körper und Augen stimmig einzustellen.

Untersuchungen und Erfahrungen mit Sportlern und mit Astronauten zur Anpassungsfähigkeit des sensomotorischen Systems lehren uns, dass erfolgreiches Lernen nur stattfindet, wenn ein angemessener Trainingsprozess vorausgeht (Bertram & Laube, 2008; Bloomberg, Peters, Cohen, & Mulavara, 2015). Hinsichtlich der physiologischen Vorgänge ist bekannt, dass Nervenzellen auf sensorische Reize wie Druck, Berührung, Vibration, vestibuläre, visuelle sowie akustische Reize mit der Freisetzung sogenannter neurotropher Faktoren (Nervenwachstumsfaktoren) reagieren. Diese Wachstumsfaktoren wirken dem Funktionsverlust der Nervenzelle entgegen und sorgen für Verknüpfungen zu anderen Nervenzellen (Hollmann, Strüder, & Tagarakis, 2003). Die Verknüpfungen zwischen

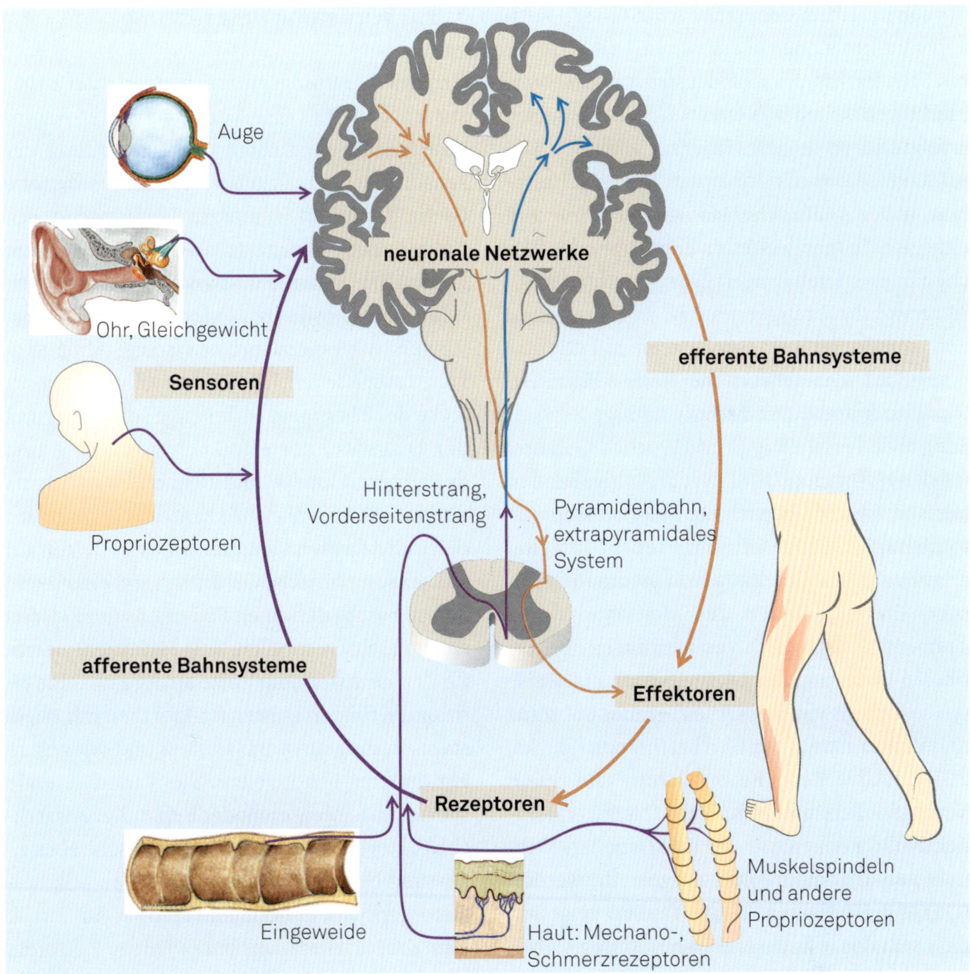

Abbildung 11-1: Kreisförmig miteinander verknüfte anatomische Strukturen des sensomotorischen Systems. (Quelle: Laube, 2009, S. 45, Abb. 2.10). Mit freundlicher Genehmigung des Georg Thieme Verlags

den Nervenzellen wiederum bilden die Grundlage aller Lernvorgänge, indem sich die Signalübermittlung an der Synapse, also der Kontaktstelle der Zellen, verändert. Im Laufe eines Trainings, mit wiederholten Reizen kommt es zu nachhaltigen Anpassungen in der Signalübertragung bis hin zu Veränderungen in ganzen Gehirnarealen. Diese Anpassungsfähigkeit und Formbarkeit des Gehirns wird mit dem Begriff „Plastizität" bezeichnet (Cotman, 2002). Der Begriff wurde bereits Ende des 19. Jahrhundert in diesem Zusammenhang von William James benutzt (James, 1891). Intensivere Forschungen zur Neuroplastizität - zuerst mit Tieren und dann mit Menschen - kamen allerdings erst ein Jahrhundert später auf und deshalb stehen wir noch am Anfang eines neuen Forschungsgebietes. Heute ist zum Beispiel bekannt, dass es bei ausreichend intensiver Stimulation, zur Bildung sogenannter dendritischer Dornen an den Nervenzellen kommt, die ganz gezielt auf einen neuen Kontaktpartner zuwachsen. Engert und Mitarbeiter fanden heraus, dass diese neu geknüpften Nervenzellkontakte der Dendritendornen innerhalb der ersten acht Stunden noch keine Informationen austauschen. In den weiteren Stunden erst entscheidet sich, ob diese Verbindungen bestehen bleiben und ein Austausch erfolgt oder ob sie sich wieder zurückbilden. Die Kontakte, die auch nach einem Tag noch bestehen, haben vollfunktionsfähige Synapsen und eine gute Chance, weiterhin über Tage oder Wochen zu existieren (Engert & Bonhoeffer, 1999). Aufgrund dieser Ergebnisse ist es wahrscheinlich, dass in der Anfangsphase eines Trainings eine hohe Dichte sensorischer Reize adäquat ist, was eine intensive und relativ häufige Reizsetzung in den ersten Tagen und Wochen bedeutet (Gisler-Hofmann, 2008). Neuere bildgebenden Verfahren wie T1-gewichtete Magnetresonanztomographie und Diffusions-Tensor-Imaging erlauben die Darstellung von neuroanatomischen Veränderungen des Menschen durch Training. So lassen sich Veränderungen der kortikalen Dicke und der Dichte beziehungsweise des Volumens von weißer und grauer Substanz und Verformungen der Gyri bestimmen (Jäncke, 2017). Aktive Bereiche im Gehirn und deren Verbindungen untereinander (Netzwerkkonnektivität) können mit der funktionellen Magnetresonanztomographie dargestellt werden (Grodd & Beckmann, 2014). Taubert zeigt auf, dass sich das erwachsene Gehirn durch sensomotorische Lernprozesse im Erwachsenenalter nachweislich verändert (Taubert, 2012). Es entstehen globale Veränderungen in der funktionellen Netzwerkkonnektivität und örtliche Strukturveränderungen in der grauen als auch in der weißen Substanz. Bereits geringe Trainingsumfänge führen zu sichtbaren Strukturveränderungen. Der zeitliche Verlauf der funktionellen und strukturellen Veränderungen hängt dabei mit der Leistungsverbesserungen der motorischen Aufgabe zusammen. In einer Studie von Taubert und Mitarbeiter absolvierten Studenten einmal pro Woche ein 45-minütiges Gleichgewichtstraining über die Periode von sechs Wochen. Nachweislich kam es hierbei zur Zunahme von grauer Substanz (Taubert et al., 2010).

11.2.1 Wirksame Reizsetzung

Um einen Trainingsprozess zielgerichtet zu gestalten, bedarf es einer vorausgehenden Anamnese und Untersuchung zur Beurteilung der sensorischen Funktionen. In der Testbatterie (siehe Kapitel 8) in diesem Buch finden sich funktionelle Einzeltests, die es ermöglichen, vestibuläre, visuelle und andere sensomotorische Funktionsdefizite oder auch Fehlanpassungen, wie eine zu große visuelle Abhängigkeit, festzustellen. In einem weiteren Schritt sollte der Therapeut in der Lage sein, aufgrund der Diagnose, der Krankheitsgeschichte und des Untersuchungs- und Behandlungsverlaufs einzuschätzen, welche Akzente im Training für den individuellen Patienten am effektivsten auf das sensomotorische Gesamtsystem einwirken. So kann es für den einen Patienten zum Beispiel sinnvoll sein, vestibuläre Reize zu akzentuieren, für den nächsten sind Reize an der Fußsohle effizienter, für den Dritten ist das Üben mit Blickstabilisierung am wirksamsten und wiederum ein anderer benötigt vor allem motivierende Worte. Außerdem zieht der Behandler zusätzliche Faktoren, die eine sensomotorische Neuanpassung behindern und die Symptomatik hinauszögern, mit in Betracht (Tjernström, Zur, & Jahn, 2016). Hierzu zählen mögliche Faktoren, wie höheres Lebensalter, bereits bestehende Defizite aufgrund von Komorbiditäten, veränderte Aufmerksamkeit, Angst, Schlafmangel oder Medikamente. Beruhigende Medikamente spielen in diesem Zusammenhang nach einer akuten vestibulären Erkrankung zum Beispiel eine Rolle. Denn sie hemmen die Entwicklung kompensatorischer Vorgänge (Beck et al., 2014) und sollten deshalb nur im Akutstadium eingenommen und danach abgesetzt werden.

Ebenso wie bei einem effektiven Ausdauer- oder Krafttraining benötigt das sensomotorische Training die Festlegung grundlegender Belastungsparameter. Die Forschung befindet sich allerdings noch am Anfang von Normativen, beispielsweise die Vorgabe einer optimalen Trainingsdauer oder -häufigkeit. Nach den

Empfehlungen des American College of Sports Medicine zur Entwicklung und Erhaltung der neuromotorischen Fitness sollte der gesunde Erwachsene zwei oder drei Tage pro Woche für je 20–30 min und in der Summe wenigsten 60 min pro Woche trainieren (Garber et al., 2011). Experten aus dem Bereich der vestibulären Rehabilitation empfehlen für ein Heimtraining bei Patienten mit akuter/subakuter vestibulärer Hypofunktion, mindestens dreimal täglich für mindestens 12 min und bei chronischer vestibulärer Unterfunktion mindestens 20 min pro Tag zu üben (Hall et al., 2016). In der Sportwissenschaft weisen Untersuchungsergebnisse für das sensomotorische System auf eine optimale Reizdauer pro Einzelübung von 20–40 s hin (Steib, Pfeifer, & Zech, 2016) (**Tabelle 11-1**). Eine Zeit von 15–20 s scheint jedoch bei speziell neurologisch intensiv wirkenden Übungen bereits auszureichen (Gisler-Hofmann, 2008). Die Pausendauer zwischen den Sätzen entspricht in etwa der Reizdauer. Längere Pausen könnten die Effektivität womöglich reduzieren.

Hinsichtlich des Reizumfangs werden 1–10 Wiederholungen pro Übung und 2–10 Übungen in einer Trainingseinheit empfohlen (Steib et al., 2016). Hierbei sollte der Therapeut bedenken, dass es sich um Dosierungshinweise bei Sportlern handelt, sodass vermutlich im rehabilitativen Bereich weniger Wiederholungen pro Übung oder auch weniger Übungen pro Einheit ausreichend oder optimal sein können. Stattdessen sind vermutlich mehrmalige Interventionen pro Woche – bis zu zwölf Trainingseinheiten – für die neuronalen Vernetzungen und relativ häufige Reizsetzungen in der initialen Phase der plastischen Adaptationsvorgänge besonders wirksam (Gisler-Hofmann, 2008). Zudem erscheinen leicht unterschiedliche Varianten in einem Übungssatz anstelle desselben wiederholten Reizes effektiver zu sein. Ermü-

Tabelle 11-1: Parameter und Dosierung von sensomotorischem Training

Dosierungsvorschlag für ein effektives sensomotorisches Training in der Rehabilitation (nach den Erfahrungen von uns Autorinnen und abgeleitet vom derzeitigen Wissensstand aus der Forschung)	
Reizdauer einer Einzelübung	20–40 s 15–20 s (Bei Schwerpunkt auf der neuronalen Vernetzung)
Pausen zwischen den Übungssätzen	20–60 s
Reizumfang	1–10 Wiederholungen pro Satz 2–10 Übungen
Anzahl der Sätze pro Übung	2–4 Sätze für ein Systemelement Am besten mit leicht unterschiedlichen Übungsvariationen, z. B. Steigerung von Dauer/Wiederholungen/Tempo, Verringerung der Unterstützungsfläche, Zusatzaufgaben
Dauer einer Trainingseinheit	12–45 min
Trainingshäufigkeit	3–12 Mal wöchentlich in den ersten 4–6 Wochen Erste Tage 3 Mal täglich Später 1–3 Mal wöchentlich
Reizintensität	Fordernde kurze Reizvariationen an der individuellen Belastungsgrenze
	Überbelastung vermeiden Überlastungszeichen: Ermüdung, Symptomsteigerung, Verlust der Bewegungsqualität

dungssymptome, Qualitätseinbußen oder Symptomverstärkung zeigen an, dass der optimale Belastungsumfang überschritten ist. Nach vier bis sechs Wochen sollte der Therapeut zur weiteren Verbesserung zusätzliche neue Übungen und Reize anbieten oder empfehlen. Hierzu kommen zum Beispiel auch Gruppentherapien oder neue Reize im Alltag des Patienten in Frage wie Tanzen oder Bergwandern gehen, Tai-Chi Kurse besuchen oder wenn möglich die Aktivitäten im Sportverein wieder aufzunehmen.

11.2.2 Von der Pathologie abhängiges individuelles Training

Gesunde wie Patienten mit diversen Erkrankungen sind individuell sehr unterschiedlich an neue sensomotorische Anforderungen anpassungsfähig. Der Grad, wie sensorische Informationen von Augen, Ohren oder dem Körper gewichtet oder neu organisiert werden, ist also höchst variabel. Das liegt an den individuellen vielfältigen Leistungsanforderungen in Alltag, Beruf oder Sport, am Alter oder an den Funktionsdefiziten durch Erkrankungen und deren Kompensationen. Ungefähr 30 % der gesunden Normalbevölkerung sind stark visuell abhängig (Brady, Peters, & Bloomberg, 2009). Eine höhere visuelle Abhängigkeit wurde auch bei älteren Menschen (van Hedel & Dietz, 2004), bei ängstlichen Gesunden (Viaud-Delmon et al., 2000) sowie bei Schlaganfallpatienten (Bonan et al., 2004) gefunden. Menschen mit chronischen Kopfschmerzen zeigen eine Gewichtung sensorischer Informationen zur Haltungskontrolle zugunsten eines erhöhten vestibulären und eines verringerten visuellen Beitrags (So & Bent, 2009). Autistische Kinder (Masterton & Biederman, 1983) oder Personen, die unter Mal-de-Debarquement leiden (Nachum et al., 2004), sind stärker von propriozeptiven Informationen abhängig.

In der täglichen Praxis findet sich ein breitgefächertes Repertoire an Patienten von denen, die bereits im Sitzen oder Stehen Schwierigkeiten haben, sich aufrecht zu halten bis zu denen, die erst in der Fortbewegung oder bei einer sportlichen Anforderung Unsicherheiten verspüren. Bei jedem Patienten muss an seiner momentanen Grenze der sensomotorischen Leistungsfähigkeit angeknüpft werden, um ein Lernen effektiv zu bewirken. Die Einbindung vieler Organe aus der kraniozervikalen Region – Innenohr, Augen, HWS und Kiefer – in das komplex aufgebaute sensomotorische System erlaubt keine einfachen Rezepte oder pauschale Übungssequenzen in der Behandlung.

Eine Orientierung an der Klassifikation für Gleichgewicht in **Abbildung 11-2** kann dabei hilfreich sein (Hirtz et al., 2005). Es ermöglicht dem Therapeuten ein variantenreiches und sich schrittweise steigerndes Training mit dem Patienten durchzuführen, dass in jeder Phase eine Neuanpassung und ein Lernen des sensomotorischen Systems bewirkt.

> Ein sensomotorischer Trainingsprozess sollte nach dem heutigen Kenntnisstand zielgerichtet und zu Beginn häufig genug sein und danach über eine längere Zeitperiode wiederholt werden. Eine „All-in-One Therapie" mit sogenannten „Standardübungen", die für jeden Patienten gleich sind, halten wir Autorinnen für unzureichend. Nur durch sinnvolle Reizsetzung, Intensitäts-, Tempo- und Belastungsvariationen sowie angebrachte Reizänderungen wird das sensomotorische Training effizient. Wenn man es so betrachtet, stellen die Komplexität des sensomotorischen Systems und die zur Verfügung stehenden vielfältigen Trainingsmöglichkeiten durchzuführen, eine höchst anspruchsvolle Anforderung an den Therapeuten dar.

Gleichgewichtsstörungen entstehen nach akuten Verletzung und Erkrankungen der beteiligten Steuerungselemente. Bei den vestibulären Erkrankungen kann es wegen einer schlechten Kompensation im zentralen Nervensystem zu anhaltenden Schwindel und Unsicherheiten kommen, auch wenn die vestibulären Funktionen sich erholen. Das gezielte Setzen von ves-

Standgleichgewicht

- **Auf stabiler Unterstützungsfläche** (groß/breit bis klein/schmal)
- **Auf labiler Unterstüzungsfläche** wie weiche Matte, Airex Pad, Ballkissen, Trampolin, Kreisel, Wckel- Kipp-, Rollbrett, Medizinball, Posturomed

- **Beidbeinig:** breit-eng, halber Tandemstand, Tandemstand, auf Ferse oder Ballen
- Ein**beining:** mit und ohne Bodenkontakt des Spielbeins bis zur Standwaage
- Mit geschlossenen Augen
- Verlagerung von Körperachsen
- Hinsetzen und Aufstehen
- In die Hocke gehen
- Bücken und Auftrichten
- Zusatzbewegungen Arme/Beine
- Zusatzbewegungen des Kopfes
- Zusatzgewichte, -widerstände
- Motorische Zusatzaufgaben wie Ball fangen/wefern, Ball von einer in andere Hand werfen
- **Kognitive Aufgaben** wie Rechenaufgaben
- **Zufällige äußere Störungen** wie Schubsen, unverhofte Ballübergabe

Balanciergleichgewicht

- **Gehen**
- Auf großer, stabiler Fläche
- Auf einem aufgeklebten Strich /im Tandemgang
- Auf kleiner, schmaler, stabiler Fläche, z. B. Balken
- Auf labiler Fläche wie Hängebrücke, Slag-Line
- Mit geschlossenen Augen
- Mit Zussatzbewegungen und -aufgaben

- **Geschwindigkeits- oder Richtungsänderung** bei bekanntem oder zufälligem Zeitpunkt

- **Balancieren mit Geräten** wie Fahradfahren, Skilanglaufen, Schlittschuhfahren, Inliner, auf einem Ball, Surfen

Drehgleichgewicht

- **Drehungen um die Längsachse**
- 1/4 , 1/2, 3/4, 1/1 Drehungen
- Vom Liegen, über den Sitz und Stand bis in die Fortbewegung und auf verschiednen Untergründen
- Drehen auf Drehstuhl oder Drehscheibe

- **Drehungen um die Tiefenachse**
- seitliche Standwaage
- Rad schlagen

- **Drehungen um die Breitenachse**
- Rolle vorwärts oder rückwärts
- Salto in eine Schaumgummigrube

- **Drehungen um mehrere Achsen**
- Drehungen mit dem Spacecurl

Fluggleichgewicht

= Bewegungen mit kürzeren oder längeren Flugphasen

- Kurze Flugphasen bei Sprüngen
- Seilspringen
- Trampolinspringen
- Sprung ins Wasser aus verschiedenen Höhen
- Bodyflying im Windkanal
- Flugphasen beim alpinen Skilauf oder Skisprung

Abbildung 11-2: Klassifikation des Gleichgewichts und variable Anforderungen. Quelle: Hirtz, Hotz & Ludwig (2005). Erstellung und Modifikation: Autorinnen

tibulären Reizen führt zu einer Wiederherstellung beziehungsweise Neugewichtung der Funktionen innerhalb des Gleichgewichtssystems. Bestehen hingegen irreversible Schädigungen, hat das Setzten von vestibulären Reizen womöglich sogar einen negativen Effekt. Dann müssen andere Systeme lernen die Schädigung zu kompensieren und die defekte Funktion zu ersetzen beziehungsweise im Fachjargon zu „substituieren". Zwangsläufig unterscheiden sich die therapeutischen Maßnahmen beim individuellen Patienten, selbst bei identischer Diagnose. Bei nicht-vestibulären irreversiblen Dysfunktionen, wie zum Beispiel bei Sehstörungen, Degenerationen an der HWS, einer peripheren Polyneuropathie oder diversen zentralen Störungen, setzen ebenso mehr oder weniger suffiziente Kompensationsmechanismen ein. Fehlanpassungen führen hierbei zu einer dauerhaften Destabilisierung des sensomotorischen Systems. Sie muss nicht sofort auffallen, macht sich jedoch bei einer höheren Anforderung spätestens bemerkbar.

11.3 Befreiungsmanöver beim BPLS

Die am häufigsten vorkommende vestibuläre Störung, der benigne paroxysmale Lagerungsschwindel (BPLS), wird nach aktuellen Richtlinien mit adäquaten Testmanövern diagnostiziert (Brevern et al., 2015) und soll durch geschultes Personal mit Befreiungsmanövern behandelt werden (Brevern et al., 2015; Dunlap et al., 2019). Diese Manöver sind nicht dem Training der Sensomotorik zuzuordnen, haben jedoch einen positiven Effekt auf deren Funktion und zählen zu den Maßnahmen der vestibulären Rehabilitation. Mit einem statischen Gleichgewichtstest im geschlossenen Stand auf einer dicken Schaumstoffmatte wurden in einer Studie signifikante Verbesserungen der Sensomotorik nach einem erfolgreichen Befreiungsmanöver nach Epley nachgewiesen (Lotfi, Javanbakht, Sayaf, & Bakhshi, 2018).

Manöver beim p-BPLS

Diagnostiziert wird der posteriore benigne paroxysmale Lagerungsschwindel (p-BPLS) mit dem Dix-Hallpike-Test oder dem Semont-Test (siehe Kapitel 8, Testcode 16). Zu den effektiven Therapiemanövern beim p-BPLS gehören das Epley-Manöver (Epley, 1992), das Semont-Manöver (Semont, Freyss & Vitte, 1988) sowie ein Hybrid-Manöver aus den beiden erstgenannten. Besonders wichtig ist erstens eine exakte Einstellung der Kopfposition und zweitens, dass jede neu eingenommene Position mindestens 20–30 s oder sogar bis zu 1 min lang beibehalten wird, jedenfalls immer solange bis der induzierte Schwindel und Nystagmus erloschen und die Otokonien am tiefsten Punkt zur Ruhe gekommen sind. Bei den einzelnen Manöverschritten bewegen sich die freien Kristallpartikel aufgrund der Kopflagerung und Schwerkrafteinwirkung: weg von der Ampulle, bis sie aus dem Bogen in den Utriculus zurückfließen (**Abbildung 11-3**).

Beim **Epley-Manöver** (**Abbildung 11-4**) sitzt der Betroffene im Langsitz mit einer Kopfrotation von 45° zur betroffenen Seite und einer extendierten HWS von 20°. Dann wird er unter Beibehaltung der Kopfstellung zum Rumpf wie beim vorangegangen Dix-Hallpike-Test zügig in die horizontale Lage abgelegt. Die Partikel beginnen sich von der Ampulle weg (ampullofugal) in Richtung Ausgang zu bewegen. Nach der Mindestwartezeit wird der Kopf um 90° zur gesunden Seite gedreht und es wird wieder gewartet. Anschließend wird der gesamte Körper unter Beibehaltung der Kopfstellung nochmal um 90° gedreht, bis der Patient mit Backe und Nase auf der gesunden Seite liegt. Jetzt fließen die Partikel das letzte Stück Weg zum Ausgang in den Utrikulus-Hof. Schließlich, nach einer letzten Wartezeit, wird der Patient aufgesetzt. Der Therapeut bleibt kurz noch in Kontakt mit dem Patienten und gibt ihm Sicherheit, da es durch die veränderte Impulsrate des Rezeptors im befreiten Bogengang zu einer kurzfristigen erneuten Haltungsunsicherheit kommen kann. Diese Absicherung

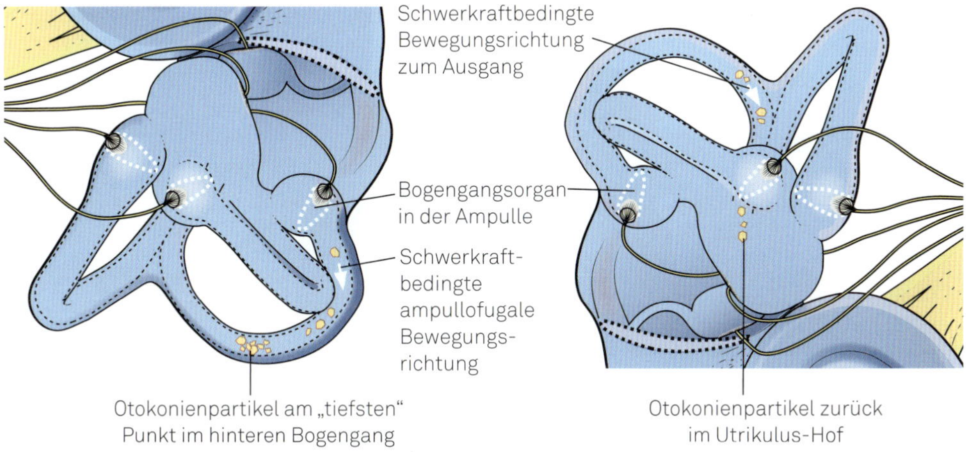

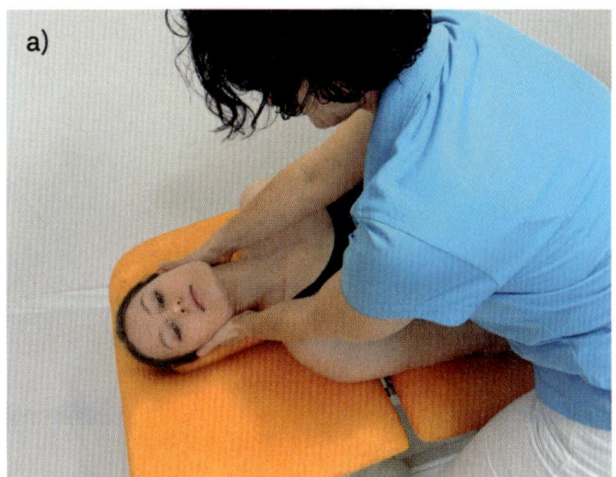

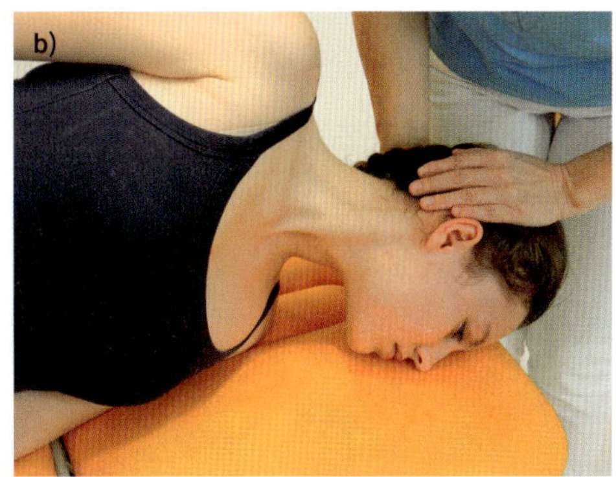

Abbildung 11-3: Lageveränderungen der Otokonienpartikel im rechten posterioren Bogengang bei den abgebildeten Manöverschritten aufgrund der Kopflagerung und Schwerkrafteinwirkung: a) weg von der Ampulle (ampullofugal) und b) aus dem Bogen-Ausgang in den Utrikulus-Hof (grafikramer.de)

empfiehlt sich auch für die anderen Manöver, zumindest bei der erstmaligen Durchführung.

Für das **Semont-Manöver (Abbildung 11-5)** sitzt der Patient zuerst mit einer Kopfrotation von 45° zur gesunden Seite sowie einer extendierten HWS von 20° und wird dann mit Schwung auf die betroffene Seite gelegt. Auch hierbei bewegen sich die Partikel während der Wartezeit ampullofugal. Anschließend wird der Betroffene – unter Ausnutzung der Fliehkraft – mit hohem Tempo auf die nicht betroffene Seite manövriert, während die Kopfposition zum Rumpf relativ beibehalten wird. Nun bewegen sich die Partikel wiederum in Richtung Bogen-Ausgang. Nach der Wartezeit setzt sich der Patient in die Ausgangsposition auf.

Eine weitere Variante stellt das **Hybrid- beziehungsweise Gans-Manöver** dar, das sich aus einzelnen Sequenzen der beiden anderen Manövern zusammensetzt. Zuerst wird der Patient wie beim Semont-Manöver an der Bankkante, mit 45°-Kopfrotation zur gesunden Seite, auf die betroffene Seite abgelegt. Die Beine liegen auf der Bank. Im Anschluss an die Wartezeit erfolgt eine En-Bloque Drehung auf der Bank von Kopf und Körper um 180°, bis der Patient auf der gesunden Seite und mit Backe und Nase aufliegt. Schließlich, nach der Wartezeit setzt der Patient sich auf.

Ein systematischer Review der Cochrane Datenbank beurteilt das Epley-Manöver mit einem Evidenzlevel 1 als eine sichere und wirksame

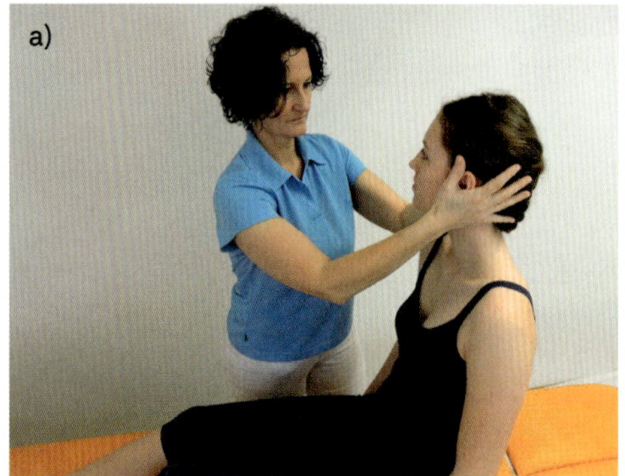

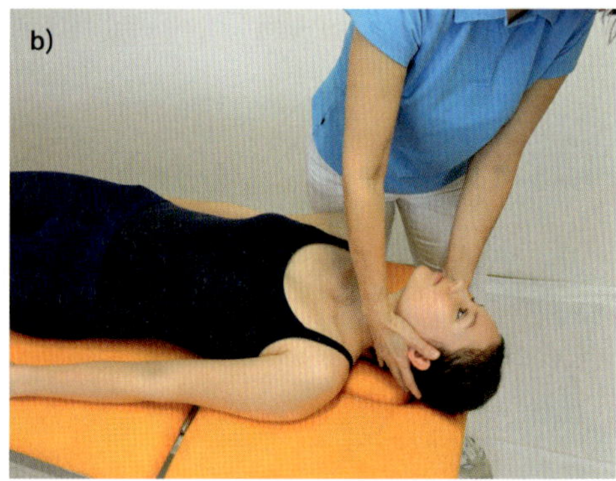

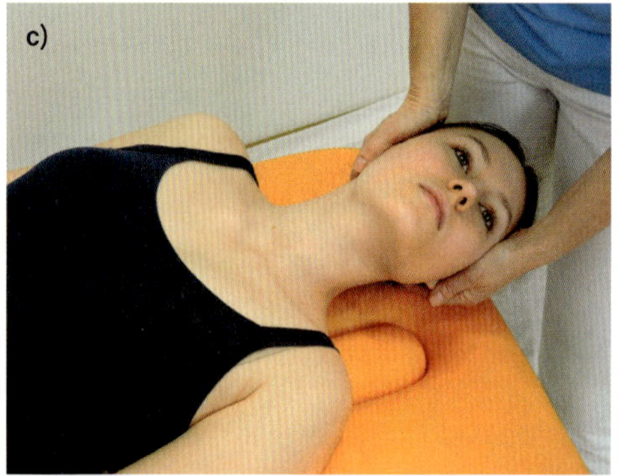

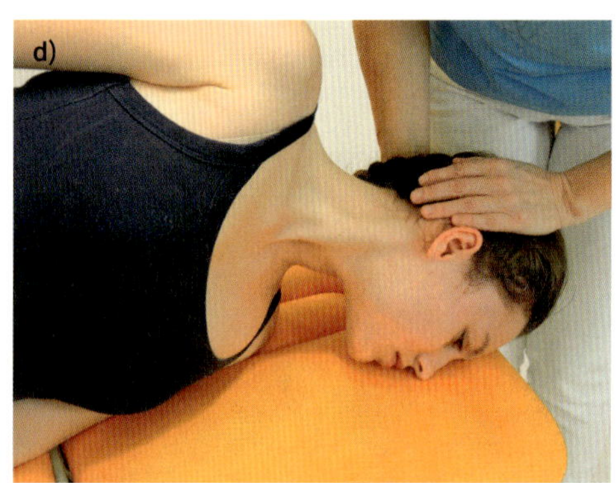

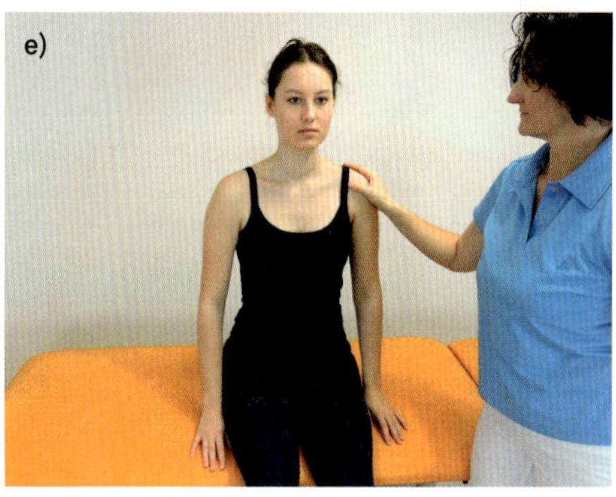

Abbildung 11-4: Epley-Manöver für den rechten posterioren Bogengang, a) Langsitz mit 45° Kopfrotation rechts, b) Ablegen mit den 45° Kopfrotation auf den Rücken und wenigstens 30s Wartezeit, c) Kopfrotation um 90° nach links und wiederum Wartezeit von wenigstens 30s, d) weitere Kopf- und Rumpfrotation um 90° nach links und wiederum ca. 30 s Wartezeit und e) Vorstrecken der Beine und Aufsetzen in den Sitz an der Bankkante

Behandlung für p-BPLS und bestätigt den beiden anderen Manövern, Semont- und Gans-Manöver, eine vergleichbare Effektivität (Hilton & Pinder, 2014). Daher werden bei korrekter Durchführung sehr viele Patienten durch die Manöver beschwerdefrei. Mittlerweile zeigen ausreichend Einzelstudien mit angemessener Qualität eine signifikante Erfolgsrate von etwa 50% bis über 80% auf (Froehling et al., 1991; Lynn et al., 1995; Mandalà et al., 2012; Munoz et al., 2007; Savinelli et al., 2003; Silva et al., 2016). Wenn dem Patienten die Wirkweise und der Ablauf eines der Manöver ausreichend erklärt und gezeigt wurde, kann er es allein und effektiv als Eigenbehandlung durchführen.

Häufig fragen Betroffene als auch Behandler danach, wie oft oder in welchen Abständen ein Epley- oder ein Semont-Befreiungsmanö-

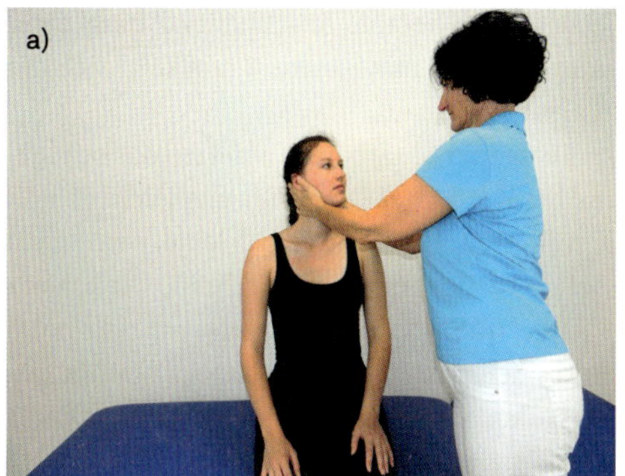

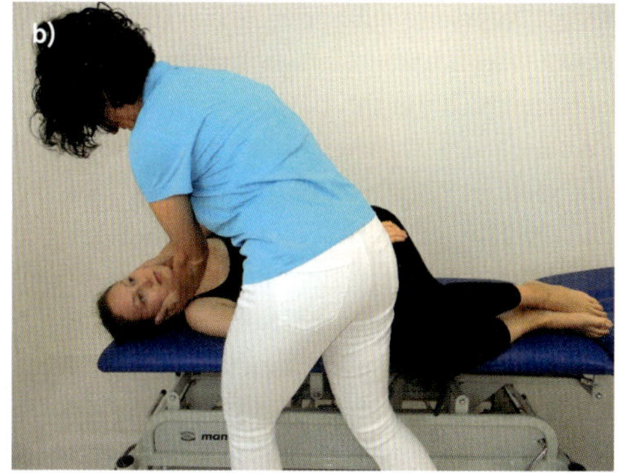

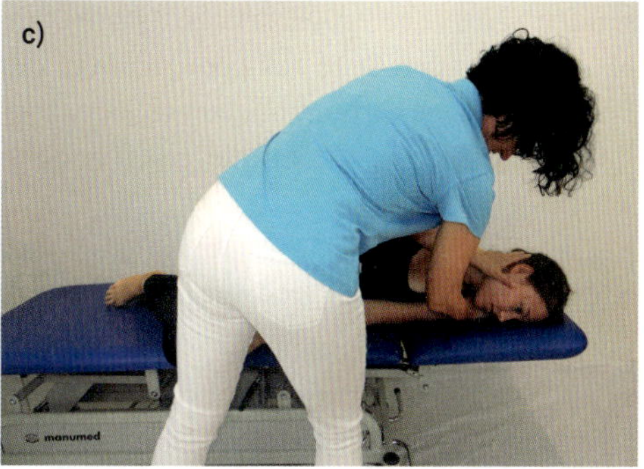

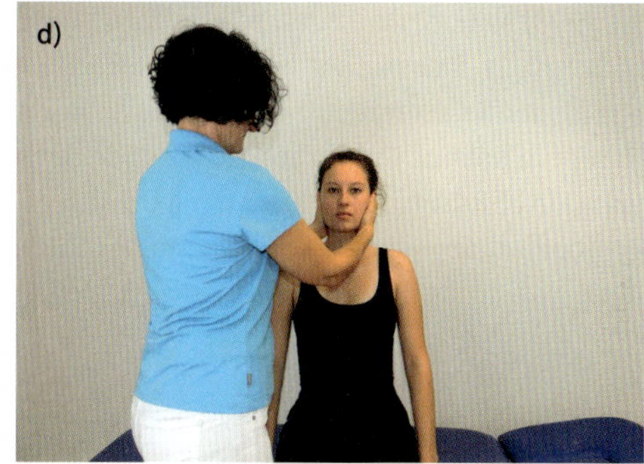

Abbildung 11-5: Semont-Manöver für den rechten posterioren Bogengang, a – b) zuerst mit einer 45° Kopfrotation zur gesunden Seite sowie 20° extendierter Halswirbelsäule ablegen auf die nicht betroffene Seite, c) dann nach der Wartezeit mit Schwung auf die betroffene Seite legen, wobei die Kopfposition zum Rumpf relativ beibehalten wird, d) dann nach einer erneuten Wartezeit wieder aufsetzen

ver beim p-BPLS wiederholt werden sollte. In einer Studie nach Hughes et al. kam es nach einem einzigen Epley-Manöver bei 47 % zur Symptomfreiheit und nach drei Manövern bei 84 % aller Betroffenen zumindest zur deutlichen Symptomverbesserung (Hughes et al., 2015). Dieses Studienergebnis entspricht auch unserer Erfahrung. Die Wiederholung des Manövers während einer Behandlungseinheit ist sinnvoll, solange bei einem Re-Test nach Dix-Hallpike oder Semont wieder typische Symptome reproduzierbar sind. Jedoch sind in der Regel spätestens nach dreimal die Symptome so reduziert, dass weitere Manöver wenig Sinn machen. Insofern sehen wir bei fünf Manövern in Folge eine Höchstgrenze (Schulze & Kubat, 2019). Eine Wiederholung des Befreiungsmanövers – auch als Eigenbehandlung wäre wieder effektiv, wenn es zu einem Rezidiv kommen sollte, wenn also in den Folgetagen oder Wochen erneut die Symptome auftreten. Sollten die Symptome bei exakter Durchführung des Manövers unverändert bestehen bleiben, ist die Diagnose anzuzweifeln.

Manöver beim geotropen h-BPLS

Weil das Testergebnis beim horizontalen benignen paroxysmalen Lagerungsschwindel (h-BPLS) unterschiedlich ausfallen kann, gibt es mehrere Hypothesen für das jeweils am besten geeignete Befreiungsmanöver. Zum einfacheren Verständnis wird in der folgenden Erklärung die rechte Seite als die betroffene festgelegt. Zeigt ein Patient beim Pagnini-McClure-Test (siehe Kapitel 8, Testcode 17) nach dem Rollen auf die rechte Kopfseite einen deutlich stärkeren Nystagmus der horizontalen geotropen Form, dann befinden sich die frei beweglichen Otokonien-Partikel höchstwahrscheinlich im hinteren Arm des rechten horizontalen Bogengangs. Sie liegen – relativ gesehen – näher zum Ausgang in den Utrikulus-Hof beziehungsweise relativ weit entfernt von der Ampulle. Nach eigener und der Erfahrung vieler Autoren eignet sich für diese ausgangsnahe Lage der Partikel das **Gufoni-Manöver** am besten (Brandt, Dieterich & Strupp, 2013; Gufoni, Mastrosimone & Di Nasso, 1998; Nuti, Masini & Mandalà, 2016; Testa et al., 2012). Der Patient wird vom aufrechten Sitz an der Bankkante mit den Armen nahe am Rumpf in hohem Tempo auf die gesunde Seite gelegt (**Abbildung 11-6**). Darauf folgt eine zügige Kopfdrehung um 45° in die „gesunde" Richtung, sprich nach unten. Die Partikel gleiten jetzt bereits heraus. Anschließend nach einer Wartezeit von mindestens 2 min setzt sich der Patient wieder auf.

Testa und Mitarbeiter änderten das originale Manöver in der Durchführung leicht ab und konnten damit nachweislich eine potenzielle Gefahr verringern, nämlich dass die Otokonien-Partikel während des Manövers vom horizontalen in den posterioren Bogengang statt in den Utrikulus gelangen (Testa et al., 2012). Dieses abgewandelte Manöver besteht aus einer Unterteilung der Phase, in der der Rumpf zur gesunden Seite abgelegt wird: zuerst schnell um 45° zur gesunden Seite abkippen, dann in der Position 15 s verharren und danach sich langsam die restlichen 45° auf die gesunde Seite legen.

Des Weiteren erzielte Vannucchi mit einer alternativen **12-Stunden-Lagerungstechnik**

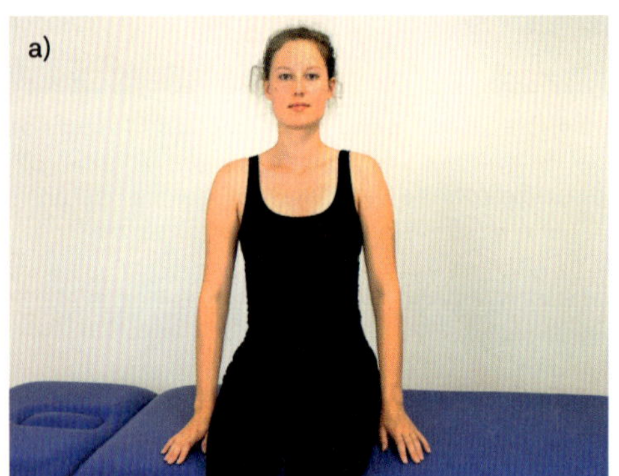

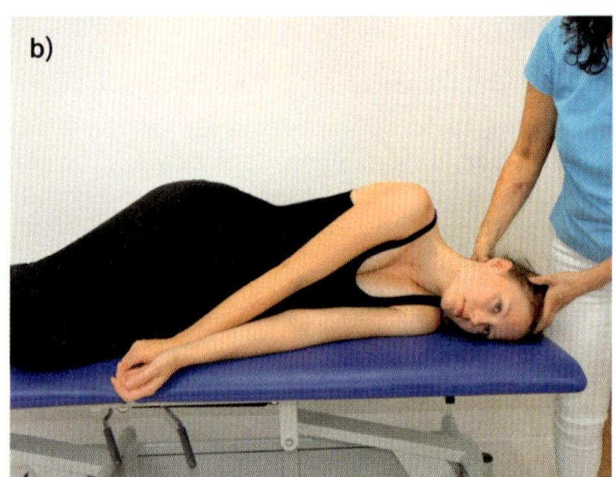

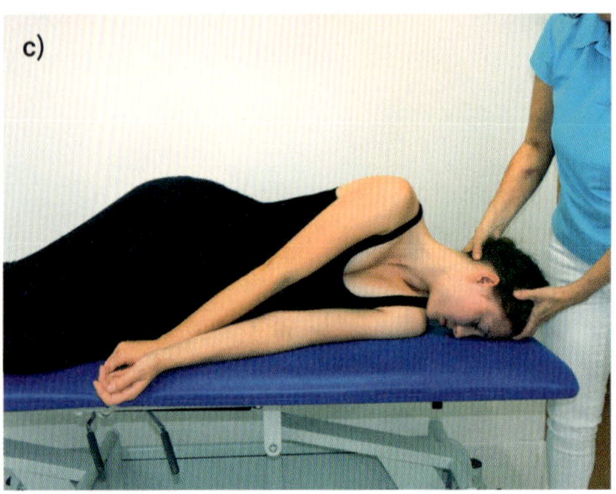

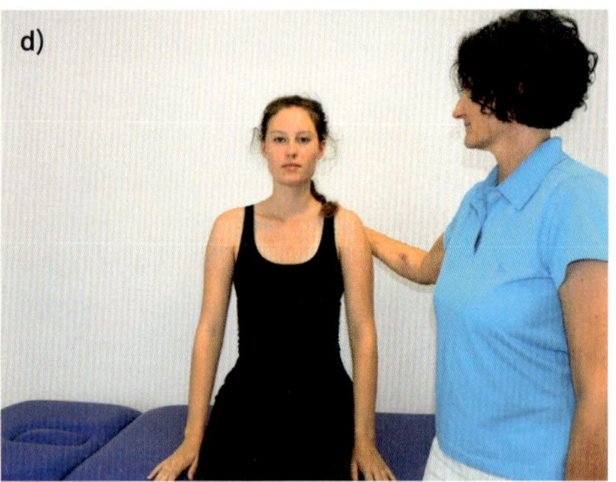

Abbildung 11-6: Gufoni-Manöver für den rechten horizontalen Bogengang: vom aufrechten Sitz an der Bankkante in hohem Tempo auf die gesunde Seite legen, dann zügige Kopfdrehung um 45° nach unten, mindestens 2 min Wartezeit und dann wieder aufsetzen

auf der gesunden Seite sehr gute Effekte (Vannucchi, Giannoni, & Pagnini, 1997). Dabei legten sich die Betroffenen zuerst auf den Rücken ins Bett und wurden nach einer gewissen Wartezeit gebeten, sich zum Schlafen für eine ganze Nacht auf die gesunde Seite zu legen. Einerseits nimmt diese Variante viel Zeit und Eigenverantwortung in Anspruch, andererseits bestehen zwei klare Vorteile. Erstens ist über die lange Zeit gewährleistet, dass die Partikel verlässlich zurück in den Utriculus gelangen. Zweitens ist die schonende Vorgehensweise vorteilhaft, denn Übelkeit oder sogar Erbrechen sind ein oftmaliger Effekt beim schnellen Gufoni-Manöver.

Als dritte Möglichkeit steht das sogenannte **Barbecue-Manöver** (**Abbildung 11-7**) zur Verfügung (Baloh, 1994; Baloh, Jacobson & Hon-

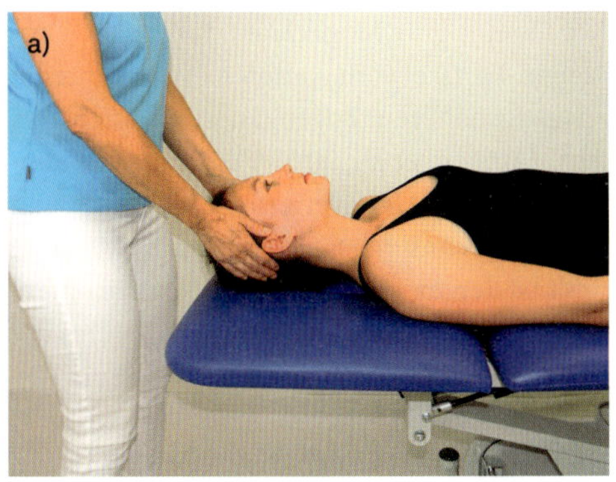

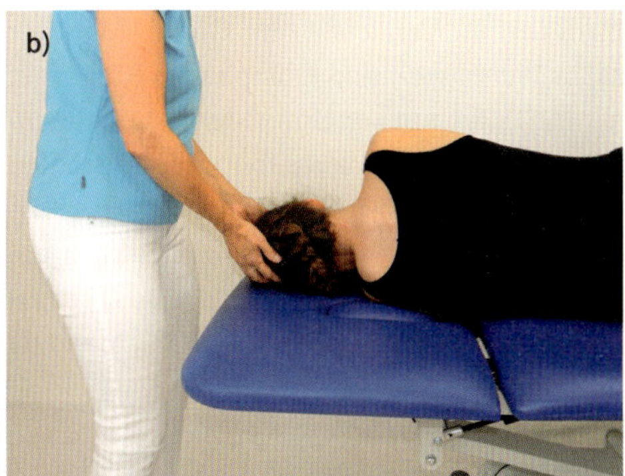

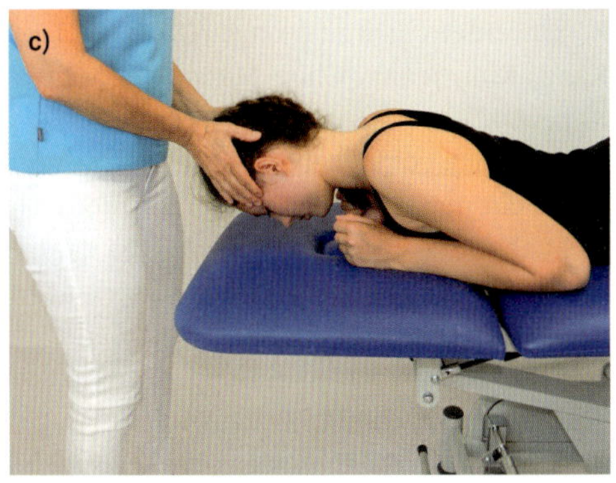

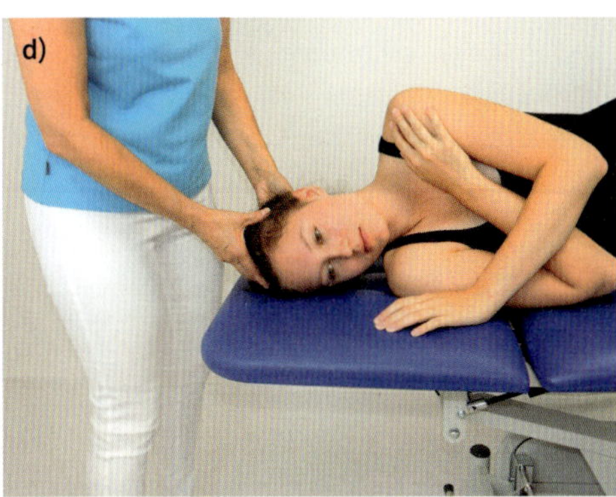

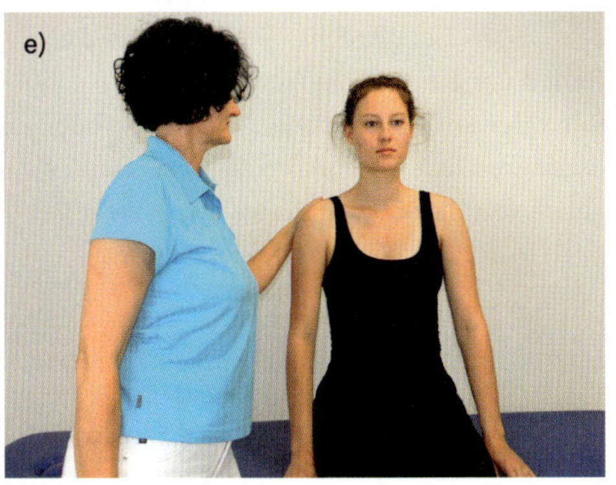

Abbildung 11-7: Schrittweises 270° Lempert-Roll-Manöver oder Barbecue-Manöver mit entsprechenden Wartezeiten: a) Rückenlage, b) Seitlage auf der gesunden Seite, c) Bauchlage im Unterarmstürz, d) Seitlage auf der betroffenen Seite, e) aufsetzen

rubia, 1993; Lempert, 1994), eine schrittweise 270°-Wendung von der Rückenlage über die gesunde Seite, um jeweils 90°, wobei jede Position 30 s gehalten wird (Bornstein & Lempert, 2017). Der Vorzug dieses Manövers besteht darin, dass es direkt an den Test angeschlossen werden kann, ohne den Betroffenen noch einmal aufsetzen und auf die Seite legen zu müssen, was zu Begleitsymptomen wie Übelkeit oder Angst führen kann. Jedoch hat es auch Nachteile, denn es verlangt vom Betroffenen im Vergleich zum Gufoni-Manöver mehr Wendigkeit und Compliance (Casani et al., 2011), die mit zunehmendem Alter abnehmen. Erste randomisierte kontrollierte Studien beim geotropen h-BPLS zeigen auf, dass sowohl das Gufoni- (60–75 %) als auch das Barbecue-Manöver (70 %) effektiver sind als Schein-Manöver (10–35 %) (Kim et al., 2012; Mandalà et al., 2013).

Am häufigsten kommt die geotrope Variante des h-BPLS vor, bei der das Gufoni-Befreiungsmanöver erfahrungsgemäß schnell und einfach durchführbar und gut wirksam ist. Stehen Symptome wie Übelkeit und Erbrechen im Vordergrund, empfiehlt sich das Barbecue-Manöver oder alternativ die 12-Stunden-Lagerung auf der gesunden Seite.

Manöver beim apogeotropen h-BPLS

Zeigt der Patient beim Pagnini-McClure-Test (siehe Kapitel 8, Testcode 17) während der Kopflagerung nach links einen apogeotropen Nystagmus, der intensiver im Vergleich zur rechten Seite ist , dann befinden sich die Otokonien-Partikel höchstwahrscheinlich im vorderen Arm des rechten horizontalen Bogengangs nah an der Kupula. Wie bei der geotropen Form, ist hier das **Barbecue-Manöver** zur Behandlung geeignet. Es sorgt in seinem schrittweisen Verlauf dafür, dass alle Otokonien-Partikel, unabhängig davon, wo sie sich im horizontalen Bogengang befinden, zum Ausgang gelangen können. Im diesem Fall des apogeotropen Nystagmus, ist es allerdings empfehlenswert, mit der Rotationsstellung des Kopfes zur rechten, betroffenen Seite zu beginnen, sprich statt eine 270°-Drehung eine vollständige 360°-Drehung durchzuführen (Tirelli & Russolo, 2004). Damit sind beste Bedingungen gegeben, dass auch die sehr nah an der Kupula liegenden Partikel den Weg zum Ausgang finden.

Außerdem stellt ein **modifiziertes Gufoni-Manöver** auf die betroffene Seite mit einer anschließenden 45°-Aufwärts-Drehung des Kopfes eine gute Möglichkeit dar, um die Otokonien-Partikel vom vorderen in den hinteren ausgangsnäheren Bogengangsarm zu befördern (Appiani et al., 2005). Wenn das modifizierte Gufoni-Manöver erfolgreich war, dann hat sich im anschließenden Pagnini-McClure Re-Test der apogeotrope Nystagmus zu einem geotropen umgewandelt. In der Folge führt der Behandler ein zweites Manöver – jetzt ein Gufoni-Manöver auf die gesunde Seite – durch, um die Partikel aus dem hinteren Arm in den Utriculus-Hof zu befördern und um schließlich Beschwerdefreiheit zu erlangen (Kim, Oh, Lee, Kang, Kim, Jeong, Choi, Moon, Kim, Oh & Kim, 2012).

Zeigt sich beim Pagnini-McClure-Test zum einen ein apogeotroper Nystagmus, der sich nicht abschwächt und ist zum anderen die Intensität auf der linken Kopfseite stärker, dann sind die Otokonien-Partikel im vorderen Arm des rechten horizontalen Bogengangs direkt an der Kupula angeheftet. Daraus folgt eine gewichtsbedingte Dauer-Auslenkung der Kupula, so die seit längerem existierende Theorie (Nuti et al., 2016; Schuknecht, 1969). Hier wird empfohlen vor einem Manöver den Kopf zu schütteln oder am Os temporale zu klopfen oder zu oszillieren, um die Partikel zu lösen. Beim umgekehrten Gufoni wird in diesem speziellen Fall auch in der Seitlagerung geklopft.

Die Identifikation des h-BPLS stellt sich in der alltäglichen Praxis schwieriger dar, als die des p-BPLS. Im wesentlichen muss der

Untersucher beim Test herausfinden können, auf welcher Lagerungsseite des Kopfes die Nystagmus-Intensität höher ist und welche Nystagmus-Variante, geotrop oder apogeotrop, vorliegt. Nur so kann er sich für das adäquate Befreiungsmanöver entscheiden.

Manöver beim seltenen a-BPLS

Der Verdacht eines anterioren benignen paroxysmalen Lagerungsschwindels (a-BPLS) erhärtet sich bei einem positiven Dix-Hallpike-Test oder einer vertikalen Kopf-Hänge-Lage verbunden mit einem Nystagmus der vorrangigen vertikalen Ausrichtung (Brevern et al., 2015). Ist zudem vor der Diagnosestellung ein zentral bedingter Lageschwindel durch entsprechende neurologische Zusatzuntersuchungen ausgeschlossen worden, dann führt der Behandler das Yacovino Manöver (Yacovino, Hain, & Gualtieri, 2009) durch. Die schrittweise Kopfpositionierung beginnt in Rückenlage und Kopfüberhang. Dann wird der Kopf in 30°-Extension gelagert. Nach einer Wartezeit wird der Kopf in 30°-Flexion eingestellt und danach endet das Manöver mit der Aufrichtung in den Sitz. Es soll unabhängig von der betroffenen Seite wirken. Hierzu und zu anderen Manövern beim a-BPLS fehlen noch solide evidenzbasierte Ergebnisse (Anagnostou, Kouzi, & Spengos, 2015). Sollte das Manöver erfolgreich sein, bestätigt es jedoch einen a-BPLS und dient auch der Differenzierung zu anderen Erkrankungen.

Rezidiv-Risiko und Komplikationen der Befreiungsmanöver

Das Risiko eines wiederholten BPLS trotz erfolgreicher Behandlung nimmt mit bestimmten Faktoren zu. Zum einen hängt es vom Alter des Betroffenen (> 50 Jahre) ab. Außerdem spielt der Zeitraum, bis der Schwindel erfolgreich beseitigt ist, eine Rolle. Darüber hinaus steigt das Rezidiv-Risiko, wenn beide Innenohren oder mehrere Bogengänge einer Seite betroffen waren. Frauen und Personen mit Schlafstörungen sowie aufgetretene Innenohrerkrankungen gehen mit einem höheren Rezidiv-Risiko einher (Su, Liu & Lin, 2016). Die Wahrscheinlichkeit eines Rezidivs sinkt bei der Gabe von Vitamin D (Jeong et al., 2013; Sheikhzadeh et al., 2016). Zu den Komplikationen nach einem Befreiungsmanöver zählen Kopfschwere (50,8 %), Übelkeit (46,4 %), Gangunsicherheiten (31,9 %), Hypotonie oder Herzklopfen (8,6 %), Erbrechen (4,9 %) oder eine Kanalumwandlung (3,1 %). Fast alle Patienten erholen sich jedoch von den genannten Komplikationen (Yoon et al., 2018).

Sind die Schwindelattacken bei Verdacht auf einen BPLS nach erfolgten Behandlungsmanövern therapieresistent, obwohl alle Hinweise in der Anamnese und beim Test eindeutig gegeben sind, dann wird eine weitere Differenzialdiagnostik notwendig. In etwa 1 % aller Fälle mit Erstdiagnose BPLS, kann es sich um einen zentralen Lageschwindel handeln (Schutter & Kattah 2017). So kann eine Migräne dahinterstecken, aber auch ein großes Spektrum anderer zum Teil sehr ernsthafter Erkrankungen wie Tumor, Schlaganfall, Infektion oder eine neurodegenerative Erkrankung. In solchen Fällen ist eine Früherkennung sehr wesentlich und der zentrale Lageschwindel kann die allererste Manifestation der zugrunde liegenden Erkrankung sein.

11.4 Sensomotorisches Training im Sinne der VR

Bei zentralen Dysfunktionen wie vestibuläre Migräne und multiple Sklerose, nach Schädelhirn- oder Schleudertrauma, bei peripheren vestibulären Hypofunktionen, oder bei funktionellen Formen des Schwindels wie beim anhaltenden postural-perzeptuellen Schwindel (PPPD) kommen Maßnahmen aus der VR erfolgreich zum Einsatz (Dunlap et al., 2019; Kleffelgaard, 2018; Kundakci et al., 2018; McDonnell & Hillier, 2015). Der Behandler muss hinsichtlich der VR verstehen, dass ein spezielles akzentuiertes Lernen innerhalb des sensomotorischen Gesamtsystems beim einzelnen Patienten je nach Dysfunktion notwendig ist. So kann es sein, dass das Betonen oder das Herausnehmen eines sensorischen Teilsystems erst einen Lernfortschritt bewirkt.

In der Praxis stehen dem Behandler vielfältige Übungen zur Verfügung, aus denen er die adäquaten auswählt. Er entscheidet zum Beispiel, ob der Körper statisch oder dynamisch arbeiten soll oder ob mit der HWS keine, passive oder aktive Bewegungen durchgeführt werden. Zudem können die Augen geschlossen werden oder offen und ausgerichtet auf einen Fixpunkt bleiben oder einem wandernden Objekt folgen. Die Füße stehen entweder auf festem Untergrund oder einem weichen Kissen. Darüber hinaus können übergeordnete zentrale Neuronennetzwerke angesprochen werden. Sei es mit motivierenden Worten, mit zusätzlichen zielgerichteten Bewegungsaufträgen oder kognitiven Aufgaben. Lernbereitschaft und Bewegungsvorstellung spielen eine wichtige Rolle. Gerade die enge Verknüpfung aller Elemente aus der Sensomotorik führt dazu, dass ein defizitäres System kompensiert wird. Es kommt zu einem Umlernprozess innerhalb des Gesamtsystems. Im Folgenden werden akzentuierte Übungssequenzen für Teilelemente des sensomotorischen Systems dargestellt.

11.4.1 Blickstabilisation und Verbesserung des vestibulookulären Reflexes

Bestehen bei peripheren oder zentralen vestibulären Erkrankung bereits Auffälligkeiten der Augen beim Geradeausblick oder beim exzentrischen Blick (siehe Kapitel 8, Testcode 19), dann beginnt der Patient mit Blickstabilisationsübungen, auch Blickfixationsübungen genannt. In einer ruhigen Ausgangsstellung ohne Kopfbewegung, richtet der Patient zum Beispiel seinen Blick auf den eigenen Daumen, einen Punkt an der Wand oder auf andere Zielobjekte aus. Bei akuten vestibulären Erkrankungen kann in den allerersten Tagen ein Üben der Blickstabilisation in einer niederen Ausgangsstellung im Liegen sinnvoll sein. Dabei übt der Patient die Blickstabilisation erst ganz in Ruhe und später zur Progression immer direkt nach einer erfolgten Lageränderung des Kopfes und/oder Körpers. Zur weiteren Steigerung und um Effekte in den Folgetagen zu erzielen, übt der Patient auch im Sitzen, mit und ohne Anlehnen, dann im Stehen und schließlich in der Dynamik im Gehen und Drehen.

Zur Verbesserung des gestörten vestibulookulären Reflexes (VOR), der durch den Kopfimpulstest (KIT) nach Halmagyi und Curthoys (Testcode 24) oder auch durch den dynamischen Sehschärfetest (Testcode 25) identifiziert wird, kommen während der Blickstabilisation auf ein Objekt gleichzeitige Bewegungen des

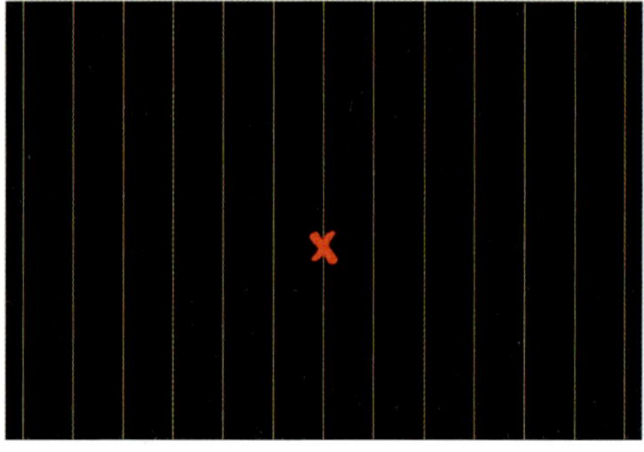

Fixiere das Kreuz mit den Augen
Drehe den Kopf ca. 30° nach rechts/links ohne die Fixation zu verlieren

Fixiere das Kreuz mit den Augen
Hebe und Senke nun den Kopf ca. 30° ohne die Fixation zu verlieren

Abbildung 11-8: Übungen zur Verbesserung des vestibulookulären Reflexes

Kopfes hinzu (bspw. die Fixation auf ein Kreuz auf dem Bildschirm, **Abbildung 11-8**). Progressionen des Trainings erreicht der Therapeut zum Beispiel über die Erhöhung der Wiederholungszahl oder der Frequenz der Kopfbewegungen, über veränderte zu fixierende Objekte, über eine gesteigerte labile Ausgangstellung, über zusätzliche dynamische Körperbewegungen oder über ein bewegtes Objekt. Letztendlich sollte der Patient in der Lage sein, in der Fortbewegung den Blick zu stabilisieren, beispielsweise einen Text während dem Gehen erfassen und lesen können.

Halswirbelsäulenbewegungen während der Blickstabilisation können grundsätzlich passiv oder aktiv erfolgen. Fällt die Blickstabilisation bei aktiven Halswirbelsäulenbewegungen deutlich schlechter als bei passiven aus oder ergeben sich sonstige Auffälligkeiten hinsichtlich der Symptomatik oder Motorik, wird ein Einfluss der HWS auf die sensomotorische Gesamtfunktion vermutet (siehe auch Testcode 26). Der Therapeut führt folglich zusätzliche Tests (Testcode 27–29) und gegebenenfalls Übungen der Zielsensomotorik der HWS durch. **Abbildung 11-9** bis **Abbildung 11-10** zeigen weitere Übungsbeispiele für die Blickstabilisation und den VOR. Sie geben einen Einblick in die Variationsmöglichkeiten.

11.4.2 Vergenz-Übungen

Bei einem auffälligem Befund der Vergenzbewegungen der Augen (siehe Kapitel 8, Testcode 20) schließt der Therapeut ein Vergenztraining an, zum Beispiel mit einer Vergenzkette (**Abbildung 11-11**). Die Holzperlen sind an einer Schnur in etwa 20 cm Entfernung zueinander aufgereiht. Der Patient hält die an einem Griff oder Haken befestigte Schnur parallel zum Boden in Höhe der Nase. Dann springt er mit den Augen zu den Perlen, entweder nacheinander in exakter oder auch in variierender Reihenfolge von ganz nah bis in die Ferne und zurück. Erste Erkenntnisse für die Wirksamkeit des okulomotorischen Trainings bei blickmotorischen Dys-

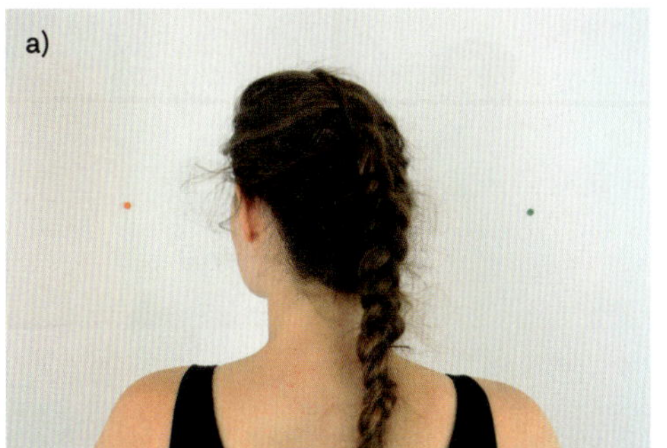

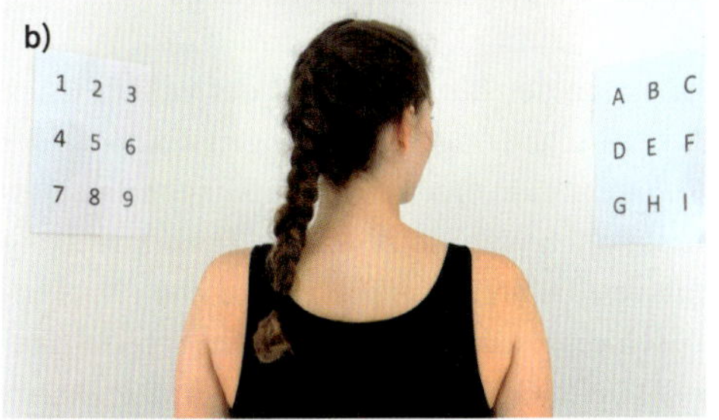

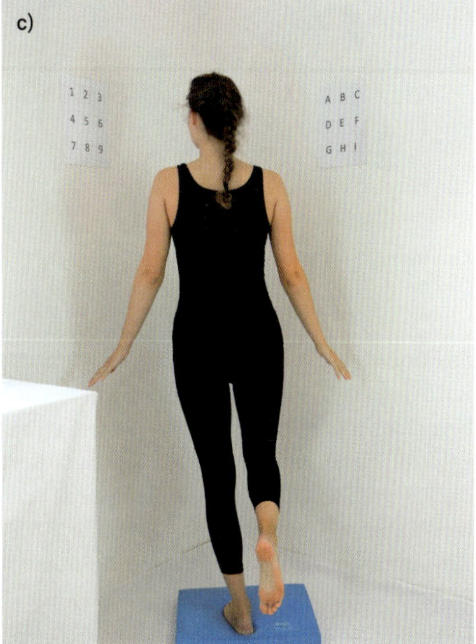

Abbildung 11-9: Blickstabilisation auf Objekte an der Wand nach vorausgegangener Kopfbewegung a) und c) zur Progression auf weicher Unterlage

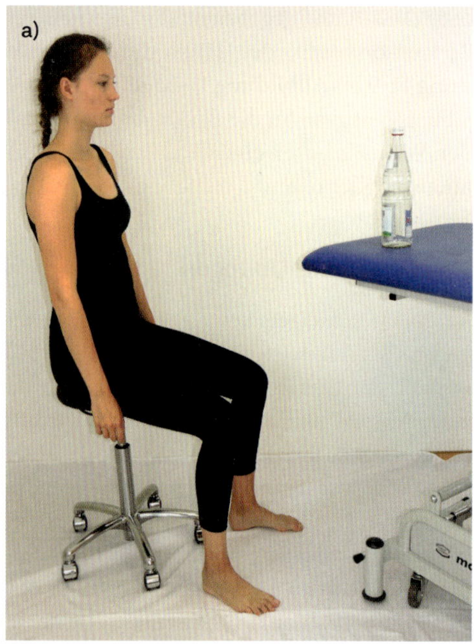

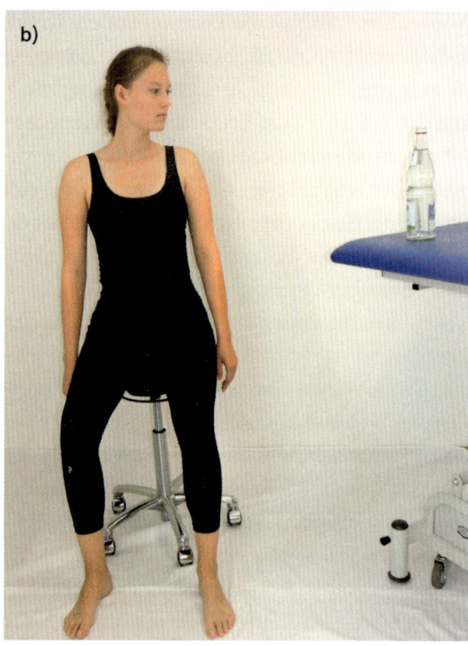

Abbildung 11-10: Blickstabilisation auf den Flaschenverschluss, während sich der Patient auf dem Drehstuhl bewegt

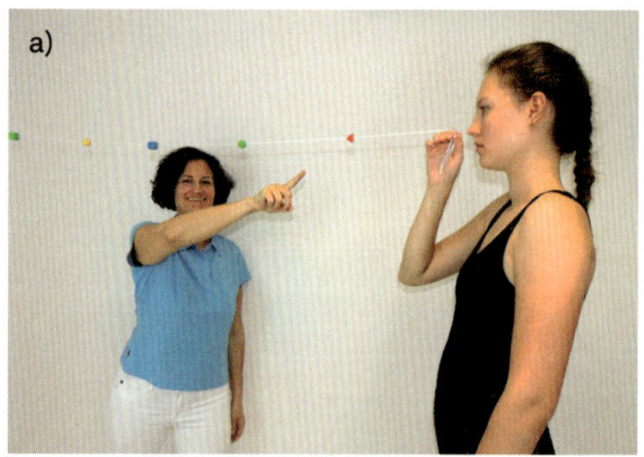

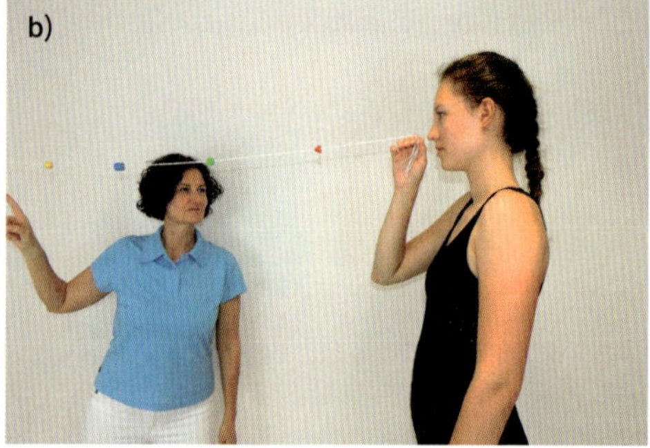

Abbildung 11-11: Vergenz-Übungen mit der Holzperlen-Kette a) nahe und b) entferntere Fixationspunkte

funktionen sind vorhanden (Martínez, Muñoz & Ruiz-Cantero, 2009). Zum Beispiel wirkt es sich bei milden traumatischen Kopfverletzungen positiv auf die Augenbewegungen aus, reduziert die Symptome und verbessert die visuelle Aufmerksamkeit (Thiagarajan & Ciuffreda, 2013). Die Abstimmung in der Therapie mit einem Facharzt beziehungsweise Orthoptisten wird bei Dysfunktionen an den Pupillen, der Linsen-Akkommodation oder in Verbindung mit einer anderen Augenerkrankung notwendig.

11.4.3 Übungen der Blickfolge

Übungen der Blickfolge und der willkürlichen sakkadischen Augenbewegungen werden in der Rehabilitation diverser Erkrankungen und Dysfunktionen eingesetzt, wie in Zusammenhang mit vestibulärer Migräne, chronischen Nackenbeschwerden und Schleuder- oder Schädeltrauma (Della Casa et al., 2014; Luka & Piekartz, 2012; Register-Mihalik et al., 2018; Sugaya, Arai & Goto, 2017). Hingegen sind sie als isolierte Übungen bei peripheren Hypofunktionen uneffektiv, weil sie das periphere vestibuläre System nicht ansprechen.

Der Therapeut trifft in der Untersuchung (Testcode 21 und 22) die Einschätzung über die Funktion beziehungsweise Dysfunktion der Blickfolgebewegungen und der sakkadischen Augenbewegungen. Ist die Dysfunktion auf mangelnde, aber trainierbare Koordination beziehungsweise Muskeldysbalance zurückzuführen? Oder muss eine weitere medizinische Untersuchung zur Abklärung einer anderen zentralen Störung in Erwägung gezogen werden (Bornstein & Lempert, 2017; Herdman & Clendaniel, 2014)? Auch eine periphere Augenerkrankung, außerhalb okulomotorischer Störungen, sollte ausgeschlossen sein.

Patienten mit peripher-vestibulären Erkrankungen zeigen weder Auffälligkeiten bei den Tests der langsamen Blickfolgebewegungen noch bei den willkürlichen sakkadischen Augenbewegungen. Deshalb ist ein isoliertes Training dieser Bewegungen bei peripher uni- oder bilateraler Hypofunktion nicht indiziert beziehungsweise ziellos.

Der Patient übt Folgebewegungen der Augen in einer aufrechten stabilen Haltung und verfolgt wie beim Test (Testcode 21) ein Blickziel, zum Beispiel den Patientendaumen, der langsam horizontal und vertikal oder auch in unterschiedlichen Ebenen bewegt wird (**Abbildung 11-12**). Die Ausgangstellungen steigern sich von niederen in hohe Ausgangsposition bis hin zur Fortbewegung und von großen zu kleinen Unterstützungsflächen. Einen Akzent auf die zervikogene Komponente setzt der Therapeut, wenn er den Patienten auffordert, die Übung in einer Rotationstellung der HWS durchzuführen. Der Patient kann als Variante die HWS auch aktiv mit den Augen mitrotieren. Dann liegt ebenso ein Akzent auf der zervikogenen Funktion. Allerdings erfordern gleichzeitige Blickfolge und Kopfrotation auch ein komplexes Zusammenspiel von okulomotorischen und vestibulären Funktionen. Der vestibuookuläre Reflex wird hierbei unterdrückt. Führt der Patient die Übung zum Beispiel auf einem Pezziball (**Abbildung 11-13**) oder sogar mit geschlossenen Augen durch, so ist die propriozeptive Komponente der HWS noch mehr im Vordergrund.

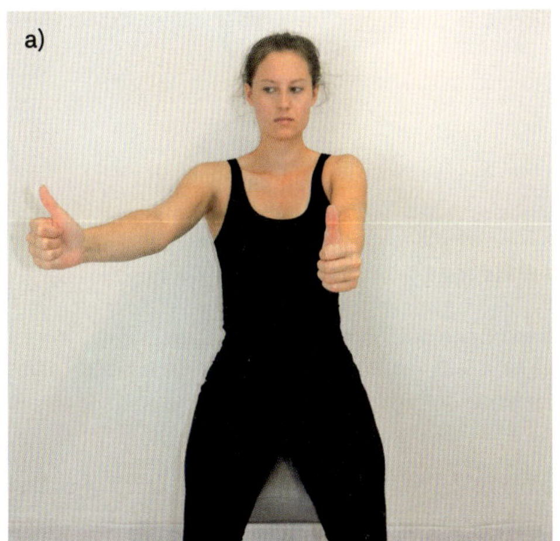

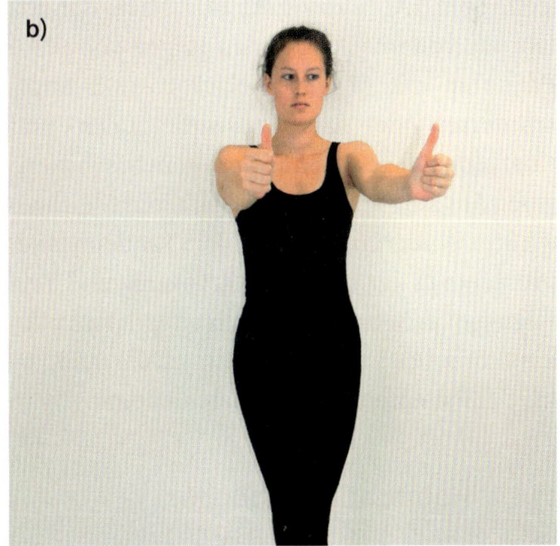

Abbildung 11-12: Blickfolgeübung a) im Sitzen mit einem Akzent an zentrale oklomotorische Steuerungszentren und b) im Tandemstand mit Akzenten an zentrale okulomotorische und an vestibulospinale Steuerungszentren

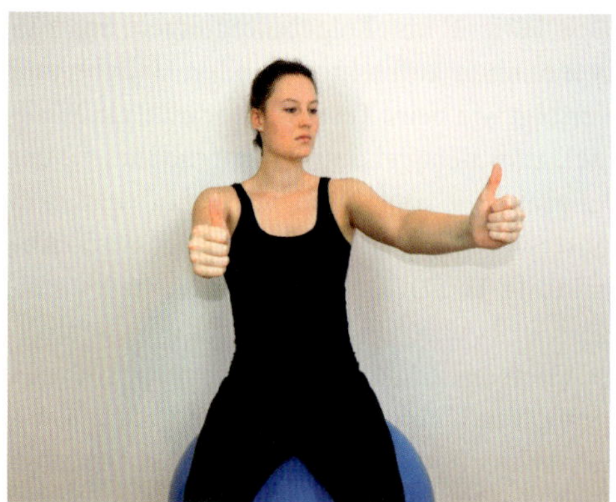

Abbildung 11-13: Blickfolgeübung im Sitzen auf dem Pezziball während gleichlaufender Kopfrotation mit Akzenten auf eine zervikale Komponente und auf zentrale okulomotorische Steuerungszentren (notwendige Unterdrückung beziehungsweise Suppression des vestibulooculären Reflexes)

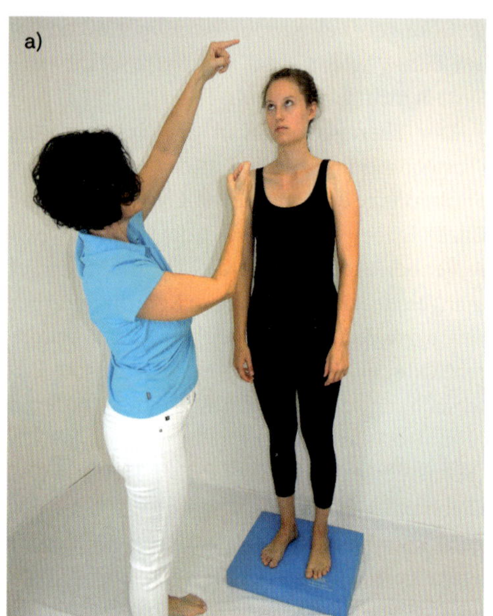

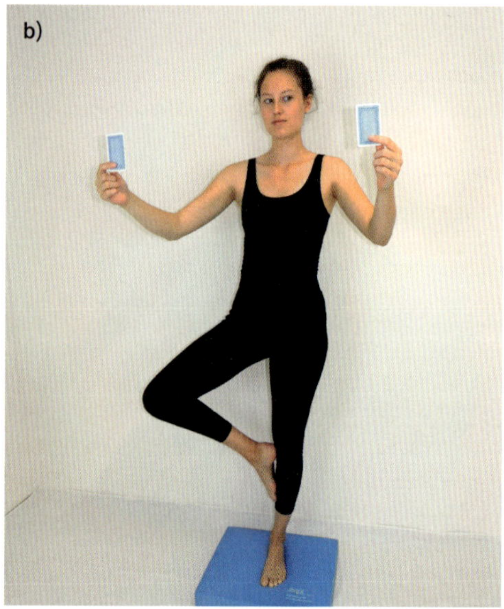

Abbildung 11-14: Willkürliche sakkadische Augenbewegungen auf mehrere Zielobjekte a) in der Vertikalebene und b) in der Horizontalebene mit einem Akzent auf okulomotorische und vestibuläre Systeme im labilen Gleichgewicht auf weicher Unterlage

Beim Üben von willkürlichen sakkadischen Augenbewegungen wird der Patient, wie bei der Testung (Testcode 22), aufgefordert, den Kopf und Körper stabil und aufrecht zu halten und in verschiedenen Ebenen ein neues Blickziel zu erfassen. Er führt seinen Blick möglichst schnell von einem Fixpunkt, zum Beilspiel einer Spielkarte, zu einer anderen. Die Ziele müssen so platziert sein, dass die Augen nicht mehr als 30° von der Mittellinie abweichen. Zur Steigerung der Übung geht der Patient in labilere Ausgangstellungen (**Abbildung 11-14**). Nach der Erfahrung von uns Autorinnen zeigen vor allem Patienten mit Migräne, Nacken- und Kopfschmerzen oder nach Halswirbelsäulen- und Kopfverletzungen oft und vor allem in schwierigeren Ausgangstellungen mit höheren Gleichgewichtsanforderungen, wie einem Tandemstand, Probleme in der korrekten Erfassung und Verfolgung von Sehzielen. Durch adaptiertes okulomotorisches Training lassen sich die Symptome der Patienten erfolgreich reduzieren.

11.4.4 Habituationsübungen

Wenn die Testbefunde für eine vestibuläre Erkrankung sprechen, dann ist sie durch wiederholte Lagerungen oder Bewegungen in vielen Fällen effektiv – jedoch nicht bei allen – beeinflussbar (Herdman & Whitney, 2014). Möglicherweise lässt sich auch auf die Verhinderung eines anhaltenden postural-perzeptuellen Schwindels einwirken.

Fallbeispiel: Ulrike R.

Der 65-jährigen Frau Ulrike R. wird wiederholt leicht schwindelig, wenn sie sich aus dem Liegen in den Sitz begibt. In ihrer Anamnese gibt sie einen episodisch, bisher dreimalig aufgetretenen posterioren benignen paroxysmalen Lagerungsschwindel links an, der mit dem Semont-Manöver jedes Mal erfolgreich behandelt wurde. Die letzte Episode war vor etwa 12 Wochen. Allerdings empfindet sie derzeit immer noch einen leichten Schwankschwindel, vor allem beim Hochkommen aus dem Liegen. Eigentlich schiebt sie es auf den Blutdruck, der jedoch medikamentös gut eingestellt ist. Die Patientin bekommt in der Untersuchung den Auftrag, sich zügig aus der Rückenlage in den Sitz aufzurichten. Direkt danach taucht der Schwindel auf. Sie soll ein Zeichen geben, wenn er wieder aufhört. Der Therapeut misst die Zeit von Beginn bis Ende des Schwindels mit einer Stoppuhr. Es ergeben sich 13 s. Dann bekommt die Patientin erneut den Auftrag sich hinzulegen und wiederaufzurichten. Wieder misst der Therapeut die Zeit. Und jetzt sind es 10 s. Als Hausaufgabe bekommt sie ein tägliches Habituationstraining mit demselben Bewegungsauftrag. Sie soll die Bewegung insgesamt fünfmal wiederholen, muss vor jedem Durchgang allerdings abwarten, bis der Schwindel verschwunden ist. In der Tabelle unten ist abzulesen, wie die Patientin über die Zeit von vier Wochen schwindelfrei wird.

Therapieverlauf der Habituationsübungen mit Zeitmessung der Schwindeldauer:

Bewegungs-Wiederholung	Behandlungseinheit 1	Behandlungseinheit 2 eine Woche später	Behandlungseinheit 3 nach zwei Wochen	Behandlungseinheit 4 nach vier Wochen
1	13 s	9 s	5 s	0 s
2	10 s	7 s	3 s	
3	10 s	7 s	2 s	
4	9 s	6 s	2 s	
5	7 s	5 s	0 s	

Fallbeispiel: Alfred A.

Herr Alfred A. tanzt sehr gerne und besucht seit mehreren Jahren einen Standardtanz-Kurs. Seit seiner akuten Schwindelerkrankung vor drei Monaten allerdings, einer akuten unilateralen peripheren Vestibulopathie, traut er sich nicht, wieder in den Kurs zu gehen, denn er bemerkt wiederholte Stand- und Gangunsicherheiten, besonders dann, wenn er seinen Kopf zu schnell bewegt. Die Anamnese und die Ergebnisse der Empfindlichkeitstests auf Kopf- und Körperbewegungen sprechen für eine periphere vestibuläre Hypofunktion. Daraufhin bekommt der Patient eine Anleitung zur Durchführung des Kopfschütteltrainings, erst im Sitzen, dann im Stehen und zuletzt beim Gehen. Bereits nach drei Wochen empfindet er keine Unsicherheiten mehr und geht ab da wieder regelmäßig tanzen.

Das Hochkommen aus dem Liegen (s. Fallbeispiel Ulrike R.), das Aufrichten aus einer vorgebückten Haltung oder das Drehen des Kopfes (s. Fallbeispiel Alfred A.) sind beispielsweise typische Hinweise einer erhöhten Empfindlichkeit des vestibulären Systems gegenüber Kopf- und Körperbewegungen (siehe auch Kapitel 8, Testcode 15).

Das Prinzip von Habituationsübungen besteht darin, spezifische Bewegungen, die Schwindelsymptome, Unwohlsein oder Ähnliches auslösen, wiederholt durchzuführen und einen Gewöhnungs- beziehungsweise Anpassungseffekt zu erzielen. Essentielle Bedingungen sind dabei, dass erstens der Schwindel sich nach jeder Bewegung erholt, bevor eine Wiederholung der Übung durchgeführt wird und dass zweitens die Schwindeldauer sukzessiv abnimmt. Ansonsten besteht die Gefahr der Verstärkung der Schwindelsymptomatik wegen Überreizung. Der Therapeut benötigt lediglich eine Stoppuhr für die Zeitmessung der Schwindeldauer, um einen erfolgreichen Trainingsverlauf zu überprüfen.

Treten die Schwindelsymptome bei schnelleren Bewegungen des Kopfes oder bei Drehungen im Raum auf, dann kann der Patient eine sogenannte Kopfschüttelübung durchführen, um den Habituationseffekt zu erreichen. Folgende Faktoren sind dabei einzuhalten:

- Der Patient bewegt seinen Kopf im Sitz zuerst langsam und später schneller nach rechts und links im Normbereich der Kopfbewegung (**Abbildung 11-15**).
- Eine Zeitspanne wird vorgegeben, zum Beispiel 20 s. Diese Spanne kann bis zu 1 min gesteigert werden.
- Der Patient soll beide Augen während der Bewegungen geschlossen halten und danach wieder öffnen.
- Er wartet jedes Mal ab, bis der Schwindel nachlässt und wiederholt mehrfach und in gesteigertem Tempo oder auch in anderen Varianten die Übung, beispielsweise in höheren Ausgangstellungen oder im Gehen oder mit Drehungen oder Sprüngen.

Die Voraussetzung für ein erfolgreiches Habituationstraining ist die Trainierbarkeit. Je stärker die irreversible Dysfunktion des vestibulären Systems ist, desto geringer ist vermutlich der Trainingseffekt. Wesentlich ist die richtige Dosierung mit Hilfe der Zeitmessung der Schwindeldauer, weil sich das System wegen zu hoher Reizsetzung – im Fachjargon spricht man auch von Akkumulation – verschlechtert und es in der Folge zu verstärktem Schwindel, Unsicherheiten, Sehstörungen oder Angst kommen kann.

11.4.5 Optokinetische Stimulation

Wiederholte optokinetische Reize können bei einer dafür überempfindlichen Menschengruppe Schwindelsymptome und Stand- und Gangunsicherheiten auslösen oder verschlimmern. Diese visuelle Überempfindlichkeit lässt sich am besten reduzieren, wenn gleichzeitig adäquate Übungen aus der VR und optokinetische Reize kombiniert werden (Pavlou et al., 2004). Gerade bei Patienten mit anhaltenden peripheren Hypofunktionen, zeigen sich positive Effek-

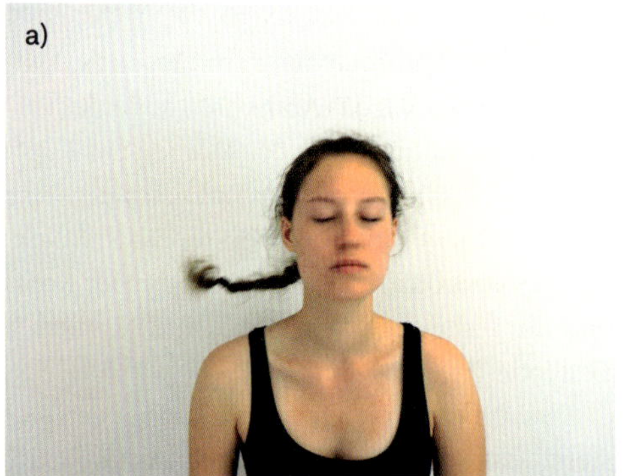

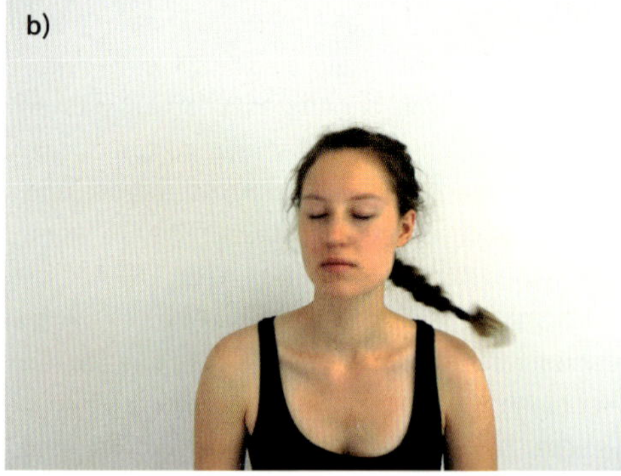

Abbildung 11-15: Kopfschüttelübung, zuerst langsam und später schneller nach rechts und links im Normbereich der Kopfbewegungen

te (Manso, Ganança & Caovilla, 2016). Auch bei professionellen Eishockeyspielern konnte nach einem Schädeltrauma eine schnellere Regeneration mit einem multimodalen Ansatz aus vestibulärer und optokinetische Stimulation aufgezeigt werden (Mucci et al., 2019). Zur optokinetischen Stimulation hat der Patient zum Beispiel die Möglichkeit, sich gezielten optokinetischen Reizen auszusetzen, in dem er sich wiederholt und mit zeitlicher Progression vor einen Bildschirm mit vorbeiziehenden Streifen, Mustern oder Videofilmen setzt, stellt oder sich zusätzlich bewegt (**Abbildung 11-16**). Auch ein wiederholter zeitlich gesteigerter Spaziergang an einer befahrenen Straße, am besten im Dämmerlicht oder Dunkeln, das Wandern durch einen Laubwald an einem sonnig-windigen Herbsttag, das Schlendern durch den Supermarkt oder das Gehen auf einem schaukelnden Schiff, stellt eine optokinetische Reizung dar und zugleich auch eine vestibuläre. Technisch aufwendiger, ist der Einsatz von diversen Geräten, die eigens zur optokinetischen Stimulation entwickelt wurden. Dazu gehören zum Beispiel eine in der Frontalebene drehende Scheibe, vor der der Patient sitzt, steht oder geht oder eine rotierende Streifentrommel, in der der Patient auf einem gegenläufig drehenden Stuhl sitzt. Außerdem findet ein hoch-technisiertes optokinetisches Planetarium seinen Einsatz, in dem der Patient ebenso sitzen, stehen oder sich mit steigenden Anforderung bewegen kann (Pavlou et al., 2004).

Hinsichtlich der Trainingsdosierung, der Behandlungsdauer oder des optimalen Stimulus, werden keine verlässlichen Parameter angegeben (Pavlou, 2010). Ein Effekt konnte bei Patienten mit anhaltenden peripheren Hypofunktionen bereits bei einer Dosierung von zweimal pro Woche über den Zeitraum von acht Wochen erzielt werden (Pavlou et al., 2004). Da es sich um eine Anpassung des sensomotorischen Gesamtsystems handelt, ist es vermutlich empfehlenswert, sich an den Parametern in Tabelle 11-1 (siehe Kapitel 11.2.1) zu orientieren. Wesentliches Kennzeichen des Habituationseffektes

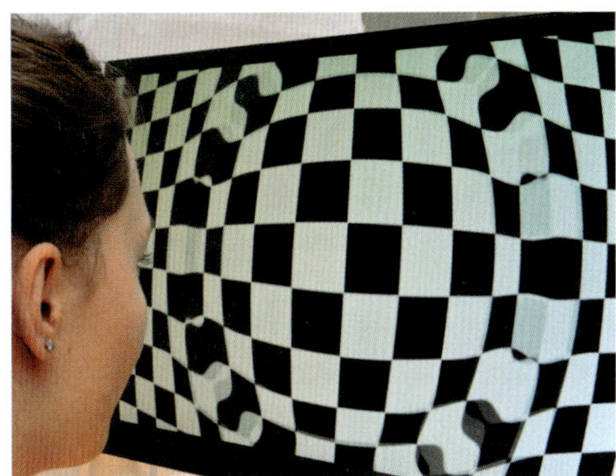

Abbildung 11-16: Optokinetische Stimulation vor dem Bildschirm mit bewegten Mustern

sind die sich reduzierenden Symptome. Eine Verschlechterung durch Überdosierung ist in jedem Fall zu vermeiden.

Virtuelle Realitäten

Die Verbindung der Erkenntnisse aus der VR mit den technischen Innovationen der Virtual Reality erscheint vielversprechend. Eine Kombination von Virtual Reality Brillen oder großen (3D) Filmleinwänden und gleichzeitigen Kopf- oder Körperbewegungen in mehr oder weniger labilen Ausgangsstellungen oder auf dem Laufband findet dabei ihren Einsatz. Variantenreiche Möglichkeiten der propriozeptiven, vestibulären und visuellen Reizsetzung sind so gegeben. Der Schulungseffekt der räumlichen Orientierung ist vermutlich ein Schwerpunkt.

Diverse Studien zeigen die Effekte des Einsatzes der Virtual Reality auf. Die NASA setzt Virtual-Reality-Technologien bereits seit 2005 zur Linderung der Reisekrankheit bei den Astromauten ein (Bloomberg et al., 2015; Stroud, Harm, & Klaus, 2005). Im letzten Jahrzehnt ergaben sich mehr und mehr Hinweise zur effektiven Nutzung der Virtual Reality, zum Beispiel bei Patienten mit peripheren vestibulären Störungen (Meldrum et al., 2012; Pavlou et al., 2012), bei der Menièreschen Erkrankung (Hsu et al., 2017) oder bei Schlaganfall-Patienten und Morbus Parkinson (Rooij et al., 2019; Yen et al., 2011).

11.4.6 Übungen zur Verbesserung der Stützsensomotorik

Stehen und Gehen stellen hohe Anforderungen an die Stützsensomotorik und beanspruchen ein sehr komplexes Zusammenspiel aller Elemente. Gerade dann, wenn ein Element dauerhaft gestört ist, müssen die anderen an dessen Stelle kompensatorisch die Funktion soweit möglich mit übernehmen. Im Fachjargon spricht man diesbezüglich von Substitution. Mit den Tests der statischen und dynamischen Stützsensomotorik (Testcode 31–34) lassen sich die Funktionen der einzelnen Elemente innerhalb des Gesamtsystems einschätzen. So werden nicht nur bei Patienten mit vestibulären Erkrankungen, sondern auch bei Patienten mit zervikogenen Kopfschmerzen oder Migräne, Defizite der Haltungskontrolle offensichtlich (Sremakaew et al., 2018). Migräne Patienten zeigen schon mit offenen Augen auffällige Schwankungen im aufrechten Zweibeinstand. Besonders bei Migräne mit Aura sind die Unterschiede signifikant (Carvalho et al., 2013). Das Vorhandensein von Aura und häufigen Migräneattacken wirkt sich besonders negativ auf die Haltungskontrolle aus (Carvalho et al., 2017). Diese Gruppe unter den Migräne-Patienten wie auch diverse andere Patienten mit Kopf- oder Nackenschmerzen profitieren höchstwahrscheinlich von entsprechenden Übungen aus der VR. Die Evidenz dazu wird die Zukunft aufzeigen können.

Übungsvarianten

Übungsvarianten finden von leicht bis schwer, zuerst auf ebenem festem Boden mit großer bis hin zu kleiner Unterstützungsfläche und dann auf weicher Unterlage, statt (**Abbildung 11-17**). Schaumstoffdicke und -qualität ermöglichen eine angepasste Trainingsdosierung der vestibulären Elemente. Auch das Balancieren auf einem Balken oder einer Slag-Line, auf einem Schaukelbrett oder Kreisel, in Knie-Hüft-Beugestellungen, mit zusätzlichen Kopfbewegungen oder anderen Köperbewegungen oder mit einem reaktiven Moment wie mit einem Ball gehören zu einem Training der Stützsensomotorik (**Abbildung 11-18**). Kognitive Aufgaben können zusätzlich gestellt werden. Des Weiteren unterrichtet der Therapeut den Patienten in gleichgewichtserhaltenden Strategien.

Gehen, Drehen und Springen sind Elemente der dynamischen Anforderungen aus der Stützsensomotorik (**Abbildung 11-19**). Beim Gehen

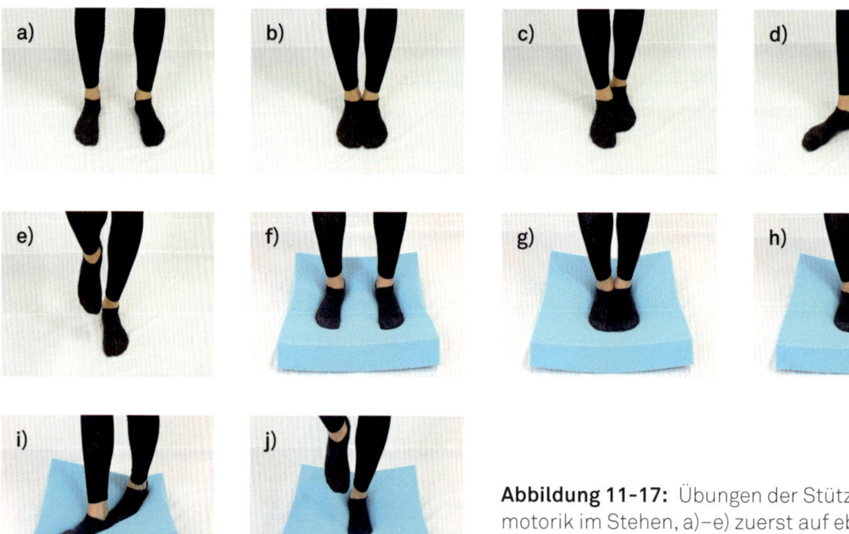

Abbildung 11-17: Übungen der Stützsensomotorik im Stehen, a)–e) zuerst auf ebenem festem Boden mit großer bis hin zu kleiner Unterstützungsfläche und f)–j) auf weicher Unterlage

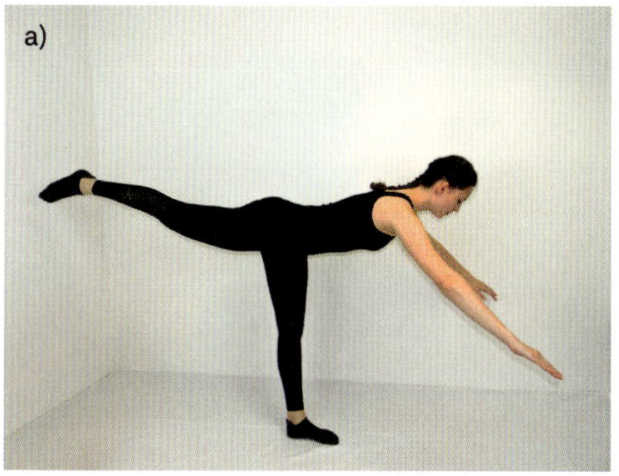
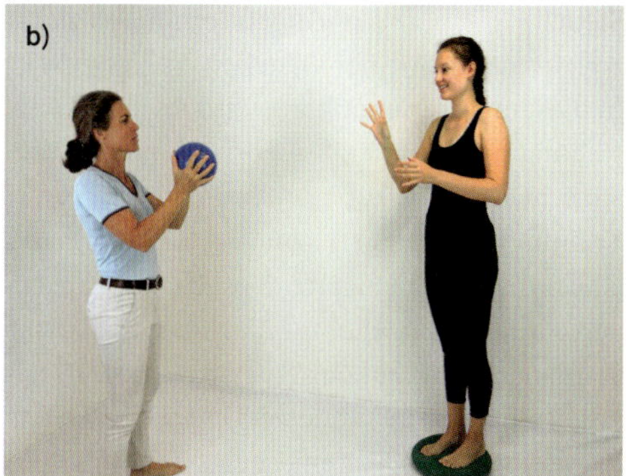

Abbildung 11-18: Übungen der Stützsensomotorik im Stehen unter verschiedenen Bedingungen

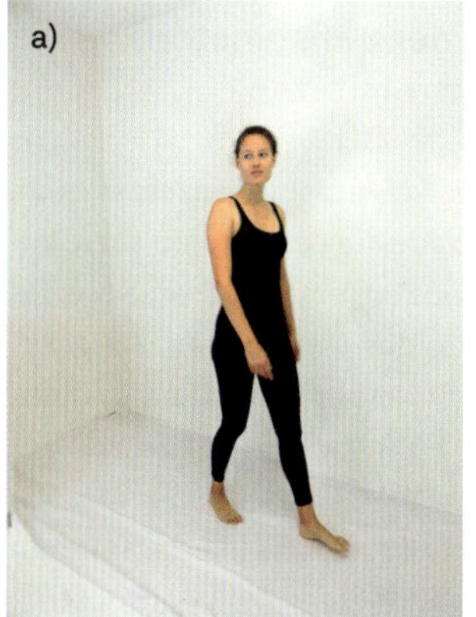
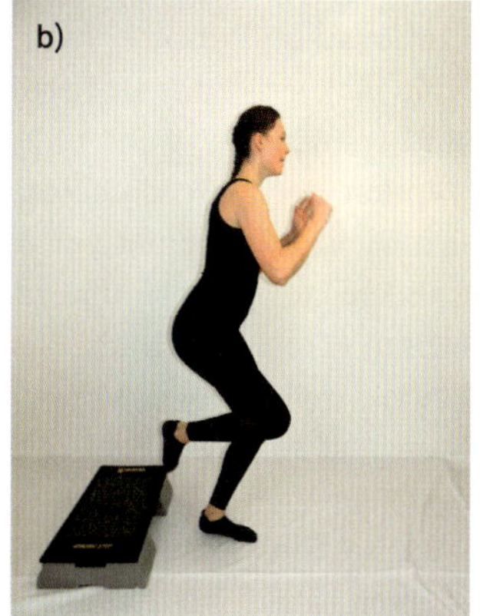
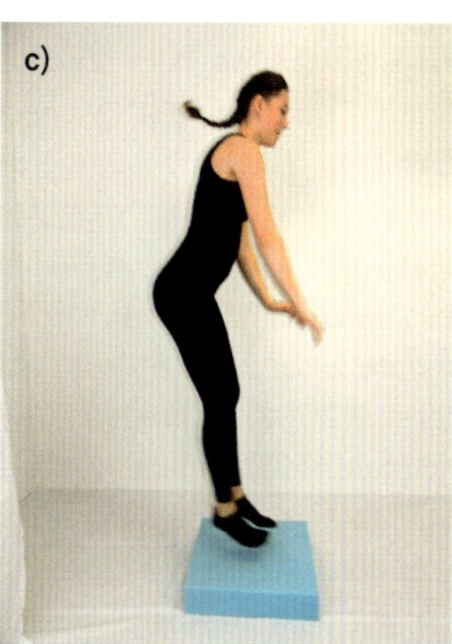

Abbildung 11-19: Übungen der Stützsensomotorik in der Fortbewegung, a) im Gehen mit Rotation des Kopfes, b) beim Landen auf einem Bein und c) beim beidbeinigen Springen auf eine weiche Unterlage

verändert der Patient angepasst an seinen Leistungsstand das Tempo, die Spurbreite und die Schrittlänge. Er macht Schritte am Ort und in der Fortbewegung, Tandemschritte oder er geht auch rückwärts oder seitwärts. Ergänzend notwendige passive und aktive manual- oder physiotherapeutische Maßnahmen begegnen einer möglichen fehlenden Mobilität, Kraft oder Ausdauer. Sind die Tests im Stehen und Gehen mit zusätzlichen Kopfbewegungen am auffälligsten, so kommen neben vestibulären auch zervikogene Dysfunktionen in Frage. Letztere sind weiter abzuklären (Testcode 26–29) und ggf. zu therapieren. Aktive Kopfbewegungen gegenüber dem Rumpf und im Raum werden dann in die Übungen mit eingebaut.

Reduktion der visuellen Abhängigkeit

Große Unterschiede der Testergebnisse zwischen offenen und geschlossenen Augen im Stand und in der Fortbewegung sprechen für eine dominierende Rolle der Augen in der Gleichgewichtssteuerung. Sowohl vestibuläre und/oder propriozeptive Elemente sind offenbar in ihrer Nutzung zurückgestellt. Eigentlich ist die gesteigerte Verarbeitung des visuellen Inputs ein „normaler" Kompensationsvorgang im zentralen Nervensystem während akuter oder episodisch auftretender vestibulärer Erkrankungen. Sie bildet sich mit zunehmender Regeneration der teils reversiblen Funktionen des Vestibularapparates wieder auf das notwendige Maß zurück. Bleibt jedoch die gesteigerte

Steuerung über die Augen erhalten, dann spricht man von einer visuellen Abhängigkeit. In diesem Zusammenhang wird auch die Entstehung des anhaltenden postural-perzeptuellen Schwindels diskutiert (siehe Kapitel 7.5). Ein Trainingsprogramm von verschiedensten Gleichgewichtsübungen mit geschlossenen Augen wirkt der visuellen Abhängigkeit bei einer vestibulären Erkrankung entgegen. Dieses Training kann auch bei anderen Ursachen, die das sensomotorische System beeinflussen und visuelle Abhängigkeiten hervorrufen, angezeigt sein, wie bei einem Trauma an der HWS, am Rumpf oder an den unteren Extremitäten, bei Angstzuständen oder auch bei kardiovaskulären Erkrankungen. Menschen mit längerfristigen Nackenbeschwerden und einem dauerhaften Defizit der Propriozeption der Halswirbelsäule zeigen Gleichgewichtsdefizite besonders dann, wenn visuelle oder andere Elemente zusätzliche Störungen aufweisen (Treleaven, 2008). Übungen zur Reduktion der visuellen Abhängigkeit wählt der Therapeut so aus, dass sie gerade eben mit geschlossenen Augen durchgeführt werden können, auch wenn sie mit offenen Augen für den Patienten sehr einfach sind. Eine zu hohe Anforderung ist unbedingt zu vermeiden. Das Gehen über unebenem oder weichem Boden ist mit offenen Augen beispielsweise gut durchzuführen und mit geschlossenen eine große Schwierigkeit. Oder, ein Patient hat zum Beispiel keine Probleme vom Hocker aufzustehen und sich wieder hin zu setzen. Wenn er allerdings die Augen dabei schließen soll, zögert er und führt die Bewegung wackelnd und unsicher durch. Noch schwieriger ist die Aufgabe, wenn der Patient die Unterstützungsfläche weiter reduzieren soll, wie zum Beispiel im Tandemstand oder auf einem Bein stehend oder wenn Kopfbewegungen oder andere zusätzliche Anforderungen hinzukommen.

Patienten mit Gleichgewichtsdysfunktionen und visueller Abhängigkeit sind bei geschlossenen Augen häufig sehr verunsichert und suchen Halt. Sie benutzen im Alltag Hilfsmittel wie die Wand, einen Stock oder den Einkaufswagen im Supermarkt. Hier ist es angezeigt die Patienten langsam an das Weglassen von Hilfsmitteln und an „freie" Übungen heranzuführen. Ablenkungsmaßnahmen wie zusätzliche Denkaufgaben zur Übung sowie aufklärende und beruhigende Worte werden eingesetzt.

11.4.7 Training der Sensomotorik der unteren Extremitäten

Sensomotorische Leistungen einzelner Körperabschnitte, gerade die der unteren Extremitäten und hier wiederum die der Füße, sind wichtige Elemente der Gesamtsteuerung des Gleichgewichts. Bei einer besonders auffälligen defizitären Fußstrategie während der Stand und Gangproben (Testcode 31–33), wie sie bei Verlust der Propriozeption der unteren Extremität aufgrund einer Polyneuropathie auftreten kann, ist die Fußkomponente in der Therapie zu betonen. Darüber hinaus liefert der Stimmgabeltest nach Rydel-Seiffer Hinweise einer Schädigung der peripheren Nerven (Testcode 30).

Bei somatosensorischen Defiziten der unteren Extremität besteht das therapeutische Ziel darin, durch wiederholte propriozeptive Stimuli eine zentrale Veränderung der Wahrnehmung und der neuronalen Verarbeitung zu bewirken. Kleingeräte mit Noppen (**Abbildung 11-20**), Vibrationsmatten oder auch eine manualtherapeutische Behandlung des Fußes sind geeignete Stimuli. Zur Integration gewonnener Funktionen in das sensomotorische Gesamtsystem übt der Patient anschließend im Stehen und in der Fortbewegung. Zu Beginn und je nach Bedarf kann sich der Patient beim Üben festhalten. Zuerst übt er mit offenen, dann mit geschlossenen Augen. Besonders eig-

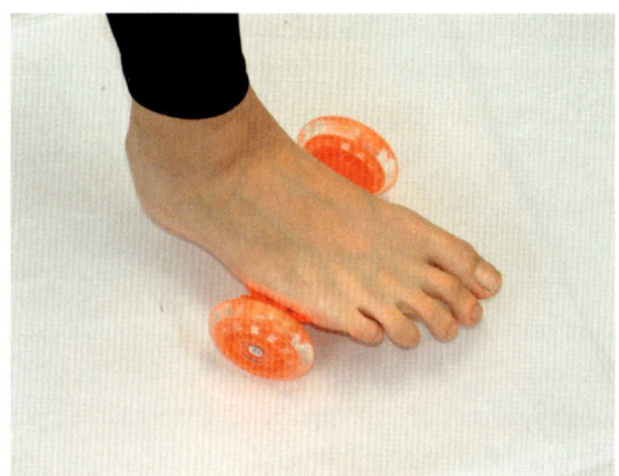

Abbildung 11-20: Sensorische Stimulation der Fußsohle

nen sich Übungen wie die Fuß-Schaukel (**Abbildung 11-21**) mit Steigerungsvarianten vom offenen über den geschlossenen Stand sowie mit zusätzlichen Kopfbewegungen. Halber Tandemstand, Tandemstand, Einbeinstand auf festem Untergrund oder auf einem Schaukelbrett oder Therapiekreisel kommen zum Einsatz. Hingegen sind Übungen mit weichen Unterlagen bei einer isolierten peripheren Störung der unteren Extremität kontraindiziert, weil hierbei ein „fälschlicher" Akzent auf dem vestibulären System liegen würde. Diverse Gangübungen, Federn und Springen sind wei-

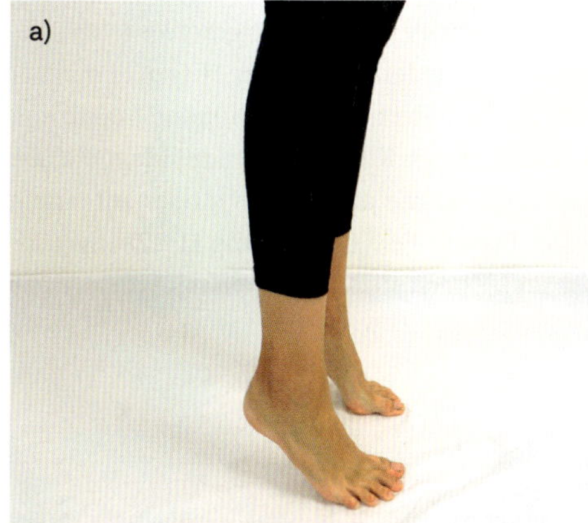

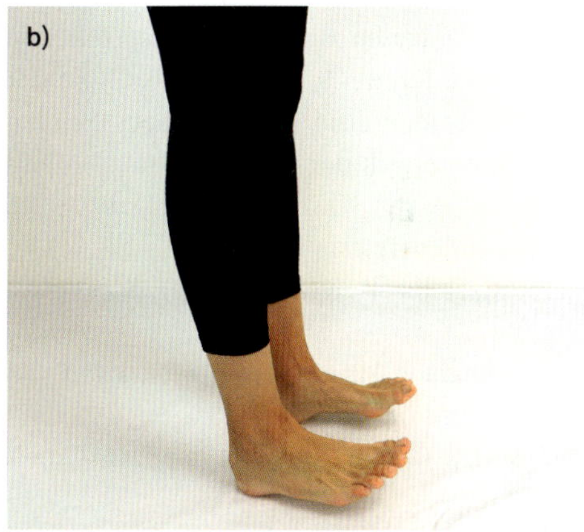

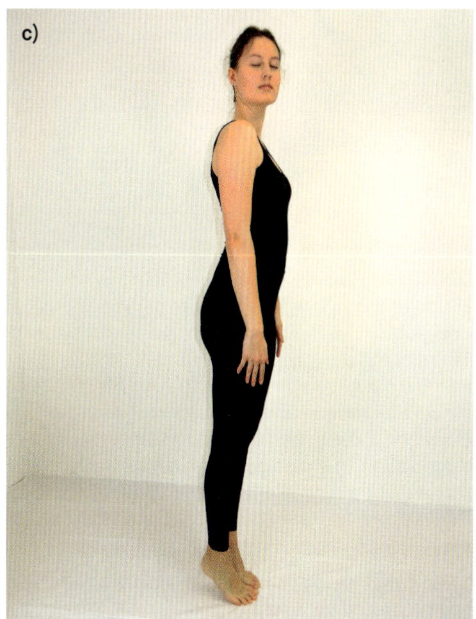

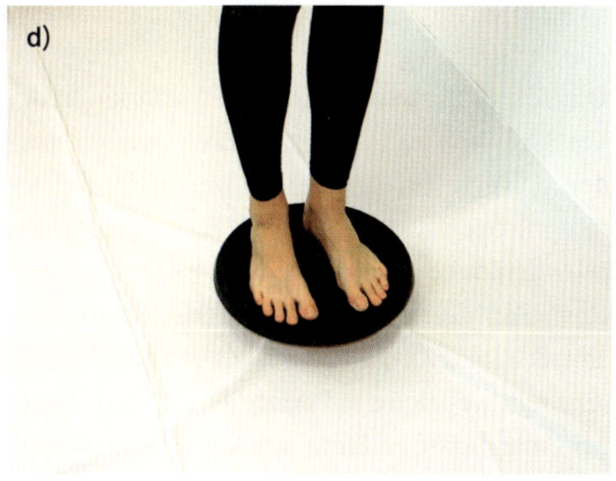

Abbildung 11-21: a) bis c): Fußschaukel zur Verbesserung der Fußstrategie im Stehen im breiten und im engen Zweibeinstand, mit offenen und geschlossenen Augen und zur Steigerung mit Kopfrotation, d) Einsatz des Therapiekreisels

tere Steigerungsmöglichkeiten eines geeigneten sensomotorischen Trainings. Bestehen Hinweise einer mangelnden passiven oder aktiven Stabilität, eines Defizits in der lokalen Kraftausdauer oder Kraft sowie einer fehlenden Mobilität, wird eine zusätzliche Therapie dahingehend notwendig.

11.4.8 Training der Sensomotorik der HWS

Auf die Bedeutung der sensomotorischen Funktionen der HWS wird im Kapitel der Nackenassoziierten Beschwerden (Kapitel 4) eingegangen. Bei Defiziten die durch entsprechende Tests (siehe Kapitel 8, Testcode 26–29) in der Testbatterie identifizierbar sind, ist ein Training der Sensomotorik der Halswirbelsäule offenkundig angezeigt. Dazu gehören Defizite bei den folgenden Tests:

- Blickstabilisierung mit aktiver Kopfbewegung
- Sequenzielle Augen-Kopf-Bewegungen
- Joint-Position-Error-Test
- Test des Bewegungssinns der Halswirbelsäule
- Kraniozervikaler Flexionstest (siehe Kapitel 10)

Die Tests selbst und zahlreiche Variationen der Tests können zu Übungszwecken benutzt werden. Diverse Erfolge des Trainings der Sensomotorik bei Nackenbeschwerden, nach Schädel- oder Schleudertrauma sind publiziert (Beinert, Roser, & Meier, 2017; Hammerle, Swan, Nelson, & Treleaven, 2019; Saadat et al., 2019). Allerdings, wer sich das Prinzip des kreisförmigen Miteinanders der Elemente der Sensomotorik vergegenwärtigt (11.2, Abbildung 11-1) und von der Störung eines der Elemente ausgeht, kann davon ableiten, dass auch andere Patienten mit anderen nicht-zervikogenen Dysfunktion von einem Training der Sensomotorik der HWS profitieren können. Vermutlich gewinnt die Verarbeitung der Informationen aus der HWS bei bilateraler peripherer vestibulärer Hypofunktion oder bei peripheren Sehstörungen sowie bei zentralen Erkrankungen wie der Migräne an Bedeutung. Bei chronischer Migräne und beim Spannungskopfschmerz sind oft Defizite vorhanden (Meise et al., 2019).

Training der HWS mit Variationen des Joint-Position-Error-Test

Aufgabe ist es, mit dem Leuchtpunkt eines Laserpointers, der auf dem Kopf fixiert ist, einen Zielpunkt aus einer veränderten Stellung der HWS ohne visuelle Kontrolle möglichst exakt wieder zu treffen. Der Patient muss bei einen zentralen Punkt in der Mitte oder auch bei einem Punkt in der Peripherie mit geschlossenen Augen genau wieder ankommen. Hierzu benutzt er eine Zielscheibe oder für periphere Punkte eignen sich farbige Klebepunkte oder Magnete, die zum Beispiel wie auf einer Uhr oder auf einem Neun-Punkte-Feld (**Abbildung 11-22**) angeordnet sind. Zuerst sitzt der Patient mit Lehne, dann

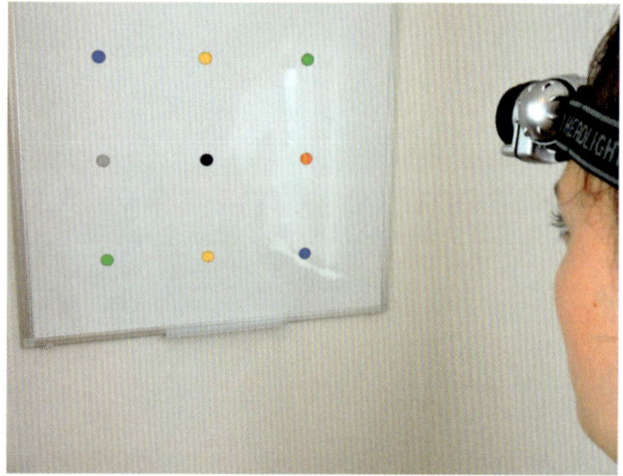

Übungsauftrag:
„Suchen Sie sich einen Punkt an der Wand aus und richten Sie Blick und Laser darauf aus, zum Beispiel auf den orangenen Punkt rechts. Schließen Sie die Augen und konzentrieren Sie sich für einige Sekunden auf die Position des Kopfes. Bewegen Sie nun den Kopf mit geschlossenen Augen zügig in einem großen Ausmaß nach links und anschließend wieder nach rechts. Treffen Sie den orangenen Punkt möglichst genau. Öffnen Sie die Augen."

Abbildung 11-22: Propriozeptives Training der Halswirbelsäule

ohne. Um einen unterstützenden sensorischen Input von den Fußsohlen zu eliminieren, stellt der Patient die Füße auf eine weiche Unterlage. Zur weiteren Progression setzt der Patient das Training auf einem Pezziball oder in verschiedenen Modifikationen im Stand oder auch weichen oder wackeligen Unterlagen fort.

Im Training übt der Patient in vielfältigen Bewegungsebenen der HWS. Er führt Rotation, Extension beziehungsweise Flexion, Lateralflexion und auch Bewegungen in der Diagonalen mit dreidimensionalen Bewegungs-Kombinationen durch.

Training des Bewegungssinns der HWS

Beim Training des Bewegungssinns hat der Patient die Aufgabe, seine HWS so anzusteuern, dass er mehrdimensionale Bewegungen unterschiedlicher Geschwindigkeiten möglichst exakt durchführen kann. Hierzu benutzt er einen auf dem Kopf montierten Laserpointer und verfolgt mit dem Laserpunkt eine Linie so genau wie möglich. Verschiedenste Linien können zum Beispiel in einem Power Point Programm mit der Funktion Einfügen von Formen und dem Zeichnen von Geraden und Kurven in endloser Vielfalt von einfach bis komplex und in verschiedenen Stärken erstellt und anschließend in DIN-A-4-Größe ausgedruckt werden (**Abbildung 11-23**). Des Weiteren werden Mandalas gerne im Praxisalltag eingesetzt. Die vielfältige Linienführung ist sinnvoll, denn bei mehrmaligem Wiederholen wären unveränderte Linien vorhersehbar beziehungsweise „vorprogrammiert". Wiederum erweist sich für das Training eine Magnettafel als sinnvoll, auf der die Linienblätter gewechselt werden können. Auch eine liegende „Acht" kommt in der Praxis zum Einsatz. Wenn die Linie fett genug ist, dann ist sie gut dafür geeignet, die Geschwindigkeit der Bewegung zu erhöhen, ohne dass der wenig trainierte Patient sofort von ihr abkommt.

Zur Progression der Übung wählt der Therapeut zuerst eine Ausgangsstellung im Sitz mit Lehne, später ohne. Oder der Patient trainiert auf einem Pezziball sowie in verschiedenen Modifikationen im Stand, auf festen und später auf nachgiebigen oder wackeligen Unterlagen. Im Übrigen können die Auffälligkeiten zu Beginn des Trainings so weit gehen, dass der individuelle Patient nur mit Aufstützen des Kopfes auf den Händen in der Lage ist, die Linie nachzufahren (Oddsdóttir, Kristjansson & Gislason, 2015). Selbstverständlich darf dieser Patient zu Beginn des Trainings eben diese Hilfe nutzen. Werden zu unangenehme Symptome beim Ausführen des Tests ausgelöst, sind einfache Bewegungsausführungen zu adaptieren. Hier könnte der Therapeut zum Beispiel als eine leichtere

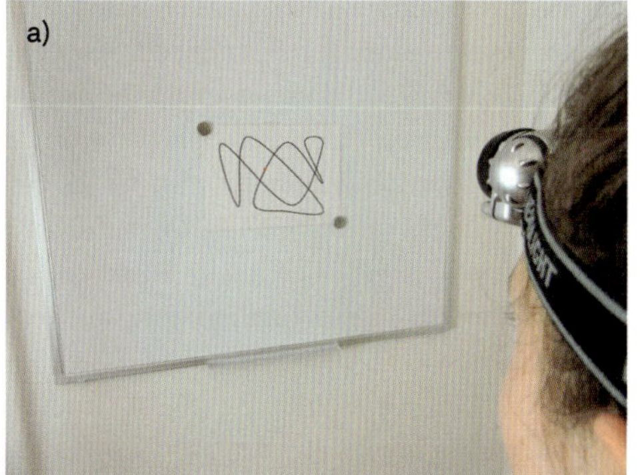

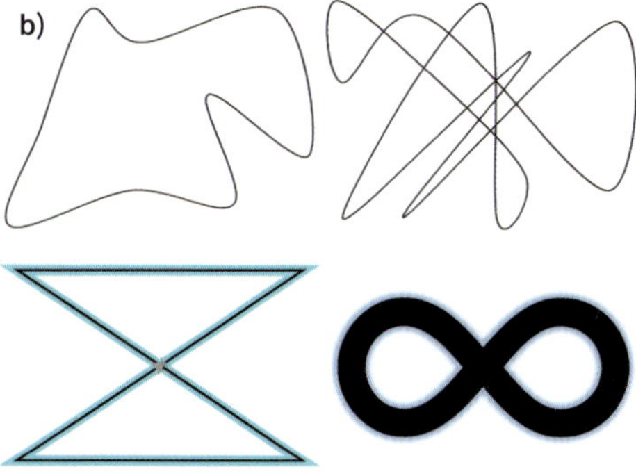

Abbildung 11-23: Training des Bewegungssinns der Halswirbelsäule durch a) Nachfahren von Linien mit dem montierten Laserpointer auf dem Kopf, b) in einem Power Point Programm erstellte Beispiellinien von einfach bis komplex und dünn oder dick

Variante Punkte an der Wand markieren, die der Patient mit dem Laserpointer und dementsprechender koordinierter Halswirbelsäulenbewegung möglichst punktgenau treffen muss.

Grundsätze zu den Übungen der VR

- Die Übungen sind symptomorientiert und zielen auf die Defizite des Patienten ab.
- Innerhalb des sensomotorischen Gesamtsystems ist es nicht möglich, ein Teilsystem, wie das vestibuläre, ganz isoliert zu trainieren.
- Während der Übungen werden immer alle Elemente des sensomotorischen Systems mit aktiviert.
- Der Behandler entscheidet über die „maßgeschneiderten Akzente“ auf die Teilsysteme, um einen adäquaten Trainingseffekt für den individuellen Patienten zu erzielen.
- Es existieren keine spezifischen Übungen für eine bestimmte Diagnose.

Welche Übungen sind bei peripherer unilateraler vestibulärer Hypofunktion empfehlenswert?

Bei akuten, subakuten sowie chronischen unilateralen oder bilateralen peripheren vestibulären Erkrankungen werden Blickstabilisierungsübungen im Kombination mit Kopfbewegungen zur Verbesserung des vestibulookulären Reflexes, Habituationsübungen zur Verbesserung der Empfindlichkeit gegenüber Körper- und Kopfbewegungen, optokinetische Übungen sowie Stand und Gangübungen empfohlen (Hall et al., 2016). Nicht empfohlen ist hingegen die Verwendung von willkürlichen sakkadischen Augenbewegungen oder der isolierten langsamen Blickfolgeübungen ohne Kopfbewegung, denn diese Übungen sind bei peripheren vestibulären Störungen nachweislich unwirksam (Herdman et al., 2007; Herdman et al., 2003).

11.5 Nachweise sensomotorischer Anpassung

Die Maßnahmen des sensomotorischen Trainings und der VR haben sich weiterentwickelt und die Zahl zuverlässiger Studien zur Wirksamkeit bei vestibulären Dysfunktionen, aber auch bei anderen Erkrankungen, die mit Defiziten des sensomotorischen Systems einhergehen, sind im letzten Jahrzehnt gestiegen.

Evidenz bei peripheren vestibulären Hypofunktionen

Nach den Richtlinien der American Physical Therapy Association führt VR bei Patienten mit peripherer vestibulärer Hypofunktion – sei es bei akuten, subakuten als auch bei chronischen unilateralen oder bilateralen peripheren Erkrankungen – zu einer Verbesserung des Gleichgewichts, der Lebensqualität und zur Verringerung des Sturzrisikos im Vergleich zur Nicht-Behandlung oder Scheinbehandlung (Hall et al., 2016).

Die VR ist bei Patienten mit **peripherer einseitiger vestibulärer Hypofunktion** mit moderater bis strenger Evidenz wirksam (McDonnell & Hillier, 2015). Bis es jedoch nach einer akuten Episode zu einem zentralen Ausgleich der unterschiedlichen Informationen zwischen dem betroffenen und dem gesunden Vestibularapparat kommt, leiden die Patienten unterschiedlich lang und stark an Gleichgewichtsproblemen und Schwindel. Kopfbewegungen im Raum sind die Auslöser der Symptome und werden häufig vermieden, was zu einer Verzögerung der Regeneration und zu Folgeerscheinungen wie Angst vor Bewegung oder erhöhte Muskelanspannungen im Nacken führen kann. Hier setzt die VR an, um Neuanpassungen erfolgreich herbeizuführen. Kopfbewegungen bei Übungen im Stand und in der Fortbewegung, auch zur Förderung des vestibulookulären Reflexes, stellen wesentliche Elemente dar (Sulway & Whitney, 2019). Studien zeigen darüber hinaus auf, das VR visuell induzierten Schwindel mittels optokinetischer Stimulation oder der Schaffung von virtuellen Realitäten reduziert (Pavlou, 2010; Pavlou et al., 2012)

Beim **benignen paroxysmalen Lagerungsschwindel** (BPLS) erzielen neben den Befreiungsmanövern (11.3) zusätzliche Maßnahmen aus der VR sinnvolle Effekte. Das ist gerade dann der Fall, wenn sich die Patienten nach einem Manöver nicht vollständig erholen, wenn also weitere Komorbiditäten und Defizite des Gleichgewichtssystems zum Beispiel nach einem Trauma vorhanden sind (Bhattacharyya et al., 2017; Kane, Diaz & Moore, 2019). Besonders bei älteren Erwachsenen mit einem vorausgehenden BPLS zeigen sich Verbesserungen durch die Schulung des dynamischen Gleichgewichts (Ribeiro et al., 2017). In der derzeitigen Versorgung der Patienten gibt es Indizien, dass die Möglichkeiten der VR bei BPLS, wie die Verordnung von Physiotherapie, noch nicht ausreichend genutzt werden (Grill, Penger & Kentala, 2016; van Vugt et al., 2017).

Außerdem profitieren Patienten mit einem **vestibulären Schwannom** von postoperativer vestibulärer Rehabilitation (Hrubá et al., 2019). Die Entfernung des Schwannoms führt zu einer sogenannten einseitigen vestibulären Deafferenzierung. Schwindel und Gleichgewichtsprobleme bessern sich durch die Übungen. Darüber hinaus gibt es Hinweise, dass der Einsatz präoperativer Übungen vermutlich zentrale Anpassungsmechanismen in Gang setzt, sodass Probleme der Gleichgewichtskontrolle nach der Operation schneller reduziert sind, als sie es ohne sie wären (Fabre-Adinolfi et al., 2017).

Die **bilaterale vestibuläre Hypofunktion**, auch bilaterale Vestibulopathie (BVP) genannt, ist eine Herausforderung für Patient und Therapeut. Stand- und Gangunsicherheiten bis hin zu Stürzen und Sehstörungen, die Oszillopsien, sind Zeichen der beidseitigen Funktionsstörung. Die häufigste bilaterale Hypofunktion stellt die Menièresche Erkrankung (MD) dar, die in vielen Fällen mit zunehmender Krankheitsdauer beide Vestibularapparate befällt. Eine effiziente Behandlung der MD mit VR im Sinne einer heilenden Maßnahme ist sehr begrenzt, denn die Erkrankung hat weitreichende und andauernde biopsychosoziale Auswirkungen. Dennoch zeigen sich Effekte der Behandlungsmaßnahmen, die zwischen den Schwindelkrisen erfolgen. Patienten mit MD erleben einen positiven Einfluss hinsichtlich der Wahrnehmung der Schwindelbehinderung, der Haltungskontrolle und der Lebensqualität (Garcia et al., 2013; Hsu et al., 2017) (siehe Fallbeispiel Andreas S.). Darüber hinaus geben sie an, dass aufklärende Informationen in Verbindung mit der VR ihnen helfen, besser mit Symptomen und Angstzuständen umgehen zu können (Yardley & Kirby, 2006).

Relativ neue Veröffentlichungen weisen auf den nützlichen Einsatz von Biofeedback-Geräten bei BVP hin, die dem Patienten mit bilateralem Funktionsverlust akustische oder vibrotaktile Informationen zur Kopf- und Körperorientierung im Raum liefern (Dozza, Horak & Chiari, 2007; Goebel et al., 2009). Eine weitere relativ neue Errungenschaft sind chirurgisch implantierte vestibuläre Prothesen, deren Prototypen bei ausgewählten Patienten eingesetzt werden (Guinand et al., 2015).

Fallbeispiel: Andreas S.

Herr Andreas S. hat seit drei Jahren die Diagnose Morbus Menière. Trotz anfänglicher großer Unsicherheit und starken Schwankgefühlen vertraut er seinem Therapeuten, der seine Erkrankung gut zu kennen scheint und ihm Erklärungsmodelle zu seinen Symptomen vorstellt. Er übt mehrere Wochen gesteigerte Stand- und Gangübungen. Bei den wöchentlichen Behandlungseinheiten passt der Therapeut die Übungen an, jeweils mit einer kleinen Steigerung an seinen momentanen Leistungsstand. Zuerst macht der Patient die Übungen nur mit offenen Augen, dann langsam steigernd mit geschlossenen Augen, auf einem Schaumstoff, in der Dynamik im Gehen vorwärts, rückwärts, mit Kopf- und Körperdrehungen und sogar mit kleinen Sprüngen. Bereits fünf Wochen nach dem Beginn der Therapie verspürt Herr S. im normalen Alltag keine Schwindelgefühle außerhalb der Anfälle mehr. Während einer Schwindelattacke, die mit einem heftigen Nystagmus einhergeht, hat der Patient für sich festgestellt, dass es neben der Einnahme eines dämpfenden Medikaments, nützlich ist, sich in einem ruhigen abgedunkelten Raum zurück zu ziehen, die Augen zu schließen und den Kopf möglichst nicht zu bewegen. Das ständige Gefühl des Fallens, das er während dem Anfall hat, lässt sich durch leichte Bewegungen oder Anspannungen der Extremitäten, vermutlich über veränderte Informationen an das Gleichgewichtssystem, lindern.

Patienten mit BVP, unabhängig von der Diagnose, haben im Dunkeln oder auf unebenem Boden Probleme mit dem Gleichgewicht. Deshalb stellen Übungen mit geschlossenen Augen oder auf nachgiebigen Böden einen Schwerpunkt in der Therapie dieser Patientengruppe dar. Obwohl die heilende Wirkung aufgrund weitreichender biopsychosozialer Auswirkungen sehr begrenzt ist, zeigen sich positive Einflüsse durch die Anwendung der VR in den anfallsfreien Phasen.

Evidenz bei zentralen oder neurodegenerativen Erkrankungen

Effekte der VR bei zentralen beziehungsweise neurodegenerativen Erkrankungen finden sich bei Schlaganfällen, vestibulärer Migräne, Gehirnerschütterungen, Multipler Sklerose, Parkinson, Kleinhirnerkrankungen und bei altersbedingten Gleichgewichtsstörungen (Whitney, Alghwiri, & Alghadir, 2016). Die Arbeiten zur VR beschränken sich allerdings bis dato bei den meisten zentralen Erkrankungen auf kleine, unkontrollierte Studien (Dunlap et al., 2019).

Bei der Erkrankung **Multiple Sklerose** mehren sich die Hinweise, dass Übungen aus der VR hinsichtlich einer Verbesserung des Gleichgewichts, des Schwindelgefühls, der Müdigkeit und der gesundheitsbezogenen Lebensqualität unterstützend wirken (Hebert et al., 2018; Ozgen et al., 2016). Zu den Übungen zentraler Erkrankungen gehören zum Beispiel Stand- und Gangübungen auf verschiedenen Unterlagen, ohne und mit Kopfbewegungen, willkürliche sakkadische Augenbewegungen und Blickstabilisierungen.

Die vestibuläre Funktion bei **Migräne-Patienten** lässt sich durch den Kopf-Impulstest, durch okulomotorische Tests zur Überprüfung des zentralen vestibulären Systems sowie durch Gleichgewichtstests im Stand und im Gehen beurteilen. Bei Kindern mit vestibulärer Migräne erweisen sich die Tests als zuverlässig (Jahn et al., 2011). Was die Therapieeffekte angeht, so geht bereits aus einer Studie aus dem Jahr 2000 hervor, dass bei Migräne-Patienten mit Schwindelsymptomen ein spezialisiertes Training für vestibuläre Erkrankungen zu einer signifikanten Verbesserung der Selbsteinschätzung als auch der tatsächlich messbaren körperlichen Leistungsfähigkeit führt (Whitney et al., 2000). Ebenso zeigen Patienten signifikante Verbesserungen in den Ergebnissen validierter Fragebögen sowie beim Dynamic Gait Index und bei der computergestützten dynamischen Posturographie (Gottshall, Moore & Hoffer, 2005). Vitkovic et al. verglichen in einer Follow-Up-Studie über sechs Monate die Verbesserung der subjektiven und objektiven Leistungsfähigkeit bei Patienten mit diagnostizierter vestibulärer Migräne (VM) im Vergleich zu Patienten mit vestibulären Symptomen ohne Migräne. Die VM-Gruppe schätzte zu Beginn ihre Leistungsfähigkeit deutlich schlechter im Vergleich zu ihrer tatsächlichen messbaren Leistung ein. Die VR erwies sich als gleich effektiv in beiden Gruppen, wobei in der Migränegruppe, unabhängig von der Berücksichtigung der Medikation, die Verbesserung eintrat (Vitkovic et al., 2013). Ein aktueller Systematic Review kommt zu dem Schluss, dass die Erkenntnisse noch nicht ausreichen, um eine Wirkweise der VR bei Migräne schlüssig zu belegen (Alghadir & Anwer, 2018). In einer aktuellen Studie mit Kindern von 9–15 Jahren, die unter VR leiden, sind nach einem Monat der VR die Veränderungen in den Testergebnissen statistisch signifikant. Darüber hinaus zeigt sich eine effektive Verringerung der Schwindel- und Kopfschmerzhäufigkeit (Shaabani, 2019). Obwohl die Indizienlage effektiver Behandlungsergebnisse anwächst, nimmt eine große Anzahl von Ärzten die Verordnung einer vestibulären Therapie nicht in Anspruch und riskiert dabei eine mangelnde Besserung von Patienten mit VM (Power et al., 2018).

Nutzbringende Behandlungsmaßnahmen der vestibulären Migräne umfassen akute und prophylaktische Medikamente, Aufklärung über das Krankheitsbild, vestibuläre Rehabilitation, veränderter Lebensstil, Schlafhygiene, veränderte Ernährung, Vermeidung von Triggern. Bei Angststörungen ist die psychologische Betretung wichtig (siehe Kapitel 7.4). Hinsichtlich der VR mehren sich aktuelle Studien, die die Wirksamkeit bei Migräne-Patienten mit vestibulären Störungen belegen. Sie führt zu subjektiven und objektiven Verbesserungen der körperlichen Leistungsfähigkeit. Das bedeutet, die Patienten fühlen sich weniger unsicher, haben weniger Angst und zeigen messbare Verbesserungen ihres Gleichgewichts. Es wird derzeit allerdings zu wenig vestibuläre Physiotherapie verordnet und dabei die Besserung der Patienten verspielt (Power et al., 2018).

Evidenz bei anhaltendem postural-perzeptuellem Schwindel

Emotionale und kognitive Vorgänge beeinflussen die Aufnahme und die zentrale Verarbeitung von sensorischen Reizen sowie den motorischen Output. Ein Trampolin ist für den einen auffordernd und motivierend und für den anderen riskant und angsteinflößend. Ein Schaukeln auf einer Luftmatratze im See kann Wohlgefühle auslösen oder auch Bedenken hervorrufen, gleich ins Wasser zu kippen. Sensorische Reize können sich negativ oder positiv auswirken und entsprechend fördern oder behindern sie die sensomotorischen Lernprozesse. Bei Patienten mit angstbedingtem Schwindel haben Tjernström und Kollegen grundlegende Einflüsse auf zentrale Anpassungsprozesse oder sensorische Integrationsprozesse im Gehirn festgestellt, sodass schwierige Situationen zur Aufrechterhaltung des Körpers eher kontraproduktiv wirken (Tjernström et al., 2009). Patienten, die diese Erfahrung im Alltag oder in der Therapie gemacht haben, wollen herausfordernde Situationen vermeiden. Wenn neben Vermeidungsverhalten, weitere ungünstige Einflüsse vorhanden sind, wie Angst oder Depression als psychologische Faktoren, wie Einnnahme vestibulärer Suppressiva, wie Migräne oder wie andere visuelle, sensorische oder zentrale Komorbiditäten, dann wird es zu keinen Readaptationsprozessen im Gehirn kommen (Whitney, Alghadir & Anwer, 2016). Die Symptome bleiben bestehen. Ein multidisziplinärer Ansatz erscheint dann am besten. Popkirov und Kollegen empfehlen Aufklärung und Übungen zur Verbesserung von Mechanismen, die im verhaltensbezogenen und kognitiven Bereich liegen (Popkirov, Stone, & Holle-Lee, 2018). Schaaf und Hesse zeigen in einer Pilotstudie auf, dass eine Kombination von kognitiver Verhaltenstherapie, VR und neurootologischer Beratung die Schwindelsymptome signifikant reduziert (Schaaf & Hesse, 2015). Die Therapie bei anhaltendem postural-perzeptuellem Schwindel besteht aus schrittweisem Vorgehen, Erklären und Ermutigen und gegebenenfalls dem ergänzenden Einsatz von Antidepressiva (Schaaf, Hesse & Hansen, 2020).

Evidenz bei Verletzungen von Schädel und/ oder HWS

Verletzungen in der kraniozervikalen Region beschränken sich nicht auf anatomische Grenzen zwischen zentralen und peripheren Strukturen. Deshalb sind die resultierenden Erkrankungen, Dysfunktionen und Symptome so vielfältig wie die Therapiemaßnahmen, die hinterher im Einzelfall zu erfolgen haben. Diese Zusammenhänge machen Studien zur Effektivität nach Verletzungen in der kraniozervikalen Region nicht gerade einfacher. Sie berühren zudem unterschiedlichste Fachdisziplinen.

In den letzten Jahren sind mehrere Veröffentlichungen zur Thematik bei Gehirnerschütterung publiziert worden. In den durchgeführten Studien kam es zu einer Reduktion von Symptomen durch vestibuläre rehabilitative Maßnahmen (Alsalaheen et al., 2010; Carrick et al., 2017; Moore, Adams, & Barakatt, 2016), wobei die Patienten zu unterschiedlichen Zeitpunkten nach der Gehirnerschütterung von akut, subakut bis hin zu schwerwiegenden chronischen Zuständen untersucht wurden. Hinweise auf eine bessere Erholung der Patienten aufgrund möglichst früher Rehabilitationsmaßnahmen, statt einer langen Ruhephase, sind vorhanden (Di Fazio et al., 2016). Eine Studie zu vestibulären Rehabilitationsübungen bei Patienten nach Schleudertrauma und der damit verbundenen vestibulären Störungen zeigt eine Verbesserung der Schwindelsymptomatik und der Lebensqualität auf (Ahadi, Naser & Abolghasemi, 2019).

Evidenz bei bei Nacken- und/oder Kopfschmerzen

Patienten mit Nackenschmerzen, nach Schleudertrauma, mit Spannungskopfschmerzen oder mit chronischer Migräne besitzen in Bezug auf ihre Haltungskontrolle eine veränderte Propriozeption der HWS (Marchand et al., 2014; Meise et al., 2019; Treleaven et al., 2003). Bei Patienten mit chronischen Nackenschmerzen zeigt sich zudem eine veränderte Aktivität der posturalen Nackenmuskeln (Falla, Jull & Hodges, 2004). Deshalb wird für Patienten mit chronischen Nackenschmerzen ein maßgeschneidertes sensomotorisches Training empfohlen (Beinert, 2013; Treleaven, 2008). Allerdings fehlen fundierte Erkenntnisse zur Effektivität. Saadat und Kollegen fanden Hinweise, dass eine Kombination aus sensomotorischem Training und traditionellen Physiotherapieübungen effektiver ist als die herkömmlichen Übungen allein (Saadat et al., 2019). So und Kollegen (So & Bent, 2009) kritisieren den relativen Mangel an Studien, die speziell das Gleichgewicht und die Haltungskontrolle bei Kopfschmerzpatienten untersuchen. In ihrer Studie zeigen sie auf, dass Menschen mit chronischen Kopfschmerzen erhöhte Haltungsschwankungen aufweisen, die womöglich mit einer Neugewichtung sensorisch vestibulärer und visueller Informationen verbunden sind und die bei zukünftigen Behandlungsstrategien zu berücksichtigen wären.

Literatur

Ahadi, M., Naser, Z. & Abolghasemi, J. (2019). Vestibular-Balance Rehabilitation in Patients with Whiplash-Associated Disorders. *The International Tinnitus Journal, 23*(1), 42–46. https://doi.org/10.5935/0946-5448.20190008

Alghadir, A. H. & Anwer, S. (2018). Effects of Vestibular Rehabilitation in the Management of a Vestibular Migraine: A Review. *Frontiers in Neurology, 9*, 440. https://doi.org/10.3389/fneur.2018.00440

Alsalaheen, B. A., Mucha, A., Morris, L. O., Whitney, S. L., Furman, J. M., Camiolo-Reddy, C. E., ... Sparto, P. J. (2010). Vestibular rehabilitation for dizziness and balance disorders after concussion. *Journal of Neurologic Physical Therapy, 34*(2), 87–93. https://doi.org/10.1097/NPT.0b013e3181dde568

Anagnostou, E., Kouzi, I. & Spengos, K. (2015). Diagnosis and Treatment of Anterior-Canal Benign Paroxysmal Positional Vertigo: A Systematic Review. *Journal of Clinical Neurology, 11*(3), 262–267. https://doi.org/10.3988/jcn.2015.11.3.262

Appiani, G. C., Catania, G., Gagliardi, M., Cuiuli, G., Ciniglio Appiani, G., Catania, G., ... Cuiuli, G. (2005). Repositioning maneuver for the treatment of the apogeotropic variant of horizontal canal benign paroxysmal positional vertigo. *Otology & Neurotology, 26*(2), 257–260. https://doi.org/10.1097/00129492-200503000-00022

Baloh, R. W. (1994). Horizontal benign positional vertigo. *Neurology, 44*(11), 2214. https://doi.org/10.1212/WNL.44.11.2214

Baloh, R. W., Jacobson, K. & Honrubia, V. (1993). Horizontal semicircular canal variant of benign positional vertigo. *Neurology, 43*(12), 2542. https://doi.org/10.1212/WNL.43.12.2542

Beck, R., Günther, L., Xiong, G., Potschka, H., Böning, G., Bartenstein, P., ... Zwergal, A. (2014). The mixed blessing of treating symptoms in acute vestibular failure – evidence from a 4-aminopyridine experiment. *Experimental Neurology, 261*, 638–645. https://doi.org/10.1016/j.expneurol.2014.08.013

Beinert, K. (2013). Chronische Nackenschmerzen. *Physiopraxis, 11*(07/08), 28–35. https://doi.org/10.1055/s-0033-1353403

Beinert, K., Roser, M. & Meier, H. (2017). Sensomotorische Therapie nach Beschleunigungstrauma. *Manuelletherapie, 21*(04), 170–175. https://doi.org/10.1055/s-0043-116689

Bertram, A. M. & Laube, W. (2008). *Sensomotorische Koordination: Gleichgewichtstraining auf dem Kreisel* (1. Aufl.). Stuttgart: Thieme.

Bhattacharyya, N., Gubbels, S.P., Schwartz, S.R., Edlow, J.A., El-Kashlan, H., Fife, T., ... Corrigan, M.D. (2017). Clinical Practice Guideline: Benign Paroxysmal Positional Vertigo (Update). *Otolaryngology - Head and Neck Surgery, 156*(3), 1–47. https://doi.org/10.1177/0194599816689667

Bloomberg, J.J., Peters, B.T., Cohen, H.S. & Mulavara, A.P. (2015). Enhancing astronaut performance using sensorimotor adaptability training. *Frontiers in Systems Neuroscience, 9*, 129. https://doi.org/10.3389/fnsys.2015.00129

Bonan, I.V., Colle, F.M., Guichard, J.P., Vicaut, E., Eisenfisz, M., Tran Ba Huy, P. & Yelnik, A.P. (2004). Reliance on visual information after stroke. Part I: Balance on dynamic posturography. *Archives of Physical Medicine and Rehabilitation, 85*(2), 268–273. https://doi.org/10.1016/j.apmr.2003.06.017

Bornstein, A. & Lempert, T. (2017). *Schwindel – Praktischer Leitfaden zur Diagnose und Therapie*. Stuttgart: Schattauer.

Brady, R.A., Peters, B.T. & Bloomberg, J.J. (2009). Strategies of healthy adults walking on a laterally oscillating treadmill. *Gait & Posture, 29*(4), 645–649. https://doi.org/10.1016/j.gaitpost.2009.01.010

Brandt, T., Dieterich, M. & Strupp, M. (2013). *Vertigo – Leitsymptom Schwindel* (2. Aufl.). Berlin: Springer. https://doi.org/10.1007/978-3-642-24963-1

Von Brevern, M., Bertholon, P., Brandt, T., Fife, T., Imai, T., Nuti, D. & Newman-Toker, D. (2015). Benign paroxysmal positional vertigo: Diagnostic criteria. *Journal of Vestibular Research: Equilibrium & Orientation, 25*(3–4), 105–117. https://doi.org/10.3233/VES-150553

Carrick, F.R., Clark, J.F., Pagnacco, G., Antonucci, M.M., Hankir, A., Zaman, R. & Oggero, E. (2017). Head-Eye Vestibular Motion Therapy Affects the Mental and Physical Health of Severe Chronic Postconcussion Patients. *Frontiers in Neurology, 8*, 414. https://doi.org/10.3389/fneur.2017.00414

Carvalho, G.F., Bonato, P., Florencio, L.L., Pinheiro, C.F., Dach, F., Bigal, M.E. & Bevilaqua-Grossi, D. (2017). Balance Impairments in Different Subgroups of Patients With Migraine. *Headache, 57*(3), 363–374. https://doi.org/10.1111/head.13009

Carvalho, G.F., Chaves, T.C., Dach, F., Pinheiro, C.F., Gonçalves, M.C., Florencio, L.L., ... Bevilaqua-Grossi, D. (2013). Influence of migraine and of migraine aura on balance and mobility – a controlled study. *Headache, 53*(7), 1116–1122. https://doi.org/10.1111/head.12135

Casani, A.P., Nacci, A., Dallan, I., Panicucci, E., Gufoni, M. & Sellari-Franceschini, S. (2011). Horizontal semicircular canal benign paroxysmal positional vertigo: Effectiveness of two different methods of treatment. *Audiology & Neuro-Otology, 16*(3), 175–184. https://doi.org/10.1159/000317113

Cawthorne, T. (1946). Vestibular Injuries. *Journal of the Royal Society of Medicine, 39*(5), 270–273. https://doi.org/10.1177/003591574603900522

Cooksey, F.S. (1946). Rehabilitation in Vestibular Injuries. *Journal of the Royal Society of Medicine, 39*(5), 273–278. https://doi.org/10.1177/003591574603900523

Cotman, C. (2002). Exercise: a behavioral intervention to enhance brain health and plasticity. *Trends in Neurosciences, 25*(6), 295–301. https://doi.org/10.1016/S0166-2236(02)02143-4

Della Casa, E., Affolter Helbling, J., Meichtry, A., Luomajoki, H. & Kool, J. (2014). Head-Eye movement control tests in patients with chronic neck pain; Inter-observer reliability and discriminative validity. *BMC Musculoskeletal Disorders, 15*(1), 16. https://doi.org/10.1186/1471-2474-15-16

Deveze, A., Bernard-Demanze, L., Xavier, F., Lavieille, J.-P. & Elziere, M. (2014). Vestibular compensation and vestibular rehabilitation. Current concepts and new trends. *Neurophysiologie Clinique – Clinical Neurophysiology, 44*(1), 49–57. https://doi.org/10.1016/j.neucli.2013.10.138

DiFazio, M., Silverberg, N.D., Kirkwood, M.W., Bernier, R. & Iverson, G.L. (2016). Prolonged Activity Restriction After Concussion: Are We Worsening Outcomes? *Clinical Pediatrics, 55*(5), 443–451. https://doi.org/10.1177/0009922815589914

Dozza, M., Horak, F.B. & Chiari, L. (2007). Auditory biofeedback substitutes for loss of sensory information in maintaining stance. *Experimental Brain Research, 178*(1), 37–48. https://doi.org/10.1007/s00221-006-0709-y

Dunlap, P.M., Holmberg, J.M. & Whitney, S.L. (2019). Vestibular rehabilitation: Advances in peripheral and central vestibular disorders. *Current Opinion in Neurology, 32*(1), 137–144. https://doi.org/10.1097/WCO.0000000000000632

Engert, F. & Bonhoeffer, T. (1999). Dendritic spine changes associated with hippocampal long-term synaptic plasticity. *Nature, 399*(6731), 66–70.

Epley, J.M. (1992). The canalith repositioning procedure: For treatment of benign paroxysmal positional vertigo. *Otolaryngology - Head and Neck Surgery, 107*(3), 399–404. https://doi.org/10.1177/019459989210700310

Fabre-Adinolfi, D., Frere, J., Hoffmann, C., Lassalle, B. & Parietti-Winkler, C. (2017). Effect of vestibular preoperative rehabilitation on balance control following vestibular schwannoma surgery: Preliminary study. *Annals of Physical and Rehabilitation Medicine, 60*, e49. https://doi.org/10.1016/j.rehab.2017.07.099

Falla, D., Jull, G. & Hodges, P.W. (2004). Feedforward activity of the cervical flexor muscles during voluntary arm movements is delayed in chronic neck pain. *Experimental Brain Research, 157*(1), 43–48. https://doi.org/10.1007/s00221-003-1814-9

Froehling, D.A., Siverstein, M.D., Mohr, D.N., Beatty, C.W., Offord, K.P. & Ballard, D.J. (1991). Benign Positional Vertigo: Incidence and Prognosis in a Population-Based Study in Olmsted County, Minnesota. *Mayo Clinic Proceedings, 66*(6), 596–601. https://doi.org/10.1016/S0025-6196(12)60518-7

Garber, C.E., Blissmer, B., Deschenes, M.R., Franklin, B.A., Lamonte, M.J., Lee, I.-M., ... Swain, D.P. (2011). American College of Sports Medicine position stand. Quantity and quality of exercise for developing and maintaining cardiorespiratory, musculoskeletal, and neuromotor fitness in apparently healthy adults: Guidance for prescribing exercise. *Medicine and Science in Sports and Exercise, 43*(7), 1334–1359.

Garcia, A.P., Ganança, M.M., Cusin, F.S., Tomaz, A., Ganança, F.F. & Caovilla, H.H. (2013). Vestibular rehabilitation with virtual reality in Ménière's disease. *Brazilian Journal of Otorhinolaryngology, 79*(3), 366–374. https://doi.org/10.5935/1808-8694.20130064

Gisler-Hofmann, T. (2008). Plastizität und Training der sensomotorischen Systeme. *Schweizerische Zeitschrift Für „Sportmedizin Und Sporttraumatologie", 56*(4), 137–149.

Goebel, J.A., Sinks, B.C., Parker, B.E., Richardson, N.T., Olowin, A.B. & Cholewiak, R.W. (2009). Effectiveness of head-mounted vibrotactile stimulation in subjects with bilateral vestibular loss: A phase 1 clinical trial. *Otology & Neurotology, 30*(2), 210–216. https://doi.org/10.1097/MAO.0b013e318194f84d

Gottshall, K.R., Moore, R.J. & Hoffer, M.E. (2005). Vestibular rehabilitation for migraine-associated dizziness. *The International Tinnitus Journal, 11*(1), 81–84.

Grill, E., Penger, M. & Kentala, E. (2016). Health care utilization, prognosis and outcomes of vestibular disease in primary care settings: Systematic review. *Journal of Neurology, 263*(1), 36–44. https://doi.org/10.1007/s00415-015-7913-2

Grodd, W. & Beckmann, C.F. (2014). Funktionelle MRT des Gehirns im Ruhezustand. *Der Nervenarzt, 85*(6), 690–700. https://doi.org/10.1007/s00115-014-4013-y

Gufoni, M., Mastrosimone, L. & Di Nasso, F. (1998). Trattamento con manovra di riposizionamento per la canalolitiasi orizzontale. *Acta otorhinolaryngologica Italica, 18*(6), 363–367.

Guinand, N., van de Berg, R., Cavuscens, S., Stokroos, R.J., Ranieri, M., Pelizzone, M., ... Perez-Fornos, A. (2015). Vestibular Implants: 8 Years of Experience with Electrical Stimulation of the Vestibular Nerve in 11 Patients with Bilateral Vestibular Loss. *Journal for Oto-Rhino-Laryngology and Its Related Specialties, 77*(4), 227–240. https://doi.org/10.1159/000433554

Hall, C.D., Herdman, S.J., Whitney, S.L., Cass, S.P., Clendaniel, R.A., Fife, T.D., ... Woodhouse, S.N. (2016). Vestibular Rehabilitation for Peripheral Vestibular Hypofunction: An Evidence-Based Clinical Practice Guideline, from the American Physical Therapy Association Neurology Section. *Journal of Neurologic Physical Therapy, 40*(2), 124–155. https://doi.org/10.1097/NPT.0000000000000120

Hammerle, M., Swan, A.A., Nelson, J.T. & Treleaven, J.M. (2019). Retrospective Review: Effectiveness of Cervical Proprioception Retraining for Dizziness After Mild Traumatic Brain Injury in a Military Population With Abnormal Cervical Proprioception. *Journal of Manipulative and Physiological Therapeutics, 42*(6), 399–406. https://doi.org/10.1016/j.jmpt.2018.12.002

Hebert, J.R., Corboy, J.R., Vollmer, T., Forster, J.E. & Schenkman, M. (2018). Efficacy of Balance and Eye-Movement Exercises for Persons With Multiple Sclerosis (BEEMS). *Neurology, 90*(9), e797–e807. https://doi.org/10.1212/WNL.0000000000005013

Herdman, S. J., Schubert, M. C., Das, V. E. & Tusa, R. J. (2003). Recovery of Dynamic Visual Acuity in Unilateral Vestibular Hypofunction. *Archives of otolaryngology – head & neck surgery, 129*(8), 819–824.

Herdman, S. J., Hall, C. D., Schubert, M. C., Das, V. E. & Tusa, R. J. (2007). Recovery of dynamic visual acuity in bilateral vestibular hypofunction. *Archives of otolaryngology – head & neck surgery, 133*(4), 383–389.

Herdman, S. J. & Clendaniel, R. A. (2014). *Contemporary Perspectives in Rehabilitation. Vestibular Rehabilitation Vestibular rehabilitation* (4. Aufl.). Philadelphia: F. A. Davis Company. Retrieved from http://gbv.eblib.com/patron/FullRecord.aspx?p=1757246

Herdman, S. J. & Whitney, S. L. (2014). Physical Therapy Treatment of Vestibular Hypofunction. In S. J. Herdman & R. A. Clendaniel, *Contemporary Perspectives in Rehabilitation. Vestibular Rehabilitation Vestibular rehabilitation* (4 Aufl.). (S. 394–431). Philadelphia: F. A. Davis Company.

Hilton, M. P. & Pinder, D. K. (2014). The Epley (canalith repositioning) manoeuvre for benign paroxysmal positional vertigo. *The Cochrane Database of Systematic Reviews*. (12), CD003162. https://doi.org/10.1002/14651858.CD003162.pub3

Hirtz, P., Hotz, A. & Ludwig, G. (2005). *Gleichgewicht* (Praxisideen Bewegungskompetenzen, Bd 2). Schorndorf: Hofmann.

Hollmann, W., Strüder, H. K. & Tagarakis, C. V. M. (2003). Körperliche Aktivität fördert Gehirngesundheit und -leistungsfähigkeit. *Nervenheilkunde, 22*(09), 467–474. https://doi.org/10.1055/s-0038-1626335

Hrubá, S., Chovanec, M., Čada, Z., Balatková, Z., Fík, Z., Slabý, K., ... Čakrt, O. (2019). The evaluation of vestibular compensation by vestibular rehabilitation and prehabilitation in short-term postsurgical period in patients following surgical treatment of vestibular schwannoma. *European Archives of Oto-Rhino-Laryngology: Official Journal of the European Federation of Oto-Rhino-Laryngological Societies (EUFOS) : Affiliated with the German Society for Oto-Rhino-Laryngology – Head and Neck Surgery, 276*(10), 2681–2689. https://doi.org/10.1007/s00405-019-05503-8

Hsu, S.-Y., Fang, T.-Y., Yeh, S.-C., Su, M.-C., Wang, P.-C. & Wang, V. Y. (2017). Three-dimensional, virtual reality vestibular rehabilitation for chronic imbalance problem caused by Ménière's disease: A pilot study. *Disability and Rehabilitation, 39*(16), 1601–1606. https://doi.org/10.1080/09638288.2016.1203027

Hughes, D., Shakir, A., Goggins, S. & Snow, D. (2015). How many Epley manoeuvres are required to treat benign paroxysmal positional vertigo? *The Journal of laryngology and otology, 129*(5), 421–424.

Jahn, K., Langhagen, T., Schroeder, A. S. & Heinen, F. (2011). Vertigo and dizziness in childhood – update on diagnosis and treatment. *Neuropediatrics, 42*(4), 129–134. https://doi.org/10.1055/s-0031-1283158

James, W. (1891). The Principles of Psychology. *International Journal of Ethics, 1*(2), 143–169.

Jäncke, L. (2017). *Lehrbuch kognitive Neurowissenschaften* (2., überarbeitete Auflage). Bern: Hogrefe. https://doi.org/10.1024/85811-000

Jeong, S.-H., Kim, J.-S., Shin, J. W., Kim, S., Lee, H., Lee, A. Y., ... Ghim, Y. (2013). Decreased serum vitamin D in idiopathic benign paroxysmal positional vertigo. *Journal of Neurology, 260*(3), 832–838. https://doi.org/10.1007/s00415-012-6712-2

Kane, A. W., Diaz, D. S. & Moore, C. (2019). Physical Therapy Management of Adults with Mild Traumatic Brain Injury. *Seminars in Speech and Language, 40*(1), 36–47. https://doi.org/10.1055/s-0038-1676652

Kim, J.-S., Oh, S.-Y., Lee, S.-H., Kang, J.-H., Kim, D. U., Jeong, S.-H., Choi, K.-D., Moon, I.-S., Kim, B.-K. & Kim, H. J. (2012). Randomized clinical trial for geotropic horizontal canal benign paroxysmal positional vertigo. *Neurology, 79*(7), 700–707.

Kim, J.-S., Oh, S.-Y., Lee, S.-H., Kang, J.-H., Kim, D. U., Jeong, S.-H., Oh, S.-Y. & Kim, H. J. (2012). Randomized clinical trial for apogeotropic horizontal canal benign paroxysmal positional vertigo. *Neurology, 78*(3), 159–166. https://doi.org/10.1212/WNL.0b013e31823fcd26

Kleffelgaard, I. (2018). *Vestibular rehabilitation for dizziness and balance problems after mild-to-moderate traumatic brain injury (Dissertation)*. Faculty of Health Sciences, Oslo.

Kundakci, B., Sultana, A., Taylor, A. J. & Alshehri, M. A. (2018). The effectiveness of exercise-based vestibular rehabilitation in adult patients with chronic dizziness: A systematic review. *F1000Research, 7*, 276. https://doi.org/10.12688/f1000research.14089.1

Laube, W. (2004). Das sensomotorische System, die Bewegungsprogrammierung und die sensomotorische Koordination beim Gesunden und Verletzten. *Österreichische Zeitschrift für Physkalische Medizin und Rehabilitation, 14*(1), 35–49.

Laube, W. & Anders, C. (2009). *Sensomotorisches System: Physiologisches Detailwissen für Physiotherapeuten 28 Tabellen* (1. Aufl.). Stuttgart: Thieme.

Lempert, T. (1994). Horizontal benign positional vertigo. *Neurology, 44*(11), 2213–2214. https://doi.org/10.1212/WNL.44.11.2213-a

Lotfi, Y., Javanbakht, M., Sayaf, M. & Bakhshi, E. (2018). Modified clinical test of sensory interaction on balance test use for assessing effectiveness of Epley maneuver in benign paroxysmal positional vertigo patients rehabilitation. *Auditory and Vestibular Research, 27*(1), 12–18.

Luka, K. & Piekartz, H. von (2012). Okulomotorisches Training bei Whiplash-Associated Disorders. *Manuelletherapie, 16*(2), 81–89. https://doi.org/10.1055/s-0032-1314427

Lynn, S., Pool, A., Rose, D., Brey, R. & Suman, V. (1995). Randomized trial of the canalith repositioning procedure. *Otolaryngology--Head and Neck Surgery: Official Journal of American Academy of Otolaryngology-Head and Neck Surgery, 113*(6), 712–720. https://doi.org/10.1016/S0194-5998(95)70010-2

Mandalà, M., Pepponi, E., Santoro, G.P., Cambi, J., Casani, A., Faralli, M., ... Nuti, D. (2013). Double-blind randomized trial on the efficacy of the Gufoni maneuver for treatment of lateral canal BPPV. *The Laryngoscope, 123*(7), 1782–1786. https://doi.org/10.1002/lary.23918

Mandalà, M., Santoro, G.P., Asprella Libonati, G., Casani, A.P., Faralli, M., Giannoni, B., ... Nuti, D. (2012). Double-blind randomized trial on short-term efficacy of the Semont maneuver for the treatment of posterior canal benign paroxysmal positional vertigo. *Journal of Neurology, 259*(5), 882–885. https://doi.org/10.1007/s00415-011-6272-x

Manso, A., Ganança, M.M. & Caovilla, H.H. (2016). Vestibular rehabilitation with visual stimuli in peripheral vestibular disorders. *Brazilian Journal of Otorhinolaryngology, 82*(2), 232–241. https://doi.org/10.1016/j.bjorl.2015.05.019

Marchand, A.-A., Cantin, V., Murphy, B., Stern, P. & Descarreaux, M. (2014). Is performance in goal oriented head movements altered in patients with tension type headache? *BMC Musculoskeletal Disorders, 15*(1), 179. https://doi.org/10.1186/1471-2474-15-179

Martínez, P.C., Muñoz, A.G. & Ruiz-Cantero, M.T. (2009). Treatment of accommodative and nonstrabismic binocular dysfunctions: A systematic review. *Optometry, 80*(12), 702–716. https://doi.org/10.1016/j.optm.2009.06.011

Masterton, B.A. & Biederman, G.B. (1983). Proprioceptive versus visual control in autistic children. *Journal of Autism and Developmental Disorders, 13*(2), 141–152. https://doi.org/10.1007/BF01531815

McDonnell, M.N. & Hillier, S.L. (2015). Vestibular rehabilitation for unilateral peripheral vestibular dysfunction. *The Cochrane Database of Systematic Reviews, 1*, CD005397. https://doi.org/10.1002/14651858.CD005397.pub4

Meise, R., Lüdtke, K., Probst, A., Stude, P. & Schöttker-Königer, T. (2019). Zervikaler „joint position error“ bei Kopfschmerzen : Systematische Literaturübersicht und empirische Daten bei chronischer Migräne. *Schmerz, 33*(3), 204–211. https://doi.org/10.1007/s00482-019-0369-z

Meldrum, D., Herdman, S., Moloney, R., Murray, D., Duffy, D., Malone, K., ... McConn-Walsh, R. (2012). Effectiveness of conventional versus virtual reality based vestibular rehabilitation in the treatment of dizziness, gait and balance impairment in adults with unilateral peripheral vestibular loss: A randomised controlled trial. *BMC Ear, Nose, and Throat Disorders, 12*, 3. https://doi.org/10.1186/1472-6815-12-3

Moore, B.M., Adams, J.T. & Barakatt, E. (2016). Outcomes Following a Vestibular Rehabilitation and Aerobic Training Program to Address Persistent Post-Concussion Symptoms. *Journal of Allied Health, 45*(4), 59–68.

Mucci, V., Meier, C., Bizzini, M., Romano, F., Agostino, D., Ventura, A., ... Feddermann-Demont, N. (2019). Combined Optokinetic Treatment and Vestibular Rehabilitation to Reduce Visually Induced Dizziness in a Professional Ice Hockey Player After Concussion: A Clinical Case. *Frontiers in Neurology, 10*, 1200. https://doi.org/10.3389/fneur.2019.01200

Munoz, J.E., Miklea, J.T., Howard, M., Springate, R. & Kaczorowski, R. (2007). Canalith repositioning maneuver for benign paroxysmal positional vertigo: randomized controlled trial in family practice. *Canadian Family Physician, 53*(6), 1048–1053.

Nachum, Z., Shupak, A., Letichevsky, V., Ben-David, J., Tal, D., Tamir, A., ... Luntz, M. (2004). Mal de debarquement and posture: Reduced reliance on vestibular and visual cues. *The Laryngoscope, 114*(3), 581–586. https://doi.org/10.1097/00005537-200403000-00036

Nuti, D., Masini, M. & Mandalà, M. (2016). Benign paroxysmal positional vertigo and its variants. *Handbook of Clinical Neurology, 137*, 241–256.

https://doi.org/10.1016/B978-0-444-63437-5.00018-2

Oddsdóttir, G.L., Kristjansson, E. & Gislason, M.K. (2015). Sincerity of effort versus feigned movement control of the cervical spine in patients with whiplash-associated disorders and asymptomatic persons: A case-control study. *Physiotherapy Theory and Practice, 31*(6), 403–409. https://pubmed.ncbi.nlm.nih.gov/26196699/

Ozgen, G., Karapolat, H., Akkoc, Y. & Yuceyar, N. (2016). Is customized vestibular rehabilitation effective in patients with multiple sclerosis? A randomized controlled trial. *European Journal of Physical and Rehabilitation Medicine, 52*(4), 466–478.

Pavlou, M., Kanegaonkar, R.G., Swapp, D., Bamiou, D.E., Slater, M. & Luxon, L.M. (2012). The effect of virtual reality on visual vertigo symptoms in patients with peripheral vestibular dysfunction: A pilot study. *Journal of Vestibular Research: Equilibrium & Orientation, 22*(5–6), 273–281. https://doi.org/10.3233/VES-120462

Pavlou, M. (2010). The use of optokinetic stimulation in vestibular rehabilitation. *Journal of Neurologic Physical Therapy, 34*(2), 105–110. https://doi.org/10.1097/NPT.0b013e3181dde6bf

Pavlou, M., Lingeswaran, A., Davies, R.A., Gresty, M.A. & Bronstein, A.M. (2004). Simulator based rehabilitation in refractory dizziness. *Journal of Neurology, 251*(8), 983–995. https://doi.org/10.1007/s00415-004-0476-2

Popkirov, S., Stone, J. & Holle-Lee, D. (2018). Treatment of Persistent Postural-Perceptual Dizziness (PPPD) and Related Disorders. *Current Treatment Options in Neurology, 20*(12), 50. https://doi.org/10.1007/s11940-018-0535-0

Power, L., Shute, W., McOwan, B., Murray, K. & Szmulewicz, D. (2018). Clinical characteristics and treatment choice in vestibular migraine. *Journal of Clinical Neuroscience, 52*, 50–53. https://doi.org/10.1016/j.jocn.2018.02.020

Register-Mihalik, J.K., Vander Vegt, C.B., Cools, M. & Carnerio, K. (2018). Factors Associated with Sport-Related Post-concussion Headache and Opportunities for Treatment. *Current Pain and Headache Reports, 22*(11), 75. https://doi.org/10.1007/s11916-018-0724-2

Ribeiro, K.M.O.B.d.F., Freitas, R.V.d.M., Ferreira, L.M.d.B.M., Deshpande, N. & Guerra, R.O. (2017). Effects of balance Vestibular Rehabilitation Therapy in elderly with Benign Paroxysmal Positional Vertigo: A randomized controlled trial. *Disability and Rehabilitation, 39*(12), 1198–1206. https://doi.org/10.1080/09638288.2016.1190870

Rooij, I.J.M. de, van de Port, I.G.L., Visser-Meily, J.M.A. & Meijer, J.-W.G. (2019). Virtual reality gait training versus non-virtual reality gait training for improving participation in subacute stroke survivors: Study protocol of the ViRTAS randomized controlled trial. *Trials, 20*(1), 89.

Saadat, M., Salehi, R., Negahban, H., Shaterzadeh, M.J., Mehravar, M. & Hessam, M. (2019). Traditional physical therapy exercises combined with sensorimotor training: The effects on clinical outcomes for chronic neck pain in a double-blind, randomized controlled trial. *Journal of Bodywork and Movement Therapies, 23*(4), 901–907. https://doi.org/10.1016/j.jbmt.2019.02.016

Savinelli, F., Casale, M., Trivelli, M., Ascanio, L.D., Firrisi, L., Lamanna, F., ... Constantino, S. (2003). Benign paroxysmal positional vertigo: a comparative prospective study on the efficacy of Semont's maneuver and no treatment strategy. *Clinical Trial, 154*(1), 7–11.

Schaaf, H. & Hesse, G. (2015). Patients with long-lasting dizziness: A follow-up after neurotological and psychotherapeutic inpatient treatment after a period of at least 1 year. *European Archives of Oto-Rhino-Laryngology: Official Journal of the European Federation of Oto-Rhino-Laryngological Societies (EUFOS) : Affiliated with the German Society for Oto-Rhino-Laryngology – Head and Neck Surgery, 272*(6), 1529–1535. https://doi.org/10.1007/s00405-014-3447-y

Schaaf, H., Hesse, G. & Hansen, H.-C. (2020). *Elsevier Essentials Schwindel: Das Wichtigste für Ärzte aller Fachrichtungen* (1. Aufl.). München: Elsevier Urban et Fischer.

Schubert, M.C. & Whitney, S.L. (2010). From Cawthorne-Cooksey to biotechnology: Where we have been and where we are headed in vestibular rehabilitation? *Journal of Neurologic Physical Therapy, 34*(2), 62–63. https://doi.org/10.1097/NPT.0b013e3181dde4e0

Schuknecht, H.F. (1969). Cupulolithiasis. *Archives of Otolaryngology, 90*(6), 765–778. https://doi.org/10.1001/archotol.1969.00770030767020

Schulze, E. & Kubat, H. (2019). Testsequenzen für den Praktiker. *Manuelletherapie, 23*(02), 90–94. https://doi.org/10.1055/a-0882-7109

Schutter, D. de & Kattah, J. (2017). Central positional vertigo (P6.045). *Neurology, 88*(16), P6.045.

Semont, A., Freyss, G. & Vitte, E. (1988). Curing the BPPV with a liberatory maneuver. *Advances in*

Oto-Rhino-Laryngology, 42, 290–293. https://doi.org/10.1159/000416126

Shaabani, M.E.A. (2019). The effect of vestibular rehabilitation on dizziness and headache in patients with vestibular migraine. *Auditory and Vestibular Research, 28*(2), 87–92. https://doi.org/10.18502/avr.v28i2.862

Sheikhzadeh, M., Lotfi, Y., Mousavi, A., Heidari, B. & Bakhshi, E. (2016). The effect of serum vitamin D normalization in preventing recurrences of benign paroxysmal positional vertigo: A case-control study. *Caspian Journal of Internal Medicine, 7*(3), 173–177.

Silva, C.N.d., Ribeiro, K.M.O.B.d.F., Freitas, R.V.d.M., Ferreira, L.M.d.B.M. & Guerra, R.O. (2016). Vertiginous Symptoms and Objective Measures of Postural Balance in Elderly People with Benign Paroxysmal Positional Vertigo Submitted to the Epley Maneuver. *International Archives of Otorhinolaryngology, 20*(1), 61–68. https://doi.org/10.1055/s-0035-1565915

So, C.W.-L. & Bent, L.R. (2009). Increased vestibular contribution to posture control in individuals with chronic headache. *Journal of Vestibular Research: Equilibrium & Orientation, 19*(1–2), 49–58. https://doi.org/10.3233/VES-2009-0340

Sremakaew, M., Sungkarat, S., Treleaven, J. & Uthaikhup, S. (2018). Impaired Standing Balance in Individuals with Cervicogenic Headache and Migraine. *Journal of oral & facial pain and headache, 32*(3), 321–328.

Steib, S., Pfeifer, K. & Zech, A. (2016). Sensomotorisches Training. In H.-D. Kempf (Hrsg.), *Funktionelles Training mit Hand- und Kleingeräten: Zusätzliche Übungen zum Praxisbuch* (S. 13–19). Berlin, Heidelberg: Springer.

Stroud, K.J., Harm, D.L. & Klaus, D.M. (2005). Preflight virtual reality training as a countermeasure for space motion sickness and disorientation. *Aviation, Space, and Environmental Medicine, 76*(4), 352–356.

Su, P., Liu, Y.-C. & Lin, H.-C. (2016). Risk factors for the recurrence of post-semicircular canal benign paroxysmal positional vertigo after canalith repositioning. *Journal of Neurology, 263*(1), 45–51. https://doi.org/10.1007/s00415-015-7931-0

Sugaya, N., Arai, M. & Goto, F. (2017). Is the Headache in Patients with Vestibular Migraine Attenuated by Vestibular Rehabilitation? *Frontiers in Neurology, 8*, 124. https://doi.org/10.3389/fneur.2017.00124

Sulway, S. & Whitney, S.L. (2019). Advances in Vestibular Rehabilitation. *Advances in Oto-Rhino-Laryngology, 82*, 164–169. https://doi.org/10.1159/000490285

Taubert, M. (2012). *Plastizität im sensomotorischen System – Lerninduzierte Veränderungen in der Struktur und Funktion des menschlichen Gehirns* (Disseration). Universität Leipzig, Leipzig.

Taubert, M., Draganski, B., Anwander, A., Müller, K., Horstmann, A., Villringer, A. & Ragert, P. (2010). Dynamic properties of human brain structure: Learning-related changes in cortical areas and associated fiber connections. *The Journal of Neuroscience, 30*(35), 11670–11677. https://doi.org/10.1523/JNEUROSCI.2567-10.2010

Testa, D., Castaldo, G., Santis, C. de, Trusio, A. & Motta, G. (2012). Treatment of horizontal canal benign paroxysmal positional vertigo: A new rehabilitation technique. *The Scientific World Journal, 3*, 160475. https://doi.org/10.1100/2012/160475

Thiagarajan, P. & Ciuffreda, K.J. (2013). Effect of oculomotor rehabilitation on vergence responsivity in mild traumatic brain injury. *Journal of Rehabilitation Research and Development, 50*(9), 1223–1240. https://doi.org/10.1682/JRRD.2012.12.0235

Tirelli, G. & Russolo, M. (2004). 360-Degree canalith repositioning procedure for the horizontal canal. *Otolaryngology – Head and Neck Surgery, 131*(5), 740–746. https://doi.org/10.1016/j.otohns.2004.01.021

Tjernström, F., Fransson, P.-A., Holmberg, J., Karlberg, M. & Magnusson, M. (2009). Decreased postural adaptation in patients with phobic postural vertigo – an effect of an "anxious" control of posture? *Neuroscience Letters, 454*(3), 198–202. https://doi.org/10.1016/j.neulet.2009.03.020

Tjernström, F., Zur, O. & Jahn, K. (2016). Current concepts and future approaches to vestibular rehabilitation. *Journal of Neurology, 263*(1), 65–70. https://doi.org/10.1007/s00415-015-7914-1

Treleaven, J. (2008). Sensorimotor disturbances in neck disorders affecting postural stability, head and eye movement control. *Manual Therapy, 13*(1), 2–11. https://doi.org/10.1016/j.math.2007.06.003

Treleaven, J., Jull, G. & Sterling, M. (2003). Dizziness and Unsteadiness Following Whiplash Injury: Characteristic Features and Relationship With Cervical Joint Position Error. *Journal of Rehabili-*

tation Medicine, 35(1), 36–43. https://doi.org/10.1080/16501970306109

Van Hedel, H.J.A. & Dietz, V. (2004). The influence of age on learning a locomotor task. *Clinical Neurophysiology, 115*(9), 2134–2143. https://doi.org/10.1016/j.clinph.2004.03.029

Van Vugt, V.A., Diaz Nerio, P.M., van der Wouden, J.C., van der Horst, H.E. & Maarsingh, O.R. (2017). Use of canalith repositioning manoeuvres and vestibular rehabilitation: A GP survey. *Scandinavian Journal of Primary Health Care, 35*(1), 19–26. https://doi.org/10.1080/02813432.2017.1288683

Vannucchi, P., Giannoni, B. & Pagnini, P. (1997). Treatment of Hotizonzal Semicircular Canal Benign Paroxysmal Positional Vertigo. *Journal of Vestibular Research, 7*(1), 1–6. https://doi.org/10.3233/VES-1997-7101

Viaud-Delmon, I., Ivanenko, Y.P., Berthoz, A. & Jouvent, R. (2000). Adaptation as a Sensorial Profile in Trait Anxiety. *Journal of Anxiety Disorders, 14*(6), 583–601. https://doi.org/10.1016/S0887-6185(00)00052-9

Vitkovic, J., Winoto, A., Rance, G., Dowell, R. & Paine, M. (2013). Vestibular rehabilitation outcomes in patients with and without vestibular migraine. *Journal of Neurology, 260*(12), 3039–3048. https://doi.org/10.1007/s00415-013-7116-7

Whitney, S.L., Alghwiri, A.A. & Alghadir, A. (2016). An overview of vestibular rehabilitation. *Handbook of Clinical Neurology, 137*, 187–205. https://doi.org/10.1016/B978-0-444-63437-5.00013-3

Whitney, S.L., Wrisley, D.M., Brown, K.E. & Furman, J.M. (2000). Physical therapy for migraine-related vestibulopathy and vestibular dysfunction with history of migraine. *The Laryngoscope, 110*(9), 1528–1534. https://doi.org/10.1097/00005537-200009000-00022

Whitney, S.L., Alghadir, A.H. & Anwer, S. (2016). Recent Evidence About the Effectiveness of Vestibular Rehabilitation. *Current Treatment Options in Neurology, 18*(3), 13. https://doi.org/10.1007/s11940-016-0395-4

Yacovino, D.A., Hain, T.C. & Gualtieri, F. (2009). New therapeutic maneuver for anterior canal benign paroxysmal positional vertigo. *Journal of Neurology, 256*(11), 1851–1855. https://doi.org/10.1007/s00415-009-5208-1

Yardley, L. & Kirby, S. (2006). Evaluation of booklet-based self-management of symptoms in Ménière disease: A randomized controlled trial. *Psychosomatic Medicine, 68*(5), 762–769. https://doi.org/10.1097/01.psy.0000232269.17906.92

Yen, C.-Y., Lin, K.-H., Hu, M.-H., Wu, R.-M., Lu, T.-W. & Lin, C.-H. (2011). Effects of virtual reality-augmented balance training on sensory organization and attentional demand for postural control in people with Parkinson disease: A randomized controlled trial. *Physical Therapy, 91*(6), 862–874. https://doi.org/10.2522/ptj.20100050

Yoon, J., Lee, J.B., Lee, H.Y., Lee, B.D., Lee, C.K. & Choi, S.J. (2018). Potential Risk Factors Affecting Repeated Canalith Repositioning Procedures in Benign Paroxysmal Positional Vertigo. *Otology & Neurotology, 39*(2), 206–211. https://doi.org/10.1097/MAO.0000000000001634

12 Therapeutischer Prozess bei Craniocervicalen Syndromen

„Denn, um es endlich auf einmal herauszusagen, der Mensch spielt nur, wo er in voller Bedeutung des Worts Mensch ist, und er ist nur da ganz Mensch, wo er spielt" (Schiller, 1795).

Die Behandlung von Craniocervicalen Syndromen orientiert sich zum einen an den gefundenen betroffenen Regionen und Strukturen, zum anderen an der Präsentation der Symptome und den damit verbundenen Pathomechanismen. Eine zentrale Frage, mit der sich der Therapeut hierbei auseinandersetzt, ist: Wo liegen mögliche Ursachen der ausgelösten Symptome? Immer muss sich der Therapeut die Abhängigkeit von Untersuchung und nachfolgender Behandlung vergegenwärtigen. Ohne aussagekräftige Untersuchungsergebnisse ist keine effektive Behandlung und kein Evaluieren der Effektivität und Nachhaltigkeit möglich (**Abbildung 12-1**). Darüber hinaus vermittelt der Therapeut mit dieser stringenten und strukturierten Vorgehensweise dem Patient Sicherheit, Verantwortungsbewusstsein und Zielstrebigkeit: so fühlt sich der Patient mit seiner Symptomatik ernst genommen. Zudem motiviert dies den Patienten, ein aktiver Teil dieses Prozesses zu sein. Eine umfassende klinische Untersuchung legt damit den Grundstein für eine gute Patienten-Therapeuten-Beziehung, die entscheidend ist für eine erfolgreiche Behandlung (Lion et al., 2014).

Typische Fragestellungen, die sich der Therapeut nach der Untersuchung stellt, sind:

- Welche Strukturen und Regionen müssen funktionstüchtig und belastbar werden?
- Mit welchen Minderbelastbarkeiten und Dysfunktionen muss der Patient umgehen lernen?
- Was braucht es im weiteren Kontext, um einen möglichst gesunden Zustand zu erreichen?
- Wo liegt ein Defizit vor, mit welchen Maßnahmen ist dieses Defizit anzugehen?
- Sind die Defizite zu eliminieren oder muss der Patient lernen, damit umzugehen?

Aus den Antworten zu diesen Fragen ergibt sich in der Regel ein sehr individuelles, maßge-

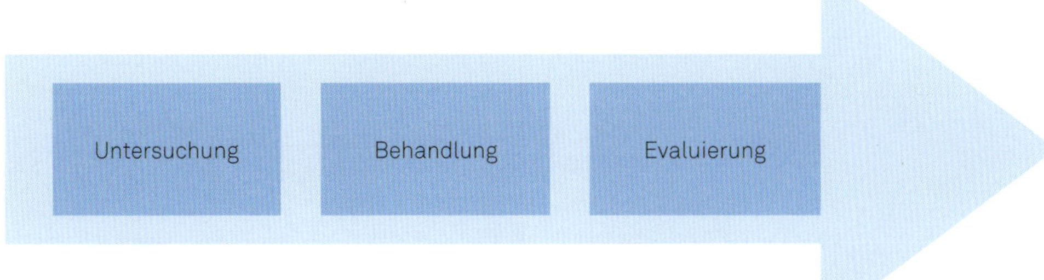

Abbildung 12-1: Therapeutischer Prozess einschließlich der Überprüfung seiner Wirksamkeit

schneidertes Vorgehen für den Patienten in der Therapie. Man könnte sagen: „Wenn man als einziges Werkzeug nur einen Hammer hat, dann wird man in jedem Problem den Nagel sehen!“ Wenn der Therapeut demzufolge beispielsweise nur ein einfaches peripheres Geschehen als Ursache für Symptome sieht (z.B. Kopfschmerz oder Schwindel), werden wohlmöglich zentrale Verarbeitungsstörungen und deren Auswirkungen nicht erkannt. Das führt zum Misserfolg in der Therapie! Der Therapeut braucht demnach einen „großen Werkzeugkoffer“.

Das übergeordnete Ziel der Behandlung läuft unter dem Motto: Wissen, Verstehen, Bewegen und Entspannen.

12.1 Die vier Elemente der Behandlung

Der „große Werkzeugkoffer“ für eine adäquate Behandlung der kraniozervikalen Region beinhaltet ein umfangreiches Spektrum an aktiven und passiven Maßnahmen, wie auch an edukativen und psychosozialen Modalitäten. Prinzipiell definiert der Therapeut mit dem Patienten die Ziele, die für eine effektive Behandlung notwendig sind: Entspannungsfähigkeit, Trainingszustand der übergeordneten Basisfunktionen, Belastbarkeit und Funktionsfähigkeit der Systembereiche (neuromuskuloskelettal, sensomotorisch, okulomotorisch, vegetativ, vestibulär) und ausreichende Informationen und Beratung zur Erkrankung (Edukation) (**Abbildung 12-2**). Mit Hilfe der Unterteilung in die verschiedenen Elemente formuliert der Therapeut hier kurzfristige oder längerfristige Ziele, die er aus nachfolgenden Fragen ableitet: Ist es wichtig, dass der Patient eine Möglichkeit findet, sich zu entspannen? Braucht der Patient Informationen bezüglich seiner Symptomatik? Sollte der Patient zu einem bestimmten Training motiviert werden?

Die Integration der vier Elemente, denen valide Wirkmechanismen zu Grunde liegen, ermöglicht einen gezielten Behandlungsaufbau. Dies verhilft dem Therapeuten zusammen mit dem Patienten zu einer strukturierten Vorge-

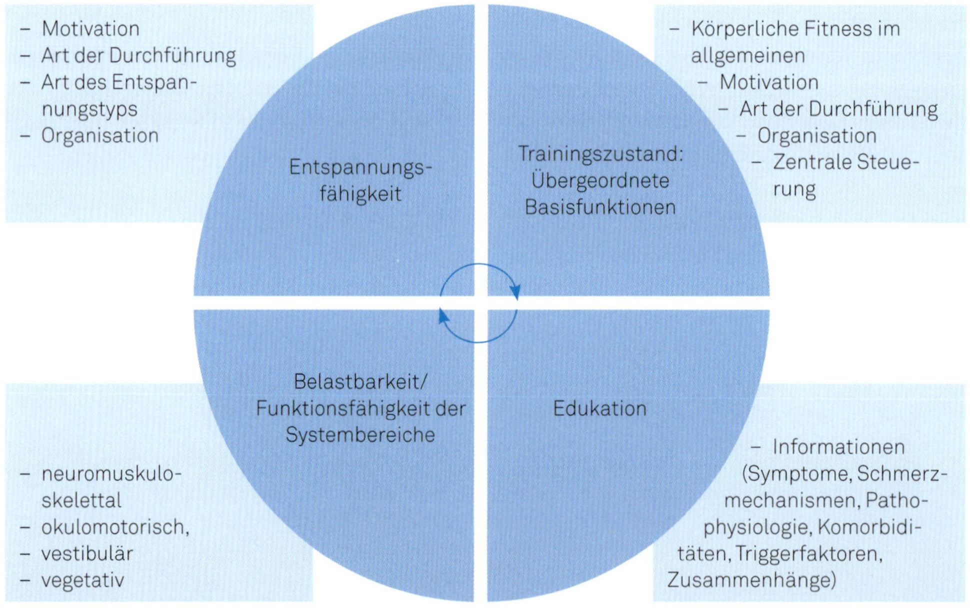

Abbildung 12-2: Die vier Elemente der Behandlung bei Patienten mit Craniocervicalen Syndromen

hensweise, insbesondere im Entscheidungsprozess, in dem Teil- und Hauptziele definiert werden. Wenn Patienten bezüglich ihrer Therapieziele befragt werden, wird häufig in der Antwort eine allumfängliche Schmerz- und Symptomremission geschildert. Dies ist für eine positive Wahrnehmung von erreichten Teilzielen kontraproduktiv.

Multiple wissenschaftliche Erkenntnisse bestätigen die Effektivität von nebeneinander herlaufenden Maßnahmen aus allen vier Teilbereichen für Patienten mit Craniocervicalen Syndromen. Sie kommen auch dadurch zum Tragen, da wir hier häufig länger anhaltenden Symptomkomplexen begegnen und nicht selten Komorbiditäten wie Schlafstörungen, Ängste und Depressionen mit beachten müssen. Voraussetzung für eine erfolgreiche Behandlung ist, dass der Patient die Wirkmechanismen und die Möglichkeiten einer effektiven Behandlung in diesen vier Teilbereichen versteht, damit er konstruktiv an Zielsetzungen und Behandlungsmaßnahmen mitentscheiden kann. Barrieren und Limitationen im Sinne von beispielsweise symptomrelevanten Lernerfahrungen („Wenn ich mich bewege, bekomme ich mehr Schmerzen.") werden im Rahmen der Teilziele mit dem Patienten eruiert (Lee et al., 2016). In **Abbildung 12-3** werden die involvierten Hirnareale

Grundlegende Gesichtspunkte innerhalb des therapeutischen Prozesses:

- Umfassende klinische Untersuchung
- Edukation: Informationen für den Patienten (Symptome, Schmerzmechanismen, Pathophysiologie, Komorbiditäten, Triggerfaktoren, Zusammenhänge)
- Erkennen von psychosozialen und physischen Barrieren der Behandlung
- Formulieren der Teilziele in den Bereichen der vier Elemente: Edukation, Entspannung, Belastbarkeit/Funktionsfähigkeit in den Systembereichen, adäquate Funktionsfähigkeit der übergeordneten Basiselemente
- Konsequentes Verfolgen des Behandlungsprozesses
- Evaluieren und Adaptieren von Teil- und Hauptzielen

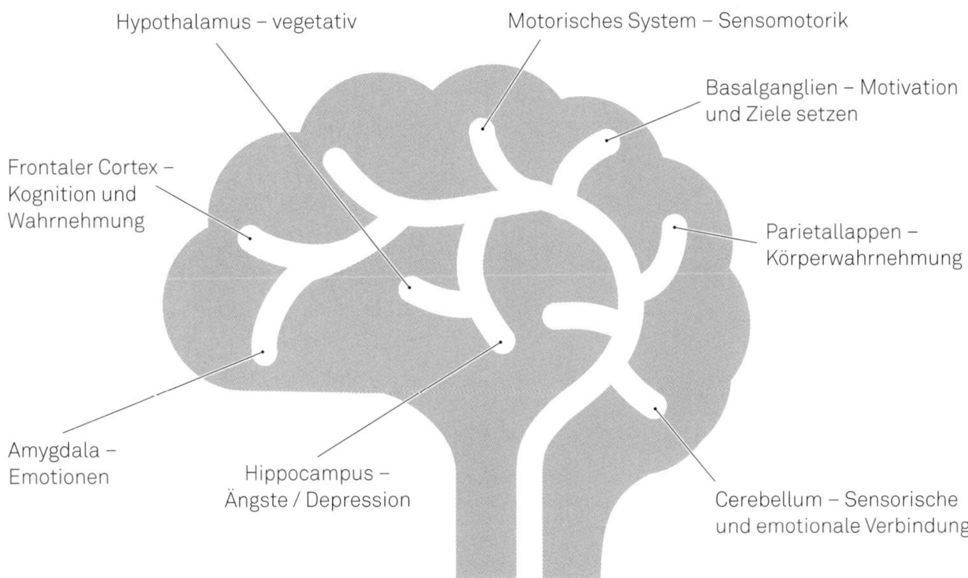

Abbildung 12-3: Involvierte Hirnareale und potenzielle zentrale Adaptationsprozesse

mit den dazugehörigen Aufgaben dargestellt, die in eine intakte Allostase (psychophysiologische Stressregulation) involviert sind (Simons et al., 2014). Mit dem Erarbeiten der „Vier-Elemente-Strategie" in der Therapie soll diesem komplexen System Rechnung getragen werden.

12.1.1 Belastbarkeit und Funktionsfähigkeit der Systembereiche

Zu den Systembereichen, deren defizitäre Belastbarkeit und Funktionsfähigkeit bei der Entstehung von Craniocervicalen Syndromen eine Rolle spielen, zählen der neuromuskuloskelettale, der okulomotorische, der vegetative, der vestibuläre und der sensomotorische Systembereich (**Abbildung 12-4**). Aufgrund der Anamnese und der klinischen Untersuchung ermittelt der Therapeut den Zustand des Gewebes und involvierter Schmerzmechanismen (siehe Kapitel 4). Hierzu ist in diesem Fachbuch unter Kapitel 9 und 10 der praktische Kontext zu primär neuromuskuloskelettalen und vegetativen Systemen und unter Kapitel 8 und 11 zu vorrangig okulomotorischen, vestibulären und sensomotorischen Systemen beschrieben. Darüber hinaus besteht die Notwendigkeit die einzelnen Systembereiche in den Zusammenhang mit den anderen zu setzen. So wird beispielsweise eine visuelle Störung erst auffällig im Zusammenhang mit einer HWS-Dysfunktion beim Testen der Augen-Kopf-Koordination, eine CMD ist durch sensomotorische Mängel im System angefeuert usw. Die Funktionstüchtigkeit dieses Zusammenspieles der betroffenen Systembereiche stellen das erste Element der „Vier Elemente" dar (Abbildung 12-2). Es wird in den Zusammenhang mit den anderen Elementen gesetzt. So kann der Therapeut eine muskuläre Verspannung als strukturelle Ursache einer Symptomatik verifizieren, um jedoch eine nachhaltige Beeinflussung des Problems zu erreichen, ist die Integration von Komponenten aus den anderen Elementen (Entspannung, Trainingszustand und Edukation) notwendig.

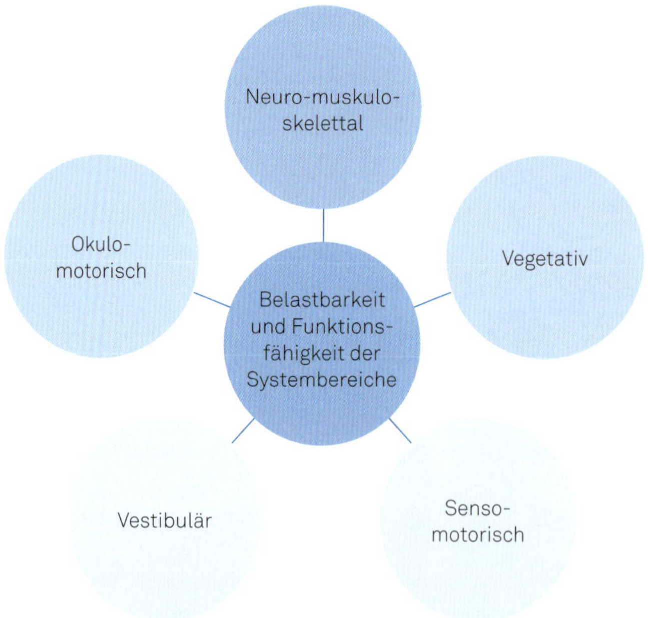

Abbildung 12-4: Belastbarkeit und Funktionsfähigkeit der Systembereiche

12.1.2 Entspannungsfähigkeit

Wie entspanne ich mich eigentlich? Untersuchungen zeigen, dass die Anwendung von Entspannungstechniken bei Migräne und chronischen Schmerzzuständen schmerzreduzierend wirken kann (Fritsche et al., 2013; Kropp et al., 2016). Darüber hinaus scheint eine Ausgeglichenheit unseres autonomen Nervensystems mit endokrinen und immunologischen Vorgängen eng verbandelt zu sein (Cacioppo et al., 1998; Sapolsky, 1998; Simons et al., 2014) – eine wertvolle Unterstützung von allostatischen Prozessen im Umgang mit Stress. Und **craniocervicale Symptome sind Stress.** Aus unseren praktischen Erfahrungen stellen wir fest, dass die Variationen, sich zu entspannen, von Patient zu Patient unterschiedlich sind. Therapeutisch ist es nicht damit getan, einen Patienten in eine bestimmte Entspannungstherapie zu schicken oder ihm zu sagen, dass er sich entspannen soll. Relaxationstechniken nach Jacobsen zeigen in Studien Wirkung (Kropp et al., 2016). Nichtsdestotrotz liegt diese Art der Entspannung nicht jedem Patienten. Deshalb zeigt der Behandler dem Patienten in einem ersten Schritt die Notwendigkeit und den Nutzen auf und legt ihm in einem zweiten Schritt verschiedene Optionen der Entspannung dar. In einem weiteren Schritt werden die individuellen Wünsche und Vorstellungen erforscht. Wir verweisen in diesem Zusammenhang auf die Arbeiten, die sich mit dem Thema Entspannung intensiv beschäftigt haben (Frank & Storch, 2015; Storch & Kuhl, 2017). Durch diese Beobachtungen und unsere praktischen Erkenntnisse hat sich folgende Vorgehensweise für die Arbeit mit Patienten mit Craniocervicalen Syndromen bewährt: Um evaluieren zu können, ob das Element Entspannung mit in den Behandlungsplan aufgenommen werden soll und damit als ein Teilziel definiert wird, stellt der Therapeut folgende Fragen in der Anamnese:

- Hat der Patient das Gefühl, dass er sich gut entspannen kann?
- Welche Möglichkeiten nennt er?
- Schläft er gut?
- Fühlt er sich angespannt und nervös?
- Erkennt er, wann er Belastungsgrenzen erreicht und hat er Handhabungen, wie er damit umgehen kann?
- Sieht der Patient hier Handlungsbedarf?
- Hat der Patient das Bedürfnis, eine Möglichkeit zur Entspannung zu finden?

Ist die Notwendigkeit erkannt, wird in einem zweiten Schritt eruiert, ob der Patient mehr Unterstützung braucht, die ihm bekannten Entspannungsmöglichkeiten in die Tat umzusetzen. Der Therapeut steht dem Patienten hierbei mit Anwendungen, Empfehlungen oder organisatorischer Hilfe zur Seite (Gruppenangebote in der Einrichtung: Entspannung nach Jacobsen-Progressive Muskelrelaxation-, Yoga-, Qigong-, Feldenkrais-, Autogenes Training- Kurse etc., Zeitmanagement für eigene Entspannungsaktivitäten, interdisziplinäre Angebote integrieren).

Beobachtet man z.B. Menschen an einem Strand in den Ferien, dann stellt man fest: einige Menschen gehen in einem gemütlichen Tempo den Strand auf und ab und andere joggen, einige liegen auf einer Decke oder im Liegestuhl und tun nichts. Der nächste liest und noch ein anderer spielt mit Sand oder tobt im Wasser herum (und dies nicht unbedingt nur den Kindern zuliebe). Wahrscheinlich wollen und können sich alle mit ihrer individuellen Art entspannen.

Wie würde sich Ihr Patient verhalten? In welcher Tätigkeit findet er sich am ehesten wieder? Sind dem Patienten keine Entspannungsmöglichkeiten bekannt, helfen folgende Vorstellungen weiter, um die Frage zu beantworten: **Welche Art Entspannung ist also passend für den Patienten?** Folgende Überlegungen, angelehnt an das Werk: „Die Mañana-Kompetenz“ von Frank & Storch, 2015, helfen in diesem Entscheidungsprozess:

- Wie schnell frieren Sie? Empfinden Sie ein warmes Bad als wohltuend oder macht dieses Sie eher nervös und unangenehm müde?

- Treiben Sie gern Sport? Sind Sie ein „Bewegungsmensch“ und powern sich sogar auch gern im Sport aus? Oder sind Sie eher der „Liegestuhlmensch“?
- Haben Sie gern Menschen um sich? Ist die beste Entspannung für Sie, mit der Familie oder Freunden zusammen zu sein? Oder sind Sie am liebsten allein?
- Können Sie mit Musik oder Büchern eine entspannte Auszeit nehmen?

Gemäß den Antworten auf diese Fragen, denkt der Behandler zusammen mit dem Patienten die Umsetzung einer passenden Entspannungsmöglichkeit an. Darüber hinaus sollte der Patient diese Ideen mit nach Hause nehmen und für sich weiter reflektieren: Ist es für mich wirklich wichtig, Entspannungsmöglichkeiten zu finden? Denke ich, dass dies mir im Umgang mit meinen Symptomen wichtig und prioritär erscheint?

Zudem kann es hilfreich sein, Faktoren zu finden, die bei dem Patienten Stress, Unwohlsein oder bekannte Symptome auslösen. Wenn der Patient Mühe in der Beantwortung dieser hat, bietet der Behandler ihm folgende Fragen an:

- Wie weit stressen Sie zwischenmenschliche Konflikte und wie gehen Sie damit um?
- Wie weit stressen Sie berufliche Herausforderungen? Neue Aufgaben? Empfinden Sie dies eher als positiv?
- Was passiert mit Ihnen in Situation, die nicht nach Plan ablaufen, z. B. Sie verpassen den Zug, sie müssen einen wichtigen Termin krankheitshalber absagen, etc.?

Interessanterweise zeigen Forschungsergebnisse auf, dass wir unter Stress eine Einschätzung bezüglich unserer eigenen Wünsche verlieren (Achtziger et al., 2008). Daraus resultiert ein Teufelskreis für Patienten mit Schmerzsyndromen: Schmerzen oder auch andere Symptome wie beispielsweise Drehschwindel, fehlende räumliche Orientierung, visuelle Beeinträchtigungen, Tinnitus oder Kiefergeräusche machen Stress. Patienten mit chronischen Beschwerdebildern stehen physisch und psychisch unter Dauerstress (siehe Kapitel 4.1), und unter Stress verlieren wir das Gespür für unsere Bedürfnisse und Wünsche. Dies ist wiederum eine Notwendigkeit im Umgang mit chronischen Schmerzen. Interdisziplinär sollte diesen Aspekten Rechnung getragen werden, auch in der Zusammenarbeit mit Psychiatern und Psychologen.

12.1.3 Übergeordnete Basisfunktionen

Als drittes Element erfassen wir die übergeordneten Basisfunktionen (Tabelle 12-1). Zu diesen Basisfunktionen zählen eine ausreichende Blutversorgung des Organismus in einem funktionierenden Herz-Kreislauf-System, eine ausreichende Stütz- und Bewegungsfähigkeit des Körpers und intakte Ansteuerungs- bzw. zentrale Steuerungsmechanismen. Die Basisfunktionen bedingen sich gegenseitig. Diverse Einflüsse auf sie wie z. B. Gefäßveränderungen, Herzerkrankungen, Verletzungen am Bewegungsapparat, neurologische Erkrankungen oder Alterungsprozesse wirken sich negativ aus.

Patienten mit Craniocervicalen Syndromen können von den Einflüssen auf die Basisfunktionen betroffen sein. Der Therapeut sollte sich fragen: Stehen verminderte Basisfunktionen im Zusammenhang mit der aktuellen Symptomatik, weswegen der Patient den Behandler aufsucht? Wird eine Verbesserung der übergeordneten Basisfunktionen zu einer Linderung der Beschwerden beitragen? Ist es beispielsweise sinnvoll, dem Patienten mit einer wiederkehrenden Halswirbelsäulensymptomatik ein Gleichgewichtstraining oder regelmäßiges Tanzen, dem Patienten mit einer peripher vestibulären Schwindelsymptomatik ein kardiovaskuläres Training oder dem Patienten mit einer CMD eine Rückenschule zu empfehlen. Im allostatischen Prozess ist die Regulation vieler Bereiche, der somatoviszerale, biopsychosoziale, neurophysiologische und neuromuskuloskelettale Bereich, notwendig um eine regionale Funktionsfähigkeit und Belastbarkeit zu erreichen (Sueki et al., 2013). Wird die physische „Fitness" gesteigert, zeigt dies positive Wirkung auf Schmerzsymptome und Funktionsfähigkeiten (Moseley et al., 2012; Booth et al., 2017; Moseley, 2004; Moseley & Butler, 2017). Neben dem Training von einzelnen minderbelastbaren Strukturen, Regionen und Systemen kommt einer Bewegungstherapie bei chronischen, langanhaltenden Symptomen und Erkrankungen eine übergeordnete Bedeutung zu.

Ausdauertraining stärkt die kardiovaskuläre Fitness und gewährleistet die suffiziente Blutversorgung des Organismus. Mehr und mehr wissenschaftliche Erkenntnisse weisen einen Benefit von Ausdauertraining bei Migräne aus (Dresler et al., 2019; Krøll et al., 2018; La Touche et al., 2020; Varkey et al., 2011). Bei chronischen Schmerzzuständen (Booth et al., 2017; Daenen et al., 2015; Kroll, 2015; Michaleff et al., 2014; O'Connor et al., 2015; Peterson et al., 2015; Rice et al., 2019) oder bei Nackenbeschwerden (Southerst et al., 2016) haben sich verschiedene aktive Therapieansätze, die sowohl Ausdauer- wie auch Krafttraining beinhalteten, als effektiv herausgestellt. Bezüglich der Kraft sind es unterschiedliche Qualitäten, die Maximalkraft, die Kraftausdauer und die Schnellkraft, die der Stütz- und Bewegungsfähigkeit des Körpers dienen. In diesem Zusammenhang möchten wir besonders auf den Einfluss von Alterungsprozessen hinweisen, die insbesondere Veränderungen der Schnellkraft auslösen. So „können alte Menschen bei noch ausreichendem Kraftniveau nicht mehr schnell genug die Kraft generieren und damit Körperschwerpunktverlagerungen bei unverhofften Bewegungsstörungen, wie z. B infolge Stolperns, kompensieren" (Laube et al., 2009, S. 223). Die Erhaltung von Beweglichkeit und Kraft, und im speziellen die Schnellkraft, ist folglich maßgeblich an suffizienten Gleichgewichtsreaktionen beteiligt und wirkt prophylaktisch Stürzen vor.

In **Tabelle 12-1** sind den übergeordneten Basisfunktionen Aktivitäten aus Arbeit, Freizeit und Sport gegenübergestellt, die ihrer Aufrechterhaltung oder Verbesserung dienen.

Antworten der Patienten auf Fragen, hinsichtlich ihrer alltäglichen Aktivitäten, geben Aufschluss auf mögliche Defizite der Basisfunktionen. Daneben gibt es weitere Einflüsse, die die Verbesserung der Belastbarkeit des Patienten hemmen. Patienten mit Craniocervicalen Syndromen erscheinen entweder in höchst akutem oder in einem bereits länger anhaltendem Zustand beim Arzt oder Therapeuten. Eine Vorhersage bezüglich der Tendenz zur Chronifizierung zu treffen, bleibt bei diesen Patientengruppen schwierig. Wird beispielsweise ein Patient mit einem akuten peripheren vestibulären Schwindelsyndrom beschwerdefrei nach dieser Schwindelepisode sein oder wird er einen unterschwelligen, sich manifestierenden Nackenschmerz entwickeln? Dem Therapeuten sollte bewusst sein, dass bereits zu Beginn Risiko-

Tabelle 12-1: Übergeordnete Basisfunktionen und Aktivitäten zu ihrer Erhaltung im Alltag der Patienten

Übergeordnete Basisfunktionen	Aktivitäten zur Erhaltung aus Arbeit, Freizeit und Sport
Ausreichende Blutversorgung des Organismus in einem funktionierenden Herz-Kreislauf-System	Zügiges Spazieren gehen, den Hund ausführen, Wandern, Radfahren, Schwimmen, Joggen
Ausreichende Stütz- und Bewegungsfähigkeit des Körpers	Treppe steigen, Einkäufe tragen, Haushalt erledigen, Garten- oder Waldarbeit, Rückenschule, Yoga
Intakte Ansteuerungs- bzw. zentrale Steuerungsmechanismen	Wöchentliche Aktivität mit Fußball- oder Volleyballspiel, Tanzen, Klettern, Tai-Chi, Musikinstrument spielen

faktoren einer Chronifizierung eruiert werden müssen (Morlion et al., 2018) (siehe Kapitel 4.1). Darüber hinaus könnte man den Anfängen wehren, indem die Therapie früh auf eine Funktionstüchtigkeit und Aktivität abzielt. Assoziieren die Patienten Bewegung und Training mit Schmerzen, geschädigtem Gewebe oder einer Verletzungsgefahr, so kann daraus eine Steigerung der Schmerzintensität und Ängste entstehen (Booth et al., 2017; Moseley & Arntz, 2007). Es ist nötig, eine Vorgehensweise zu finden, in der der Patient sich sicher, verstanden und in Entscheidungen involviert fühlt. Migräne-Patienten berichten von getriggerten Attacken durch physische Aktivität. So gilt für Migräne-Patienten laut der ICHD-Kriterien (Headache Classification ..., 2018) eine Schmerzsteigerung während der Attacke durch physische Aktivität, nicht aber als Triggerfaktor vor der Attacke, wogegen die Klassifizierung des Primären Anstrengungskopfschmerzes (ICHD 4.2) durch physische Aktivität getriggert wird. Die Ergebnisse aus verschiedenen Studien bezüglich auslösendem oder perpetuierendem Faktor zeigen inkonsistente Aussagen (Irby et al., 2016). Entscheidend bleibt, dass diese Ängste und Gedanken des Patienten entdeckt werden und in den Trainingsprozess integriert werden (Vlaeyen & Crombez, 1999). Auch muss eruiert werden, welche Aktivitäten sich als schmerzverstärkend gezeigt haben. Dies kann für den Patienten auch eine sehr frustrierende Erfahrung sein: „Ich stemme als einziger so gut wie keine Gewichte im Fitnessstudio und doch habe ich jedes Mal nach dem Training eine Kopfschmerzattacke.“ Diese Erfahrungen, Vorstellungen und Ängste des Patienten werden u. a. mit anamnestischen Fragen ermittelt. Anamnestische Fragen bezüglich der Aktivität können sein:

- Fühlen Sie sich müde oder abgeschlagen?
- Fühlen Sie sich fit für ihre Alltagsanforderungen? Können Sie diese ohne Mühe bewältigen?
- Sehen Sie einen Zusammenhang zwischen physischer Anstrengung und Ihren Beschwerden?
- Bei welchen Aktivitäten verspüren Sie ihre Symptome?
- Welche Aktivitäten machen Ihnen Angst? Welche Aktivitäten vermeiden Sie?
- Gibt es Bewegungen, die Ihnen Freude machen? Die Ihnen guttun? Welche Art der Bewegung ist Ihnen am liebsten?

Die Planung des Trainings baut auf der Bewertung der Antworten der anamnestischen Fragen auf:

- Übungsmodalitäten, mit denen der Patient sich wohl, sicher und zielführend fühlt
- Stärken von Basisfunktionen, die regionale Defizite positiv beeinflussen
- Adaptation des Trainingsplans an den generellen Fitnesszustand des Patienten
- Evaluierung von Positionen und Bewegungen, die der Patient mit einer Schmerzverstärkung bzw. mit einer -verbesserung assoziiert
- Organisatorische Überlegungen (selbstständige Ausführung, örtliche und zeitliche Praktikabilität der Übungen)
- Eruieren der Barrieren, die den Patienten davon abhalten sich zu bewegen

Evidenzbasierte Trainingsprogramme für chronische, langanhaltende Symptome, die Hinweise auf Art und Weise, Dosierungen, Intensität und Häufigkeiten geben existieren noch nicht (Booth et al., 2017; Geneen et al., 2017; Kristensen & Franklyn-Miller, 2012). Bedingt durch die Vielfältigkeit der Erkrankungen und Symptompräsentationen sind einheitliche Richtlinien schwer zu definieren. Nichtsdestotrotz können wir aus der praktischen Erfahrung und aufbauend auf wissenschaftlichen Erkenntnissen einige Anregungen geben.

Ausdauertraining unterstützt die kardiovaskuläre Belastbarkeit (Garber et al., 2011). Kardiovaskuläre Faktoren werden auch im Zusammenhang mit Kopfschmerzen diskutiert (Baillie et al., 2014; Irby et al., 2016). Darüber hinaus bewirkt ein regelmäßiges Ausdauertraining eine Verbesserung von Schlafstörungen,

Gewichtsproblemen und psychischen Problemen und Komorbiditäten bei Patienten mit Craniocervicalen Syndromen. Varkey et al., (2011) begleiteten Patienten mit Migräne bei einem 40-minütigen Ergometertraining, dreimal pro Woche, über einen Zeitraum von 12 Wochen. Interessanterweise wurden die Patienten bei den meisten Trainings supervisioniert und wurden nicht alleine gelassen. Sie bekamen die Option, nur eine Trainingseinheit pro Woche zu Hause durchführen zu dürfen. Signifikante Verbesserung konnte in der Lebensqualität, in der Häufigkeit und Intensität von Migräneattacken, im Medikamentenbedarf und in der Sauerstoffaufnahme (VO_{2max}), ein Messparameter bezüglich der physischen Fitness, entdeckt werden. La Touche et al. (2020) präsentierten in ihrer Metaanalyse mit zehn inkludierten Studien einen signifikanten Unterschied bezüglich einer gesteigerten Lebensqualität, reduzierter Schmerzintensität, Attackenhäufigkeit und Dauer der Attacken bei Patienten mit Migräne (mit und ohne Aura) durch Ausdauertraining.

Einheiten von 45–60 min, 3–5-mal/Woche in einer moderaten bis intensiven Belastung (50–80 % des Maximalpulses) bei einer Herzfrequenz von 120–150/min zeigen eine effektive Alternative zu pharmakologischen Interventionen (Antidepressiva) bei Patienten mit Depressionen (Trivedi et al., 2011). Studien zeigen hierbei die therapeutischen Effekte, die eine Beeinflussung des Endorphinlevels und verbesserte Funktionen von Neurotransmittern, eine verbesserte Hormonregulation, reduzierte Reizzustände und (wie Antidepressiva) eine serotonerge Aktivierung und eine gesteigerte Neurogenese mit sich bringen.

Diese potenziellen Mechanismen sind übertragbar auf biologische und psychologische Faktoren bei Kopfschmerzpatienten wie auch bei chronischen Schmerzzuständen (Amin et al., 2018; Irby et al., 2016; Krøll et al., 2018). Aerobes Training zweimal pro Woche oder häufiger, zwischen 20 und 60 min kann ausreichend sein, Symptome und Funktionen positiv zu beeinflussen (O'Connor et al., 2015).

Grundsätzliche Empfehlung für aerobes Ausdauertraining: Einheiten von 30–60 min drei- bis fünfmal pro Woche in einer moderaten bis intensiven Belastung (50–80 % des Maximalpulses) bei einer Herzfrequenz von 120–150/min.

Physische Aktivität kann gerade zu Beginn einer Trainingsperiode Kopfschmerzen, Migräne oder andere Schmerzsymtomatiken auslösen (Daenen et al., 2015). Es hat sich gezeigt, dass über die Trainingsperiode hinweg jedoch eine Reduktion der Schmerzen eintritt. Nichtsdestotrotz kann es zu Beginn durch ein erhöhtes Schmerzlevel zu Frustration und Abbruch des Trainings kommen. Therapeuten sollten sich dieser Entwicklung zum einen bewusst sein, zum anderen mit einer eher niedrigeren Dosierung starten und diese dann dementsprechend steigern. Es ist möglich, dass zu Beginn mit drei bis fünfminütigen Trainingseinheiten begonnen wird. Nach einer Woche kann diese Zeiteinheit gesteigert werden. Vorsichtiges Steigern der Intensität ist zielführender als ein Dosieren aufgrund des Zustandes des Patienten. Der Therapeut überdenkt zusammen mit dem Patienten, inwieweit und in welcher Art und Weise ein **Krafttraining** neben dem Ausdauertraining indiziert ist.

Eine ausreichende Stütz- und Bewegungsfähigkeit bezieht sich nicht nur auf den notwendigen Kraftbedarf in einer spezifisch betroffenen Region oder Struktur, sondern auch auf die Alltagstätigkeiten und insbesondere als Voraussetzung bei der Erreichung von Therapiezielen. Darunter kann beispielsweise als Zielsetzung ein Schnellkrafttraining für Patienten mit einer Sturzgefahr angedacht werden, um ein schnelleres Reagieren anzutrainieren oder bei einem anderen Patienten kann die Verbesserung der Kraftausdauer im Vordergrund stehen, die für eine länger andauernde Tätigkeit erforderlich ist. Patienten mit länger anhaltenden Schmerzzuständen zeigen häufig ein insgesamt reduziertes Kraftniveau. Sie entwickeln nicht nur ein Bewegungsvermeidungsverhalten, sondern gerade auch bezogen auf kraftvolle Alltagsaktivitäten ein Unterlassen dieser. Setzt sich im Kopf die Vorstellung fest, dass das Tragen von Einkaufstaschen, Koffern oder Skier schmerzprovozierend und schädlich ist, so reduziert sich auch im Alltag die Möglichkeit der Kräftigung. Um jedoch Kraft aufbauen zu können, bedarf es einer gewissen Intensität. Weiterhin zeigten Studien, dass Krafttraining in nicht-betroffenen Gebieten einen positiven globalen Einfluss auf die Schmerzen nimmt (Vaegter et al., 2014). Beginnt ein Krafttraining in einer nicht betroffenen Region, so entstehen bei den Patienten weniger Bedenken einer Schmerzauslösung. Die Körperwahrnehmung wird stimuliert und die Vorstellung, dass Bewegung einen positiven Effekt hat, wird manifestiert.

Ein Krafttraining 2–3-mal/Woche über 6 Wochen mit einer angepassten Intensität ist erfolgsversprechend. Begonnen werden kann mit einem niedrigen Intensitätslevel mit einer Belastung von weniger als 60 % von 1 RM. Die Abkürzung RM kommt aus dem Englischen und steht für „Repition maximum". Dies bedeutet, dass der Patient auf einer Beinpresse 80 kg einmal stemmen kann. Demnach wären 60 % ein Gewicht von 48 kg, welches in ein bis zwei Serien 15- bis 20-mal durchgeführt wird. Bei ängstlichen Patienten oder bei Patienten mit chronischen Schmerzen stellt sich diese Form der Ermittlung der Trainingsdosierung über 1 RM oftmals als ungünstig heraus (Booth et al., 2017). Stattdessen kann die Anwendung der Borg Skala hier als Alternative sinnvoll sein. Auf einer Skala von 6–20 RPE schätzt der Patient sein Belastungsempfinden subjektiv ein (Borg, 1998)(**Tabelle 12-2**). Ein RPE-Wert (engl. „Received Perception of Exertion"), dient dabei zur Einschätzung der Belastbarkeit des Patienten. Der bei einer Belastung ermittelte RPE-Wert basiert auf der Annahme, dass Belastungsempfinden und Herzfrequenz (HF) sich gegenseitig bedingen. Dabei entspricht der RPE-Wert von 6 etwa 60 HF/min. Die Trainingsintensität kann mit einer niedrigen Intensität von RPE 8–10 über eine moderate Intensität von RPE 11–13 bis zu einer hohen Intensität RPE 14–16 gesteigert werden (Booth et al., 2017). Bei Patienten mit Craniocervicalen Syndromen bietet sich das Aufbauen des Trainingsplanes und das Dokumentieren und Messen von Fortschritten mithilfe der Borgskala an.

Wichtig ist, dass der Patient in seinem Trainingsprozess adäquat begleitet wird. Die Aufforderung: „Bewegen Sie sich. Das ist immer gut", sollte nicht bei der Aufforderung bleiben. Ob nun ein Krafttraining geplant oder ein Ausdauertraining im Sinne von Spazieren gehen, Fahrradfahren oder Nordic Walking gewählt wird, die Trainingseinheiten müssen organisiert und dokumentiert werden. Damit

Tabelle 12-2: Einschätzung des subjektiven Belastungsempfinden mithilfe der Borg-Skala

% der maximalen Pulsfrequenz	Subjektives Empfinden	BORG-Skala	Atmung
30 % 40 %	Sehr, sehr leicht Sehr leicht	6-7-8 9-10	Ruhig und tief Leicht beschleunigt
50 % 60 % 70 %	Ziemlich leicht Etwas schwer Schwer	11-12 13-14 15-16	Etwas beschleunigt Stärker beschleunigt Sehr beschleunigt
80 % 90–100 %	Sehr schwer Sehr, sehr schwer	17-18 19-20	Sehr stark beschleunigt Hechelnd

wird ein Erfolg messbar gemacht, der den Patienten auch in schwierigeren Krankheitsphasen motiviert. Die Intensität, Häufigkeit und Art und Weise der Begleitung durch den Therapeuten ist abhängig von Patientenpräferenzen, Symptompräsentationen und Zielsetzungen.

Teilziele und Hauptziele setzen:
Die Teil- und Hauptziele richten sich nach den Wünschen des Patienten und der diesbezüglichen Einschätzung des Therapeuten, z. B. hegt der Patient den Wunsch, Skifahren zu gehen, empfindet aber große Bedenken, wenn er an die Stöße denkt, die seine HWS nach dem Schleudertrauma aushalten muss. Außerdem hat der Patient Angst, zu fallen und sich erneut ein Schleudertrauma zuzuziehen. Hier können Teilziele in einer Stabilisierung der HWS, in einer Verbesserung der Sensomotorik, in einer Kräftigung der unteren Extremität und/oder in einer Steigerung der kardiovaskulären Ausdauerfähigkeit liegen, was dem Patienten ein besseres Selbstwertgefühl und Sicherheit in seiner Funktionsfähigkeit vermittelt.

Teil- und Hauptziele sind motorisch-funktioneller Art („Ich möchte wieder schmerzfrei bestimmte Bewegungen ausführen", „Ich möchte mich wieder bücken können, um Wäsche in die Waschmaschine zu räumen", etc.) oder/und geprägt durch psychosoziale Aspekte („Ich würde gern wieder Freunde treffen und dabei den Lärm in der Bar besser vertragen", „Ich möchte mich in Menschenmengen besser fühlen", etc.).

Welche Tätigkeit/Aktivität möchten Sie für die Zukunft anstreben?
Welche Teilziele müssen erfüllt werden, um dieses Hauptziel zu erreichen?

Während des Trainings fließen folgende Aspekte in die Begleitung des Patienten ein:

- Erklären biomechanischer und anatomischer Mechanismen zu den Übungen
- Darstellen der Notwendigkeit und Wichtigkeit für den Alltag, z. B. die Kräftigung des Quadriceps bei Kniebeugung hilft bei alltäglichen Bewegungen wie Bücken, Hinsetzen, Aufstehen und führt zu einer Entlastung der Lendenwirbelsäule, außerdem wird bei einer guten Positionierung der Brustwirbelsäule (in Aufrichtung) und einer Stabilisierung der Skapula die HWS-Kiefergelenk-Schulter-Arm-Position optimiert
- Vermitteln von positivem Feedback und positiver Bestärkung
- Vornehmen von Korrekturen, damit der Patient merkt, dass wir sehr genau auf ihn und seine Strukturen aufpassen
- Betonen, dass Training und Bewegung wichtig sind für Funktionstüchtigkeit und Belastbarkeit
- Fokussieren auf die Teilziele/Hauptziele und adaptieren
- Auffordern des Patienten, sich zu melden, wenn Beschwerden/Schmerzen auftreten

Der Therapeut muss sich bewusst machen, dass Patienten nicht unmotiviert sind, sondern eher unsicher und ambivalent (Albert et al., 2014). Hilfreich ist es für den Therapeuten, Barrieren zu eruieren, die den Patienten hemmen, aktiv zu werden, sich zu bewegen, zu trainieren (**Kasten 12-1**) (Kroll, 2015).

Die Schmerzintensität kann zur Evaluierung der Therapieerfolge erneut, während und nach dem Training, abgefragt werden. Es ist jedoch ratsam, dass die Schmerzintensität nicht als einziger Messparameter dient. Das Stärken der Zuversicht und der Sicherheit, sich zu bewegen und Bewegungsabläufe zu erarbeiten, ist das Kernelement. Diese erarbeiteten Bewegungsmöglichkeiten können als Messparameter der Therapieerfolge genutzt werden. Der Patient erzählt beispielsweise, dass er nun seine Einkaufstaschen wieder selbst tragen kann oder eine Übung im Trainingsraum durchführen kann, die zu Beginn der Therapie nicht möglich war.

Kasten 12-1: Barrieren, die den Patienten davon abhalten sich zu bewegen oder zu trainieren

- Schmerzen (eher noziplastische, dysfunktionale Schmerzen, zentral moduliert)
- Angstverhalten, Katastrophisierung
- Dekonditionierung (allgemein schlechte Kondition)
- Informationsmangel zu Schmerzmechanismen/Neurophysiologie
- Erhöhte Angst, dass Übungen schmerzhaft sein können
- Depressionen, niedrige Selbstsicherheit
- Organisatorische Faktoren: zu wenig Unterstützung oder Anleitung, keinen Platz zum Trainieren, Zeitmangel (real oder vorgeschobener Grund)
- Therapeutische Faktoren: zu starker Fokus in der Behandlung auf bio-strukturellen Problemen, anstatt auf psychologischen und zentralisierten Schmerzfaktoren, mangelnde Organisation/Angebot/Betreuung von Trainingsmöglichkeiten, mangelnde Kommunikation und Aufklärung bezüglich der Wichtigkeit der Aktivität

Zwar ermittelt der Therapeut bereits in der anamnestischen Befragung potenzielle Barrieren für ein erfolgreiches Training, aber auch fortlaufend während des Trainingsprozesses achtet er darauf. In der Zusammenarbeit mit Menschen mit Craniocervicalen Syndromen bedarf es sowohl von Patienten- wie auch von Therapeutenseite eines hohen Maß an Durchhaltevermögen. Durststrecken in diesem Prozess, nicht nur von Patienten-, sondern auch von Therapeutenseite müssen von Zeit zu Zeit überwunden werden. Dies gilt besonders für dieses dritte Element der übergeordneten Basisfunktionen. Um den Erfolg aufzeigen zu können, sind häufig Faktoren wie Lebensqualität und erreichte Ziele im psychosozialen Bereich wertvollere Parameter als das Messen von Schmerzen. Die Voraussetzung für einen Erfolg liegt in der Einwilligung des Patient in diesen Prozess. Diese Einwilligung kann nur geschehen, wenn der Patient die Sinnhaftigkeit nachvollziehen kann. Die Grundlage dafür liegt im vierten Element: Edukation.

12.1.4 Edukation

Die Edukation stellt das vierte Element dar und ist ein wesentlicher Pfeiler für das übergeordnete Ziel der Behandlung: **Wissen, Verstehen, Bewegen, Entspannen.** Edukation scheint in unserem Gehör nach Erziehung zu klingen, ist aber zurückführend auf die lateinische Bedeutung von educare als „führen" oder „heranführen" zu verstehen. In der Literatur finden sich Definitionen der Patient Education (PE) vornehmlich im Bezug zu chronischen Erkrankungen (Weltgesundheitsorganisation, 1998) (**Kasten 12-2**).

Weiter ist in der Empfehlung der European League Against Rheumatism (EULAR) zu lesen „Patienten Edukation (PE) ist ein geplanter interaktiver Lernprozess, um Betroffene zu unterstützen und zu befähigen, ihr Leben mit dieser Krankheit zu managen, sowie ihre Gesundheit und ihr Wohlbefinden zu stärken. Die Basis für effektive PE ist Kommunikation, gemeinsame Zielsetzung und Entscheidungsfindung" (Niedermann, 2018; Zangi et al., 2015). Edukation findet sich u.a. in den Bereichen Kindergarten, Schule und Universitäten. Edukation beinhaltet Bildung, Erziehung, Aufklärung, Lernen, Evaluation und vieles mehr. Lernen ist bei Kindern und auch bei vielen Erwachsenen mit Anstrengung, Schulbank drücken, Pauken, Hausaufgaben erledigen und Arbeiten schreiben verbunden. Im Gesundheitswesen ist die Edukation seit Jahren ein fester Bestandteil der Patientenversorgung. Wenn der Therapeut beim Patient das Wort „Lernen" oder „Hausaufgaben" erwähnt, können durchaus oben beschriebene Erfahrungen mit diesem Begriff die Motivation des Patienten auf einen Tiefpunkt fallen lassen. Das ist nicht im Sinne der Therapie. **Das Gehirn kann nämlich nicht Nichtlernen** (Spitzer, 2007). Mit allen Sinnen nimmt der Mensch täglich Unmengen an Informationen auf und führt unzählige Befehle aus. Damit aber positi-

Kasten 12-2: WHO-Definition der therapeutischen Patientenedukation

> Therapeutische Patientenschulung ist definiert als die Unterstützung von Patienten beim Erwerb oder der Erhaltung der Kompetenzen, die sie benötigen, um das Leben mit einer chronischen Erkrankung möglichst gut zu bewältigen. Sie ist ein integraler und kontinuierlicher Bestandteil der Patientenversorgung. Sie umfasst organisierte Aktivitäten, einschließlich psychosozialer Unterstützung, die den Patienten Bewusstsein und Wissen bezüglich ihrer Krankheit und der Gesundheitsversorgung, der Krankenhausorganisation und -verfahren und des Verhaltens im Zusammenhang mit Gesundheit und Krankheit vermitteln sollen, damit sie (und ihre Familien) ihre Krankheit und deren Behandlung verstehen, zusammenarbeiten und zur Verbesserung oder Erhaltung ihrer Lebensqualität die Verantwortung für ihre eigene Versorgung übernehmen.

ves Lernen entsteht, ist es notwendig, dass der Behandler eine Sprache verwendet, die dem Patienten kein schlechtes Gewissen macht, die ihn motiviert, die genau das ausdrückt, was notwendig und auch machbar ist und ihm adäquate Rückmeldung gibt.

Sie haben Recht, ich presse oft die Zähne aufeinander. Mit dieser Aussage gibt der Patient zu verstehen, dass er sich „erwischt" fühlt. Der Behandler kann diese Aussage relativieren: *Pressen ist nicht ungewöhnlich, viele Menschen pressen. Legen Sie Ihre Finger jeweils auf die Wange und drücken Sie Ihre Zähne zusammen: was spüren Sie unter Ihren Fingern?* Der Patient fühlt die Anspannung seiner Kaumuskulatur. Der Therapeut erklärt: *Die Muskulatur spannt an und dadurch können die Zähne gut aufeinanderpressen. Falls es einen Zusammenhang gibt zwischen Ihren Muskelschmerzen und dem Zähnepressen, möchte ich Ihnen eine Übung zeigen, wie Sie lernen das Zähnepressen zu kontrollieren. Wäre das eine gute Möglichkeit für Sie?*

Der Behandler erklärt dem Patienten, dass es nicht vollumfänglich erforscht ist, ob Zähnepressen mit Muskelschmerzen in einem direkten Zusammenhang stehen. Mit Hilfe des Behandlers erhält der Patient die Möglichkeit, dies für seine Symptomatik herauszufinden. Der Patient fühlt sich nicht gemaßregelt, sondern bestärkt, mitzuhelfen. In den meisten Behandlungen wurde und wird auch heute noch die **Rolle des Therapeuten** aus therapeutischer und aus Patientensicht gleich gedeutet: Der Therapeut definiert und bestimmt die Behandlungsstrategie (Hoving et al., 2010). Die Erwartungen vieler, besonders älterer Patienten werden damit auch gänzlich erfüllt. Gründe dafür liegen in den bekannten Rollenverteilungen, aber auch in nicht ausreichenden Behandlungszeiten für zusätzliche Aufklärungsarbeiten von Seiten des Behandlers. Zunehmend aber fordert der Patient, aktiv teilnehmen zu können an seinem Krankheitsgeschehen: „Was kann ich selbst tun, damit es besser wird?"(Chewning et al., 2012). Die Weltgesundheitsorganisation (WHO) schreibt: „Mangelnde Adhärenz führt zu einer Beeinträchtigung der Patientensicherheit, seiner Lebensqualität, einer verminderten Effektivität des Gesundheitssystems und erhöht die Gesundheitskosten" (Sabaté & De Geest, 2003). Die bisherigen vorherrschenden Begriffe **Compliance und Coping** wurden ergänzt durch die Begriffe **Adhärenz** und **Konkordanz.** Unter Compliance wurde die Fähigkeit des Patienten beurteilt, inwieweit er die Vorschläge des Therapeuten befolgt und umgesetzt hat. Die Adhärenz umschreibt die Fähigkeit des Patienten, aus eigenem Antrieb die Vorschläge des Therapeuten umzusetzen. Damit wird der Patient als aktiver Partner mit einbezogen in die Therapie (Niedermann, 2018). Patientenzentrierte Interventionen mit dem Ziel Veränderungen im Alltag zu erreichen (Tabakentwöhnung, Gewichtsreduktion, physische Aktivität, Medikamentenadhärenz) sind erfolgsversprechend, wenn sie Motivationsstrategien, das Bestimmen von kurzfristigen

Zielen statt langfristigen und die Absprache mit dem Patienten, wie er diese Ziele erreichen kann, beinhalten (Knittle et al., 2012). Die Konkordanz ermöglicht es dem Patienten, sich gegen die Vorschläge des Therapeuten zu entscheiden. Diese Entscheidungsfreiheit des Patienten bestand schon immer im Bezug, ob der Patient z. B. die verordneten Medikamente einnahm oder nicht. Leider erfuhr der behandelnde Arzt nicht immer von dieser Entscheidung des Patienten.

Um ein gutes Behandlungsziel zu erreichen, ist die Einbeziehung des Patienten und die Rolle des Therapeuten, auch des Kostenträgers entscheidend und dies bedeutet für alle eine große Herausforderung.

Der Patient kommt als Hilfesuchender zum Therapeuten. Sein Anliegen ist es, dass Symptome, Symptomkomplexe oder eine Beeinträchtigung in seinem Bewegungsablauf verbessert werden. Der Behandler ist der Fachmann, der mit gezielten Fragestellungen und spezifischen Tests die Dysfunktion des Patienten erkennt. Er informiert den Patienten über seine Funktionsstörungen und die Behandlungsmöglichkeiten. Dies ermöglicht dem Patienten mitzuentscheiden, wie und in welchem Ausmaß er selbst an einem Behandlungserfolg mitwirken kann. Damit behält oder erreicht der Patient Eigenständigkeit und Entscheidungsmöglichkeit. Seine Würde wird geachtet. Indem der Behandler dem Patienten aufmerksam zuhört, werden ihm weitere Informationen darüber geliefert, wie der Patient seine Dysfunktion(en) selbst einschätzt und ob sie mit Ängsten, Unsicherheiten, Ärger, Unverständnis oder Verzweiflung verbunden sind. Gute Kommunikation – und Lernstrategien sind Teil des Behandlungserfolges (Chewning et al., 2012; Dibbelt et al., 2010; Niedermann, 2018). Sie helfen dem Therapeuten nicht nur in der Anamnese, sondern auch in der nachfolgenden Untersuchung und Behandlung.

Neben der strukturierten Vorgehensweise im diagnostischen Prozess, sind affektive Faktoren wie Empathie, Wertschätzung, und Akzeptanz des Patienten ein wesentlicher Eckpfeiler für den Behandlungserfolg. In **Kasten 12-3** sind die Grundlagen für eine affektive Qualität in der Therapeut-Patient- Kommunikation zusammengefasst. Diese sind aus den praktischen Erfahrungen der Autorinnen wie auch anhand von Kommunikationsregeln bei chronischen Schmerzpatienten erarbeitet (Albert et al., 2014).

Untersuchungen zeigen, dass die Wortwahl des Therapeuten einen Einfluss auf die Schmerzwahrnehmung des Patienten haben (Richter et al., 2010; Swannell et al., 2016). Das NURSE-Schema (**Tabelle 12-3**) beinhaltet fünf Techniken, die im Umgang mit emotionalen Äußerungen hilfreich sein können (Köhle et al., 2017). Eine Studie, an der sieben Rehakliniken, 61 Ärzte und 470 Patienten teilnahmen, ermittelte die Bedeutung der Interaktionsqualität auf den Behandlungserfolg. Stärkere Behandlungseffekte bezüglich Schmerz, Angst und Depres-

Kasten 12-3: Grundlagen für eine affektive Qualität in der Kommunikation mit CCS- Patienten

1. Der Behandler ist unvoreingenommen. Er bezweifelt nicht die Symptomangaben des Patienten.
2. Der Behandler achtet auf seine Wortwahl (Keine Imperative) Gib keine Ratschläge, „denn Ratschläge sind auch Schläge“!
3. Der Behandler sucht nach Eigenstrategien für den Patienten, die bestärkt werden und nach Ängsten, die aufgeklärt und ggf. abgemildert werden sollen. Wieweit kann der Patient in den therapeutischen Prozess involviert werden? Wie weit lässt sich der Patient führen?
4. Der Behandler reflektiert sein eigenes Rollenverständnis im Hinblick auf eine „Partizipative Entscheidungsfindung“.
5. Der Behandler achtet auf sein eigenes Wohlbefinden.

Tabelle 12-3: NURSE-Schema für den Umgang mit emotionalen Äußerungen des Patienten

N aming: Emotionen des Patienten benennen
U nderstanding: Wenn möglich Verständnis für die Emotionen ausdrücken
R especting: Respekt oder Anerkennung für den Patienten artikulieren
S upporting: Dem Patienten Unterstützung anbieten
E xploring: Weitere Aspekte zur Emotion herausfinden

sion und reduzierte Krankheitstage sechs Monate nach Abschluss der Rehabilitation zeigte sich bei den Patienten, die das Gespräch mit dem Arzt bei Aufnahme positiver bewerteten, als bei den Patienten, die eine negativere Bewertung abgaben (Dibbelt et al., 2010).

Die **Beeinflussung des Behandlungserfolges** birgt mannigfaltige Chancen und Grenzen von Seiten des Patienten, des Therapeuten und auch von weiteren involvierten Personen und Institutionen in sich (**Abbildung 12-5**). Es ist notwendig, diese Faktoren zu erfassen, um eine Grundlage zu schaffen für einen erfolgreichen Behandlungsprozess und für eine ineinandergreifende interdisziplinäre Zusammenarbeit. Faktoren aus dem Umfeld, die den Patienten beeinflussen, wie auch die Verantwortung, die der Patient in verschiedenen Bereichen in seinem Umfeld übernehmen muss, lösen positive wie negative Behandlungseffekte aus. Hat der Therapeut z. B. genügend Informationen gesammelt, um mit dem Patienten Eigenübungen für seinen Arbeitsalltag entwickeln zu können, so kann der Behandlungserfolg daran scheitern, dass der Patient sich überfordert fühlt oder sich nicht zeitlich organisieren kann oder sein Arbeitsumfeld keine Möglichkeit zulässt, die Übungen auszuführen.

Ein Behandlungserfolg wird neben dem Engagement durch den Behandler maßgeblich durch den Patienten selbst mitbeeinflusst. Nicht grundlos hat sich im therapeutischen Umfeld eine sogenannte 50-50-Regel etabliert: 50 % des Engagements übernimmt der Therapeut und 50 % der Patient. Der Therapeut und der Patient legen die Aufgabenverteilungen im Hinblick auf die Teil- und Hauptziele fest. Patienten, die langanhaltende oder chronische Krankheitsprozesse erleiden, zeigen einen besseren Umgang, wenn sie möglichst aktiv bleiben, ihre Emotionen kennen und ausdrücken können, möglichst eigenverantwortlich für ihr Leben bleiben, sich für ein Selbstmanagement engagieren und sich auf die positiven Entwicklungen ihrer Erkrankung fokusieren (de Ridder et al., 2008).

Die vielen beeinflussenden Faktoren sind ebenso mit dem Patienten zu besprechen, um einen erfolgreichen Prozess zu initiieren, wie folgende Überlegungen des Therapeuten:

- Was erwartet der Patient von mir?
- Bin ich der richtige Therapeut?
- Ist es sinnvoll, dass der Patient von mir begleitet wird?
- Inwieweit müssen unbedingt andere Spezialisten auf diesem Gebiet dazu gezogen werden?

Beachtet der Therapeut die mit dem Patienten aufgestellten Teil- und Hauptziele, muss dementsprechend eine realistische Prognose für diese gestellt werden. Auf der Basis der Funktionsstörung und der Symptomatik, der beitragenden Faktoren, der Patientenperspektive etc. entwickelt der Therapeut eine Prognose und diskutiert diese mit dem Patienten. Ungünstige und günstige Einflussfaktoren werden gesammelt und der Umgang mit diesen reflektiert: **Tabelle 12-4** zeigt eine Auflistung von günstigen und ungünstigen prognostischen Faktoren am Beispiel einer 34-jährigen Patientin nach einem Schleudertrauma.

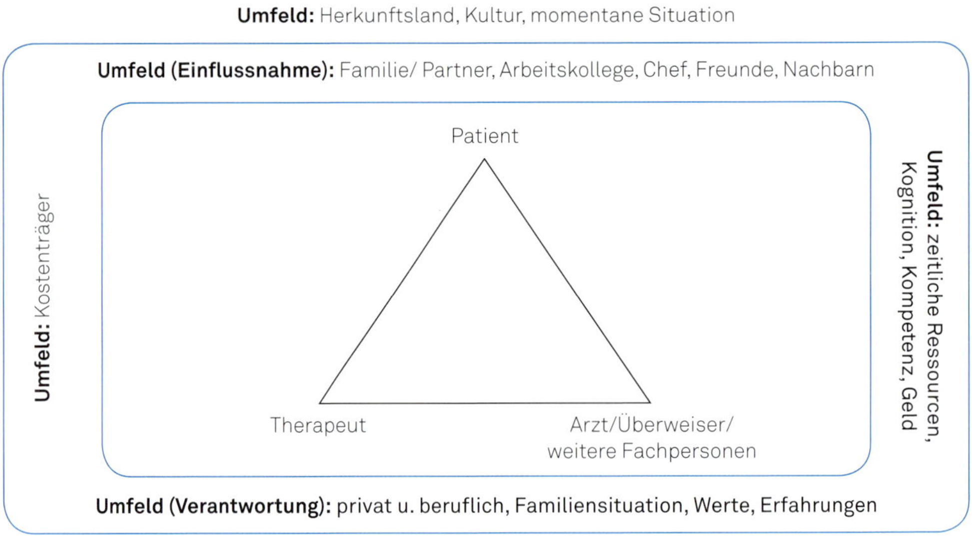

Umfeld: Herkunftsland, Kultur, momentane Situation

Umfeld (Einflussnahme): Familie/ Partner, Arbeitskollege, Chef, Freunde, Nachbarn

Patient

Therapeut

Arzt/Überweiser/ weitere Fachpersonen

Umfeld: Kostenträger

Umfeld: zeitliche Ressourcen, Kognition, Kompetenz, Geld

Umfeld (Verantwortung): privat u. beruflich, Familiensituation, Werte, Erfahrungen

Abbildung 12-5: Wechselwirkungen, die den Behandlungserfolg beeinflussen

Tabelle 12-4: Prognostische Marker am Beispiel einer Patientin nach einem Schleudertrauma

Günstige prognostische Faktoren	Ungünstige prognostische Faktoren
Patientin bewegt sich gern. Patientin hat einen Partner, der gern mit ihr aktiv unterwegs ist (Wandern, Schwimmen). Patientin versteht die biomechanischen Zusammenhänge und kann ihre Symptome zuordnen. Symptome sind mit Tests reproduzierbar und mit Behandlungsmaßnahmen beeinflussbar. Zeitliches Management ist gut. Realistische Ziele sind vereinbart.	Patientin erwartet eine Entschuldigung des Unfallverschulder. Patientin fühlt sich nicht wohl in ihrem Beruf. Pessimistische Erwartungshaltung an den Regenerationsprozess (Patientin hat aus ihrem Umfeld gehört, dass man sich von einem Schleudertrauma nie erholt). Patientin ist schnell verunsichert bezüglich der Ausführung ihrer Eigenübungen.

12.2 Fallbeispiele

Patientin mit rechtsseitiger Migräne und einer Dysfunktion der rechten Schulter (aus Kapitel 10.6.)

Fallbeispiel: Sabine T, 32 Jahre

Seit zehn Jahren leidet Sabine an einer rechtsseitigen Migräne (diagnostiziert vom Neurologen, Kopfschmerzspezialist), pochend, pulsierend, begleitet von Photophobie und Phonophobie und Übelkeit (bei nicht rechtzeitiger Medikamenteneinnahme bis zum Erbrechen). Vorboten sind eine ausgeprägte Müdigkeit, Augenflimmern, unscharfes Sehen, das Schauen eines 3D-Filmes wird als Triggerfaktor angesehen und eine hohe Empfindlichkeit auf Gerüche besteht. Vor zehn Jahren stürzte Sabine beim Snowboardfahren heftig auf den Kopf, danach folgten einige weniger heftige Stürze mit dem Snowboard. Begleiterscheinungen der Attacke sind Sehstörungen und Gleichgewichtsprobleme. Sabine ist ungern auf wackeligem Untergrund unterwegs (Schiff, Karussell), sie wird sehr schnell reisekrank. Nach der Attacke wird eher von einem hyperaktiven

Zustand berichtet, in dem angefallene Arbeit aufgeholt werden muss. Dies kann manchmal eine nächste Attacke auslösen. Unbehandelt wäre die Attackendauer ca. 72 Stunden lang. Start der Attacke ist häufig nachts zwischen zwei und drei Uhr, aber auch morgens oder mittags kann eine Attacke beginnen. Sabines Mutter und Großmutter leiden ebenso unter Migräne. Es treten eine bis drei Attacken pro Woche auf. Sabine hat vor fünf Jahren einen Medikamentenentzug stationär durchführen müssen wegen eines Medikamentenübergebrauches. Auf die Frage nach anderen betroffenen Körperregionen wird ein Einschlafgefühl der rechten Hand beim Autofahren nach 15 min angegeben. Die rechte Hand kann nicht am Lenkrad gehalten werden und muss auf den Oberschenkel abgelegt werden. Häufig kommt es zum nächtlichen Aufwachen mit Kribbeln und Taubheit in der rechten Hand. Vor zehn Jahren hat Sabine aktiv Handball gespielt und dabei über Schulterbeschwerden rechtsseitig geklagt. Die rechte Seitenlage war nicht möglich nachts einzunehmen, schwere Taschen mit der rechten Hand zu tragen ebenso nicht (**Abbildung 12-6** und **Tabelle 12-5**)

Ergebnisse der manualtherapeutischen Untersuchung (Abb. 12-7)

Die Tests der Testbatterie fanden in einer attackenfreien Zeit statt. Nichtsdestotrotz ließ sich ansatzweise die Migränesymptomatik (mit Schwindel- und Übelkeitsgefühl) über eine Druckprovokation an C1/C2 sowie durch okuläre und vestibuläre Test reproduzieren. Auch

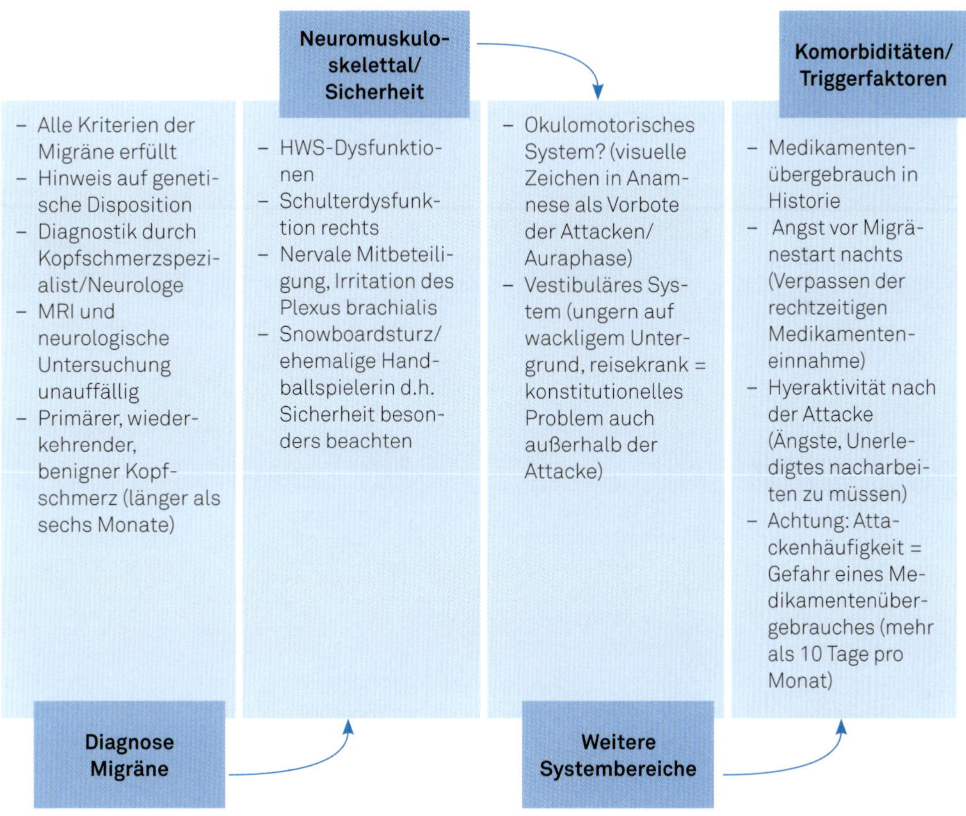

Abbildung 12-6: Überlegungen zu den anamnestischen Angaben von Sabine T.

Tabelle 12-5: Ergebnisse der Funktionsuntersuchung

Ausgewählte Tests	Ergebnisse
Sicherheitstests (Testcode 01-05)	Ohne Befund; RR 130:90
Tests HWS- Bewegungen (Testcode 06)	Bewegungseinschränkung der HWS-Rotation nach rechts
Tests der Armbewegungen (Testcode 10)	Auffällige, unkoordinierte Bewegungskontrolle, große Bewegungsexkursionen, Ausstrahlungen (Kribbelparästhesien) in die Hand mit Arm- und HWS-Bewegungen auslösbar
Tests von Brustwirbelsäule/Brustkorb (Testcode 13)	Beweglichkeit in Extension und Rotation herabgesetzt
Empfindlichkeit auf schnelle rotierende Kopfbewegungen (Testcode 15-13)	Nicht durchführbar wegen HWS-Beschwerden
Geradeausblick und Blickhaltefunktion (Testcode 19)	Ohne Befund
Horizontale und vertikale Blickfolgebewegungen (Testcode 21)	Besonders nach links und nach oben anstrengend und leichte Benommenheit auslösend
Sakkadische Bewegungen der Augen (Testcode 22)	Ausgeführt im Stand auf weichem Kissen: anstrengend und schwindelauslösend
Optokinetischer Nystagmus (Testcode 23)	Visuelle Irritation und kopfschmerzauslösend, leichte Übelkeit
Cervical-Joint-Position-Error-Test (Testcode 28)	Mit Rotation nach rechts auch nach sechs Versuchen außerhalb der Norm
Tandemstand mit geschlossenen Augen (Testcode31)	Nicht möglich

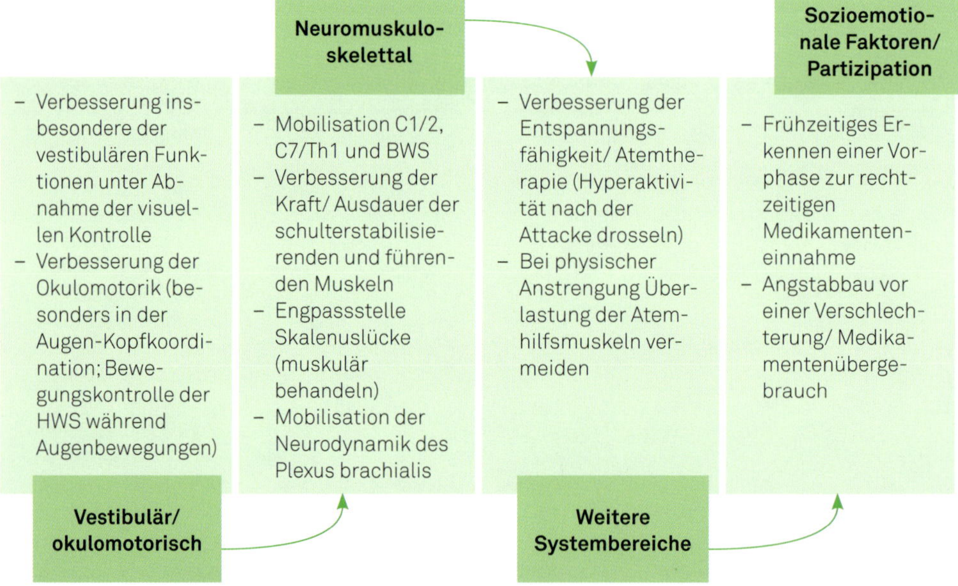

Abbildung 12-7: Überlegungen und Zielsetzungen nach der Testbatterie und weiterer spezifischer Untersuchungen von Sabine T.

die Kribbelparästhesien konnten strukturell zugeordnet werden. Inwieweit die Armsensationen einflussnehmend auf die Migräneattacken sind, muss noch eruiert werden im Behandlungsprozess. Inspektorisch zeigt Sabine T. protrahierte Schultern, insbesondere das rechte Schultergelenk steht ventral, die Skapula nach lateral und das Akromion kaudal gekippt. Die weiterführende spezifische Untersuchung der HWS ergibt eine arthrogene Bewegungseinschränkung im Segment C1/C2 und C7/TH1 rechts, sowie eine ausgeprägte Hypomobilität der Brustwirbelsäule. M. scalenus anterior und medius, sowie der M. sternocleidomastoideus zeigen sich konsistenzverändert. In der Skalenuslücke kann auch die Engpassproblematik für den Plexus brachialis gefunden werden. Beim kraniozervikalen Flexionstest zeigt sich eine verminderte Ausdauerleistung schon bei einem Anstieg von 2 mmHg. Der Test ist kaum ausführbar ohne eine Anspannung der oberflächlichen Muskulatur.

Erste Behandlungseinheit von Sabine T. (Abb. 12-7)

- Mobilisationen C1/2 und C7/TH1 sowie der Brustwirbelsäule, Eigenmobilisationen für die Brustwirbelsäule als Hausaufgabe in Seitlage erarbeiten
- Weichteilbehandlung der Mm. skaleni und des M. sternocleidomastoideus
- Training der tiefen ventralen Muskeln erarbeiten in Rückenlage, Wahrnehmung für Anspannung trainieren, mit Arm- und Beinhebel steigern, Heimübung erarbeiten
- Edukation:
  Zusammenhänge des neuromuskuloskelettalen Systems und der Symptome erklären
  Überlegungen zur weiteren Vorgehensweise im Behandlungsprozedere
  Erklärung der 50-50-Regel: 50 % ist die Arbeit des Therapeuten und 50 % ist die Arbeit des Patienten – welche Aufgaben obliegen dem Therapeuten und welche dem Patienten Teilziele erarbeiten: Mobilität der Brustwirbelsäule und der Halswirbelsäule (Rotation nach rechts) verbessern
  - Stabilität der mittleren HWS verbessern und Entspannung der oberflächlichen ventralen Muskulatur
  - Möglichkeiten der Durchführung von Patiententraining (Heimprogramm, Trainingsprogramm in der Praxis, Übungen in den Alltag integrieren)

Zweite (2) und dritte (3) Behandlungseinheit

Das Bewegungsausmaß der HWS hat sich verbessert, auch fühlt sich Sabine T. wohl mit ihren Eigenmobilisationsübungen. Bezüglich der Informationen hat Sabine T. sich Gedanken gemacht, wie sie Übungen und Training in ihren Alltag am besten integrieren kann. Auch ist ihr aufgefallen, dass gerade beim Joggen Kopfschmerzen und auch die Kribbelparästhesien auftreten können. Deshalb wird verstärkt an der Überreaktion der Mm. Scaleni gearbeitet, die zusammen mit dem M. trapezius die Instabilität des Schultergelenkes kompensieren. Mit der Beeinflussung der Skalenuslücke und dem Stabilisieren der Schulterregion soll eine gleichzeitige Verbesserung der neuralen Situation (Kribbelparästhesien) erzielt werden.

- Anbahnung der Bewegungskontrolle im Schultergelenk sowie der Skapulabewegungen, Kräftigungsübung der schulterführenden Muskeln (in Seitenlage) und Training des M. trapezius, Pars ascendens
- Weichteilbehandlung der Mm. scaleni und des M. sternocleidomastoideus
- Edukation:
  Zusammenhänge der Atmung mit den Atemhilfsmuskeln, der Schulterinstabilität und physischer Aktivität erklären
  Teilziel: Entspannung der Atemhilfsmuskeln über eine Eigendehnung
  Allgemeine Entspannungsmöglichkeiten andenken auch bezogen auf die hyperaktive Phase nach der Attacke
  Besprechen der Ängste, nachts mit einer Attacke aufzuwachen und damit nicht rechtzeitig medikamentös eingreifen zu

können (interdisziplinäre Hilfe bei der Fachperson, die die Medikamenteneinnahme begleitet einholen), Zeichen sammeln, die eine Attacke ankündigen und die so eindeutig sind, dass ein Medikament schon beim Schlafengehen genommen werden könnte.

Vierte Behandlungseinheit:
Die Kribbelparästhesien haben nachgelassen, beim Joggen achtet Sabine auf die Positionierung und Führung von Schultern, Scapulae und HWS. Ihre Übungen kann sie in den Alltag integrieren. Sie hat sich die Übungen, die wir fotografiert haben, ausgedruckt und in ihr Arbeitszimmer gehängt. Schwierigkeiten bestehen eindeutig noch in visuellen und vestibulären Anforderungen.

- Vestibuläre und okulomotorische Integration in die funktionellen Abläufe:
  Tandemschritt (Stabilisation der HWS-Schulterregion) mit Blickfolgetraining, Sakkadentraining, Fukuda Stepping Test als Training mit Schulteraußenrotation, Arme dicht am Körper gehalten, auch als Eigenübung
- Kontrolle der Funktionen C1/2, C7/Th1 und der BWS-Beweglichkeit: Re-test mit Druckprovokationen an C1
- Edukation:
  Zusammenhänge der okulären und vestibulären Einflüsse und Belastungen der visuellen Funktionen im Alltag (Triggerfaktor im Schauen von 3D-Filmen, dies sollte besser vermieden werden, da es einen „Marathon" für die Augen bedeutet, demnach ist dies keine gute Adaptationsstrategie)
  Teilziel: Verbesserung des Gleichgewichtes im Tandemstand und beim Fukuda-Stepping-Test

Nach 5 Wochen in der fünften Behandlungseinheit:
Sabine T. hat viele Informationen und Hilfestellungen bekommen, wie ihr Umgang mit ihren Symptomen verbessert werden kann und dass es sich lohnt, mit dem Therapeuten hieran weiter zu arbeiten. Auch wenn zu diesem Zeitpunkt noch nicht klar ist, inwieweit Kopfschmerzattacken eliminiert werden können, ist für einen eigenständigen Umgang mit der Erkrankung Migräne Unterstützung gegeben.

Patient mit Kopfschmerzen und Symptomüberlappungen (Migräne/zervikogene Kopfschmerzen) (Hinweise auf zentralisierte Schmerzmechanismen) (aus Kapitel 6.1)

Fallbeispiel: Sven R., 34 Jahre

Sven R. leidet seit 14 Jahren unter Kopfschmerzen, im Alter von 20 Jahren hat es begonnen. Er kann keinen Auslöser, kein vorhergegangenes Trauma angeben. Das frustriert ihn, sonst gäbe es wenigstens einen Grund, meint er. Sven bezeichnet seine Kopfschmerzen als Migräne. Seiner Mutter wurde eine Migräne diagnostiziert. Seine Schwester leidet unter kardiovaskulären Problemen. Sven hatte schon als Kind über Schwindel und manchmal über Kopfschmerzen geklagt. Er ist Brillenträger. Die Brille scheint jedoch seit einigen Monaten nicht mehr so gut zu helfen. Auch von einer hohen Lichtempfindlichkeit berichtet Sven. Auch hat er das Gefühl, daß seine Kopfhaut sehr empfindlich geworden ist. Manchmal hat er den Eindruck, dass er insgesamt empfindlicher auf taktile und thermische Reize geworden ist.
Meist in den Morgenstunden beginnt ein rechtsseitiger Kopfschmerz und geht bis zum rechten Auge. Die rechte Seite wird insgesamt als empfindlicher beschrieben, auch „als falle ein Hammer auf den Kopf", aber ebenso entsteht ein Schmerz, der von innen herauskommt, VAS 8–9. Manchmal hat er das Gefühl er schwitzt und friert gleichzeitig, meistens hat er kalte Hände und Füße. Er ist sehr blass im Gesicht und wirkt fast abgemagert. Viel Appetit hat er nicht. Es besteht eine Bewegungseinschränkung in HWS Rotation nach rechts. Eine Schmerzreduktion wird mit einer rechtzeitigen Ibuprofeneinnahme und einer Atlasmanipulation verbunden. Die Attacken-

häufigkeit liegt bei ein bis zwei Attacken pro Monat, Attackendauer bei ca. sechs Stunden. Begleitsymptome sind Nausea, Erbrechen, manchmal besteht zu Beginn der Attacke eine Gangunsicherheit. Schmerzverstärker sieht Sven in Alkohol und bei physischer Aktivität. Auch Motorradfahren verstärkt die Schmerzen. Er meint, dass dies durch das Gewicht des Helmes ausgelöst werden würde. Andere Erkrankungen: Varizen, Schlafstörungen (**Abbildung 12-8** und **Tabelle 12-6**)

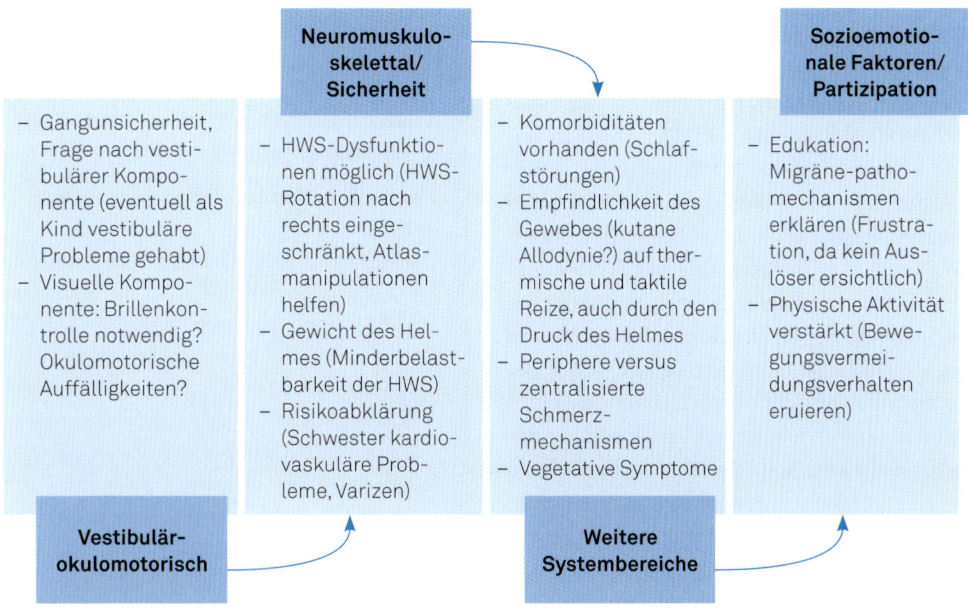

Abbildung 12-8: Überlegungen zu den anamnestischen Angaben von Sven R.

Tabelle 12-6: Ergebnisse der Funktionsuntersuchung von Sven R.

Ausgewählte Tests	Ergebnisse
Sicherheitstests (Testcode 01-05)	Ohne Befund; RR 120:80
Tests HWS -Bewegungen (Testcode 06)	Aktive und passive Bewegungseinschränkung der HWS-Rotation rechts
Neurodynamische Provokation (Testcode 14)	Slump-Position: vegetative Reaktionen (kalt werden der Füße, dumpfes Gefühl im Kopf)
Lagerung wie Dix-Hallpike (Testcode 15-05, 15-07)	Kurzfristiger diffuser Schwindel, kein typischer Drehschwindel
Empfindlichkeit auf schnelle rotierende Kopfbewegungen (Testcode 15-13)	Schwindel- und übelkeitsauslösend für einige Sekunden
Horizontale und vertikale Blickfolgebewegungen (Testcode 21)	Verlangsamt und unkoordiniert, Objekt kann nicht scharf gesehen werden
Sakkadische Bewegungen der Augen (Testcode 22)	Stehend auf weicher Unterlage: anstrengend und schwindelauslösend
Tandemstand mit geschlossenen Augen (Testcode31)	Auf weichem Kissen: Auslösen von Hitzewallungen und Angstgefühlen

Ergebnisse der manualtherapeutischen Untersuchung (Abb. 12-9)

Die Tests der Testbatterie fanden in einer migränefreien Phase statt. Vorsicht ist geboten, durch die anamnestischen Aussagen, dass Sven sich sehr druck- und reizempfindlich wahrnimmt. Dies könnte auf verstärkte zentralisierte Schmerzmechanismen hinweisen. Auch fällt auf, dass Sven sehr nervös im Gespräch ist und anfängt leicht zu schwitzen, obwohl er sehr blass ist. Dies könnten Hinweise auf eine vegetative Destabilisierung sein. Die Angaben seiner Schwindelsymptomatik während seiner Kindheit könnten dort schon auf Vorboten einer Migränehistorie hinweisen. Die weiterführende spezifische Untersuchung der HWS ergibt eine arthrogene Bewegungseinschränkung im Segment C2. Bei der Druckprovokation C2 wird auch ein Übelkeitsgefühl und ein wenig Benommenheit bzw. diffuser Schwindel ausgelöst. Bei der neurodynamischen Untersuchung des N. vagus ist eine hohe Spannung palpabel und Sven nimmt Ausstrahlungen in seine rechte Gesichtshälfte wahr. Um das autonome Nervensystem weiter zu untersuchen, wird der zervikothorakale Übergang/1. Rippe mit dem Ganglion stellatum, das Ganglion superior auf Höhe der Kopfgelenke und ein Slump im Langsitz (Long sitting slump test) ausgeführt.

Erste Behandlungseinheit von Sven R.

- Mobilisationen des zervikothorakalen Übergangs, der Brustwirbelsäule und C2/C3
- Neurodynamik des N. vagus über sternale Bewegungen
- Edukation: Schmerzmechanismen erklären: zentralisiertes Schmerzphänomen, Outputmechanismen, vegetative Reaktionen

  Teilziele: Entspannungsmöglichkeit finden, regelmäßigen Schlaf-Wach-Rhythmus einhalten

Zweite (2) und dritte (3) Behandlungseinheit:

Sven geht nun jeden Abend 20 min spazieren. Da er physische Aktivität als einen Triggerfaktor seiner Kopfschmerzen angesehen hat, hat er sich kaum mehr bewegt. Nun merkt er, dass ihn diese dosierte Aktivität entspannt und positiven Einfluss auf seine Schmerzwahrnehmung nimmt. In der zweiten und dritten Behandlungseinheit liegt der Schwerpunkt auf vestibulären bzw. okulären Belastungen, die auch vegetativen Stress auslösen, z.B. Stehen auf weichem Kissen mit geschlossenen Augen lösen Hitzewallungen aus. Realisiert Sven, dass er die bekannten Ängste auslöst mit Übungen, bei denen er die visuelle Kontrolle verliert, hilft ein Adaptationstraining.

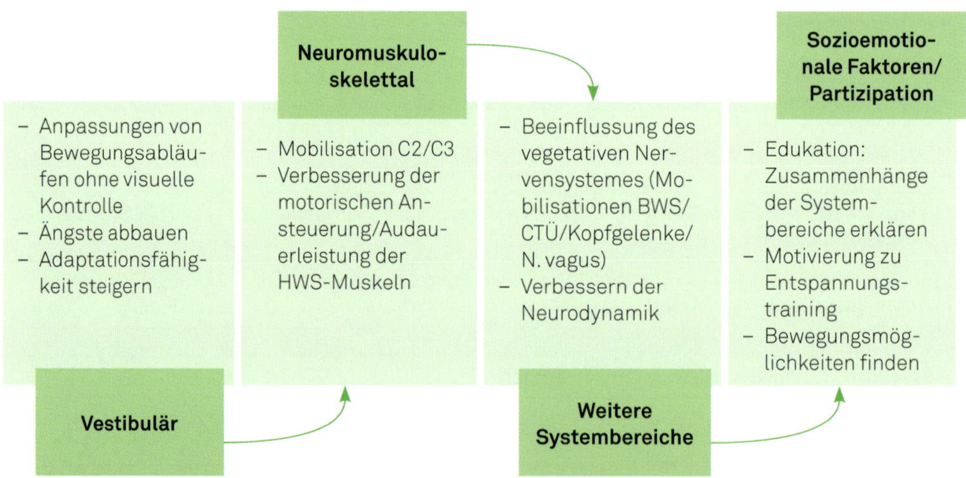

Abbildung 12-9: Überlegungen und Zielsetzungen nach der Testbatterie und weiterer spezifischer Untersuchungen von Sven R.

- Adaptationstraining: Im Sitz mit geschlossenen Augen den Kopf nach rechts und links drehen – je 5x, dann weiterführend im Stand, weite und enge Standbreite, dann auf weichem Kissen. Ausführen des Dix Hallpike mit Blickkontrolle auf ein Objekt im Raum (Deckenlampe), dann ohne Objektfixierung, dann mit geschlossenen Augen.
- Edukation: Hausaufgabe erarbeiten: Slump im Langsitz (Long-sitting-Slump) zur Beeinflussung des vegetativen Nervensystems, Stehen mit geschlossenen Füßen und dabei Augen schließen, Eigenmobilisation C2 in rechts Rotation

Vierte Behandlungseinheit:
Nach drei Wochen kann Sven angst- und schwindelauslösende Momente besser kontrollieren. Auch versteht er die Pathophysiologie der Migräne und der zervikogenen Komponenten besser. Statt sich zu ärgern, kann er sich nun anders mit seiner Symptomatik auseinandersetzen.

- Sven bringt seinen Motorradhelm mit (siehe Anamnese). Differenziert wird, ob der Schmerz durch den Druck auf der Haut ausgelöst wird oder ob die Halswirbelsäule zu schwach ist, den schweren Helm zu tragen. Mit Druckprovokationen des N. occipitalis major rechts und links kann der Schmerz reproduziert werden. Neurodynamische Mobilisationen werden durchgeführt. Sven arbeitet zu Hause weiterhin mit dem Slump im Langsitz und alternativ mit der Nervenmobilisation mit den Beinen an der Wand (Kapitel 10.4.1.).

Nach 4 Wochen in der fünften Behandlungseinheit:
Der Therapeut und Sven beschließen den Therapieabstand auf zwei Wochen auszudehnen. Sven versucht, das Erlernte anzuwenden und Reaktionen zu dokumentieren. Auch dokumentiert er seine Spaziergänge und seine Übungen. Bei Fragen oder Problemen kann er sich jederzeit melden. Alle Übungen werden noch einmal repetiert. Da Sven sehr motoviert ist, ist diese Vorgehensweise möglich. Alle zwei Wochen werden Re-Tests bezüglich des vegetativen Nervensytems (Slump-Test, N. vagus und N. occipitalis major) und der vestibulären Komponente durchgeführt.

Patient mit unilateraler peripherer vestibulärer Hypofunktion (subakuter Zustand)

Fallbeispiel: Alfred S.

Der 63-jährige Alfred S. gibt an, mit plötzlich auftretendem Dauerdrehschwindel, einem Linksdrall beim Stehen und Gehen, Übelkeit und Erbrechen in die Notaufnahme einer Akutklinik eingeliefert worden zu sein. Dort stellte man die Diagnose: Neuritis vestibularis links. Er wurde mit Cortison und Antivertiginosa behandelt. Eine Besserung trat schnell ein. Nach fünf Tagen wurde er aus dem Krankenhaus entlassen. Weitere Therapien in der Klinik oder danach wurden nicht veranlasst.
Derzeit, fünf Wochen nach der akuten Schwindelattacke, sind die Beschwerden wesentlich besser, aber nicht gänzlich vorbei. Ein Drehschwindel tritt für ca. 5–20 s auf, wenn der Patient sich im Stand schneller dreht oder sich bückt. Zudem verspürt er eine Unsicherheiten und ein Schwank-Gefühl, wenn er vielbefahrene Straßen überquert oder im Dunklen geht. Der Patient ist Träger einer Brille, seine Sehfähigkeit wurde erst vor zwei Monaten überprüft. Die stärkeren Nackenverspannungen als üblich führt der Patient auf den fehlenden Ausgleichsport in den letzten Wochen zurück. Es bestehen keine vorausgehenden Traumata oder andere körperliche Beeinträchtigungen und Erkrankungen, wie zum Beispiel Herz-Kreislauf-Erkrankungen oder Kopfschmerzen. Er ist selbstständiger Landschaftsarchitekt, fühlt sich allerdings nicht voll arbeitsfähig, weil er sehr viel im Gelände umherlaufen und schauen muss und sich dabei sehr unsicher fühlt. Er hat Angst, der Schwindel bleibt

weiter bestehen. Zudem hat er Bedenken, seinen Hobbys Radfahren und Standard Tanzen wieder nachgehen zu können. Der DHI-Wert liegt bei 46/100 (**Abbildung 12-10** und **Tabelle 12-7**).

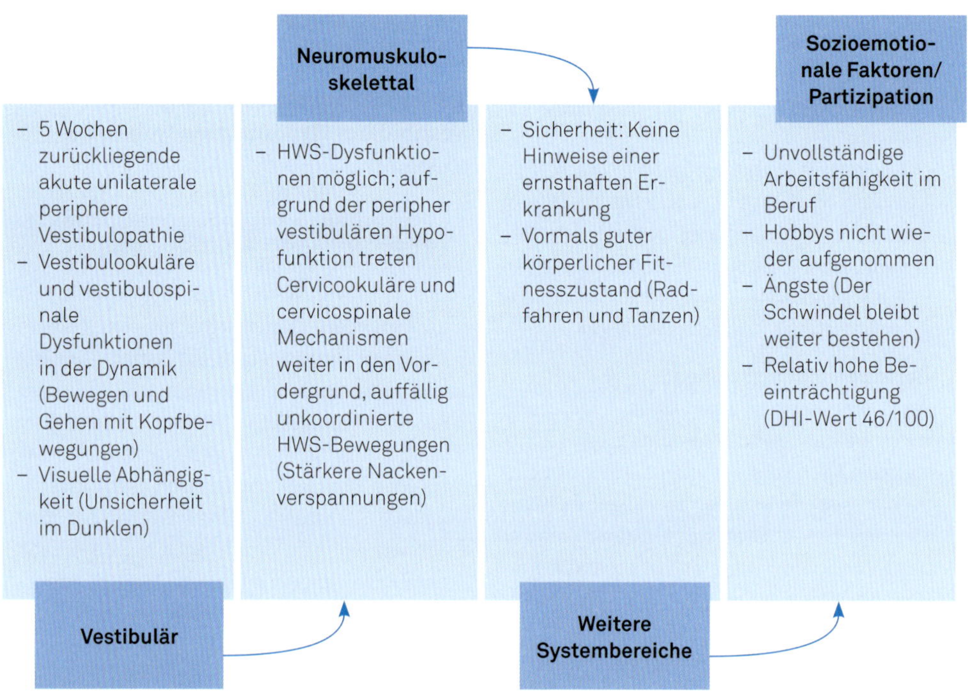

Abbildung 12-10: Überlegungen zu den anamnestischen Angaben von Alfred S.

Tabelle 12-7: Ergebnisse der Funktionsuntersuchung von Alfred S.

Ausgewählte Tests	Ergebnisse
Sicherheitstests (Testcode 01 – 05)	Ohne Befund
HWS und BWS (Testcode 06 + 13)	Aktive und passive Bewegungseinschränkung der HWS-Rotation links > rechts und der BWS Extension mit festem Endgefühl
Dix-Hallpike (Testcode 16)	Kurzzeitiger Schwindel, allerdings kein typischer Befund für einen BPLS
Empfindlichkeitstests auf Kopf- und Körperbewegungen (Testcode 15)	• Im Sitz fünfmal hintereinander den Kopf zu den Knien bewegen und wiederaufrichten: Kurzzeitiger Schwindel für < 5 s • Im Sitz fünfmal hintereinander Kopf in der Horizontalen bewegen: Schwindel für 10 s; wegen sofortiger Blickfixation kein Nystagmus erkennbar, auffällig unkoordinierte HWS-Bewegung • Schnelles Kopfdrehen: typischer Drehschwindel wird für mehr als zehn s ausgelöst, mit Nystagmus-Brille ist Nystagmus erkennbar, schlägt horizontal-rotatorisch zur gesunden rechten Seite

Ausgewählte Tests	Ergebnisse
Blickfolgebewegungen (Testcode 21)	Ohne Befund
Kopfimpulstest (Testcode 24)	Bei schneller Kopfrotation nach links Korrektursakkade erforderlich, leichtes Schwindelgefühl
Blickstabilisierung mit aktiver Kopfbewegung (Testcode 26)	Korrektursakkaden, auffällig unkoordinierte HWS-Bewegung
Standproben (Testcode 31)	Geschlossener Stand mit geschlossenen Augen im Schnitt für ca. 20 s möglich, Tandemstand und Einbeinstand mit geschlossenen Augen im Schnitt nur für ca. 6 s möglich Alle Tests sind auf dem Schaumstoff deutlich schwieriger.
Gangproben	Langsames Gehen mit langsamen Kopfbewegungen oder Blindgang führen zu Schwindel; Schwanken und Unsicherheit
Tandemgang (Testcode 33)	Mit geschlossenen Augen große Schwierigkeiten, Patient kann nicht mehr als 2 Schritte hintereinander machen
Fukuda Stepping Test (Testcode 34)	Abweichen nach links über die Norm: bei 50 Schritten > 45°
Manualtherapeutische Untersuchung der HWS-Funktion	Hypomobilität C1/C2 in links Rotation und obere BWS ab C7 bis Th5 M. semispinalis capitis und M. trapezius pars descendens links hochzervikal palpatorisch druckdolent und in ihrer Länge in die Lateralflexion rechts und Flexion verkürzt M. splenius capitis rechts und tieferliegende kleinere suboccipitalen Muskeln beidseits auffällig konsistenzverändert und schmerzempfindlich, insbesondere im Bereich des M. obliquus capitis inferior rechts und des M. capitis obliquus superior links

Erste Behandlungseinheit von Alfred S. (Abb. 12-11)

- Vestibuläre Therapie

  Die vestibulären Übungen für Alfred S. werden so gewählt, dass er die einzelnen Übungen in Abhängigkeit von der Schwindelsymptomatik, wenigsten für 10 s längsten für 40 s durchführt. Entsteht nach einer einzelnen Übung Schwindel, wird abgewartet bis er verschwindet, bevor die nächste Übung begonnen wird. Die Gesamtdauer einer Übungssequenz beträgt ca. 5 min. Diese Übungssequenz soll der Patient drei bis fünf Mal am Tag wiederholen. Wesentlich für die Effektivität ist die Progression der Übungen.

  Habituationsübungen:

  1. Fünf Mal zügige aktive Kopfrotationsbewegung mit geschlossenen Augen und kleiner Amplitude im Sitz, bis zu 20 Mal steigern
  2. Fünf Mal zügiges Vorbeugen und Aufrichten des Rumpfes mit geschlossenen Augen im Sitz, ebenso steigern

  Blickstabilisationsübungen:

  3. Blickstabilisierung mit zügiger aktiver Kopfrotation auf ein Ziel an der Wand in Augenhöhe im aufrechten Sitz. Die Zeitspanne der Übung, die Alfred S. trainieren kann, beträgt zuerst nur 10 s. Sie orientiert sich an den hervorgerufenen Symptomen, die nur leicht bis mittelschwer sein dürfen. Fünf Mal wiederholen. Wenn das Gleichgewichtssystem sich fortschreitend anpasst, soll der Patient die Übungszeitdauer langsam steigern bis auf 40 s.

Stand- und Gangübung mit Reduktion der visuellen Abhängigkeit:

4. Bis zu 30 s mit geschlossenen Augen und geschlossenen Füssen stehen, fünf Mal wiederholen.
5. Gehen mit geöffneten Augen rückwärts und vorwärts im Tandemgang auf einer gedachten Linie für je 20 Sn, fünf Mal wiederholen.

- Manualtherapeutische Behandlung der betroffenen Segmente und Strukturen der HWS und der BWS und Auftrag, bei den Gleichgewichtsübungen die Haltung der WS zu kontrollieren.

Zweite und dritte Behandlungseinheit:
Alfred S. hat jetzt reduzierte, „normale" Nackenbeschwerden. Er bemerkt Fortschritte beim Üben. In den Behandlungen wird die Mobilisation der HWS und BWS fortgesetzt. Der Patient bekommt gesteigerte Übungsaufträge, wobei die Übungen mehr und mehr dynamisch im Stand bzw. in der Fortbewegung und in Kombination mit Kopf- und Augenbewegungen durchgeführt werden.

1. Auf dem Bürostuhl sich mit geschlossenen Augen einmal zügig nach rechts um 360° drehen und stoppen. Warten bis der Schwindel nachlässt. Dann nach links um 360° drehen und wieder stoppen. Über Mehrfachdrehungen oder Tempo steigern.
2. Blickstabilisierung im Stand mit aktiven Kopfrotationen auf ein Ziel an der Wand in Augenhöhe über 20 Sn, Steigern über Zeit und Standvarianten fünf Mal wiederholen.
3. 30 s Stehen im ½ Tandemstand mit geschlossenen Augen. Steigern bis hin zum Tandemstand und auf einer zusammengelegten Yogamatte, fünf Mal wiederholen.
4. Zügiges Gehen vorwärts mit aktiven Kopfrotationen für je 20 s oder mit 360° Drehungen, fünf Mal wiederholen.

Vierte Behandlungseinheit:
Nach drei Wochen hat Alfred S. kaum mehr Schwindel im Alltag, außer bei sehr schnellen Kopfbewegungen. Er fährt wieder Fahrrad. Allerdings bemerkt er weiterhin die Unsicherheiten mit geschlossenen Augen bzw. im Dunkeln. Er bekommt folgende progressive

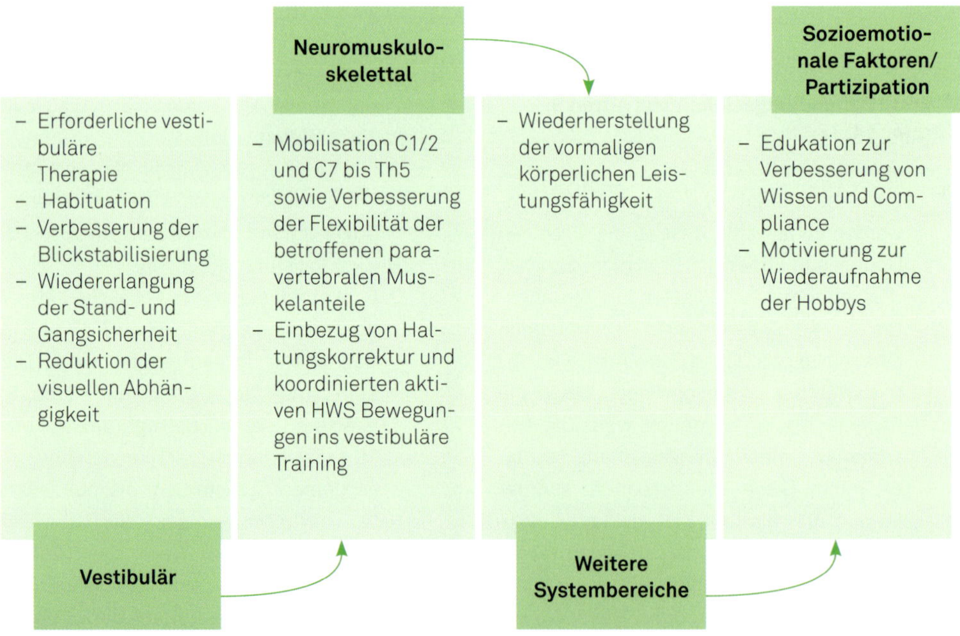

Abbildung 12-11: Überlegungen und Zielsetzungen nach der Testbatterie und weiteren spezifischen Untersuchungen von Alfred S.

Übungsaufträge, die er bestenfalls täglich, mindestens aber 2–3 Mal/Woche durchführt:

1. Zügige Blickfolgebewegungen (Ziel ist der eigene Daumen) mit gleichzeitigen Kopfbewegungen nach rechts, links, oben und unten im ½ Tandemstand auf einem Schaumstoff für 40 s, fünf Mal wiederholen.
2. Zehn Mal mit geschlossenen Augen und Füßen aus dem Sitz zügig Aufstehen und wieder Hinsetzen.
3. Zügige Kopfrotationen mit geschlossenen Augen im ½ Tandemstand für 40 s. Steigern zum Tandemstand und Einbeinstand, fünf Mal wiederholen.
4. Tandemgang vorwärts mit zügigen Kopfrotationen und geschlossenen Augen für je 20 s, fünf Mal wiederholen.

Nach 5 Wochen in der fünften Behandlungseinheit:

Der Patient hat einen DHI von 12/100. Er führt die zuletzt geübten Aufträge noch durch. Er darf sie jedoch, wenn er keine Fortschritte mehr verspürt, weglassen. In der Arbeit fühlt er sich sicher, das Tanzen hat er wieder aufgenommen.

Patientin mit vestibulärer Migräne (aus Kapitel 7.4.2)

Fallbeispiel: Frau Elfriede R.

Frau Elfriede R., 57 Jahre, hat seit vielen Jahren wiederkehrende Schwindelattacken, die in den letzten zwei oder drei Jahren zugenommen haben, derzeit ca. sechs Mal pro Jahr. Die Episoden dauern ca. drei bis fünf Stunden. Allerdings vergehen meist einige Tage, bis sich alles wieder normalisiert hat. Während der Schwindelattacken dreht sich der Raum und ihr Gleichgewicht ist gestört. Zudem bemerkte ihr Lebenspartner, dass in dieser Schwindelphase „ihre Augen hin und her sprangen“. Jedoch konnte der Augenarzt nichts Auffälliges feststellen. Oft muss sie sich bei den Attacken übergeben und hinterher fühlt sie sich erschöpft. Sie sucht dann Ruhe im Bett. Aber auch da kommt es vor, dass sie beim Hinlegen oder beim Umdrehen im Bett wiederum kurzzeitig verstärkt Schwindel hat. Auch außerhalb der Attacken fühlt sie sich manchmal etwas schwindelig. Zudem registriert sie eine gewisse Orientierungslosigkeit beim Einkaufsbummel im Zentrum einer Großstadt. Das kennt sie von früher nicht. Als junge Frau litt die Patientin unter starken eintägigen Migränekopfschmerzen mit einer typischen visuellen Aura vorweg und begleitet von Blutniederdruck. Die Migräne, so ihre Aussage, ist seit mehr als fünf Jahren verschwunden, denn bis auf seltene sehr abgeschwächte Kopfschmerzen und ein zeitweises typisches Augenflimmern hat sie deswegen keine Beschwerden mehr. Sie beschreibt auch eine lebenslange ausgeprägte Anfälligkeit für Reisekrankheiten. So ist längeres Zug- oder Schiff fahren schon immer eine große Belastung gewesen. Auch verspürt sie eine gewisse Empfindlichkeit bei flackernden Bildschirmen, schnellen Bildfolgen oder bei starker Sonnenlichteinstrahlung. Wenn sie neben ihrem Lebenspartner spazieren geht, fällt ihm auf, dass sie keine gerade Linie einhält und immer wieder leicht nach links und rechts abweicht. Ihr Gehör, meint sie, ist noch gut. Sie hat Angst davor, dass die Schwindelattacken noch stärker werden oder öfter auftreten. Allein verreisen, so wie früher, vermeidet sie deshalb. Ihre leitende Arbeitsstelle im lokalen Supermarkt ist ihr wichtig. Sie macht wegen dem Schwindel, der auch oftmals dort auftritt, niemals krank, obwohl sie sich deswegen dann sehr überfordert fühlt. Abends kann sie sich oft nur noch „auf die Fernsehcouch retten“. Sie geht dann irgendwann nachts ins Bett. Am Wochenende betreut sie des Öfteren ihre zwei kleinen Enkelkinder (zwei stündige Bahnfahrt entfernt). Sie gibt an, keine Zeit für Sport zu haben. Die Patientin hat Diabetes Typ II und Bluthochdruck. Sie ist medikamentös eingestellt. An ein früheres Trauma in der kraniozervicalen Region kann sie sich nicht erinnern. Der DHI liegt bei 38/100 (**Abbildung 12-12** und **Tabelle 12-8**)

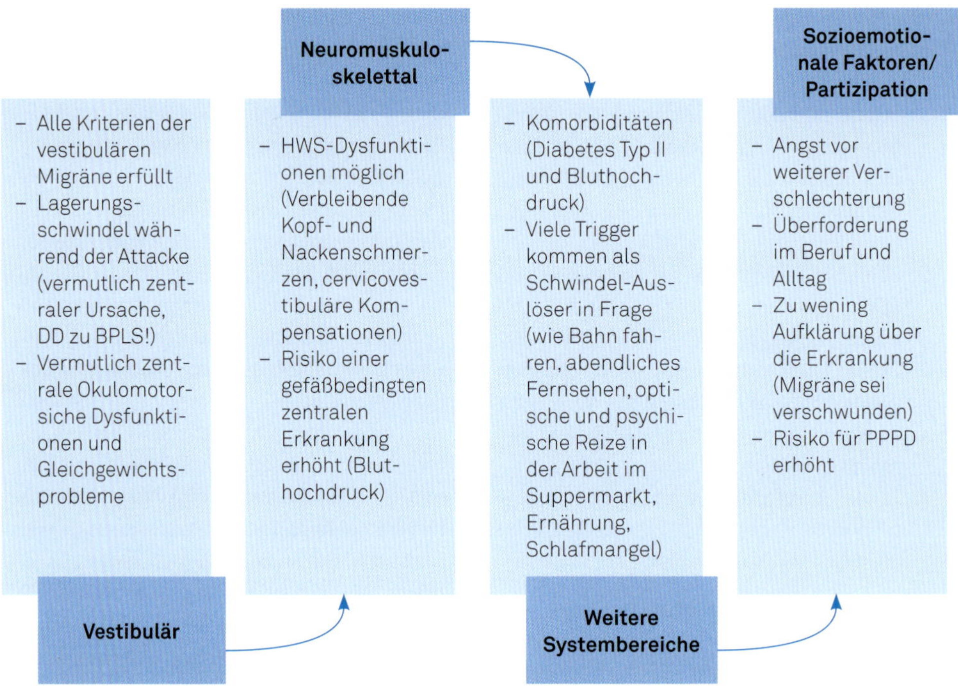

Abbildung 12-12: Überlegungen zu den anamnestischen Angaben von Elfriede R.

Tabelle 12-8: Ergebnisse der Funktionsuntersuchung von Elfriede R.

Ausgewählte Tests	Ergebnisse
Sicherheitstests (Testcode 01-05)	Ohne Befund; RR 135:90
Tests HWS und Schultergürtelbewegungen (Testcode 06, 09 + 11)	Bewegungseinschränkung der HWS-Rotation beidseits rechts > links und des Schultergürtels
Tests CMS (Testcode 07)	Ohne Befund, keine Parafunktionen
Dix-Hallpike (Testcode 16)	Ohne Befund, Unwohlsein und Unsicherheitsgefühl beim Manöver
Empfindlichkeit auf schnelle rotierende Kopfbewegungen (Testcode 15)	Schwindelauslösend, für ca. 5 s anhaltend, dann wieder weg
Geradeausblick und Blickhaltefunktion mit Nystagmus-Brille (Testcode 19)	Ohne Befund
Horizontalte und vertikale Blickfolgebewegungen (Testcode 21)	Verlangsamt und ungenau mit Korrektursakkaden, Anstrengung
Sakkadische Bewegungen der Augen (Testcode 22)	Anstrengend und schwindelauslösend
Optokinetischer Nystagmus (Testcode 23)	Anstrengend und schwindelauslösend
Kopfimpulstest (Testcode 24)	Korrektursakkaden bei beiden Rotationsrichtungen

Tabelle 12-8: *Fortsetzung*

Ausgewählte Tests	Ergebnisse
Dynamischer Sehschärfetest (Testcode 25)	3 Buchstabenreihen Unterschied zu statischer Sehschärfe, anstrengend und schwindelauslösend
Cervical Joint Position Error Test (Testcode 28)	Ohne Befund
Tandemstand mit geschlossenen Augen (Testcode31)	Bei drei Versuchen für max. 10 s möglich auf dem 12 cm dicken Schaumstoff nicht möglich
Tandemgang mit Kopfrotationen (Testcode 33)	Mit offenen Augen bereits sehr schwankend und unsicher, maximal 6 Schritte
Manualtherapeutische Untersuchung der HWS Funktion	Verkleinerter kraniovertebraler Winkel, arthrogene Bewegungseinschränkung im Segment C7/Th1 und des 1. Kostoklavikulargelenkes rechts, paravertebrale Muskeln druckdolent und konsistenzverändert, Druckprovokation in den Regionen des M. trapezius pars descendens und des M. splenius capitis, typische, der Patientin bekannte Hinterhauptschmerzen ausgelöst, die rechtsseitig bis zum Auge nach vorne ziehen Kraniozervikaler Flexionstest: verminderte Ausdauerleistung schon bei einem Anstieg von 4 mmHg

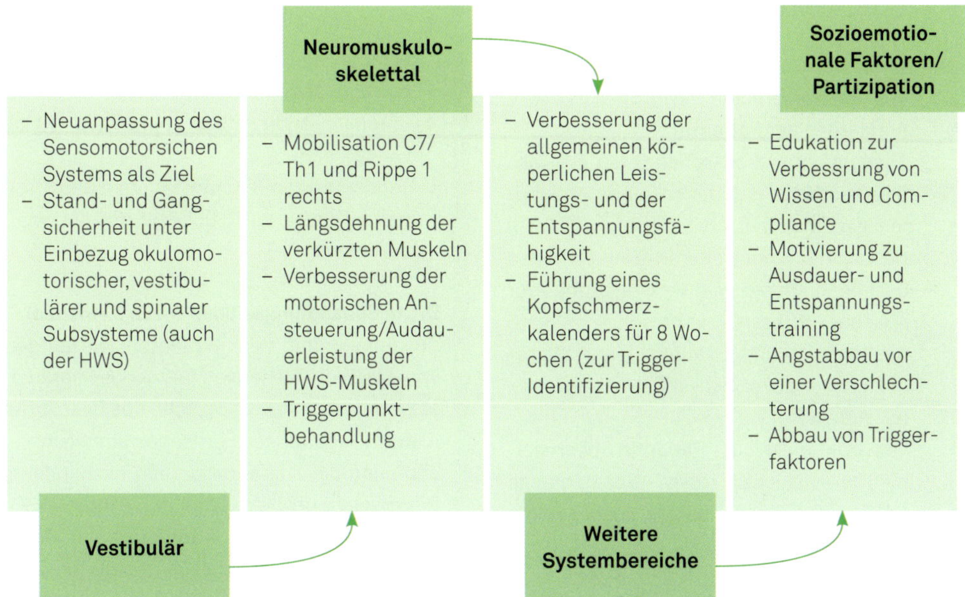

Abbildung 12-13: Überlegungen und Zielsetzungen nach der Testbatterie und weiteren spezifischen Untersuchungen von Elfriede R.

Bemerkung: Die Tests der Testbatterie fanden in einer schwindelfreien Phase statt, womöglich wären während einer Schwindelattacke Nystagmen zu erkennen.

Erste Behandlungseinheit von Elfriede R. (Abb. 12-13)

Stand- und Gangübungen unter Einbezug spinaler, vestibulärer und okulomotorischer Elemente;
Auch als Hausaufgabe einmal täglich wiederholen:

- Im geschlossenen Stand Blickstabilisierung auf ein Ziel an der Wand mit aktiven Kopfbewegungen in allen Ebenen (oben/unten/rechts/links /diagonal), jeweils für 20 s, zwischen jeder Übung immer 30 s Pause
- Horizontale und vertikale Blickfolgebewegung und willkürliche sakkadische Augenbewegungen im ½ Tandemstand für jeweils 20 s, als Zielobjekt dient der eigene Daumen beziehungsweise Punkte an der Wand, jede Übung nach einer Pause einmal Mal wiederholen
- Stehen im ½ Tandemstand mit geschlossen Augen und mit abwechselndem Fuß vorne für jeweils 20 s, nach jeweils einer Pause drei Mal pro Fußstellung wiederholen
- Tandemgang für 10 Schritte, mit Pause drei Mal wiederholen

  Aufklärung der Patientin

  Zusammenhang zwischen ihren Schwindelsymptomen und der scheinbaren „ehemaligen" Migräne

  Besprechen von weiteren Zielsetzungen der Behandlung wie Verbesserung der Ausdauer, Stressreduktion etc.

  Aushändigen und Erläutern eines Migränekalenders, um „Schwindel-Trigger" herauszufinden

  Vereinbarung mit der Patientin über regelmäßige, tägliche, zügige Spaziergänge oder andere regelmäßige Möglichkeiten der Bewegung

Zweite Behandlungseinheit (5 Tage später):

Die Patientin hat mit dem Walken begonnen und sie hat sich vorgenommen, einmal die Woche Schwimmen zu gehen. Außerdem hat sie sich für einen Line-Dance-Kurs angemeldet. Sie kann die Hausaufgaben jetzt ohne Unwohlsein und/oder großes Wackeln durchführen.

Manualtherapeutische/muskuloskelettale Behandlung

1. Mobilisation des zervikothorakalen Übergangs, Weichteilbehandlung der betroffenen paravertebralen Muskeln und der Schultergürtelmuskeln mit Querdehnung, Längsdehnung
2. Anleitung zum Training der zervikalen Muskelausdauerleistung mit Modifikationen des Kraniozervikalen Flexionstests, 10×10 s mit einem Anstieg von 4 mmHg

Steigerung der Stand- und Gangübungen

1. Blickstabilisierung im Stand mit aktiven Kopfrotationen und Extensions- und Flexionsbewegungen auf ein Ziel an der Wand in Augenhöhe über 30 s, dabei im Wechsel im Tandemstand oder im Einbeinstand stehen, drei Mal wiederholen
2. Stehen im Tandemstand mit geschlossen Augen und mit abwechselndem Fuß vorne für jeweils 30 s, nach jeweils einer Pause drei Mal pro Fußstellung wiederholen
3. Zügige Blickfolgebewegungen (Ziel ist der eigene Daumen) mit gleichzeitigen Kopfbewegungen nach rechts, links, oben und unten im Tandemstand über 30 s, drei Mal wiederholen.
4. Tandemgang mit Kopfrotationen und offenen Augen bis zu 10 Schritte, drei Mal wiederholen

Dritte Behandlungseinheit (nach 3 Wochen)

Zusammen mit dem Patienten wertet der Therapeut die bisherigen Daten des Migränekalenders aus. Als zusätzliche Auslöser kommen in Frage, langes Fernsehen am Wochenende und die Zugfahrt zu den Enkelkindern. Die frische Luft beim Walken tut ihr gut. Sie kommt dabei in der Natur auch zur Ruhe und fühlt sich hinterher entspannter. Das Schwimmen dagegen ist nicht so entspannend. Zu den Enkelkindern will sie jetzt mal mit dem Auto fahren und außerdem sind die Enkelkinder letztes Wochenende gebracht worden. Die manualtherapeutische Behandlung wird fortgesetzt. Zudem werden die

Stand- und Gangübungen nochmals gesteigert:

1. Zehn Mal mit geschlossenen Augen und geschlossenen Füßen aus dem Sitz zügig Aufstehen und wieder Hinsetzen, Steigerung über zusätzliche Kopfrotationen
2. Zügige Blickfolgebewegungen (Ziel ist der eigene Daumen) mit gleichzeitigen Kopfbewegungen nach rechts, links, oben und unten im Tandemstand über 30 s, drei Mal wiederholen
3. Tandemgang mit geschlossenen Augen bis zu 10 Schritte, drei Mal wiederholen, Versuch, den Kopf dabei zu rotieren
4. Während dem Walken soll die Patientin mindestens zehn Mal kurz stehen bleiben, sich einmal um die eigene Achse drehen und weitergehen
5. Zusätzliche Übungen im Sitzen vor dem Bildschirm a) Film auf YouTube zur optokinetischen Stimulation auswählen und für 3×20 s mit einer Pause dazwischen betrachten; b) Lesen eines vergrößerten Textes auf dem Bildschirm während die Patientin den Kopf zügig nach rechts und links dreht.

Nach sechs Behandlungseinheiten (nach 10 Wochen):

Der DHI-Wert liegt bei 8/100. Die Patientin hat Freude am Line-Dance gefunden. Außerdem geht sie regelmäßig weiter Walken. Die Enkelkinder kommen jetzt öfter auch mal zu ihr. Nach der Arbeit ist sie lange nicht so gestresst wir früher.

Patient mit Gleichgewichtsstörungen nach einem sechs Monate zurückliegenden Fahrradunfall

Fallbeispiel: Herr Reinhardt G.

Der 65-jährige Herr Reinhardt G. berichtet von einem plötzlichen Sturz vom Rennrad mit unklarem Auslöser im vergangenen Sommer. Neben Stauchungen und Schürfwunden an Brustkorb und Extremitäten trug er eine Prellung an der rechten Schläfe davon. Die Untersuchung, einschließlich kranialem CT, in einer Akutklinik, blieb ohne ernsthaften Befund. Bewusstlosigkeit oder Amnesie waren nicht vorhanden, jedoch vernahm der Patient ein Benommenheitsgefühl, Übelkeit und Kopfschmerzen. Für eine Nacht blieb der Patient zur Beobachtung. Drei Tage später überkam ihn morgens eine starke Drehschwindel-Attacke. Diese entpuppte sich beim HNO-Arzt als ein Lagerungsschwindel, der mit einem Befreiungsmanöver erfolgreich behandelt wurde.

Der derzeitige Befund, ein halbes Jahr nach dem Trauma, ist folgender: Herr Reinhardt G. empfindet andauernde Gangunsicherheiten, vor allem auf unebenem Untergrund, eine Art Trunkenheitsgefühl bis hin zur Fallangst, verbunden mit Schweißausbrüchen. Er hat festgestellt, wenn er den Blick fest auf etwas richtet, ist es besser. Allerdings geht es nie weg und das frustriert ihn, denn er möchte wieder einen normalen Alltag führen. In bestimmten Situationen wird der Schwindel stärker, beispielsweise im Dunkeln, wenn ein Auto an ihm vorbeifährt, im Supermarkt, unter vielen Menschen oder wenn er schnelle Kopf-Bewegungen macht. Bis sich das stärkere Schwindelgefühl wieder beruhigt, dauert es zumeist viele Stunden. Es macht ihm Sorgen, was die Leute denken, die ihm dann begegnen, wenn er so unsicher geht. Womöglich halten sie ihn für betrunken? Deshalb geht er nicht mehr gerne aus dem Haus und trifft sich nur noch selten mit Freunden. Darüber hinaus empfindet er eine Steifigkeit im Nacken. Besuche beim HNO-Arzt, Augenarzt und Internisten haben zu keiner weiteren Diagnose geführt. Ein Bluthochdruck-Leiden, dass Herr Reinhardt G. bereits seit zehn Jahren hat, ist medikamentös neu eingestellt. Der Neurologe, der ihn ausführlich untersuchte, bestätigte zentrale Dysfunktionen im Gleichgewichtssystem und eine Polyneuropathie unklarer Genese. Er verordnete ihm Physiotherapie. Als eine mögliche Ursache für den Fahrradsturz im Sommer, schloss er im Gespräch mit dem Patienten eine zentrale Störung wie eine TIA nicht aus. Zumal es ein heißer Sommertag war und Herr Reinhardt G. zu wenig zu trinken dabei hatte. Beim DHI-Fragebogen ergibt sich ein Wert von 48/100 (**Abbildung 12-14** und **Tabelle 12-9**).

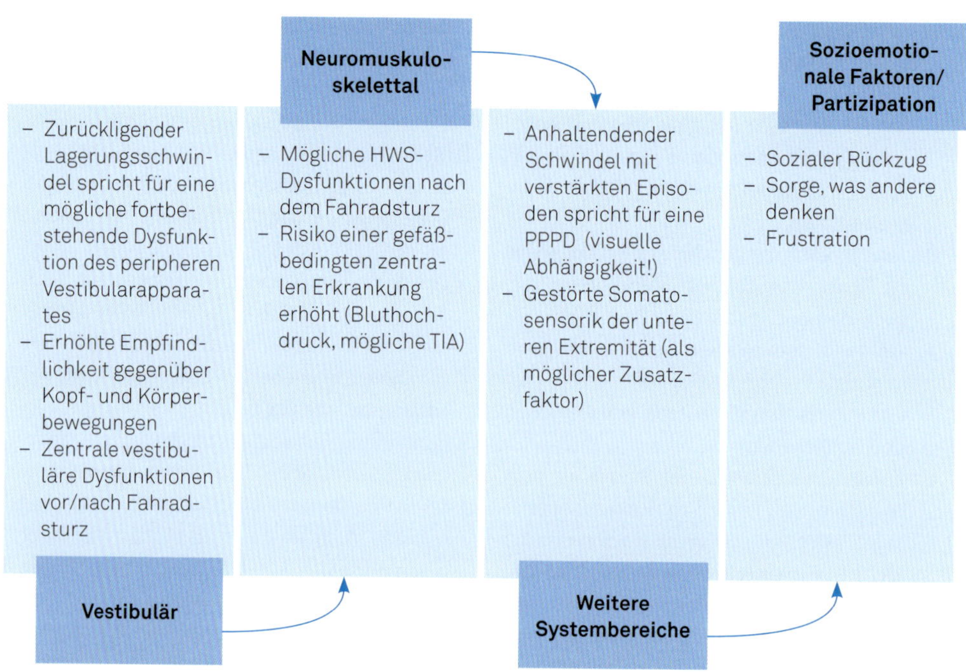

Abbildung 12-14: Überlegungen zu den anamnestischen Angaben von Reinhardt G.

Tabelle 12-9: Ergebnisse der Funktionsuntersuchung von Reinhardt G.

Ausgewählte Tests	Ergebnisse
Blutdruckmessung (Testcode 01)	150/100 mmHg (Patient gibt an, aufgeregt zu sein)
Ligamentäre HWS-Tests (Testcode 03 + 04)	Ohne Befund
Test HWS und BWS (Testcode 06 + 13)	Beweglichkeit der HWS in Rotation rechts und der BWS in Extension reduziert
Empfindlichkeitstests auf Kopf- und Körperbewegungen (Testcode 15, 9 – 16)	Schnellere Kopfbewegungen, Kopf nach vorne bücken und drehen im Stehen lösen Schwindel vermehrt aus; der Patient fühlt sich danach unwohl
Dix-Hallpike (Testcode 16)	Ohne Befund
Blickfolgebewegungen (Testcode 21)	Notwendige Korrektursakkaden; mit HWS-Vorrotation, Schwindel deutlicher; anstrengend für Patient
Sakkadische Augenbewegungen (Testcode 22)	Korrekturen zur Zielfixation notwendig; leichter Schwindel; etwas anstrengend
Sequenzielle Augen-Kopf-Bewegungen (Testcode 27)	Unkoordiniert; leichter Schwindel; anstrengend

Tabelle 12-9: *Fortsetzung*

Ausgewählte Tests	Ergebnisse
Cervical Joint Position Error Test (Testcode 28)	6 x außerhalb des 7-cm-Kreises bei aktiver re/li Rotation
Bewegungssinn der HWS (Testcode 29)	Zick-Zack-Linie sehr langsam mit mehreren großen Abweichungen nachfahrbar
Sensorischer Stimmgabeltest am Fuß (Testcode 30)	Wert 2,5 rechts und Wert 3 links
Standproben (Testcode 31)	½ Tandemstand mit geschlossenen Augen für 10 s mit großen Schwankungen möglich; kein großer Unterschied zwischen ohne/mit Schaumstoff; Tandem-/Einbeinstand mit geschlossenen Augen nicht möglich
Gangproben (Testcode 32)	Beim Gehen Schwindel und große Unsicherheit; Patient möchte sich festhalten, wenn Augen geschlossen sind; bei Kopfbewegungen große Unsicherheiten
Manualtherapeutische Untersuchung der HWS Funktion	Hypomobilität C2/C3 und C1/C2 in rechts Rotation und TH4–TH6 und Rippe 5 rechts; HWS Muskeln druckdolent; Muskeln der Fußsohle sind druckdolent und bieten einen hohen Gewebswiderstand auf Quer- und Längsdehnung

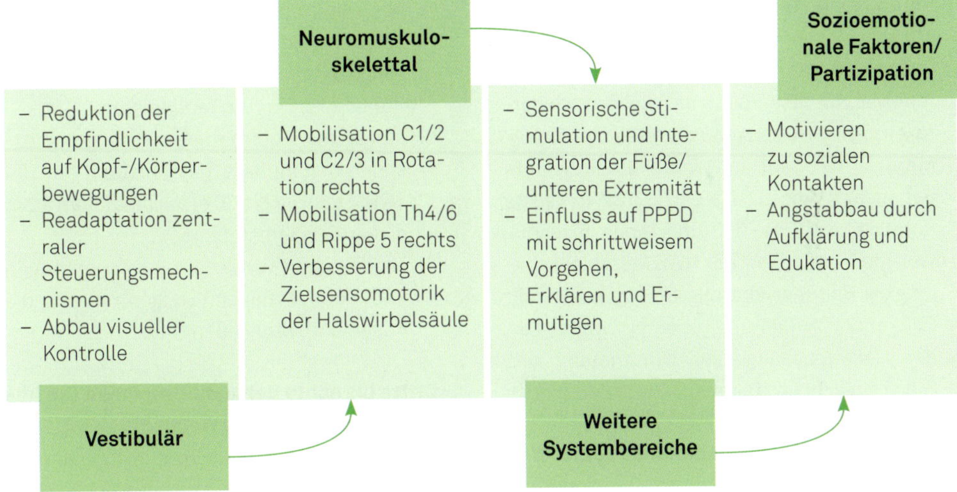

Abbildung 12-15: Überlegungen und Zielsetzungen nach der Testbatterie und weiteren spezifischen Untersuchungen von Reinhardt G.

Erste Behandlungseinheit von Reinhardt G.
Die Übungen zur Neuanpassung des sensomotorischen Systems mit dem Ziel des Abbaus der visuellen Kontrolle für Reinhardt G. werden so gewählt, dass sie die Schwindelsymptomatik nicht verstärken. Er bekommt sie auch als tägliche Hausaufgabe.

Blickfolgeübungen und willkürliche sakkadische Augenbewegungen

1. Im Sitzen mit stabiler Kopfhaltung, dem Daumen als Zielobjekt nach oben und unten/rechts und links oder diagonal für

20 s folgen; mit je 30 s Pause fünf Mal wiederholen
2. Im Sitzen dem Daumen mit gleichzeitiger Mitbewegung des Kopfes in den verschiedenen Ebenen für 20 s folgen; mit Pausen fünf Mal wiederholen
3. Im Sitzen willkürliche sakkadische Augenbewegungen nach oben und unten/rechts und links oder diagonal auf die positionierten Daumen des Patienten für 20 s durchführen; mit Pausen fünf Mal wiederholen

Habituationsübungen zur Reduktion der Empfindlichkeit gegenüber Kopf- und Körperbewegungen
1. Im geschlossenen Stand mit Socken/barfuß fünf Mal zügige aktive Kopfrotationsbewegung mit offenen Augen und kleiner Amplitude durchführen; mit Erholungspausen drei Mal wiederholen
2. Aus dem Stand fünf Mal zügiges Vorbeugen und Aufrichten des Rumpfes; mit Pausen drei Mal wiederholen

Standübung-/Gangübungen

Mit geschlossenen Augen und geschlossenen Füßen in Socken/barfuß für 10–20 s stehen; fünf Mal mit 30 s Pause dazwischen wiederholen; Steigern bis zum ½ Tandemstand

Manualtherapeutische/muskuloskelettale Behandlung von C2/C3 und C1/C2 in rechts Rotation und TH4–TH6 und Rippe 5 rechts; Weichteilbehandlung der HWS Muskeln; Schulung der Haltungskontrolle im Sitz und Stand

Edukation: Aufklärung über Notwendigkeit der Neuanpassung und Umschulung des Gleichgewichtssystems

Zweite Behandlungseinheit (nach einer Woche):

Die Beschwerden sind Herrn Reinhardt G. zu Folge um „ca. 20 %" zurückgegangen. Das Bücken verstärkt den Schwindel nicht mehr. Er fühlt sich beim Gehen etwas sicherer. Der Blutdruck liegt im Normbereich. Ziel der zweiten Behandlung ist die Verbesserung der sensomotorischen Ansteuerung von Halswirbelsäule und Füße sowie eine Steigerung der bisherigen Übungen.

Verbesserung der sensomotorischen Ansteuerung von HWS und Füßen
1. Variationen aus dem Joint-Position-Error-Test: Ziele mit dem Laserpointer auf dem Kopf und geschlossenen Augen punktgenau treffen, drei Serien mit je sechs Wiederholungen
2. Übung für den Bewegungssinn der HWS: mit dem Laserpointer auf dem Kopf drei verschiedenen Linien von einfach bis komplex nachfahren
3. Weichteilbehandlung konsistenzveränderter Strukturen der Fußsohle (Stimulation) durch den Therapeuten und als Hausaufgabe mit einem Igelball
4. Auftrag, alle Übungen barfuß oder in Socken durchführen (Integration der Füße)

Gesteigerte Stand- und Gangübungen in Kombination mit Reduktion der Empfindlichkeit auf Kopfbewegungen und Abbau visueller Kontrolle
5. ½ Tandemstand mit offenen Augen und dem Daumen als Zielobjekt: fünf Mal nach oben und unten, rechts und links folgen; zuerst mit stabiler Kopfhaltung, dann mit gleichzeitiger Mitbewegung des Kopfes; Steigerung bis zum Tandemstand.
6. Langsame Kopfrotationen mit geschlossenen Augen im ½ Tandemstand für 10–15 s. Steigern bis 30 s; auch auf dem 12 m dicken Schaumstoff
7. Tandemgang vorwärts mit offenen Augen und Kopfrotationen; Steigerung: mal die Augen dabei schließen

Dritte bis achte Behandlungseinheit (im Abstand von ein bis zwei Wochen):

Die Behandlungen finden mit den genannten Zielsetzungen und mit kontinuierlichen Steigerungen der Übungen weiter statt. Der Patient übt täglich zu Hause. Nach zwölf Wochen hat der Patient den Eindruck, dass das Gleichgewicht jetzt merklich besser wird. Das andauernde Schwindelgefühl und die Nackensteifigkeit sind weg. Er kann mit geschlossenen Augen und Kopfrotationen im ½ Tandemstand sicher für 30 s stehen. Er führt den Tandemgang vorwärts und rückwärts mit geschlossenen Augen und Kopfrotationen für mindestens sechs Schritte durch. Das Rennradfahren hat der Patient wieder aufgenommen. Der DHI-Wert liegt bei 24/100. Neue Übungen mit geschlossen Augen fallen dem Patienten noch immer schwer. Vorrangiges Ziel ist deshalb der weitere Abbau der visuellen Kontrolle.

1. Fußschaukel mit geschlossenen Augen und Füßen für 30 s durchführen; mit Pausen drei Mal wiederholen
2. Mit geschlossenen Augen und ½ Tandemstand zehn Mal aus dem Sitz zügig Aufstehen und wieder Hinsetzen; Steigerungen mit zusätzlichen Kopfrotationen
3. Zügiges (Barfuß-)Gehen vorwärts mit aktiven Kopfrotationen und mit 360°-Drehungen während seiner Spaziergänge und auch zu Hause; mindestens fünf Mal wiederholen

Letzte und zwölfte Behandlungseinheit (nach 18 Wochen):

Der DHI- Wert liegt bei 12/100. Ein sicherer Transfer aus dem Sitz in den Stand mit geschlossenen Augen als auch der Tandemgang mit geschlossenen Augen und Kopfrotationen über 10 Schritte sind möglich.

Der Patient führt die Übungen noch fast täglich durch. Er kann sie jedoch, wenn er keine Fortschritte mehr verspürt, weglassen. In der Arbeit fühlt er sich sicher und das Tanzen hat er wieder aufgenommen.

Patientin mit CMD

Fallbeispiel: Sybille M.

Sybille M. ist 59 Jahre alt, und arbeitet mit ihrem Mann selbstständig im eigenen Betrieb mit fünf Mitarbeitern. Sie leitet das Büro und den Empfang. Ihre beiden Kinder sind verheiratet und wohnen in der Nachbarstadt. Sie berichtet bei der ersten Behandlung im August 2018 über immer wiederkehrendes Stechen und Knacken beidseitig in den Kiefergelenken, was Ende 2017 das erste Mal aufgetreten ist. Es habe sich bald wieder verbessert und somit war sie auch beruhigt. Anfang April 2018 konnte sie auf der rechten Seite nicht mehr gut kauen, die Zähne passten nicht richtig zusammen und es hat laut geknackt, was ihr Angst machte. Die Röntgenuntersuchung beim Kieferchirurgen bestätigte eine deutliche Abflachung des linken Kieferköpfchens mit arthrotischen Veränderungen. Die Knackgeräusche treten aktuell v.a. nachts im rechten Kiefergelenk auf, sie wird dadurch sogar wach und hat das Gefühl, der Kiefer renkt sich dabei aus. Tagsüber traut sie sich nicht, den Mund weit zu öffnen, weil sie Angst hat, es geht etwas kaputt. Mittlerweile spannt es beidseitig in den Kiefern enorm beim Mundöffnen. Sie weiß, dass sie v.a. nachts stark mit den Zähnen knirscht und trägt seit 2016 die dritte Knirscherschiene. Die beiden ersten hat sie „durchgebissen". Am rechten Unterkiefer habe sie eine kleine Schwellung, das falle ihr schon seit einiger Zeit auf, aber sie tut ihr nicht weh.

Sie gibt starke dauerhafte Nackenverspannungen an mit gelegentlichen Spannungskopfschmerzen.

In den letzten 8 Monaten hat sie 8 kg freiwillig abgenommen wegen ihrer Hautprobleme, die sich dadurch gut gebessert haben. 2013 wurde ein malignes Melanom am linken Unterschenkel entfernt und z.Zt. sind keine Auffälligkeiten bekannt.

Sie erhielt eine zahnmedizinische Heilmittelverordnung mit der Diagnose: CMD, der Indikationsschlüssel lautet: CD2 b. Als Baustein im Heilmittelkatalog ist diese Indikation hinterlegt für: Muskeldysbalance (syn- und antagonistischer Muskelgruppen), gestörte Muskelkoordination, Muskelinsuffizienz, Muskelhypo-/hypertonie mit dem Ziel: Wiederherstellung der physiologischen Muskelfunktion, Besserung der gestörten Muskelfunktion, Entspannung und Rekoordination der Muskulatur des CMS. Verordnet wurden 6 x Manuelle Therapie, 6 x heiße Rolle mit einer Frequenz von 1–2x pro Woche (**Abbildung 12-16** und **Tabelle 12-10**).

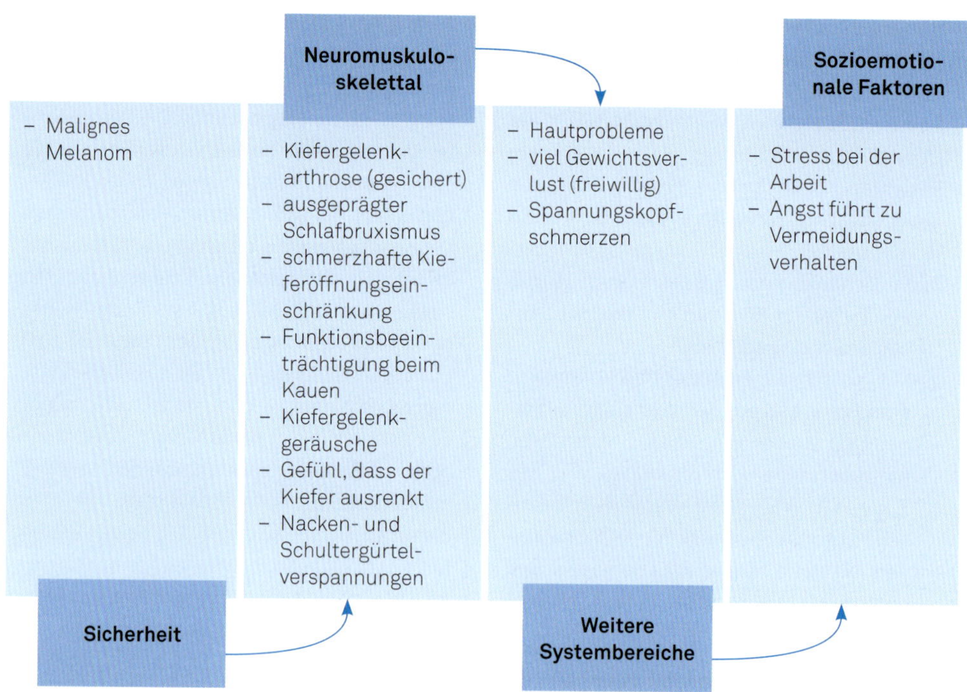

Abbildung 12-16: Überlegungen zu den anamnestischen Angaben von Sybille M.

Tabelle 12-10: Ergebnisse der Funktionsuntersuchung

Ausgewählte Tests	Ergebnisse
Parafunktionsanamnese	Bestätigung von Pressaktivität der Zähne tagsüber und Zunge drückt „permanent" gegen den rechten oberen Gaumen
Inspektion im Stand	Ausgeprägte Haltungsinsuffizienz mit Hyperextension der oberen und mittleren HWS, großbogiger thorakaler Flexion, Elevationsstellung der Schultergürtel
Untersuchung der Kiefergelenke	Kieferöffnung: aktiv ohne Schmerzen 20 mm, max. aktiv 35 mm Spannungsschmerz re 4/10 (NRS), passiv 37 mm mit Zunahme des Spannungsschmerz re 4+/10 (NRS) Initiales Öffnungsknacken und terminales Schließungsknacken rechts, bds. initiale Reibegeräusche Laterotrusion: Dyskoordination II–III, keine Messung möglich Dorsokranialer Kompressionstest: rechts 4/10 (NRS) Gelenkspiel in longitudinaler Traktion: beidseitig sehr frühe Spannungszunahme mit fest elastischem Endgefühl
Wattebausch-Press-Test	Patientin traut sich nicht.
Muskeluntersuchung	Rechter M. masseter superficialis: Druckprovokation 2/10 (NRS) + Spannungszeichen in Kieferöffnung und der Zungenbeinmuskulatur in Extension der HWS, ausgeprägte schmerzhafte Spannungserhöhung bds. M. trapezius pars descendens

Tabelle 12-10: *Fortsetzung*

Ausgewählte Tests	Ergebnisse
Test HWS und BWS (Testcode 06 + 12 + 13)	Flexion-HWS eingeschränkt: Flexibilität der Schultergürtelmuskulatur Extension: Mittlere HWS überbeweglich, CTÜ Konvergenzhypomobilität bds.
Test der Arme (Testcode 10)	Flexion der Arme: beidseitige Skapula alata mit Verstärkung der Hyperlordose der HWS

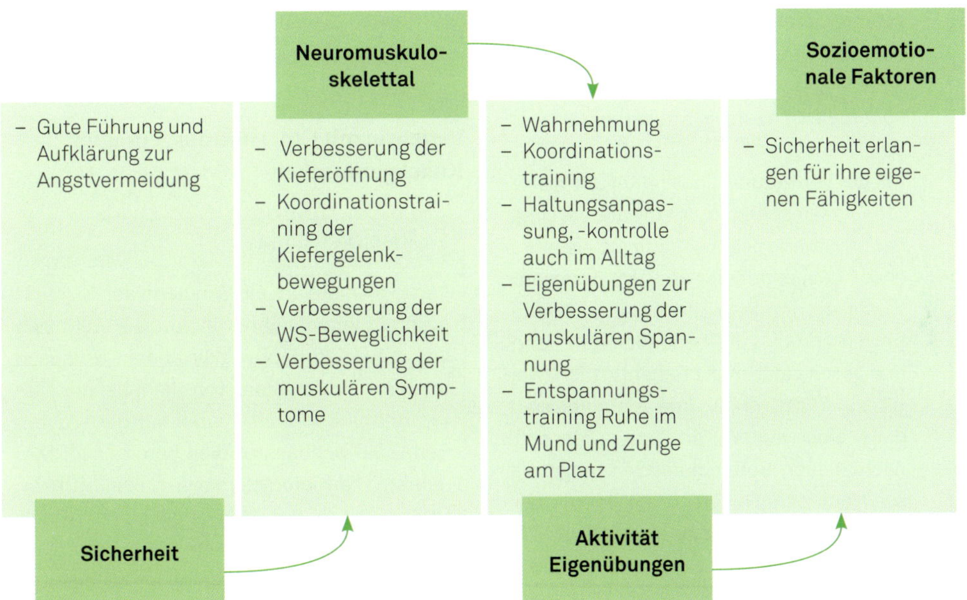

Abbildung 12-17: Überlegungen und Zielsetzungen nach der Testbatterie und weiteren spezifischen Untersuchungen von Sybille M.

Interpretation der Befunde und Zielsetzung nach den Untersuchungen

Es liegt eine ausgeprägte Einschränkung der Kieferöffnung vor. Die Ursache für diese Einschränkung wird in einer Schutzspannung der Kaumuskulatur vermutet und weniger auf Grund des Provokationsschmerzes des rechten M. masseter superficialis. Auffallend ist die schlechte muskuläre Haltungskontrolle der mittleren HWS.

Behandlungsverlauf (Abb. 12-17):

1. Die ersten Behandlungen konzentrierten sich auf die rechtsseitigen Spannungszeichen zur Verbesserung der Kieferöffnung und auf die Koordination der seitlichen Kieferbewegungen „mit allen Sinnen" (Ertasten, Schauen, Spurhilfe auf dem Spatel und Wahrnehmung von Pressaktivitäten tagsüber). Es erfolgten Haltungsinstruktionen mit detonisierenden Maßnahmen für die Kaumuskulatur und die Schultergürtelmuskulatur und Aktivierung der M. trapezius ascendens, M. serratus anterior und M. rhomboideus sowie Stabilisierungsübungen für die Halswirbelsäule und den Schultergürtel. Üben von kraftdosiertem Kauen auf der rechten Seite. Die Patienten ließ sich sehr gut führen und übte konsequent. Die Nackenverspannun-

gen waren gut beeinflussbar und mit Eigenübungen konnte die Patientin diese Beschwerden gut managen.
2. Auffallend waren die immer wieder rezidivierenden nächtlichen lauten Knackgeräusche und die drohende Ausrenkung des rechten Kiefergelenkes, was sie nach wie vor sehr beunruhigte. Die Konsistenz des rechten M. masseter superficialis passte nicht zu einer „verspannten" Muskulatur und es fehlten entsprechende Schmerzsymptome im M. masseter außer einem Längendefizit. Die Mundöffnung konnte nicht ausreichend verbessert werden.
3. Mit der Vermutung, dass hinter der Kieferöffnungseinschränkung eine andere Ursache zu Grunde liegen könnte als ein einfaches Längendefizit des M. masseter, wurde die Patientin nach zehn Behandlungen zurück zum behandelnden Zahnarzt geschickt. Um die Patientin nicht weiter zu ängstigen, wurde sie informiert, dass eine weitere ärztliche Diagnostik nach dieser Behandlungszeit angezeigt sei. Nach dem Gespräch mit ihrem überweisenden Zahnarzt und auf Grund der Hautkrebssanamnese überwies der Zahnarzt die Patientin zur Uniklinik. Dort stellte sich eine massive Einblutung an der rechten Glandula parotis heraus, die sich über den M. masseter superficialis ausgedehnt hatte ohne Anhalt für Malignität. Nach operativer Entfernung des Hämatoms mit postoperativer Mundastschwäche rechts konnte die physiotherapeutische Behandlung wieder aufgenommen werden.
4. Dieses Fallbeispiel soll aufzeigen, dass der Wiederbefund während den Behandlungen immer wieder neu sorgfältig bewertet werden muss im Bezug zu den zu erwartenden Symptomveränderungen. Somit können auch Physiotherapeuten einen wesentlichen Beitrag dazu leisten, wenn weitere Diagnostik notwendig wird.

Patientin mit CMD und ausgeprägten Knackgeräuschen

Fallbeispiel: Lena

Lena, 18 Jahre alt und Schülerin der 12. Klasse, steht kurz vor ihrem Abitur. Sie stellt sich vor, mit einem lauten „klirrenden" Geräusch im linken Kiefergelenk vor allem bei der Kieferöffnung und beim Kauen auf der rechten Seite. Sie beobachtet dies bereits seit zwei Jahren. Die Kiefergelenke verhaken oft beim Öffnen und sie hat Schwierigkeiten die Kiefer wieder zu schließen. Wenn sie nachts stark presst, verhaken die Kiefergelenke tagsüber sehr oft. Sie gibt keine Schmerzen an, aber die Geräusche im linken Kiefergelenk sind mittlerweile für Lena sehr störend, so dass sie therapeutische Hilfe erhofft (**Tabelle 12-11**).

Tabelle 12-11: Ergebnisse der Funktionsuntersuchung von Lena

Ausgewählte Tests	Ergebnisse
Inspektion	182 cm Körpergröße, ausgeprägte Haltungsinsuffizienz beim Sitzen und Stehen mit ventraler Translation des Kopfes, großbogiger BWS- und LWS-Kyphose; sie ist Rechtshänderin und wenn sie den Anamnesebogen ausfüllt, fällt auf, dass sie den Kopf extrem in Rechtsseitneigung hält und mit der rechten Gesichtshälfte liegt sie fast auf der Unterlage auf. Sie weist eine systemische Hypermobilität auf mit 9/9 Punkten nach dem Laxitäts Scoring; dezente linkskonvexe Gesichtsskoliose, mit ungleicher Länge der Rami mandibulae (links länger als rechts). Kein Hinweis auf Beinlängendifferenz

Tabelle 12-11: *Fortsetzung*

Ausgewählte Tests	Ergebnisse
Parafunktions-anamnese	Patientin bestätigt sowohl Schlaf- als auch Wachbruxismus
Funktionsbefund der Kiefergelenke	*Kieferöffnung aktiv* 48 mm, linkes Caput mandibulae startet schneller als das rechte, die Spur ist auffallend dyskoordiniert. Die Abduktion hakt plötzlich und die Bewegung geht mit lautem fast geröllartigem Knacken links weiter in die Abduktion. *Die Laterotrusion: rechts* 15 mm mit Knacken *links* in Mediotrusion, Laterotrusion *links* 10 mm. Beidseitig treten keine Schmerzen auf. In der *dynamischen Kompression* kann das Knacken links verstärkt werden in Abduktion und Laterotrusion links, in der *dynamischen Translation* wird das Knacken im linken Kiefergelenk auf der lateralen Spur deutlicher, auf der linken medialen Spur ist kein Knacken provozierbar und die Kieferbewegungen laufen harmonisch in Abduktion und Adduktion. Die Kiefergelenke sind beide nicht kompressionsempfindlich (getestet mit der dorsokranialen Kompression). Gelenkspiel: links: hypermobil Die muskuläre Ansteuerung des linken Kiefergelenkes in Laterotrusion und Mediotrusion: Dyskoordination Grad I
Untersuchung der HWS, BWS und Schultergürtel	Die Segmente C0/C1, C2/C3 in Linksseitneigung schmerzhaft eingeschränkt 3/10 (NRS). Diese Schmerzen kennt Lena im Alltag nicht. Die Facetten von C7–TH3 sind beidseitig in Konvergenz hypomobil, aber ohne Schmerzen.
Muskelbefund	Beidseitig weisen der M. trapezius descendens und der M. sternocleidomastoideus eine auffallend hohe Konsistenz auf und sie reagieren auf Druck mit einer lokalen Schmerzempfindlichkeit von 4-5/10 (NRS). Druckempfindlichkeit der dorsalen suboccipitalen Region rechts > links.

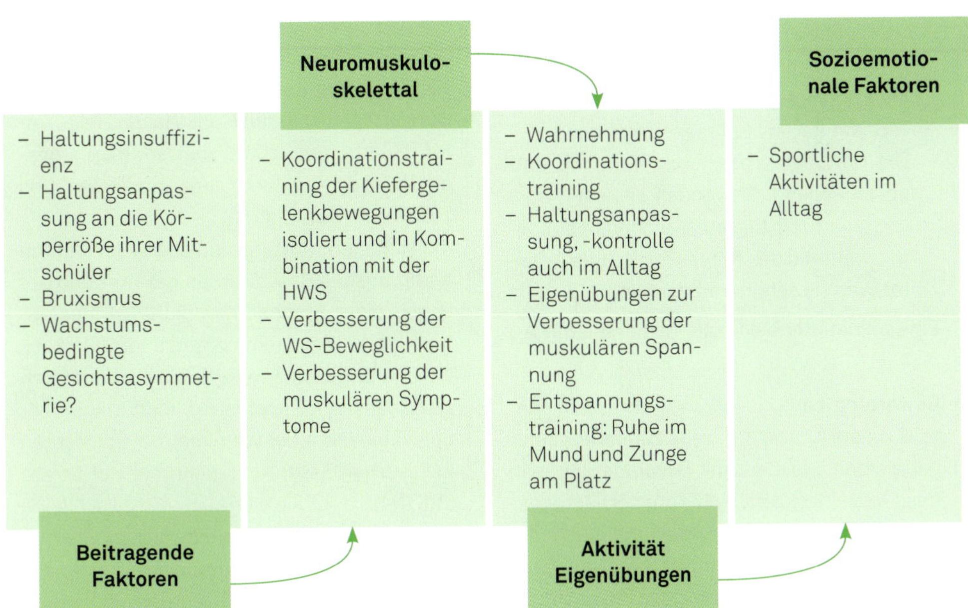

Abbildung 12-18: Überlegungen und Zielsetzungen nach der Testbatterie und weiteren spezifischen Untersuchungen von Lena

Behandlungsverlauf (Abb. 12-18):
Die Knackgeräusche im linken Kiefergelenk konnten spontan eliminiert werden, sowohl während der medialen Translation des linken Caput mandibuale als auch durch Mobilisierung der eingeschränkten Linksseitneigung der oberen Halswirbelsäule. Im Gegenzug traten sie spontan auf durch Lateralisieren des linken Caput mandibulae und verstärkten sich in Rechtsseitneigung der oberen Halswirbelsäule.

Strukturell erfolgten

- Lokale Stabilisierungsübungen des linken Kiefergelenkes
- Spurtraining der Unterkieferbewegungen in Abduktion und Adduktion bei medialisiertem Caput mandibulae links
- Verbesserung der muskulären Spannungszeichen im Schultergürtelbereich sowie der Hyomobilität im zervikothorakalen Übergang mit therapeutischer Intervention machten es Lena erst möglich, ihre Wirbelsäule in die Aufrichtung zu bringen.

Eigenübungen

- Stabilisierungsübung des linken Kiefergelenkes, Spurtraining, Verbesserung der muskulären Spannungszeichen und Eigenmobilisation
- Wahrnehmungsschulung für die Pressaktivität am Tag und Entspannungsübung
- Die Haltungsverbesserung wird mit entsprechenden kräftigenden Übungen aber vor allem mit Eigenwahrnehmungsübungen während des Alltags mit Lena erarbeitet, was sie sehr herausfordert.

Eine adjustierte okklusale Schiene ist in Arbeit.

Bewertung: Lena ist sehr motiviert, sie möchte, dass die Knackgeräusche zumindest ruhiger werden. Sie stellt mit Bewunderung fest, dass das Knackgeräusch durch Belastungsänderung der Kiefergelenke und auch der Halswirbelsäule beeinflusst werden kann und erhofft sich natürlich, dass dies bald ein bleibender Effekt wird. Sie wird aufgeklärt, dass das Knacken in ihrem Kiefergelenk kein rein mechanisches Problem ist, das durch einfache Mobilisation verschwindet. Sie nimmt wahr, dass ihre Körperhaltung einen Einfluss hat auf die Lautstärke ihres Gelenkgeräusches. Wenn ihr Körper während des Tages wieder in sein gewohntes Bewegungs- und Haltemuster fällt, nehmen die Knackgeräusche wieder zu.

12.2.1 Patientin mit Schwankschwindel und kraniomandibulär induzierten Kopfschmerzen

Fallbeispiel: Helga W.

Helga W. ist 80 Jahre alt und eine sehr adrette und vielseitig interessierte ältere Dame. Sie ist seit Jahren immer wieder in physiotherapeutischer Behandlung auf Grund von rezidivierenden Schmerzen in der Wirbelsäule. Auf Grund einer anatomischen Beinlängendifferenz links entwickelte sich bereits im Kindesalter eine ausgeprägte Skoliose. Die Beinlänge links ist mit 2 cm Schuherhöhung ausgeglichen, die Skoliose weist mehrere Seitwärtsverbiegungen auf, im okzipitalen Bereich endet sie in einer hochzervikalen Linkskonvexität. Neben den rezidivierenden beidseitig wechselnden Beschwerden im Bereich der Iliosakralgelenke leidet Helga unter dauerhaften schmerzhaften Spannungserhöhungen der lumbalen, thorakalen und zervikalen Muskulatur.

Als Nebenerkrankung sind seit vielen Jahren asthmatische Beschwerden bekannt und auf Grund einer Koronarerkrankung wurden vor fünf Jahren vier Stents gesetzt. Ihr Blutdruck ist mit blutdrucksenkenden Medikamenten gut eingestellt. Zunehmend klagt Helga über Schwankschwindel vor allem bei schlechten Lichtverhältnissen und wenn sie viel Stress hat. Dann traut sie sich auch nicht zu, alleine einkaufen zu gehen. Neurologisch sind außer altersbedingten Veränderungen keine Erkrankungen festgestellt worden. Ihr wurde angeraten, einen Rollator zu benutzen. Die Untersuchung beim Hals-Nasen-Ohren-Arzt ergab keine Anzeichen von paroxysmalem Lagerungsschwindel. Seit einiger Zeit stellt sich ein rechtsseitiger Kopfschmerz ein, der sie sehr beunruhigte, weil sie in dieser Zeit einige hautchirurgische Operationen im Gesicht wegen weißem Hautkrebs hatte (**Abbildung 12-19** und **Tabelle 12-12**)

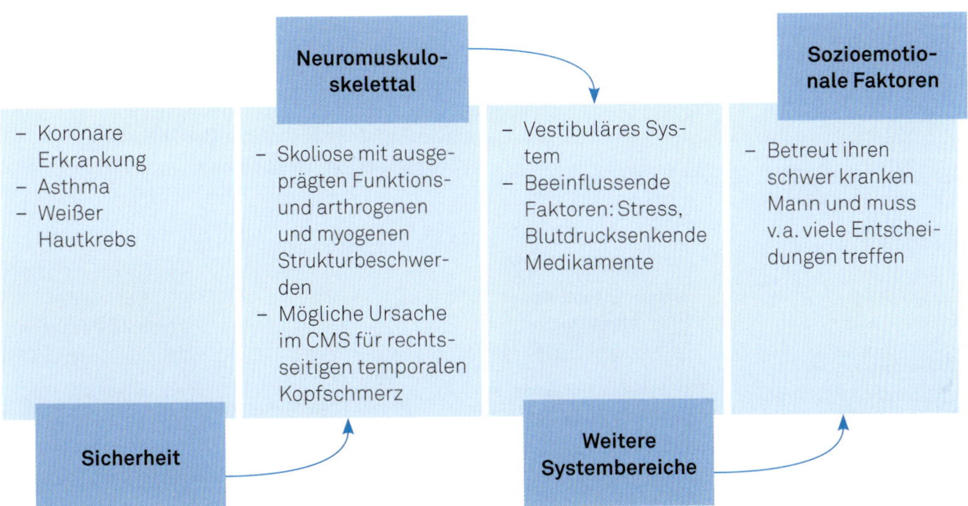

Abbildung 12-19: Überlegungen zu den anamnestischen Angaben von Helga W.

Tabelle 12-12: Ergebnisse der Funktionsuntersuchung von Helga W.

Ausgewählte Tests	Ergebnisse
Sicherheitstests (Testcode 01 und 02)	Keine Auffälligkeit
Standproben (Testcode 31)	Romberg mit geschlossenem Stand und geschlossenen Augen 10 s, Tandemstand mit geschlossenen Augen 5 Sekunden und Einbeinstand links mit geschlossenen Augen 5 s, Einbeinstand rechts mit geschlossenen Augen nach 2 s abgebrochen
Tandemgang (Testcode 33)	Mit geschlossenen Augen nicht möglich
Dix-Hallpike-Test (Testcode 16-01 und 16-02)	Negativ. Kurzfristiges Unwohlsein, kein typischer Drehschwindel.
Kiefergelenkuntersuchung (Testcode 07)	Ab 45 mm aktive Kieferöffnung Spannungszeichen in der rechtsseitigen Kaumuskulatur (M. masseter superficialis und M. temporalis); Druckprovokationen am M. temporalis im anterioren und medialen Bereich schmerzhaft 4/10 (NRS)
Wattebausch-Press-Test (Testcode 07)	Langsam beginnende Schmerzen rechts temporal

Tabelle 12-12: *Fortsetzung*

Ausgewählte Tests	Ergebnisse
Parafunktionsanamnese	Die Patientin bestätigt häufige Pressaktivität der Zähne tagsüber, die sich verstärkten bei Gangunsicherheit und erhöhtem Stressgefühl. Gleichzeitig bestätigt sie eine erhöhte muskuläre Anspannung v.a. der Schultergürtelmuskeln bei den Gangunsicherheiten.
Muskuloskelettale Untersuchung der WS	Multiple arthrogene Bewegungseinschränkungen der Facetten- und Kostotransversalgelenke Multiple schmerzhafte Spannungserhöhungen der paravertebralen Muskulatur, der Schultergürtel und subokzipitalen Muskulatur

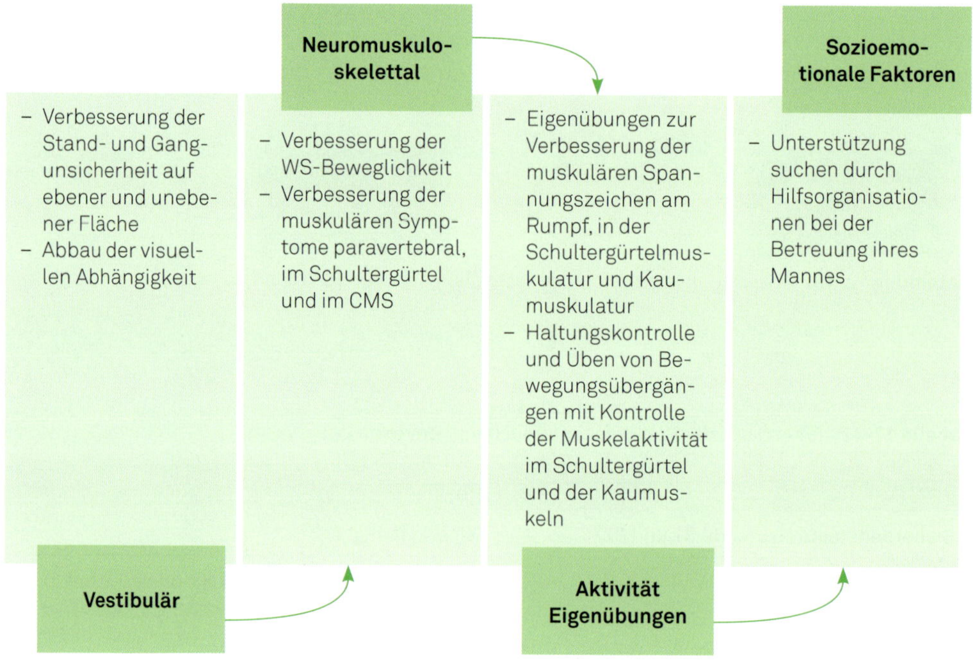

Abbildung 12-20: Überlegungen und Zielsetzungen nach der Testbatterie und weiteren spezifischen Untersuchungen von Helga W.

Überlegungen zur Befundaufnahme von Helga W.

Helga befindet sich in einem „Teufelskreis". Ihre Stand- und Gangsicherheit ist deutlich reduziert. Die Aktivität der Rumpf- und Kaumuskulatur nutzt sie, damit sie nicht hinfällt. Solange der Schwankschwindel bestehen bleibt, wird die Überlastung der Muskulatur immer wieder rezidivieren. Um eine Neuanpassung des vestibulären Systems zu erreichen, führt die Patientin u.a. auf sie maßgeschneiderte Übungen mit geschlossenen Augen durch.

Der Behandlungsplan für Helga W. (Abb. 12-20)

Die symptomatische Behandlung geht auf die rezidivierenden Gelenk- und Muskeldysfunktionen der Wirbelsäule ein. Helga W. nimmt einmal pro Woche an einer Gruppentherapie teil, die ein gezieltes Training zur Verbesserung der Gangsicherheit auf ebener und unebener Unterlage mit Richtungswechsel und Geschwindigkeiten beinhaltet. Es werden auch leichtere Übungen im Sitz und im Stand mit geschlossenen Augen durchgeführt.

Ihr Auftrag ist es täglich zuerst den ½ und später den vollen Tandemstand mit wechselnden Fußstellungen als Hausaufgabe zu üben und bewusst die Aktivität der Schultergürtel- und Kaumuskulatur dabei zu lösen. Auch soll sie versuchen, die Augen kurz dabei zu schließen.

Zudem kann Helga die schmerzhaften Muskelverspannungen im Nacken und am rechten Kiefergelenk täglich mit Eigenübungen lindern. Die Pressaktivität ihrer Kaumuskeln lernt sie zu kontrollieren und zu entspannen. Die Kopfschmerzen im temporalen Bereich sind nicht mehr vorhanden.

Die Gangunsicherheiten und der Schwankschwindel reduzieren sich teilweise so weit, dass Helga sich sicher genug fühlt, wieder zum Einkaufen zu gehen.

Literatur

Achtziger, A., Gollwitzer, P.M. & Sheeran, P. (2008). Implementation Intentions and Shielding Goal Striving From Unwanted Thoughts and Feelings. *Personality and Social Psychology Bulletin, 34*(3), 381–393. https://doi.org/10.1177/0146167207311201

Albert, P., Tuffner, D. & Mattenklodt, P. (2014). 10 Gebote für eine gelingende Kommunikation mit chronischen Schmerzpatienten. *Orthopädische und Unfallchirurgische Praxis, 3*(12), 5.

Amin, F.M., Aristeidou, S., Baraldi, C., Czapinska-Ciepiela, e.K., Ariadni, D.D., Di Lenola, D., ... European Headache Federation School of Advanced Studies (EHF-SAS) (2018). The association between migraine and physical exercise. *The Journal of Headache and Pain, 19*(1), 83. https://doi.org/10.1186/s10194-018-0902-y

Baillie, L.E., Gabriele, J.M. & Penzien, D.B. (2014). A Systematic Review of Behavioral Headache Interventions with an Aerobic Exercise Component. *Headache: The Journal of Head and Face Pain, 54*(1), 40–53. https://doi.org/10.1111/head.12204

Booth, J., Moseley, G.L., Schiltenwolf, M., Cashin, A., Davies, M. & Hübscher, M. (2017). Exercise for chronic musculoskeletal pain: A biopsychosocial approach. *Musculoskeletal Care, 15*(4), 413–421.

Borg, G. (1998). *Borg's Perceived exertion and pain scales*. Champaign, IL: Human Kinetics.

Cacioppo, J.T., Berntson, G.G., Malarkey, W.B., Kiecolt-Glaser, J.K., Sheridan, J.F., Poehlmann, K.M., ... Glaser, R. (1998). Autonomic, Neuroendocrine, and Immune Responses to Psychological Stress: The Reactivity Hypothesis. *Annals of the New York Academy of Sciences, 840*(1), 664–673. https://doi.org/10.1111/j.1749-6632.1998.tb09605.x

Chewning, B., Bylund, C.L., Shah, B., Arora, N.K., Gueguen, J.A. & Makoul, G. (2012). Patient preferences for shared decisions: A systematic review. *Patient Education and Counseling, 86*(1), 9–18. https://doi.org/10.1016/j.pec.2011.02.004

Daenen, L., Varkey, E., Kellmann, M. & Nijs, J. (2015). Exercise, not to Exercise, or How to Exercise in Patients with Chronic Pain? Applying Science to Practice. *The Clinical Journal of Pain, 31*(2), 108–114. https://doi.org/10.1097/AJP.0000000000000099

de Ridder, D., Geenen, R., Kuijer, R. & van Middendorp, H. (2008). Psychological adjustment to chronic disease. *The Lancet, 372*(9634), 246–255.

Dibbelt, S., Schaidhammer, M., Fleischer, C. & Greitemann, B. (2010). Patient-Arzt-Interaktion in der Rehabilitation: Gibt es einen Zusammenhang zwischen wahrgenommener Interaktionsqualität und langfristigen Behandlungsergebnissen? *Die Rehabilitation, 49*(05), 315–325. https://doi.org/10.1055/s-0030-1263119

Dresler, T., Caratozzolo, S., Guldolf, K., Huhn, J.I., Loiacono, C., Niiberg-Pikksööt, T., ... & Serafini, G. (2019). European Headache Federation School of Advanced Studies (EHF-SAS). Understanding the nature of psychiatric comorbidity in migraine: a systematic review focused on interactions and treatment implications. *J Headache Pain, 20*(1), 51.

Frank, G. & Storch, M. (2015). *Die Mañana-Kompetenz: Auch Powermenschen brauchen Pause* (7. Aufl.). München: Piper.

Fritsche, G., Kröner-Herwig, B., Kropp, P., Niederberger, U. & Haag, G. (2013). Psychologische Therapie der Migräne: Systematische Übersicht. *Der Schmerz, 27*(3), 263–274. https://doi.org/10.1007/s00482-013-1319-9

Garber, C.E., Blissmer, B., Deschenes, M.R., Franklin, B.A., Lamonte, M.J., Lee, I.-M., Nieman, D.C. & Swain, D.P. (2011). Quantity and Quality of Exercise for Developing and Maintaining Cardiorespiratory, Musculoskeletal, and Neuromotor Fitness in Apparently Healthy Adults: Guidance for Prescribing Exercise. *Medicine & Science in Sports & Exercise, 43*(7), 1334–1359. https://doi.org/10.1249/MSS.0b013e318213fefb

Geneen, L.J., Moore, R.A., Clarke, C., Martin, D., Colvin, L.A. & Smith, B.H. (2017). Physical activity and exercise for chronic pain in adults: An overview of Cochrane Reviews. *Cochrane Database of Systematic Reviews, 4*, CD011279. https://doi.org/10.1002/14651858.CD011279.pub2

Headache Classification Subcommittee of the International Headache Society (2018). *The International Classification of Headache Disorders*, 3rd edition. *Cephalalgia, 38*(1), 1–211.

Hoving, C., Visser, A., Mullen, P.D. & van den Borne, B. (2010). A history of patient education by health professionals in Europe and North America: From authority to shared decision making education. *Patient Education and Counseling, 78*(3), 275–281. https://doi.org/10.1016/j.pec.2010.01.015

Irby, M.B., Bond, D.S., Lipton, R.B., Nicklas, B., Houle, T.T. & Penzien, D.B. (2016). Aerobic Exercise for Reducing Migraine Burden: Mechanisms, Markers, and Models of Change Processes. *Headache: The Journal of Head and Face Pain, 56*(2), 357–369. https://doi.org/10.1111/head.12738

Knittle, K., De Gucht, V. & Maes, S. (2012). Lifestyle- and behaviour-change interventions in musculoskeletal conditions. *Best Practice & Research Clinical Rheumatology, 26*(3), 293–304. https://doi.org/10.1016/j.berh.2012.05.002

Köhle, K., Herzog, W., Joraschky, P., Kruse, J., Langewitz, W. & Söllner, W. (Hrsg.). (2017). *Uexküll – Psychosomatische Medizin: Theoretische Modelle und klinische Praxis* (8. Aufl.). Amsterdam: Elsevier.

Kristensen, J. & Franklyn-Miller, A. (2012). Resistance training in musculoskeletal rehabilitation: A systematic review. *British Journal of Sports Medicine, 46*(10), 719–726. https://doi.org/10.1136/bjsm.2010.079376

Kroll, H.R. (2015). Exercise Therapy for Chronic Pain. *Physical Medicine and Rehabilitation Clinics of North America, 26*(2), 263–281. https://doi.org/10.1016/j.pmr.2014.12.007

Krøll, L.S., Hammarlund, C.S., Linde, M., Gard, G. & Jensen, R.H. (2018). The effects of aerobic exercise for persons with migraine and co-existing tension-type headache and neck pain. A randomized, controlled, clinical trial. *Cephalalgia, 38*(12), 1805–1816.

Kropp, P., Meyer, B., Dresler, T., Fritsche, G., Gaul, C., Niederberger, U., ... Straube, A. (2016). Entspannungsverfahren und verhaltenstherapeutische Interventionen zur Behandlung der Migräne: Leitlinie der Deutschen Migräne- und Kopfschmerzgesellschaft. *Nervenheilkunde, 35*(07/08), 502–515. https://doi.org/10.1007/s00482-017-0214-1

Laube, W., Anders, C., Angleitner, C., Blümel, G. & Kannenberg, A. (2009). *Sensomotorisches System.* Georg Thieme Verlag.

La Touche, R., Fernández Pérez, J.J., Proy Acosta, A., González Campodónico, L., Martínez García, S., Adraos Juárez, D., ... Paris-Alemany, A. (2020). Is aerobic exercise helpful in patients with migraine? A systematic review and meta-analysis. *Scandinavian Journal of Medicine & Science in Sports, 30*(6), 965–982. https://doi.org/10.1111/sms.13625

Lee, H., McAuley, J.H., Hübscher, M., Kamper, S.J., Traeger, A.C. & Moseley, G.L. (2016). Does changing pain-related knowledge reduce pain and improve function through changes in catastrophizing? *Pain, 157*(4), 922–930. https://doi.org/10.1097/j.pain.0000000000000472

Lion, K.C., Mangione-Smith, R. & Britto, M.T. (2014). Individualized Plans of Care to Improve Outcomes Among Children and Adults With Chronic Illness: A Systematic Review. *Care Management Journals, 15*(1), 11–25. https://doi.org/10.1891/1521-0987.15.1.11

Michaleff, Z.A., Maher, C.G., Lin, C.-W.C., Rebbeck, T., Jull, G., Latimer, J., ... Sterling, M. (2014). Comprehensive physiotherapy exercise programme or advice for chronic whiplash (Promise): A pragmatic randomised controlled trial. *The Lancet, 384*(9938), 133–141. https://doi.org/10.1016/S0140-6736(14)60457-8

Morlion, B., Coluzzi, F., Aldington, D., Kocot-Kepska, M., Pergolizzi, J., Mangas, A.C., Ahlbeck, K. & Kalso, E. (2018). Pain chronification: what should a non-pain medicine specialist know? *Current Medical Research and Opinion, 34*(7), 1169–1178.

Moseley, G.L. (2004). Evidence for a direct relationship between cognitive and physical change during an education intervention in people with chronic low back pain. *Eur J Pain, 8*(1):39–45.

Moseley, G.L. & Arntz, A. (2007). The context of a noxious stimulus affects the pain it evokes. *Pain, 133*(1–3), 64–71. https://doi.org/10.1016/j.pain.2007.03.002

Moseley, G.L. & Flor, H. (2012). Targeting Cortical Representations in the Treatment of Chronic Pain: A Review. *Neurorehabilitation and Neural Repair, 26*(6), 646–652. https://doi.org/10.1177/1545968311433209

Moseley, G.L. & Butler, D.S. (2017). *Explain Pain Supercharged.* Adelaide, South Australia, Australia: Noigroup Publications.

Niedermann, K. (2018). Patient Education und Selbstmanagement-Interventionen in der Physiotherapie. *manuelletherapie, 22*(05), 211–216. https://doi.org/10.1055/a-0762-3638

O'Connor, S.R., Tully, M.A., Ryan, B., Bleakley, C.M., Baxter, G.D., Bradley, J.M. & McDonough, S.M. (2015). Walking Exercise for Chronic Musculoskeletal Pain: Systematic Review and Meta-Analysis. *Archives of Physical Medicine and Rehabilitation, 96*(4), 724–734.e3. https://doi.org/10.1016/j.apmr.2014.12.003

Peterson, G.E., Landén Ludvigsson, M.H., O'Leary, S.P., Dedering, Å.M., Wallman, T., Jönsson, M.I.N. & Peolsson, A.L.C. (2015). The Effect of 3 Different Exercise Approaches on Neck Muscle Endurance, Kinesiophobia, Exercise Compliance, and Patient Satisfaction in Chronic Whiplash. *Journal of Manipulative and Physiological Therapeutics, 38*(7), 465–476.e4. https://doi.org/10.1016/j.jmpt.2015.06.011

Rice, D., Nijs, J., Kosek, E., Wideman, T., Hasenbring, M.I., Koltyn, K., ... Polli, A. (2019). Exercise-Induced Hypoalgesia in Pain-Free and Chronic Pain Populations: State of the Art and Future Directions. *The Journal of Pain, 20*(11), 1249–1266. https://doi.org/10.1016/j.jpain.2019.03.005

Richter, M., Eck, J., Straube, T., Miltner, W.H.R. & Weiss, T. (2010). Do words hurt? Brain activation during the processing of pain-related words. *Pain, 148*(2), 198–205. https://doi.org/10.1016/j.pain.2009.08.009

Sabaté, E. & De Geest, S. (2003). Adherence to long-term therapies: Evidence for action. *European Journal of Cardiovascular Nursing, 2*(4), 323. https://doi.org/10.1016/S1474-5151(03)00091-4

Sapolsky, R.M. (1998). *Warum Zebras keine Migräne kriegen: Wie Stress den Menschen krank macht.* München: Piper.

Simons, L.E., Elman, I. & Borsook, D. (2014). Psychological processing in chronic pain: A neural systems approach. *Neuroscience & Biobehavioral Reviews, 39*, 61–78. https://doi.org/10.1016/j.neubiorev.2013.12.006

Southerst, D., Nordin, M.C., Côté, P., Shearer, H.M., Varatharajan, S., Yu, H., ... Taylor-Vaisey, A.L. (2016). Is exercise effective for the management of neck pain and associated disorders or whiplash-associated disorders? A systematic review by the Ontario Protocol for Traffic Injury Management (OPTIMa) Collaboration. *The Spine Journal, 16*(12), 1503–1523.

Spitzer, M. (2007). *Lernen. Gehirnforschung und die Schule des Lebens.* Heidelberg: Spektrum.

Storch, M. & Kuhl, J. (2017). *Die Kraft aus dem Selbst: Sieben PsychoGyms für das Unbewusste* (3. Aufl.). Göttingen: Hogrefe. https://doi.org/10.1024/85775-000

Sueki, D.G., Cleland, J.A. & Wainner, R.S. (2013). A regional interdependence model of musculoskeletal dysfunction: Research, mechanisms, and clinical implications. *Journal of Manual & Manipulative Therapy, 21*(2), 90–102. https://doi.org/10.1179/2042618612Y.0000000027

Swannell, E.R., Brown, C.A., Jones, A.K.P. & Brown, R.J. (2016). Some Words Hurt More Than Others: Semantic Activation of Pain Concepts in Memory and Subsequent Experiences of Pain. *The Journal of Pain, 17*(3), 336–349. https://doi.org/10.1016/j.jpain.2015.11.004

Trivedi, M.H., Greer, T.L., Church, T.S., Carmody, T.J., Grannemann, B.D., Galper, D.i., ... Blair, S.N. (2011). Exercise as an Augmentation Treatment for Nonremitted Major Depressive Disorder: A Randomized, Parallel Dose Comparison. *The Journal of Clinical Psychiatry, 72*(05), 677–684. https://doi.org/10.4088/JCP.10m06743

Vaegter, H.B., Handberg, G. & Graven-Nielsen, T. (2014). Similarities between exercise-induced hypoalgesia and conditioned pain modulation in humans. *Pain, 155*(1), 158–167. https://doi.org/10.1016/j.pain.2013.09.023

Varkey, E., Cider, Å., Carlsson, J. & Linde, M. (2011). Exercise as migraine prophylaxis: A randomized study using relaxation and topiramate as controls. *Cephalalgia, 31*(14), 1428–1438. https://doi.org/10.1177/0333102411419681

Vlaeyen, J.W.S. & Crombez, G. (1999). Fear of movement/(re)injury, avoidance and pain disability in chronic low back pain patients. *Manual Therapy, 4*(4), 187–195. https://doi.org/10.1054/math.1999.0199

World Health Organization (Ed.). (1998). *Therapeutic patient education: Continuing education programmes for health care providers in the field of prevention of chronic diseases; report of a WHO working group.* Copenhagen: WHO Regional Office for Europe.

Zangi, H.A., Ndosi, M., Adams, J., Andersen, L., Bode, C., Boström, C., ... van Tubergen, A. (2015). EULAR recommendations for patient education for people with inflammatory arthritis. *Annals of the Rheumatic Diseases, 74*(6), 954–962. https://doi.org/10.1136/annrheumdis-2014-206807

Anhang: Befundbögen

Anamnesebogen bei Craniomandibulärer Dysfunktion

CCS KONZEPT®

Name: geb.: Aufnahmedatum: Therapeut:

1.Beschreiben Sie **Ihre Beschwerden**?

Zeichnen Sie bitte Ihre Beschwerden ein

2.Haben Sie **Bewegungseinschränkungen/ Schmerzen und oder Beeinträchtigungen?**
der Kiefergelenke ☐
beim Mundöffnen ☐
beim Mund schließen ☐
Singen, Sprechen, Küssen ☐
Kauen re ☐ li ☐
Trinken ☐
Abbeißen ☐
Schlucken ☐
Bewegungen des Kopfes ☐
allg. Körperbewegungen ☐
anderes ☐ ________
morgens ☐ abends ☐ in Ruhe ☐
dauernd ☐ beim Husten, Niesen ☐
in Schüben ☐
seit weniger als 3 Monaten ☐
seit mehr als 3 Monaten ☐

3.**Wie** sind diese Schmerzen und **wie stark** 0 -10?
0 ________ 10
Kein Schmerz stärker Schmerz
☐ lokal ☐ausstrahlend ☐ ziehend ☐ pochend ☐ bohrend
☐ scharf ☐ stechend ☐ schneidend ☐ kribbelnd ☐ brennend
☐ elektrisierend ☐ krampfartig
☐ anders________

4.**Wie stark** sind Sie durch die Beschwerden **beeinträchtigt**?
0%---100%
☐ ich komme zurecht damit ☐ ich komme nicht zurecht damit ☐ quälend
☐ zermürbend ☐ unerträglich ☐mörderisch ☐ beängstigend
☐ beunruhigend ☐ bedrückend ☐ lähmend
☐ meine Lebensqualität ist eingeschränkt
wegen der Schmerzen kann ich folgende Aktivitäten nicht mehr ausüben oder nicht daran teilnehmen

Anmerkungen des Behandlers

5.Kreuzen Sie bitte an, was bei Ihnen zutrifft:

	a) Bewegungseinschränkung	**b) Schmerzen**
☐ Schulter/Nacken	☐	☐
☐ Halswirbelsäule	☐	☐
☐ Brustwirbelsäule	☐	☐
☐ Lendenwirbelsäule	☐	☐
☐ Kiefergelenk	☐	☐
☐ Kopf		☐
☐ Gesicht		☐
☐ Ohr/en		☐
☐ Augen		☐
☐ Zähne ________		☐

6.Was **verbessert** Ihre Beschwerden?
☐ Bewegung ☐ Ruhe ☐ Medikamente ☐ Wärme ☐Kälte ☐ das Tragen der Schiene ☐Entspannung ☐Anderes

7.Was **verschlimmert** Ihre Beschwerden?
☐ Bewegung, ☐ Ruhe, ☐ Zähne Pressen, ☐ kauen re ☐ li ☐
☐ harte Speisen kauen ☐ lange Mundöffnung ☐ Stress ☐ Anderes
____

8.Was **können Sie selbst tun**, damit sich die Schmerzen verbessern?
____

9.Gibt es **begleitende oder beitragende Faktoren**? Kreuzen Sie bitte an, was bei Ihnen zutrifft.
☐ Ohrgeräusche ☐ re ☐ li ________
☐ ich habe Geräusche im Kiefergelenk ☐ rechts ☐ links ☐ Knacken ☐ Reiben
☐ ich leide unter Mundtrockenheit
☐ ich habe einen Kloß im Hals / Schluckstörungen
☐ die Zähne passen nicht richtig zusammen
☐ ich kaue nur auf einer Seite ☐ re ☐ li
☐ eine schwierige Zahnbehandlung liegt hinter mir
☐ ich habe eine kieferorthopädische Behandlung (KFO) erhalten ________
☐ die Weisheitszähne wurden gezogen
☐ einzelne Zähne sind temperaturempfindlich, ☐ schmerzhaft ________
☐ ich habe ein Taubheitsgefühl im Gesicht________
☐ ich presse tagsüber die Zähne aufeinander
☐ ich knirsche nachts mit den Zähnen
☐ ich drücke die Zunge gegen die Zähne, gegen den Gaumen
☐ ich leide unter Nackenverspannungen
☐ mir schlafen die Hände, Finger ein (welche Finger) ________
☐ ich schlafe vorwiegend in Bauchlage, ☐ li Seitenlage, ☐ re Seitenlage, ☐ Rückenlage
☐ ich habe Kopfschmerzen, ☐ täglich , ☐ v.a. morgens, ☐ wöchentlich
☐ ich leide unter Schwindel, ☐ Drehschwindel, ☐ lagerungsabhängiger Schwindel, ☐ Schwankschwindel
☐ ich hatte folgende Unfälle ________
☐ Operationen: wenn ja welche________
☐ Bestehen andere Erkrankungen? (Bewegungsapparat, innere Organe, Herzkreislauf, Tumore , Borreliose etc.)

Anmerkungen des Behandlers

10. **folgende Untersuchungen** habe ich erhalten. Es liegen **Befunde** vor

☐ Zahnmediziner ____________________ ☐ ____________________
☐ Kieferorthopäde ____________________ ☐ ____________________
☐ HNO ____________________ ☐ ____________________
☐ Neurologe ____________________ ☐ ____________________
☐ Orthopäde ____________________ ☐ ____________________
☐ Schmerztherapeut ____________________ ☐ ____________________
☐ Augenarzt ____________________ ☐ ____________________
☐ andere Fachbereiche ____________________ ☐ ____________________

☐ MRT, ☐ CT, ☐ Röntgen, ☐ CAD, ☐ Blutuntersuchung, ☐ instrumentelle Funktionsanalyse

☐ folgende Therapien / Maßnahmen habe ich bisher erhalten	sie haben geholfen	sie haben nicht geholfen
	☐ ☺	☐ ☹
--	☐ ☺	☐ ☹
--	☐ ☺	☐ ☹
--	☐ ☺	☐ ☹

Ich erteile hiermit die Erlaubnis bei folgenden Ärzten, Therapeuten die Befunde einzuholen

____

Datum und Unterschrift des Patienten

11. Ziel des Patienten:

____

12. Ziel des behandelnden Arztes:

____

13. Geplante zahnmedizinische Behandlungen:

____

14. Was trägt voraussichtlich zu einem guten Behandlungsergebnis bei:

____

15. Hindernisse der Behandlung, des Behandlungserfolges:

____

____

16. Zurück zum überweisenden Arzt mit folgender Fragestellung:

____

17. Weitere Untersuchungen / Fachtherapeuten notwendig mit Begründung

____

Anmerkungen des Behandlers

Abbildung A1: Anamnesebogen bei CMD

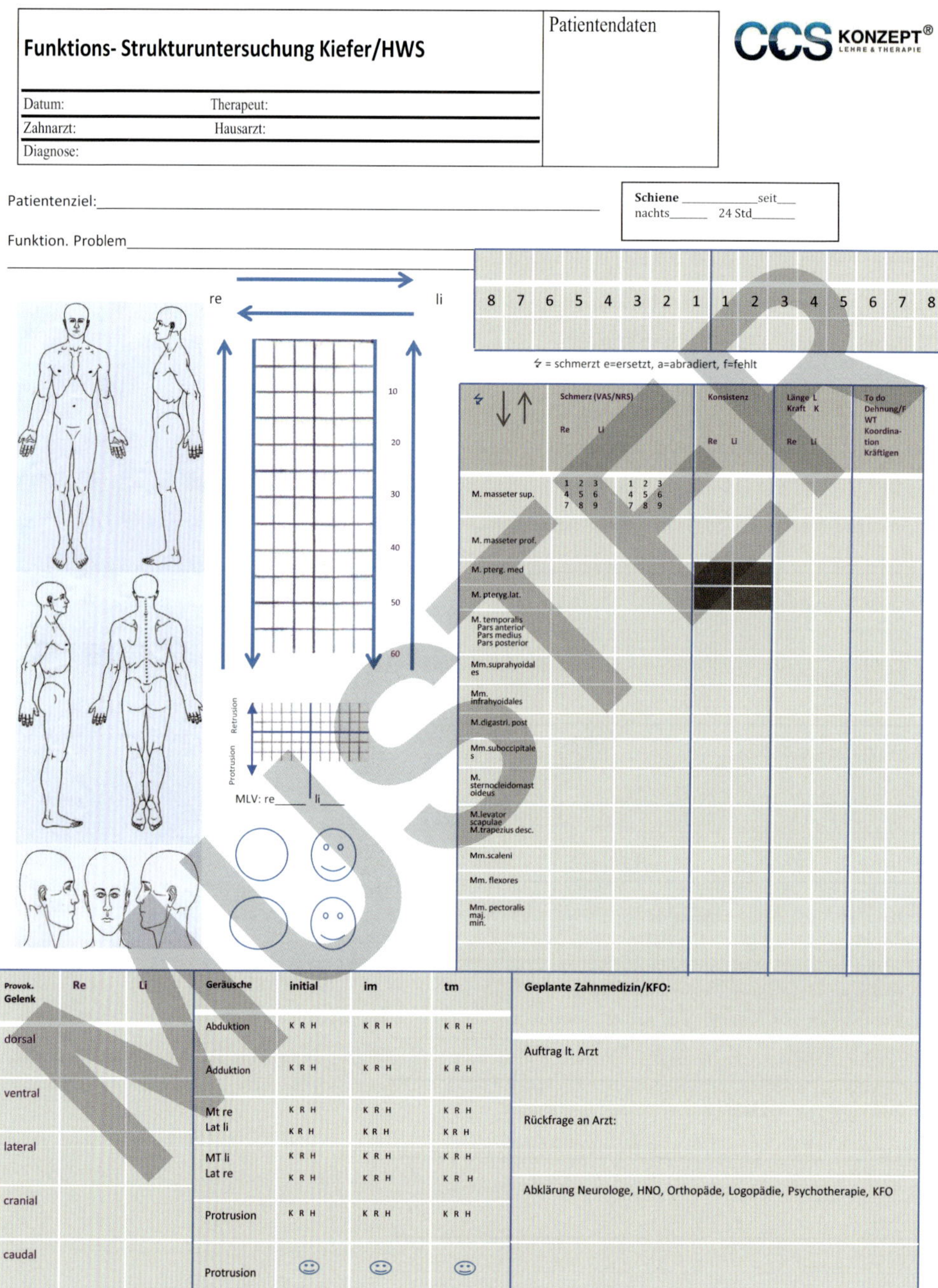
Funktions- Strukturuntersuchung Kiefer/HWS
Patientendaten
CCS KONZEPT® LEHRE & THERAPIE
Datum: Therapeut:
Zahnarzt: Hausarzt:
Diagnose:
Patientenziel:
Schiene seit nachts 24 Std
Funktion. Problem
re li
8 7 6 5 4 3 2 1 1 2 3 4 5 6 7 8
= schmerzt e=ersetzt, a=abradiert, f=fehlt
10 20 30 40 50 60
Retrusion Protrusion
MLV: re li
Schmerz (VAS/NRS) Re Li
Konsistenz Re Li
Länge L Kraft K Re Li
To do Dehnung/F WT Koordination Kräftigen
M. masseter sup.
1 2 3 4 5 6 7 8 9
M. masseter prof.
M. pterg. med
M. pteryg.lat.
M. temporalis Pars anterior Pars medius Pars posterior
Mm.suprahyoidales
Mm. infrahyoidales
M.digastri. post
Mm.suboccipitales
M. sternocleidomastoideus
M.levator scapulae M.trapezius desc.
Mm.scaleni
Mm. flexores
Mm. pectoralis maj. min.
Provok. Gelenk Re Li
dorsal
ventral
lateral
cranial
caudal
Geräusche initial im tm
Abduktion K R H
Adduktion K R H
Mt re Lat li K R H
MT li Lat re K R H
Protrusion K R H
Protrusion
Geplante Zahnmedizin/KFO:
Auftrag lt. Arzt
Rückfrage an Arzt:
Abklärung Neurologe, HNO, Orthopäde, Logopädie, Psychotherapie, KFO
MUSTER

Ergänzungsteste ϟ = Schmerz, VAS/ NRS, ↓↓↓ = vermindert ↑↑↑ = vermehrt, Dyskoordination I II III

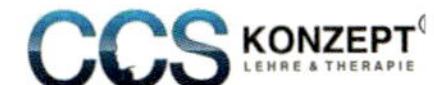

Stat. Komp.	re	li
dorso kranial		
lateral	< >	> <
medial		
ventral		

Gelenkspiel	re	li
kaudal kranial		
lateral		
medial		
ventral		

Dyn.Kompr.	konzentrisch	Dys	exzentrisch	Dys
Abduktion	S K R H re li		S K R H re li	
Adduktion	S K R H re li		S K R H re li	
Protrusion	S K R H re li		S K R H re li	
MT li LT re	S K R H re li S K R H re li		S K R H re li S K R H re li	
MT re LT li	S K R H re li S K R H re li		S K R H re li S K R H re li	

Dynamische Translation	Abduktion	Adduktion
	S K R H re lateral S K R H li medial	S K R H re lateral S K R H li medial
	S K R H re medial S K R H li lateral	S K R H re medial S K R H li lateral

<table>
<tr><th>Nervengewebe</th><th>Mechanosensitivität</th><th>Schmerz</th><th>Sensib/ Kraft</th></tr>
<tr><td>N.ophthalmicus</td><td></td><td></td><td>/</td></tr>
<tr><td>N.maxillaris</td><td></td><td></td><td>/</td></tr>
<tr><td>N.mandibularis</td><td></td><td></td><td></td></tr>
<tr><td>N.fazialis</td><td></td><td></td><td></td></tr>
<tr><td>N.hypoglossus</td><td></td><td></td><td></td></tr>
<tr><td>N.glossopharyngeus</td><td></td><td></td><td></td></tr>
<tr><td>N.ischiadicus</td><td></td><td></td><td></td></tr>
<tr><td>Durazeichen</td><td></td><td></td><td>/</td></tr>
</table>

	ϟ	↓ ↑	Segment
Kopfgelenke			
HWS CTÜ			
BWS/ CTG			
TLÜ LWS			
ISG			
HG			
Beinlänge Beinachse			

	Länge	Kraft
Hüftflexoren		
Bauchmuskeln		
Ischiocrurale		
Adduktoren		

allg. Hypermobilität ☐

Parafunktion:
- Pressen ☐
- Knirschen ☐
- Fingernägel ☐
- Wangensaugen ☐
- Zungenpressen ☐
- andere ☐

Wahrnehmung Parafunktion
☺ nein ☐

eigene Strategie u. Ziele:

Befundbeurteilung:

Prognose:

To do:
Therapeutin

Patient

Arzt

Andere:

Koordination
Wahrnehmung
Entspannung
Haltungsverbesserung
Instruktionen

Mob. KG, re li KoG re li, HWS re li, BWS, CTÜ, CTG LWS, ISG HG
Stab KG re li. KoG re li, HWS re li, BWS, CTÜ, LWS, ISG, HG
Mobilisation Nervengewebe:

Abbildung A2: Befundbogen bei CMD

Datum:

CCS KONZEPT®
LEHRE & THERAPIE

Name: w / m Alter / Geb.-Datum:

Tel: Beruf:

Diagnose / Leitsymptomatik:

Zusammenfassung der Anamnese nach abgeschlossener Befragung:

Anamnese der Kopfschmerzen

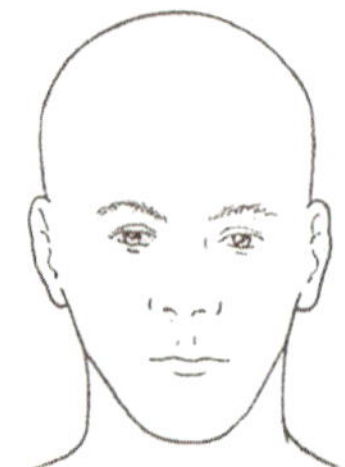

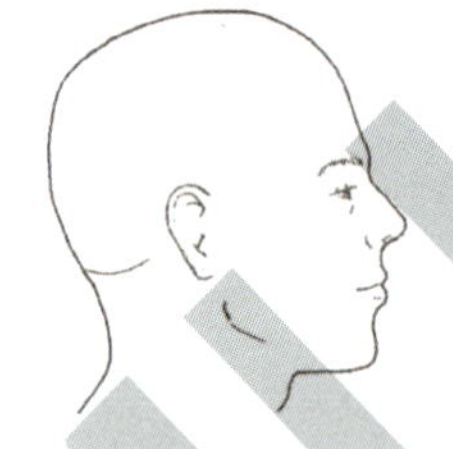

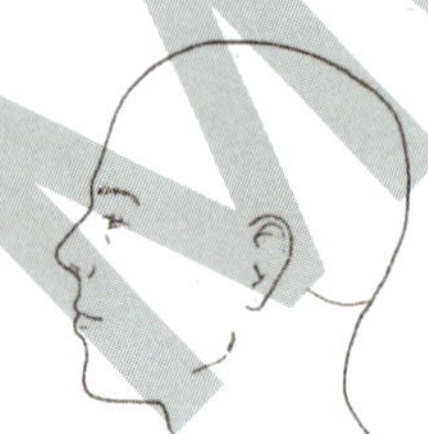

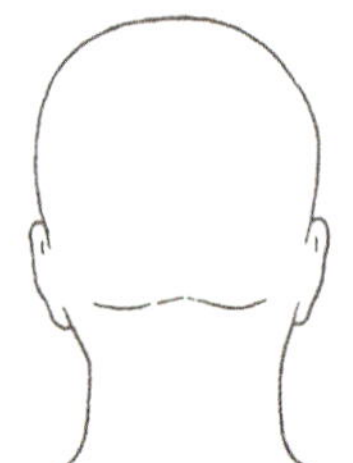

Verschiedene/mehrere Kopfschmerzarten? (wenn ja, am Besten in bunten Farben und zughörigen Nummern in den Bodychart links einzeichnen!)

Schmerzlokalisation:

Gibt es eine dominante Seite?

Schmerzqualität/-Charakter:

Häufigkeit der Attacken:

Dauer der Attacke:

Verlauf/Muster:

Auslöser:

Letztmalige Attacke:

Im Bestfall längster Zeitraum ohne Kopfschmerzen:

Verstärkende Faktoren:

- Hormonelle Faktoren
- Umweltfaktoren: Wetterumschwung/Kälte/Lärm / Licht
- Alimentäre Faktoren
- Stress u. a. psychische Faktoren
- Schlaf, Müdigkeit, Erschöpfung
- Körperliche Tätigkeit /Sport/Arbeit
- Kopfbewegungen: Nach oben schauen, Kopf drehen
- Lesen/ Fernsehen schauen/Computerarbeit/Arbeitshaltung
- Autofahren
- Haare zurückbinden
- Husten/Niesen/Bücken
- Sprechen/Kauen/Schlucken
- Medikamente?
- Andere

Lindernde Faktoren:

- Schlaf (wie lange?)
- Kaltes Tuch auf Stirn/Frischluft
- Vermeiden von Kopfbewegungen, Reizen, u.a.
- Kaffee
- Andere

Tagesverlauf:

Schmerzintensität:

0 10

Vorboten der Kopfschmerz-Attacken:

- ○ Müdigkeit
- ○ Häufiges Gähnen
- ○ Appetit auf Süßes
- ○ Augensensationen
- ○ Blässe

Begleiterscheinungen:

- ○ Schwindel/Gleichgewichtsprobleme
- ○ Ungern auf Schiff, Karussell etc.
- ○ Kribbeln/Taubheit
- ○ Dysarthrie
- ○ Bewusstseinstrüb/Konzentrationsstörungen
- ○ Visuelle Symptome
- ○ Ohrgeräusche
- ○ Dysphagie
- ○ Übelkeit/Erbrechen
- ○ Kalte Hände/Füße
- ○ Gesichtsblässe
- ○ Appetitlosigkeit
- ○ Verdauungsstörungen

Bestehen Schmerzen am Körper/ Bewegungsapparat (z. B. Kopf-, Nacken-, Arm-, Bauch-, Brust-), die möglicherweise in Zusammenhang mit dem Kopfschmerz stehen? *Ja / Nein*

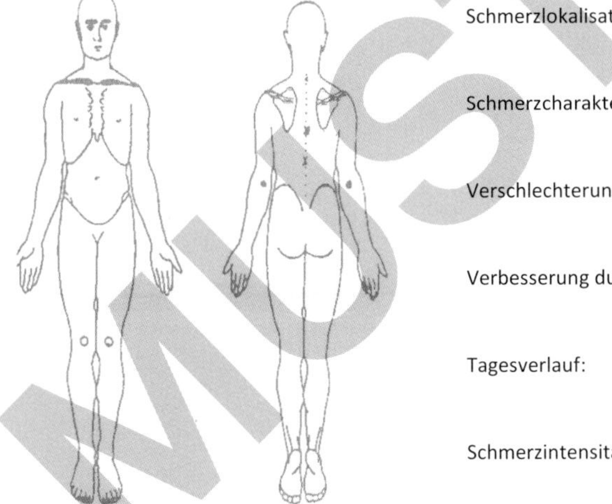

Schmerzlokalisation:

Schmerzcharakter:

Verschlechterung durch:

Verbesserung durch:

Tagesverlauf:

Schmerzintensität:

Bisheriger Krankheitsverlauf und bisherige Therapien und deren Wirkung?
(Bisherige erfolgreiche bzw. weniger erfolgreiche Therapien)

Derzeitige Medikamente gegen das aktuelle Kopfschmerz-Problem:

Bisherige ärztliche Untersuchungen/ Bildgebende Verfahren/ Resultate:

Allgemeine Anamnese

Genereller Allgemeinzustand: *Gut / Schlecht*

Unerklärbarer Gewichtsverlust, Appetitlosigkeit, Nachtschmerz oder anderes?

Trauma / Infektionen (z.B. Kopfverletzungen, Barotrauma, HWS-Schleudertrauma):

Operationen / Konservative Behandlungen (z. B. an Kiefer-, Kopf-, Ohr, HWS):

Kürzlich zurückliegende besondere Ereignisse (Auslandreise, Flug, Tauchen, starkes Husten/Niesen/Schnäuzen, schweres Heben, Geburt, Z. n. zerebraler Durchblutungsstörung,):

Familiäre Anamnese / Erkrankungen:

Andere relevante Erkrankungen / ärztliche Diagnosen:

Weitere Medikamente:

Sehstörungen, Gleitsicht-Brillenträger?

Kiefer- Zahnproblematik? (z.B. Maloklusion, Knirschen...)

Psychosoziale Aspekte (Beruf/Bildung, Familiäre Strukturen, Kultur/Religion):

Verständnis/Erwartung/Einstellung des Patienten:

Liste der Red Flags bei Kopfschmerz, modifiziert nach Do et al. 2019 und Hadidchi et al. 2019
○ Kopfschmerzen, die unmittelbar nach dem Aufwachen auftreten oder den Patienten wiederholt aus dem Schlaf wecken
○ Kopfschmerz mit neuen neurologischen Zeichen
○ Kopfschmerz, der progressiv verläuft
○ Akuter oder anhaltender Kopfschmerz ohne Migräne-Geschichte in der Familienanamnese
○ Akuter neuer, in der Regel schwerer Kopfschmerz beziehungsweise Kopfschmerz, der sich zum früheren Kopfschmerz geändert hat
○ Akuter Kopfschmerz nach anstrengender Belastung
○ Kopfschmerz im Zusammenhang mit Fieber oder anderen systemischen Symptomen
○ Kopfschmerzen mit Meningismus
○ Kopfschmerzen bei Schwangerschaft und im Wochenbett (Hypertonie, Präeklampsie)
○ Kopfschmerz bei Valsalva-Manöver (durch Bücken, Husten, Niesen, Bewegung oder Anspannung)
○ Neuer Kopfschmerz bei Erwachsenen, insbesondere über 50 Jahre
○ Neue Kopfschmerzen bei älteren Menschen oder Kindern
○ Kopfschmerzen, die nicht für primäre Kopfschmerzen charakteristisch sind
○ Kopfschmerzen im Zusammenhang mit Erbrechen / Übelkeit ohne Migräne
○ Sehstörungen wie verschwommenes Sehen, Diplopie oder Stauungspapille
○ Augenschmerzen mit autonomen Merkmalen (z.B. zentralneurologische oder ophthalmische ernsthafte Ursachen imitieren einen Clusterkopfschmerz)
○ Neue oder veränderte Kopfschmerzen bei Tumorpatienten
○ Chronische Kopfschmerzen, die mit erheblicher Orientierungslosigkeit, Verwirrung oder Erbrechen einhergehen
○ Posttraumatische Kopfschmerzen
○ Pathologien des Immunsystems wie HIV im fortgeschrittenen Stadium
○ Schmerzmittelüberdosierung oder neues Medikament bei Einsetzen von Kopfschmerzen

Inspektion:

Zusammenfassung der Ergebnisse aus Testbatterie und Ergebnisse aus der ergänzenden muskuloskelettalen Funktionsuntersuchung:

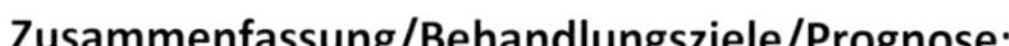

Zusammenfassung/Behandlungsziele/Prognose:

Abbildung A3: Befundbogen und Anamnese bei Kopfschmerzen

Datum:

CCS KONZEPT®
LEHRE & THERAPIE

Name: w / m Alter / Geb.-Datum:

Tel: Beruf:

Diagnose / Leitsymptomatik:

Zusammenfassung der Anamnese nach abgeschlossener Befragung:

Anamnese zur Schwindelsymptomatik

Anfänglicher Eigenbericht des Patienten:

Gibt es möglicherweise mehrere Schwindelformen zugleich? *Ja / Nein*

Zeitliche Dimensionen der Schwindelsymptomatik		
Akut vorhanden	○ Ja, seit wann?	○ Nein
	○ Zeichen für eine ernsthafte Erkrankung? Ja / Nein	
Episodisch auftretend (zeitweise ganz weg)	Wie häufig tritt er auf?	○ Mehrmals pro Tag ○ Mehrmals pro Woche ○ Mehrmals pro Monat ○ Mehrmals im Jahr
	Wie lange dauert eine Episode an?	○ Wenige Sekunden ○ Bis zu 60 Sekunden ○ Minuten ○ Stunden ○ Tage
Anhaltend /chronisch vorhanden	○ Immer gleichbleibend	
	○ Verstärkt sich vorübergehend	

Schwindelqualität		
○ Drehschwindel	○ Schwank-Schwindel	○ Liftgefühl
○ Wie auf einem Boot	○ Stand- / Gangunsicherheit	○ Taumeln
○ Fallneigung	○ Plötzlicher Sturz	○ Trunkenheitsgefühl
○ Schwarzwerden vor Augen	○ Leeregefühl im Kopf	○ Diffuses Gefühl
○ Sich wackelig fühlen	○ Gefühl der drohenden Ohnmacht	○ Bewusstseins-Eintrübung
○ Oszillopsien	○ Umgebung bewegt sich	○ Unscharfes Sehen
○ Gerichtet nach:	○ Ungerichtet	○ Benommenheit
○ Verlangsamung des Denkens	○ Verwirrtes Gefühl	○
○	○	○

Schwindel-Intensität/-Beinträchtigung:

VAS DHI-Wert: /100

0 ——————————————— 10

Auslöser oder Verstärker des Schwindels		
○ Kopflageänderungen zur Schwerkraft	○ Sich hinlegen	○ Drehen im Liegen
○ Nach oben schauen	○ Sich Bücken	○ Sich Aufrichten aus dem Bücken
○ Hochkommen aus dem Liegen	○ Schnelle Kopfbewegung	○ Im Fahrstuhl
○ Längeres Verharren in einer Kopfhaltung	○ Einmalige horizontale Kopfdrehung nach rechts / links	○ Schnelles Aufrichten/ Aufstehen, nicht umgekehrt
○ Beim Stehen	○ Beim Gehen	○ Unebener Untergrund
○ Stehen / Gehen in der Dunkelheit	○ Geschlossene Augen	○ Gehen durch den Supermarkt
○ Lichteffekte	○ Fernsehen	○ Im Kino (3D)
○ Zug fahren	○ Nachts Autofahren	○ Computerarbeit
○ Lesen	○ Im Kaufhaus	○ Höhe
○ Menschenansammlungen	○ Angst/Furcht, Stress	○ Menstruation/Ovulation
○ Geräusche/Töne	○ Gerüche	○ Ernährung
○ Wetter	○ Drücken am Nacken	○ Körperlich schwere Anstrengung
○ Hyperventilieren/Atemnot	○ Kreislaufschwankungen	○ Husten, Pressen, Niesen
○ Druckschwankungen	○ Enge Krawatte	○ Alkoholgenuss
○ Flüssigkeitsentzug	○ Müdigkeit / Schlafentzug	○ Koffein
○ Schmerz	○ Medikamenteneinnahme	○
○	○	○

Lindernde Faktoren des Schwindels		
○ Sich ausruhen	○ Den Kopf nicht bewegen	○ Ablenkung
○ Leichter Alkoholgenuss	○ Augen geschlossen halten	○ Medikamente
○ Augen fixieren etwas	○ Sport	○ Koffein
○	○	○

Begleitsymptome einer Schwindelerkrankung		
○ Hörverschlechterung L / R	○ Ohrgeräusche / Tinnitus L / R	○ Völlegefühl im Ohr
○ Schweißausbruch	○ Übelkeit und/oder Erbrechen	○ Angst oder Furcht
○ Herzrasen	○ Kopfschmerzen	○ Lichtempfindlichkeit
○ Lärmempfindlichkeit	○ Ruhebedürfnis	○ Visuelle Aura
○ Ataxie	○ Feinmotorikstörungen	○ Gefühlstörungen Gesicht / Körper
○ Konzentrationsstörungen	○ Sprach- / Sprechstörungen	○ Schluckstörungen
○ Zeitlicher Orientierungsverlust	○ Präsynkopen / Synkopen	○ Schwierigkeiten mit Planen einer Handlung
○ Nackenbeschwerden	○ Brustschmerzen oder Atemnot	○
○	○	○

Bestehen **weitere Beschwerden am Körper**/ Bewegungsapparat, die möglicherweise in Zusammenhang mit dem Schwindel stehen? *Ja / Nein*

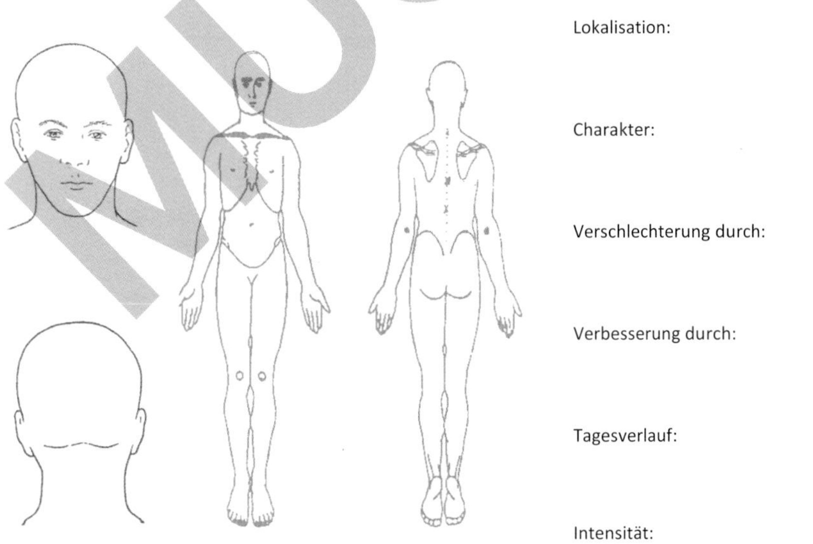

Lokalisation:

Charakter:

Verschlechterung durch:

Verbesserung durch:

Tagesverlauf:

Intensität:

Bisheriger Krankheitsverlauf und Therapien gegen den Schwindel mit deren Wirkung?
Spontan, schleichend progredient oder nach einem konkreten Ereignis wie Unfall, Erkrankung, Stresssituation entwickelt? Ist der Schwindel bekannt/früher schon mal aufgetreten?

Medikamentenliste:

Bisherige ärztliche Untersuchungen/ Bildgebende Verfahren/ Resultate:

Allgemeine Anamnese

Genereller Allgemeinzustand: *Gut / Schlecht*

Unerklärbarer Gewichtsverlust, Appetitlosigkeit, Nachtschmerz oder anderes? *Ja / Nein*

Trauma / Infektionen (z.B. Kopfverletzungen, Barotrauma, HWS-Schleudertrauma):

Operationen / Konservative Behandlungen (z. B. an Kiefer-, Kopf-, Ohr, HWS):

Kürzlich zurückliegende besondere Ereignisse (Auslandreise, Flug, Tauchen, starkes Husten/Niesen/Schnäuzen, schweres Heben, Geburt, Z. n. zerebraler Durchblutungsstörung):

Familiäre Anamnese / andere Erkrankungen / ärztliche Diagnosen (u. a. „frühere“ Migräne-Symptomatik):

Sehstörungen / Augenerkraknung (Gleitsicht-Brillenträger?)

Kiefer- Zahnproblematik? (z.B. Maloklusion, Knackgeräusche, Geischtsschmerzen...)

Psychosoziale Aspekte (Beruf / Bildung, Familiäre Strukturen, Kultur / Religion, Stress /Ängste / Depression):

Verständnis / Erwartung / Einstellung des Patienten:

Überprüfung ernsthafter Symptome im Zusammenhang mit akutem Schwindel (Newman-Toker, 2012)	**Überprüfen typischer neurologischer Defizite, die für einen Schlaganfall sprechen (Ortiz & Sacco, 2014)**
○ Dysphagie (Schluckbeschwerden) ○ Dysphonie (Heiserkeit / Schluckauf) ○ Dysmetrie (Ungeschicklichkeit) ○ Dysästhesie (Taubheitsgefühl im Gesicht) ○ Drop-Attacks (plötzliche Stürze ohne Bewusstseinsverlust) ○ Down-is-up Verzerrungen (Raumneigung und raumumgekehrte Illusionen) ○ Deafness (Taubheit) ○ Dyspnoe (kardiorespiratorischen Symptomatik?)	○ Bewusstseinseintrübung ○ Störungen der Blickfixation bzw. Blickhaltefunktion ○ Gesichtsfeldeinschränkung ○ (Teil-)Paresen der mimischen Muskeln ○ Geminderte motorische Leistung der Extremitäten ○ Sensorische Defizite ○ Koordinationsstörung/Ataxie ○ Störungen der Sprachproduktion und des Sprachverstehens (Aphasie) ○ Störung der Steuerung und Ausführung von Sprechbewegungen (Dysarthrie) ○ Schluckstörung ○ Einseitiger Neglekt

Inspektion:

Zusammenfassung der Ergebnisse aus Testbatterie und
Ergebnisse aus der ergänzenden muskuloskelettalen Funktionsuntersuchung:

Zusammenfassung Gesamtbefund / Behandlungsziele / Prognose:

Abbildung A4: Befundbogen und Anamnese bei Schwindel

Datum:

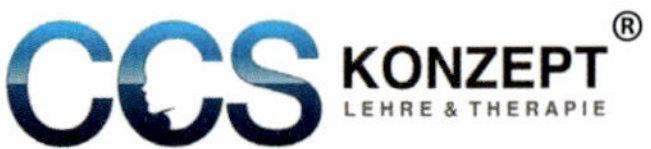

Testbatterie für Patienten mit craniocervicalen Symptomen

Name / Geburtsdatum des Patienten:

Testcode 01: Blutdruckmessung

Blutdruck	
01-01 RR-Wert (mmHg)	/

Testcode 02: Gehaltene Einstellungen der HWS

Einstellung *für maximal 10 Sekunden*		**Ergebnisse / Symptome**
02-01 Rotion	rechts / links	
02-02 Rotation / Extension	rechts / links	
02-03 (Andere)		

Testcode 03 und Testcode 04: Ligamentum-transversum-atlantis-Test und Ligamentum-alare-Test

Testkondition		**Zeichen einer gestörten Integrität**
03-01 Lig.-transversum-Test		
04-01 Lig.-alare-Test	rechts (re)	
04-02 Lig.-alare-Test	links (li)	

Testcode 05: Neurologische Tests der unteren Hirnnerven

Testkondition	**Zeichen eines Funktionsverlusts**
05-01 Test N. vestibulocochlearis	
05-02 Tests N. glossopharyngeus / N. vagus	
05-03 Test N. accessorius	
05-04 Test N. hypoglossus	

Testcode 06 bis Testcode 14: Neuromuskuloskelettale Systembereiche

Bewegungstests	**Zeichen einer Dysfunktion**
06-01 Halswirbelsäule (HWS)	
07-01 Craniomandibuläres System (CMS)	
08-01 Halswirbelsäulen-Kiefer	
09-01 Schultergürtel	
10-01 Arme	
11-01 HWS-Kiefer-Schultergürtel	
12-01 HWS-Kiefer-Arm	
13-01 Brustwirbelsäule / Brustkorb	
14-01 Neurodynamische Provokationen	

Testcode 15: Empfindlichkeitstests gegenüber Kopf- und Körperbewegungen (Shepard & Telian, 1995)

Schwindelauslösende Testbewegungen	**Symptome** *(Dauer)*
15-01 Vom Sitz in die Rückenlage (RL)	
15-02 Von der RL in die Seitenlage re	
15-03 Von der RL in die Seitenlage li	
15-04 Von der RL in den Sitz	
15-05 Bewegung aus Sitz in RL wie beim Dix-Hallpike Test li	
15-06 Wiederaufrichten in Sitz aus dem Dix-Hallpike Test li	
15-07 Bewegung aus Sitz in RL wie beim Dix-Hallpike Test re	
15-08 Wiederaufrichten in Sitz aus dem Dix-Hallpike Test re	
15-09 Aus Sitz nach vorne bücken und den Kopf auf das li Knie tippen	
15-10 Kopf vom li Knie wiederaufrichten	
15-11 Aus Sitz nach vorne bücken und den Kopf auf das re Knie tippen	
15-12 Kopf vom re Knie wiederaufrichten	
15-13 Im Sitz fünfmal den Kopf horizontal nach re und li drehen	
15-14 Im Sitz fünfmal den Kopf vertikal auf und ab bewegen	
15-15 Aufrecht Stehen, sich nach re um 180° drehen und wieder stehen	
15-16 Aufrecht Stehen, sich nach li um 180° drehen und wieder stehen	

Testcode 16 und Testcode 17: Dix-Hallpike-Test / Semon Test und Pagninin-McClure-Test

Testkondition	**Seite**	**Ergebnisse** *(Drehschwindel, Nystagmusrichtung, Dauer?)*
16-01 Dix-Hallpike	re	
16-02 Dix-Hallpike	li	
16-03 Semont	re	
16-04 Semont	li	
17-01 Pagnini-McClure	re	
17-02 Pagnini-McClure	li	

Testcode 18 Schellong-Test

Testkondition	**RR syst/diast (mmHg)**	**Puls (/min)**	**Symptome**
18-01 Liegend (nach 10 min)			
18-02 Sofort nach Aufstehen			
18-03 Nach 2 min			
18-04 Nach 4 min			
18-05 Nach 6 mln			
18-06 Nach 8 min			
18-07 Nach 10 min			

Testcode 19: Blickfixation und Blickhaltefunktion

Testkondition	Ergebnisse / Symptome	
	Ohne Nystagmusbrille	Mit Nystagmusbrille
19-01 Test Geradeausblick		
19-02 Test Exzentrischer Blick		
19-03 Alternierender Abdecktest		

Testcode 20 bis Testcode 22: Vergenzbewegungen, langsame Folgebewegungen (Smooth Pursuit) und willkürliche sakkadische Bewegungen der Augen

Testkondition	Ergebnisse / Symptome
20-01 Vergenzbewegungen der Augen	
21-01 Blickfolge in der Horizontalebene (HE)	
21-02 Blickfolge in der Vertikalebene (VE)	
21-03 Blickfolge mit RE-rotierter Rumpfstellung (HE)	
21-04 Blickfolge mit Li-rotierter Rumpfstellung (HE)	
22-01 Sakkadische Augenbewegungen (HE)	
22-02 Sakkadische Augenbewegungen (VE)	

Testcode 23: Test des optokinetischen Nystagmus

Testkondition	Ergebnisse / Symptome
23-01 Auslösen des optokinetischen Nystagmus (HE)	
23-02 Auslösen des optokinetischen Nystagmus (VE)	

Testcode 24: Test vestibulookulärerReflex bzw. Kopfimpulstest (KIT) nach Halmagyi und Curthoys

Testkondition	Ergebnisse / Symptome
24-01 Kopfimpulstest	

Testcode 25: Dynamischer Sehschärfetest

Testkondition	Kleinste lesbare Zeichen- / Buchstabenreihe
25-01 Statisch ohne Kopfrotation	
25-02 Dynamische passive schnelle Kopfrotation (2 Hz)	
Reihen-Differenz:	

Testcode 26 und Testcode 27: Blickstabilisierung mit aktiver Kopfbewegung (2Hz) und Sequenzielle-Augen-Kopf-Bewegungen

Testkondition	Qualitative Beurteilung / Symptome
26-01 Blickstabilisierung mit aktiver Kopfbewegung (HE)	
26-02 Blickstabilisierung mit aktiver Kopfbewegung (VE)	
21-02 Sequenzielle Kopf-Augen-Bewegung	

Testcode 28: Zervikaler Joint-Position-Error-Test (JPE-Test)

Testkondition	Anzahl Abweichungen ≥ 7.1 cm bei 6 Versuchen	Qualitative Beurteilung / Symptome
28-01 JPE-Test re Rotation		
28-02 JPE-Test li Rotation		
28-03 JPE-Test Flexion		
28-04 JPE-Test Extension		

Testcode 29: Test des Bewegungssinns der Halswirbelsäule mittels Nachfahren einer Linine

Testkondition	Rundenzeit (s)	Fehler	Qualitative Beurteilung / Symptome
29-01 Zick-Zack-Linie			

Testcode 30: Rydel-Seiffer-Stimmgabeltest an der unteren Extremität

Testkondition	Stimmgabel-Wert
30-01 Fuß/Interphalangen re	
30-02 Fuß/Interphalangen li	

Testcode 31: Gleichgewichtstests im Stand

Testkondition	Standzeit (s)	Qualitative Beurteilung / Symptome
31-01 Romberg, Augen offen (AO)		
31-02 Romberg, Augen geschlossen (AG)		
31-03 Geschlossener Stand 12 cm Schaumstoff, AO		
31-04 Geschlossener Stand 12 cm Schaumstoff, AG		
31-05 wie 31-4 + Kopfrotation (0.3 Hz)		
31-05 wie 31-4 + Kopf-In- / Reklination (0.3 Hz)		
31-06 Tandemstand, AO		
31-07 Tandemstand, AG		
31-08 Einbeinstand, AO		
31-09 Einbeinstand, AG		

Testcode 32: Ergebnissse der subjekitven Beurteilung des Gangbildes

Testkondition	
32-01 Gangbild	

Testcode 33: Tandem-Walk-Test

Testkondition	Anzahl korrekter Schritte	Qualitative Beurteilung / Symptome
33-01 Tandemgang, AO		
33-02 Tandemgang, AG		

Testcode 34: Fukuda-Stepping-Test

Testkondition	Abweichung	Weitere Ergebnisse / Symptome
34-01 50 Schritte am Ort, hochgezogene Knie	> 30° Ja / Nein	

Abbildung A5: Testbatterie für Patienten mit CCS

Sachwortverzeichnis

A

B

E

F

I

J

K

L

N

T

U